国家卫生健康委员会"十三五"规划教材
全国高等中医药教育教材

供康复治疗学等专业用

物理治疗学

第2版

主　编　张　宏　姜贵云

副主编　石　黎　吴　军　董　赟　陈奇刚　张国忠

编　委（按姓氏笔画排序）

门志涛（广西中医药大学第三附属医院）
王传英（山东中医药大学第二附属医院）
牛　坤（海南医学院）
石　黎（辽宁中医药大学附属医院）
包　译（云南省第二人民医院）
任亚锋（河南中医药大学第一附属医院）
刘忠良（吉林大学第二医院）
刘春龙（广州中医药大学）
李明鹤（长春中医药大学）
杨　馨（成都中医药大学）
杨晓莲（承德医学院附属医院）
吴　军（大连医科大学附属第二医院）
邱继文（天津中医药大学）
张　宏（上海中医药大学附属岳阳中西医结合医院）
张国忠（河北中医学院附属河北省中医院）
张国辉（上海中医药大学附属岳阳中西医结合医院）
张春艳（黑龙江中医药大学附属第二医院）
陈改花（山西中医药大学附属医院）
陈奇刚（云南中医药大学第三附属医院）
郑　洁（陕西中医药大学）
姜贵云（承德医学院附属医院）
董　赟（安徽中医药大学第二附属医院）
廖丽贞（广东药科大学）
缪　萍（广州医科大学附属第二医院）

秘　书　张广渊（上海中医药大学附属岳阳中西医结合医院）
　　　　　范　飞（承德医学院附属医院）

人民卫生出版社

图书在版编目（CIP）数据

物理治疗学/张宏，姜贵云主编．—2版．—北京：人民卫生出版社，2019

ISBN 978-7-117-26784-7

Ⅰ.①物…　Ⅱ.①张…②姜…　Ⅲ.①物理疗法-医学院校-教材　Ⅳ.①R454

中国版本图书馆CIP数据核字（2019）第026515号

人卫智网	**www.ipmph.com**	**医学教育、学术、考试、健康，购书智慧智能综合服务平台**
人卫官网	**www.pmph.com**	**人卫官方资讯发布平台**

物理治疗学

第2版

主　　编：张　宏　姜贵云

出版发行：人民卫生出版社（中继线 010-59780011）

地　　址：北京市朝阳区潘家园南里19号

邮　　编：100021

E - mail：pmph @ pmph.com

购书热线：010-59787592　010-59787584　010-65264830

印　　刷：三河市博文印刷有限公司

经　　销：新华书店

开　　本：787×1092　1/16　**印张：**36

字　　数：829千字

版　　次：2012年8月第1版　2019年3月第2版
2019年3月第2版第1次印刷（总第4次印刷）

标准书号：ISBN 978-7-117-26784-7

定　　价：88.00元

打击盗版举报电话：010-59787491　E-mail：WQ @ pmph.com

（凡属印装质量问题请与本社市场营销中心联系退换）

《物理治疗学》网络增值服务编委会

主　编　张　宏　姜贵云

副主编　石　黎　吴　军　董　赟　陈奇刚　张国忠

编　委（按姓氏笔画排序）

门志涛（广西中医药大学第三附属医院）
王传英（山东中医药大学第二附属医院）
牛　坤（海南医学院）
石　黎（辽宁中医药大学附属医院）
包　译（云南省第二人民医院）
任亚锋（河南中医药大学第一附属医院）
刘忠良（吉林大学第二医院）
刘春龙（广州中医药大学）
李明鹤（长春中医药大学）
杨　馨（成都中医药大学）
杨晓莲（承德医学院附属医院）
吴　军（大连医科大学附属第二医院）
邱继文（天津中医药大学）
张　宏（上海中医药大学附属岳阳中西医结合医院）
张国忠（河北中医学院附属河北省中医院）
张国辉（上海中医药大学附属岳阳中西医结合医院）
张春艳（黑龙江中医药大学附属第二医院）
陈改花（山西中医药大学附属医院）
陈奇刚（云南中医药大学第三附属医院）
郑　洁（陕西中医药大学）
姜贵云（承德医学院附属医院）
董　赟（安徽中医药大学第二附属医院）
廖丽贞（广东药科大学）
缪　萍（广州医科大学附属第二医院）

秘　书　张广渊（上海中医药大学附属岳阳中西医结合医院）
范　飞（承德医学院附属医院）

修订说明

为了更好地贯彻落实《国家中长期教育改革和发展规划纲要(2010—2020年)》《医药卫生中长期人才发展规划(2011—2020年)》《中医药发展战略规划纲要(2016—2030年)》和《国务院办公厅关于深化高等学校创新创业教育改革的实施意见》精神,做好新一轮全国高等中医药教育教材建设工作,人民卫生出版社在教育部、国家卫生健康委员会、国家中医药管理局的领导下,在上一轮教材建设的基础上,组织和规划了全国高等中医药教育本科国家卫生健康委员会"十三五"规划教材的编写和修订工作。

为做好新一轮教材的出版工作,人民卫生出版社在教育部高等中医学本科教学指导委员会和第二届全国高等中医药教育教材建设指导委员会的大力支持下,先后成立了第三届全国高等中医药教育教材建设指导委员会、首届全国高等中医药教育数字教材建设指导委员会和相应的教材评审委员会,以指导和组织教材的遴选、评审和修订工作,确保教材编写质量。

根据"十三五"期间高等中医药教育教学改革和高等中医药人才培养目标,在上述工作的基础上,人民卫生出版社规划、确定了中医学、针灸推拿学、中药学、中西医临床医学、护理学、康复治疗学6个专业139种国家卫生健康委员会"十三五"规划教材。教材主编、副主编和编委的遴选按照公开、公平、公正的原则,在全国近50所高等院校4000余位专家和学者申报的基础上,近3000位申报者经教材建设指导委员会、教材评审委员会审定批准,聘任为主审、主编、副主编、编委。

本套教材的主要特色如下:

1. 定位准确,面向实际 教材的深度和广度符合各专业教学大纲的要求和特定学制、特定对象、特定层次的培养目标,紧扣教学活动和知识结构,以解决目前各院校教材使用中的突出问题为出发点和落脚点,对人才培养体系、课程体系、教材体系进行充分调研和论证,使之更加符合教改实际、适应中医药人才培养要求和市场需求。

2. 夯实基础,整体优化 以培养高素质、复合型、创新型中医药人才为宗旨,以体现中医药基本理论、基本知识、基本思维、基本技能为指导,对课程体系进行充分调研和认真分析,以科学严谨的治学态度,对教材体系进行科学设计、整体优化,教材编写综合考虑学科的分化、交叉,既要充分体现不同学科自身特点,又注意各学科之间有机衔接;确保理论体系完善,知识点结合完备,内容精练、完整,概念准确,切合教学实际。

3. 注重衔接,详略得当 严格界定本科教材与职业教育教材、研究生教材、毕业后教育教材的知识范畴,认真总结、详细讨论现阶段中医药本科各课程的知识和理论框架,使其在教材中得以凸显,既要相互联系,又要在编写思路、框架设计、内容取舍等方面有一定的区分度。

4. 注重传承,突出特色 本套教材是培养复合型、创新型中医药人才的重要工具,是中医药文明传承的重要载体，而传统的中医药文化是国家软实力的重要体现。因此，教材既要反映原汁原味的中医药知识，培养学生的中医思维，又要使学生中西医学融会贯通，既要传承经典，又要创新发挥，体现本版教材“重传承、厚基础、强人文、宽应用”的特点。

5. 纸质数字，融合发展 教材编写充分体现与时代融合、与现代科技融合、与现代医学融合的特色和理念，适度增加新进展、新技术、新方法，充分培养学生的探索精神、创新精神；同时，将移动互联、网络增值、慕课、翻转课堂等新的教学理念和教学技术、学习方式融入教材建设之中，开发多媒体教材、数字教材等新媒体形式教材。

6. 创新形式，提高效用 教材仍将传承上版模块化编写的设计思路，同时图文并茂、版式精美；内容方面注重提高效用，将大量应用问题导入、案例教学、探究教学等教材编写理念，以提高学生的学习兴趣和学习效果。

7. 突出实用，注重技能 增设技能教材、实验实训内容及相关栏目，适当增加实践教学学时数，增强学生综合运用所学知识的能力和动手能力，体现医学生早临床、多临床、反复临床的特点，使教师好教、学生好学、临床好用。

8. 立足精品，树立标准 始终坚持中国特色的教材建设的机制和模式；编委会精心编写，出版社精心审校，全程全员坚持质量控制体系，把打造精品教材作为崇高的历史使命，严把各个环节质量关，力保教材的精品属性，通过教材建设推动和深化高等中医药教育教学改革，力争打造国内外高等中医药教育标准化教材。

9. 三点兼顾，有机结合 以基本知识点作为主体内容，适度增加新进展、新技术、新方法，并与劳动部门颁发的职业资格证书或技能鉴定标准和国家医师资格考试有效衔接，使知识点、创新点、执业点三点结合；紧密联系临床和科研实际情况，避免理论与实践脱节、教学与临床脱节。

本轮教材的修订编写，教育部、国家卫生健康委员会、国家中医药管理局有关领导和教育部全国高等学校本科中医学教学指导委员会、中药学教学指导委员会等相关专家给予了大力支持和指导，得到了全国各医药卫生院校和部分医院、科研机构领导、专家和教师的积极支持和参与，在此，对有关单位和个人表示衷心的感谢！希望各院校在教学使用中以及在探索课程体系、课程标准和教材建设与改革的进程中，及时提出宝贵意见或建议，以便不断修订和完善，为下一轮教材的修订工作奠定坚实的基础。

人民卫生出版社有限公司

2019年1月

全国高等中医药教育本科
国家卫生健康委员会“十三五”规划教材
教材目录

中医学等专业

序号	教材名称	主编
1	中国传统文化(第2版)	臧守虎
2	大学语文(第3版)	李亚军　赵鸿君
3	中国医学史(第2版)	梁永宣
4	中国古代哲学(第2版)	崔瑞兰
5	中医文化学	张其成
6	医古文(第3版)	王兴伊　傅海燕
7	中医学导论(第2版)	石作荣
8	中医各家学说(第2版)	刘桂荣
9	*中医基础理论(第3版)	高思华　王　键
10	中医诊断学(第3版)	陈家旭　邹小娟
11	中药学(第3版)	唐德才　吴庆光
12	方剂学(第3版)	谢　鸣
13	*内经讲义(第3版)	贺　娟　苏　颖
14	*伤寒论讲义(第3版)	李赛美　李宇航
15	金匮要略讲义(第3版)	张　琦　林昌松
16	温病学(第3版)	谷晓红　冯全生
17	*针灸学(第3版)	赵吉平　李　瑛
18	*推拿学(第3版)	刘明军　孙武权
19	中医临床经典概要(第2版)	周春祥　蒋　健
20	*中医内科学(第3版)	薛博瑜　吴　伟
21	*中医外科学(第3版)	何清湖　秦国政
22	*中医妇科学(第3版)	罗颂平　刘燕峰
23	*中医儿科学(第3版)	韩新民　熊　磊
24	*中医眼科学(第2版)	段俊国
25	中医骨伤科学(第2版)	詹红生　何　伟
26	中医耳鼻咽喉科学(第2版)	阮　岩
27	中医急重症学(第2版)	刘清泉
28	中医养生康复学(第2版)	章文春　郭海英
29	中医英语	吴　青
30	医学统计学(第2版)	史周华
31	医学生物学(第2版)	高碧珍
32	生物化学(第3版)	郑晓珂
33	医用化学(第2版)	杨怀霞

34	正常人体解剖学(第2版)	申国明
35	生理学(第3版)	郭　健　杜　联
36	神经生理学(第2版)	赵铁建　郭　健
37	病理学(第2版)	马跃荣　苏　宁
38	组织学与胚胎学(第3版)	刘黎青
39	免疫学基础与病原生物学(第2版)	罗　晶　郝　钰
40	药理学(第3版)	廖端芳　周玖瑶
41	医学伦理学(第2版)	刘东梅
42	医学心理学(第2版)	孔军辉
43	诊断学基础(第2版)	成战鹰　王肖龙
44	影像学(第2版)	王芳军
45	循证医学(第2版)	刘建平
46	西医内科学(第2版)	钟　森　倪　伟
47	西医外科学(第2版)	王　广
48	医患沟通学(第2版)	余小萍
49	历代名医医案选读	胡方林　李成文
50	医学文献检索(第2版)	高巧林　章新友
51	科技论文写作(第2版)	李成文
52	中医药科研思路与方法(第2版)	胡鸿毅

中药学、中药资源与开发、中药制药等专业

序号	教材名称	主编姓名
53	高等数学(第2版)	杨　洁
54	解剖生理学(第2版)	邵水金　朱大诚
55	中医学基础(第2版)	何建成
56	无机化学(第2版)	刘幸平　吴巧凤
57	分析化学(第2版)	张　梅
58	仪器分析(第2版)	尹　华　王新宏
59	物理化学(第2版)	张小华　张师愚
60	有机化学(第2版)	赵　骏　康　威
61	医药数理统计(第2版)	李秀昌
62	中药文献检索(第2版)	章新友
63	医药拉丁语(第2版)	李　峰　巢建国
64	药用植物学(第2版)	熊耀康　严铸云
65	中药药理学(第2版)	陆　茵　马越鸣
66	中药化学(第2版)	石任兵　邱　峰
67	中药药剂学(第2版)	李范珠　李永吉
68	中药炮制学(第2版)	吴　皓　李　飞
69	中药鉴定学(第2版)	王喜军
70	中药分析学(第2版)	贡济宇　张　丽
71	制药工程(第2版)	王　沛
72	医药国际贸易实务	徐爱军
73	药事管理与法规(第2版)	谢　明　田　侃
74	中成药学(第2版)	杜守颖　崔　瑛
75	中药商品学(第3版)	张贵君
76	临床中药学(第2版)	王　建　张　冰
77	临床中药学理论与实践	张　冰

78	药品市场营销学(第2版)	汤少梁
79	中西药物配伍与合理应用	王　伟　朱全刚
80	中药资源学	裴　瑾
81	保健食品研究与开发	张　艺　贡济宇
82	波谱解析(第2版)	冯卫生

针灸推拿学等专业

序号	教材名称	主编姓名
83	*针灸医籍选读(第2版)	高希言
84	经络腧穴学(第2版)	许能贵　胡　玲
85	神经病学(第2版)	孙忠人　杨文明
86	实验针灸学(第2版)	余曙光　徐　斌
87	推拿手法学(第3版)	王之虹
88	*刺法灸法学(第2版)	方剑乔　吴焕淦
89	推拿功法学(第2版)	吕　明　顾一煌
90	针灸治疗学(第2版)	杜元灏　董　勤
91	*推拿治疗学(第3版)	宋柏林　于天源
92	小儿推拿学(第2版)	廖品东
93	针刀刀法手法学	郭长青
94	针刀医学	张天民

中西医临床医学等专业

序号	教材名称	主编姓名
95	预防医学(第2版)	王泓午　魏高文
96	急救医学(第2版)	方邦江
97	中西医结合临床医学导论(第2版)	战丽彬　洪铭范
98	中西医全科医学导论(第2版)	郝微微　郭　栋
99	中西医结合内科学(第2版)	郭　姣
100	中西医结合外科学(第2版)	谭志健
101	中西医结合妇产科学(第2版)	连　方　吴效科
102	中西医结合儿科学(第2版)	肖　臻　常　克
103	中西医结合传染病学(第2版)	黄象安　高月求
104	健康管理(第2版)	张晓天
105	社区康复(第2版)	朱天民

护理学等专业

序号	教材名称	主编姓名
106	正常人体学(第2版)	孙红梅　包怡敏
107	医用化学与生物化学(第2版)	柯尊记
108	疾病学基础(第2版)	王　易
109	护理学导论(第2版)	杨巧菊
110	护理学基础(第2版)	马小琴
111	健康评估(第2版)	张雅丽
112	护理人文修养与沟通技术(第2版)	张翠娣
113	护理心理学(第2版)	李丽萍
114	中医护理学基础	孙秋华　陈莉军

115	中医临床护理学	胡　慧
116	内科护理学(第2版)	沈翠珍　高　静
117	外科护理学(第2版)	彭晓玲
118	妇产科护理学(第2版)	单伟颖
119	儿科护理学(第2版)	段红梅
120	*急救护理学(第2版)	许　虹
121	传染病护理学(第2版)	陈　璇
122	精神科护理学(第2版)	余雨枫
123	护理管理学(第2版)	胡艳宁
124	社区护理学(第2版)	张先庚
125	康复护理学(第2版)	陈锦秀
126	老年护理学	徐桂华
127	护理综合技能	陈　燕

康复治疗学等专业

序号	教材名称	主编姓名
128	局部解剖学(第2版)	张跃明　武煜明
129	运动医学(第2版)	王拥军　潘华山
130	神经定位诊断学(第2版)	张云云
131	中国传统康复技能(第2版)	李　丽　章文春
132	康复医学概论(第2版)	陈立典
133	康复评定学(第2版)	王　艳
134	物理治疗学(第2版)	张　宏　姜贵云
135	作业治疗学(第2版)	胡　军
136	言语治疗学(第2版)	万　萍
137	临床康复学(第2版)	张安仁　冯晓东
138	康复疗法学(第2版)	陈红霞
139	康复工程学(第2版)	刘夕东

注:①本套教材均配网络增值服务;②教材名称左上角标有＊号者为“十二五”普通高等教育本科国家级规划教材。

第三届全国高等中医药教育教材建设指导委员会名单

全国高等中医药教育本科
康复治疗学专业教材评审委员会名单

前　言

物理治疗学是康复治疗学专业重要的专业课程，也是康复治疗学课程体系的主干课程。

根据国家卫生健康委员会“十三五”规划教材的基本编写要求，本书系统介绍了物理治疗的种类及各种技术的作用原理、适应证、操作技术、注意事项（禁忌证）等专业知识，通过本课程的学习，学生应该重点掌握临床上常用的运动疗法、神经生理及相关疗法、物理因子疗法、传统康复等技术，以便与临床康复学等课程衔接。

在总体思路上，本书突出“三基”“五性”；在内容选材上，强调科学性、公认性、权威性和严肃性。同时突出康复治疗学专业特点，将老师好教、学生好用的写作理念贯穿于教材编写过程中。在满足教学需要的同时，注重教材能够更好地服务于临床。为便于学生理解记忆，本书强调文字描述与示意图、模式图、图表等多种表现形式配合，增强教材的直观、实用功能。另外，本书还附有网络增值服务，以便于学生课前预习和课后复习。

本书供中医药院校康复治疗学专业（四年制理学学士）学生使用，针对经过康复医学概论、康复评定学、运动学、生物力学、人体发育学等基础课程学习的全国高等中医药院校的康复治疗学专业的本科生；也可供针灸推拿学、中医学专业本科生及康复治疗技术专业（专科）学生参考使用。

本书在第 1 版的基础上，精简了运动疗法、神经生理疗法、物理因子疗法的相关内容；增加了传统康复技术章节中的针灸、推拿、功法训练等内容，体现了中国康复的特色；注重人文素质的培养，增加了物理治疗中的沟通技巧；同时增加了肌肉能量技术、引导式教育等目前临床常用治疗技术的介绍，此外还介绍了虚拟情景互动训练、体外冲击波等康复新技术，目的是使学生对现代物理治疗技术了解更加全面。

全书共六章，第一章由张宏、张国辉共同完成；第二章由张宏、张国辉、牛坤、杨馨、石黎、包译、陈奇刚共同完成；第三章由董赟、张国忠、杨晓莲、任亚锋、张春艳共同完成；第四章由姜贵云、吴军、刘忠良、邱继文、郑洁、王传英共同完成；第五章由刘春龙、牛坤、门志涛、陈改花共同完成；第六章由缪萍、廖丽贞、李明鹤、邱继文、姜贵云、陈奇刚共同完成。

本书由长期从事康复医学临床、教学的专家、教授共同编撰完成。虽然编者们已尽最大努力，但因自身水平有限，错误或不当之处在所难免，恳请各位专家学者与读者不吝批评指正。同时，也恳请各院校师生在使用过程中发现问题，给予指正，以便于在下次修订时进一步完善。在本教材的编写过程中，得到上海中医药大学、承德医学院及参编人员所属院校的大力支持，同时全文所配图片多采用自第一版，新增图片由上海中医药大学乔千绘制，在此一并致谢！

编者

2018 年 11 月

目　录

第一章　物理治疗学概论 …… 1
第一节　概述 …… 1
一、物理治疗的概念 …… 1
二、物理治疗学的概念 …… 2
三、物理治疗的分类及特点 …… 2
第二节　物理治疗学发展简史 …… 5
一、中国古代物理治疗学发展简史 …… 5
二、西方古典物理治疗学发展简史 …… 7
三、现代物理治疗学的发展和前景 …… 8
四、物理治疗学发展的原因 …… 9
第三节　物理治疗对人体的作用 …… 9
一、运动疗法对人体的作用 …… 9
二、物理因子疗法对人体的作用 …… 10
第四节　物理治疗处方 …… 11
一、概述 …… 11
二、物理治疗处方内容 …… 12
第五节　物理治疗中的医患沟通 …… 17
一、医患沟通的基本素质 …… 17
二、医患沟通技巧 …… 18

第二章　运动疗法 …… 21
第一节　关节活动术 …… 21
一、概述 …… 21
二、上肢关节活动技术 …… 23
三、下肢关节活动技术 …… 27
四、躯干活动技术 …… 30
五、持续被动运动 …… 32
第二节　关节松动术 …… 33
一、概述 …… 33
二、脊椎关节松动术 …… 38
三、上肢关节松动术 …… 42
四、下肢关节松动术 …… 53

五、动态关节松动术 …… 63
第三节　增强肌力和肌肉耐力的训练技术 …… 64
一、概述 …… 64
二、肌力及肌肉耐力训练的基本原则与临床应用 …… 67
三、增强上肢肌群肌力及肌肉耐力的训练技术 …… 75
四、增强下肢肌群肌力及肌肉耐力的训练技术 …… 81
五、增强头颈和躯干肌群肌力及肌肉耐力的训练技术 …… 85
第四节　肌肉能量技术 …… 87
一、概述 …… 87
二、操作类型 …… 87
三、适应证、禁忌证和注意事项 …… 88
四、技术操作 …… 89
第五节　软组织牵伸技术 …… 93
一、概述 …… 94
二、软组织牵伸基础 …… 95
三、脊柱肌肉牵伸技术 …… 98
四、上肢肌肉牵伸技术 …… 99
五、下肢肌肉牵伸技术 …… 104
六、传统康复方法的运用 …… 109
第六节　体位转移训练 …… 109
一、概述 …… 109
二、偏瘫患者的体位转移技术 …… 110
三、四肢瘫与截瘫患者的体位转移技术 …… 115
四、脑瘫患儿的体位转移技术 …… 122
五、被动转移技术 …… 123
第七节　平衡与协调技术 …… 125
一、概述 …… 125
二、平衡功能训练技术 …… 129
三、协调功能训练技术 …… 134
第八节　步行功能训练 …… 137
一、概述 …… 137
二、步行训练基本条件 …… 138
三、步行训练 …… 140
四、步行能力训练 …… 147
五、常见异常步态的矫治训练 …… 151
第九节　心肺功能训练 …… 153
一、概述 …… 153
二、呼吸功能训练 …… 155
三、心功能训练 …… 159
四、有氧训练 …… 160

第十节　麦肯基疗法 …… 162
一、诊断方法 …… 162
二、治疗原则 …… 164
三、治疗技术 …… 165
四、禁忌证 …… 178
第十一节　整骨医学技术 …… 179
一、概述 …… 179
二、常用整骨技术 …… 180

第三章　神经生理及相关疗法 …… 186
第一节　Bobath 技术 …… 186
一、基本概念 …… 187
二、Bobath 技术在成人脑卒中的应用 …… 190
三、Bobath 技术在儿童脑瘫中的应用 …… 208
第二节　Brunnstrom 技术 …… 224
一、基本理论 …… 225
二、临床应用 …… 227
第三节　本体感觉神经肌肉促进技术 …… 235
一、基本概念 …… 235
二、基本理论 …… 235
三、基本操作方法及技术 …… 237
四、运动模式 …… 242
五、适应证和禁忌证 …… 257
六、临床应用 …… 258
第四节　Rood 技术 …… 261
一、基本理论 …… 262
二、基本技术及临床应用 …… 264
第五节　运动再学习疗法 …… 267
一、概述 …… 267
二、原理和原则 …… 268
三、脑卒中患者 MRP 方案 …… 269
第六节　引导式教育 …… 281
一、概述 …… 281
二、儿童的基本动作模式 …… 284
三、引导式教育的实施方法 …… 286
第七节　Vojta 疗法 …… 291
一、概述 …… 291
二、反射性移动运动的原理 …… 291
三、反射性移动的作用及适应证 …… 292
四、Vojta 姿势反射 …… 292

五、反射性腹爬 …… 294
六、反射性翻身 …… 297
七、Vojta 法的操作原则、程序设定及注意事项 …… 298
第八节　感觉统合训练 …… 299
一、概念 …… 299
二、感觉统合层次 …… 299
三、感觉统合失调 …… 299
四、治疗理论 …… 300
五、感觉统合系统 …… 302
六、感觉统合评估 …… 304
七、感觉统合治疗技术 …… 305

第四章　物理因子疗法 …… 312
第一节　电疗法 …… 312
一、直流电 …… 312
二、低频电疗法 …… 323
三、中频电疗法 …… 336
四、高频电疗法 …… 348
第二节　光疗法 …… 362
一、概述 …… 362
二、红外线疗法 …… 364
三、可见光疗法 …… 368
四、紫外线疗法 …… 370
五、激光疗法 …… 378
第三节　超声波疗法 …… 385
一、概述 …… 385
二、治疗作用 …… 387
三、治疗技术及应用 …… 390
第四节　传导热疗法 …… 394
一、概述 …… 394
二、石蜡疗法 …… 396
三、湿热袋敷疗法 …… 400
四、蒸汽疗法 …… 401
五、其他传导热疗法 …… 402
第五节　压力疗法 …… 405
一、概述 …… 405
二、正压疗法 …… 405
三、负压疗法 …… 410
四、正负压疗法 …… 411
第六节　磁疗法 …… 412

一、概述 …… 412
二、治疗作用 …… 414
三、操作技术 …… 416
四、磁场疗法的剂量 …… 417
五、临床应用 …… 418
第七节 水疗法 …… 418
一、概述 …… 418
二、治疗作用 …… 420
三、操作技术 …… 421
四、临床应用 …… 424
第八节 冷疗法与冷冻疗法 …… 425
一、冷疗法 …… 425
二、冷冻疗法 …… 428
第九节 生物反馈疗法 …… 430
一、概述 …… 430
二、治疗技术和方法 …… 432
三、分类及其应用 …… 435
四、临床应用 …… 438
五、适应证和禁忌证 …… 439
第十节 牵引疗法 …… 439
一、概述 …… 440
二、颈椎牵引 …… 440
三、腰椎牵引 …… 446
四、四肢关节功能牵引 …… 450
五、持续皮肤牵引和持续骨牵引 …… 453

第五章 传统康复治疗技术 …… 457
第一节 针灸 …… 457
一、概述 …… 457
二、灸法 …… 458
三、耳穴 …… 462
第二节 推拿疗法 …… 463
一、概述 …… 463
二、龙氏正骨手法 …… 471
三、脊柱短杠杆微调手法 …… 472
第三节 功法导引训练 …… 472
一、概述 …… 472
二、理论基础 …… 473
三、临床作用 …… 473
四、训练原则 …… 474

五、注意事项 …… 475
六、常用功法导引训练 …… 476
第四节　中医理疗 …… 477
一、药物熏洗疗法 …… 477
二、拔罐疗法 …… 479
三、刮痧疗法 …… 483
四、药物贴敷疗法 …… 486

第六章　康复治疗新技术 …… 490
第一节　康复机器人技术 …… 490
一、概述 …… 490
二、上肢康复机器人 …… 491
三、下肢康复机器人 …… 492
第二节　悬吊运动治疗技术 …… 494
一、技术要点 …… 494
二、弱链接测试与渐进性训练原则 …… 494
三、各部位弱链测试与训练要点 …… 495
第三节　经颅磁刺激技术 …… 502
一、概述 …… 503
二、治疗作用 …… 504
三、临床应用 …… 505
第四节　基于镜像神经元系统理论的康复疗法 …… 507
一、概述 …… 507
二、基于 MNS 理论的康复疗法 …… 509
第五节　肌内效贴布技术 …… 512
一、概述 …… 512
二、临床应用 …… 517
三、常见问题及处理 …… 519
第六节　神经松动技术 …… 519
一、概述 …… 519
二、治疗及操作方法 …… 524
第七节　虚拟情景互动康复训练 …… 528
一、概述 …… 528
二、临床应用 …… 531
第八节　淋巴回流技术 …… 534
一、概述 …… 534
二、适应证和禁忌证 …… 535
三、操作程序 …… 535
第九节　体外冲击波技术 …… 536
一、概述 …… 536

二、物理机制 …… 539
三、定位方法 …… 539
四、能量选择 …… 540
五、临床应用 …… 540
六、禁忌证 …… 540

中英文名词对照索引 …… 543

主要参考书目 …… 547

第一章

物理治疗学概论

学习目的

通过学习物理治疗及物理治疗学的概念，物理治疗的特点、分类，物理治疗学发展简史、现状及发展前景，物理治疗对人体的作用，以及物理治疗中的医患沟通，引导物理治疗师树立崇高的职业荣誉感，提高临床沟通能力，并为之后章节的学习提供理论基础。

学习要点

物理治疗的概念和物理治疗对人体的作用；物理治疗的特点、分类；了解物理治疗的发展历史及物理治疗过程中的医患沟通技巧。

第一节　概　　述

一、物理治疗的概念

（一）定义

物理治疗（physical therapy，PT）是应用自然界和人工的各种物理因子，如声、光、电、磁、热、冷、矿物质和机械、运动等作用于人体，并通过人体神经、体液、内分泌等生理机制的调节，用以达到预防、治疗和康复目的的方法。随着科学技术和社会的发展，物理治疗的定义、范围在不断地充实和扩展，其在康复医学中的地位也在不断提高，已发展成为康复医学的主要组成部分。

关于物理治疗的定义，有一个不断完善的过程。

1. 世界物理治疗联盟（WCPT）定义　物理治疗是使用治疗性训练、热、冷、水、按摩与电等进行治疗的科学。治疗的目的是减轻疼痛、预防和矫正功能障碍，以及最大限度地恢复体力、活动能力和协调能力。

2. 美国物理治疗学会定义　物理治疗是一种医疗专业，主要目的是促进人体的健康与功能，通过运用科学原则，以预防、诊断、评定、矫正或减轻急、慢性运动功能障碍。

因此，物理治疗主要由运动疗法和物理因子疗法组成。是通过主被动运动、冷、热、光、水、电、按摩、教育指导等手段对人体进行治疗的技术与科学。其治疗目的包括减轻疼痛、促进循环、预防和改善残疾，最大限度地恢复残疾者的力量、移动能力与协调性。物理治疗也包括为确定神经支配障碍和肌力障碍的情况所做的相关电检测和

笔记

徒手检测、确定功能障碍的测试、关节活动范围及肺活量的测量等。

(二)范畴

根据定义,物理治疗可以分为两大类,一类是以功能训练和手法治疗为主要手段,又称为运动治疗或运动疗法;另一类是以各种物理因子(如声、光、电、磁、热、冷、水等)为主要手段,又称为理疗。

归纳上述定义,可将物理治疗分为广义概念与狭义概念,见表1-1。

表1-1 物理治疗概念的分类

	狭义	广义
对象	躯体残疾障碍者(除盲、聋、哑外)	包括精神残疾者、体弱的年长者、亚健康状态与健康者
目的	对躯体功能障碍的恢复、改善和维持	功能恢复、预防残疾和增进健康
手段	物理因子治疗、运动疗法	物理因子治疗、运动疗法和辅助器具的使用,环境的调整改造等

二、物理治疗学的概念

物理治疗学(physiatrics)是一门研究各种天然或人工物理因子的物理性质、生物学作用、治疗方法与技术,以及临床应用的学科。物理治疗学不仅研究物理因子对人体整体功能水平的影响,同时也研究物理因子对人体细胞、分子等超微结构形态变化的影响。

物理治疗学是研究如何通过各种类型的功能训练(functional training)、手法治疗(manual therapy),并借助于电、光、声、磁、冷、热、水、力等物理因子(physical agent)来提高人体健康,预防和治疗疾病,恢复、改善或重建躯体功能的一种专门学科,是康复治疗手段的基本构成、康复医学的重要内容,也是康复治疗师特别是物理治疗师必须掌握的技能之一。

三、物理治疗的分类及特点

(一)运动疗法

运动疗法是物理治疗的核心部分,又称为治疗性训练,包括被动运动、主动运动、反射运动等所有运动形式。是依据生物力学、人体运动学、神经生理与神经发育学的基本原理,利用力学的因素如躯体运动、牵引、按摩、徒手技术(手法操作)、借助于器械的运动等,通过主动和被动运动使局部或整体功能得以改善,对运动功能障碍的患者进行针对性的治疗和训练,以保持、重新获得功能或防止继发性功能丧失的重要治疗方法。

常用的运动疗法包括关节活动术、关节松动术、肌力及耐力训练技术、软组织牵伸技术、体位转移训练技术、平衡与协调技术、步态训练技术、牵引疗法、心肺功能训练技术等。运动疗法具有如下特点:

1. 具有高度的选择性和特异性　由于患者的病损情况、功能状态、个体差异、治疗目标以及各种运动疗法作用的不同,康复医师及治疗师在进行运动治疗前,需要对

笔记

患者作全面的医学评定。评定包括三个方面：一是对伤病本身；二是对功能状态；三是对全身状况的评定。评定的目的在于提高治疗的针对性和目的性，在临床应用中，每个患者的运动治疗方案必须在全面评定的基础上，根据患者的病损状况、病程、目前的功能状态及残存功能来制定具有针对性的、适合于个体化的运动治疗措施。

2. 强调患者的主动参与　相对于传统临床治疗方法一般没有患者的主动活动或只是被动接受治疗，运动疗法主要是通过躯体的主动运动达到维持、改善各器官和各系统功能的目的。它是利用患者或功能障碍者自身的运动，以达到防治疾病、促进身心功能的恢复和发展而进行的治疗。在临床运用时，医师和治疗师应重视充分调动患者的积极性，通过患者积极主动的运动锻炼来达到改善和恢复功能的目的。

3. 对象是功能障碍　运动疗法主要针对的是肌肉及骨骼疾患、中枢或周围神经损伤以及心、肺疾患等所导致的功能障碍。

4. 内容丰富，适应面广　运动疗法是康复医学中最基本的治疗方法，也是现代物理治疗学的重要组成部分。

（二）神经生理学及相关疗法

1. 神经生理疗法　神经生理疗法（neurophysiological therapy，NPT）是根据神经生理学的理论，利用特殊的运动模式、反射活动、本体和皮肤刺激以抑制异常的运动，促进正常的运动；或顺应中枢神经损伤后运动功能恢复的规律，促进运动功能的恢复，以治疗神经肌肉，特别是中枢神经损伤引起的运动功能障碍的一类治疗方法。

常用的神经生理疗法包括 Bobath 疗法、Brunnstrom 疗法、Rood 疗法、本体感觉神经肌肉促进技术（proprioceptive neuromuscular facilitation，PNF）等。神经生理疗法的共同特点包括：

（1）以中枢神经系统损伤所致的功能障碍作为治疗的重点对象，将神经发育学、神经生理学的基本原理和原则应用到脑损伤后运动障碍的康复治疗中。

（2）把治疗与功能性活动特别是日常生活活动结合起来，在治疗环境中学习动作，在实际环境中使用已经掌握的动作并进一步发展技巧性动作。

（3）按照头-尾、近端-远端的神经和运动发育顺序治疗，将治疗变成学习和控制动作的过程，在治疗中强调先做等长练习，后做等张练习；先练习离心性控制，再练习向心性控制；先掌握对称性的运动模式，后掌握不对称性运动模式。

（4）治疗中应用多种感觉刺激，包括躯体、语言、视觉等，并认为重复强化训练对动作的掌握、运动控制及协调具有十分重要的作用。

（5）工作方式上，强调早期治疗、综合治疗以及各相关专业的全力配合，如物理治疗、作业治疗、言语治疗、心理治疗以及社会工作者等的积极配合；重视患者及其家属的主动参与，这是治疗成功与否的关键因素。

2. 运动再学习疗法　运动再学习疗法（motor relearning programme，MRP）是把中枢神经系统损伤后运动功能的恢复视为一种再学习或再训练过程的治疗方法。运动再学习疗法是在总结神经生理疗法优点和不足的基础上，利用了学习和动机的理论以及人类运动科学和运动技能获得的研究成果，提出的对中枢性损伤患者进行再教育，以恢复其运动功能的治疗方法。运动再学习疗法的特点包括：

（1）以神经生理学、运动科学、生物力学、行为科学等为理论基础，以脑损伤后脑的可塑性和功能重组为理论依据。

笔记

（2）治疗是一个再学习的过程，任何有组织的活动都是反复实践的结果，学习是一种反复实践并最后变成习惯和经验的过程。认为实现功能重组的主要条件是需要进行针对性的练习活动，练习得越多，功能重组就越有效，特别是早期练习相关的运动。

（3）中枢性损伤后运动恢复的再学习过程，除了用神经生理学观点指导外，还应结合生物力学、肌肉生物学和行为科学的理论，充分利用现代运动学习的信息加工理论的指导。

（4）运动再学习疗法主张充分利用通过多种反馈（视、听、皮肤、体位、手的引导）来强化训练效果，充分利用反馈在运动控制中的作用。

3. 其他相关疗法　包括引导式教育、Vojta 法、感觉统合训练等。

（三）物理因子疗法

物理因子疗法又称理疗，是指以物理因子如温热（热）、电、声、光（红外线、紫外线、激光）、水、磁、冷（利用冰、冷水等）等进行治疗的方法。物理因子治疗的历史悠久，手段丰富多样，临床应用极为广泛，是物理治疗学的重要内容，也是康复医学的重要治疗手段。

常用的物理因子疗法包括直流电疗法、低频电疗法、中频电疗法、高频电疗法、光疗法、超声波疗法、传导热疗法、压力疗法、磁疗法、水疗法、冷疗法与冷冻疗法、生物反馈疗法等。物理因子疗法的特点包括：

1. 物理因子疗法范围极广，包括多种自然物理因子及人工物理因子的应用。

2. 物理因子疗法作用广泛，副作用少，见效快，疗效持久，且在正确应用条件下对患者不会造成损伤及痛苦。

3. 相对于其他康复疗法而言，物理因子疗法对单一器官或组织的针对性更强。

4. 临床和实验研究表明，物理因子疗法与药物科学的综合应用具有显著的协同作用，从而显著提高疗效。

5. 物理因子疗法在临床运用广泛，可用于炎症性疾病、创伤性疾病、功能性疾病、疼痛性疾病、血管痉挛及末梢循环障碍性疾病、变态反应性疾病、多种皮肤病等。

（四）中国传统康复疗法

中国传统康复疗法是以中医理论为基础，运用针灸、推拿、传统功法训练等进行治疗的方法。中国传统康复疗法的历史悠久、手段独特、方式多样，广为中国百姓所接受，近年来也传播于海外，受到世界认同。中国传统康复疗法是具有中国特色的康复疗法，也是现代康复医学的重要补充。

常用的中国传统康复疗法包括针灸、推拿、传统功法训练、中药熏蒸、穴位敷贴、中药离子导入等。中国传统康复疗法的特点包括：

1. 中国传统康复疗法以中医基础理论为指导，具有鲜明的学术特点。

2. 中国传统康复疗法历史悠久，是千百年来中国医生在临床实践基础上的经验总结，操作简单、使用方便、掌握容易、价格低廉。

3. 中国传统康复疗法作用广泛、起效快捷、疗效持久，副作用少。

4. 中国传统康复疗法远播海外，逐渐受到西方主流医学的重视；有关中国传统康复疗法的科学研究成果在世界权威杂志的报道与日俱增，彰显传统康复疗法逐渐被世界医学所接受。

笔记

5. 中国传统康复疗法是具有中国特色的康复疗法，是康复医学的重要补充。

第二节　物理治疗学发展简史

物理治疗学是一门既古老又年轻的学科，公元前7000年的石器时代，当时原始人利用阳光、砭石、石针、水和按摩等治疗疾病，维护健康。我国以及古希腊、古埃及、古罗马的早期文献记载有阳光、热水浴、冷水浴、体操、按摩等防治疾病的作用。物理治疗学的发展是伴随着人类工业发展的，物理治疗为人类的健康和发展做出了巨大的贡献。

一、中国古代物理治疗学发展简史

（一）原始社会

在我国，物理治疗的雏形于四千年前就已形成。在旧石器时代，我们的祖先就懂得使用尖状和刮削过的利器和石器，用以刺破痈疡，排出脓血；新石器时代砭石被广泛应用于解除疾病或促使脓肿破溃，而石锤、石柱、石环之类的石器，成为叩击或按摩的治疗工具。1972年在河南新郑县韩城故址中挖掘出一枚战国以前的"砭石"，该石一端呈卵圆形可以用作按摩，另一端呈三棱形可以刺破皮肉，排放脓血。

（二）秦汉时期

在此时期，百家争鸣，诸子百家的著作之中不乏一些关于康复疗法的记载。例如《庄子·刻意》载："吹响呼吸，吐故纳新，熊经鸟申，为寿而已矣。此导引之士，养形之人，彭祖寿考者之所好也。"《吕氏春秋·尽数》载："流水不腐，户枢不蠹，动也。形气亦然，形不动则精不流，精不流则气郁。"《吕氏春秋·古乐》亦载："昔陶唐氏之始，阴多滞伏而湛积……筋骨瑟缩不达，故作为舞以宣导之。"指出导引、运动对人体的重要性。

《黄帝内经·素问》在论述瘫痪、麻木、肌肉挛缩等病症治疗时，重视用针灸、导引（体操、气功、自我按摩）、按摩、熨（热疗）烫等物理方法进行功能康复。如《素问·刺法论》曰："肾有久病者，可以寅时面向南，净神不乱，思闭气不息七遍，以引颈咽气顺之，如咽甚硬物。如此七遍后，饵舌下津令无数。"《黄帝内经》中有关按跷、气功、导引的内容还被认为是现代物理治疗的理论源头。

汉代较以前更广泛地应用针灸和导引治疗疾病。马王堆出土的帛书《医经方》中对关节运动功能障碍和关节强直采用针灸治疗，帛书《导引图》中绘有多种医疗体操，并注明各种体操的名称及其主要治疗的疾病。东汉张仲景在《金匮要略·脏腑经络先后病脉证》中提出"上工治未病……见肝之病，知肝传脾，当先实脾"的防治未病、康复预防原则。他还指出："四肢才觉重滞，即导引吐纳、针灸膏摩，勿令九窍闭塞。"即运用导引、吐纳、针刺、艾灸、按摩、膏熨等物理疗法用于康复治疗中。东汉末年的名医华佗整编了一套"五禽戏"，模仿虎、鹿、熊、猿、鸟的动作，用于身体的康复和强健。我国是世界上发现和应用磁最早的国家，用磁治病在东汉时代的《神农本草经》中就有记载。

（三）三国两晋南北朝时期

皇甫谧依据《黄帝内经·素问》《灵枢经》《明堂孔穴针灸治要》三书撰写了《针灸

笔记

甲乙经》。书中归纳总结了晋以前有关针灸、按跷、导引的经验,并进一步推广它们的使用范围,为后世针灸康复医疗树立了典范。

晋代葛洪在《肘后备急方》中大量记载了饮食康复与药物康复的内容。他在《抱朴子·别旨》中指出:"夫导引疗未患之疾,通不和之气,动之则百关气畅。"指出导引术具有预防、康复的作用。

六朝时代,陶弘景在《养性延命录》中说到:"心脏病者体有冷热,吹呼二气出之……以鼻引气,口中吐气……无有不差。"指出了气功康复的作用。又说"又法摩乎令热以摩身体,从上至下,名曰干浴。令人胜风寒,时气热,头痛,百病皆除。"叙述了按摩康复的功效。

(四)隋唐时期

隋代巢元方所撰的《诸病源候论》不仅是我国现存的第一部论述病因、证候学专书,也可视为我国古代第一部采用医疗体育对一些疾病进行康复治疗的专著。《诸病源候论》记述了 80 多种导引法治疗偏枯(半身不遂)、麻木、风湿痹痛、眩晕、消渴(糖尿病)等疾患,文献上还记载了我国古代名医应用康复疗法对患者进行身心康复和保健的理论或事例,记载了两百余种导引运动方法,如《诸病源候论·风痹候》:"凡人常觉脊倔强而闷,仰面努膊并向上,头左右两向挼之。左右三七……初缓后急,不得先急后缓……除寒热病脊腰颈项痛风痹。"《诸病源候论·风气候》:"一手前拓使急,一手发乳房,向后急挽之。不得努用力气。心开下散,迭互相换手,三七,始将两手攀膝头,急捉身向后极势,三七,去腕闷疼。"指出运动、功能训练对疾病康复的重要作用。如张仲景用吐纳(气功)、华佗用五禽戏(运动)、张子和用观看角触(摔跤)、戏剧表演(文娱疗法)等方法治疗身心功能障碍。

王焘的《外台秘要》部分内容承自《诸病源候论》中的导引运动康复方法,并加以理论上的说明。如对消渴病的运动康复问题,王焘认为:"不欲饱食便卧,亦不宜终日久坐……人欲小劳,但莫久劳疲极,亦不能强所不能堪耳。"他在书中还记载了磁疗、光疗、冷疗、热疗和熨法、美容法、贴敷法、导引法、灸法、泥疗、方向疗法、时间疗法、药物栓塞法、水浴法、泉水疗法等大量物理治疗方法。

唐代医家孙思邈著《备急千金要方》,记载用磁朱丸治疗眼疾"常服益眼力,众方不及"。

(五)宋金元时期

到了宋代,相继出现了一些养生、导引、气功专著,丰富了中医康复治疗的内容。例如,宋代整理的《正统道藏》及其辑要本《云笈七签》,赵自化的《四时颐养录》,张锐的《鸡峰普济方》,无名氏的《四段锦》《八段锦》《百段锦》,托名达摩的《易筋经》《洗髓经》等,对传统康复医疗的发展起到了重大的推动作用。

宋朝《太平圣惠方》还记载了用磁石治疗小儿误吞针的方法:"磁石枣核大,磨令光,钻作窍,丝穿令含,针自出。"

元代邹铉撰写的《寿亲养老新书》是有关老年人养生与疾病康复的专著。书中详述了修身养性、药物与食治调理、接摩腧穴等保健内容,从立法及方法的选择方面都很适于老年人的养生与康复治疗。书中还重视气功对老年人的养生和康复作用,认为气功"其法,以呼而自泻出脏腑毒气,以吸而自采天地之清气以补之。当日小验,旬日大验",并引用《正统道藏》中的玉轴经、六字诀,使患者的五脏之病通过气功的练习而得

笔记

以康复。

（六）明清时期

此时期康复医疗范围已扩展至临床内、外、妇、儿科。社会康复事业也普遍开展。明代朱权所编著的《活人心法》中的“八段锦”，是一种比较有代表性的练功运动方法。宋代发展的太极拳，明末开始流传的达摩易筋经，都是传统强身壮体的运动疗法。清代的《卫生要术》介绍了易筋经十二式。

清代吴尚先的《理瀹骈文》是对运用外治疗法康复内外诸病的经验总结，也是对传统的民间简易康复治疗方法的一次整理。“外治之理，即内治之理”，“虽治在外，无殊治在内也”，“须知外治者，气血流通即是补，不药补亦可”，“良工不废外治”，是对外治康复原理的精辟论述。熏、洗、熨、擦、敷、贴、坐、吹等外治方法的应用，对后世产生很大的影响。

我国古代的一些传统康复治疗方法对世界康复治疗的发展也曾有过深远的影响。17 世纪末针灸术传入欧洲，18 世纪末 *Kong Fou*（“功夫”）一书传入西方，其内容主要是姿势治疗和呼吸训练。

二、西方古典物理治疗学发展简史

西方古典康复医学源于古罗马和古希腊，古希腊的神庙壁画中就有用运动疗法治疗疾病的记载。日光、砭针、磁石、电鱼、按摩、健身运动等因素已应用于治疗风湿病、慢性疼痛、挟伤劳损等疾患。

有关运动疗法的记载最早出自公元前 5 世纪 Herodicus 及其学生 Hippocrates 的著作，他们认为自然因子如日光、海水、矿泉等有镇静、止痛、消炎的作用；运动可以增强肌力，促进精神和健康的恢复及功能的改善。

用电治病是在人类掌握电能之前。古希腊渔夫们在捕鱼过程中，有时被脊背上长有放电器的鱼击伤。后来发现原来患有关节痛的人，被电击后关节痛获得好转或痊愈，于是古希腊渔夫们，就常用这种电鱼（torpedo）放电治疗关节痛。

公元 129—200 年，古希腊医生开始用磁石治疗腹泻。公元 2 世纪后，Caelus Aureelianus 首次提出在瘫痪患者治疗中使用滑轮悬挂肢体进行运动治疗、系统的步行训练及在温泉中运动等方法。公元 502—550 年，罗马医生用磁石治疗手足疼痛。

文艺复兴以后，1956 年 Hieronymus Mercurialis 提出了一系列的运动观点，如运动的目的是为了保持健康；运动要适合于身体的可能；患者要根据各自不同情况进行运动，运动应经常地进行，过度运动会引起疾病发作，出现不良反应时须及时停止运动等。

16 世纪 Fuchs 提出“两种运动”：一是单纯运动；二是既是运动又是工作，这可能是最早提到的运动与作业相结合的治疗。17 世纪英国国王亨利四世的御医 Duchesen 指出：“运动可以治疗许多因缺乏运动而发生的虚弱和疾病，而且运动能增强体质，强化对刺激的反应性，增强神经、关节功能。”

1780 年，Tissot 敦促骨科医师用运动促进伤后关节肌肉的功能恢复。1813 年瑞典在斯德哥尔摩设立了“中央体操研究所”研究运动疗法。Ling 教授将体操训练尽量规范化，提出“等长运动、离心运动、向心性运动”等名词术语，并对运动负荷、重复次数进行了定量。

笔记

在物理因子治疗方面，19 世纪 40 年代直流电和感应电开始用于治疗，并有了离子透入疗法。1891 年 Minin 提出用白炽灯治病；1892 年 d' Asonval 始创高频电疗；1896 年 Finsen 制成碳弧光灯；20 世纪 20 年代 Schliphaka 用短波、超短波治病；30~40 年代，Pohlman 用超声波治病；60 年代开始用激光治病。

三、现代物理治疗学的发展和前景

（一）国外物理治疗学的发展

随着物理学的发展，电、光等一些物理因素被用于治疗患者，形成了物理医学。19 世纪末，人工光疗第一次出现，20 世纪高频电疗发展很快，给物理治疗学奠定了坚实的基础。

第一、二次世界大战的爆发对物理治疗学的发展起到了很大的促进作用。随着第一次世界大战的爆发，交战国的军医院中，针对伤病员，进行恢复伤残肢体功能的运动训练获得重视，发展很快。1917 年，美国在陆军中设立了为战伤者服务的 physical reconstruction aides（即早期的物理治疗），并在同年建立了身体功能重建部和康复部。1920 年，McMillan 在沃尔特里德陆军医院（Walter Reed Army Hospital）开设了物理治疗课程，成为美国最早的物理治疗教师。第一次世界大战后，战伤、截肢等伤员的治疗和义肢安装以及脊髓灰质炎流行所致大量肢体畸形的矫治，促进了康复医学的形成，出现了手法肌力评定学以及肌力增强训练等康复治疗方法。随着第二次世界大战的爆发，通过美国医学家 Howard A. Rusk（1901—1989 年）等的努力，一系列现代的物理治疗方法得以发展，医疗性的体操、活动和功能训练占特殊重要的地位，并把物理治疗学的手法应用于作业疗法、言语矫治、心理疗法等，使物理治疗学更加完善。1950 年，成立了国际物理医学与康复联盟（International Federation of Physical Medicine and Rehabilitation，IFPMR）；1951 年，世界物理治疗师联盟（The World Confederation for Physical Therapy，WCPT）成立。这一切都表明物理治疗学的发展日臻成熟。

自 20 世纪 50 年代以来，磁疗法、静电疗法、空气离子疗法、水疗法、冷疗法、生物反馈疗法、光化学疗法等从治疗技术到临床运用又取得了新的广泛进展。

（二）我国现代物理治疗学的发展

我国作为世界文明古国，虽然在运用物理疗法方面有着悠久的历史，但在新中国成立前，物理治疗仅在极少数大医院开展。1949 年中华人民共和国成立后，党和政府极为重视广大人民群众的卫生保健事业，在较短的时间内，医疗卫生工作显著发展，同时理疗学专业也受到了重视。至 20 世纪 50 年代后期，现代理疗学专业在我国从无到有，取得了全面的发展。1958 年 5 月成立了中华医学会理疗学会筹委会。1978 年中华医学会理疗学会正式成立，创建了《中华理疗杂志》与《中华物理学杂志》。20 世纪 80 年代以后，我国相继成立了中华医学会物理医学与康复学会、中国康复医学会、中国残疾人康复协会等学术团体，出版了《中华物理医学与康复杂志》《中国康复》《中国康复医学杂志》《中国康复医学理论与实践》等专业杂志。进入 21 世纪，随着医学模式的变化，康复医学的重要性日益突出，以及医学科技进步等各方面因素的影响，物理治疗学的发展迎来了新的契机。

笔记

四、物理治疗学发展的原因

（一）老年人口及老年人患病率增加

随着经济的发展和人民生活水平的提高，老龄化时代的到来使得老年人口增多、人口寿命延长的同时，老年病也随之增多，迫切需要物理治疗学的发展。

（二）慢性病患者增多

由于医学的发展和对疾病的认识，在疾病治疗和防控方面有了很大的进步，死亡率也显著下降。但慢性病后期的治疗需要物理治疗学等各种康复方法的干预。

（三）人类对健康的认识转变

人类已不再是简简单单只针对疾病本身进行治疗，而把自身功能障碍所造成的影响作为重点来对待。重返社会、重返家庭的愿望使得物理治疗学显得尤为重要。

（四）工伤及交通事故增多

经济的发展使得人们对生活质量的要求更高，现代交通工具的广泛应用、建筑事业的蓬勃发展，工伤和交通伤增多，这无疑将促进物理治疗学的发展。

2009 年 4 月 6 日，中共中央、国务院发布《中共中央关于深化医药卫生体制改革的意见》，明确提出“注重预防、治疗、康复三者的结合”，首次从政府层面将康复医学事业发展作为完善医疗体系的重要内容。2011 年 4 月，卫生部发布《综合医院康复医学科建设与管理指南》，明确提出“二级以上（含二级，下同）综合医院应当按照《综合医院康复医学科基本标准》独立设置科室开展康复医疗服务，科室名称统一为“康复医学科”。我国康复医学的发展，迎来了更大的发展机遇。作为康复医学主要治疗手段的物理治疗学，也将得到很好的发展，前景广阔。

第三节　物理治疗对人体的作用

一、运动疗法对人体的作用

运动疗法是按照科学性、针对性、循序渐进的原则，最大限度地恢复或改善患者已经丧失或减弱的器官功能，预防和治疗肌肉萎缩、关节僵硬等并发症。运动疗法对人体的作用，主要是通过神经反射，提高神经-体液系统的调节能力和控制能力，保持人体稳态功能，增强代谢，改善脏器功能，维护生物力学平衡，发展代偿能力。其治疗作用主要有以下几个方面。

（一）提高神经系统的调节能力

运动是一系列生理性条件反射的综合形式，适当运动可以保持中枢神经系统的兴奋性，改善神经系统的反应性和灵活性，维持其正常功能，发挥其对全身各个脏器的调整和协调能力。

（二）维持和改善运动器官的形态和功能

运动疗法可以促进全身血液循环，增加骨骼肌肉系统的血液供应，促进骨的吸收与形成，使骨代谢旺盛，骨盐量增多，并能促进关节滑液的分泌，牵伸挛缩和粘连的软组织，维持和改善关节活动范围，提高和增强肌肉的力量和耐力，改善和提高平衡和协调能力，预防和延缓骨质疏松。

笔记

（三）促进代偿功能的形成和发展

某些患者，经过系统运动治疗后其功能仍未完全恢复，通过对健侧肢体或非损伤组织的训练，可以发展代偿能力，以补偿丧失的功能。例如，偏瘫或截瘫患者经过正规的运动治疗后，患肢仍未能恢复，此时，通过积极的代偿能力训练，可以达到最大限度的生活自理。

（四）增强心肺功能

运动时，大量的血液流向肌肉，心肺的功能活动也相应地增加以适应机体的需要，此时，心肺功能水平高于休息水平的几倍、几十倍，增加的程度与运动的强度成正比。例如，心率加快，心排出量增加，呼吸加深、加快，胸廓和横膈的活动幅度加大。

（五）增强内分泌系统的调节能力

主动运动可以促进糖代谢，减少胰岛素分泌，维持血糖水平；增加骨组织对矿物质（如钙、磷）的吸收。因此，科学运动已经成为糖尿病、骨质疏松症的基本治疗方法之一。

（六）调节精神和心理

适度的运动可以对精神和心理产生积极的影响。研究表明，每次60分钟的低、中强度的运动，可以促进大脑皮质、尾状核、下丘脑和小脑等处的内啡肽分泌增多，产生镇痛作用；运动中机体代谢活动增强，肾上腺素分泌增加和由此产生的欣快感，缓解了精神紧张和心理压力，打断抑郁或焦虑与躯体器官功能紊乱之间的恶性循环，增强了参与者的自信心。

二、物理因子疗法对人体的作用

（一）消炎作用

大量临床经验证明，多种理疗法具有抗炎作用。皮肤、黏膜、肌肉、关节，乃至内脏器官，由各种病因引起的急慢性炎症，都是理疗适应证，可采用不同的理疗方法进行治疗。对于急性化脓性炎症，表浅者可以应用紫外线照射或抗生素离子导入治疗，对于慢性炎症，则可采用温热疗法、磁场疗法或低中频电疗法。

（二）镇痛作用

引起疼痛的原因有很多，损伤、炎症、缺血、痉挛、肌力不平衡、反射性乃至精神因素，均可引起疼痛。应用物理因子镇痛，需弄清疼痛的病因，有针对性地进行治疗。炎症性疼痛以抗炎性治疗为主，缺血性和痉挛性疼痛宜用温热疗法，改善缺血，消除痉挛，神经痛、神经炎应用直流电导入麻醉类药，以阻断痛觉冲动传入，或应用低、中频电疗法，以关闭疼痛闸门，激发镇痛物质释放。

（三）抗菌作用

物理因子具有杀菌作用，尤其以紫外线杀菌作用著称。杀菌力最强的光谱为254～257nm，对金黄色葡萄球菌、枯草杆菌、铜绿假单胞菌、炭疽杆菌、溶血性链球菌等都有杀菌作用。

（四）镇静与催眠

许多理疗方法具有镇静与催眠作用，如电睡眠疗法、镇静性电离子导入疗法、颈交感神经节超短波疗法、静电疗法、磁场疗法、温水浴、按摩疗法等。这些理疗法均能增强大脑皮质扩散性抑制，解除全身紧张状态，因而产生明显的镇静和催眠效果。

笔记

（五）兴奋神经及肌肉

应用各种技术参数的低、中频电流，如间动电流、干扰电流、调制中频电流，能引起运动神经及肌肉兴奋，用于治疗周围性神经麻痹及肌肉萎缩，或用于增强肌力训练。这些理疗方法均具有明显兴奋神经肌肉的效果。理疗兴奋作用机制是细胞膜受到电刺激后，产生离子通透性和膜电位变化，形成动作电位发生兴奋，引起肌肉收缩反应。对于感觉障碍者，可选用感应电疗法或达松伐尔电疗法等。

（六）缓解痉挛

具有缓解痉挛作用的理疗方法有作用于深部组织的短波、超短波和微波疗法，也有作用于浅部组织的石蜡疗法、湿热罨包疗法、太阳灯和红外疗法，还有作用于全身的热水浴、光浴疗法等。理疗缓解痉挛的作用机制主要在于热能降低肌梭中传出神经纤维的兴奋性，使牵张反射减弱和肌力下降。

（七）软化瘢痕、消散粘连

石蜡疗法、超声波疗法、碘离子导入疗法，可以改变结缔组织弹性，增强延展性，常用于治疗术后瘢痕和组织粘连，有明显的软化瘢痕和消散粘连的作用。有实验证明，适当的温热作用，可使肌腱、韧带、关节囊等组织延展增大 5~10 倍。

（八）加速伤口愈合

应用小剂量紫外线照射，在防止和控制伤口感染的同时，还能刺激肉芽组织生长，加速上皮搭桥和创口愈合过程。锌离子导入和达松伐尔治疗下肢静脉曲张形成的溃疡，比单纯外科换药处理伤口愈合时间显著缩短。

（九）加速骨痂形成

实验证明，弱直流电阴极、TENS、干扰电疗法和脉冲磁场，均能促进骨质生长，加速骨折愈合。

（十）增强机体免疫机制

紫外线、红外线、磁场等物理因子，均有增强和调节机体免疫的作用。红外线照射除可改善机体血液循环外，还可使小动脉及毛细血管周围出现细胞移行、浸润，吞噬细胞功能加强，抗体形成增多。磁场对机体细胞免疫及体液免疫均产生有益影响。

（十一）脱敏作用

紫外线脱敏作用的机制是其能将蛋白质分解生成组胺，小剂量组胺不断进入血液，可刺激组胺酶产生。当组胺酶达到足够量时，便能分解过量的组胺，从而起到脱敏作用。

（十二）抗癌作用

近年应用加温、低温冷冻、激光光敏效应、激光气化炭化、聚焦超声，以及强磁场等理疗方法治疗癌症都取得了进展。

第四节　物理治疗处方

一、概述

（一）定义与作用

物理治疗处方是由康复医师向物理治疗专业人员下达详细治疗指令的医疗文件。

笔记

物理治疗处方主要包括物理因子治疗处方和运动训练处方。物理治疗处方是针对患者的功能障碍开展物理治疗的依据。因此，只有康复医师和受过康复医学训练的临床医师才可以取得资格证，具有开处方的权力。

物理治疗处方中，医师应向治疗师明确地指出治疗目的和具体方法，使治疗师目标明确、方法清楚，使医师和治疗师目标和手段一致而不至于相互误解。因此拟定完善、详尽、明确的治疗处方对于有效地利用各种治疗是十分重要的。另外，一张处方不可能把方法写得十分细致，因此医师的“具体方法”，其实也只是原则性的，治疗师在明确目标和手段的情况下，可以充分发挥自己的聪明才智，与医师和患者充分合作，运用好治疗方法，使之收到应有效果。治疗处方还为治疗和管理提供了永久的记录。

（二）制订物理治疗处方的基本原则

1. 诊断明确　正确的诊断是合理治疗的前提。医师应该详细询问和了解患者的病史，并应做相应的详细查体和必要的临床检查，明确诊断后才可以进行治疗。对物理治疗而言，医师除了从临床医学的角度明确诊断之外，尤其要注意患者功能状态的评定，全面、详细地了解患者功能障碍的性质、影响范围、康复潜力等，为随后进行的物理治疗奠定坚实的基础。

2. 综合治疗　物理治疗常采用综合治疗的方法，提高疗效，缩短治疗时间，减少治疗的剂量。一般可以考虑将不同的物理治疗方法如运动疗法和物理因子疗法相配合使用，也可以综合使用治疗作用叠加的治疗手段。除此之外，还可以使用将物理治疗与药物治疗相结合的综合治疗等。

3. 合理处方　为提高疗效、保证安全，处方时对方法的选择、治疗参数、治疗剂量、部位选择、疗程确定方面要进行综合考虑，既要保证治疗效果，又要保证治疗安全，防止过度治疗。

4. 保证安全　物理治疗处方中一定要充分考虑医疗安全，掌握好适应证和禁忌证。对患者可能会出现的意外情况要在处方注意事项中明确注明，使处方的执行者明确了解可能面临的风险，并做好规避风险、保证安全的准备。

二、物理治疗处方内容

（一）运动处方

运动处方是康复医师和康复治疗师，根据患者或体育健身者的年龄、性别、一般医学检查、康复医学检查、运动实验、身体素质/体适能测试等结果，按其年龄、性别、健康状况、身体素质，以及心血管、运动器官的功能状况，结合主、客观条件，用处方的形式制定对患者或体育健身者适合的运动内容、运动强度、运动时间及频率，并指出运动中的注意事项，以达到科学、有计划地进行康复治疗或预防健身的目的。运动处方是临床病历的重要组成部分，临床常用病历见表 1-2。

1. 运动处方的分类

（1）根据运动处方对象的分类：分为康复治疗性运动处方和预防健身性运动处方。

（2）根据运动处方锻炼作用分类：分为全身耐力运动处方（心脏康复运动处方）、力量运动处方和柔韧性运动处方。

笔记

表 1-2　康复医学科病历

姓名　　　　性别　　　　年龄　　　　职业　　　　门诊/住院号

地址　　　　　　　　　　　　　　　　邮编　　　　电话

主要病史：

体检和评定：

诊断：

阶段治疗目标：□改善 ROM　□增强肌力　□缓解痉挛　□促进血液循环　□消肿解痛
□改善微循环　□松解粘连　□增强活动能力　□促进组织生长修复
□提高日常生活活动能力　□其他：

治疗处方：

编号	项　目	部位	（方法）	剂量（理疗）	时间	次数
1						
2						
3						
4						

注意事项：
□循序渐进　□行走不稳或骨质疏松，预防跌倒　□局部感觉障碍或循环不良，预防灼伤
□骨折早期或未愈防再骨折　□注意血压、心率变化　□其他：

医师：　　　　年　月　日

2. 运动处方的原则　运动处方的制定应遵循安全性、针对性、实用性、疗效性的原则，以人体生理学、运动学、医学基础为依据，在保证安全的前提下，因人而异，制定相应的运动处方。在训练前对患者进行详细的评价，包括身体的一般情况（血压、心率、呼吸、体温、性别、年龄）、既往史、精神状况、并发症及与运动相关的功能检查（肌力、关节活动度、平衡、步行、日常生活动作等）。根据评价的结果，掌握患者的病情，制定合理的运动处方。实施时应循序渐进，运动强度由小到大，运动时间由短到长，动作由简到繁，使患者逐步适应，并在不断适应中得到提高。在运动中要根据患者个体情况变化，对初期制定的运动处方进行调整，使之成为随时间变化而符合个体条件的运动处方。运动要持之以恒，不要随意间断，以免影响治疗效果。在运动时应密切观察患者情况，注意是否有不良反应，如糖尿病患者运动时，有时会出现低血糖症状，此时则应及时终止训练，根据患者对运动的反应调整处方。

3. 运动处方组成　完整的运动处方应包括三方面内容，即运动治疗项目、运动治疗量以及运动治疗的注意事项。

（1）运动治疗项目：根据运动疗法的目的，运动治疗项目可以分为以下几类：

1）耐力性项目：以健身、改善心脏和代谢功能，防治冠心病、糖尿病、肥胖病等为

笔记

目的。如医疗步行、健身跑、骑自行车、游泳、登山、原地跑、跳绳、上下楼梯等。耐力性项目一般属于周期性、节律性的运动。在运动强度和运动时间相同的前提下，这些运动项目对提高心脏耐力的效果大致相同。

2）力量性项目：以训练肌肉力量并可消除局部脂肪为目的。如各种持器械医疗体操，抗阻力训练（沙袋、实心球、哑铃、拉力器等），一般适合于骨骼肌和周围神经损伤引起的肌肉力量减弱。

3）放松性项目：以放松肌肉和调节神经为主要目的。如医疗步行、医疗体操、保健按摩、太极拳、气功等，多适合于心血管和呼吸系统疾病的患者、老年人及体弱者。

4）矫正性项目：以纠正躯体解剖结构或生理功能异常为目的。如矫正脊柱畸形、扁平足的体操；增强肺功能的呼吸体操；治疗内脏下垂的腹肌锻炼体操；骨折后的功能锻炼等。

（2）运动治疗量：是指运动治疗中的总负荷量，其大小取决于运动治疗强度、运动治疗频率（密度）和运动治疗的总时间，其中，运动治疗强度是运动处方中定量的关键。运动治疗强度是确定运动治疗量的重要因素，直接影响运动治疗的效果和治疗中的安全性，一般采用心率、机体耗氧量、代谢当量和主观感觉等指标来确定其大小。

1）心率：是确定运动治疗强度的可靠指标。在制定运动治疗处方时，应明确运动治疗允许达到的最高心率（maximal heart rate）和应该达到的适宜心率即靶心率（target heart rate）。根据运动治疗中所选择的最高心率，可以将运动治疗量分为大、中、小3种。大运动量相当于最高心率的80%以上，中运动量相当于最高心率的70%，小运动量相当于最高心率的60%。

有条件时最好通过运动试验来确定靶心率，常用自行车功量仪或活动平板，在测试中如出现以下任何一种情况时，其心率即为最高心率：①运动中出现不适症状；②心电图出现ST段缺血性下移；③随着运动负荷的增加，血压下降达1.33kPa（10mmHg）；④心率达到该年龄允许的最高心率。运动治疗中允许达到的平均心率一般为最高心率的70%～85%，这是一个比较安全、有效的指标。

除有自行车功量仪或活动平板外，也可以通过以下方法计算出运动治疗中的心率指标。极量心率=220-年龄，亚极量心率=（220-年龄）×85%；机体耗氧量以运动时的耗氧量占机体最大耗氧量的百分数（$\%VO_2max$）为指标，大强度运动耗氧量约为最大耗氧量的70%，中强度运动约为50%～60%，小强度运动约为40%，运动治疗的耗氧量一般为最大耗氧量的40%～60%。

2）代谢当量（metabolic equivalent）：简称梅脱（MET）。1梅脱代表机体静息状态下的代谢率，约为每千克体重每分钟耗氧3.5ml［3.5ml/（kg·min）］。世界卫生组织曾对日常生活活动、家务劳动、文娱活动、职业劳动中代谢当量进行测定，供制订治疗方案时参考。例如，穿衣脱衣为1梅脱，擦玻璃为3梅脱，木工作业为5.5梅脱等。

3）主观感觉：运动治疗中的主观感觉是患者身体对运动治疗量的反应，适宜的运动治疗强度是在治疗中患者感觉舒适或稍微有气喘，但呼吸节律不紊乱。

4）治疗频度：是指每周参与或接受运动治疗的次数。一般小运动治疗量时为每日一次；大运动治疗量时可隔日一次，如果间隔时间超过3天，运动治疗效果的蓄积作用就会消失。

5）治疗持续时间：在很大程度上取决于运动治疗的强度。对耐力性或力量性运

笔记

动治疗项目，一次运动治疗时间可以分为准备、练习、结束3个部分。准备部分通常采用小强度的活动使心肺功能、肌肉韧带以及血压逐渐适应运动治疗，避免在突然剧烈的运动后，发生内脏器官的不适应和肌肉韧带的损伤。练习是一次治疗的主要部分，至少维持20~30分钟。结束部分主要做一些放松性活动，防止在运动治疗完成后，由于血液聚集于肢体，回心血量减少而出现的一些心血管症状。

（3）运动治疗的注意事项：虽然运动疗法适应证广、副作用少，在具体应用时，仍需注意以下几点：

1）掌握好适应证：运动治疗的效果与适应证是否适当有关。对不同的疾病应选择不同的运动治疗方法，如心脏病和高血压的患者应该以主动运动为主，如有氧训练、医疗体操；肺部疾病（如慢性支气管炎、支气管哮喘、肺气肿）应该以呼吸体操为主；慢性颈肩腰腿痛的患者在手法治疗后，需要进行功能训练以巩固疗效，预防复发；肢体瘫痪性疾病如偏瘫、截瘫、脑瘫、四肢瘫，除了主动运动之外，大多需要给予"一对一"的治疗，如神经发育疗法、运动再学习疗法等。

2）循序渐进：运动疗法的目的是改善患者的躯体功能，提高适应能力。因此，在实施运动处方时，内容应该由少到多，程度由易到难，运动量由小到大，使患者逐渐适应。

3）持之以恒：与其他治疗方法（如手术、药物等）不同，大部分的运动疗法项目需要经过一定的时间后才能显示出疗效，尤其是对年老体弱或神经系统损伤的患者，因此，在确定了运动治疗方案后，要持之以恒才能积累治疗效果，切忌操之过急或中途停止。

4）个别对待：虽然运动治疗的适用范围很广，但在具体应用时，仍需要根据不同的病种，不同的对象，如性别、年龄、文化水平、生活习惯等，制定出具体的治疗方案，即因人而异、因病而异，这样，才能取得理想的治疗效果。

5）及时调整：运动处方实施后，还要根据患者的实施情况，定时评定，了解运动处方是否合适。根据评定的结果，及时调整治疗方案（如内容、持续时间、难易程度等），然后，再次实施，再次评定。

6）运动前后注意事项：运动前要有准备活动，使身体逐渐适应运动强度较大的训练，以免因心、肺等内脏器官和骨关节功能不相适应而导致意外，可采用活动强度较小的步行、伸展性体操或太极拳。运动后要有整理活动，使高负荷的心肺和肢体活动逐渐安静下来，防止出现意外，不能突然停止。因为此时血量仍大量集中于四肢，若突然停止，则使回心血量锐减，可能会出现"重力性休克"，即由于搏出量不足，引起脑缺血而发生休克症状，可以进行放松体操、散步或自我按摩等。

（二）物理因子治疗处方

1. 内容和要求　物理因子治疗处方内容应包括：理疗种类、规格、部位、方法、频次及示意图等。

（1）选择理疗种类：针对患者病情选择理疗种类，对复杂的病情，应通盘考虑治疗方案，先解决急性、痛苦大的症状，同时又要考虑原发病、并发症的影响。一个因子选择后应包括该因子的治疗部位、范围、波形、频率、剂量、强度、时间、频次等。

（2）选择理疗规格：同一种类的物理因子有不同的规格，当使用药物离子导入时，除常用的药物浓度外，其他药物应写明药物的浓度及导入极的极性。

笔记

（3）选择治疗部位：应按解剖学名称书写治疗部位，书写应尽量具体明确，详细记载肢体左、右侧，远、近端，必要时注明距解剖部位的距离，治疗面积的大小，也可用图示标明。

（4）治疗方法：同一种物理因子常可采用不同的治疗方法和方式。如超短波治疗时，电极摆放有对置法和并置法之分；紫外线治疗时有中心重叠照射法、多孔照射法、穴位照射法、节段照射法等。同时应标明治疗时使用的电极规格、摆放的特殊要求等。

（5）治疗频次：一般治疗是每日一次（Qd），反应强的治疗可以隔日一次（Qod），特殊治疗时可以每日两次（Bid）。同时进行两种或两种以上治疗时，一定要先标明治疗的先后顺序，最后应标明总体治疗次数和疗程中间应复诊的时间。

（6）处方图示：处方除了以文字的形式记录外，常同时用图示的方式标记。在人体复杂的几何形状上标记某些部位，用图示形式常变得简单易懂，便于操作者理解处方并遵照执行（图 1-1）。处方的图示应尽可能做到既能准确地标明治疗部位，又能大体标明治疗种类和方法，图样简洁、清楚，不宜过于复杂。

医嘱日期	方法	部位	剂量	时间	频次数	复诊日期	医生盖章
12/10	紫外线	①左季肋区	5MED		Qd×5	17/10	[illegible]
		②脊柱区	3MED		Qd×5		

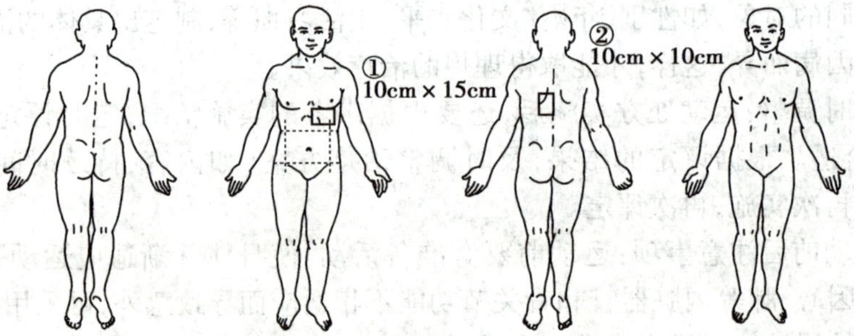

图 1-1　处方

2. 物理因子治疗处方示例　紫外线治疗病例：患者，女性，50 岁。一周前出现左季肋区疼痛。经止痛药物治疗未见好转。近日左季肋区出现皮疹小疱。查：左季肋区可见 3cm×4cm 皮肤充血，边缘界限不清，充血区中央散在粟粒状小水疱。临床诊断：带状疱疹。处方如下：

方法：紫外线治疗

方式：全波段紫外线（高压汞灯）

部位：①左季肋区以带状疱疹为中心 10cm×15cm

②左季肋区相应的脊髓节段：背部脊柱区 10cm×10cm

剂量：①区：5MED

②区：3MED

每日一次，连续5天。

第五节　物理治疗中的医患沟通

一、医患沟通的基本素质

物理治疗师是康复治疗中非常重要的角色。其重要性表现在物理治疗对象是有着各种功能障碍的伤残患者或老年人，他们的情况和一般患者有着很大的不同。康复治疗的最终目标，不仅是患者身体结构功能上的康复，更重要的是患者身心全方面的恢复，使患者不仅恢复或重新掌握生活、劳动技能，更需要心理上全面融入新生活、新工作，这样才能最大限度地重返社会。因此这份职业要求从业者具有较高的素质。

要做好物理治疗，除了扎实的临床知识技能外，良好的沟通能力对于物理治疗而言尤其重要。物理治疗本身与临床治疗有很大的区别，治疗过程中需要治疗师与患者之间良好的配合与沟通，才能事半功倍，达到正确的治疗目的。因此学会沟通、善于沟通对于每一位物理治疗师来说都是必不可少的。

以下是做好物理治疗中的医患沟通，物理治疗师应具备的基本素质和思想品质：

（一）高尚的职业道德

医乃仁术。从古至今，人道思想一直是医学界坚持的最基本的道德思想。古希腊医学创始人希波克拉底说：“我的唯一目的，一切为患者谋利益。”中国古代杰出的医学家孙思邈在《备急千金要方·大医精诚》中说：“凡大医治病……先发大慈恻隐之心”，“若有疾厄来求救者，不得问其贵贱，长幼妍媸，怨亲善友，华夷愚智，普同一等，皆如至亲之想”。物理治疗师在医疗实践中，与康复医师、临床医师一样，要怀着“一切为了患者”的崇高情怀，践行“愿将他病当己病，救得他生是我生”的医学誓言。这是作为一名物理治疗师应具备的最基本的思想品质。

（二）树立职业荣誉感

物理治疗师要热爱本职工作，忠于治疗师的职业，树立强烈的职业荣誉感。据中国康复医学会2009年全国调查，全国康复治疗师专业技术人员总数不过1.4万人，平均1人/10万人口，其中物理治疗师5000人，作业治疗师2400人左右。这个数据远远落后于发达国家。一些求职网站开始将物理治疗师、作业治疗师评为最好的和最有前途的职业之一，以及21世纪最有前途的20大职业之一。以香港理工大学为例，物理治疗学专业从2010年起连续2年为香港新生高级程度会考成绩平均分最高的专业。

物理治疗师担负着促进患者康复的崇高职责。正如马克思所说：“我们要选择最能为人类而工作的职业，这样，我们的幸福将属于千百万人，我们的事业将悄然无声地存在下去。而面对我们的骨灰，高尚的人将流下眼泪。”只有坚定的职业道德信念，才能使康复工作者无畏各种诱惑而迷茫，始终保持治病救人的荣誉感和自豪感，始终保持对康复事业的热爱和忠诚。

（三）平等待人，一视同仁

平等待人，一视同仁不仅是一个服务态度问题，其实质是职业道德问题。康复服务的对象是患者，一个有着良好医德的治疗师不能因为患者经济状况的好坏、受教育程度的高低、个人修养的优劣、与己关系的疏密而分而视之。要将每一位患者放在平

笔记

等的位置上，设身处地地为每一位患者着想，认真倾听患者的心声，全面了解患者的功能状态与需要，树立全心全意为患者服务的思想，充分调动患者的主观能动性，积极参与治疗过程，力争做到生活完全自理或部分自理，争取早日重返社会。

（四）尊重患者，周密谨慎

尊重患者，周密谨慎是康复治疗师重要的职业道德。审慎的品德，既要表现在“言”的方面，也要表现在“行”的方面。“言”的审慎，要求说话要注意分寸，在康复治疗过程中不要因妄言患者的预后不慎造成不必要的误解。患者及家属往往对康复的期望值很高，然而现实与理想总是存在差距，物理治疗的疗程相对较长，有些患者甚至需要终身康复，这时治疗师会因有所顾虑而缄口不言，或生厌烦之心，此时可以与康复治疗团队一起讨论评估病情，再通过有效的沟通帮助患者及家属建立对康复治疗的正确认识，让患者从被动治疗转变为康复过程中的主要参与者。要尊重患者，保守患者的秘密。在进行操作时要注意患者隐私部位，询问患者或检查时请无关人员回避，不在公共场合谈论患者的病情，不议论患者的隐私，有为患者保密的道德责任。“行”的审慎，要求物理治疗师在治疗时，根据患者的具体情况和功能障碍的特点，选择最优方案，并定期评估修正方案，周密细致地操作，争取最好的疗效。

二、医患沟通技巧

物理治疗师与患者之间良好的沟通是取得预期疗效的基础。治疗师只有具备良好的人际沟通技巧，才能和患者建立良好的医患关系，取得患者信任，对患者功能障碍的程度、对康复效果的期望值、对康复治疗和训练方法的接受程度等获得清晰的了解，可帮助患者建立自信，实现高质量的康复治疗。在物理治疗过程中，建立良好的医患沟通应注意以下几个方面：

（一）语言性沟通

2500 年以前，医学之父希波克拉底就曾经说过：“医师有三大法宝，语言、药物和手术刀。医师的语言就像医师的刀子一样，可以救人也可以伤人，正面的语言和负面的语言有着不同的惊人效果。”物理治疗师必须善于运用语言艺术，达到有效沟通，使患者能积极配合治疗，早日康复。

1. 运用得体的称呼　一声充满感情而得体的称呼，会给人以良好的第一印象，不仅体现出待人礼貌诚恳的美德，而且使对方感到愉快、亲切，易于交融双方情感。反之，称呼不当会引起对方的反感、误解，造成沟通交流的障碍。称呼得体与否并没有固定的模式，根据患者不同的职业、职务、地位、年龄、性别、文化背景、地域差异等具体情况因人而异，力求恰当。

2. 语言表达简洁明确　治疗师语言表达要充分考虑患者的接受和理解能力，要吐字清楚、表达准确、简洁条理。在治疗过程中能使患者与物理治疗师较好的配合，并能理解口令、动作。此外，词义表达要通俗易懂，尽量避免使用医学专业术语。

3. 注意语速、语调和音量　与患者交流时语速不宜过快，适当抑扬顿挫。物理治疗师应根据实事实地的需要合理地运用语调，增强口语的表达效果。

4. 注意语言的艺术性　在与患者及其家属交流时，要注意语言的艺术性，既要提高患者对康复治疗的信心和积极性，也要“留有余地”，注意说话的分寸，不要把话说满。针对患者的问题，治疗师回答时一定要严密谨慎、有理有据，既要说出自己的信

笔记

心，也要表达其中的困难和当中的风险。当患者倾诉因疾病导致种种的不幸时，可以恰当地说一些评价、鼓励的话，使患者受到鼓舞。

（二）非语言性沟通

非语言性沟通是通过仪表、目光注视、身体语言，利用空间、声音和触觉等方式产生的，可以伴随着语言性沟通而发生。在沟通信息的总效果中，语词占 7%，音调占 38%，而面部表情和身体的动作占 55%。

1. 仪表　患者一般会通过治疗师的仪表和举止，揣测其工作能力、治疗经验、文化修养、责任心和性格等。治疗师服饰整洁、仪表端庄、举止文雅，对于取得患者信任有着重要的作用。

2. 目光和表情　物理治疗师在与患者沟通的过程中不仅要善于识别患者的目光和表情，还要善于运用平视、凝视、瞬视、移视、避视等技巧，对患者及家属表达同情、理解、鼓励和难过等。治疗师要善于控制自己的面部表情，微笑是最有用的面部表情。

3. 姿态与距离　用身体姿势来表达对患者的尊重和同情，如微微欠身表示谦恭有礼、点头表示打招呼、侧身表示礼让等。医患双方会谈的距离，应根据双方关系和具体情况来掌握。

4. 接触　物理治疗师如果与患者接触得当，可以收到良好的效果。比如初诊时礼节性的握手；在患者难受时，进行安抚性接触，抚额头，抚手臂，患者辅助性按摩，为患者轻轻拍背等，为患者变换体位，搀扶患者活动，帮助患者整理衣被等。

5. 倾听　倾听对于构建良好医患关系非常重要。只有认真、耐心地倾听完患者的诉说，才能更准确地进行康复评定，才能做出更合适的康复治疗计划。积极耐心倾听患者的诉说，对于患者心理上来说也是一种释放和安慰。

学习小结

1. 学习内容

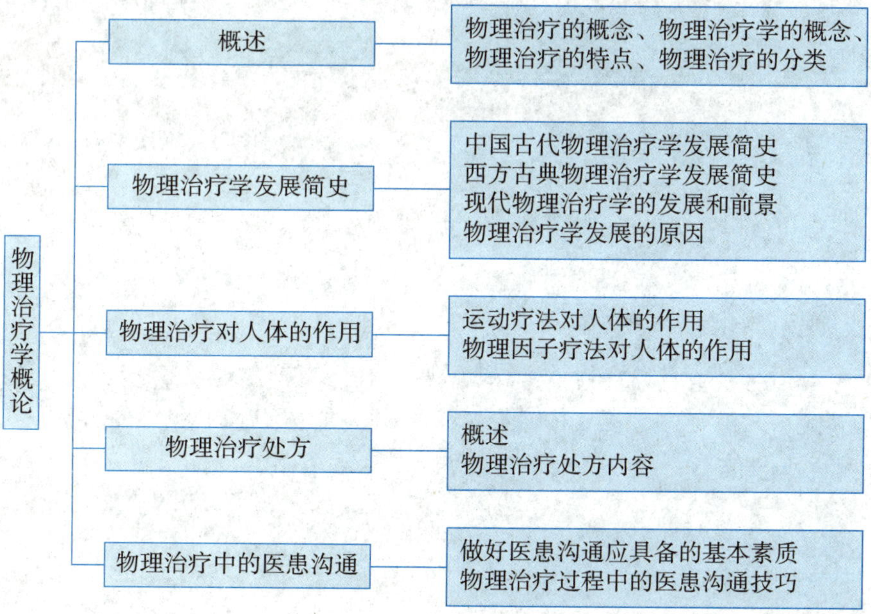

笔记

2. **学习方法**　本章重点掌握物理治疗、物理治疗学的概念，物理治疗的特点、分类以及物理治疗对人体的作用，配合物理治疗发展简史、物理治疗处方和物理治疗中的医患沟通进行了解。

（张宏、张国辉）

复习思考题

1. 什么是物理治疗？
2. 运动疗法的特点是什么？
3. 简述物理治疗学发展的原因。
4. 运动疗法的作用主要体现在哪些方面？
5. 运动处方的基本内容有哪些？
6. 物理治疗中如何进行医患沟通？

第二章

运 动 疗 法

学习目的

通过学习运动疗法中的各项技术，熟练掌握这些技术疗法并运用到临床工作中，使患者的功能障碍得到最大改善。

学习要点

各种技术的概念、治疗作用、临床应用、操作方法、适应证与禁忌证。

第一节　关节活动术

人体各关节有正常的活动范围，各种病理因素如组织粘连、肌痉挛等都可引起关节功能障碍、运动受限。关节活动术是利用各种关节运动方法改善和恢复关节功能障碍的一种运动治疗技术。包括手法技术、利用辅助器械技术、利用患者自身体重、肢体位置和强制运动的训练技术等。

一、概述

（一）关节运动基础

关节是指骨与骨之间由纤维结缔组织、软骨或骨相连而成的骨连结，可以分为直接连结和间接连结两种。直接连结是指骨与骨之间借纤维结缔组织或软骨直接连结，两骨之间无间隙，连结较牢固，不活动或少许活动，又可分为纤维连结、软骨连结和骨性连结三种。间接连结又称关节或滑膜关节连结，是骨连结的最高分化形式，通过周围纤维结缔组织相连结，相对骨面间存在含滑液的腔隙，具有较大的活动性。

1. 运动平面和运动轴　所有关节的运动都可以分解在 3 个相互垂直的平面（水平面、矢状面、冠状面）和 3 个相互垂直的运动轴（矢状轴、垂直轴、冠状轴）。环绕冠状轴在矢状面上的运动包括屈曲和伸展；环绕矢状轴在额面上的运动包括外展和内收；环绕垂直轴在水平面上的运动包括外旋和内旋（图 2-1）。

2. 运动方向　关节的运动方向包括屈、伸、内收、外展、旋内、旋外、环转等。①屈伸运动：关节沿冠状轴运动，相关的两骨互相接近角度减小时为屈曲，反之为伸。②内收外展运动：关节沿矢状轴运动，骨向正中线移动为内收，反之为外展。③旋转运动：骨环绕垂直轴运动，骨的前面向内侧旋转时为内旋，反之为外旋。在前臂则称为旋前

笔记

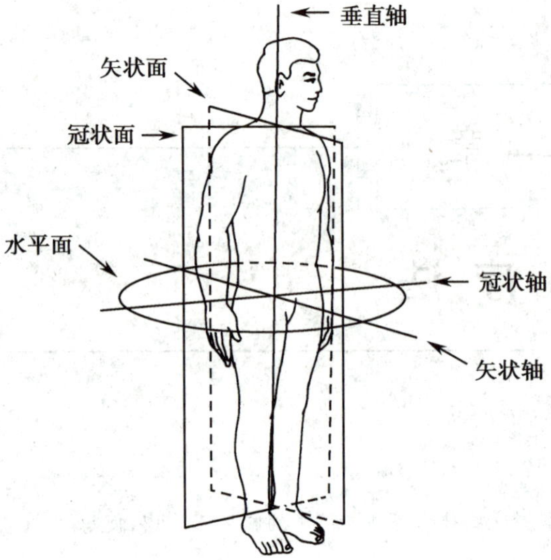

图 2-1　运动面和运动轴

和旋后。④环转运动：骨的上端在原位转动，下端做圆周运动。

3. 关节活动的类型　依据用力方式的不同可分为主动活动、主动-助力活动和被动活动三种类型。①主动活动：患者主动运动，使支配关节的肌肉主动收缩，带动关节进行的运动；②主动-助力活动：患者借助器械或其他外力主动运动，使支配关节的肌肉主动收缩，带动关节进行的运动；③被动活动：患者完全由外力作用使关节进行的运动。

4. 关节的活动度和稳定性　关节的功能取决于关节的活动度和稳定性。一般情况下，稳定性大的关节，活动度小。上肢关节有较大的活动度，而下肢关节有较大的稳定性。

（二）关节活动的技术与方法

1. 主动运动　指人体不依靠外力而通过自身肌肉收缩完成的关节运动，如各种徒手体操。主要用于治疗和防止关节周围软组织挛缩与粘连，保持关节活动度，但对重度粘连和挛缩的作用不太明显。

2. 主动-助力运动　指人体通过自身的肌肉收缩进行运动时，不能完全独立完成动作，需借助外力施加适当的辅助力量，帮助其完成的运动。常用的有器械练习和滑轮练习。

3. 被动运动　指完全依靠外力作用帮助人体完成的运动。被动运动可保持肌肉的生理长度和张力，维护关节正常形态和功能，维持关节的正常活动范围。特别适用于治疗轻度关节粘连或肌痉挛，是不可缺少的方法之一。

（三）关节活动的基本原则

1. 尽早活动原则　在不加重损伤、疼痛的前提下，尽早进行关节活动训练。

2. 先被动后主动原则　对于挛缩、严重粘连或病情严重不能做主动运动的关节，可先做被动运动，再逐渐过渡到主动-助力运动和主动运动。

3. 相关关节活动原则　关节活动不能仅针对病损关节，还应包括相关的正常关节。如患者长时间卧床，则要包括全身的关节活动训练。

4. 关节全方位活动原则　其一是关节各方向的全面活动，如肩关节的屈曲、伸展、内收、外展、外旋和内旋等。其二是关节活动尽可能达到最大范围，但要以不引起明显疼痛为限。

5. 循序渐进原则　挛缩组织的弹性小而脆性大，不可用力过大而造成新的损伤。无论是主动运动还是被动运动，开始动作速度要慢，用力要小，然后逐渐增加运动量。

6. 个体化训练原则　治疗师应根据患者年龄、性别、体质的不同而区别对待；对于不同的关节，也应当根据其解剖生理特征进行相应的活动。

笔记

活动训练之前做好患者的解释工作，以取得合作。

（四）关节活动技术注意事项

1. 被动活动的注意事项　①体位舒适，便于操作；②关节近端固定，位置接近关节中心；③动作要缓慢、平稳；④多做被动牵拉运动；⑤维持正常关节活动度的被动活动过程中不得出现明显的疼痛；⑥骨折或肌腱缝合术后，要在充分固定和保护下进行活动；⑦避免频繁翻动体位。

2. 主动活动的注意事项　①注意监测血压、呼吸和心率；②防止疲劳；③防止运动过量；④防止代偿运动；⑤注意骨质疏松，避免引起病理性骨折；⑥运动前可适当做一些热身活动。

（五）关节活动技术的临床应用

1. 适应证

（1）被动关节活动度练习：患者不能主动活动的关节，昏迷、麻痹、完全卧床休息、存在炎症反应、主动关节活动导致的疼痛。

（2）主动和主动-助力关节活动度练习：患者可主动收缩肌肉，有或无辅助条件下可活动的关节；肌肉较弱（低于 3 级）；配合有氧练习时可以改善心血管和呼吸功能。

（3）特殊情况：身体的某一部分处于制动阶段，为保持其上下部位的关节功能，并为新的活动做准备；卧床患者避免血液、淋巴循环不良、骨质疏松和心肺功能的降低。

2. 以下情况为禁忌范围

（1）运动会破坏被活动部位的愈合。

（2）运动会造成被活动部位新的损伤。

（3）运动导致疼痛、炎症等症状加重。

二、上肢关节活动技术

（一）肩部关节

1. 解剖学概要　组成肩部关节的骨骼主要有肱骨、锁骨、肩胛骨、胸骨和肋骨。关节主要有盂肱关节、肩锁关节、胸锁关节、喙锁关节、肩峰下关节和肩胸关节。

2. 运动学概要　肩关节运动中，当肩胛骨固定并阻止胸锁关节、肩锁关节或肩胸关节运动时，盂肱关节仅有前屈、后伸、外展、旋转运动。肩锁关节有 3 个轴和 3 个自由度，分别是上提、外展和旋转的运动。前臂上举超过 90°，到达最大范围的过程中，胸锁关节中锁骨进行上旋运动。肩胸关节的正常功能对上肢的灵活性和稳固性十分重要。

3. 肩部关节被动活动技术

（1）肩关节前屈

体位：患者仰卧位，治疗师立于患侧。

操作：治疗师一手握住患者患侧腕关节处，另一只手握住肘关节稍上方，然后慢慢把患者上肢沿矢状面向上抬离床面，直到肩前屈达到最大范围（图 2-2）。

作用：增加肩关节前屈活动范围。

（2）肩关节后伸

体位：患者侧卧位，患侧在上，患侧上肢屈肘，治疗师立于患者身后。

操作：治疗师一手托住患者前臂或肘，一手放在其肩部，使肩关节做后伸运动，直到肩后伸达到最大范围（图 2-3）。

笔记

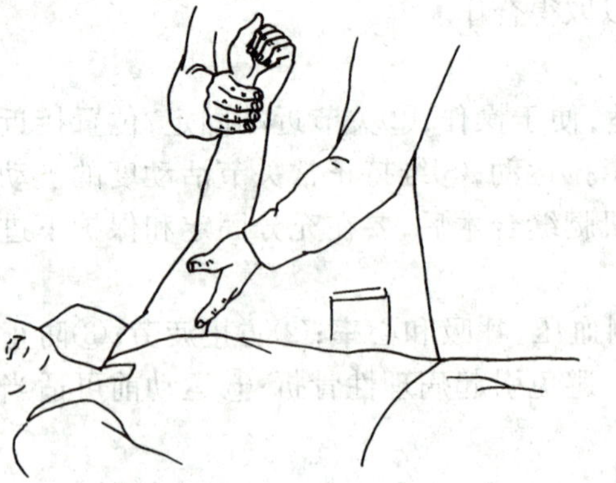
图 2-2　肩关节前屈

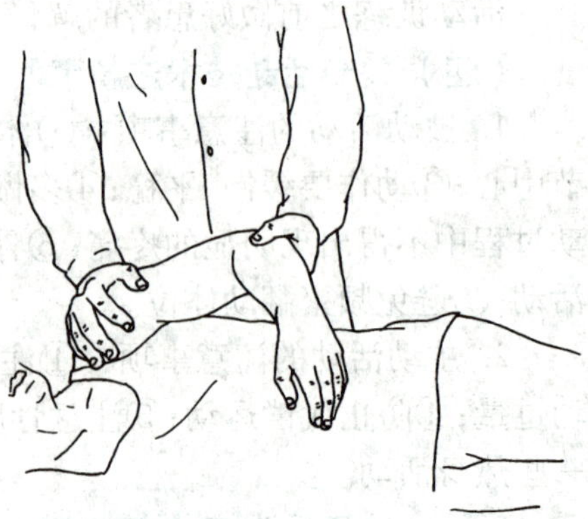
图 2-3　肩关节后伸

作用:增加肩关节后伸活动范围。

(3) 肩关节外展

体位:患者取仰卧位,患侧肘关节屈曲或伸直,治疗师立于患侧。

操作:治疗师一手托住患者肘部,一手抓住其腕关节上方,然后沿额状面慢慢外展患肢,当患者肩外展到 90°时,将上肢外旋后完成全范围的外展。

作用:增加肩关节外展活动范围。

(4) 肩关节水平外展和内收

体位:患者取仰卧位,肩位于床沿,上肢外展位,治疗师立于患侧身体及外展的上肢之间。

操作:治疗师一手握住患者患侧腕关节处,另一只手握住其肘关节稍上方,然后慢慢把患侧上肢沿水平面先做外展后内收(图 2-4)。

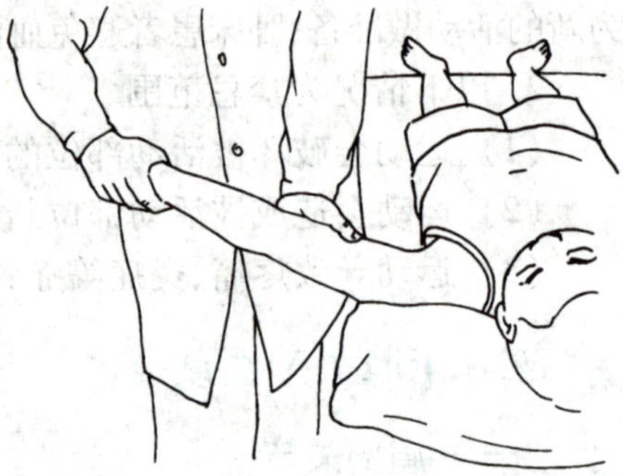
图 2-4　肩关节水平外展和内收

作用:增加肩关节外展活动范围。

(5) 肩关节内外旋

体位:患者取仰卧位,患侧肩关节外展 90°,肘关节屈曲 90°,治疗师坐在患侧位。

操作:治疗师一手固定患者肘关节,另一只手握住其腕关节,以肘关节为轴,将患侧前臂沿肱骨干轴线向头、足方向运动,使肩关节被动外旋或内旋(图 2-5)。

作用:增加肩关节内外旋活动范围。

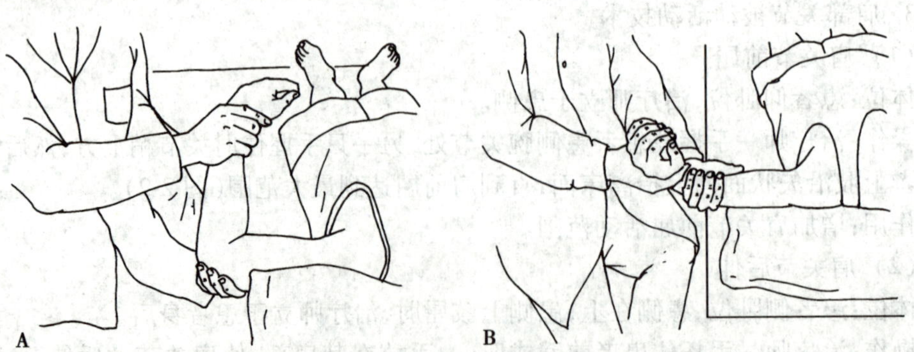

图 2-5　肩关节内外旋

（6）肩胛骨被动活动

体位：患者取健侧卧位，患侧在上，屈肘，前臂放在上腹部，治疗师面对患者站立。

操作：治疗师一手放在患者肩峰部以控制动作方向，一手从其上臂下面穿过，拇指与四指分开，固定肩胛骨的内缘和下角。双手同时向各个方面活动肩胛骨，使肩胛骨做上抬、下降、伸（向外）、回缩（向内）运动，也可以把上述运动结合起来，做旋转运动（图 2-6）。

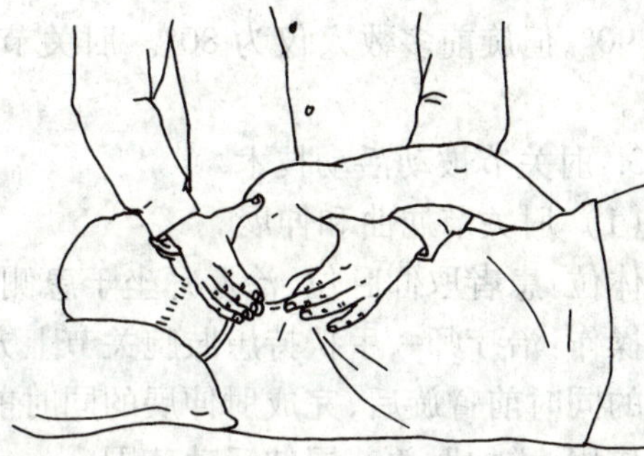

图 2-6　肩胛骨被动活动

作用：增加肩胛骨活动度。

4. 主动助力活动技术　常用的有器械练习和滑轮练习，此外，还包括肩轮、肋木、吊环等训练方法。

（1）悬吊：肩关节活动受限的患者，训练时坐在椅子上，头上方悬吊一滑轮，根据训练的目的，调整椅子的位置，使滑轮位于正前方、侧方或后方。肩关节屈曲训练时，将绳通过滑轮，绳两端固定把手，滑轮位于正前上方，患者双手握住绳两端的把手，利用健侧手向下的拉力，完成患侧上肢的屈曲运动。当训练肩关节外展时，可调整椅子的位置，使滑轮在患侧的上方，利用健侧上肢内收的拉力，完成患侧上肢的外展运动。

（2）体操棒和体操绳：可利用体操棒或体操绳进行训练。两手分别抓握体操棒或体操绳两端，利用健侧上肢的运动带动患侧上肢完成各种被动运动，扩大关节活动度。

（3）肩梯训练：患者靠近肩梯站立，利用手指向上做攀岩动作，逐步扩大肩关节的活动范围。

5. 主动活动技术　基本动作为肩关节的前屈-后伸、外展-内收、水平外展-内收、内旋-外旋。练习时动作要平稳，每个关节必须进行全方位的关节活动。

（1）站立位，双上肢做前平举、侧平举、上举、前上斜举、侧上斜举、前下斜举、后伸等动作，各做 20 次。

（2）站立位，双手交叉相扣置于颈后；双臂上伸，掌心向上，同时提起足跟；两臂前平举，握拳，用力交替向前击拳；两臂侧平举摆至胸前交叉，再还原，每个动作重复 10 次。

（3）肩提举后旋运动：患者站立位或坐位，双臂下垂，双肩耸起向后旋肩，同时颈前伸，吸气；双肩下降，还原，放松，呼气。重复做 20 次，每日 3 次。

（4）肩下降前旋运动：患者取坐位，双手放肩上，含胸拔背，两肘尽量靠拢，停留 3 秒后还原，双手放下，放松。重复做 10 次，每日 3 次。

（二）肘关节

1. 解剖学概要　肘关节由肱桡关节、肱尺关节和桡尺近侧关节共同组成。这三个关节包裹在同一关节囊内，关节囊纤维层前、后较薄弱，而两侧有强厚的桡侧副韧带和尺侧副韧带加强。在桡骨头环状关节面周围则有桡骨头环状韧带包绕，该韧带附于尺骨桡切迹的前、后缘，形成一个完整的骨纤维环，该环口上大下小，形似漏斗，所以仅允许桡骨头在环内做旋转运动，加上桡侧副韧带，可防止桡骨头向远侧和外侧移位。

笔记

2. 运动学概要　桡尺近侧关节和桡尺远侧关节联合运动可使前臂做旋前和旋后运动。这两个运动可增加或缩短手和肩部的距离以及前臂的旋转，并在引体向上和俯卧撑运动中起着重要的作用。肘关节屈曲 120°~160°，伸肘为 0°；一般认为旋前和旋后各 90°，但旋前多数人仅为 80°。肘关节紧锁位（最稳定位）是肘关节伸直，前臂旋后 5°。

3. 肘关节被动活动技术

（1）肘关节屈曲和伸展

体位：患者取仰卧位，治疗师坐于患侧。

操作：治疗师一手扶持患肢腕关节上方，另一手固定患者肱骨远端，在完成肘关节屈曲的同时前臂旋后，完成肘伸展的同时前臂旋前。

作用：增加肘关节屈伸活动范围。

（2）前臂旋转

体位：患者取仰卧位，患侧肩关节外展位，使肘关节屈曲 90°，治疗师坐于患侧。

操作：治疗师一手托住患者肘后部，另一手握住其前臂远端，沿前臂骨干轴线完成旋前、旋后动作（图 2-7）。

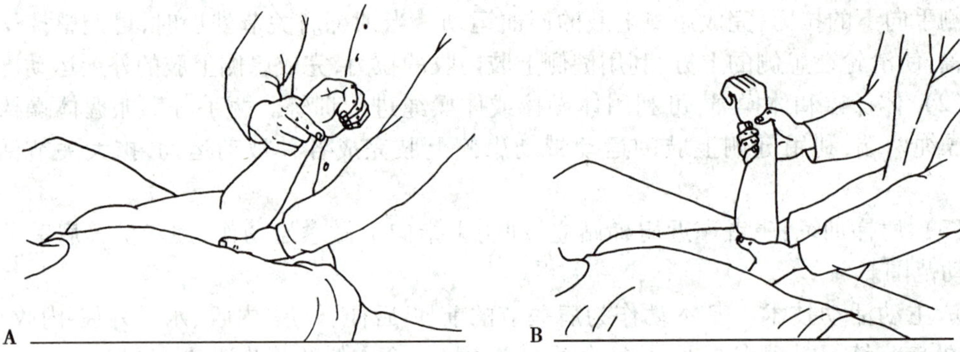

图 2-7　前臂旋转

作用：增加前臂旋转活动范围。

4. 主动助力活动技术　常用的有器械练习、滑轮练习和前臂旋转训练器等。

5. 主动活动技术　基本动作为肘关节的屈曲-伸展，前臂旋转。患者双手靠近身体，弯曲手臂触肩后再伸直。也可手肘弯曲成直角，置于桌上，将掌心向上和向下翻转。练习时动作要平稳，并且每个关节必须进行全方位的关节活动。

（三）腕关节

1. 解剖学及运动学概要　腕部区域有 15 块骨、17 个关节和一个广泛的韧带系统。主要关节包括桡腕关节、腕中关节、腕掌关节。腕的屈、伸、外展、内收运动发生在桡腕关节、腕中关节。腕掌关节中，第 2~3 腕掌关节的运动为 1°~2°或更小；第 4 腕掌关节的运动为 10°~15°；第 5 腕掌关节更灵活，有 25°~30°的运动。

2. 腕关节被动活动技术

体位：患者取仰卧位或坐位，肘关节处于屈曲位。

操作：治疗师一手握住患侧前臂远端，另一只手抓握患侧手指，做腕关节的屈曲、伸展、外展、内收动作。

作用：增加腕关节的活动范围。

3. 主动活动技术 患者双手托住体操球，进行腕关节的屈曲、伸展、外展、内收动作；也可以握住腕关节屈伸训练器，进行腕关节的屈曲、伸展动作。

（四）手指关节

1. 解剖学及运动学概要 主要包括掌指关节和指骨间关节。

掌指关节有接近90°的屈曲运动范围，示指稍小一些，中、环指则依次递增。运动终末感可能是由于指骨与掌骨接触是硬的，也可能由于关节囊限制是坚实的。根据韧带性的结构，过伸范围可变，有些人过伸为0°，另外一些人可超过45°。当掌指关节过伸时，侧副韧带松弛，允许大约20°的外展。假如邻近指张开，则有20°左右的内收。

拇指掌指关节为屈戌关节，比其他手指的掌指关节运动范围小，屈为45°~60°，过伸为0°~20°。在充分屈或伸时，韧带紧张，几乎没有收或展的运动。在半屈位，则有5°~10°侧向运动，以及由附于内、外侧籽骨肌收缩所产生的指骨动力性旋转。这些运动有助于拇指精确地夹捏物体。

近侧和远侧指骨间关节也是一个运动自由度的屈戌关节。指骨的双髁状头以及侧副韧带的较大张力无法做内收外展运动。近侧指骨间关节屈大约为120°，而远节指骨间关节则稍小于90°。除了韧带松弛的个别人可见过伸外，近节和远节指骨间关节的过伸为0°。拇指指骨间关节过伸为5°~10°，被动过伸则更大，如用拇指垫揿压时。

2. 手指关节被动活动技术

（1）掌指关节的活动

体位：患者取仰卧位或坐位，治疗师坐于患侧。

操作：治疗师一只手握住患者患侧掌部，另一只手握住其需活动的手指，分别做掌指关节的屈曲、伸展、外展、内收动作。

作用：增加掌指关节的活动范围。

（2）指骨间关节的活动

体位：同上。

操作：治疗师一手握住患者患侧掌部，另一只手活动其手指，分别做近侧和远侧指骨间关节的屈曲、伸展动作。

作用：增加指骨间关节的活动范围。

3. 主动活动技术 患者结合日常生活，自主进行掌指关节的屈曲、伸展、外展、内收及指骨间关节的屈曲、伸展。如握拳时手指弯曲，放开时手指伸直；也可五指伸直，向手腕外侧打开后再夹紧。

三、下肢关节活动技术

（一）髋关节

1. 解剖学概要 髋关节是典型的球窝关节，是结构上最稳定的关节。虽然称为球窝关节，但关节面仅覆盖在髋臼的前、上和后三面。在马蹄形关节面的内侧区域称为髋臼窝，其中有股骨头韧带、一个可移动的脂肪垫和滑膜。股骨头韧带的主要作用是营养股骨头的血管。股骨头和髋臼的关节面互相适配得越好，连接越牢固。这增加了关节的稳定性，但限制了运动的范围。关节囊附于髋臼的边缘，像一根管子一样包

笔记

裹股骨颈,远端的前面附于转子间线,后面附于转子间嵴。

2. 运动学概要 髋关节具有三个自由度的运动,屈-伸、外展-内收和内-外旋。在大多数的活动中,这三种类型运动常组合在一起;髋部运动均伴有腰椎运动。正常人髋关节的运动范围终末感通常是坚硬的,因为是韧带性的限制。但屈髋关节同时屈膝例外,因为这样的运动被腹部的脂肪组织所限制。在严重的肥胖症中,这种限制会影响其功能,如系鞋带或驾驶汽车以及拾取和携提物体。屈髋同时伸膝的运动受腘绳肌的长度限制。

3. 髋关节被动活动技术

(1) 髋关节前屈

体位:患者取仰卧位,治疗师立于患侧。

操作:治疗师一手托住患者患侧小腿近膝关节处,另一只手用手心托住患侧足跟处,双手将患侧大腿沿矢状面向上弯曲,使大腿前部尽量接近患者腹部(图 2-8)。

作用:增加髋关节的前屈活动范围。

(2) 髋关节后伸

体位:患者取俯卧位,治疗师立于患侧。

操作:治疗师一手按压患者髂后上棘,另一只手从下方抓住患侧膝关节前部,并用前臂托住患侧小腿和膝关节部位,用力向上方抬,被动伸展髋部(图 2-9)。

作用:增加髋关节的后伸活动范围。

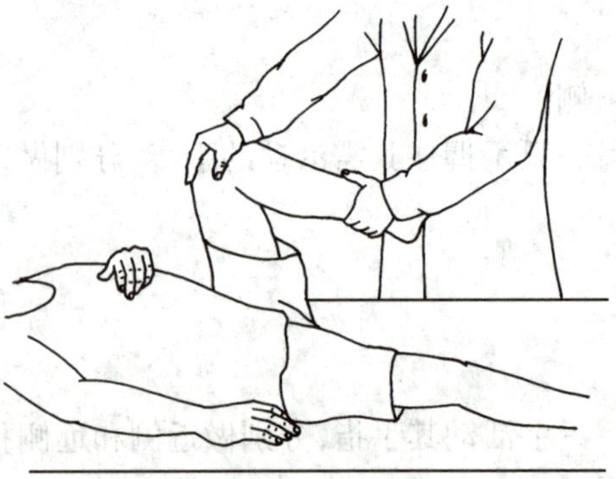

图 2-8 髋关节前屈

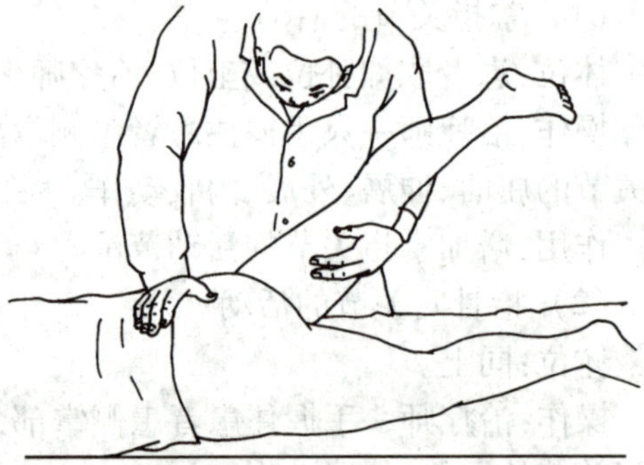

图 2-9 髋关节后伸

(3) 髋关节内收、外展

体位:患者仰卧位,治疗师立于患侧。

操作:治疗师一手托患者膝关节后方,前臂支撑其大腿远端,另一手握其足跟,在髋关节轻度屈曲的状态下,完成髋关节的内收、外展,然后返回原来位置。

作用:增加髋关节的内收、外展活动范围。

(4) 髋关节内旋、外旋

体位:患者取仰卧位,下肢伸展位,治疗师立于患侧。

操作:治疗师一手固定患者膝关节上方,另一手固定其踝关节上方,完成下肢轴位的旋转,足尖向内为髋关节内旋,足尖向外为髋关节外旋。也可以令患者髋关节呈屈曲位,治疗师一手扶持患者小腿近端,另一手固定足跟,以髋关节为轴,向内、外侧摆动小腿,完成髋关节的外旋、内旋。

笔记

作用：增加髋关节的内旋、外旋活动范围。

4. 主动助力活动技术

（1）髋关节屈曲训练：患者取仰卧位，先将滑轮套带套在踝关节上方，再将绳通过滑轮，绳索两端固定把手，滑轮位于正前上方，患者双手握住绳两端的把手向下拉，完成髋关节的屈曲运动。

（2）髋关节内收、外展训练：患者取仰卧位，先将滑轮套带套在踝关节上方，再将绳通过滑轮，绳索两端固定，患者近似水平位进行髋关节内收、外展训练。

5. 主动活动技术　基本动作为髋关节的前屈-后伸、外展-内收、内旋-外旋。练习时动作要平稳，并且每个关节必须进行全方位范围的关节活动。如躺着直腿抬高后放下。或是屈膝坐着，大腿向上提起。也可站着，将大腿向前后、左右（内外）摆动。

（1）患者取仰卧位，单腿屈髋屈膝，双手抱膝，使腿尽量靠近胸部，还原。两侧交替做，各做 10~20 次。

（2）患者呈弓箭步，躯干正直，重心下压，左右交替练，各做 10~20 次。

（3）患者取单足站立位，另一侧屈膝，手握踝部使足跟靠近臀部，停留 5 分钟，还原。左右交替，各做 5 次。

（4）患者取盘腿坐位，双足心相对，双手扶膝，尽量使足跟靠近臀部，使膝接近床面（或地面），左右交替进行，各做 10~20 次。

（二）膝关节

1. 解剖学概要　膝关节是一个复杂关节，它由股骨远端、胫骨和腓骨近端及髌骨共同构成，内侧胫股关节、外侧胫股关节和髌股关节 3 个关节均围在同一个关节囊内。膝关节囊内还有半月板和前、后交叉韧带等结构。内侧和外侧半月板是纤维软骨，其作用是增加胫股关节的适应性和分散压力。膝关节的负重区在内、外侧胫股面几乎是相等的，在膝关节过伸时负重面最大。屈膝时，负重区在胫骨上向后移动，并变小。膝关节外有副韧带，包括胫侧副韧带和腓侧副韧带，强厚的内侧（胫侧）和外侧（腓侧）副韧带防止膝关节在额状面的被动运动。胫侧副韧带防止胫骨在股骨上的外展（膝外翻或 X 形腿）；腓侧副韧带防止胫骨内收（膝内翻或弓形腿）。

2. 运动学概要　膝关节的运动有两个自由度，屈-伸和轴旋转。膝关节的屈曲范围取决于与大腿后面接触的小腿三头肌的大小，通常在 120°~130°。由于受跨过髋和膝两个关节的股直肌（它起自髂前下棘）的限制，当伸髋时屈膝运动范围减小。过伸的运动范围较小，正常不超过 15°。屈膝时轴旋转发生在水平面上。当膝关节完全伸直时，内、外侧副韧带紧张，关节稳定，几乎无旋转运动。当屈膝时，韧带松弛，这就是膝关节在屈曲位时有很大旋转角度的原因之一。

3. 膝关节活动技术

（1）被动活动技术

体位：患者取仰卧位，下肢屈曲位，治疗师立于患侧。

操作：治疗师一手托患者膝关节后方（腘窝），另一手握其足跟进行膝关节的屈曲，在髋关节屈曲状态下完成膝关节伸展。然后再以膝关节为轴心，分别做内旋、外旋活动。

作用：增加膝关节的活动范围。

（2）主动助力活动技术：患者取仰卧位，髋关节屈曲 90°，先将滑轮套带套在踝关

笔记

节上方，再将绳通过滑轮，绳索两端固定把手，滑轮位于正前上方，患者双手握住绳两端的把手，向下拉，完成膝关节的伸展运动。

(3) 主动活动技术：患者取坐位或卧位，主动进行膝关节伸展训练。

(三) 踝及足关节

1. 解剖及运动学概要　踝、足和足趾共有34个关节，共同构成一个稳定的负重结构。踝足关节功能包括：支持体重；控制和稳定小腿着地；对不规则的地面进行调节和适应；当用足趾站立、攀登或跳跃时，抬高身体；在步行、跑步、跳跃着地时吸收震动；在上肢截肢或肌麻痹的人，足能替代手的某些功能。

踝关节和足的附加运动：完全背屈是距小腿关节的紧锁位，因此附加运动仅发生在跖屈时。内、外踝连结较稳固，因此正常距骨可被动在前后方向移动约2~3mm。过度的向前或向后的运动分别被称为前屉征和后屉征，这提示有韧带松弛或破坏的可能。

2. 踝关节被动活动技术

(1) 踝关节背屈

体位：患者仰卧位，下肢伸展；治疗师立于患侧。

操作：治疗师一手固定患者踝关节上方，另一手握其足跟，在牵拉跟腱的同时，利用治疗师的前臂屈侧推压足底。

作用：增加踝关节的背屈活动范围。

(2) 踝关节跖屈

体位：同踝关节背屈。

操作：治疗师一手固定患者踝关节上方，另一手握其足趾并下压足背，使踝关节尽可能跖屈。

作用：增加踝关节的跖屈活动范围。

(3) 踝关节内翻、外翻

体位：同踝关节背屈。

操作：治疗师一手固定患者踝关节，另一手进行内、外翻运动。也可以双手同时握其足前部和足跟，使全足同时完成内翻、外翻运动。

作用：增加踝关节的内翻、外翻活动范围。

3. 主动助力活动技术

(1) 踝关节屈伸训练器：患者坐位，双足放在训练器上，用带固定足前部，双手抓住助力杆做前后摆动。

(2) 踝关节内翻、外翻训练器：患者坐位，双足放在训练器上，用带固定足前部，双手抓住助力杆做左右摆动。

4. 主动活动技术　患者取坐位或卧位，主动进行踝关节各方向活动训练。

四、躯干活动技术

(一) 解剖及运动学概要

脊柱的运动节段是由两个相邻的椎骨、三个椎间关节、椎间盘的软组织、纵韧带和节段间韧带以及关节囊组成的。椎间盘和两侧的关节突关节形成一个三角，因此一处的运动必导致另两处的运动。大多数的脊骨连结可做六个自由度的运动，即前后弯曲

（屈、伸）、左右侧弯（侧屈）、左右旋转。

1. 颈区　寰枕关节主要功能是点头运动，发生在矢状面上，同时还可做小量的侧屈，但受到相当大的限制。颈区旋转运动大约50%发生在寰枢关节。关节突关节在典型的颈椎连结中，关节突关节的关节面方向由水平逐渐变为与水平面和额状面成45°。关节面的方向松弛，而有弹性的关节囊允许在这两个面上运动。前屈时上关节突滑向前上方，后伸时则滑向后下。向右侧屈时，左上关节面向前上，而右上关节面则向后下，椎体旋向右，棘突旋向左。

2. 胸区　关节突关节的关节面方向为额状位，限制了前屈运动，允许做侧屈，但肋和胸骨限制了胸椎潜在的运动，胸椎的后伸也被棘突的接触所限制。肋与胸椎的侧面形成两个滑膜关节，即肋头关节和肋横突关节，总称肋椎关节。典型的肋头关节是肋头（第2~9肋）与相应的胸椎椎体的上肋凹、椎间盘和上位椎骨的下肋凹相关节，而不典型的第1、10、11和12肋仅与相应胸椎的椎体肋凹相关节。第1~10肋的肋结节与相应胸椎横突肋凹构成肋横突关节。通过肋头关节和肋横突关节的轴做旋转运动，使肋的前端做提升和下降运动。上位肋较水平，因而提升运动使胸廓的前后径增加；而下位肋较斜向下方，因而提升时能增加胸廓的横径。

3. 腰区　腰椎的椎体以及椎间盘较大，在 T_{12} 和 L_1 矢状位的关节面大于额状位，以后逐渐增加额状位关节面的比例，到 L_5 ~ S_1 则额状位的关节面大于矢状位。这种关节面的方向改变能限制腰椎过度旋转和屈伸运动。站立位时，腰骶关节处有明显成角，且 L_5 和 S_1 的关节突关节面方向接近额状位，能防止 L_5 过度前屈。因此，腰骶关节能够承受从上传来的较大压力并保持较强的稳定性。

（二）躯干的活动技术

1. 颈区

（1）被动活动技术

体位：患者仰卧位，治疗师坐于患者头端。

操作：治疗师双手固定患者头部两侧，依次做颈区基本动作：前屈-后伸、左右侧屈、左右旋转活动（图2-10）。

作用：增加颈区关节的活动范围。

（2）主动活动技术：患者取立位或坐位，分别做颈区基本动作：前屈-后伸、左右侧屈、左右旋转活动，每个动作重复5~10次。

颈前屈-后伸：颈部前屈（低头），停留3秒后还原；后伸（抬头），停留3秒后还原。

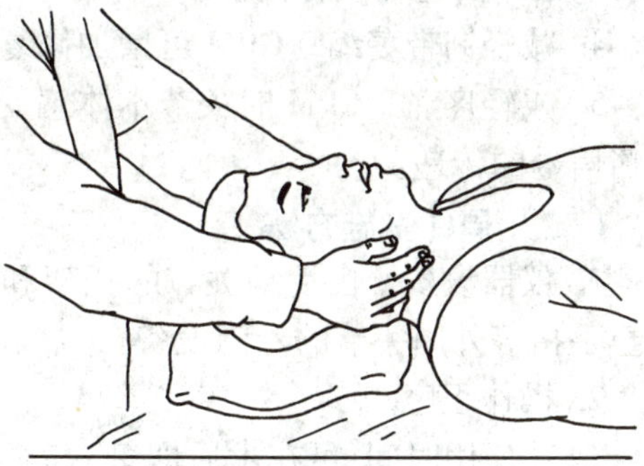

图2-10　颈椎前屈-后伸

左右侧屈：收下颌，颈左侧屈，停留3秒后还原；右侧屈，停留3秒后还原。

左右旋转：收下颌，颈尽量左转，停留3秒后还原；再尽量右转，停留3秒后还原。

颈部环转：颈部按顺时针、逆时针方向各环转3周，速度宜慢，动作宜缓。

2. 腰区

（1）被动活动技术

体位：患者侧卧位，上面的下肢膝屈曲，下面的下肢伸直，治疗师立于治疗床边。

操作：治疗师一手固定患者肩部，另一手按压同侧膝部或用前臂按压同侧臀部，反向缓缓用力，使上下身向相反的方向旋转并停留数秒，以达到充分牵拉躯干的作用（图2-11）。

作用：增加腰区关节的活动范围。

（2）主动活动技术：患者站位，分别做腰区的前屈-后伸、侧屈、左右旋转活动。

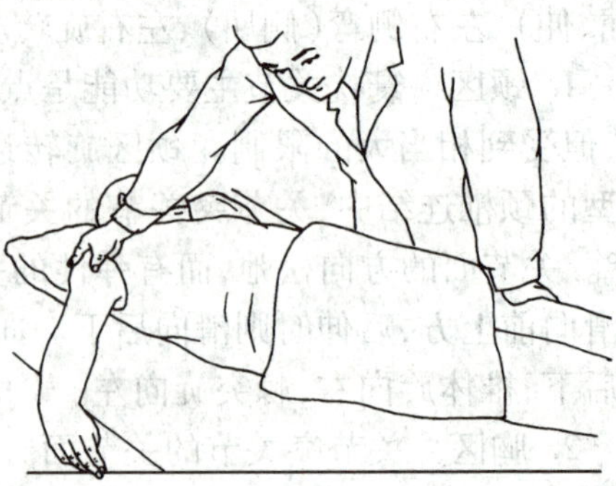

图 2-11 髋和骨盆反向旋转

五、持续被动运动

持续被动运动（continuous passive motion，CPM）最早于20世纪70年代初提出，80年代初用于膝关节人工关节术后，以后应用渐广，主要用于防治制动引起的关节挛缩，促进关节软骨和韧带、肌腱的修复，改善局部血液、淋巴循环，促进消除肿胀、疼痛等症状。

（一）主要作用

1. 保持关节活动范围 温和而持续地牵伸关节周围组织，以防止纤维挛缩和松解粘连，保持关节活动范围。

2. 保持关节软骨营养，防止其退变 CPM引起关节面相对运动及关节内压的周期性改变，加速关节液流动及更新，同时对关节软骨进行温和的交替加压与减压，可促进软骨基质内液与关节液之间的交换。

3. 塑形关节面，预防骨关节疾病 在软骨修复过程中，通过CPM经常对关节面施以加压应力及摩擦应力，可促进修复组织中的未分化细胞向软骨细胞转化，使受损关节面最终由透明软骨覆盖。

4. 减轻韧带萎缩 CPM可增加修复术后6周及12周时的韧带强度。

5. 减轻疼痛 CPM时关节本体感受器不断发放向心冲动，根据闸门学说可阻断疼痛信号的传递。

（二）具体实施方法

1. 仪器设备 由活动关节的托架和控制运动的结构组成，包括针对下肢、上肢，甚至手指等外周关节的专门设备。

2. 操作程序

（1）使用时间：可在术后即刻，甚至患者仍处于麻醉状态下进行；即便手术部位敷料较厚时，也应在术后3天内开始。

（2）确定关节运动弧的大小和位置：术后即刻常用20°~30°的短弧范围；关节活动度可根据患者的耐受程度，每日渐增或恰当的时间间隔渐增，直至最大关节活动范围。

（3）确定运动速度：可耐受的速度为每1~2分钟一个运动循环。

（4）疗程：根据不同的程序，使用时间不同。可连续24小时；或每次连续1小时，3次/日。疗程至少1周或达到满意的关节活动范围。

笔记

（三）应用范围

1. 适应证　各种关节骨折、关节成形术、人工关节置换术、关节韧带重建术、滑膜切除术后。创伤性关节炎、退变性关节炎、肩周炎、类风湿关节炎以及化脓性关节炎引流术后。关节挛缩粘连松解术后。关节软骨损伤、自体骨膜或软骨膜移植修复术后。

2. 禁忌证　连续被动运动产生对关节面有害的应力时或造成正在愈合组织过度紧张时，不宜采用。

3. 注意事项

（1）术后伤口内如有引流管时，要注意运动时不要夹闭引流管。

（2）肩袖广泛修补术后，不宜开展肘关节连续被动运动。

（3）注意避免合并使用抗凝治疗，否则易造成血肿。

（4）程序的设定应根据患者反应、外科手术方式或疾病的整体情况调整。

第二节　关节松动术

关节松动术（joint mobilization）是现代康复治疗技术中的基本技能之一。它综合了运动医学、传统物理治疗学、整骨医学、骨科学等学科的基本观念及临床经验。目前较有代表性的流派有澳大利亚的“麦特兰德（Maitland）手法”，也称“澳式手法”，以及北欧的骨科徒手治疗系统。

一、概述

（一）基本概念

1. 定义　关节松动技术是治疗师在患者关节活动允许范围内完成的一种手法操作技术，临床上用来治疗关节功能障碍如疼痛、活动受限或僵硬等，具有针对性强、见效快、患者痛苦小、容易被接受等特点。

2. 关节运动类型　关节松动技术常用关节的生理运动和附属运动作为手法操作的基本运动类型。

（1）生理运动（physiological movement）：是指关节在生理范围内完成的活动。如关节的屈/伸、内收/外展、旋转等。生理运动可以由患者主动完成，也可以由治疗师被动完成。

（2）附属运动（accessory movement）：是指关节在允许范围内完成的活动。附属运动是维持关节正常活动不可缺少的一种运动，一般不能通过关节的主动活动来完成，而需要由他人或健侧肢体帮助才能完成。滑动、滚动、分离（包括垂直分离和水平分离）或牵引等，均属于附属运动中常用的手法。例如，一个人不能主动地使掌指关节发生轴向分离，但借助于健侧手的帮助，可以很容易地完成掌指关节的轴向分离。这些活动都属于关节的附属运动。

（3）治疗平面（treatment plane）：是与凸面关节旋转轴心至关节接触面中心连线呈垂直的平面，该平面平行于关节面，并垂直于关节的轴心。临床工作中可以用凹关节面估计治疗平面的位置。治疗面与凹关节面会同步移动，而当凸关节面移动时，保持固定不动（图 2-12）。治疗时，凡属于分离或牵拉的手法，实施力的方向或是平行于治疗平面，或是垂直于治疗平面；凡属于滑动的手法，实施力的方向一定平行于治疗平

笔记

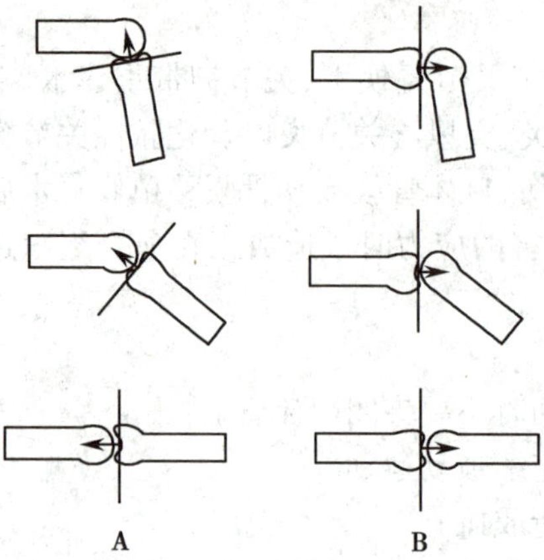

图 2-12 治疗平面

面;而滚动手法,实施力的方向沿着治疗平面变化。

(4) 关节松动技术与我国传统医学手法的区别:关节松动技术在手法操作上有些类似于我国传统医学中的手法治疗(推拿术或按摩术),但在理论体系、手法操作中,二者有较大的区别。在我国的传统医学中,推拿又称按摩,二者所指相同,但在西方治疗技术中,推拿术与按摩术是两个完全不同的概念。

1) 西方按摩术(massage):是指作用于皮肤、皮下组织、肌肉、肌腱、韧带等软组织的一些手法操作,其手法比较简单,主要有揉法、推法、叩击法、振颤法。临床上常用来治疗软组织损伤,如烧伤后的皮肤瘢痕,肌腱移植或缝合术后的组织粘连和瘢痕等。

2) 西方推拿术(manipulation):是指作用于脊柱及四肢关节的一种快速、小范围的手法操作,多在关节活动的终末端,趁患者不注意而突然发力。一般分为快速推拿术和麻醉下推拿术两类。临床上主要用于治疗脊柱小关节紊乱、椎间盘突出、四肢关节脱位后的复位等。

(二) 治疗作用

1. 缓解疼痛　当关节因肿胀或疼痛不能进行全范围活动时,关节松动可以通过活动关节促进关节液的流动,增加关节软骨和软骨盘无血管区的营养,从而缓解疼痛。同时可以防止因关节活动减少而引起的关节退变,这些是关节松动的力学作用;关节松动的神经学作用表现在关节松动可以抑制脊髓和脑干致痛物质的释放,提高痛阈。

2. 改善关节活动范围　动物实验及临床均发现,关节制动可以引起组织纤维增生,关节内粘连,肌腱、韧带和关节囊挛缩。关节松动技术,特别是Ⅲ、Ⅳ级手法,由于直接牵伸了关节周围的软组织,因此可以保持或增加关节周围软组织的伸展性,改善关节的活动范围。

3. 增加本体反馈　本体感受器位于关节周围的韧带、肌腱和关节囊,关节松动由于直接作用于关节,牵伸了关节周围的韧带、肌腱和关节囊,因此可以提高关节本体感受器的敏感度,主要是下列本体感觉信息:关节的静止位置和运动速度及其变化,关节运动的方向,肌肉张力及其变化。

4. 其他作用　主要包括恢复关节的正常结构和全范围的无痛运动,牵拉伸展僵硬的关节,恢复其运动范围,治疗运动损伤和外伤。

(三) 临床应用

1. 适应证　适用于任何由于力学因素(非神经性)引起的关节功能障碍,包括关节疼痛、肌肉紧张;可逆性关节活动降低;进行性关节活动受限;功能性关节制动。对进行性关节活动受限和功能性关节制动,关节松动技术的主要作用是维持现有的活动范围,延缓病情发展,预防因制动引起的其他不良影响。

2. 禁忌证　关节活动已经过度、关节不稳定、外伤或疾病引起的关节肿胀(渗出

笔记

增加)、关节的急性炎症、恶性疾病以及未愈合的骨折。

(四)操作程序

1. 患者体位 治疗时,患者应处于一种舒适、放松、无疼痛的体位,通常为卧位或坐位,尽量暴露所治疗的关节并使其放松,以达到关节最大范围的被松动。

2. 治疗师位置 治疗时,治疗师应靠近所治疗的关节,一侧手固定关节的一端,另一侧手松动另一端。本节中除特别说明,凡是靠近患者身体的手称内侧手;远离患者身体的手称外侧手;靠近患者头部一侧的手为上方手;靠近患者足部一侧的手为下方手。其他位置术语与标准解剖位相同,即靠近腹部为前,靠近背部为后,靠近头部为上,靠近足部为下。

3. 治疗前评估 手法操作前,找出需要治疗的关节,并对拟治疗关节先进行评估,详细体会关节运动的终点感觉,找出存在的问题(疼痛、僵硬)及其程度。根据问题的主次,选择有针对性的手法。

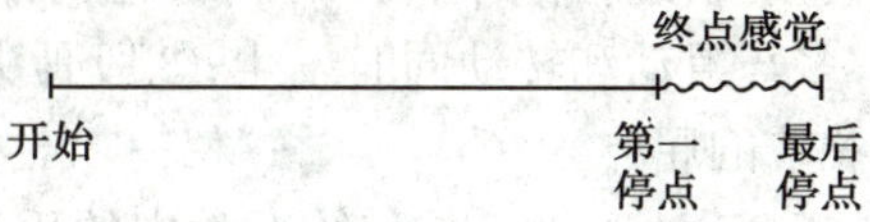

图 2-13 终点感觉

终点感觉是治疗师在被动运动关节时,从第一个有意义的关节运动终末点到被动运动极限阶段手上的感觉(图 2-13)。终点感觉可于被动旋转及滑行(关节内活动性)时来评估。

治疗师分辨终点感觉的能力是非常重要的,终点感觉需要在被动动作时缓慢及小心地进行评估,假若终点感觉测试进行得太快,则微弱的终点感觉结果很容易被忽略。终点感觉包括生理终点感觉及病理终点感觉。

(1) 正常生理终点感觉(normal physiological end-feel):每一个关节动作都有一个依赖关节解剖学及被测试动作方向的特别终点感觉。终点感觉也因人而异,有赖于身体形态及构造而有所不同。当碰到第一个有意义的关节运动终末点后,小心加压以辨别终点感觉。常见的终点感觉有柔软、坚固和强硬三种。三种生理性终点感觉有不同程度的弹性性质,且应没有症状。

1) 柔软终点感觉:由软组织抵抗(如膝屈曲)或软组织牵张(如踝关节背屈)而造成。

2) 坚固终点感觉:为关节囊或韧带牵张而造成(手指掌指关节伸展、前臂旋后等)。

3) 强硬终点感觉:当骨骼或软骨彼此相遇时而产生(如肘关节伸展)。

(2) 病理终点感觉(pathological end-feel):病理终点感觉可能很微弱,但对治疗师来说非常重要。因为某一有症状的关节可以有正常的关节活动度,但却于运动终末端有不正常的动作性质,有时甚至全程中都如此。同样地,一个关节活动度受限的关节,并无终点感觉的改变,则可视为正常,或可能没有症状。

4. 基本操作

(1) 牵引(traction):指关节面的牵开或分离。外力牵引的方向与骨的长轴一致时称为纵向牵引,当相邻的两骨骼成角拉开时称关节分离。

(2) 挤压(compression):指两骨骼间关节腔变小。通常,人体承载、肌肉收缩均可引起关节的挤压。生理性的关节挤压可保持关节滑液的流动,维持软骨的营养,保持骨的强度。但过强的挤压可以造成关节的退行性变甚至压缩性骨折。在关节松动

笔记

术中采用挤压手法，一般力量不会太大，是关节运动时的一个过程。

（3）滚动（rolling）：指一个骨骼在另一个骨骼上滚动，此方法有以下特点：①两个骨上各自都有与另一方对应的接触点；②一般多发生在关节盂与关节头差别较大的关节；③单独的转动会造成一侧骨相对另一侧骨的分离，可造成损伤，故经常伴随别的运动，如滑动和旋转。

（4）滑动（gliding）：指一个骨骼滑过另一个骨骼。此方法有以下特点：①两个骨中，发生滑动的骨会出现相对另一个骨有多个接触点；②一般多发生在关节盂与关节头差别不大的关节；③由于关节面不可能完全相符，其中必定有关节间隙，故也没有单纯的滑动运动。

（5）旋转（spinning）：指骨围绕着另一骨骼进行旋转的运动。此方法有以下特点：①运动过程中，运动的骨骼面上的同一点将在另一骨上画道圆弧；②极少单独出现，多与滑动和转动同时发生；③股骨头的旋转伴随髋关节的屈伸，肱骨头的旋转伴随肩关节的屈伸。

5. 手法等级　与传统医学中的手法治疗相比，关节松动技术的最大特点是对操作者施加的手法进行分级。这种分级具有一定的客观性，不仅可以用于记录治疗结果，也可以用于临床研究。国际上有两种分级方法，即分级振动技术和持续性关节内活动技术，其共同之处是按施力的大小分级。实施关节松动术时应根据要求和相应的级别，选择适合的振幅。振动法一般为每秒 2～3 次，持续法单次牵伸的时间为 10 秒左右。

（1）麦特兰德手法分级：以关节活动的可动范围为标准，根据手法操作时活动（松动）关节所产生的范围大小，将关节松动技术分为 4 级，临床较为常用（图 2-14）。

1）Ⅰ级：在关节活动允许范围内的起始端，小范围、节律性地来回推动关节。

2）Ⅱ级：在关节活动允许范围内，大范围、节律性地来回推动关节，但不接触关节活动的起始端和终末端。

3）Ⅲ级：在关节活动允许范围内，大范围、节律性地来回推动关节，每次均接触到关节活动的终末端，并能感觉到关节周围软组织的紧张。

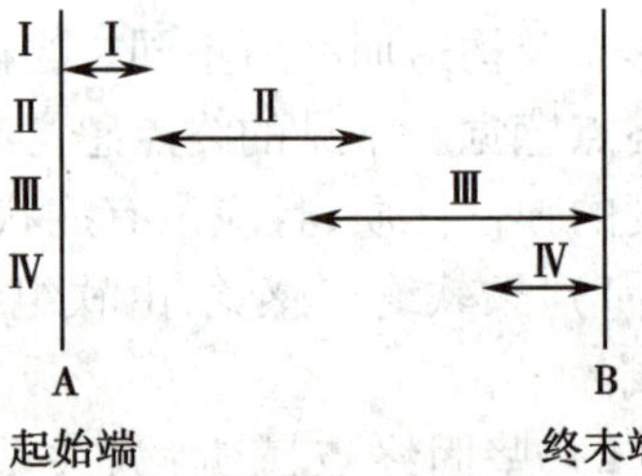

图 2-14　麦特兰德手法分级

4）Ⅳ级：在关节活动的终末端，小范围、节律性地来回推动关节，每次均接触到关节活动的终末端，并能感觉到关节周围软组织的紧张。

治疗时根据关节在附属运动或生理运动时是以疼痛为主还是以僵硬为主来选择手法的等级。一般而言，Ⅰ、Ⅱ级手法适用于治疗因疼痛而引起的关节活动受限；Ⅲ级手法适用于治疗关节疼痛并伴有关节僵硬；Ⅳ级手法适用于治疗关节因周围组织粘连、挛缩而引起的关节活动受限。手法分级范围随着关节可动范围的大小而变化，当关节活动范围减少时，分级范围相应减小，当治疗后关节活动范围改善时，分级范围也相应增大。

（2）北欧骨科徒手治疗系统手法分级：采用三级分级法。

1）第一级“松弛”动作：为极小的牵引力，可产生无感觉的关节分离。第一级的

笔记

牵引抵消了关节上的正常压力，常用来解除疼痛和控制症状。

2）第二级“紧迫”动作：将关节周围组织的松弛部分拉紧，第二级力可以用来评估关节的活动性，同时对解除疼痛、控制症状及扩大关节活动范围极为有效。

3）第三级“牵张”动作：在关节周围组织的松弛部分拉紧后，再加大力量将跨关节的组织牵张。第三级力量在评估时用于测试关节运动终点感觉，在治疗时，与徒手操作，或牵引及滑行松动等一起用以增加关节活动范围。

6. 手法操作方向　操作时手法运用的方向主要是根据关节的解剖结构和治疗目的（如缓解疼痛或改善关节活动范围），可以平行于治疗平面，也可以垂直于治疗平面。一般而言，手法施力方向是关节滑行受限的方向，判断关节滑行受限方向的方法有两种。

（1）滑行测试（直接方法）：治疗师给关节在所有可能的方向施加线形滑动动作，以决定关节滑行在哪些方向受到限制。滑行测试比较常用，因为可以直接得到滑行受限的性质和程度，包括终点感觉。

（2）凹凸规则（间接方法）：凹凸规则（convex-concave rule）是基于正常骨骼旋转及相关关节动作的滑行因素之间的关系而确定的。治疗师只要判断哪个方向骨骼旋转减少，并注意移动的关节部位为凸面或凹面，然后根据凹凸规则就可以判断出减少关节滑行的方向。此法更适用于很小动作幅度的关节（如微动关节）。

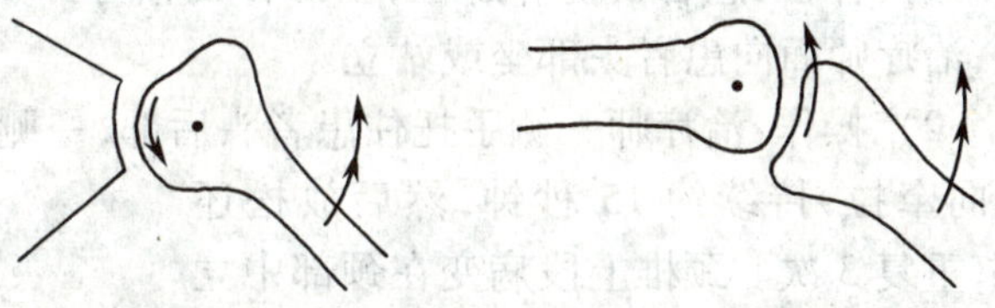
图 2-15　凹凸规则

“凹凸规则”是指如果移动的骨骼末端为凸面，则治疗时滑动方向与骨骼转动方向相反；如果移动的骨骼末端为凹面，则治疗时滑动方向与骨骼转动方向一致（图 2-15）。

7. 手法应用技巧　掌握以下操作技巧有助于提高临床治疗效果。

（1）手法操作的准备：关节松动术操作前，应该先对可疑的相关软组织进行评估及治疗；软组织治疗后，再进行关节松动术治疗，效果更好。

（2）手法操作的幅度：治疗疼痛时，手法应达到痛点，但不超过痛点；治疗僵硬时，手法应超过僵硬点。操作中，手法要平稳，有节奏。不同的松动速度产生的效应不同，小范围、快速度（如Ⅰ级手法）可抑制疼痛；大范围、慢速度（如Ⅲ级手法）可缓解紧张或挛缩。治疗中要不断询问患者的感觉，根据患者的反馈来调节手法强度。

（3）手法操作的强度：不同部位的关节，手法操作的强度不同。一般来说，活动范围大的关节如髋关节、胸腰椎，手法的强度要大于活动范围小的关节，如手腕部关节和颈椎关节。

（4）治疗时间：每次治疗时一种手法可以重复 3~4 次，治疗的总时间在 15~20 分钟。根据患者对治疗的反应，可以每天或隔天治疗一次。

（5）治疗反应：治疗后一般症状有不同程度的缓解，如有轻微的疼痛多为正常的治疗反应，通常在 4~6 小时后应消失。如第 2 天仍未消失或较前加重，提示手法强度太大，应调整强度或暂停治疗一天。如果经 3~5 次的正规治疗，症状仍无缓解或反而加重，应重新评估，调整治疗方案。

笔记

需要指出的是关节松动技术不能改变疾病的病理过程，如类风湿关节炎和损伤后的炎症反应。在这些情况下，关节松动的主要作用是缓解疼痛，维持现有关节的活动范围以及减少因力学因素引起的活动受限。

二、脊椎关节松动术

（一）颈椎关节

1. 运动学概要 虽然颈椎在脊椎椎骨中体积最小，但它的活动度和活动频率最大，而且解剖结构、生理功能复杂，所以容易引起劳损和外伤。

（1）生理运动：包括前屈、后伸、侧屈、旋转运动。活动比较大的节段是 $C_{4\sim5}$，$C_{5\sim6}$，$C_{6\sim7}$，一般 $C_{2\sim6}$ 的前屈程度大于后伸，而在 $C_6\sim T_1$ 后伸稍大于前屈。

（2）附属运动：包括相邻颈椎的分离牵引、滑动及旋转。分离是颈椎沿着长轴的牵伸运动，滑动是相邻椎体间的前后及侧方的移动，而旋转则是指相邻椎体间或横突间的转动。

2. 手法操作要领

（1）分离牵引

1）体位：患者去枕仰卧位，头部伸出治疗床外，枕在治疗师的手掌上，颈部中立位；治疗师面向患者头部坐或站立。

2）操作：治疗师一侧手托住患者头后部，一侧手放在下颌处，双手将头部沿长轴纵向牵拉，持续约 15 秒钟，然后放松还原，重复 3 次。颈椎上段病变在颈部中立位牵引，中下段病变在头前屈 10°～15°体位牵引（图 2-16）。治疗师每次施加的牵拉力量逐渐增加，依次为全力的 1/3、2/3、3/3。

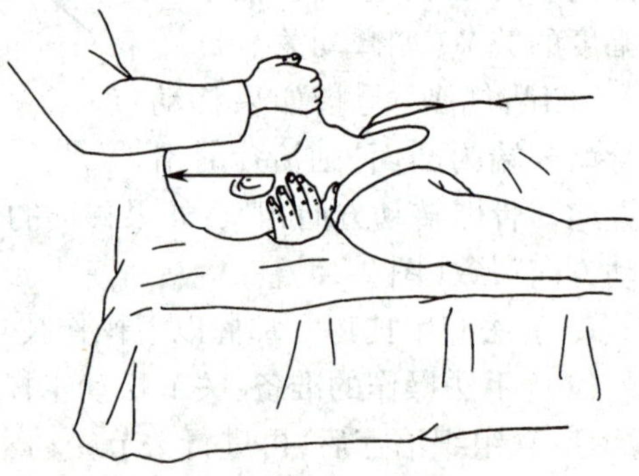

图 2-16 颈椎分离牵引

3）作用：增加关节活动度，缓解疼痛。

（2）旋转摆动

1）体位：同分离牵引。

2）操作：向左旋转时，治疗师右手放在患者枕部托住其头部，左手放在其下颌，双手同时使头部向左缓慢转动。向右旋转时手法操作相反。

3）作用：增加颈椎旋转的活动范围。

（3）侧屈摆动

1）体位：同分离牵引。

2）操作：向右侧屈时，治疗师的右手放在患者的枕后部，示指和中指放在患者颈椎左侧拟发生侧屈运动的相邻椎体横突上，左手托住患者下颌。操作时治疗师上身稍微向左转动，使颈椎向右侧屈，向左侧屈时手法操作相反。

3）作用：增加颈椎侧屈的活动范围。

（4）后伸摆动

1）体位：同分离牵引。

2）操作：治疗师坐位，大腿支撑患者头后部。双手放在颈部两侧向上提，使颈椎被动后伸。

3）作用：增加颈椎屈、伸的活动范围。

（5）垂直按压棘突

1）体位：患者去枕俯卧位，双手五指交叉，掌心向上放在前额处，下颌稍内收；治疗师面向患者头部站立。

2）操作：治疗师双手拇指指尖相对放在同一椎体的棘突上，将棘突向腹侧垂直推动。C_2 和 C_7 的棘突在体表比较容易摸到，操作时可以 C_2 或 C_7 的棘突为标准，依次向下（从 C_2 开始）或向上（从 C_7 开始）移动（图 2-17）。

3）作用：增加颈椎屈、伸的活动范围。

（6）垂直按压横突

1）体位：患者去枕俯卧位，双手五指交叉，掌心向上放在前额处，下颌稍内收；治疗师面向患者头部站立。

2）操作：治疗师双手拇指放在同一椎体的一侧横突上，拇指指背相接触，将横突垂直向腹侧推动。可以双手拇指同时推动，或内侧手拇指固定，外侧手推动。如果局部疼痛明显，外侧手的拇指可以靠近横突尖；如果关节僵硬明显，外侧手的拇指可以靠近横突根部（图 2-18）。

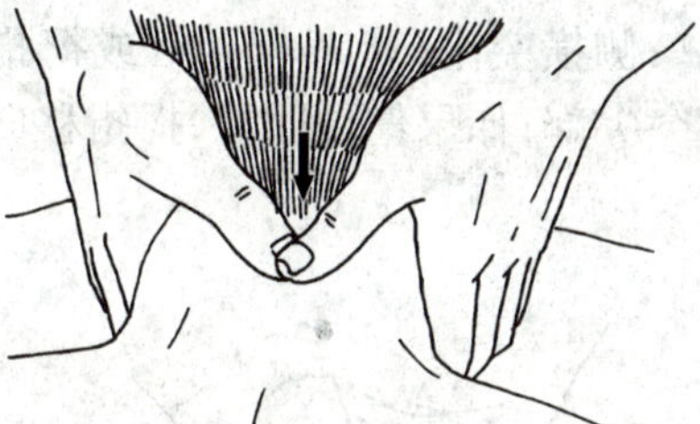

图 2-17　垂直按压棘突

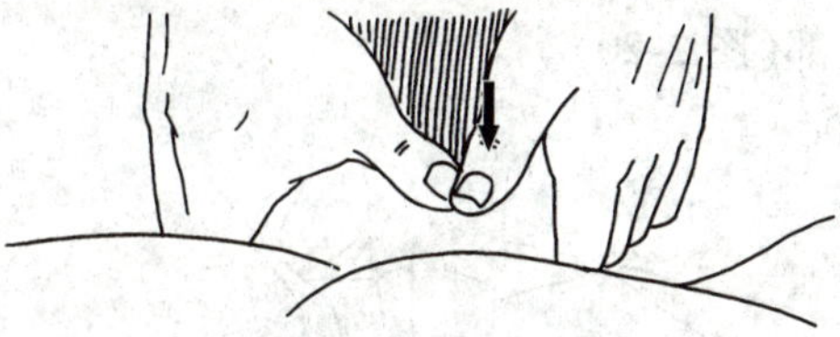

图 2-18　垂直按压横突

3）作用：增加颈椎旋转的活动范围。

（7）垂直松动椎间关节

1）体位：患者去枕俯卧位，双手五指交叉，掌心向上放在前额处，下颌稍内收，头部向患侧转动约 30°；治疗师面向患者头部站立。

2）操作：治疗师双手拇指放在横突与棘突之间，向腹侧推动。如果在此体位上一时不能摸准，可先让患者头部处于中立位，治疗师一侧手拇指放在棘突上，另一侧手拇指放在同一椎体的横突上，然后让患者头向患侧转动约 30°，治疗师双手拇指同时向中间靠拢，此处即相当于椎间关节处。如果症状偏向棘突，可以外侧手固定，内侧手稍偏向棘突用力；如果症状偏向横突，可以内侧手固定，外侧手稍偏向横突用力。

3）作用：增加颈椎侧屈和旋转的活动范围。

（二）胸椎关节

1. 运动学概要　胸椎的生理运动可以前屈 30°、后伸 20°，左右侧屈共为 40°，左右旋转为 70°，旋转时合并有侧弯。附属运动包括垂直按压棘突、侧方推棘突、垂直按压横突等。

笔记

2. 手法操作要领

(1) 垂直按压棘突

1) 体位:上段胸椎($T_{1\sim4}$)病变时,患者去枕俯卧位,脸向下,双手五指交叉,手掌向上放在前额;治疗师面向患者头部站立。中、下段胸椎($T_{5\sim8}$,$T_{9\sim12}$)病变时,患者去枕俯卧位,头向一侧,上肢放在体侧或上肢外展,前臂垂于治疗床两侧,胸部放松;治疗师站在体侧。

2) 操作:上段胸椎病变,治疗师双手拇指放在胸椎棘突上,指尖相对或指背相接触,其余四指自然分开放在胸椎背部。中、下段胸椎病变,治疗师站在体侧,一侧手掌根部(相当于豌豆骨处)放在胸椎棘突。操作时借助上肢力量将棘突向腹侧按压(图2-19)。

3) 作用:增加胸椎的屈、伸活动范围。

(2) 侧方推棘突

1) 体位:同垂直按压棘突。

2) 操作:治疗师站在患侧,双手拇指重叠放在拟松动棘突的侧方,余四指分开放在胸背部。拇指固定,双上肢同时用力将棘突向对侧推动。

3) 作用:增加胸椎旋转活动范围。

(3) 垂直按压横突

1) 体位:同垂直按压棘突。

2) 操作:治疗师双手拇指放在拟松动胸椎的一侧横突上,指背相接触或拇指重叠将横突向腹侧推动。如果疼痛明显,拇指移向横突尖部;如果僵硬明显,拇指移向横突根部(图2-20)。

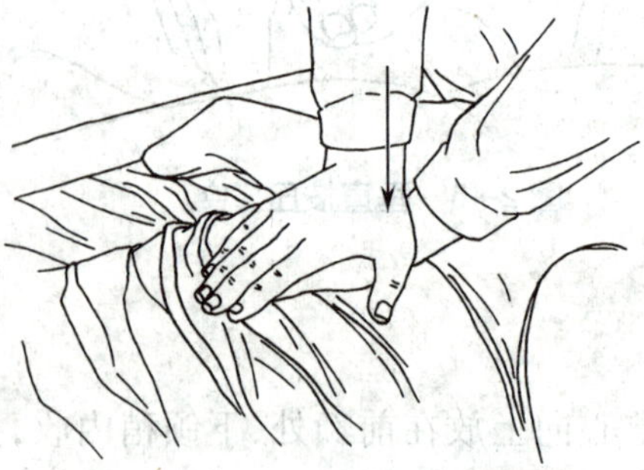

图 2-19 垂直按压胸椎棘突

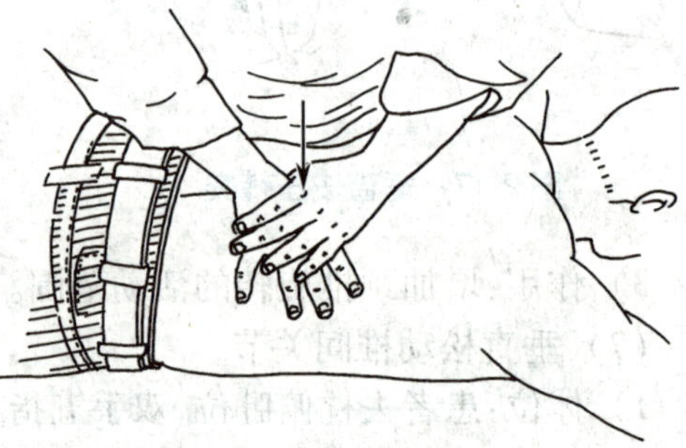

图 2-20 垂直按压胸椎横突

3) 作用:增加胸椎旋转及侧屈活动范围。

(4) 旋转摆动

1) 体位:患者坐在治疗床上,双上肢胸前交叉,双手分别放在对侧肩部;治疗师站在患者一侧。

2) 操作:向右旋转时,治疗师左手放在其右肩前面,右手放在左肩后面,双上肢同时用力,使胸椎随上体向右转动;向左旋转时治疗师手法操作相反。

3) 作用:增加胸椎旋转活动范围。

(三) 腰椎关节

1. 运动学概要 腰椎的生理运动可以前屈 50°、后伸 30°,左右侧屈,侧屈时常伴

笔记

有旋转。屈伸运动通过椎间盘的横轴，范围由上到下逐渐增加，腰椎的单独旋转幅度甚小，左右共约16°。附属运动包括垂直按压棘突，侧方推棘突，垂直按压横突以及旋转摆动等。

2. 手法操作要领

（1）垂直按压棘突

1）体位：患者去枕俯卧位，腹部可以垫一小枕，使腰椎生理性前屈变平，上肢放在体侧或垂于治疗床沿两侧，头转向一侧；治疗师站在患侧。

2）操作：治疗师下方手掌根部（相当于豌豆骨处）放在拟松动的棘突上，五指稍屈曲，上方手放在下方手腕背部。双手固定，上身前倾，借助上肢力量将棘突垂直向腹侧按压，按压时需与受术者呼吸相配合，于呼气时发力（图2-21）。

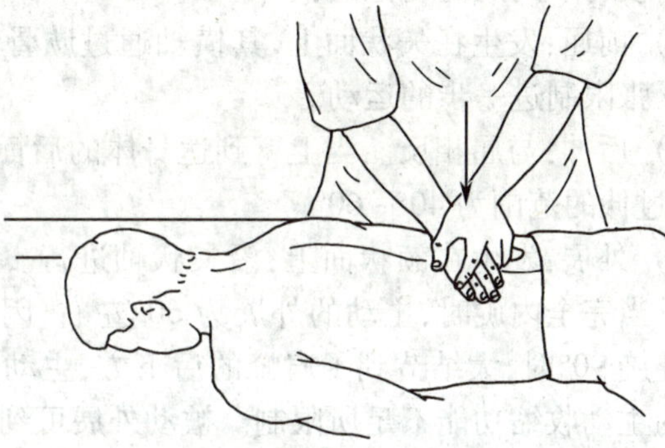

图2-21 垂直按压腰椎棘突

3）作用：增加腰椎屈、伸活动范围。

（2）侧方推棘突

1）体位：同垂直按压棘突。

2）操作：治疗师双手拇指分别放在相邻棘突一侧，指腹接触棘突，拇指尖相对或拇指相互重叠，其余四指自然分开放在腰部。双手固定，上身前倾，借助上肢力量将棘突向对侧推动，推压时需与受术者呼吸相配合，于呼气时发力。

3）作用：增加腰椎旋转活动范围。

（3）垂直按压横突

1）体位：同垂直按压棘突。

2）操作：治疗师站在患侧，双手拇指放在拟松动腰椎的一侧横突上，指背相接触或拇指重叠。双手固定，上身前倾，借助上肢力量将横突向腹侧推动。如果疼痛明显，拇指移向横突尖部；如果僵硬明显，拇指移向横突根部。

3）作用：增加腰椎侧屈及旋转活动范围。

（4）旋转摆动

1）体位：患者健侧卧位，患侧在上，下肢屈髋、屈膝。屈髋角度根据松动的腰椎节段而定，松动上段腰椎，屈髋角度偏大，松动下段腰椎，屈髋角度偏小；治疗师面向患者站立。

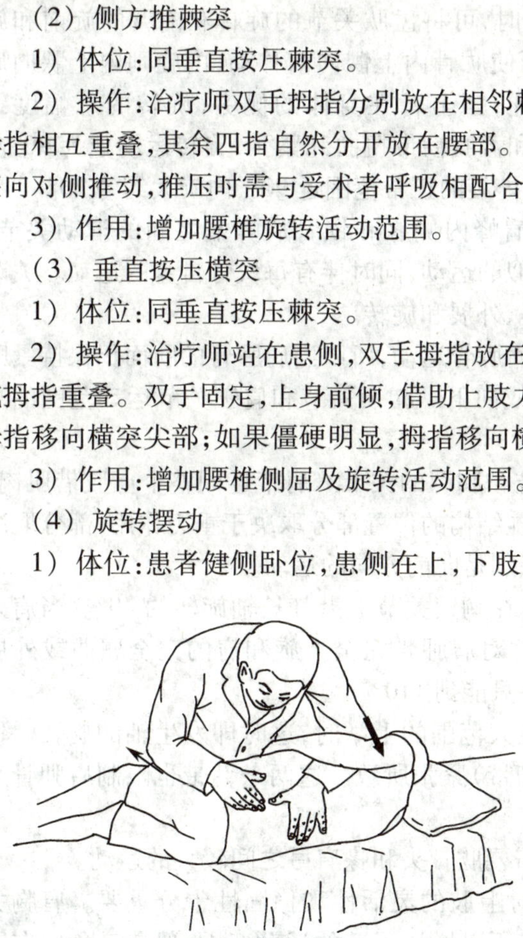

图2-22 旋转摆动腰椎

2）操作：治疗师一侧肘部放在患者的肩前，另一侧肘部放在髂嵴上，双手示指分别放在拟松动相邻椎体的棘突上，同时反方向（肩向后，髂嵴向前）来回摆动，摆动时需与受术者呼吸相配合，于呼气时发力（图2-22）。

3）作用：增加腰椎旋转活动范围。

三、上肢关节松动术

（一）肩部关节

1. 运动学概要　肩关节的生理运动包括前屈、后伸，内收、外展（包括水平内收和外展）、旋转（包括旋内和旋外）；附属运动包括分离、长轴牵引、挤压、前后向滑动等。

（1）盂肱关节：当肩胛骨固定并阻止胸锁关节、肩锁关节或肩胸关节运动时，盂肱关节仅有下列的运动范围：

1）前屈：发生在矢状面上，其横轴通过肱骨头，可做约90°的屈曲。下盂肱韧带变得紧张限制进一步的运动。

2）后伸：与屈相反。当上臂到达身体的后面，称为过伸。由于上、中盂肱韧带的限制，过伸的范围为40°~60°。

3）外展：发生在额状面上，沿矢状轴进行。外展运动的范围取决于盂肱关节的旋转。当完全内旋时，主动的外展为60°左右，因为此时大结节碰到了肩峰和肩锁韧带。外旋90°时，大结节到了肩峰的后下方，主动外展增加到接近90°，这时外展被三角肌的主动收缩功能不足所限制。被动外展可到达120°，然后被下盂肱韧带阻止。

4）旋转：发生在水平面上，屈肘90°时，可将盂肱关节的旋转和前臂的旋前和旋后分开。若上臂位于身体的侧旁，外旋可使肱骨内上髁向前移动，内旋则内上髁向后移动。旋转的幅度随上臂的上举而变化，当上臂在身体的侧旁，旋转的总幅度约180°；当上臂完全上举时，由于喙肱韧带和盂肱韧带扭曲和紧张，旋转运动减为90°左右；当盂肱关节在外展90°和屈肘90°时，外旋的正常范围近90°，内旋大约为70°。

（2）肩锁关节：肩锁关节是一个在肩峰内侧缘和锁骨肩峰端之间的滑动关节。此关节将肩胛骨和锁骨连在一起进行相似的运动，同时伴有每块骨自身的运动。关节有三个轴和三个自由度，这些运动是上提、外展和旋转。

肩锁和胸锁运动结合的作用是允许肩胛骨运动，所以当肩胛骨的肋面仍保持紧贴胸壁时，关节盂就可按其需要向前、向上或向下。胸锁关节和肩锁关节运动范围的总和等于肩胛骨的运动范围。

（3）胸锁关节：是唯一直接连接上肢与胸廓的关节。肩带连同整个上肢借肌肉、韧带和筋膜悬于颅和脊柱颈部。这种悬挂结构的位置部分取决于重力作用，部分取决于锁骨。锁骨限制肩带各方向的运动，特别是向前方向的运动。

锁骨除提肩、降肩、前突和后缩外，可在胸锁关节上沿其长轴旋转约40°。当肩外展或屈曲90°后，才发生这种横向旋转，这对肩胛骨完全上旋和肩的完全屈曲或外展十分重要。如锁骨的旋转被阻止，臂上举只能到110°。

当臂上举大于90°，胸锁关节到达最大范围的上举时，这时即发生轴的旋转。锁骨的上旋是由于肩锁韧带（斜方和锥状韧带）紧张所致。这两条韧带也限制肩胛骨与锁骨分离。

（4）肩峰下关节：盂肱关节的运动需要肱骨头和喙肩弓之间较大的运动。

（5）肩胸关节：此关节的正常功能对上肢的灵活性和稳固性十分重要。肩胸关节提供了肱骨运动的一个可移动的基础，所以增加了臂的运动范围，保持三角肌在臂上举时良好的长度—张力关系；当臂上举或用手倒立时，肩胸关节提供了盂肱关节的稳定性，吸收震动；在截瘫患者用拐杖步行或从座位上推起时，肩胸关节则能抬高身体。

（6）肩带运动：下列名词用于肩胛骨和锁骨的运动。

1）提肩和降肩：提肩是指锁骨的肩峰端和肩峰向上朝向耳的运动，约为60°。降肩是指肩峰锁骨区向下的运动。静息坐位，约能下降5°~10°。

2）前突和后缩：前突是指锁骨的肩峰端和肩胛骨沿胸壁向前的运动。此运动能使肩胛骨脊柱缘离开后正中线13~15cm。这种运动又可称为肩胛骨的外展。后缩是指锁骨的肩峰端和肩胛骨沿胸壁向后移动，接近后正中线，又称肩胛骨的内收。在胸锁关节处肩胛骨的前突和后缩的运动幅度大约为25°。

3）肩带的向上—前—下—后运动：即提肩、前突、降肩和后缩的结合形成了一个环转运动，当然也可反方向的环转。在这个运动中，胸锁关节为运动的轴心，肩峰的运动轨迹为环形。因为肩胛骨以肩锁关节与锁骨相连，所以胸锁关节能调节肩胛骨的位置，使肩胛骨紧贴胸壁。

4）上旋和下旋：上旋是指肩胛骨的关节盂向上，下角在胸壁上向外下的运动。在肩关节完全屈曲时，为最大的上旋范围。下旋指肩胛骨的关节盂向下的运动。当臂后伸将前臂横置于腰部时，将发生完全的下旋。上旋和下旋的运动幅度约60°。

（7）肩肱节律：正常肩上升同时伴一系列精确的协调运动，称肩肱节律。肩胛骨、肱骨均参与整个运动。除外展的早期具有个体差异外，在外展至30°后，以2∶1的比率外展，即在30°~170°外展中，每15°的外展，10°发生在盂肱关节，5°在肩胸关节。

在臂上举时，发生在肩胸关节的运动是上升、外展和上旋，肩胛骨的下角沿胸廓侧边向前，关节盂向上移动。在运动过程中，肩胛骨的旋转轴从肩胛冈的内侧移向胸锁关节处。这种轴的大移动造成斜方肌和前锯肌力臂的明显改变。

屈曲或外展肩关节的正常范围通常认为是180°，但当注意测量并除去躯干的运动，其平均值为170°。这是在臂和躯干之间角的测量。盂肱关节和肩胸关节的运动均伴有胸锁关节和肩锁关节的肩胛骨运动。在盂肱关节产生90°~110°的运动，在胸锁关节和肩锁关节产生附加60°~70°的运动。其余需达到180°的运动则由展肩时的侧屈躯干或屈肩时的伸躯干来完成。为了达到盂肱关节的最大运动范围在外展时需肩的外旋，在屈肩时需肩的内收。肩部疾病的临床治疗需要谨慎估计发生在三个滑膜关节和三个运动面的所有运动，然后来确定是否有运动限制和疼痛，以及发生在哪里。

2. 操作要领

（1）分离牵引

1）体位：患者仰卧位，上肢处于休息位，肩外展约50°，前臂中立位；治疗师站在患者躯干及外展上肢之间。

2）操作：治疗师外侧手托住上臂远端及肘部，内侧手四指放在腋窝下肱骨头内侧，拇指放在腋前。内侧手向外侧持续推肱骨约10秒钟，然后放松，操作中要保持分离牵引力与关节盂的治疗平面相垂直（图2-23）。

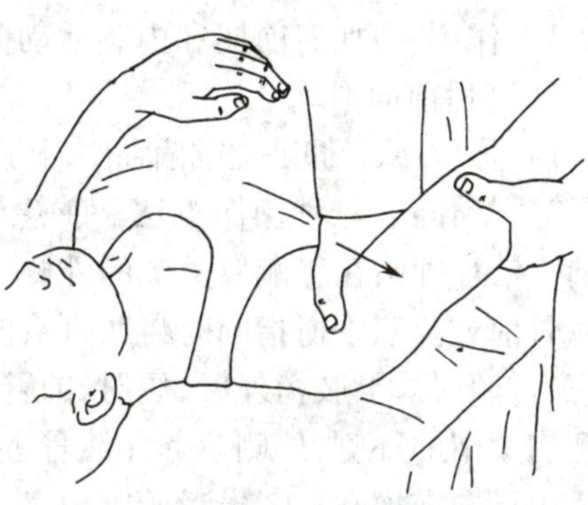

图2-23　肩部分离牵引

笔记

3）作用：松动关节，缓解疼痛。

（2）长轴牵引

1）体位：患者仰卧位，上肢稍外展；治疗师站在患者躯干及外展上肢之间。

2）操作：治疗师双手分别握住肱骨近端的内外侧。内侧手稍向外做分离牵引，同时，外侧手将肱骨上下推动。

3）作用：松动关节，缓解疼痛。

（3）上下滑动

1）体位：患者仰卧位，上肢稍外展；治疗师站在患者躯干及外展上肢之间。

2）操作：此手法是上述1和2手法的结合。治疗师站在躯干一侧，双手分别握住肱骨近端的内外侧。内侧手稍向外做分离牵引，同时，外侧手将肱骨上下推动。

3）作用：松动关节，缓解疼痛。

（4）外展向足侧滑动

1）体位：患者仰卧位，上肢外展90°，屈肘约70°，前臂旋前，放在治疗师前臂内侧；治疗师坐在患者外展肩的外侧。

2）操作：治疗师外侧手握住肘关节内侧，内侧手虎口放在肱骨近端外侧，四指向下。外侧手稍向外牵引，内侧手向足的方向推动肱骨（图2-24）。

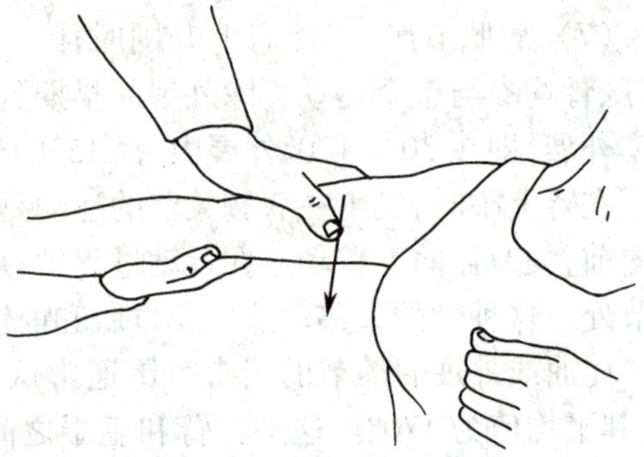

图2-24 肩部外展向足滑动

当患者关节疼痛剧烈或明显僵硬，上肢不能外展时，可让患者仰卧位，上肢放于体侧或外展至最大范围，肘关节伸、屈均可；治疗师站在患肩床头，双手拇指放在肩峰下肱骨头上，其余四指自然分开放在两侧。双手固定不动，向足的方向推动肱骨。

3）作用：增加肩外展活动范围。

（5）前后向滑动

1）体位：患者仰卧位，上肢稍外展；治疗师站在患者躯干及外展上肢之间。

2）操作：治疗师站在患侧，上方手的手掌放在肱骨头上，下方手放在肱骨远端外侧，稍稍将肱骨托起，上方手将肱骨的近段由前向后推动（图2-25）。如果关节疼痛明显（如急性期），治疗师可以将双手拇指放在肱骨头上，由前向后推动肱骨头。

3）作用：增加肩前屈和内旋活动范围。

（6）后前向滑动

1）体位：患者仰卧位或偏卧位，上肢稍外展；治疗师站在患者躯干及外展上肢之间。

2）操作：有三种操作方法。①患者仰卧位，上肢放在体侧，屈肘，前臂旋前放在胸前。治疗师站在患侧肩关节的外侧，双手拇指放在肱骨头后方，其余四指放在肩部及肱骨前方。双手拇指同时将肱骨头向前推动；此手法也可以在患者侧卧位时操作。②患者仰卧位，上肢稍外展，屈肘，前臂旋前放在治疗师内侧上肢肘窝处。治疗师站在患侧肩关节的外侧，外侧手握住肱骨近端外侧，内侧手握住肱骨远端内侧。外侧手将肱骨由后向前推动。③患者俯卧位，患侧肩关节放在治疗床边缘，肩前方垫一毛巾，上肢外展。治疗师站在外展的上肢与躯干之间，内侧手放在肱骨近端后面，外侧手放在

笔记

肱骨远端前面。外侧手固定，内侧手将肱骨向前推动（图 2-26）。上述三种方法中，第一种方法主要用于治疗关节明显疼痛的患者；第三种方法主要用于治疗关节明显僵硬的患者；第二种方法介于二者之间。

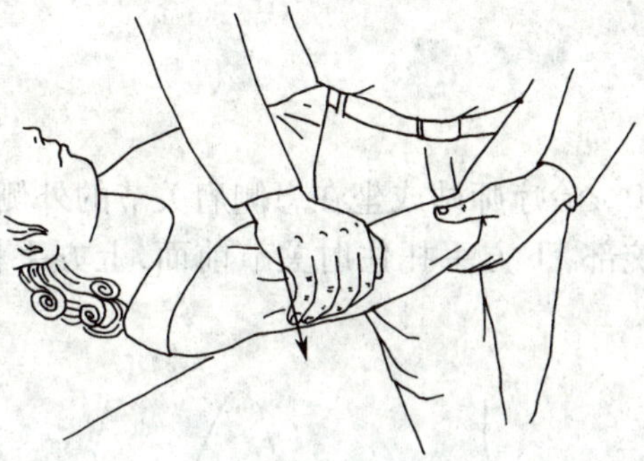

图 2-25　前向后滑动

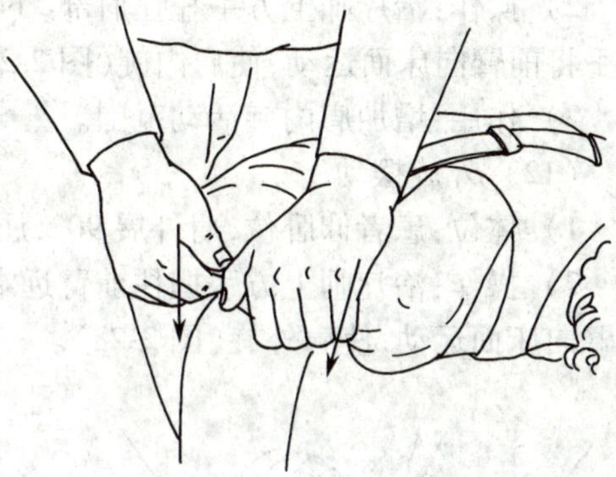

图 2-26　肩部后向前滑动

3）作用：增加肩后伸和外旋活动范围。

（7）外展摆动

1）体位：患者仰卧位，肩外展至活动受限处，屈肘 90°，前臂旋前；治疗师站在外展上肢与躯干之间。

2）操作：治疗师内侧手从肩背部后方穿过，固定肩胛骨，手指放在肩上，以防耸肩的代偿作用。外侧手托住肘部，并使肩稍外旋和后伸。外侧手将肱骨在外展终点范围内摆动。

3）作用：当外展超过 90°时，进一步增加外展的活动范围。

（8）侧方滑动

1）体位：患者仰卧位，上肢前屈 90°，屈肘，前臂自然下垂；治疗师站在躯干一侧。

2）操作：治疗师内侧手握住肱骨近端内侧，外侧手握住肱骨远端及肘部。外侧手固定，内侧手向外侧推动肱骨。如果关节僵硬明显，治疗者也可以用双手握住肱骨近端，颈肩部抵住肱骨远端外侧。松动时，双手向外，肩部向内同时推动肱骨。

3）作用：当外展超过 90°时，进一步增加外展的活动范围。

（9）水平内收摆动

1）体位：患者坐位，肩前屈 90°，屈肘，前臂旋前，手搭在对侧肩上；治疗师站在患肩后方。

2）操作：治疗师同侧手托住患侧肘部，另一侧手握住搭在对侧肩部的手，双手同时使患侧上肢做水平内收摆动。

3）作用：增加肩水平内收活动范围。

（10）后前向转动

1）体位：患者健侧卧位，患侧在上，肩稍内旋，稍屈肘，前臂放在身后；治疗师站在患肩后方。

2）操作：治疗师双手拇指放在肱骨头后面，其余四指放在肩部及肱骨近端前面。双手拇指同时由后向前转动肱骨。

3）作用：增加肩内旋活动范围。

笔记

(11) 内旋摆动

1) 体位:患者仰卧位,肩外展90°,屈肘90°,前臂旋前;治疗师站或坐在患侧肩关节的外侧。

2) 操作:治疗师上方手托住肘部,下方手握住前臂远端及腕部。上方手固定,下方手将前臂向床面运动,使肩内旋(图2-27)。

3) 作用:增加肩内旋活动范围。

(12) 外旋摆动

1) 体位:患者仰卧位,肩外展90°,屈肘90°;治疗师站或坐在患侧肩关节的外侧。

2) 操作:治疗师上方手握住前臂远端及腕部,下方手托住肘关节前面,上方手将前臂向床面运动,使肩外旋(图2-28)。

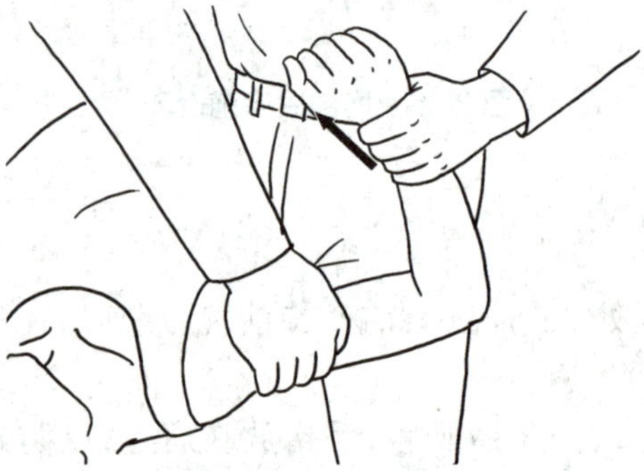

图2-27 内旋摆动

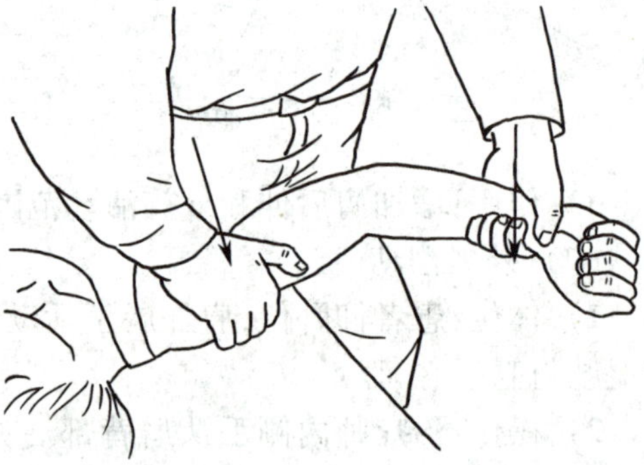

图2-28 外旋摆动

3) 作用:增加肩外旋活动范围。

(13) 肩胛胸壁关节松动手法

1) 体位:患者健侧卧位,患侧在上,屈肘,前臂放在上腹部;治疗师面向患者站立。

2) 操作:治疗师上方手放在肩部,下方手从上臂下面穿过,拇指与四指分开,固定肩胛骨下角。双手同时向各个方面活动肩胛骨,使肩胛骨分别做上抬、下降、前伸(向外)、回缩(向内)运动,也可以把上述运动结合起来,做旋转运动(图2-29)。

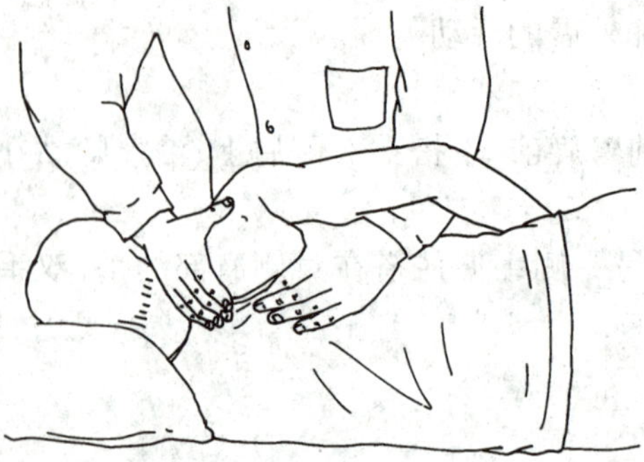

图2-29 肩胛胸壁关节松动手法

3) 作用:增加肩胛骨活动范围。

(二) 肘部关节

1. 运动学概要 肘关节的生理运动包括屈、伸;桡尺近端关节与桡尺远端关节共同作用可以旋转(包括旋前和旋后)。附属运动包括分离牵引、长轴牵引、前后向滑动、后前向滑动以及侧方滑动等。

(1) 肘关节屈伸运动:由于肱尺关节的关节面形态以及侧副韧带和桡骨头环状韧带的限制,肱尺关节和肱桡关节只能在冠状轴上做屈伸运动,其肘关节屈伸运动的运动轴为尺骨滑车和桡骨头中心点的连线，相当于在屈肘时，内、外上髁连线的稍远侧。

（2）桡尺连结：包括桡尺近侧关节、桡尺远侧关节和前臂骨间膜。桡尺近侧关节和桡尺远侧关节联合运动产生前臂的旋前、旋后运动。鉴于尺骨较固定，所以在旋前和旋后运动中，主要是桡骨头的转动和桡骨的尺切迹环绕尺骨头环状关节面移动。当旋后时桡、尺骨平行，手掌朝前；旋前时桡骨在尺骨的前方与其交叉，手掌朝后。其运动轴相当于桡骨头和尺骨头中心点的连线。

（3）运动范围：肘关节平均屈曲 145°（120°~160°）。当上臂和前臂的肌肉和软组织互相接触时，阻止了肘关节进一步屈曲，所以肌肉发达者或肥胖者其屈曲程度会有所减少，这可能使自身的手不能放到自己的肩上，这种运动限制称为肌性限制（muscle bound）。瘦弱者由于尺骨的冠突进入肱骨的冠突窝，而中止肘关节的进一步屈曲。在整个屈曲运动弧中，肘关节屈曲 60°~140°，这 80°是人们用上肢完成一般日常生活和工作所必需的运动范围，可称为肘关节的功能运动弧。

肘关节平均伸为 0°，其伸的运动在尺骨鹰嘴进入肱骨的鹰嘴窝而中止，其运动范围正常仅有很小的差异。肌肉强健者一般不能过伸，而瘦弱者可能有 5°或 5°以上的过伸。桡尺连结的运动范围，在前臂处于中间位时，一般认为旋前和旋后各 90°，但旋前多数人仅为 80°。在检查旋前旋后运动范围时，肘关节应半屈位，并贴于胸侧壁，这样可以防止肩关节旋转运动的参与。从旋后位开始，整个旋前稍小于 180°（平均 170°）。若肘部伸直，由于肩关节内旋和外旋的参与，手掌的旋转接近 360°。肘关节的紧锁位（最稳定位）是肘关节伸直位，前臂旋后 5°（以中间位为标准）。

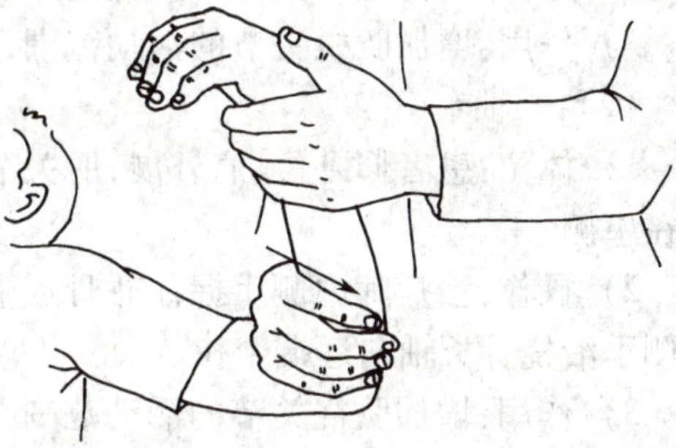

图 2-30 分离牵引

2. 肱尺关节操作要领

（1）分离牵引

1）体位：患者仰卧位，屈肘至最大范围，前臂旋后；治疗师站在患侧。

2）操作：治疗师上方手放在肘窝，手掌接触前臂近端，掌根靠近尺侧，下方手握住前臂远端和腕部背面尺侧。下方手固定，上方手向足的方向推动尺骨（图 2-30）。

3）作用：增加屈肘活动范围。

（2）长轴牵引

1）体位：患者仰卧位，肩稍外展，肘关节伸到最大范围，前臂旋前；治疗师站在患侧。

2）操作：治疗师内侧手握住肱骨远端内侧，外侧手握住前臂远端尺侧。内侧手固定，外侧手沿着长轴牵引尺骨。

3）作用：增加屈肘活动范围。

（3）侧方滑动

1）体位：患者仰卧位或坐位，肩外展，伸肘，前臂旋后；治疗师站或坐在患侧。

2）操作：治疗师一侧手放在肱骨远端，另一侧手握住前臂近端。将尺骨向桡侧推。

笔记

3）作用:增加肱尺关节的活动。

（4）屈肘摆动

1）体位:患者仰卧位或坐位,肩外展,伸肘,前臂旋后;治疗师站或坐在患侧的外侧。

2）操作:治疗师上方手放在肘窝固定,下方手握住前臂远端,并将前臂稍做长轴牵引后再屈曲肘关节。

3）作用:增加屈肘活动范围。

（5）伸肘摆动

1）体位:患者仰卧位或坐位,肩外展,伸肘,前臂旋后;治疗师站或坐在患侧的外侧。

2）操作:治疗师上方手放在肘窝,下方手握住前臂远端,在伸肘活动受限的终点摆动前臂。

3）作用:增加伸肘活动范围。

3. 肱桡关节操作要领

（1）分离牵引

1）体位:患者仰卧位或坐位,肩外展,屈肘,前臂中立位;治疗师站或坐在患侧。

2）操作:治疗师上方手抓住肱骨的远端,下方手握住前臂近端的尺侧。上方手固定,下方手向外侧推动桡骨,做肱桡关节分离的动作。

3）作用:增加肱桡关节的活动范围,增加屈肘和伸肘。

（2）长轴牵引

1）体位:患者仰卧位,肩外展,肘关节在伸肘活动受限处,前臂旋后;治疗师站或坐在患侧。

2）操作:治疗师内侧手握住肱骨远端,外侧手握住前臂远端桡侧。内侧手固定,外侧手沿桡骨长轴向远端牵拉。

3）作用:增加肱桡关节的活动范围,增加屈肘和伸肘。

（3）侧方摆动

1）体位:患者仰卧位或坐位,肩外展,屈肘,前臂中立位;治疗师站或坐在患侧。

2）操作:治疗师上方手放在肱骨远端内侧,下方手握住前臂远端桡侧及腕部。上方手固定,下方手将前臂向尺侧摆动。

3）作用:增加伸肘。

4. 桡尺近端关节操作要领

（1）长轴牵引

1）体位:患者仰卧位或坐位,屈肘,前臂旋后;治疗师站或坐在患侧。

2）操作:治疗师双手分别握住桡骨和尺骨的远端。一侧手固定,另一侧手将桡骨或尺骨沿长轴牵引。

3）作用:松动关节。

（2）前后向滑动

1）体位:患者仰卧位或坐位,伸肘,前臂旋后;治疗师面向患者站或坐。

2）操作:治疗师双手分别握住桡骨和尺骨的近端,拇指在上,四指在下。一侧手固定尺骨,另一侧手向背侧推动桡骨(图 2-31)。

3）作用：增加前臂旋前的活动范围。

（3）后前向滑动

1）体位：患者仰卧或坐位，肩稍外展，屈肘，前臂中立位；治疗师面向患者站或坐。

2）操作：治疗师一侧手拇指或掌根部放在桡骨小头处，四指放在肘窝，另一侧手握住肘关节下方。上方手向掌侧推桡骨小头（图 2-32）。

3）作用：增加前臂旋后活动范围。

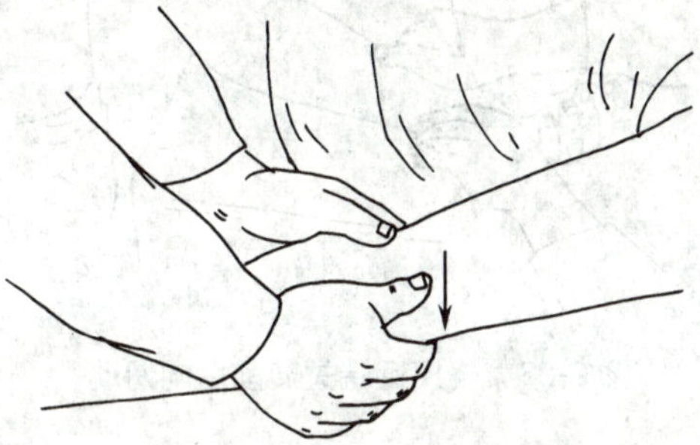

图 2-31　尺桡近端关节前后向滑动

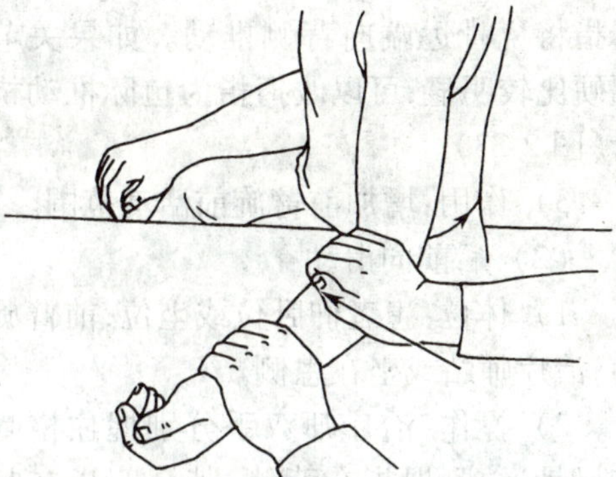

图 2-32　尺桡近端关节后前向滑动

（4）前臂转动

1）体位：患者仰卧位或坐位，屈肘 90°，前臂中立位；治疗师站或坐在患侧。

2）操作：治疗师上方手握住肱骨远端，下方手握住前臂远端掌侧。上方手固定，下方手将前臂旋前或旋后摆动。

3）作用：增加前臂旋转活动范围。

（三）腕部关节松动手法

1. 运动学概要　腕部关节的生理运动包括屈腕（掌屈）、伸腕（背伸），桡侧偏斜（外展）、尺侧偏斜（内收）以及环转等。附属运动有分离牵引，前后向滑动，后前向滑动，侧方滑动等。

（1）桡腕关节：腕的屈、伸、外展、内收运动的一部分发生在桡腕关节。

（2）腕中关节：腕的屈、伸、外展、内收也发生于此。

（3）腕掌关节：第 2～3 腕掌关节的运动为 1°～2°或更小。第 4 腕掌关节的运动为 10°～15°，第 5 腕掌关节更灵活，有 25°～30°的运动。拇指腕掌关节囊虽厚但松弛，掌骨可从大多角骨牵开达 3mm。屈伸运动是在与手掌呈直角的平面进行，而收展的运动平面与手掌平面平行。对掌是第一掌骨在大多角骨上旋转将拇指垫对到其他指的指垫上。虽然鞍状关节的形态非常一致，仅为两个自由度的运动，但拇指腕掌关节的关节囊松弛允许有 15°～20°的旋转。

（4）腕的运动和轴：腕的平面运动发生在桡腕关节和腕中关节。腕中关节具有腕外展 1/2、内收 1/3 的运动，其余的运动则在桡腕关节，这些运动通过头状骨的轴进行。外展的正常运动终末感是硬的，是由于手舟骨与桡骨茎突的接触所致。内收范围较大，其运动终末感来自桡侧副韧带的张力。屈腕在桡腕关节为 50°，腕中关节为

35°;在完全背伸中其值相反,即35°在桡腕关节,50°在腕中关节,其运动轴也通过头状骨。但从完全屈曲和完全背伸,其运动轴向远侧移位。

2. 桡尺远端关节操作要领

(1) 前后向滑动

1) 体位:患者仰卧位或坐位,前臂旋后;治疗师站或坐在患侧。

2) 操作:治疗师双手分别握住桡骨和尺骨的远端,拇指在掌侧,其余四指在背侧。握住尺侧的手固定,握住桡侧手的拇指将桡骨远端向背侧推动。如果关节僵硬比较明显,可以改拇指为鱼际推动桡骨(图2-33)。

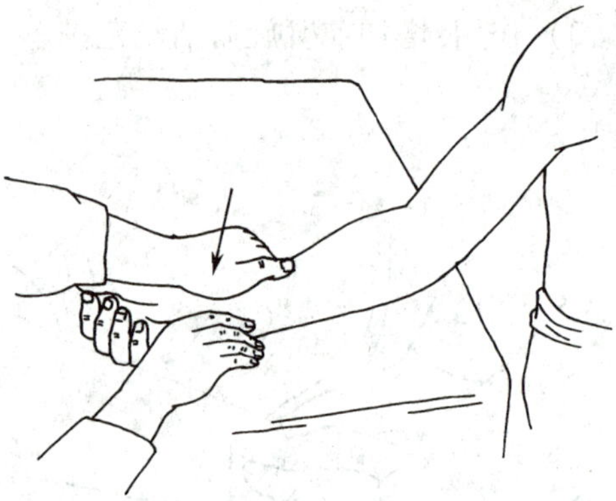

图2-33 桡尺远端关节前后向滑动

3) 作用:增加前臂旋前活动范围。

(2) 后前向滑动

1) 体位:患者仰卧位或坐位,前臂旋前;治疗师站或坐在患侧。

2) 操作:治疗师双手分别握住桡骨和尺骨远端,拇指在背侧,其余四指在掌侧。桡侧手固定,尺侧手拇指将尺骨远端向掌侧推动。如果关节僵硬比较明显,可以把拇指改为用鱼际推动尺骨。

3) 作用:增加前臂旋后活动范围。

3. 桡腕关节操作要领

(1) 分离牵引

1) 体位:患者坐位,前臂旋前放在治疗床或治疗台上,腕关节中立位伸出床沿或桌沿,前臂下可垫一毛巾卷;治疗师站或坐在患侧。

2) 操作:治疗师一侧手握住前臂远端固定,另一侧手握住腕关节的近排腕骨处并向远端牵拉腕骨。

3) 作用:关节松动,缓解疼痛。

(2) 前后向滑动

1) 体位:患者仰卧位或坐位,前臂和腕关节中立位;治疗师站或坐在患侧。

2) 操作:治疗师一侧手握住手背近排腕骨处固定,另一侧手握住前臂远端桡侧,并向背侧推桡骨。

3) 作用:增加屈腕活动范围。

(3) 后前向滑动

1) 体位:患者坐位或仰卧位,屈肘90°,前臂和腕关节中立位;治疗师站或坐在患侧。

2) 操作:治疗师一侧手握住近排腕骨掌侧固定,另一侧手握住前臂远端桡侧背面,并向掌侧推动桡骨。

3) 作用:增加伸腕活动范围。

(4) 尺侧滑动

1) 体位:患者坐位或仰卧位,屈肘90°,前臂和腕关节中立位;治疗师站或坐在患侧。

2）操作:治疗师一侧手固定前臂远端,另一侧手握住近排腕骨桡侧,并向尺侧推动。

3）作用:增加腕桡侧偏斜的活动范围。

（5）桡侧滑动

1）体位:患者坐位或仰卧位,肩关节外展内旋,伸肘,前臂旋前或旋后位,腕关节中立位;治疗师站或坐在患侧。

2）操作:治疗师一侧手固定前臂远端尺侧,另一侧手握住近排腕骨尺侧,并向桡侧推动。

3）作用:增加腕尺侧偏斜的活动范围。

（6）旋转摆动

1）体位:患者坐位或仰卧位,屈肘90°,前臂和腕中立位;治疗师站或坐在患侧。

2）操作:治疗师一侧手握住前臂远端固定,另一侧手握住近排腕骨,将腕骨顺时针或逆时针转动。

3）作用:增加腕关节旋转活动范围。

4. 腕骨间关节操作要领

（1）前后向滑动

1）体位:患者坐位,前臂旋后,腕中立位;治疗师面向患者坐位。

2）操作:治疗师双手拇指分别放在相邻腕骨的掌面,示指放在相应腕骨的背面。一手固定,另一手向背侧推腕骨。

3）作用:增加腕骨间关节的活动范围,增加屈腕活动范围。

（2）后前向滑动

1）体位:患者坐位,前臂旋前,腕中立位;治疗师面向患者坐位。

2）操作:治疗师双手拇指分别放在相邻腕骨的背面,示指放在相应腕骨的掌面。一侧手固定,另一侧手向掌侧推动腕骨。

3）作用:增加腕骨间关节活动范围,增加伸腕活动范围。

（四）手部关节

1. 运动学概要　手部关节的生理运动包括屈、伸,内收、外展,拇指对掌等。附属运动包括分离牵引,长轴牵引以及各方向的滑动等。

（1）掌指关节:有接近90°的屈曲,示指稍小一些,中、环指运动范围则依次递增。运动终末感可能是由于指骨与掌骨接触是硬的,也可能由于关节囊限制是坚实的。根据韧带的结构,过伸范围可变,有些人过伸为0°,有些则可超过45°。当掌指关节伸时,侧副韧带松弛,此时允许大约20°的外展。假如邻近指张开,则有20°左右的内收。

（2）拇指掌指关节:为屈戌关节,比其他手指的掌指关节运动范围小,屈为45°~60°,过伸为0°~20°。在充分屈或伸时,韧带紧张几乎没有收或展的运动。在半屈位,则有5°~10°侧向运动,以及有附于内、外侧籽骨肌收缩所产生的指骨的动力性旋转。这些运动适应于拇指精确地夹捏物体。

（3）近侧和远侧指骨间关节:为一个运动自由度的屈戌关节。由于指骨的双髁状头结构以及侧副韧带的张力较大,因此关节无法做收展运动。近侧指骨间关节屈曲大约为120°,而远节指骨间关节则稍小于90°。除了韧带松弛的个别人可见过伸外,

笔记

近节和远节指骨间关节的过伸为0°。拇指指骨间关节过伸为5°~10°,被动过伸则更大,如用拇指垫揿压时。

2. 操作要领

(1) 腕掌关节长轴牵引

1) 体位:患者坐位,前臂旋前放在治疗床或治疗桌上,腕部伸出床沿或桌沿,中立位;治疗师面向患者坐位。

2) 操作:治疗师一侧手固定腕骨的远端,一侧手握住相对应的掌骨,向远端牵拉。

3) 作用:松动关节,缓解疼痛。

(2) 掌骨间关节前后向或后前向滑动

1) 体位:患者坐位,前后向滑动时前臂旋后,后前向滑动时前臂旋前;治疗师面向患者坐位。

2) 操作:治疗师双手拇指放在相邻掌骨的远端,前后向滑动时,拇指在掌侧,四指在背侧;后前向滑动则相反,拇指在背侧,四指在掌侧。松动时,一侧手固定,一侧手将相邻的掌骨由掌侧向背侧(前后向滑动),或由背侧向掌侧(后前向滑动)推动。

3) 作用:增加相邻掌骨间的活动范围。

(3) 掌指关节分离牵引

1) 体位:患者坐位,前臂及腕关节中立位放在治疗床上或治疗台上,掌指关节屈曲90°;治疗师面向患者坐位。

2) 操作:治疗师一侧手固定掌骨远端,一侧手握住指骨近端,将指骨向掌骨远端牵拉。

3) 作用:增加掌指关节屈曲活动范围。

(4) 掌指关节长轴牵引

1) 体位:患者坐位,前臂旋前放在治疗床或治疗台上,腕关节中立位,手指放松;治疗师面向患者坐位。

2) 操作:治疗师一侧手握住掌骨远端固定,一侧手握住指骨近端,将指骨沿长轴向远端牵拉。

3) 作用:增加掌指关节的屈伸活动范围。

(5) 掌指关节前后向或后前向滑动

1) 体位:患者坐位,前臂旋前或中立位放在治疗床或治疗台上,手指放松;治疗师面向患者坐位。

2) 操作:治疗师一侧手握住掌骨远端固定,一侧手握住指骨近端,前后向滑动时将近端指骨向背侧推动,后前向滑动时将近端指骨向掌侧推动。

3) 作用:前后向滑动增加掌指关节屈曲活动范围,后前向滑动增加掌指关节伸展活动范围。

(6) 掌指关节侧方滑动

1) 体位:患者坐位,前臂旋前或中立位放在治疗床或治疗台上,腕关节中立位,手指放松;治疗师面向患者坐位。

2) 操作:治疗师一侧手握住掌骨远端固定,一侧手握住指骨近端的内外侧,将指骨向桡侧或尺侧来回推动。

3) 作用:增加掌指关节内收、外展活动范围。

(7) 掌指关节旋转摆动

1) 体位:患者坐位,前臂旋前放在治疗床或治疗台上,手指放松;治疗师面向患者坐位。

2) 操作:治疗师一侧手握住掌骨远端固定,一侧手握住指骨近端,将指骨稍做长轴牵引后再向掌侧转动,或向背侧转动。

3) 作用:增加掌指关节活动范围。

(8) 拇指腕掌关节长轴牵引

1) 体位:患者坐位,前臂中立位放在治疗床上,腕关节中立位,可在前臂下垫一毛巾卷;治疗师面向患者坐位。

2) 操作:治疗师一侧手握住远排腕骨的大多角骨固定,一侧手握住拇指近端指骨,将拇指近端指骨沿长轴向远端牵引。

3) 作用:松动关节,缓解疼痛。

(9) 拇指腕掌关节前后向滑动

1) 体位:患者坐位,前臂旋后放在治疗床或治疗台上;治疗师面向患者坐位。

2) 操作:治疗师一侧手握住前臂远端及远排腕骨的大多角骨,一侧手握住第1掌骨并向背侧推动。

3) 作用:增加拇指腕掌关节屈曲的活动范围。

(10) 拇指腕掌关节后前向滑动

1) 体位:患者坐位,前臂旋前放在治疗床上;治疗师面向患者坐位。

2) 操作:治疗师一侧手握住前臂远端掌侧固定远排腕骨的大多角骨,一侧手握住第1掌骨,并向掌侧推动。

3) 作用:增加拇指腕掌关节伸的活动范围。

(11) 拇指腕掌关节尺侧滑动

1) 体位:患者坐位,前臂中立位放在治疗床或治疗台上,腕关节中立位,拇指掌侧内收;治疗师面向患者坐位。

2) 操作:治疗师一侧手握住舟状骨及大多角骨固定,一侧手握住第1掌骨,并向尺侧推动。

3) 作用:增加拇指外展活动范围。

(12) 拇指腕掌关节桡侧滑动

1) 体位:患者坐位,前臂旋后位放在治疗床上,腕中立位,拇指掌侧内收;治疗师面向患者坐位。

2) 操作:治疗师一侧手握住手腕背侧,手指放在舟状骨,大多角骨及第2掌骨近端固定,一侧手放在第1掌骨处,将第1掌骨向桡侧推动。

3) 作用:增加拇指对掌活动范围。

(13) 近端指间关节和远端指间关节:包括分离牵引、长轴牵引、前后向或后前向滑动、侧方滑动、旋转摆动。这些手法的体位、操作、作用与掌指关节基本相同。

四、下肢关节松动术

(一) 髋部关节

1. 运动学概要　髋关节的生理运动包括屈、伸,内收、外展,以及内旋和外旋。附

笔记

属运动包括分离牵引、长轴牵引、前后向滑动、后前向滑动，以及旋转摆动等。髋关节具有三个自由度的运动：屈—伸、展—收和内旋—外旋。在大多数活动中，这三种类型运动常组合在一起；髋部运动均伴有腰椎运动。

（1）运动轴：在髋关节，运动可以发生在任意的轴上，这些轴均通过股骨头的中心；但为了方便描述，通常选用三个互相垂直的轴。

1）屈伸：在站立时，屈伸的轴是水平的冠状位。左右股骨头中心点的连线称总髋轴。当站立位骨盆向前或后方向转动或在仰卧位上两膝靠近胸腔时，在总髋轴周围产生运动。当大腿触到腹壁前，一侧能做屈髋同时屈膝的动作。当伸膝时，腘绳肌的长度限制髋屈在70°~90°。髂股韧带限制髋过伸在0°~10°。当想做进一步过伸时，就需后伸腰椎（脊柱前凸），此动作使人误认为是髋关节伸的运动幅度。

2）收展：在站立时，收展的运动轴在水平的矢状位。肢体对骨盆的运动，如提腿向外侧，或骨盆对下肢的运动，如躯干向站立侧的腿方向倾斜，这些不管是肢体或骨盆运动，正确的名称应使用髋关节的外展或内收。髋关节的外展为45°左右，常伴有骨盆的抬高。髋关节的内收为两条腿接触或0°。但腿可能交叉到30°~40°的内收位。这不是纯平面的运动（因为一条腿必须在屈位，而另一条腿在伸位），在跑步、转向和交叉大腿时，这是一个重要的运动。

3）旋转：站立时，内旋和外旋的轴是垂直的，此轴和股骨的机械轴是一致的。内旋是大转子向前移动接近骨盆前部的运动。外旋是与内旋相反方向的运动。当屈膝90°时，可通过胫骨从中间位的运动来观察髋关节的旋转。

4）股骨的解剖轴和机械轴：股骨的解剖轴是一条通过股骨干的直线，而机械轴则为髋关节中心和膝关节中心的连线。在直立位，机械轴通常是垂直的。股骨颈与股骨的解剖轴形成约125°的角。

（2）正常运动范围：正常人髋关节的运动范围终末感通常是坚硬的，因为受韧带的限制。但屈髋同时屈膝时例外，因为此运动被腹部的脂肪组织所限制。在有严重的肥胖症时，这种限制能影响其功能，如系鞋带或驾驶汽车，以及拾取和提携物体。屈髋同时伸膝的运动被腘绳肌的长度限制。

2. 手法操作要领

（1）长轴牵引

1）体位：患者仰卧位，下肢中立位，双手抓住床头，以固定身体；治疗师面向患者站立于患侧。

2）操作：治疗师双手握住大腿远端，将小腿夹在内侧上肢与躯干之间。双手同时用力，身体向后倾，将股骨沿长轴向足部方向牵拉。

3）作用：松动关节，缓解疼痛。

（2）分离牵引

1）体位：患者仰卧位，患侧屈髋90°，屈膝并将小腿放在治疗师的肩上，对侧下肢伸直，双手抓住床头，以固定身体；治疗师面向患者站立于患侧。

2）操作：治疗师上身稍向前弯曲，肩部放在患者患侧的小腿下，双手五指交叉抱住大腿近端。上身后倾，双手同时用力将股骨向足部方向牵拉。注意治疗中保持患侧髋关节屈曲90°。

3）作用：松动关节，缓解疼痛。

笔记

（3）前后向滑动

1）体位：患者仰卧位，患侧下肢稍外展；治疗师面向患者站立于患侧。

2）操作：治疗师上方手掌放在大腿近端前外侧，下方手放在腘窝内侧。下方手将大腿稍托起，上方手不动，借助身体及上肢力量将股骨向背侧推动。

3）作用：增加屈髋和外旋髋活动范围。

（4）后前向滑动

1）体位：患者俯卧位，健侧下肢伸直，患侧下肢屈膝；治疗师面向患者站立于患侧。

2）操作：治疗师上方手放在大腿近端后面，下方手托住膝部和大腿远端。下方手稍向上抬起，上方手固定，上身稍前倾，借助上肢力量将股骨向腹侧推动（图 2-34）。

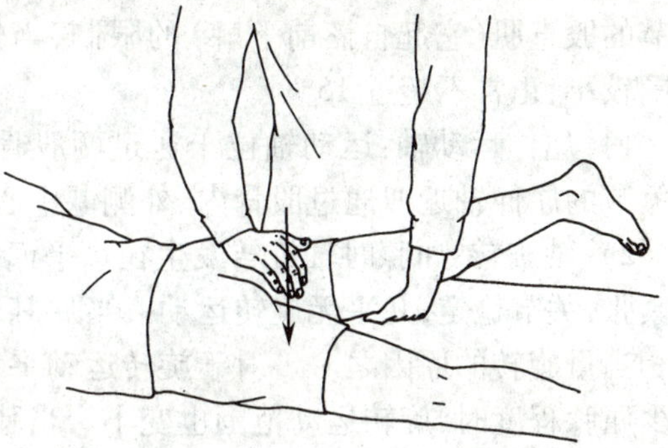

图 2-34 髋部后向前滑动

3）作用：增加髋后伸及内旋活动范围。

（5）屈曲摆动

1）体位：患者仰卧位，患侧下肢屈髋，屈膝，健侧下肢伸直；治疗师面向患者，站立于患侧。

2）操作：治疗师上方手放在膝关节上，下方手托住小腿。双手同时将大腿向腹侧摆动，使患侧下肢髋关节发生被动屈曲。

3）作用：增加髋屈曲活动范围。

（6）旋转摆动

1）体位：患者仰卧位或俯卧位，患侧下肢屈膝，健侧下肢伸直；治疗师面向患者站立于患侧。

2）操作：①患者仰卧位，患侧下肢分别屈髋，屈膝 90°，健侧下肢伸直。治疗师面向患者站立，上方手放在髌骨上，下方手握住足跟，将小腿抬起。做内旋旋转时，上方手向内摆动大腿，下方手向外摆动小腿；做外旋旋转时，上方手向外摆动大腿，下方手向内摆动小腿。②患者俯卧位，患侧下肢屈膝 90°，健侧下肢伸直。治疗师面向患者站在患侧，上方手放在臀部固定，下方手握住小腿远端的内外踝处。做内旋时，下方手将小腿向外摆动，做外旋时，下方手将小腿向内摆动。

3）作用：增加髋的内旋或外旋活动范围。

（7）内收内旋摆动

1）体位：患者仰卧位，患侧下肢屈髋屈膝，足放在治疗床上，健侧下肢伸直；治疗师面向患者站立于患侧。

2）操作：治疗师上方手放在患侧髋部，下方手放在患膝髌骨上。上方手固定，下方手将大腿向对侧髋部方向摆动。

3）作用：增加髋内收、内旋活动范围。

（8）外展外旋摆动

1）体位：患者仰卧位，患侧下肢屈髋、屈膝，足放在对侧膝关节上，呈“4”字状，健

笔记

侧下肢伸直;治疗师面向患者站立于患侧。

2）操作:治疗师上方手放在对侧骨盆上,下方手放在患侧膝关节。上方手固定,下方手将膝关节向下摆动。

3）作用:增加髋外展、外旋活动范围。

（二）膝部关节

1. 运动学概要　膝关节的生理运动包括屈和伸,在屈膝位小腿可内旋(足尖向内)和外旋(足尖向外)。附属运动包括长轴牵引、前后向滑动、后前向滑动、侧方滑动等。

（1）膝关节的运动:膝关节有屈伸和轴旋转两个自由度。膝关节的屈曲范围取决于与大腿后面接触的小腿肌肉的大小,通常是120°~130°。由于受跨过髋和膝两个关节的股直肌(它起自髂前下棘)的限制,当伸髋时屈膝运动范围减小。过伸的运动范围较小,正常不超过15°。

1）屈伸运动轴:运动轴位于通过两股骨髁中心连线的上方几厘米处。临床上,膝关节的屈伸轴近似通过股骨内、外侧髁中心的连线。

2）轴旋转:屈膝时轴旋转发生在水平面上。当膝关节完全伸直时,内、外侧副韧带紧张,关节稳定,几乎无旋转运动。当屈膝时,韧带松弛,这就是膝关节在屈曲位时有相当量旋转的原因之一。对于旋转运动平均40°左右,外旋大约为内旋的两倍。当减少屈膝程度时,旋转运动范围也变小。当膝接近伸直时不能做旋转动作。正常膝关节的被动内、外旋终末感是坚硬的。因为运动被关节囊和韧带结构所限制,这些结构包括侧副韧带、交叉韧带、腘斜韧带、支持带和髂胫束。

3）膝关节的终末旋转:正常伸膝关节时,胫骨在固定的股骨上外旋大约20°。这种旋转运动可在伸膝的最后20°看到,称膝关节的终末旋转,这是纯机械现象,发生于被动和主动的伸膝运动中,不能随意产生或阻止。

（2）半月板运动:被动和主动的力可使半月板在胫骨上运动和控制其运动。例如,在伸膝时股骨髁将半月板推向前方,股骨髁与胫骨髁的接触更向前。相反,半月板在屈膝时移向后方。据报道,内侧半月板移动总量为6mm,外侧半月板为12mm。此外,半月板的移动或变形是根据轴旋转时股骨髁运动的方向而决定的。韧带和肌的附着移动半月板的边缘。例如,半月板髌纤维在伸肌机制中使半月板向前移动,而屈肌的附着(半膜肌和腘肌)使半月板向后运动。若半月板不能随股骨髁一起移动,如发生在突然的扭转或强有力的运动时,半月板可能被股骨髁压碎或撕破。

（3）副韧带作用:当伸膝时副韧带阻止胫骨的前、后移位。副韧带在股骨髁附着处偏于屈伸轴的后上方。这种偏移造成了在伸膝时韧带紧张而屈膝时韧带松弛。所以副韧带提供了终末旋转后膝关节的稳定性,又允许在屈膝时的轴旋转。当屈膝时,由于减少了关节面的适配性,因此易化了轴旋转。当屈膝时,股骨髁与胫骨的髁间隆起和半月板的接触面减少,使胫骨旋转具有更大的自由度。

（4）交叉韧带作用:前、后交叉韧带提供对整个膝关节屈伸运动的控制和稳定。这些韧带位于关节的中央,股骨的髁间窝内。因为其从侧面和前面看是交叉的,故此得名。在整个膝关节的屈伸运动中,前后交叉韧带并非同时紧张,但它们始终保持相对恒定的长度。交叉韧带用这种方式迫使髁面滑动的发生。

（5）关节囊:关节囊形成围在关节周围的一个袖套,刚好附着于股骨髁和胫骨髁

笔记

的上下。前面有髌骨嵌入，后面有一中央皱襞，几乎分隔关节腔。支持带和韧带加强关节囊并成为整个关节囊的一部分。肌的近侧腱穿关节囊，附于股骨的外侧髁。半膜肌形成斜韧带的一部分并发出纤维到胫侧副韧带和它的骨性附着处。这是半月板、韧带、支持带、骨、肌和关节囊之间复杂的被动和主动连接的实例。

2. 股胫关节操作要领

（1）长轴牵引

1）体位：患者坐在治疗床上，患侧屈膝垂于床沿，腘窝下可垫一毛巾卷，身体稍后倾，双手在床上支撑；治疗师面向患者下蹲或坐在低治疗凳上。

2）操作：治疗师双手握住小腿远端。双手固定，将小腿向足端牵拉。

3）作用：松动关节，缓解疼痛。

（2）前后向滑动

1）体位：患者仰卧位或坐位；治疗师面向患者站立或坐位。

2）操作：①患者仰卧位，下肢伸直，患侧腘窝下垫一毛巾卷。治疗师面向患者站立，上方手放在大腿远端的前面，下方手放在小腿近端前面，虎口位于胫骨结节稍上方。上方手固定，上身前倾，借助身体及上肢力量将胫骨向背侧推动。②患者坐位，患侧下肢屈膝，腘窝下垫一毛巾卷。治疗师面向患者坐位，一手虎口或掌根部放在小腿近端大约胫骨结节处，一手握住小腿远端，将胫骨近端向背侧推动（图 2-35）。

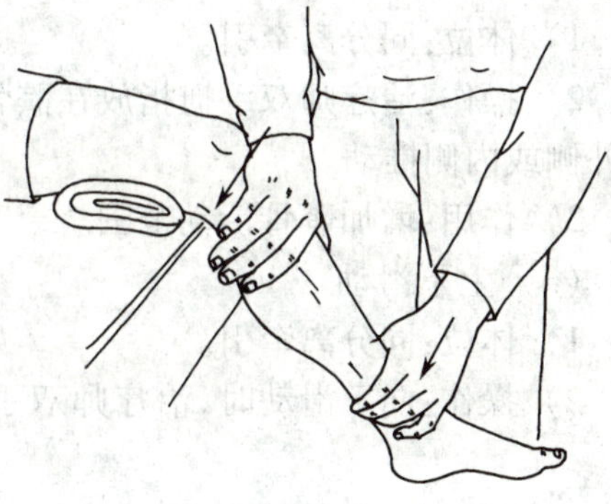

图 2-35　股胫关节前后向滑动

3）作用：增加膝关节屈曲的活动范围。

（3）后前向滑动

1）体位：患者仰卧位，患侧下肢屈髋，屈膝，足平放床上，健侧下肢伸直；治疗师面向患者坐位。

2）操作：治疗师坐在治疗床一侧，大腿压住患者足部，双手握住小腿近端，拇指放在髌骨下缘，四指放在腘窝处。双手固定，身体后倾，将胫骨向前拉动。

3）作用：增加膝关节伸展活动范围。

（4）侧方滑动

1）体位：患者仰卧位，下肢伸直；治疗师面向患者站立。

2）操作：治疗师站立于患侧，双手将下肢托起，内侧手放在小腿近端内侧，外侧手放在大腿远端外侧，将小腿夹在内侧前臂与躯干之间。外侧手固定，内侧手将胫骨向外侧推动。

3）作用：增加膝关节活动范围。

（5）伸膝摆动

1）体位：患者仰卧位，患侧下肢稍外展，屈膝；治疗师面向患者站立于患侧。

2）操作：治疗师双手抬起患侧下肢，将其置于内侧上肢与躯干之间。双手握住小腿远端，稍将小腿向下牵拉，并同时将小腿向上摆动。

3）作用：增加膝关节伸的活动范围。

（6）旋转摆动

笔记

1）体位：患者仰卧位或坐位；治疗师面向患者站立或坐位。

2）操作：①患者坐位，小腿垂于治疗床沿。治疗师面向患者坐在一低凳上，双手握住小腿近端，并稍向下牵引。内旋时，向内转动小腿，外旋时，向外转动小腿。②患者仰卧位，下肢稍外展。治疗师面向患者站立，双手托起患者下肢，上方手放在大腿远端前面，下方手托住足跟。上方手固定，下方手将小腿向外转动（内旋）或向内转动（外旋）。

3）作用：内旋摆动增加小腿内旋活动范围，外旋摆动增加小腿外旋活动范围。

3. 髌股关节操作要领

（1）分离牵引

1）体位：患者仰卧位，稍屈膝，可以在腘窝下垫一毛巾卷；治疗师面向患者站立于患侧。

2）操作：治疗师双手拇指与示指分别放在髌骨两侧。双手握住髌骨，同时向上抬动。

3）作用：增加髌骨活动范围。

（2）侧方滑动

1）体位：同分离牵引。

2）操作：治疗师双手拇指放在髌骨外侧，示指放在对侧。双手固定，同时将髌骨向外侧或内侧推动。

3）作用：增加髌骨活动范围。

（3）上下滑动

1）体位：同分离牵引。

2）操作：向下滑动时，治疗师双手拇指放在髌骨上端，其余四指放在髌骨两侧。向上滑动时，治疗师双手拇指放在髌骨下端，其余四指放在髌骨两侧。双手同时用力将髌骨向上或向下推动。如果髌骨活动明显受限，可以将一侧手的虎口或掌根放在髌骨的上端（向下滑动）或下端（向上滑动），另一侧手虎口放在髌骨的下方（向下滑动）或上方（向上滑动）操作（图 2-36）。双手拇指放在髌骨外侧，示指放在对侧。双手固定，同时将髌骨向外侧或内侧推动。

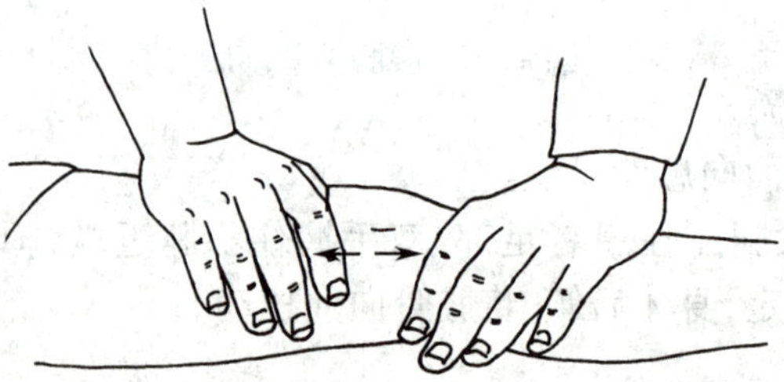

图 2-36 髌股关节上下滑动

3）作用：向上（头部方向）滑动时，增加伸膝活动范围；向下（足部方向）滑动时，增加屈膝活动范围。

4. 上胫腓关节操作要领

（1）前后向滑动

1）体位：患者仰卧位，患侧下肢屈髋，屈膝，足平放在治疗床上，对侧下肢伸直；治疗师面向患者坐位。

2）操作：治疗师坐在治疗床旁，大腿压住患者的足前部。双手拇指放在腓骨小头上，其余四指放在两侧。双上肢同时用力将腓骨小头向后推动。

3）作用：松动关节，缓解疼痛。

（2）后前向滑动

1）体位：患者俯卧位，小腿下方垫一枕头或将小腿放在治疗师的大腿上；治疗师面向患者站立。

2）操作：治疗师站在患侧或治疗师将自己的内侧腿屈膝放在治疗床上托住患者小腿。双手拇指放在腓骨小头后面，其余四指放在小腿两侧。双上肢同时用力将腓骨小头向前推动。

3）作用：松动关节，缓解疼痛。

（三）踝部关节

1. 运动学概要　踝部关节的生理运动包括跖屈、背伸，内翻、外翻等。附属运动包括长轴牵引，前后向滑动，后前向滑动，上下滑动等。其中下胫腓关节可以进行以下运动：①上下运动：即腓骨头在胫骨平台下向外方活动。②前后运动：范围很小，通常用手才能感觉出来，并随年龄的增加而减少。③旋转及侧方运动：二者常同时发生。此外，当足背伸时，外踝向上、外、后方，跖屈时向下、内、前方。

（1）距小腿关节：位于小腿与距骨之间的距小腿关节是具有一个运动自由度的屈戌关节，通常称为踝关节。距骨滑车有一个负重的上关节面，这个关节面与胫骨的远端相关节，滑车的内、外侧面分别与胫骨的内踝外侧面和外踝内侧面相关节。胫、腓骨由胫腓前、后韧带连在一起。这样内外踝形成一个牢固的关节窝，容纳楔形的距骨滑车。

1）运动轴：内、外髁尖下方的连线与踝关节轴方向接近。当膝关节的水平轴垂直人体中线（如矢状面）时，内踝尖端通常在外踝的前上方，因此踝关节轴均倾斜于矢状面和额状面。垂直轴也与水平轴倾斜。踝关节的运动轴与主要面均不垂直，而与三个运动平面相交。这种轴称为三向轴，环绕这个轴可做所有三个面的运动，从踝关节的自然位可产生30°的跖屈，在矢状面上（跖屈）为28°以上，在水平面（内旋）上为1°以及在额状面上（旋前）为4°。在踝关节背屈30°时，在矢状面上的运动为23°，水平面上为9°（外旋）以及在额状面上（旋后）为2°。

2）踝关节运动：从解剖姿势位开始，背屈的正常范围为0°~30°。这是在仰卧位时测量的，此时膝关节为伸直位，跨越膝关节和踝关节的腓肠肌处于伸长位，限制了背屈。屈膝如坐位是测量单独踝关节运动的最好姿势，此时腓肠肌处于松弛状态，背屈的运动范围会更大些。在同一组中，男性跖屈为56°±6°。正常的背屈终末感是坚硬的。当膝关节屈时，限制来自韧带结构。当膝关节伸时则限制来自腓肠肌的长度或抵抗。跖屈的终末感也是坚硬的，这是来自关节囊、韧带和背屈肌的抵抗。

（2）踝关节的附加运动：完全背屈是距小腿关节的紧锁位，因此附加运动仅发生在跖屈时。内、外踝连结较稳固，因此正常距骨可在前后方向被动移动约2~3mm。过度的向前或向后的运动分别被称为前屉征和后屉征，这提示有韧带的松弛或破坏的可能。

2. 下胫腓关节操作要领　前后向或后前向滑动。

（1）体位：患者俯卧位，患侧下肢屈膝90°，踝关节放松；治疗师站在患侧。

（2）操作：前后向滑动时，上方手掌根部放在内踝后面，下方手掌根部放在外踝前面；后前向滑动时，上方手掌根部放在外踝后面，下方手掌根部放在内踝前面。前后向滑动时，上方手固定，下方手将外踝向后推动；后前向滑动时，下方手固定，上方手将

笔记

外踝向前推动。

(3) 作用:增加踝关节活动范围。

3. 胫距关节操作要领

(1) 分离牵引

1) 体位:患者俯卧位或仰卧位;治疗师面向患者站立或坐位。

2) 操作:①患者俯卧位,患侧下肢屈膝90°,踝关节放松。治疗师位置面向患者站在患侧,双手握住内外踝远端,相当于胫距骨处。也可用一侧下肢屈膝压住患者大腿后面固定。双手同时向上用力牵引。②患者仰卧位,下肢伸直,踝关节伸出床沿外。治疗师面向患者站在或坐在床尾,双手握住足背近端,借助上肢力量将足向远端牵引(图2-37)。

3) 作用:松动关节,缓解疼痛。

(2) 前后向滑动

1) 体位:患者俯卧位或仰卧位;治疗师面向患者站立。

2) 操作:①患者俯卧位,患侧下肢屈膝90°,踝关节稍跖屈。治疗师面向患者站立,下方手放在距骨前面,上方手放在内、外踝后方。上方手固定,下方手将距骨向后推动。②患者仰卧位,下肢伸直,踝关节伸出治疗床外。治疗师面向患者站在床尾,上方手握住内、外踝前方,下方手握住距骨前面,拇指在外侧,四指在内侧。上方手固定,下方手借助上肢力量将距骨向后推动(图2-38)。

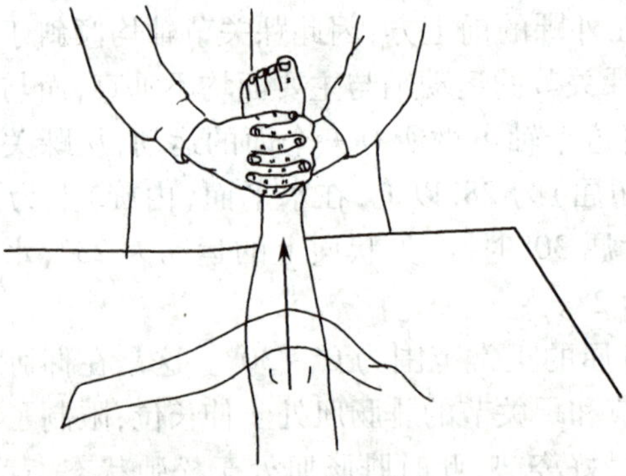
图2-37 胫距关节分离牵引

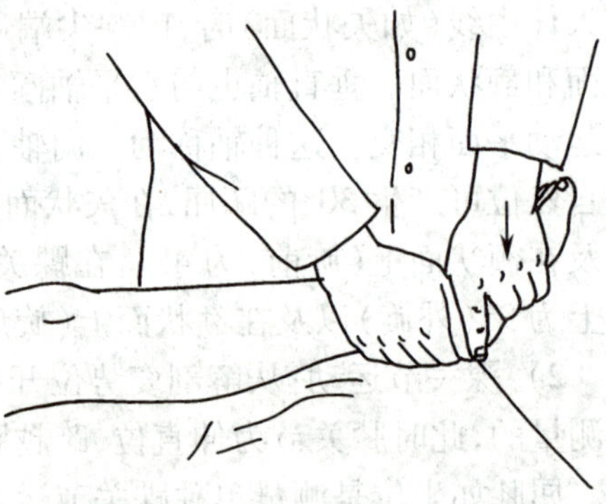
图2-38 胫距关节前后向滑动

3) 作用:增加踝关节背伸活动范围。

(3) 后前向滑动

1) 体位:患者俯卧位或仰卧位;治疗师面向患者站立。

2) 操作:①患者俯卧位,患侧下肢屈膝90°,踝关节放松。治疗师面向患者站立,上方手虎口放在距骨后面,下方手虎口放在内、外踝前面。下方手固定,上方手将距骨向前推动。②患者俯卧位,踝关节伸出治疗床外,小腿前面垫一毛巾卷。治疗师面向患者站在床尾,上方手握住内、外踝后面,下方手虎口放在距骨后面。上方手固定,下方手借助上肢力量将距骨向前推动(图2-39)。③患者仰卧位,下肢伸直。治疗师面向患者站立,上方手握住内、外踝前面,下方手托住跟骨。下方手固定,上方手借助上肢力量将内、外踝向后推动。

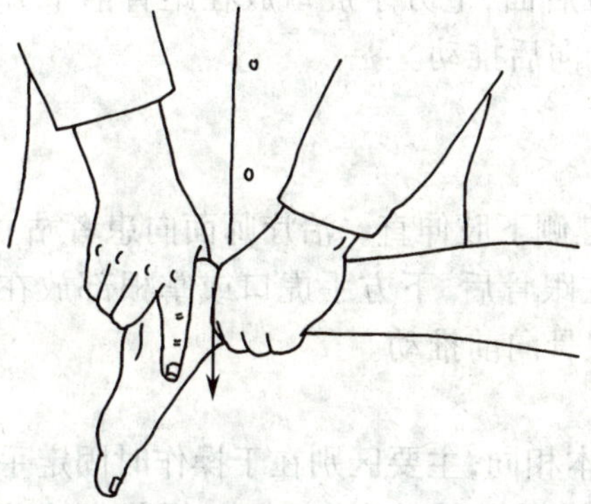

图 2-39　胫距关节后前向滑动

3）作用：增加踝关节跖屈活动范围。

（4）向内侧滑动

1）体位：患者俯卧位，下肢伸直，踝关节伸出治疗床外，小腿前面垫一毛巾卷；治疗师面向患者站立。

2）操作：治疗师面向患者站在患足外侧，上方手握住内、外踝后面，下方手握住跟骨及距骨。上方手固定，下方手借助上肢力量将跟骨及距骨向内侧推动。注意此手法对距下关节也有一定的松动作用。

3）作用：增加踝关节外翻活动范围。

（5）向外侧滑动

1）体位：患者侧卧位，患肢置于下方并伸直，踝关节伸出治疗床外；上方健侧下肢屈髋、屈膝。治疗师面向患者站立。

2）操作：治疗师上方手握住内、外踝后面，下方手握住跟骨及距骨。上方手固定，下方手借助上肢力量将跟骨及距骨向外侧推动。

3）作用：增加踝关节的内翻活动范围。

（6）屈伸摆动

1）体位：患者俯卧位，患侧下肢屈膝 90°，健侧下肢伸直；治疗师面向患者站立。

2）操作：治疗师上方手握住内、外踝后面，下方手握住足底。上方手固定，下方手将足做屈、伸摆动。此手法对距下关节也有一定的松动作用。

3）作用：增加踝关节屈、伸活动范围。

（7）翻转摆动

1）体位：患者俯卧位，患侧下肢屈膝 90°，健侧下肢伸直；治疗师面向患者站立。

2）操作：治疗师上方手握住足跟后部，下方手握住足跟前部。内翻摆动时，双手将跟骨向内侧翻转；外翻摆动时，双手将跟骨向外翻转。如果关节比较僵硬，治疗师可以用上方手握住足跟，下方手握住足的中部，双手同时摆动，以增加摆动的强度和范围。

3）作用：内翻摆动增加踝内翻活动范围，外翻摆动增加踝外翻活动范围。

4. 距下关节

（1）分离牵引

1）体位：患者仰卧位或俯卧位；治疗师面向患者站立。

2）操作：①患者仰卧位，下肢伸直，踝关节伸出治疗床外。治疗师面向患者站在床尾，内侧手放在内、外踝远端距骨前面，外侧手握住跟骨。上方手固定，下方手借助上肢力量将跟骨向远端牵拉。②患者俯卧位，患侧下肢屈膝 90°，健侧下肢伸直。治疗师面向患者站立，双手用虎口分别握住跟骨和楔骨，双上肢同时用力将跟骨及足向上牵拉。

3）作用：松动关节，缓解疼痛。

（2）前后向滑动

1）体位：患者俯卧位，患侧下肢屈膝 90°，健侧下肢伸直；治疗师面向患者站立。

笔记

2）操作:治疗师上方手握住内、外踝及距骨后面,下方手虎口放在距骨前下方的跗骨上。上方手固定,下方手将距下关节的远端向后推动。

3）作用:增加踝关节背伸活动范围。

（3）后前向滑动

1）体位:患者俯卧位,患侧下肢屈膝90°,健侧下肢伸直。治疗师面向患者站立。

2）操作:治疗师上方手握住足跟,手掌放在跟骨后,下方手虎口或掌根部放在距骨前面。下方手固定,上方手借助上肢力量将跟骨向前推动。

3）作用:增加踝关节跖屈活动范围。

上述手法的操作与胫距关节的手法操作基本相同,主要区别在于操作时固定手尽量靠近距骨,松动手尽量靠近跟骨,使力量真正作用于距下关节。具体操作方法此处不再赘述。

5. 跗骨间关节

（1）体位:患者仰卧位,稍屈髋,屈膝,或坐位,踝关节放松,稍跖屈;治疗师面向患者站立或坐位。

（2）操作:治疗师双手拇指分别放在相邻跗骨的背侧,示指放在足底相应跗骨的跖面。向足底滑动时,一侧手固定,另一侧手拇指向足底方向推动相邻跗骨;向足背滑动时,一侧手固定,另一侧手示指向足背方向推动相邻跗骨。

（3）作用:增加跗骨的背伸和跖屈活动范围。

6. 跗跖关节

（1）上下滑动

1）体位:患者仰卧位或坐位,踝关节放松稍跖屈;治疗师面向患者站立或坐位。

2）操作:治疗师上方手握住跗骨,下方手握住跖骨。上方手固定,下方手将跖骨上下推动。如果要松动某个单一跗跖关节,则用双手拇指分别放在相邻的跗骨和跖骨近端的背面,示指放在足底相应的跗骨和跖骨的跖面,上方手固定,下方手将跖骨近端向足背或足底方向推动。

3）作用:增加跗跖间活动范围。

（2）旋转摆动

1）体位:患者仰卧位或坐位,踝关节放松;治疗师面向患者站立或坐位。

2）操作:治疗师双手分别握住跗骨和跖骨近端,拇指在足背,四指在足底。上方手固定,下方手将跖骨向内转动(旋前),或向外转动(旋后)。

3）作用:旋前摆动增加踝关节外翻活动范围,旋后摆动增加踝关节内翻活动范围。

（四）足部关节

1. 运动学概要　足的功能主要为支撑体重,足部关节的生理运动有屈、伸、内收、外展、内翻、外翻。附属运动有上下滑动、侧方滑动、长轴牵引、旋转等。

（1）距下关节(跟距关节):跟骨的上面有三个关节面(后、中、前),与距骨下面相应的关节面相关节。跟骨后关节面凸起,而跟骨中、前关节面则凹下,这样就可阻止距骨在跟骨上方前、后移位。关节轴和运动:从跟骨的后外面向前、上、内通过跗窦的线来代表距下关节的三向轴。该轴与矢状面为42°±9°,与水平面为23°±11°。

（2）跗横关节:跗横关节也称为跗中关节,它涉及一个外科截肢平面。从上看它的关节线呈S形，由距舟关节和跟骰关节的关节面形成。跗横关节参与前足在后足上的运动，在旋前时降低足纵弓高度而旋后时增加足纵弓的高度。但这些关节本身不产生独立的运动。韧带的附着和骨性结构连结使跗横关节和距下关节形成具有一个运动自由度的三向轴。在内翻时，足舟骨和骰骨向内侧移动并在固定的距骨下方绕距骨旋转，跟骨随骰骨向前并在距骨下方转动。跗横关节平均在额状面可向内侧倾斜（旋后）20°和外侧倾斜20°（旋前），其中距舟关节（13°和8°）比距下关节（6°和3°）大。

（3）跗跖关节：骰骨和三块楔骨与五块跖骨基底部关节形成跗跖关节。由于楔骨与邻近的第二跖骨牢固榫接，因此仅允许做少量屈伸运动，其他的跗跖关节可沿中足的弧度做少量旋转。第四、五跗跖关节最灵活，其背屈和跖屈以及旋前和旋后的总运动量分别为9°和11°。

（4）跖趾关节和趾骨间关节：这些关节与手的相应结构对应，而有功能的差异，掌指关节（MCP）允许屈90°过伸0°~30°，但跖趾关节（MTP）相反，过伸90°屈仅为30°~45°。这种大幅度的过伸被用于足趾站立和步行（在站立相末期MTP过伸），趾的收展运动量小于手部，肌肉的控制也比手部差。趾骨间关节与手部也相似，大趾只有一个关节，而其他趾为两个，即近侧和远侧趾间关节。

2. 操作

（1）跖骨间关节的上下滑动。

1）体位：患者仰卧位、俯卧位或坐位，踝关节放松；治疗师面向患者站立。

2）操作：治疗师双手分别握住相邻跖骨。一侧手固定，另一侧手将相邻的跖骨上下推动。

3）作用：增加相邻跖骨间活动范围。

（2）跖趾关节上下滑动

1）体位：患者俯卧位，患侧下肢屈膝90°；治疗师面向患者站立。

2）操作：治疗师上方手放在跖骨上，拇指在足底，示指在足背，下方手放在相应的趾骨近端，拇指在足底，示指在足背。上方手固定，下方手将趾骨上下推动。

3）作用：增加跖趾关节活动范围。

（3）趾骨间关节：①分离牵引；②长轴牵引；③前后向或后前向滑动；④侧方滑动；⑤旋转摆动。上述松动手法与指骨间关节的手法操作基本相同。

五、动态关节松动术

（一）基本概念

动态关节松动术是由新西兰的物理治疗师Brain Mulligan所改良的一种关节松动术。Brian早年间师承北欧和澳大利亚两位关节松动术大师Freddy Keltenborn和Geoffrey Douglas Maitland，并对长期临床诊疗工作进行总结，在基于传统的关节松动概念和技术上，改良并创造了一种可解除疼痛和恢复功能的徒手、无痛关节复位技术，1993年其代表作《动态关节松动术》出版。

（二）基本技术

动态关节松动术主要可分为脊柱部分和四肢部分。

脊柱部分的技术主要分为自然体位下小关节滑动技术（natural apophyseal glides，NAGS）、反自然体位下小关节滑动技术（reverse natural apophyseal glides，RNAGS）、维

笔记

持自然体位下小关节滑动技术(sustained natural apophyseal glides,SNAGS)以及徒手牵引(traction)。NAGS 及 RNAGS 主要的适应证为脊柱多节段,多方向受限及疼痛。而 SNAGS 则是明确单一节段,单一方向受限或疼痛才可以使用的技术,是应用于脊柱上的动态松动术。此外,当受累节段和神经体征吻合的时候,可以使用 SNAGS 配合神经松动术。

四肢部分的技术主要分为动态关节松动术(mobilization with movement,MWM)、加压疗法(compression therapy)和疼痛缓解现象(pain release phenomenon,PRP)。MWM 即为动态松动术中最核心的部分,即治疗师在做关节松动术的同时,患者配合治疗师在无痛的范围下进行活动。在手法关节复位的情况下,患者进行活动,可使本体感受器输入正确的关节位置、关节运动速度、关节运动方向和肌肉张力的变化,由于融入了本体感觉的输入,故动态松动能比其他松动术更好地维持治疗效果。加压疗法是通过对四肢关节进行加压治疗的一种方法,既可以作为一种检查方法又可以作为治疗手段。目前这个技术仍在发展当中,在滑液关节中,如果对关节加压能诱发疼痛,这个技术就能获得很好的治疗效果。PRP 是针对由于软组织病变及损伤引发的关节活动障碍及疼痛,故在急性期不能使用该技术。

(三)临床应用

1. 适应证　与其他流派关节松动技术相同,主要适用于任何因力学因素(非神经性)引起的关节功能障碍,对进行性关节活动受限和功能性关节制动,关节松动技术的主要作用是维持现有的活动范围,延缓病情发展,预防因不活动引起的其他不良影响。由于动态松动术特殊的操作,故其适应证和禁忌证有所不同。包括:①关节疼痛和(或)肌肉紧张及痉挛;②可逆性关节活动降低;③进行性关节活动受限;④功能性关节制动。

2. 禁忌证

(1)绝对禁忌证:①癌症及恶性肿瘤;②骨关节感染;③关节水肿;④骨折未愈合;⑤关节脱位;⑥韧带断裂;⑦关节失稳。

(2)相对禁忌证:①骨质疏松;②先天骨关节结构异常或畸形;③炎症慢性期;④韧带损伤;⑤怀孕晚期;⑥多关节退行性改变;⑦精神疾患;⑧长期服用抗凝药物及类固醇类药物;⑨严重创伤。

第三节　增强肌力和肌肉耐力的训练技术

一、概述

肌力是肌肉发挥其生理功能的形式,是指骨骼肌收缩或紧张时产生的最大的力强度。肌肉耐力是指有关肌肉持续进行某项特定任务的能力。增强肌力和增强肌肉耐力的训练有很多共同之处,可统称为力量练习。临床上常将发展肌力和肌肉耐力结合起来进行训练,从而使肌肉做功更为合理。增强肌力和肌肉耐力的技术和方法有很多种,以肌力训练为主。目前较有代表性的训练方法有传递神经冲动训练、助力训练及抗阻训练等。本节将重点介绍临床常用的增强肌力和肌肉耐力的训练技术和运动疗法。

（一）基本概念

1. 肌肉生理学概念 与肌力和肌肉耐力训练相关的生理学概念主要包括以下三方面的内容：

（1）肌力（muscle strength）：是指肌肉（骨骼肌）收缩时所能产生的最大力量。

（2）肌肉耐力（muscle endurance）：是指肌肉进行持续收缩和反复收缩的能力，也称力量耐力。肌肉耐力与所进行的运动强度呈反比的关系，即运动强度越大，肌肉耐力越小。

（3）肌肉长度-张力关系（muscle length-tension relation）：是指肌肉收缩前的初长度与肌肉收缩所产生的肌力大小之间的相互关系。适宜的初长度才能产生最大的收缩力；当肌肉收缩时初长度已处于缩短或过分拉长的状态，则其收缩力下降。

2. 肌肉运动学概念 肌肉运动学概念集中于肌肉收缩形式、肌力及肌肉耐力训练模式两方面。

（1）肌肉收缩形式

1）等长训练（isometric exercise）：指肌肉收缩时，肌纤维长度不变，肌张力明显升高，肌力也显著提高，但不产生关节活动的训练方法，又称静力练习。等长运动不受环境限制，简单易行，适用于骨折、关节炎或因疼痛关节不能活动的情况下，进行的肌力和肌肉耐力训练，以延缓和减轻肌纤维的失用性萎缩。

2）等张训练（isotonic exercise）：指肌肉收缩时，肌纤维的长度发生改变，但肌纤维的张力保持不变，并且产生关节活动的训练方法。等张训练是最常用的肌力训练方法，可有效地发展肌肉动力性力量，改善神经肌肉的协调性。①向心性收缩（concentric contraction）：是指在肌力训练中，使肌肉产生向心收缩的一种训练方式，此运动的加速度为正。当肌肉收缩时，主动肌的起止点靠近，如肱二头肌收缩使肘关节屈曲、胸大肌收缩使肩关节内旋等。②离心性收缩（eccentric contraction）：是指当肌肉收缩时，主动肌的起止点远离，此运动的加速度为负。如做俯卧撑胸口靠近地面时，肱三头肌和胸大肌做离心收缩；做引体向上当身体缓慢下落时，肱二头肌做离心收缩。

3）等速训练（isokinetic exercise）：又称可调节抗阻训练或恒定速度训练，是指利用专门设备，根据患者运动过程中肌力大小变化，相应调节外加阻力，使整个关节运动依照预先设定的速度进行运动的训练方法。等速训练过程中肌肉用力仅使肌张力增高，力矩输出增加，而肌肉收缩时训练肢体移动的角速度并不发生变化，因此训练的效率与安全性较高，目前已广泛应用于康复评定和康复治疗。

（2）肌力及肌肉耐力训练模式

1）被动运动（passive movement）：是指关节运动时患者不用主动发力，依靠外力来完成的运动或动作，适用于肢体肌肉瘫痪或肌力极弱的情况下。常用于各种原因引起的肢体运动障碍，如瘫痪、关节功能障碍，以及需要保持关节活动范围但又不能或不宜进行主动运动等。这时患者不能用自己的力量来进行关节活动，只有借助外力帮助被动活动关节才能维持关节的正常活动范围，从而预防关节挛缩和变形的发生。

2）助力训练（assisted exercise）：是指患肢在外力的辅助下，主动收缩肌肉来完成运动或动作的训练方法，适用于肌力 1~3 级的患者。辅助力量可通过患者健肢、治疗师或其他器械、引力及水的浮力来提供。

3）悬吊训练（suspension exercise）：是近年来新兴的一种肌肉训练和康复方法，是

笔记

指利用悬吊架、绳索、滑轮、橡皮筋、重物等专门设置的装置进行肌肉训练的方法，属于助力训练的一种。训练时需先将训练的关节通过装置悬吊在空中，然后让关节在水平面内完成动作。悬吊训练可以节省治疗师的体力消耗，目前广泛应用于临床康复治疗。

4）主动训练（active exercise）：是指通过患者主动的肌肉收缩来完成运动或动作的训练方法，适用于肌力3级以上的患者。运动或完成动作时既无需外加助力，也无需克服外来阻力。

5）抗阻训练（resistance exercise）：是指肌肉在对抗外力的情形主动收缩完成运动或动作的训练方法，是对增强肌力和肌肉耐力最为有效的一种训练方法，广泛应用于各种原因所致的肌肉萎缩。外加阻力的大小可根据患肢肌力的大小而定，适用于肌力3级以上的患者。

（二）肌力减低的常见原因

临床上多种因素都可引起肌力减低，常见的原因有以下几种：

1. 神经源性疾病　中枢神经系统损伤和周围神经损伤，皆可影响到受损神经所支配肌肉的募集。如单侧肢体的肌肉瘫痪或肌力下降多因颅脑外伤、脑卒中而引起；臂丛神经损伤后可导致上肢肌肉瘫痪或肌力下降。

2. 肌源性疾病　肌营养性不良、多发性肌炎等疾病均可导致肌源性肌力下降。四肢近端、躯干肌力下降与肌肉萎缩多是进行性肌营养不良的主要表现；颈屈肌群、四肢近端肌群、咽喉肌群等部位出现肌力下降多为多发性肌炎。

3. 失用性肌萎缩　是指由于机体制动及无功能状态，使肌原纤维产生减少，导致肌纤维萎缩和肌肉力量减退，常由骨折石膏固定后、关节病或其他疾病长期卧床影响肢体活动等原因引起。

4. 年龄因素　肌肉力量可因年龄的变化而增强或减退，在儿童及少年时期与年龄呈正比关系，即随年龄的增长而逐年增强。肌肉力量约在20~25岁时达到最高水平，25岁以后平均每年最大肌肉力量下降1%左右，65岁时只有25岁时力量的60%左右。

（三）影响肌力的主要因素

1. 肌肉收缩的形式　同样的肌肉在进行不同的收缩时产生的力不同，如向心收缩产生的力一般小于离心收缩。

2. 肌肉横截面的大小　一般认为，肌纤维的数量很难改变，故实际上肌肉力量的增强是伴随着单个肌纤维横截面积增大来实现的，横截面越大，绝对肌力就越大。

3. 肌纤维的类型　人体的肌纤维类型大致可分为红肌和白肌两种，红肌由于其血红蛋白丰富而显出红色，此类肌肉具有启动较慢、耐力较强、不容易疲劳的特点，故也称为慢肌；白肌由于其血红蛋白较少而显白色，此类肌肉具有启动快、耐力弱、容易疲劳的特点，故也称为快肌。此两种肌纤维在一定的训练下可以相互转化。

4. 性别和年龄　一般来说女性肌力小于男性，女性肌力为男性肌力的70%左右。随着年龄的增长，肌力不断提高，成年时达到巅峰，在成年后肌力逐渐下降。

（四）肌力训练的目的和种类

1. 肌力训练的目的

（1）通过肌力训练，增强原先发生肌力减退肌肉的肌力。

笔记

（2）使肌肉能够维持长时间收缩，从而增强肌肉耐力。

（3）通过肌力训练增强肌力，为以后的步态、平衡等康复功能训练打基础。

2. 肌力训练方法的种类

（1）按照不同训练目的分类：可分为增强肌力训练和增强肌肉耐力训练两种。当以增强肌力为训练目的时，应加大负荷量以募集更多的肌纤维收缩，同时加快运动速度及缩短训练时间；而以增强耐力为训练目的时，则负荷量应相对减小，重复次数应增加，训练的时间应延长。

（2）按照不同肌力大小分类：主要包括传递神经冲动训练、助力训练、主动训练、抗阻力训练、渐进抗阻训练等运动方法。一般来说，0~1 级肌力时，可采用传递神经冲动训练和被动训练；1~3 级肌力时，可采用助力训练；3 级以上肌力，可行主动训练；4~5 级肌力时，可行抗阻训练。

（3）按照不同肌肉收缩的方式分类：主要包括等长训练、等张训练和等速训练。

二、肌力及肌肉耐力训练的基本原则与临床应用

（一）基本原则

1. 抗阻训练原则（resistance exercise principle） 增强肌力的重要因素是在肌力训练中施加阻力。外加阻力、肌肉本身的重量以及肌肉在运动过程中所受到的障碍等皆可作为阻力的来源。因此，当患者肌力在 3 级以上时，为达到增强肌力的目的，应当考虑采用抗阻训练的方法。

2. 超量恢复原则（muscle supercompensation principle） 超量恢复又称超量代偿，是指肌肉或肌群经过适当的运动或训练后，会产生适度的疲劳，形态功能也有不同程度的下降。肌肉先经过疲劳恢复阶段，继而达到超量恢复阶段。训练过程中消耗的 ATP 等能源物质、肌红蛋白、收缩蛋白、酶蛋白及酶活性在疲劳恢复阶段可恢复到运动前原有的水平；而在超量恢复阶段，这些物质继续上升并超过运动前的水平，随着休息时间的延长，又逐渐下降到运动前原有的水平（图 2-40）。因此，如果下一次训练在前一次超量恢复阶段进行，就能以前一次超量恢复阶段的生理生化水平为起点，保持超量恢复不会消退，并能逐步积累超量恢复的训练效果，从而发挥巩固和叠加超量恢复的作用。如此反复地训练，即可逐步实现肌肉在力量、形态和功能各方面的增强。

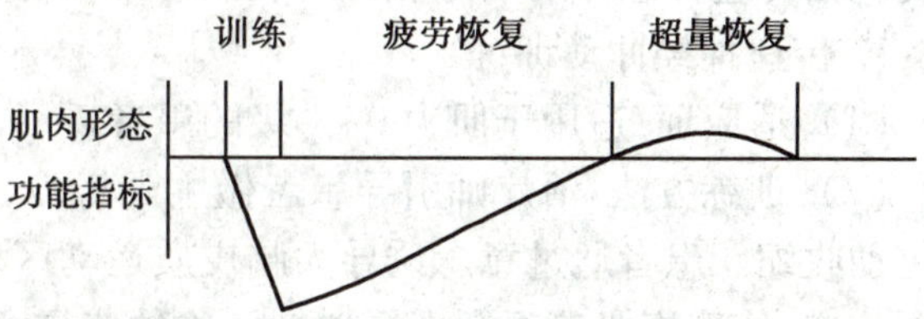

图 2-40 超量恢复示意图

根据超量恢复原则，在肌肉训练时要注意以下两个方面：

（1）肌肉训练时要引起一定肌群的适度疲劳：如果不能引起明显的肌肉疲劳，也就意味着没有出现超量恢复，肌肉训练的效果也就难以保证。但过度疲劳会对较弱的肌肉造成损伤，因此在训练中要严格把握强度并严密观察，防止肌肉过度疲劳。如果肌肉出现过度疲劳，则会发生肢体运动速度减慢、运动幅度下降、动作不协调、患者主诉疲乏劳累等，此时要立即停止训练。还有一种现象，如果前一阶段的训练强度过大，会出现肌力下降发生在肌力增强训练之后的情况，这也是肌肉过度疲劳的表现，此时

应当暂停训练或减小训练强度。

（2）肌肉训练要掌握适当的训练频度：训练肌肉时，合理的训练频度应为每日 1 次或隔日 1 次，最好将后一次训练在前一次训练后的超量恢复阶段内进行。若训练时间间隔太短，肌肉疲劳尚未完全恢复，继续训练将会使肌肉疲劳加重，继而引起肌肉劳损。若训练时间间隔过长，超量恢复已消退，将无法巩固和叠加超量恢复，因而也难以达到增强肌力和肌肉耐力的目的。

（二）肌力及肌肉耐力训练方法的选择

1. 安全性　适当的训练方法可以有效地增强肌肉力量；不恰当的方法容易引起损伤，影响训练效果。如快速度的等速训练或等张训练应用在骨折损伤后早期，会进一步损伤骨折部位，延缓骨质愈合。因此，应当首要考虑患者的训练安全。

2. 有效性　依据患者现有的肌力水平、训练目的选择合适的训练方法，可以确保训练方法的有效性。训练方法包括肌肉收缩的类型、适当的负荷量、运动速度、重复次数以及训练间隔时间等。如以增强肌肉耐力训练为主要目的时，应选择小负荷、多重复的肌肉训练方法；对肌力 3 级以上的患者，应采用抗阻训练的方法等。

3. 经济实用性　根据本医疗单位现有的客观条件，结合患者的经济承受能力，选择一些简便易行、易掌握、经济实用的肌力训练方法。

4. 个体化　按照因人而异、因人而宜的原则，根据患者的实际病情和要求选择适宜的训练方法，制订个体化的训练方案。制订方案时要充分征求患者的意见，尽量尊重患者的意见，从而调动患者配合康复训练的积极性。

（三）肌力训练的基本方法

肌力训练的方法有多种分类，目前临床广泛采用徒手肌力评定分级法（manual muscle test，MMT）来进行评定分类，评定完成后根据情况进行肌力训练，常用的方法主要包括传递神经冲动训练、助力训练、悬吊训练、主动训练、抗阻训练等。

1. 传递神经冲动训练

（1）适应证：适用于肌力 0~1 级的患者。

（2）训练方法：治疗师引导患者做主观努力，通过意念的方式竭力引发瘫痪肌肉的主动收缩。患者通过意念诱导大脑皮质运动区发放神经冲动，通过脊髓前角细胞向周围传递，使瘫痪肌肉逐渐恢复功能。这种依靠意念引发的主观努力能够活跃神经轴突流，具有增强神经营养的作用，可有效促进神经本身的再生，有助于康复训练的进行。

2. 助力训练

（1）适应证：适用于肌力 1~3 级的患者。在这个肌力级别，肌力较弱，尚不能独自主动完成运动，可以开展助力训练，逐步增强肌力。需要注意的是，在进行肌力训练时，辅助的方法和辅助量应随着肌力的恢复不断地调整。

（2）训练方法：常用的助力训练方法包括以下四种。

1）徒手辅助主动训练：只需通过治疗师的手法进行训练，无需任何器械的帮助。当肌力为 1 级或 2 级时，治疗师帮助患者进行主动运动。如在训练患者增强肩外展肌群肌力及肌肉耐力过程中，令患者仰卧，训练侧上肢前臂中立位置于身旁。治疗师立于患侧，一手托住患者的肘关节，另一手托住患者的前臂。当肌力为 1 级时，治疗师给予助力帮助外展肩关节，令患者做肩全关节范围内的外展动作，然后回复原位；2~3

笔记

级肌力时，只帮助托起训练侧上肢，不予外展肩关节助力。治疗师的辅助力量可随着肌力的改善进行细微调节，以增强训练效果。徒手辅助主动训练方法的缺点是治疗师与患者需呈一对一的训练模式，比较费时费力。

2）滑面上辅助主动训练：是指在光滑的平面上利用滑石粉或小滑车等方法，减少患者肢体与平面之间的摩擦力，进行滑面上的辅助训练。也可以通过加大滑板倾斜度、肢体下垫毛巾卷或小枕头等方法，加大阻力，在滑板上做滑动训练。滑面上辅助主动训练要求肢体需要克服一定的外加阻力才能进行，因此训练难度要高于徒手辅助主动训练。

3）滑车重锤主动训练：是指在垂直面上利用滑车、重锤来减轻患者肢体自身重量的训练方法，与徒手辅助主动训练和滑面上辅助主动训练均在水平面上进行有所不同。滑车重锤主动训练主要适用于拮抗肌可拉起重锤的患者，且只适用于髋、肩、膝等大关节的肌力训练，不能用于手指、踝等小关节。

4）浮力辅助主动训练：是指在水中借助浮力进行的一种辅助主动运动，通过利用水对肢体的浮力或借助其他漂浮物，从而减轻肢体重力的影响。

3. 悬吊训练

（1）适应证：适用于肌力1~3级的患者，属于助力训练方法。

（2）训练方法：悬吊训练利用悬吊架、绳索、滑轮等专门装置，将运动的肢体悬吊在空中，减轻肢体自身重量后，继而在水平面上进行肌力训练。具体训练时，可利用变化的体位和不同位置的滑轮、挂钩等设计出适宜不同病情的训练方法。如训练股四头肌肌力时，患者侧卧、患侧肢体在上，在膝关节竖直方向上方置一挂钩，用吊带固定踝关节后用绳索将小腿吊起悬空。治疗师让患者缓慢、充分地完成膝关节的全范围屈伸运动，且需固定患者大腿，避免下肢借助惯性来回摆动而降低训练效果。治疗师还可随着肌力的改善适当调整运动面的倾斜度或挂钩的位置，也可对患者给予适当的外加阻力，以增加训练难度，进而提高肌力训练的效果。

4. 主动训练

（1）适应证：适用于肌力达到3级以上的患者。治疗师需根据患者肌力恢复的实际情况，相应地调整训练的进度、次数及间隔时间。

（2）训练方法：训练中治疗师多采取站位或坐位，并指导患者采取正确的体位和姿势，将肢体置于抗重力位，防止发生代偿运动，影响肌力训练效果。

5. 抗阻训练

（1）适应证：适用于肌力已达到4级或5级，并能克服重力和外来阻力完成关节全范围活动的患者。

（2）训练方法：抗阻训练通过治疗师徒手、滑车、重锤等作为阻力，具体操作方法与辅助主动训练相同。常用的训练方法包括以下几种：

1）徒手抗阻力主动训练：治疗师或器械施加的阻力方向要与患者运动的肢体成直角，根据训练的不同要求，阻力的方向、部位与姿势也应适当变换。治疗师施加阻力时宜缓慢，使运动中的肌肉收缩时间延长，2~3秒完成一次动作。训练开始时在轻微阻力下让患者主动运动10次，继而加大阻力，使肌肉全力收缩运动10次，可进行向心性等张收缩、离心性等张运动及等长运动训练。

2）加重物抗阻力主动训练：以重物的自身重力作为外加阻力，即患者直接手持

笔记

重物或将重物系在身体特定部位进行训练。如举哑铃、踝部绑沙袋后做膝关节伸展运动等训练。

3）重锤与滑车抗阻力主动训练：即用重锤作阻力，用滑车改变牵引力的方向。肢体与牵引方向成直角时可使肌肉产生最大力量。无论是向心性或离心性收缩，运动速度均要缓慢进行，不宜过快，当肌肉收缩到最大限度后停顿 2~3 秒，再继续进行训练。重锤的重量可随着患者的肌力恢复情况适当做调整。

4）弹簧抗阻力主动训练：此法利用弹簧的弹性作为外加阻力进行肌力训练。

5）水中抗阻力主动训练：此法利用水的浮力作为助力协助运动，对抗浮力的运动则属于抗阻训练。训练时可在患肢末端系一重物，患肢向竖直下方运动，以克服水对重物的浮力进行肌力训练。

（四）肌肉耐力训练的常用方法

1. 渐进抗阻训练方法（Delorme 法） 最先由 Delorme 提出，故也称为 Delorme 法，即采用逐渐增加阻力的方法增强肌肉耐力，此方法由于很好地遵循了超量恢复的原则而被广泛采用。先测量出待训练肌肉连续 10 次等张收缩所能承受的最大负荷，称为 10RM（10-repetition maximum），每次训练 3 组 10 次运动，各组间休息 1 分钟。第 1、2、3 组训练所用阻力负荷一次为 1/2、3/4 及 1 个 10RM。每周复测 10RM 值，并相应调整负荷量，使其随肌肉耐力的增加而增加。如此重复训练，逐步改善肌肉耐力水平。

2. 渐退抗阻训练法（Oxford 法） 基本方法同 Delorme 法，但把负荷顺序颠倒，使第 1、2、3 组训练负荷量分别为 1、3/4 及 1/2 的 10RM。

3. 短促等长练习 是利用抗阻等长收缩来增强肌力的训练方法，即让受训练的肌群在承受能耐受的最大负荷下做等长收缩，持续 6 秒，重复 20 次，每次间隔 20 秒，每天训练 1 次。

4. 短促最大负荷练习 最先由 Rose 提出，是一种等张收缩和等长收缩相结合的肌肉训练方法。短促最大负荷练习即在最大负荷下，以等张收缩完成关节运动，并在完成时接着做等长收缩 5~10 秒，然后肢体放松，再重复 5 次，每次增加负荷 0.5kg。等长收缩不能维持 5~10 秒者，则无需加大负荷量。根据肌力的恢复程度，肌力在 3~5 级的患者均可进行短促最大负荷练习。

5. 等速运动训练 等速运动训练有专门的设备，基本特点是由仪器限定了肌肉收缩时肢体的运动速度，使受训练的肢体在运动全过程中始终保持角速度相等，在运动全过程任何时刻肌肉耐力都有较大的增加，从而得到有效的训练。如图 2-41 所示，为目前在临床广泛应用的多关节等速测试系统。

6. 利用器械进行的肌肉耐力增强训练方法 利用器械进行肌肉耐力训练是临床常用方法，患者肌力在 4 级或 4 级以上时，常用的器械有橡皮筋、弹簧、哑铃、沙袋、重锤和波巴氏球等，患者可以借助器械在地板、治疗床、轮椅及平行杠等处进行训练。

（五）按照肌肉收缩方式分类的肌力及肌肉耐力训练方法

1. 等长训练

（1）适应证：根据肌力的恢复程度，肌力在 2~5 级的患者均可进行等长收缩运动训练。

（2）训练方法：临床研究结果显示，20 次/组、每次肌肉持续 6 秒的等长训练，与 3 次/组、每次肌肉持续 6 秒的等长训练效果相比较，前者明显优于后者。

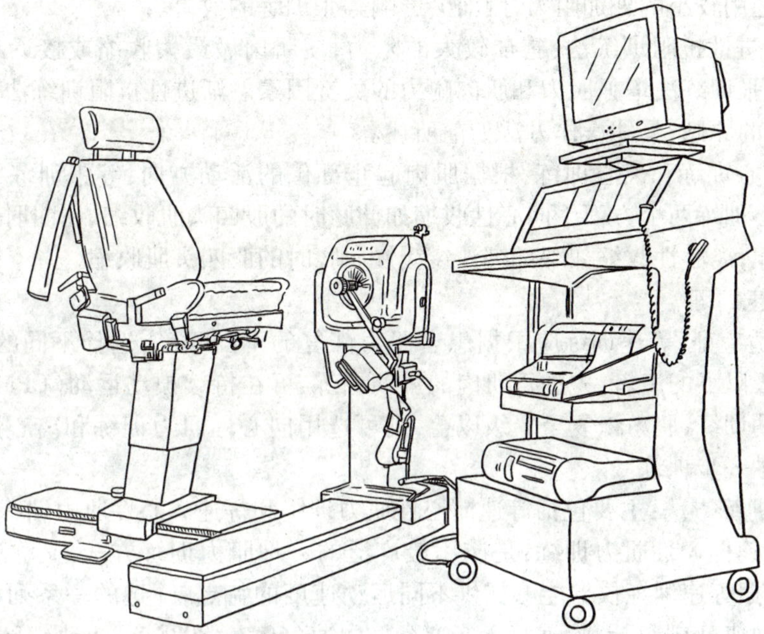

图 2-41 多关节等速测试系统

1）“tens”方法：每次肌肉收缩 10 秒后休息 10 秒、重复 10 次为一组、每次训练 10 组的训练方法，这种组合训练的方法对恢复肌力和增强肌肉耐力的效果更为显著，在临床广泛应用。

2）多角度等长训练（multi-angle isometric exercise，MIE）：是指在整个关节活动范围内，每隔 20°做一组等长训练。多角度等长训练可以克服等长训练的角度特异性，扩大等长训练的作用范围，且可在等速仪器上进行训练。训练时可采用“tens”方法，即每间隔 20°~30°选择一个角度，每个角度用力收缩 10 秒、休息 10 秒；然后重复用力收缩 10 次，依据不同的关节训练 5~10 个角度。肌肉收缩时，起始 2 秒内迅速达到所需力矩值，然后保持该力矩值 6 秒，最后 2 秒逐渐放松。多角度等长训练可有效恢复肌力和增强肌肉耐力。

（3）训练的形式：徒手等长运动要求患者受训肢体不承担负荷，只需保持肌肉的等长收缩。肌肉固定训练适用于固定在石膏中的肢体，要求肌肉收缩时不能引起关节的任何活动。除此之外，在保持肢体肌肉长度不变的情况下，可利用墙壁、椅凳、肋木、治疗床等各种固定不动的器械进行等长训练。

2. 等张训练

（1）适应证：根据肌力的恢复程度，肌力在 3~5 级的患者均可进行等张收缩运动训练。

（2）训练方法

1）基本方法：等张训练是通过滑轮或直接举起重物的训练，如举哑铃、绑沙袋、拉重锤等。等张训练的特点是所使用的重物绝对重量不变，但阻力和肌力作用于关节旋转轴的力臂会因运动中肢体杠杆位置的改变而发生改变。当肢体杠杆位置和力臂的改变不一致或不同步时，若肌肉收缩处于相对不利的条件下，可使其抗阻能力减弱，

笔记

此时只能选用较小的外加阻力，因而会影响等张训练的效果。

2）渐进性抗阻训练法：施加较大的阻力，使肌肉做最大收缩或接近最大收缩的训练，是等张训练法增强肌力和肌肉耐力的关键因素。渐进性抗阻训练法遵循了大负荷、少重复的原则，具体操作方法如前所述。

3）向心训练和离心训练：根据肌肉起止部位的活动方向，等张训练可分为向心训练和离心训练两个方面。向心性收缩如伸膝时的股四头肌收缩、屈曲肘关节时的肱二头肌收缩；离心性收缩如踝部绑沙袋缓慢屈膝时的股四头肌收缩。

3. 等速训练

（1）适应证：等速训练应根据患者肌力恢复的不同程度，选择不同的训练模式。肌力在 3 级以下的患者，先进行肌肉的早期训练，可在持续被动运动（CPM）模式下进行助力运动训练；肌力恢复至 3 级以上，则可选用向心性肌力训练和离心性肌力训练两种模式进一步训练。

（2）训练方法：主要包括等速向心性肌力训练和等速离心性肌力训练两种。

1）等速向心性肌力训练：是应用最广泛的一种肌力训练方式，又称运动速度谱训练，即根据等速训练仪器能够提供不同运动速度的特点，筛选的一系列不同的运动速度。运动速度谱包括：慢速（1°~60°/s）、中速（60°~180°/s）、快速（180°~300°/s）及功能性运动速度（300°~1000°/s）。运动速度谱训练包括肌力训练运动速度谱训练和功能适应性训练运动速度谱训练两种形式。

肌力训练运动速度谱训练以训练肌力为主，主要应用于运动系统损伤早期及中期的康复治疗。通常选用的训练速度谱为：60°/s、90°/s、120°/s、150°/s、180°/s、180°/s、150°/s、120°/s、90°/s、60°/s 共 10 种运动速度。在训练时，每种运动速度之间一般相隔 30°/s，每种运动速度肌肉收缩 10 次，10 种运动速度总共收缩 100 次，此为 1 个训练单位。具体应用时可根据肌肉力量恢复的情况，将收缩次数逐渐增加到 2 个或 3 个训练单位，以增加训练的效果。

功能适应性训练运动速度谱训练以恢复日常活动能力为主，主要应用于运动系统损伤后期的康复治疗。在这个阶段应按照进行快速、多次大强度收缩、多次重复收缩的原则进行训练，训练速度尽量接近日常活动或竞技运动时的肌肉收缩速度（约 300°/s），这种训练模式可有效促进普通患者日常活动功能和运动员运动竞技功能的恢复。

在等速向心性肌力训练中，每完成一种运动速度的训练，必须间歇 60~90 秒；每完成一个单位的训练，必须间歇 3 分钟左右，待患者肌肉疲劳恢复后，再进行下一个单位的训练。根据患者的病情和体质的不同，每周可训练 3~4 次。

2）等速离心性肌力训练：等速仪器可提供向心收缩/离心收缩、离心收缩/离心收缩两种训练模式。在向心收缩/离心收缩的训练模式中，主要训练一组肌群，对于该同一肌群，顺时针方向收缩为向心收缩，逆时针方向收缩为离心收缩，从而形成同一组肌群向心收缩-离心收缩连续的收缩模式。离心收缩/离心收缩的训练模式，可同时对主动肌和拮抗肌两组肌群的离心收缩肌力进行训练，同时提高两组肌群的肌力及肌肉耐力。在临床康复治疗中，应根据患者具体病情，选择向心收缩/离心收缩或离心收缩/离心收缩两种不同的训练模式来增强肌力及肌肉耐力。

等速离心收缩训练中，在起始时可先选择 30°/s~60°/s 的运动速度对患肢进行适

笔记

应性训练，且每次训练的次数不超过30次，根据患者的具体病情肌力恢复程度，逐渐增加运动速度和训练次数。通常选用的训练速度为：30°/s、60°/s、90°/s、120°/s、120°/s、90°/s、60°/s、30°/s共8种运动速度。每种运动速度可使肌肉重复收缩10~15次，肌肉收缩每100次为1个训练单位。根据肌肉力量恢复的情况和循序渐进的肌力训练原则，逐渐增加到2~3个训练单位。

等速离心性肌力训练时因肌肉被动牵拉伸长，肌张力较大，多数患者会在训练后2~3天内出现肌肉酸痛，称延迟性肌肉酸痛（delayed onset muscle soreness，DOMS）。这种肌肉酸痛通常无需对症处理，3~5天可自行缓解；对于疼痛较明显的患者可在训练后通过局部冰敷缓解疼痛。因此，应适当延长等速离心收缩训练的间歇时间，每周训练2~3次为宜。

3）短弧等速肌力训练：主要适用于关节及周围软组织损伤后关节活动受限而致的疼痛患者，是在限定运动活动范围内进行等速肌力训练的训练方法。运动系统损伤常会导致关节及周围软组织损伤病变，当关节活动至一定角度时在损伤部位发生疼痛，反映在力矩曲线上则表现为"疼痛弧"。关节在疼痛弧内进行运动会加重损伤，甚至引发新的损伤，不利于关节功能的康复。因此在训练时，可先限定关节运动的活动范围，选择疼痛弧的两侧进行等速肌力训练，这种训练方法称为短弧等速肌力训练。短弧等速肌力训练时除需避开疼痛弧，还需选择适宜的训练速度，一般来说，先选择60°/s~150°/s的慢速或中速进行训练。待患者关节疼痛症状改善后，关节活动范围也随之逐渐扩大，此时也可相应逐渐加大训练速度。

4. 短促最大负荷练习（如前述）。

5. 等长训练、等张训练、等速训练三种模式比较

（1）等长训练

1）优点：等长训练不受环境的限制，也无需特殊仪器，易于操作，便于在治疗床上或家中训练。等长训练不伴有关节活动，对于关节活动过程中有明显疼痛、关节活动度受限或肢体固定的患者进行肌力增强训练较为适宜。等长训练还具有消除肿胀、防止肌肉萎缩的作用。

2）缺点：等长训练因无关节活动参与，因而对改善运动的协调性作用不大，对改善肌肉的神经控制作用也不明显。等长训练只能在关节活动某一范围内达到训练效果，具有角度特异性，若要增强全关节活动范围内各角度的肌力，则需按照不同角度逐个训练，比较费力费时，因此等长训练主要应用于增强静态肌力。

（2）等张训练

1）优点：等张训练无需特殊仪器，运动幅度为全幅或半幅，可增强全关节活动范围内的肌力，且允许多个关节同时参与运动，能有效改善肌肉运动的神经控制，对局部血液循环和淋巴循环的改善作用明显。

2）缺点：等张训练不适宜关节挛缩、关节内损伤、运动时疼痛的患者进行训练，且难以进行不同运动速度的训练。在关节活动范围内，阻力矩与最大肌力矩不一致，影响训练效果。训练起始时，肢体易受惯性力量的影响；训练进行时，力量较强的肌群可能替代较弱肌群进行收缩，因而影响训练效果。

（3）等速训练

1）优点：等速离心收缩训练在维持关节稳定性、提高日常活动能力、增强体育技

笔记

能方面具有优越性，对加速运动系统损伤组织的修复、促进运动功能的改善具有良好作用。等速训练运动速度相对稳定，不会产生加速运动，在关节活动范围内的每一点上都能向肌肉提供合适的阻力，使肌肉保持合适张力和收缩力。因所施加的阻力是根据运动肌群实际力量而定，故训练中提供的阻力较为适当，训练具有极好的安全性。等速持续被动运动对运动系统早期关节活动受限、肌力偏弱的患者尤为适宜。等速训练仪器声讯和视频功能的支持可在训练中实时反馈信息，并且能够记录训练信息，有助于指导进一步的康复训练。

2）缺点：等速训练仪器较昂贵，运营成本较高，难以在医院推广和普及，患者经济负担也相对较重。另外，治疗师需用一定的时间和精力学习使用等速仪器，花费时间较多，浪费人力资源。

（六）肌力训练的临床应用

1. 适应证

（1）失用性肌肉萎缩：可因肢体长期固定制动而引起，如骨折后石膏外固定的肌肉多发生失用性肌肉萎缩，可对其进行等长训练以恢复肌力。

（2）神经性肌肉萎缩：中枢神经和周围神经损伤后会引起所支配的肌肉瘫痪或肌力减退，如腰丛神经损伤后，可用传递神经冲动训练对下肢 0 级肌力的肌肉进行训练以恢复肌力。

（3）关节源性肌肉萎缩：主要由疼痛反射性抑制脊髓前角运动细胞而引起，如可用等速训练对膝关节源性肌肉萎缩的肌肉进行训练以恢复肌力。

（4）肌源性疾病：多由肌肉收缩功能异常所致，可通过强度适宜的肌力训练恢复肌力。

（5）骨关节畸形：多由局部肌肉力量不平衡引起，如对脊柱侧弯、膝关节内翻、先天性高肩胛症等进行选择性地增强肌肉力量和调整肌力平衡的训练。

（6）脊柱稳定性差：主要由躯干肌肉力量不协调、脊柱应力不平衡而引起，可对腰腹肌、背阔肌、竖脊肌等肌肉进行肌力训练，增强躯干肌肉力量、调整脊柱应力平衡，预防发生脊椎关节滑脱、错位和其他脊椎疾病。

（7）关节周围主动肌和拮抗肌不平衡：如对颈椎病患者进行颈后肌群肌力训练，防止颈椎发生退行性变化导致颈椎曲度变直、反弓。

（8）内脏下垂、尿失禁：腹肌肌力减退可致内脏下垂，盆底肌肌力减退可引起尿失禁，如老年妇女和产后妇女盆底肌肌力减退易致尿失禁，可进行盆底肌肌力训练。

2. 禁忌证

（1）全身有严重感染和高热的患者，如感染性休克、肺结核等。

（2）严重的心脏病及心肺功能不全者患者，如心力衰竭、肺气肿等。

（3）严重肌病、肌炎发作期患者不宜进行高强度或抗阻训练。

（4）局部有活动性出血，不宜进行局部肌肉训练，以免加重出血形成血肿。

（5）各种原因所致的关节不稳、骨折未愈合且未行内固定或骨折后只行石膏外固定、骨折断端尚未形成牢固骨痂时，不宜进行等张或等速肌力训练。

（6）患者体质较弱、全身情况较差或病情不稳定者，不宜进行肌力训练。

3. 注意事项

（1）运动量和训练节奏的选择要适宜：遵循超量恢复的原则，每次训练后应引起

笔记

适度的肌肉疲劳，待患者充分休息出现超量恢复后，在超量恢复阶段进行下一次练习。达到超量恢复阶段时，可测得肌力的增加，患者主观感觉疲劳完全消除，对再次训练表现出较高的积极性与乐观的信心，可据此判断肌肉疲劳是否恢复，再指导下次的训练。

（2）外加阻力要适宜：适当的外加阻力对增强肌力和肌肉耐力的训练具有重要影响。在训练中，为了使较小的力量能产生较大的力矩，外加阻力通常加在需要训练肌肉的附着部位远端，外加阻力的部位也需根据患者的具体病情来确定。如当肱二头肌肌力达到4级时，可在腕与肘连线1/2处施加阻力；当肌力大于4级时，可在腕关节处施加阻力。每次施加阻力要求能使患者顺利完成全关节范围的活动，因此要求外加阻力的强度应当平稳进行；当患者不能完成全范围的关节活动时，可适当改变施加阻力的部位或降低阻力的强度，从而有效完成训练。

（3）训练时尽量避免疼痛：训练时肌肉、关节出现损伤或损伤加重时，患者会感觉到疼痛，治疗师应严密观察，尽量避免发生疼痛。疼痛可反射性地抑制脊髓前角运动细胞，阻碍肌肉收缩而导致肌力训练无效。因此，当训练过程中出现疼痛时应暂停训练，待疼痛消失后再视情况决定是否继续训练。

（4）耐心讲解、鼓励患者：肌力训练的过程是患者主观努力的过程，训练前应耐心讲解，使患者充分领会训练的方法、意义和作用，尽力消除患者可能存在的疑虑。经常向患者显示训练的效果并鼓励其继续配合训练，培养其积极乐观的心态，提高其康复的信心和坚持训练的决心。还应使患者了解肌力增长的规律，掌握科学的练习方法，避免患者出现焦躁或消极的情绪。

（5）避免出现心血管反应：等长训练时常伴有憋气，会对心血管造成额外的压力，特别是当抵抗较大阻力时，会引起血压的明显升高。因此，有高血压、冠心病或其他心血管疾病或心肺功能不全的患者，在等长抗阻训练时不能过分用力或憋气，治疗师应当严密观察，尽量避免。

（6）避免出现代偿运动：增强肌力训练时，患者若把握不好或治疗师不注意观察提醒时，易出现代偿动作，应当尽量避免。如当三角肌、冈上肌肌力较弱时，做肩关节的外展动作，可出现肩部耸起的代偿动作，表现为肩关节外展时伴随肩峰的耸起，此时三角肌肌力的训练效果不明显。因此，正确的方法应当是在外展肩关节时，治疗师一手压住固定肩峰，防止其随肩关节外展时耸起出现代偿运动。

（7）详细记录训练过程：在整个训练过程中，应当详细记录患者对运动负荷的适应能力、对运动量是否适应、训练中患者的情况等几个方面的内容。训练前后随时测试肌力的改善情况，长期对比训练记录，可对患者的恢复情况有所把握，并根据患者的恢复随时调整训练的强度和训练时间等，从而达到最佳的肌力和肌肉耐力训练效果。

三、增强上肢肌群肌力及肌肉耐力的训练技术

（一）运动学概要

1. 肩部肌群　主要由三角肌、冈上肌、冈下肌、小圆肌、大圆肌及肩胛下肌等组成，这组肌群的收缩可使肩关节在额状面、矢状面上发生前屈、后伸、外展、内收、内旋、外旋等动作。三角肌前部和喙肱肌收缩可使肩关节前屈；三角肌后部收缩可使肩关节后伸；三角肌中部和冈上肌收缩可使肩关节外展；胸大肌、背阔肌和大圆肌收缩可使肩关节内收；肩胛下肌、胸大肌、背阔肌及大圆肌收缩可使肩关节内旋；三角肌、冈下肌和

小圆肌收缩可使肩关节外旋。

2. 肘部和前臂肌群　肘关节可引发屈曲、伸直运动。肱二头肌、肱肌、肱桡肌这三块肌肉收缩可使肘关节屈曲。肱二头肌可使肘关节屈曲，还可使前臂旋后，其旋后作用在肘关节屈曲90°时较强；随着肘关节的伸直，其旋后作用逐步减弱。肱桡肌可使肘屈曲，还可使前臂旋前、半旋后；肱桡肌在肱二头肌瘫痪时会代偿其功能使肘关节屈曲，在使肘关节屈曲的同时，会使前臂旋前转向中立位。肱三头肌收缩可使肘关节伸直。

3. 腕部及手部肌群　在腕部肌群的作用下，可引起腕关节屈/伸、尺侧偏和桡侧偏运动。腕关节背伸由桡侧腕长伸肌、桡侧腕短伸肌和尺侧腕短伸肌收缩而引起。腕关节屈曲由桡侧腕屈肌、掌长肌及尺侧腕屈肌收缩而引起，腕关节屈曲抗阻训练时，桡侧腕屈肌、掌长肌及尺侧腕屈肌肌腱变得突起；掌长肌肌腱位于中央，桡侧腕屈肌位于掌长肌桡侧，尺侧腕屈肌位于掌长肌尺侧，这三块屈腕肌均起自肱骨内上髁的一个总腱。

在腕关节屈曲和背伸肌群中，掌长肌和桡侧腕短伸肌位于腕关节中央，无内收和外展腕关节作用；其他腕屈肌和腕伸肌位于掌长肌或桡侧腕短伸肌两侧，这些肌肉收缩时，会同时使腕关节内收或外展。尺侧腕伸肌和尺侧腕屈肌收缩可使腕关节内收；桡侧腕伸肌和桡侧腕屈肌收缩可使腕关节外展；拇长屈肌和拇短伸肌收缩也可使腕关节外展。

手外肌和手内肌协同作用可使手部发生复杂而精细的运动。手外肌起于前臂和肱骨，止于手指骨，收缩时可使腕屈和伸；外伤、粘连、挛缩可使手外肌缩短，手指和腕部的活动范围会受到影响。手指屈曲越强，伸腕肌的收缩强度越大，因而伸腕肌收缩的强度与手指屈曲的强度成正比。手内肌的起点和止点均在手内部，可使手指发生内收和外展的运动。

（二）上肢肌群肌力及肌肉耐力的训练方法

临床上，主要根据患者肌力评定的结果来选择肌力或肌肉耐力的增强方法，目前广泛应用的是抗阻力训练。抗阻力训练包括抗徒手阻力和抗器械阻力训练两种，抗器械阻力训练原理与抗徒手阻力训练基本相同，可选用沙袋、哑铃、拉力器、弹力橡胶带等作为训练的器械。本节主要介绍上肢不同肌群的助力训练方法和抗徒手阻力训练方法。

1. 增强肩部肌群肌力及肌肉耐力技术

（1）增强肩前屈肌群肌力及肌肉耐力

1）肌力1~3级

体位：患者取健侧卧位，训练侧上肢放在体侧，伸肘。治疗师立于患者身旁，一手托住患者肘关节，另一手托住患者前臂。

操作：患者注意力集中，做全关节范围内的前屈动作，然后回复原位，重复进行。在训练的过程中，治疗师根据患者肌力情况决定给予助力的大小：1级肌力时，给予助力帮助前屈肩关节；2~3级肌力时，只帮助托起训练侧上肢，不予前屈肩关节助力。

2）肌力4~5级

体位：患者取仰卧位，训练侧上肢放在体侧，伸肘。治疗师立于患侧，一手握住患者前臂远端，另一手放在肱骨的远端，向下施加阻力。

笔记

操作:患者以肩部力量向正前方抗阻力屈曲肩关节至 90°,然后回复至原位,重复进行。也可取坐位训练,治疗师站在患者肩部外侧,一手放在患者肩部上方固定其肩部,另一手放在肱骨的远端向下施加压力,患者抗阻力前屈肩关节。

(2) 增强肩外展肌群肌力及肌肉耐力

1) 肌力 1~3 级

体位:患者取仰卧位,训练侧上肢前臂中立位置于身旁。治疗师立于患侧,一手托住患者肘关节,另一手托住患者前臂。

操作:患者注意力集中,做肩全关节范围内的外展动作,然后回复原位,重复进行。1 级肌力时,治疗师给予助力帮助外展肩关节;2~3 级肌力时,只帮助托起训练侧上肢,不予外展肩关节助力。

2) 肌力 4~5 级

体位:患者取健侧卧位,上肢放在体侧,屈肘 90°,前臂中立位。治疗师立于患者背后,一手放在其肱骨远端外侧向内施加阻力,另一手握住前臂远端,以保持稳定。

操作:患者抗阻力全范围外展上肢。也可取在坐位下训练,治疗师站在患者身后,一手放在其肩部,固定肩胛骨,另一手放在肱骨远端外侧并向内侧施加阻力,患者抗阻力外展肩关节至 90°。

(3) 增强肩后伸肌群肌力及肌肉耐力

1) 肌力 1~3 级

体位:患者取健侧卧位,训练侧上肢自然置于体侧。治疗师立于患侧,一手托住患者的肘关节,另一手托住患者的前臂(图 2-42)。

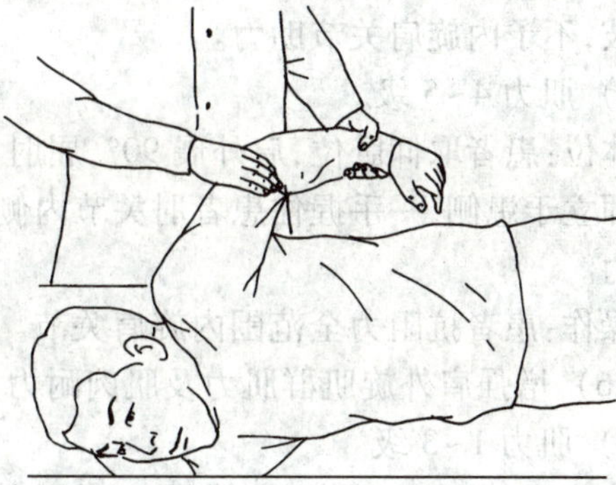

图 2-42 增强肩后伸肌群肌力及肌肉耐力

操作:患者注意力集中,做全关节范围内的肩后伸动作,然后回复原位,重复进行。1 级肌力时,治疗师给予助力帮助后伸肩关节;2~3 级肌力时,只帮助托起训练侧上肢,不予后伸肩关节助力。

2) 肌力 4~5 级

体位:患者取俯卧位,上肢放在体侧,伸肘。治疗师立于患侧,一手放在患者肩后面,固定肩胛骨,另一手放在肱骨远端并向下施加阻力。

操作:患者抗阻力全范围后伸肩关节。

(4) 增加肩内收肌群肌力及肌肉耐力

1) 肌力 1~3 级

体位:患者取端坐位,健侧上肢自然下垂置于体侧。治疗师立于患侧,一手托住患者肘关节,另一手托住其前臂,使患者训练侧上肢外展 90°、前臂中立位(图 2-43)。

操作:患者注意力集中,做全关节范围内的肩内收动作,然后回复原位,重复进行。1 级肌力时,治疗师给予助力帮助内收肩关节;2~3 级肌力时,只帮助托起训练侧上肢,不予内收肩关节助力。

2) 肌力 4~5 级

笔记

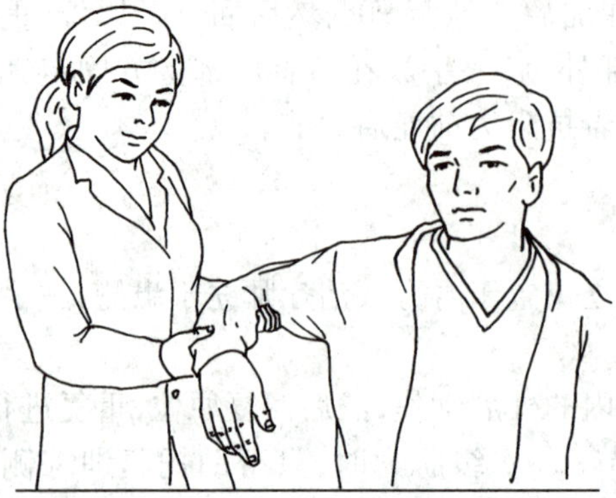

图 2-43 增加肩内收肌群肌力及肌肉耐力

体位：患者取仰卧位，上肢外展 90°，前臂中立位。治疗师立于患侧，一手放在患者肩后面固定肩胛骨，一手放在肱骨远端内侧并向桡侧施加阻力。

操作：患者抗阻力全范围内收上肢。

（5）增加肩内旋肌群肌力及肌肉耐力

1）肌力 1~3 级

体位：患者取仰卧位，肩关节外展 90°，上臂放在治疗床上，前臂被动旋前位垂直向上。治疗师立于患侧，一手握住患者肘关节，另一手握住其前臂使前臂旋前向上。

操作：患者注意力集中，做全关节范围内的肩内旋动作，然后回复原位，重复进行。1 级肌力时，治疗师给予助力于前臂帮助内旋肩关节，2~3 级肌力时，只帮助固定训练侧上肢，不予内旋肩关节助力。

2）肌力 4~5 级

体位：患者取仰卧位，肩外展 90°，屈肘 90°，肘部放在床沿，前臂旋前位垂直向上。治疗师立于患侧，一手握住患者肘关节内侧，保持稳定，一手握住其前臂尺侧远端并施加阻力。

操作：患者抗阻力全范围内旋肩关节。上述操作也可在俯卧位下进行。

（6）增强肩外旋肌群肌力及肌肉耐力

1）肌力 1~3 级

体位：患者取仰卧位，肩外展 90°，屈肘 90°，肘部放在床沿，前臂垂直床面向上。治疗师立于患侧，一手握住患者肘关节内侧，另一手握住其前臂远端。

操作：患者注意力集中，做全关节范围内的肩外旋动作，然后回复原位，重复进行。1 级肌力时，治疗师给予助力于前臂远端帮助外旋肩关节；2~3 级肌力时，帮助固定训练侧上肢，不予外旋肩关节助力。

2）肌力 4~5 级

体位：患者取仰卧位，肩外展 90°，屈肘 90°，肘部放在床沿，前臂垂直床面向上。治疗师立于患侧，一手握住患者肘关节内侧，保持稳定，另一手握住其前臂远端背侧并向足的方向施加阻力。

操作：患者抗阻力全范围外旋肩关节。上述操作也可在俯卧位下进行。患者肩外展 90°，屈肘 90°，肘部放在床沿。治疗师一手固定肩胛骨，一手握住前臂远段并向下施加阻力。患者抗阻力全范围外旋肩关节。

2. 增强肘部及前臂肌群肌力及肌肉耐力技术

（1）增强屈肘肌群肌力及肌肉耐力

1）肌力 1~3 级

体位：患者取坐位，肩关节外展 30°，肘关节被动伸直位。治疗师立于患侧，一手托住患者上臂远端，另一手握住其前臂远端。

操作：患者注意力集中，做全关节范围内的肘屈曲动作，然后回复原位，重复进行。

笔记

1 级肌力时,治疗师给予助力于前臂远端帮助屈曲肘关节;2~3 级肌力时,只帮助固定训练侧上肢,不予屈曲肘关节助力。

2）肌力 4~5 级

体位:患者取仰卧位,上肢置于体侧,稍屈肘,前臂旋后。治疗师立于患侧,一手放在患者肩部固定肱骨,一手握住其前臂远端并向足的方向施加阻力。

操作:患者抗阻力全范围屈肘。

上述操作也可在坐位下训练,患者坐于桌旁,训练侧上肢放在桌上,前臂旋后。治疗师面向患者而坐,一手固定上臂远端,另一手握住前臂远端并向下施加阻力,患者抗阻力全范围屈肘。

（2）增强伸肘肌群肌力及肌肉耐力

1）肌力 1~3 级

体位:患者取坐位,肩关节外展 90°,肘关节被动屈曲位。治疗师立于患侧,一手托住患者上臂远端,另一手握住其前臂远端,使肘关节屈曲 90°,前臂水平位。

操作:患者注意力集中,做全关节范围内的肘伸直动作,然后回复原位,重复进行。1 级肌力时,治疗师给予助力于前臂远端帮助伸直肘关节;2~3 级肌力时,只帮助固定训练侧上肢,不予伸直肘关节助力。

2）肌力 4~5 级

体位:患者取仰卧位,上肢外展 90°,肘下垫一软枕或毛巾卷,屈肘。治疗师立于患侧,一手放在肱骨远端背侧,固定肱骨,一手握住前臂远端并向上施加阻力。

操作:患者抗阻力全范围伸肘。

（3）增强前臂旋前或旋后肌群肌力及肌肉耐力

1）肌力 1~3 级

体位:患者取坐位,上臂置于体侧,肘关节屈曲 90°,前臂旋后/旋前,手部放松。治疗师立于患侧,一手固定患者上臂远端,一手握住其前臂远端。

操作:患者注意力集中,做全关节范围内的前臂旋前/旋后动作,然后回复原位,重复进行。1 级肌力时,治疗师给予助力于前臂远端帮助前臂旋前/旋后;2~3 级肌力时,只帮助固定训练侧上肢,不予前臂旋前/旋后助力。

2）肌力 4~5 级

体位:患者取仰卧位,上肢稍外展,屈肘 90°,前臂中立位。治疗师立于患侧,双手分别固定患者肘和前臂。增加旋前肌群肌力时,在前臂远端向背侧施加阻力。增强旋后肌群肌力时,在前臂远端向掌侧施加阻力。

操作:患者抗阻力全范围旋前或旋后。

3. 增强腕及手部肌群肌力及肌肉耐力技术

（1）增加屈腕肌群肌力及肌肉耐力

1）肌力 1~3 级

体位:患者取坐位,前臂中立位,肘关节及前臂置于治疗床上,手指放松伸直。治疗师立于患侧,一手固定患者腕关节近心端,另一手握住其手掌。

操作:患者注意力集中,做全关节范围内的屈曲腕关节动作,然后回复原位,重复进行。1 级肌力时,治疗师给予助力于手的掌指关节帮助屈腕;2~3 级肌力时,只帮助固定,不予屈腕助力。

笔记

2）肌力 4~5 级

体位：患者坐于桌旁，前臂旋后放在桌上。治疗师立于患侧，一手放在患者前臂远端掌侧，固定前臂，一手握住其手掌并向下施加阻力。

操作：患者抗阻力全范围屈腕。

（2）增加伸腕肌群肌力及肌肉耐力

1）肌力 1~3 级

体位：患者坐于桌旁，前臂旋前放在桌上，手放松伸直。治疗师立于患侧，一手固定患者前臂远端，另一手握住其手掌。

操作：患者注意力集中，做全关节范围内的伸展腕关节动作，然后回复原位，重复进行。1 级肌力时，治疗师给予助力于手掌帮助伸腕；2~3 级肌力时只帮助固定，不予伸腕助力。

2）肌力 4~5 级

体位：患者坐于桌旁，前臂旋前放在桌上，手放松伸直。治疗师立于患侧，一手放在患者前臂远端背侧，固定前臂，一手握住其手背并向桌面施加阻力。

操作：患者抗阻力全范围伸腕。

（3）增加腕桡侧偏或尺侧偏肌群肌力及肌肉耐力

1）肌力 1~3 级

体位：患者坐于桌旁，前臂中立位放在桌上，手超出桌沿自然下垂。治疗师立于患侧，一手放在患者前臂远端，固定前臂，另一手握住其手背。

操作：患者注意力集中，做全范围的桡侧偏或尺侧偏。1 级肌力时，治疗师给予助力于手背，帮助腕关节桡侧偏或尺侧偏；2~3 级肌力时只帮助固定，不予腕关节桡侧偏或尺侧偏助力。

2）肌力 4~5 级

体位：患者坐于桌旁，前臂中立位放在桌上，手超出桌沿自然下垂。治疗师立于患侧，一手放在患者前臂远端，固定前臂，当增强桡侧偏肌群肌力时，另一手放在患者第 1 掌骨桡侧并向尺侧施加阻力；当增强尺侧偏肌群肌力时，另一手放在患者第 5 掌骨尺侧并向桡侧施加阻力。

操作：患者抗阻力全范围桡侧偏或尺侧偏。

（4）增强屈掌指关节肌群肌力及肌肉耐力

1）肌力 1~3 级

体位：患者坐于桌旁，前臂旋后放在桌上。治疗师立于患侧，一手握住掌骨，另一手握住近节指骨。

操作：患者注意力集中，努力全范围屈曲掌指关节。1 级肌力时，治疗师给予助力于指间关节的远端帮助屈曲掌指关节；2~3 级肌力时，只帮助固定，不予屈曲掌指关节助力。

2）肌力 4~5 级

体位：患者坐于桌旁，前臂旋后放在桌上。治疗师立于患侧，一手握住患者掌骨，另一手放在其近节指骨掌面并向下施加阻力。

操作：患者保持指间关节伸直，抗阻力全范围屈曲掌指关节。

（5）增加对掌肌群肌力及肌肉耐力

笔记

1）肌力 1~3 级

体位:患者坐于桌旁,前臂旋后放在桌上。治疗师立于患侧,一手握住腕关节,固定上肢,另一手拇指和示指握住拇指或小指掌骨。

操作:患者注意力集中,患者努力全范围对掌。1 级肌力时,治疗师给予助力于掌骨帮助拇指或小指对掌;2~3 级肌力时,只帮助固定,不予拇指或小指对掌助力。

2）肌力 4~5 级

体位:患者坐于桌旁,前臂旋后放在桌上。治疗师立于患侧,双手分别握住患者拇指和小指掌侧并向外侧施加阻力。

操作:患者抗阻力对掌。

（6）增强屈指肌群肌力及肌肉耐力

1）肌力 1~3 级

体位:患者坐于桌旁,前臂旋后,腕呈中立位。治疗师立于患侧,一手握住患者指间关节近端,固定近节指骨,另一手握住其远节指骨。

操作:患者注意力集中,做全范围屈曲指间关节。1 级肌力时,治疗师给予助力于指间关节的远端帮助屈曲指间关节;2~3 级肌力时,只帮助固定,不予屈曲指间关节助力。

2）肌力 4~5 级

体位:患者坐于桌旁,前臂旋后,腕呈中立位。治疗师立于患侧,一手握住患者指间关节近端,固定近节指骨,另一手握住其指间关节的远端并向下施加阻力。

操作:患者抗阻力全范围屈曲指间关节。

四、增强下肢肌群肌力及肌肉耐力的训练技术

（一）运动学概要

1. 髋部肌群　在髋部肌群的作用下,可使髋关节前屈/后伸、外展/内收、内旋/外旋。髂腰肌、股直肌、缝匠肌和阔筋膜张肌收缩可使髋关节前屈;臀大肌、股二头肌长头、半膜肌、半腱肌收缩可使髋关节后伸;臀中肌、臀小肌、阔筋膜张肌和臀大肌上部纤维收缩可使髋关节外展;耻骨肌、长收肌、股薄肌、短收肌和大收肌同时收缩可使髋关节内收。髋关节周围的大多数肌肉都有旋转作用,髋关节内旋和外旋的动作可因髋关节的不同位置而决定由哪一块肌肉来收缩完成,如臀大肌在髋伸直时具有外旋髋关节的功能,但屈髋时臀大肌上部纤维则可使髋关节内旋。

2. 膝部肌群　在膝部肌群的作用下,可使膝关节伸直/屈曲、内旋/外旋。股四头肌收缩可使膝关节伸直,股二头肌、半腱肌和半膜肌等通过膝关节屈伸轴后面的肌肉收缩可使膝关节屈曲。半腱肌、半膜肌、腘肌、股薄肌和缝匠肌收缩可使膝关节内旋,股二头肌可使膝关节外旋,阔筋膜张肌则可协助膝关节外旋。

膝部肌群中作用于膝关节的单关节肌有股外侧肌、股中间肌、股内侧肌、腘肌和股二头肌短头共 5 块肌肉。股直肌、缝匠肌、股薄肌、半腱肌、半膜肌、股二头肌长头和阔筋膜张肌的髂胫束等其余肌肉则跨越髋关节和膝关节或跨过膝关节和踝关节(如腓肠肌),所以,这些肌肉对膝关节的作用则可因髋关节和踝关节的运动或位置而受到影响。

3. 踝部肌群　在踝部肌群的作用下,可使踝关节跖屈/背屈、内翻/外翻。小腿三

笔记

头肌、胫骨后肌、跗长屈肌、趾长屈肌可使踝关节跖屈;胫骨前肌、跗长伸肌及趾长伸肌可使踝关节背屈;胫骨前肌、胫骨后肌可使足内翻;腓骨长肌、腓骨短肌可使足外翻。

跨过踝关节的肌肉都起于近侧的胫骨和腓骨,但腓肠肌和腘肌例外。由于没有附着于距骨的肌肉,所以从小腿到足的肌肉都是可同时使踝关节和距下关节运动的双关节肌。腓肠肌可使踝关节跖屈,在足踮起时可明显收缩,腓肠肌麻痹时,患者无法完成跑、跳的动作,也不能用足趾站立。胫骨后肌在足底广泛止于舟骨粗隆和内侧、中间及外侧楔骨,胫骨后肌收缩可维持足弓,当胫骨后肌发生麻痹时,会引起平足畸形而无法维持足弓。

(二)下肢肌群肌力及肌肉耐力训练方法

1. 髋部肌群肌力及肌肉耐力增强技术

(1)增强屈髋肌群肌力及肌肉耐力

1)肌力 1~3 级

体位:患者取健侧卧位,伸髋,屈膝 90°。治疗师立于患侧,一手托住患者足跟及踝关节,一手托住其大腿远端及膝关节。

操作:患者注意力集中,努力做全范围的屈髋。1 级肌力时,治疗师给予助力帮助屈曲髋关节;2~3 级肌力时,只帮助托起训练侧下肢,不予屈曲髋关节助力。

2)肌力 4~5 级

体位:患者取仰卧位,下肢屈髋,屈膝。治疗师立于患侧,双手将患者下肢扶起,屈髋 90°,膝关节自然屈曲,一手托住足跟及踝关节,一手放在大腿远端,向足的方向施加阻力。

操作:患者抗阻力全范围屈髋。

上述操作也可以在坐位下进行,治疗师一手放在髂前上棘处固定骨盆,另一手放在股骨远端并向下施加阻力,患者抗阻力全范围屈髋。

(2)增强髋后伸肌群肌力及肌肉耐力

1)肌力 1~3 级

体位:患者取健侧卧位,屈髋 90°,屈膝 90°。治疗师立于患者身后,一手托住患者足跟及踝关节,一手托住其大腿远端及膝关节(图 2-44)。

操作:患者注意力集中,努力做全范围的伸髋。1 级肌力时,治疗师给予助力帮助后伸髋关节;2~3 级肌力时,只帮助托起训练侧下肢,不予伸髋关节助力。

2)肌力 4~5 级

体位:患者取俯卧位,下肢伸直。治疗师面向患者站立,一手及前臂放在患者臀部,固定骨盆,另一手放在其大腿股骨远端并向下施加阻力。

操作:患者抗阻力全范围后伸髋。

(3)增强髋外展肌群肌力及肌肉耐力

1)肌力 1~3 级

体位:患者取仰卧位,下肢伸直,中立位。治疗师立于患侧,一手放在

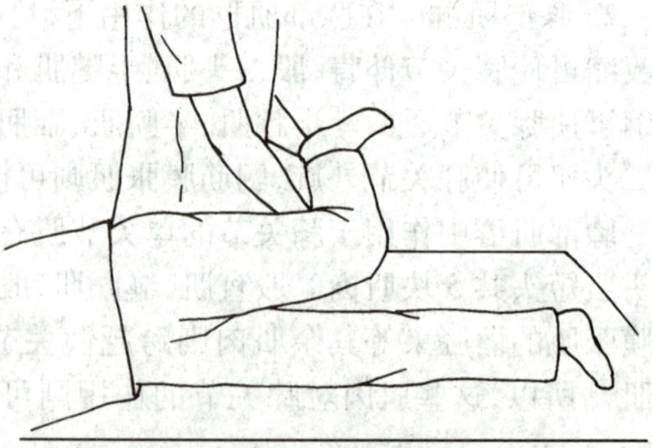

图 2-44 增强髋后伸肌群肌力及肌肉耐力

患者股骨远端后方，另一手放在其脚踝处，托起下肢（图 2-45）。

操作：患者注意力集中，努力做全范围的髋外展。1 级肌力时，治疗师给予助力帮助外展髋关节；2～3 级肌力时，只帮助托起训练侧下肢，不予外展髋关节助力。

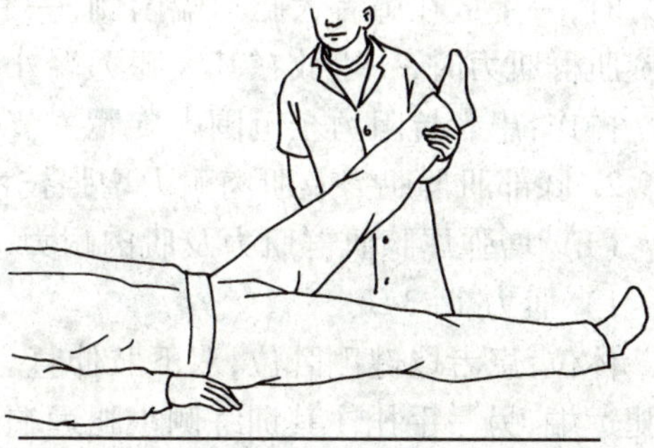

图 2-45　增加髋外展肌群肌力及肌肉耐力

2） 肌力 4～5 级

体位：患者取仰卧位，下肢伸直，中立位。治疗师立于患侧，一手放在患者髂前上棘处固定骨盆，一手放在大腿远端外侧并向内侧施加阻力。如膝关节无疼痛，下方手也可放在外踝处并向内侧施加阻力。

操作：患者抗阻力全范围外展髋关节。

上述操作也可在侧卧位进行。训练侧下肢在上，治疗师站在患者身后，一手放在其髂骨上缘固定骨盆，一手放在其股骨远端外侧并向下施加阻力。患者抗阻力全范围外展髋。

（4） 增加髋内收肌群肌力及肌肉耐力

1） 肌力 1～3 级

体位：患者取仰卧位，对侧下肢髋关节外展 25°，训练侧下肢外展约 30°。治疗师立于患侧，一手放在患者膝关节腘窝处，一手放在其脚后跟处，托起下肢。

操作：患者注意力集中，努力做全范围的髋内收。1 级肌力时治疗师给予助力帮助内收髋关节，2～3 级肌力时只帮助托起训练侧下肢，不予内收髋关节助力。

2） 肌力 4～5 级

体位：患者取仰卧位，对侧下肢髋关节外展 25°，训练侧下肢外展约 30°。治疗师立于患侧，上方手放在患者髂前上棘固定骨盆，下方手放在其大腿远端内侧并向外施加阻力。如膝关节无疼痛，下方手也可放在内踝处并向外施加阻力。

操作：患者抗阻力全范围内收髋（由外展位经中立位到内收位）。

上述操作也可在侧卧位进行。训练侧下肢在下，治疗师站在患者身后，一手置于患者上方膝关节内侧托起上肢，另一手置于其下方股骨远端内侧并向下施加阻力，患者抗阻力全范围内收髋关节。

（5） 增强髋内旋或外旋肌群肌力及肌肉耐力

1） 肌力 1～3 级

体位：患者取仰卧位，膝关节伸直位，髋关节外旋/内旋位。治疗师立于患侧前方，外旋时，一手放在患者膝关节内侧，一手握住其脚踝；内旋时，一手放在其膝关节外侧，一手握住脚踝。

操作：患者注意力集中，努力做全范围的内旋或外旋髋关节。1 级肌力时，治疗师给予助力帮助内旋或外旋髋关节；2～3 级肌力时只帮助托起训练侧下肢，不予内旋或外旋髋关节助力。

2） 肌力 4～5 级

体位：患者取仰卧位，训练侧屈髋，屈膝 90°。治疗师立于患侧，增强髋内旋肌群肌力时,一手放在患者大腿远端内侧,一手握住其外踝处并向内侧施加阻力;当增强髋外旋肌群肌力时,一手放在其大腿远端外侧,一手握住内踝处并向外侧施加阻力。

操作:患者抗阻力全范围内旋髋关节(小腿向外)或外旋髋关节(小腿向内)。

2. 膝部肌群肌力及肌肉耐力增强技术

(1) 增强屈膝肌群肌力及肌肉耐力

1) 肌力 1~3 级

体位:患者取健侧卧位,双下肢伸直。治疗师立于患者前方,一手固定患者训练侧大腿远端,另一手托住其训练侧小腿远端。

操作:患者注意力集中,努力做全范围的屈膝动作。1 级肌力时,治疗师给予助力帮助屈膝;2~3 级肌力时,只帮助托起训练侧小腿,不予屈膝关节助力。

2) 肌力 4~5 级

体位:患者取俯卧位,下肢伸直。治疗师立于患者前方,一手放在其臀部固定骨盆,一手放在小腿远端后方并向下施加阻力。

操作:患者抗阻力全范围屈膝。

(2) 增强伸膝肌群肌力及肌肉耐力

1) 肌力 1~3 级

体位:患者取健侧卧位,训练侧下肢伸髋、屈膝 90°。治疗师立于患者前方,一手托住患者固定大腿远端,另一手托住其小腿远端。

操作:患者注意力集中,努力做全范围的伸膝动作。1 级肌力时,治疗师给予助力帮助伸膝;2~3 级肌力时只帮助托起训练侧小腿,不予伸膝关节助力。

2) 肌力 4~5 级

体位:患者取坐位,双下肢垂于床沿,大腿下方放一软枕或毛巾卷。治疗师立于患者前方,上方手放在其膝关节上方,固定股骨,下方手握住小腿远端并向后施加阻力。

操作:患者抗阻力全范围伸膝。

3. 踝部肌群肌力及肌肉耐力增强技术

(1) 增强踝背屈肌群肌力及肌肉耐力

1) 肌力 1~3 级

体位:患者取健侧卧位,训练侧下肢伸直。治疗师立于患者前方,一手固定患者小腿远端,另一手握住其足背。

操作:患者注意力集中,努力做全范围的背屈踝关节动作。1 级肌力时,治疗师给予助力帮助背屈踝关节;2~3 级肌力时,只固定小腿远端,不予背屈踝关节助力。

2) 肌力 4~5 级

体位:患者取仰卧位下稍屈膝(膝下垫一软枕或毛巾卷),踝中立位。治疗师立于患者前方,上方手放在患者小腿远端,固定胫骨,下方手握住其足背,并向足底方向施加阻力。

操作:患者抗阻力全范围背屈踝关节。

(2) 增强踝跖屈肌群肌力及肌肉耐力

1) 肌力 1~3 级

体位:患者取侧卧位,踝关节中立位。治疗师立于患者前方,一手固定患者小腿远端,另一手握住其足背。

操作:患者注意力集中,努力做全范围的跖屈踝关节动作。1 级肌力时,治疗师给予助力帮助跖屈踝关节;2~3 级肌力时只固定小腿远端,不予跖屈踝关节助力。

2）肌力 4~5 级

体位:患者取仰卧位,稍屈膝,腘窝下垫一软枕或毛巾卷,踝中立位。治疗师立于患者前方,一手放在患者小腿近端,固定胫骨,一手握住其足跟,前臂掌侧抵住足底并向足背方向施加阻力。

操作:患者抗阻力全范围跖屈踝关节。

踝跖屈肌群肌力训练也可以在站立位进行。患者单足站立,足跟抬起,跖屈踝关节保持片刻后放下,反复进行。

(3) 增强足内翻或外翻肌群肌力及肌肉耐力

1）肌力 1~3 级

体位:患者取仰卧位,踝关节中立位(内翻)或轻度跖屈(外翻)。治疗师立于患者前方,一手握住患者小腿远端固定在治疗床床面上,另一手握住其足背。

操作:患者注意力集中,努力做全范围的足内翻或外翻动作。1 级肌力时,治疗师给予助力帮助足内翻或外翻;2~3 级肌力时,只固定小腿远端,不予助力足内翻或外翻。

2）肌力 4~5 级

体位:患者取坐位,小腿垂于床沿,足放在治疗师大腿上。治疗师立于患者前方,一手握住患者小腿远端,当增强足内翻肌群肌力时,另一手握住其足的内侧缘并向上施加阻力;当增加足外翻肌群肌力时,另一手握住其足的外侧缘向下施加阻力。

操作:患者抗阻力全范围足内翻或外翻。

五、增强头颈和躯干肌群肌力及肌肉耐力的训练技术

(一) 运动学概要

头、颈和躯干肌群在人体中线两侧成对排列,当两侧肌肉收缩时可发生矢状面的前屈和后伸运动。单侧肌肉收缩时,可发生额状面或水平面的侧屈或旋转运动。头前直肌、头侧直肌、头后大直肌、头后小直肌、头下斜肌、头上斜肌(即枕下肌)、头长肌、颈长肌、斜角肌、胸锁乳突肌、腹直肌、腹内斜肌、腹外斜肌和腰大肌可前屈头、颈和躯干。枕下肌、横突棘肌和竖脊肌可使头、颈和躯干伸直。

(二) 躯干肌群肌力及肌肉耐力训练方法

(1) 增强颈前屈肌群肌力及肌肉耐力

1）肌力 1~3 级

体位:患者取侧卧位,头下垫枕使头部保持水平,肩部放松。治疗师立于患者一侧,一手托住患者头部,另一手固定其肩部。

操作:患者注意力集中,努力做全范围的颈前屈动作。1 级肌力时,治疗师给予助力帮助颈前屈动作;2~3 级肌力时,只固定肩部、托起胸部,不予颈前屈动作助力。

2）肌力 4~5 级

体位:患者取仰卧位,头下垫枕使头部保持水平,肩部放松。治疗师立于患者一侧,一手固定患者肩部,另一手置于其头前额部向下施加阻力。

操作：抗阻力做全关节范围的颈前屈动作。

（2）增强颈后伸肌群肌力及肌肉耐力

1）肌力1~3级

体位：患者取侧卧位，头下垫枕使头部保持水平，肩部放松。治疗师立于患者一侧，一手托住患者头部，另一手固定患者肩部。

操作：患者注意力集中，努力做全范围的颈后伸动作。1级肌力时，治疗师给予助力帮助颈后伸动作；2~3级肌力时，只固定患者肩部、托起头部，不予颈后伸动作助力。

2）肌力4~5级

体位：患者取俯卧位，肩部放松。治疗师立于患者一侧，一手固定患者肩部，另一手放在患者头枕部向下施加阻力。

操作：抗阻力做颈后伸动作。

（3）增强躯干前屈肌群肌力及肌肉耐力

1）肌力1~3级

体位：患者取仰卧位，下肢被固定，双上肢置于体侧。治疗师立于患者一侧，一手托住患者头部，另一手固定患者骨盆。

操作：患者注意力集中，努力做全范围的头、肩抬离床面动作。1级肌力时，治疗师给予助力帮助做头、肩抬离床面动作；2~3级肌力时，只帮助固定骨盆，不予头、肩抬离床面动作助力。

2）肌力4~5级

体位：患者取仰卧位，肩部放松。治疗师立于患者一侧，双手固定患者双侧大腿。

操作：患者努力做双手向前平举坐起和双手抱头坐起训练。

（4）增强躯干后伸肌群肌力及肌肉耐力

1）肌力1~3级

体位：患者取俯卧位，下肢被固定，双上肢置于体侧。治疗师立于患者一侧，一手压在患者臀部，另一手托在患者的上胸部（图2-46）。

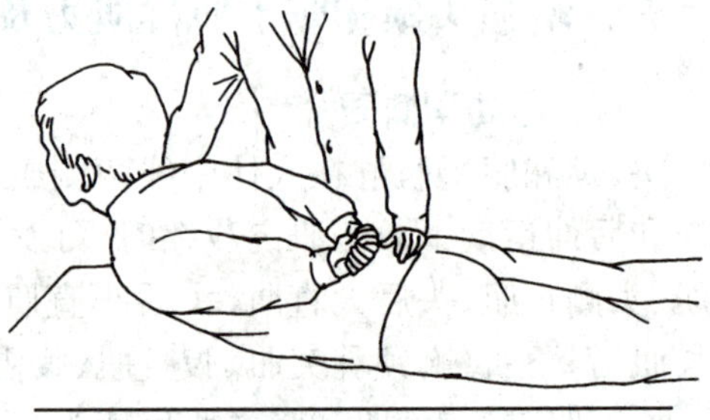

图2-46　增强躯干后伸肌群肌力及肌肉耐力

操作：患者注意力集中，努力做全范围的头、胸抬离床面动作。1级肌力时，治疗师给予助力帮助做头、胸抬离床面动作；2~3级肌力时，只帮助压住臀部，不予头、胸抬离床面动作助力。

2）肌力4~5级

体位：患者取俯卧位，下肢被固定，双上肢置于体侧，胸部以上在桌沿外。治疗师立于患者一侧，一手压在患者臀部，另一手放在患者的上背部施加不同大小的阻力。

操作：抗阻力抬起上身。

（5）增强躯干旋转肌群肌力及肌肉耐力

1）肌力1~3级

笔记

体位:患者取坐位,固定骨盆。治疗师立于患者一侧,双手扶在患者双肩上。

操作:患者集中注意力,努力将上身向左右两侧旋转。1 级肌力时,治疗师给予助力帮助上身向左右旋转;2~3 级肌力时,只提供保护防止失平衡,不予上身向左右旋转助力。

2) 肌力 4~5 级

体位:患者取仰卧位,固定下肢,双上肢放置于体侧。治疗师立于患者一侧,双手固定患者双下肢(图 2-47)。

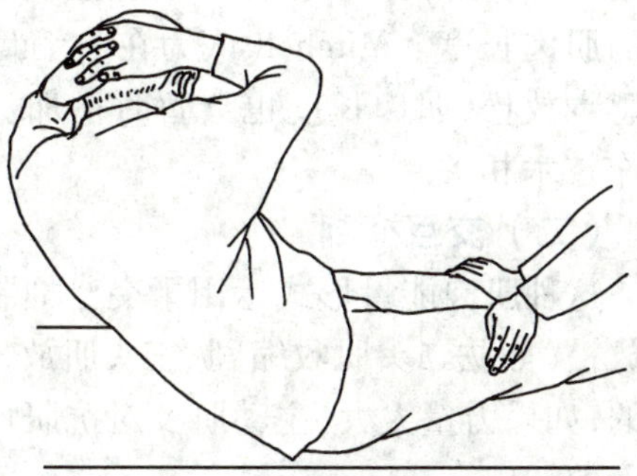

图 2-47 增强躯干旋转肌群肌力及肌肉耐力

操作:患者努力双手抱头坐起,并向一侧转体,重复进行。

第四节 肌肉能量技术

一、概述

肌肉能量技术(muscle energy technique, MET)是由整骨医生 Fred L. Mitchell(1909—1974)发明的一种整骨技术。骨科原则教育委员会(ECOP)将其定义为"一种要求患者从一个被精准控制的位置,向着一个特定的方向,对抗治疗者给予明显的反作用力的整骨诊疗技术"。一些整骨医生(如 Hollis Wolf, Nicholas S. Nicholas)认为这项技术由 T. J. Ruddy 的操作改良而来。Ruddy 于 1961 发明了一种间歇性(快速)抗阻技术,通过肌肉的反复收缩来促进淋巴和静脉循环,从而减少水肿、充血和炎症。在肌肉能量技术发展之前,该技术是利用患者肌肉收缩来对抗治疗者的阻力。在肌肉能量技术中,治疗者对患者进行限制性障碍的定位,Fred Mitchell 将其边界称之为"羽毛边缘(feather' s edge)"。该术语指的是在达到终末端有坚硬感觉的限制性障碍之前,会有轻微活动的感觉。如果治疗者触及坚硬感觉的限制性障碍处,引起患者的抵抗,将不利于其纠正功能障碍。此外,在"羽毛边缘"处的所有三轴运动(X、Y、Z),也可能引起功能障碍,从而导致治疗困难,这是应用已知的生理学原理作为主要治疗手段的整骨技术之一。

二、操作类型

以下类型由不同的原理和作用机制来阐述,可以用于治疗因肌筋膜组织受损导致的症状(紧张、痉挛和纤维化),也可以阐述为一种类型(利用肌肉力量活动关节),通过这种方式,肌肉能量技术可以活动一个因关节内部变化(紧张、炎症、骨关节炎等)受损而活动受限的关节。但并不是由肌筋膜作用引起的,通过肌肉收缩力与关节的结合,以及定位和收缩力的结合,缓解关节的活动障碍。

(一)等长收缩后放松

在肌肉能量技术的操作中,治疗者指导患者做功能障碍肌肉的等长收缩。因此,治疗者应将手或手指放在骨骼上,以避免收缩肌肉的起点和止点的移动。在收

笔记

缩过程中，增加的拉力置于肌腱感受器上，从而形成反射性抑制，随后增加张力亢进的肌肉长度。Mitchell认为在收缩后，会出现一个不应期，在这个不应期间，治疗者感觉放松，肌肉长度也会暂时增加。这种软组织和肌筋膜放松的效果和肌肉能量操作技术相关。

（二）交互抑制

这种肌肉能量形式运用了交互抑制及舒张的生理学原理，当主动肌收缩时，对抗肌放松（如肱二头肌收缩，肱三头肌放松）。在此类型的操作中，肌肉收缩的力量是很小的，如果力量太大，主动肌及对抗肌均收缩，这样会诱发出抑制反射，从而导致该技术无效。

（三）利用肌肉力量活动关节

肌肉力量用患者体位及肌肉收缩来恢复受限制关节的活动。由于肌肉是关节活动的主要动力，所以用一种特殊的肌肉收缩加上患者的特殊体位，可增强所施加的力并作用于某一部位。这就与高速低频技术（HVLA）中的长杠杆法类似，是患者主动收缩肌肉而不是由治疗者牵拉其被动运动。在这些技术中，杠杆越长，收缩力越大。因此，这种肌肉能量方法被认为是低速、低幅的，收缩结果是微小的等长收缩。

（四）呼吸辅助

呼吸辅助被应用于大量的整骨操作中（如肌筋膜松弛、软组织、平衡韧带张力、关节韧带紧张）。当呼吸辅助被用来改善朝向限制性障碍的力量时，通常被称作“释放增强机制”。在肌肉能量技术操作时，治疗者使患者保持最佳体位以将呼吸的力量朝向功能障碍区，同时用一个支点（如治疗者的手）作为抵抗力帮助功能障碍区恢复其功能。因为筋膜的连续、运动以及组织的改变会在局部及外周增加，所以当膈肌做呼气移动时，可能会在很大程度上影响肌肉。

（五）颈眼反射

当患者被要求做特殊眼部活动时，将收缩特定的颈部及躯干肌肉，从而反射性地放松拮抗肌肉。患者被要求要么向限制性的障碍方向看，要么向关节容易运动的方向看。因此，通过反转患者的凝视方向，可能会最低限度地引起等长收缩后放松的效果，也可能引起交互抑制。本操作方法常用于严重的急性颈部及上胸部症状，由于剧烈疼痛，肌肉痉挛或紧张而不能采用其他操作时。

三、适应证、禁忌证和注意事项

（一）适应证

1. 主要适应证　①肌筋膜引起的躯体功能障碍，尤其是松解肌张力亢进的肌肉、延长缩短的肌肉，或拉伸和改善纤维或肌肉的弹性；②关节引起的躯体功能障碍，松解活动受限的关节、提高活动范围。

2. 次要适应证　①改善局部循环和呼吸功能；②通过改变肌张力来调节神经肌肉关系；③增强低张或者无力肌肉的张力。

（二）禁忌证

1. 相对禁忌证　①中度至重度肌肉紧张；②治疗者认为矫正过程中易发生肌腱断裂危险的严重骨质疏松；③严重疾病（如术后或重症监护患者）。

2. 绝对禁忌证　①骨折、错位或治疗部位中重度关节不稳定；②患者不配合或无

笔记

法理解技术指令（如婴幼儿或不同语种患者）。

（三）注意事项和规则

根据患者的表现，肌肉能量技术的使用类型众多。此外，收缩的性质及长度在不同患者和解剖区域之间有所不同。由于肌肉形态各异，它们对等长收缩的反应可能不同。在某些部位，等长收缩维持 5 秒或更长时间，在另一些部位，等长收缩维持 3 秒即可。以下为此种治疗模式的几个关键步骤：

1. 治疗者使骨、关节或者肌肉在运动的三个水平面（X-Y-Z 轴）上达到限制性障碍的“羽毛边缘”（最初的阻力点）。在其中一个水平面上保持稍微放松会更有效，因为若在三个水平面同时用力，患处会产生抵触。

2. 治疗者指导患者在特定的方向上收缩特定的肌肉，以对抗治疗者的反作用力，维持 3~5 秒。

3. 当治疗者要求患者放松或“入睡”时，患者放松所有肌肉。

4. 患者将不被监护及指导，患者完全放松（1~2 秒），治疗者慢慢将患者重新放置到新的限制性障碍的“羽毛边缘”。

5. 重复步骤 1 至步骤 4，直至达到最大限度的改善。重复此动作 3~7 次，视操作部位及患者耐受程度而定。

6. 治疗者再次评估患处，以确定该技术的有效性。

肌肉能量技术与其他大多数的整骨技术一样，可以与其他技术联合使用。该技术联合高速低幅技术（HVLA）对增强软组织、肌筋膜舒张尤其有效。由于其治疗部位与 HVLA 技术相似，所以当肌肉能量技术操作无效时，往往由该技术转换为 HVLA 技术。肌肉能量技术可辅助 HVLA 技术的疗效。

四、技术操作

本教材中每个技术只选择一个范例来说明具体的操作步骤。

（一）等长收缩后放松

颈部亚急性或慢性的局部活动受限（例：斜方肌痉挛）。

1. 患者仰卧位，治疗者坐于诊疗床的头侧。

2. 治疗者轻轻屈曲患者颈部至触及限制性障碍边缘（图 2-48、图 2-49）。

3. 治疗者指导患者伸展或向后弯曲颈部与头部（图 2-50），同时治疗者施以相同的反作用力（如箭头所示）。

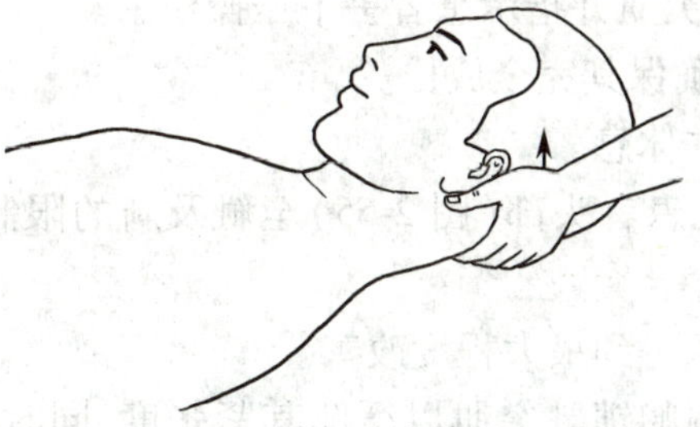

图 2-48 步骤 1 和 2：屈曲障碍

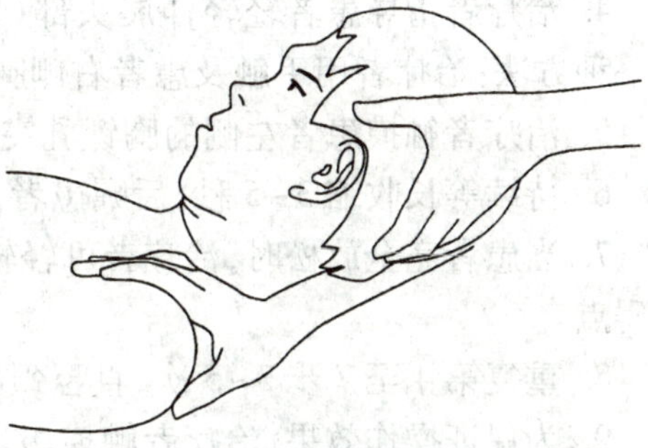

图 2-49 手交替放置

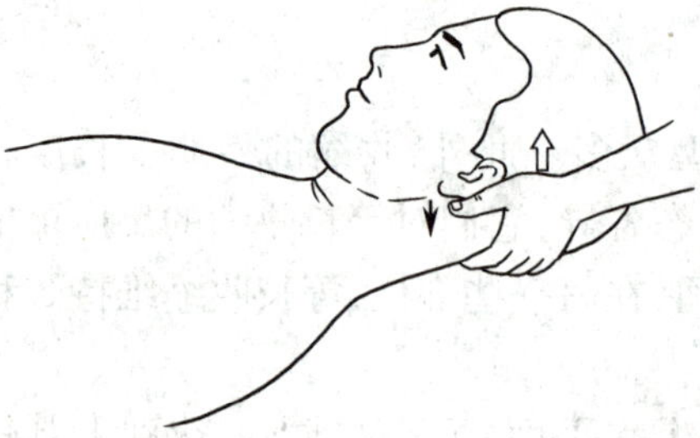

图 2-50 步骤 3：等长收缩

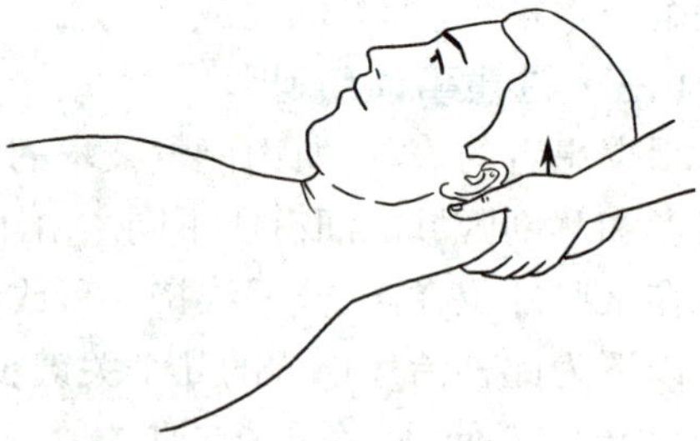

图 2-51 步骤 5：屈曲障碍

4. 等长收缩持续 3~5 秒后，嘱患者停止并放松。

5. 患者完全放松后，治疗者可轻轻屈曲其颈部（图 2-51）至触及新的限制性障碍。

6. 重复第 3 至第 5 步 3~5 次，或直至颈部活动得到最大程度改善。

7. 按同样的顺序重复上述步骤，左右屈曲、旋转。

8. 对患侧颈部的运动进行再评估，以判定技术的疗效。

（二）交互抑制

胸锁乳突肌功能障碍（例：左侧胸锁乳突肌痉挛）。

1. 患者仰卧位，治疗者坐于诊疗床的头侧，一手拖住患者头部置于治疗者膝盖或大腿上。

2. 治疗者轻轻旋转患者头部至右侧，以定位紧张的左侧胸锁乳突肌前侧（图 2-52）。

3. 治疗者轻轻伸展患者头部直至触及限制性障碍点（图 2-53）。

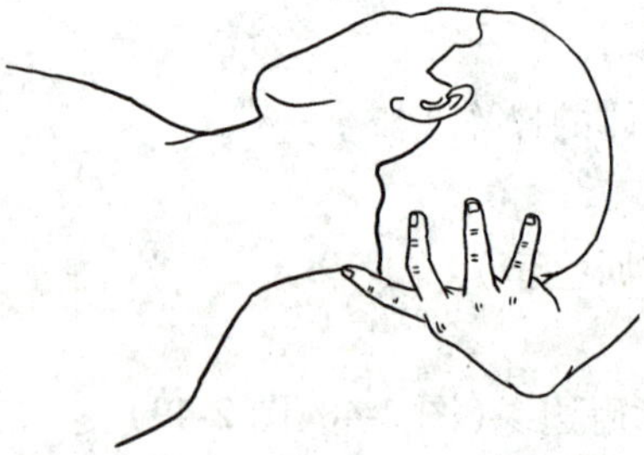

图 2-52 步骤 1 和 2

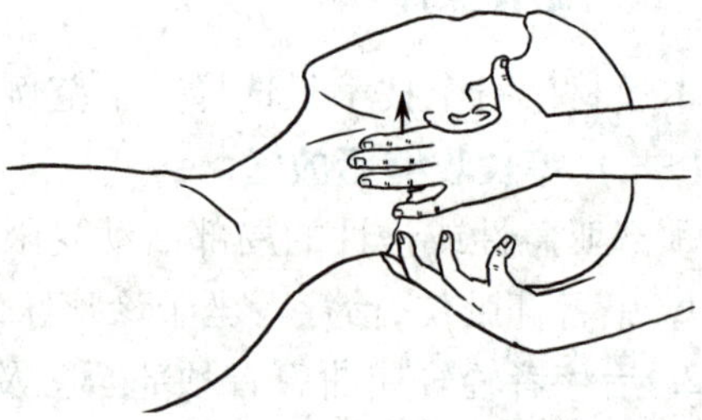

图 2-53 步骤 3：伸展障碍

4. 治疗者指导患者轻轻伸展头部（图 2-54），同时治疗者施以相同的反作用力。另一种方法：治疗者用手触及患者右侧胸锁乳突肌并指示患者去下压操作手。

5. 治疗者触摸患者左侧的胸锁乳突肌以确保其完全放松。

6. 持续等长收缩 3~5 秒，后嘱患者停止并休息。

7. 当患者完全放松时，治疗者可轻轻伸展患者头部（图 2-55）至触及新的限制性障碍点。

8. 重复第 4 至 7 步 3~5 次，直至颈部活动得到最大程度改善。

9. 为保证操作效果，治疗者触摸患者左侧胸锁乳突肌以缓解其紧张度，同时，治疗者于正中位观察患者头部位置。

笔记

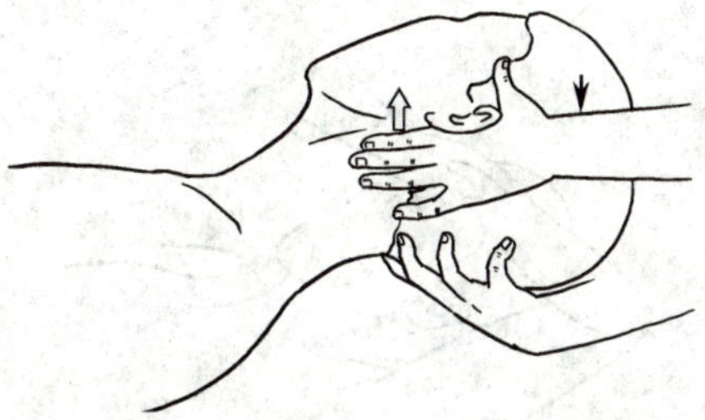

图 2-54 步骤 4：等长收缩

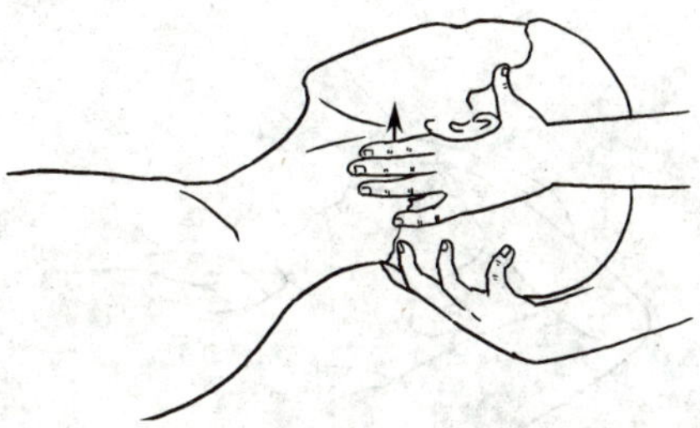

图 2-55 步骤 7：伸展障碍

（三）利用肌肉收缩活动关节

第 1 肋、第 2 肋“呼气”功能障碍（斜角肌收缩松动肋骨技术）。

例：右侧第 1 肋呼气（降肋）。

1. 患者仰卧，治疗者立于患者左侧。
2. 患者头部向左旋转约 30°。
3. 患者右手腕背侧置于前额（图 2-56）。
4. 治疗者左手伸到患者身体下方，手掌固定右侧功能障碍肋骨的上角，施加向尾端外侧的牵引力（图 2-57）。

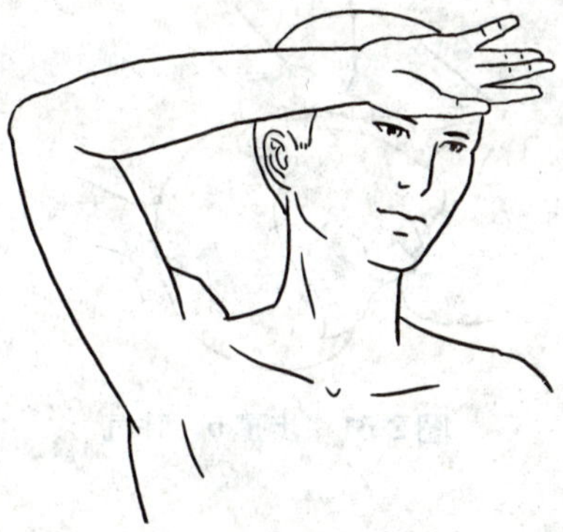

图 2-56 步骤 1～3

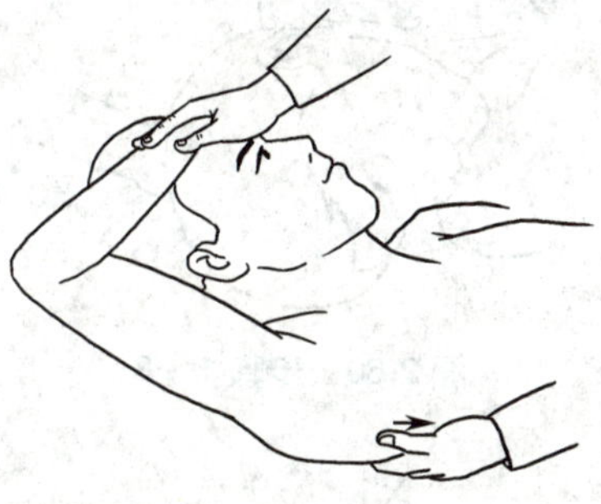

图 2-57 步骤 4

5. 嘱患者前屈头颈部（图 2-58），并且保持头部起始的旋转角度不变。同时治疗者施加适当阻力。再嘱患者缓慢吸气，以增强治疗效果。
6. 保持等长收缩运动 3～5 秒，然后嘱患者停止并放松。
7. 患者完全放松后，治疗者左手在功能障碍肋骨外角处，施加向尾端同时向外侧的牵引力（图 2-59）。
8. 重复第 5～7 步，5～7 次，或者直到功能障碍肋骨恢复最大活动范围。
9. 重新评估功能障碍肋骨的活动。

（四）呼吸辅助技术

第 1 肋“吸气”功能障碍。

例：右侧第 1 肋吸气（提肋）。

1. 患者仰卧，治疗者立于诊疗床头侧。
2. 治疗者右手示指固定于右侧第 1 肋骨的上缘和肋横突关节的后外侧。

笔记

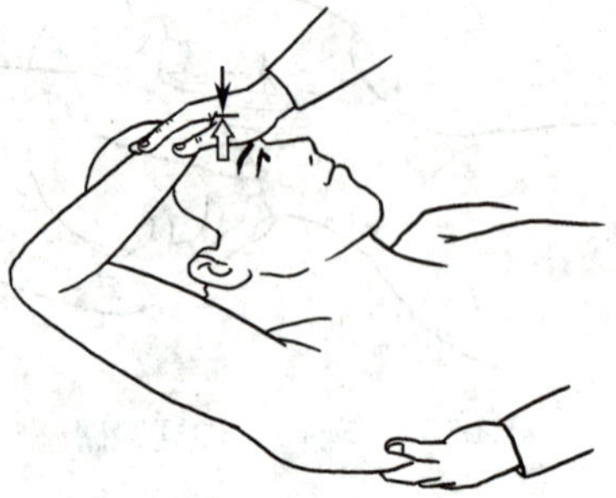

图 2-58　等长收缩

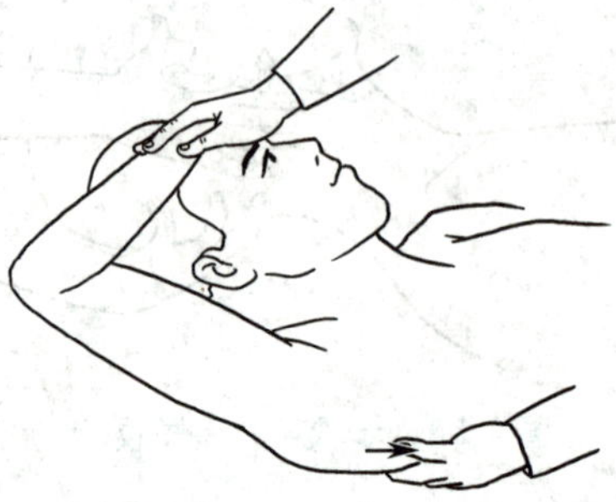

图 2-59　步骤 7

3. 治疗者左手轻度前屈，向同侧侧屈，相对侧旋转患者头部，以放松斜角肌（图 2-60）。
4. 嘱患者做深呼吸。
5. 随着呼气活动，治疗者右手引导第 1 肋的下降和前移（图 2-61）。
6. 患者深吸气（图 2-62），同时施加适当阻力于第 1 肋处。
7. 然后要求患者深呼气，同时右手引导第 1 肋下降和前移（图 2-63）。

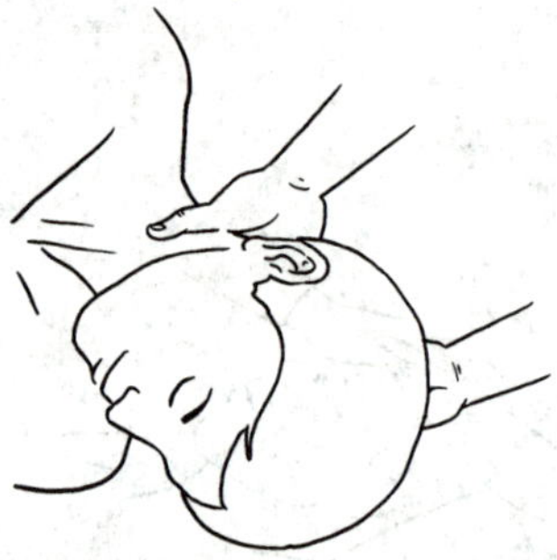

图 2-60　步骤 1～3

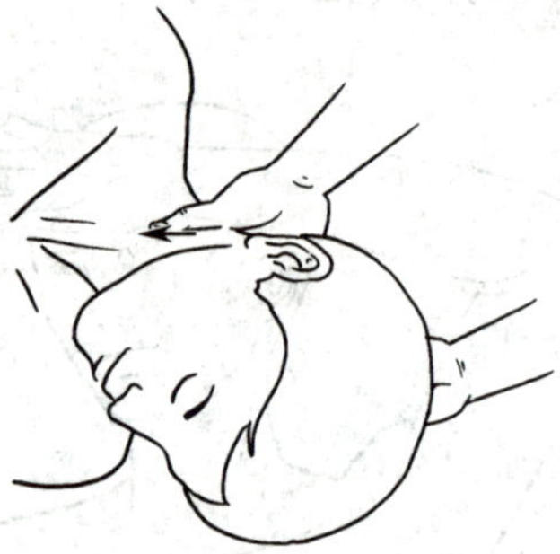

图 2-61　步骤 5：呼气

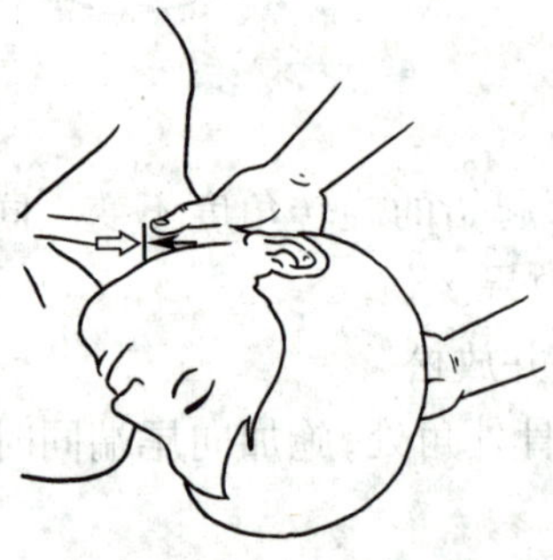

图 2-62　步骤 6：抗阻吸气

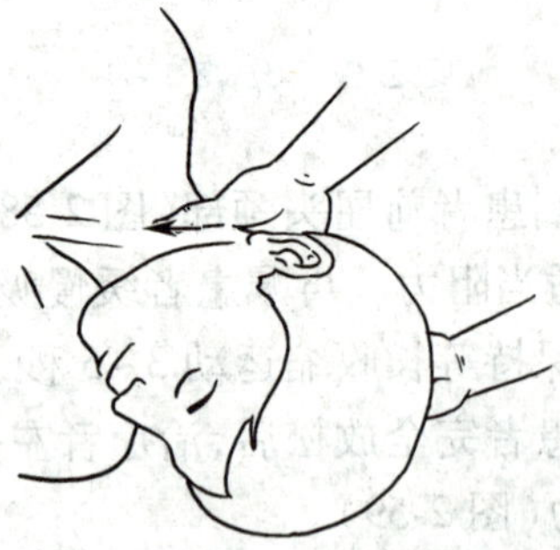

图 2-63　步骤 7：增加呼气

8. 重复步骤 6～7，5～7 次，或者直到功能障碍肋骨恢复最大范围活动。
9. 重新评估功能障碍肋骨的活动。
10. 替代技术：要求患者抬高右肩，并抗阻 3～5 秒，放松后，在呼气时活动肋骨。

（五）颈眼反射

急性的局部活动受限运用以下指导，任何一种颈部能量疗法均可结合颈眼反射使用：

1. 增加颈部伸展 患者向头顶仰视3~5秒后，嘱患者停止并放松(闭上眼睛)。治疗者缓慢地拉伸患者头颈部至触及限制性障碍，如此反复3~5次或直至颈部活动得以最大程度改善(图2-64)。

2. 增加颈部屈曲 患者向下俯视3~5秒后，嘱患者停止并放松(闭上眼睛)。治疗者缓慢屈曲患者头颈部至触及新的限制性障碍。如此重复3~5次或直至颈部活动得以最大程度改善(图2-65)。

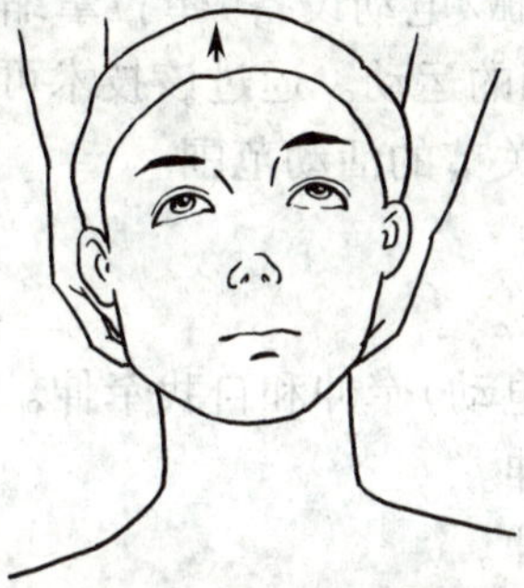

图2-64 步骤1

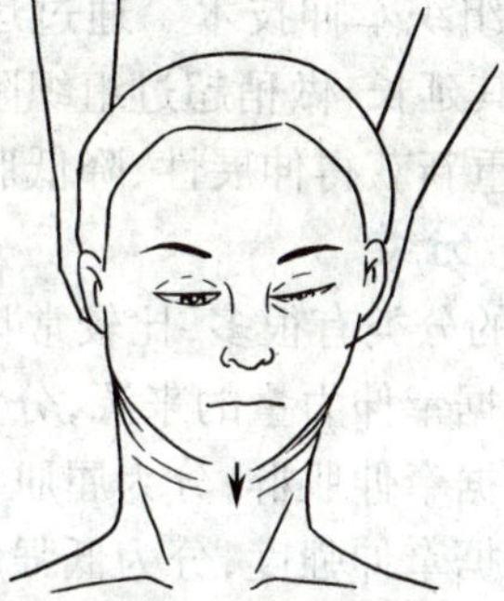

图2-65 步骤2

3. 增加颈部向右侧弯 患者向右上方处视3~5秒后，嘱患者停止并放松(闭上眼睛)。治疗者缓慢侧弯患者头颈部至触及新的限制性障碍。如此重复3~5次或直至颈部活动得以最大程度改善(图2-66)。

4. 增加颈部向左侧弯 患者向左上方处视3~5秒后，嘱患者停止并放松(闭上眼睛)。治疗者缓慢地侧弯患者头颈部至触及新的限制性障碍。如此重复3~5次或直至颈部活动得以最大程度改善(图2-67)。

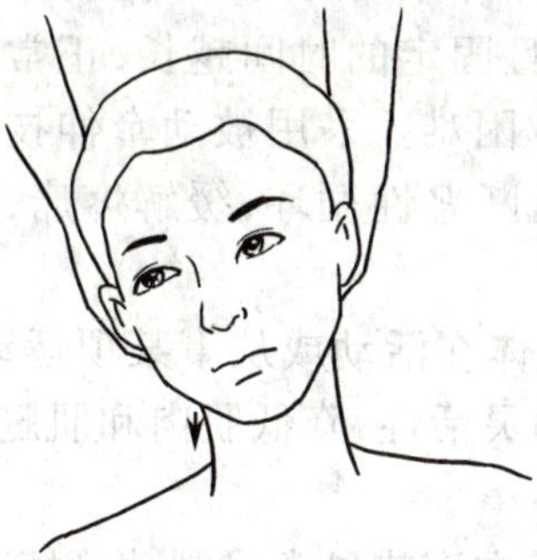

图2-66 步骤3

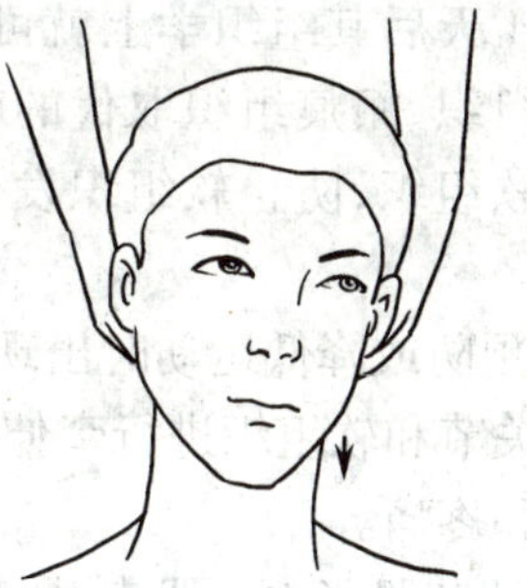

图2-67 步骤4

第五节 软组织牵伸技术

软组织牵伸技术是治疗因各种软组织挛缩或短缩而导致关节功能障碍的临床常用技术和方法之一，操作简单、方便、安全、有效。

笔记

一、概述

（一）基本概念

1. 软组织　指肌肉及其辅助装置，如肌腱、筋膜、滑囊、腱鞘和关节囊、韧带以及皮肤等连接组织。

2. 软组织挛缩　因为疾病或损伤导致肌肉、肌腱、关节周围纤维组织等出现慢性炎症和组织改变而引起软组织适应性短缩，导致被动或主动牵伸软组织时出现明显抵抗，常引起关节运动功能障碍。

3. 软组织牵伸技术　通过运用外力（人工或机械/电动设备）牵拉挛缩或短缩的软组织使其延长，做稍超过组织阻力和关节活动范围的运动。通过该技术可使已挛缩的软组织重新获得伸展性、降低肌张力，改善或恢复关节的活动范围。

（二）分类

牵伸的分类有很多，比较常见的有以下分类方法。

1. 根据牵伸力量的来源，分为手法牵伸、机械（电动）牵伸和自我牵伸。

2. 根据牵伸肌群，分为屈肌群牵伸和伸肌群牵伸。

3. 根据牵伸强度，分为低强度牵伸和高强度牵伸。

4. 根据参与程度，分为被动牵伸、主动牵伸和神经肌肉抑制技术。

5. 根据牵伸部位，分为脊柱牵伸（颈椎和腰椎）和四肢（肩部、肘部、腕部、手部和髋部、膝部、踝部、足部）牵伸。

（三）牵伸作用

1. 保持或恢复关节的活动范围　疾病可使身体某部位长期制动，从而出现肌张力增高、软组织挛缩等情况，另外，正常人平时的长期坐位工作和不良的生活习惯，也会引起肌肉轻微的挛缩或紧张。通过牵伸治疗可预防肌肉、韧带和关节囊等软组织出现挛缩，保持或恢复关节的正常活动范围。

2. 防止发生不可逆的组织挛缩　由组织创伤所导致的局部炎症和疼痛，在关节固定4天后其组织学上就可出现挛缩现象，并且固定的时间越长，正常肌肉组织被粘连组织、瘢痕组织取代的就越多，缓解也就越困难。采用被动牵伸技术可拉长挛缩的软组织，防止软组织发生不可逆的挛缩，阻断恶性循环，缓解疼痛，防止肌力失衡。

3. 预防或降低运动时出现的软组织损伤　躯体在活动或从事某项运动之前，应预先对关节和软组织进行牵伸活动，以增加关节的灵活性，降低肌肉和肌腱等软组织的损伤和疼痛。

4. 调节肌张力　肌肉、肌腱的弹性和伸展性常在姿势异常或制动等情况下降低，出现肌肉萎缩。通过牵伸可刺激肌肉内的感受器——肌梭而达到调节肌张力、提高肌力的作用。临床上，中枢损伤性疾病导致的肌张力增高、肌痉挛会限制关节活动，可以通过牵伸技术降低肌张力、保持肌肉的静息长度、改善或重新获得关节周围软组织的伸展性。

5. 提高肌肉的兴奋性　对肌张力低下的肌群，适当地静态牵伸延长肌肉，可以直接或间接反射性地提高肌肉的兴奋性，增强肌力。

二、软组织牵伸基础

（一）软组织对牵伸的反应

可限制关节运动的软组织包括肌肉、肌腱与周围组织结构以及皮肤等，每种软组织都有各自的生理特性。当牵伸训练技术应用于这些软组织时，牵伸的速度、强度和时间及软组织的温度均可影响不同软组织类型的反应，不同组织会有不同的反应结果。当软组织被牵伸后，弹性或可塑性发生变化。弹性是指软组织在被动牵伸后恢复到静息长度的能力；可塑性是软组织在张力去除后产生新的较大长度的特性。收缩组织和非收缩组织均具有弹性和可塑性特点。

1. 肌肉　肌肉被牵拉伸长时，牵伸的力量会经过相连（纤维内或环绕纤维）组织（肌内膜和肌束膜）传送到肌纤维，导致肌小节拉长，而当牵伸力量释放时，每个肌小节恢复静止状态时的长度。所以，牵伸力量只有达到并维持一定的时间，软组织的长度才能有效地增加。肌肉制动的时间越长，肌肉萎缩和力量的丧失就越多，与长时间伸长状态下制动相比，当肌肉处于短缩状态时，其萎缩和无力的发生更快。

2. 肌腱与周围组织的结构　肌梭是一种感受肌肉长度变化（或）和（感受）牵拉刺激的感受装置，属于本体感受器；腱器官则是分布在肌腱胶原纤维之间感受骨骼肌张力变化的本体感受器，腱器官与梭外肌纤维呈串联关系。当肌肉受到被动牵拉时，肌梭的感受装置会首先兴奋发动牵张反射，使被牵拉的肌肉收缩以对抗牵拉；而当牵拉力量进一步增大时，腱器官兴奋，通过抑制牵张反射达到避免被牵拉肌肉损伤的目的。

（二）软组织牵伸方法

1. 被动牵伸　通过徒手或机械的外在力量拉长挛缩组织，以增加挛缩组织长度和关节活动范围的方法称为被动牵伸法，是物理治疗缓解痉挛手法技术中最常用的手法。可以起到暂缓痉挛、保持痉挛肌群肌纤维的长度、维持关节活动范围，防止关节挛缩变形的作用。中枢神经系统损伤后痉挛的出现，使肢体不能自主地活动，长时间地保持在某一个或几个特定的位置上。随着时间的推移，肌肉纤维逐渐钙化短缩，关节周围结缔组织增生，关节液变得黏稠，最后形成粘连，严重时引起关节的变形。因此，痉挛出现早期对痉挛肌肉进行适当的牵拉是非常重要的。

（1）手法牵伸：治疗师通过手的力量缓慢地牵拉发生紧张或挛缩的软组织，并控制牵拉方向、速度和时间，以增加挛缩组织的长度和关节活动范围。与机械牵伸相比，手法牵伸是一种短时间的牵伸，一般每次牵伸持续10~30秒/次，重复5~10次。手法牵伸是牵伸技术中最常用的。

（2）机械牵伸：借助机械装置增加小强度的外部力量，较长时间作用于缩短组织的牵伸方法。一般通过重量牵引、滑轮系统或活动夹板提供牵伸力量而发生作用，其强度超过手法牵伸。当手法牵伸效果不理想时，可采用机械设备进行牵伸。牵伸时间至少持续20分钟以上，方能产生治疗效果。

2. 主动抑制　主动抑制是指在患者进行肌肉牵伸之前，有意识地放松该肌肉，当肌肉被抑制（放松）时，肌肉拉长的相应阻力最小。主动抑制技术仅能放松肌肉组织中具有收缩性的结构，对结缔组织尤其是挛缩组织没有作用。这种方法仅适用于被拉长的肌肉属于正常的神经支配和患者可自主抑制时，而不能应用于存在肌力减退、痉

笔记

挛或麻痹的患者。

3. 自我牵伸　患者通过治疗师的讲解和指导，应用自身体重作为牵伸力量，被动牵伸其挛缩组织的一种独立完成的牵伸技术。自我牵伸训练使患者可独立地保持或增加关节活动度，是临床上巩固疗效的主要措施。

（三）软组织牵伸程序

1. 牵伸前评估　牵伸前，治疗师必须对患者进行系统的检查和评估。

（1）明确关节活动受限的相关情况：如关节活动受限的部位、性质、原因以及活动范围；是否有炎症性疼痛、异位骨化、骨质疏松等；痉挛的程度及分布状况；痉挛肌群肌纤维的走向和伸展性；挛缩组织处于什么阶段；年龄、认知、身体状况如何；能否主动参与以及预后等。

（2）选择适当的牵伸方法：根据功能受限的主要原因进行方法选择。①软组织挛缩引起：选用软组织牵伸技术。②关节本身原因引起：选用软组织牵伸技术加关节松动术。一般来说，关节本身的挛缩可先通过关节松动术恢复关节内正常的组织关系，再使用软组织牵伸技术。

2. 牵伸前准备

（1）向患者解释牵伸训练的目的和步骤，争取患者的理解和配合。

（2）将患者置于舒适、稳定的体位，一般选择卧位和坐位，使牵伸训练在最佳运动平面完成。

（3）如有可能，应除去牵伸训练部位增加摩擦力的衣物、绷带或夹板，尽量暴露治疗部位。

（4）向患者解释在整个牵伸训练过程中尽可能放松的重要性，并告知牵伸训练的强度应为可耐受水平。

（5）必要时在牵伸前应用放松技术、热疗和热身训练，以增加被牵伸组织的延展性，降低损伤的可能性。

3. 牵伸技术实施

（1）牵伸方向：牵伸力量的方向与肌肉紧张或挛缩的方向相反。在可动范围内缓慢移动肢体至受限点，并固定近端关节、运动远端肢体以增加肌肉长度和关节活动范围。

（2）牵伸强度：牵伸力量必须达到一定程度才能拉紧软组织的结构，但以不导致疼痛或损伤为度。正常情况下，患者在牵伸过程中感到轻微疼痛是允许的，但要以患者能够耐受为原则。当患者感到疼痛难忍时为负荷过度，有可能引起被牵伸的组织出现损伤，应及时调整强度，避免医源性损伤的出现。实践证明，低强度、长时间的持续牵伸效果好于高强度、短时间的牵伸方式。

（3）牵伸时间：不同牵伸手法其牵伸时间不同。①手法被动牵伸：持续时间一般为 10~30 秒/次，重复 5~10 次，使被牵伸肌肉反复在长度上延伸、局部有紧张牵拉感。每次之间要休息 30 秒左右，可配合轻手法按摩，利于组织的修复并缓解治疗反应。②机械牵伸：持续时间一般为 15~20 分/次。住院患者 1~2 次/日，门诊患者可 1 次/日。10 次为 1 个疗程，一般进行 3~5 个疗程。当患者规范治疗一周后仍无明显疗效时，应对其重新进行评估，调整治疗方案或改用其他治疗方法。

（4）牵伸顺序：对痉挛肢体各部位进行牵伸操作时应按照一定的顺序，如由头到

笔记

脚、由近端到远端等。

（5）牵伸原则：牵伸力度的施加应缓慢进行，当遇到较大抵抗时（痉挛的强度增加），应稍作短暂的停留，当阻力略微减小后，再继续进行；在牵拉的末端（或关节活动范围的末端）做5~10秒的短暂停留，待痉挛缓解后，再缓慢地回到起始位。

4. 牵伸后

（1）治疗反应：一般情况下，在牵伸治疗后患者会感到被牵伸关节周围的软组织放松，关节活动范围改善。如治疗后24小时被牵伸部位仍有局部肿胀和明显疼痛，说明牵伸强度过大，应降低牵伸强度或牵伸时间。要根据损伤部位、病情的不同对患者定期进行评定，根据具体情况和个体差异制订合理的治疗方案。

（2）可对牵伸后的软组织进行冷疗，减少因牵伸过程中微小损伤导致的肌肉疼痛，并有助于防止肿胀的发生。

（3）鼓励患者应用获得进展的活动范围进行主动训练或功能性活动。

（四）适应证与禁忌证

1. 适应证

（1）维持、恢复和增加关节活动范围：可用于预防病损关节由于固定、制动、失用造成软组织挛缩、粘连或瘢痕形成，肌肉、结缔组织和皮肤缩短后引起的关节活动范围减小和日常生活活动受限；亦常用于肩部、肘部、腕指部和髋部、膝部、踝足部以及颈腰部病损后关节软组织粘连、挛缩、瘢痕形成，关节活动受限或障碍。

（2）改善和恢复关节周围软组织伸展性：降低肌肉张力，常用于病损后肌肉张力增高，如中枢神经损伤后肌痉挛。

（3）预防运动损伤：体育锻炼前后牵伸，可起到预防肌肉骨骼损伤、减轻运动后肌肉疼痛的作用。

2. 禁忌证

（1）关节内或关节周围组织有炎症、急性感染、肿瘤和结核。

（2）神经、肌腱断裂吻合术后1个月内。

（3）肌肉、肌腱、韧带损伤的急性期。

（4）关节骨折内外固定术后；严重骨质疏松症；病损后肌肉无力患者。

（5）关节活动或肌肉牵拉时疼痛剧烈者。

（6）肌麻痹或严重肌无力患者：为维持关节的稳定性或者为了保持一定的肌肉力量以增强功能活动而发生代偿性挛缩时，慎用牵伸治疗。

（五）注意事项

1. 避免过度牵伸　过度牵伸已长时间制动或不活动的组织有害无益，长时间制动后，结缔组织失去了正常张力，特别是大强度、短时间的牵伸比小强度、长时间的牵伸更容易引起损伤，造成关节不稳定。关节不稳定常常会引起疼痛，又增加了骨骼肌再次损伤的风险。

2. 避免牵伸特殊组织　如水肿组织、肌力较弱的组织等，因牵伸可导致水肿扩散，增加疼痛和肿胀；而对肌力较弱的肌肉，应与肌力训练结合起来，使患者在伸展性和力量之间保持平衡。当肌无力和拮抗肌紧张同时存在时；先牵伸紧张的拮抗肌，再增强无力肌肉的力量。

3. 避免牵伸中挤压关节　对关节可先稍加分离牵引力，牵伸力量要适度、缓慢、

笔记

持久，既能使软组织产生张力，又不会引起或加重疼痛。避免跳跃性牵伸，在关节活动末端应避免弹动关节，因为可以刺激被牵伸肌肉的牵张反射，反射性引起收缩。

4. 配合放松被牵伸部位　在进行牵伸技术时，可配合热疗、按摩、关节松动术、支具等方法来帮助肌肉放松，提高牵伸效果。

5. 对于跨越两个或多个关节的肌群（如腘绳肌），应先对每一个关节进行牵伸之后，再对整个肌群进行牵伸。

6. 了解治疗反应　牵伸后肌肉酸痛不能持续超过24小时。大强度、短时间的牵伸容易引起软组织炎症、损伤和无力，尤其是老年人。

三、脊柱肌肉牵伸技术

（一）颈部肌肉牵伸技术

1. 徒手被动牵伸

（1）颈部伸肌群牵伸

1）体位：患者坐位；治疗师站立位。

2）操作：治疗师上方手置于患者顶枕部，轻柔地向下压，使颈部屈曲达到最大的活动范围；下方手置于胸椎上段部位固定脊柱（图2-68）。

3）作用：牵伸颈部伸肌群，增加颈椎屈曲的关节活动范围。

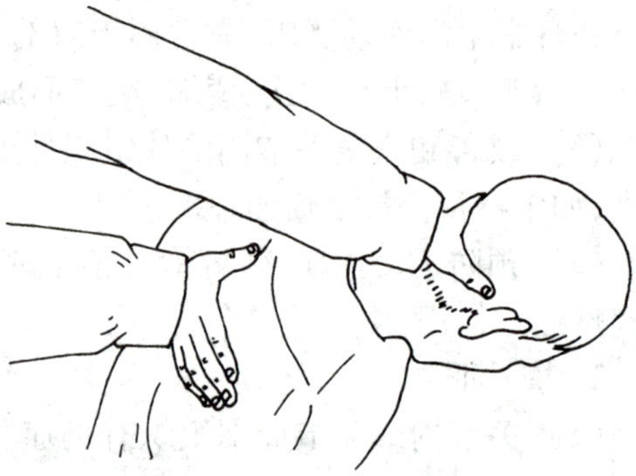

图2-68　颈部伸肌群徒手被动牵伸

（2）颈部屈肌群牵伸

1）体位：患者坐位；治疗师站立位。

2）操作：治疗师上方手置于患者前额部，轻柔地向后推，使颈部后伸达到最大的活动范围；下方手置于胸椎上段部位固定脊柱。

3）作用：牵伸颈部屈肌群，增加颈椎后伸的关节活动范围。

（3）颈部侧屈肌群牵伸

1）体位：患者坐位；治疗师站立位。

2）操作：治疗师上方手置于患者牵伸侧的颞部，轻缓推动患者头部向对侧，使颈部侧屈运动到最大活动范围；下方手置于同侧肩部固定，防止肩关节出现代偿运动。

3）作用：牵伸颈侧屈肌群，增加颈侧屈活动范围。

2. 自我牵伸

（1）颈部伸肌群牵伸：患者坐在靠背椅上，前屈颈椎以增加颈椎前屈活动范围。

（2）颈部屈肌群牵伸：患者坐在靠背椅上，后伸颈椎以增加颈椎后伸活动范围。

（3）颈部侧屈肌群牵伸：患者坐在靠背椅上，颈部向一侧做侧屈运动以牵伸对侧颈屈肌群。

（二）腰部肌肉牵伸技术

1. 徒手被动牵伸

（1）腰部伸肌群牵伸

笔记

1）体位：患者站立位；治疗师站立位。

2）操作：治疗师上方手置于患者胸椎背部，轻轻向下压，使腰椎前屈达到最大的活动范围；下方手固定腰骶部（图 2-69）。

3）作用：牵伸腰部伸肌群，增加腰椎前屈活动范围。

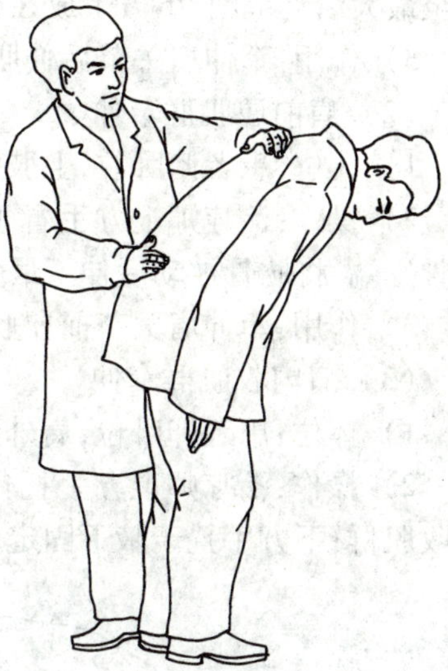

图 2-69　腰部伸肌群徒手被动牵伸

（2）腰部屈肌群牵伸

1）体位：患者站立位；治疗师站立位。

2）操作：治疗师上方手置于胸骨前轻轻向后推，使腰椎后伸达到最大的活动范围；下方手固定腰骶部。

3）作用：牵伸腰部屈肌群，增加腰椎后伸活动范围。

（3）腰部侧屈肌群牵伸

1）体位：患者站立位；治疗师站立位。

2）操作：治疗师上方手置于牵伸侧肩部轻轻向对侧推，使腰椎侧屈达到最大的活动范围；下方手置于对侧固定髂部。

3）作用：牵伸腰部侧屈肌群，增加腰椎侧屈活动范围。

2. 自我牵伸

（1）腰部伸肌群牵伸

方法 1：患者站立位，双上肢放松于躯干两侧，做腰椎前屈运动至最大活动范围，牵伸腰部后伸肌群。

方法 2：患者仰卧位，屈曲双侧髋、膝关节及胸，患者双手于大腿近膝部后方下压，使骶部离开治疗床床面，牵伸腰部后伸肌群（不要于胫骨处下压，这可加大对膝关节的应力）。

（2）腰部屈肌群牵伸

方法 1：患者站立位，双手叉腰，做后伸腰运动至最大的活动范围，牵伸腰部前屈肌群。

方法 2：患者俯卧位，双手支撑，使双肘关节伸展，将上方抬起，但保持骨盆不离开床面。

（3）腰部侧屈肌群牵伸：患者站立位，一手叉腰，一手上举向对侧做腰部侧屈运动至最大的活动范围，牵伸腰部侧屈肌群。

四、上肢肌肉牵伸技术

（一）肩部肌肉牵伸技术

在牵伸肩部肌肉时，必须固定肩胛骨，预防肩胛骨的代偿性运动。

1. 徒手被动牵伸

（1）肩后伸肌群牵伸

1）体位：患者仰卧位，屈肘，放松前臂及手；治疗师面向患者站在牵伸侧旁。

2）操作：治疗师上方手从内侧握住患者肘关节/肱骨远端的后方，将肱骨被动前屈至最大活动范围，下方手放在患者肩胛骨外侧缘固定肩胛骨（图 2-70）。

3）作用：牵伸肩关节后伸肌群，增加肩关节前屈的活动范围。

（2）肩前屈肌群牵伸

1）体位：患者俯卧位，上肢置于体侧并放松；治疗师面向患者站在牵伸侧旁。

2）操作：治疗师上方手置于肩胛骨后部固定防止代偿运动，下方手从掌侧托起肱骨远端，将肱骨被动后伸至最大范围。

3）作用：牵伸肩关节前屈肌群，增加肩关节后伸的活动范围。

（3）肩内收肌群牵伸

1）体位：患者仰卧位，肩外展并屈肘 90°；治疗师面向患者站在牵伸侧旁。

2）操作：治疗师上方手托住肱骨远端并将肱骨被动外展至最大范围，以牵拉肩内收肌群；下方手置于腋下固定肩胛骨的外侧缘（图 2-71）。

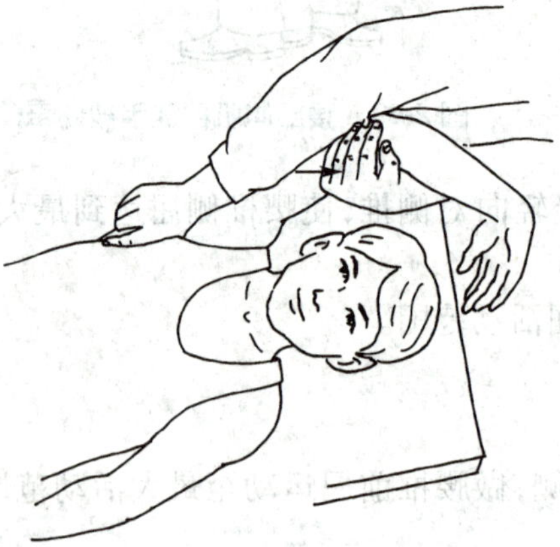

图 2-70 肩后伸肌群徒手被动牵伸

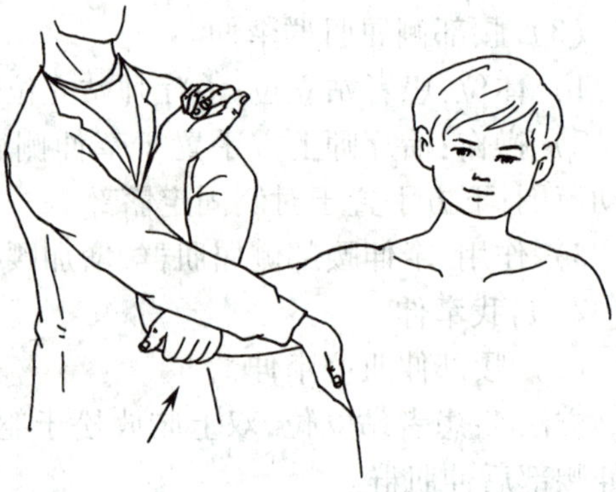

图 2-71 肩内收肌群徒手被动牵伸

3）作用：牵伸肩内收肌群，增加肩外展的活动范围。

（4）肩外旋肌群牵伸

1）体位：患者仰卧位，肩关节外展 90°（或外展至患者舒服位置），屈肘 90°；治疗师面向患者的足部，站在牵伸侧旁。

2）操作：治疗师内侧手握住患者肱骨远端，外侧手握住其前臂远端使肩关节内旋，将前臂向床面被动运动至最大范围。

3）作用：牵伸肩外旋肌群，增加肩内旋活动范围。

（5）肩内旋肌群牵伸

1）体位：患者仰卧位，肩关节外展 90°（或外展至患者舒服位置），屈肘 90°；治疗师面向患者的头部，站在牵伸侧旁。

2）操作：治疗师内侧手握住肱骨远端，外侧手握住前臂远端并移动前臂使肩关节外旋，将前臂向床面被动运动至最大范围（图 2-72）。

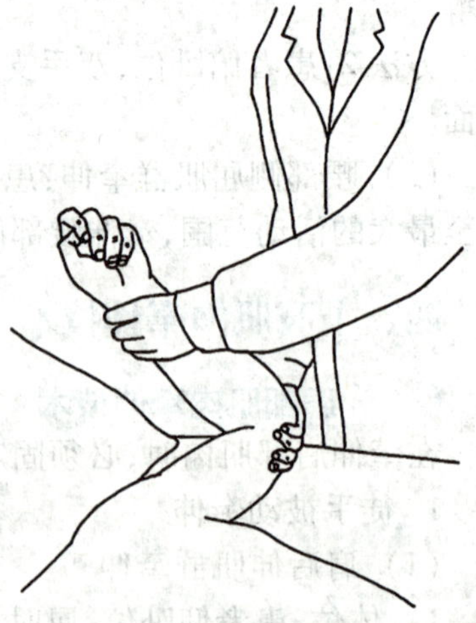

图 2-72 肩内旋肌群徒手被动牵伸

3）作用：牵伸肩内旋肌群，增加肩外旋活动范围。

注意：当治疗师在进行肩内、外旋肌肉牵伸操作时，必须注意确保肘关节的稳定、无痛、安全，牵伸的强度不宜过大。

（6）胸肌牵伸

1）体位：患者仰卧位，肩关节外展 60°~90°，患侧肩部位于床沿旁；治疗师面向患者站在牵伸侧旁。

2）操作：治疗师内侧手握住患者肱骨远端，外侧手握住其前臂远端掌侧。双手移动患者上肢向地面方向被动运动（肩关节完全水平外展）至最大范围（图 2-73）。

3）作用：牵伸胸肌，增加肩水平外展活动范围。

（7）肩胛提肌牵伸

1）体位：患者取坐位，头转向对侧并稍向前屈，以颈部后外侧有酸胀感为度，牵伸侧上肢外展，屈曲肘关节并将手放在头后部；治疗师立于患者身后牵伸侧。

2）操作：治疗师外侧手从前面托住患者上臂远端向上抬，内侧手放在牵伸侧颈肩部交界处向下压，同时，让患者深吸气后深呼气（图 2-74）。

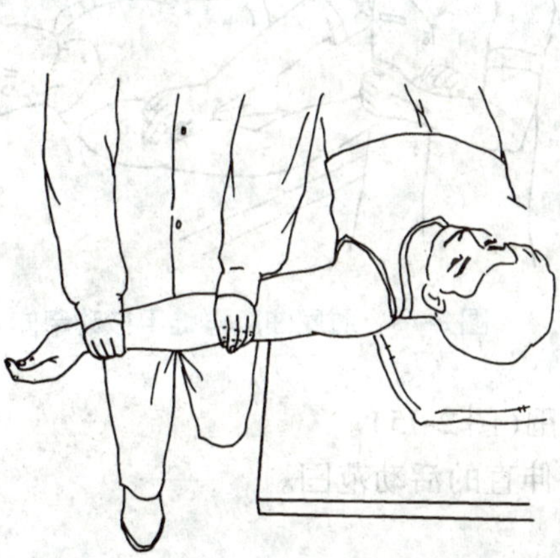

图 2-73　肩部水平外展徒手被动牵伸

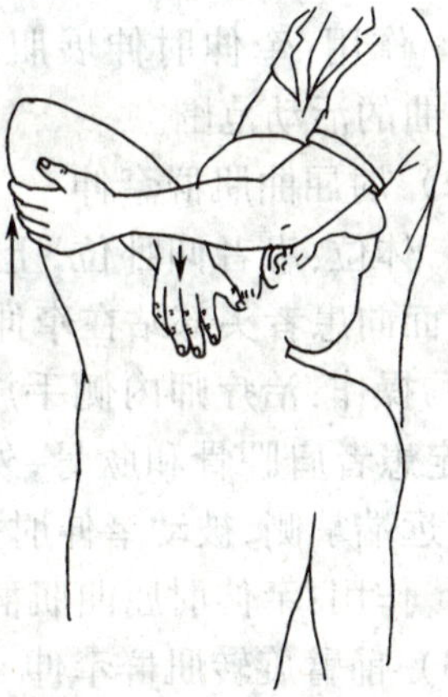

图 2-74　肩胛提肌徒手被动牵伸

3）作用：牵伸肩胛提肌，增加肩胛骨的活动。

2. 自我牵伸

（1）长轴牵伸：患者侧坐在高靠背椅上，将牵伸侧上肢置于椅背外，可在手中提一重物以增加肩活动范围。

（2）分离牵伸：增加肩活动范围。患者站立，将毛巾卷夹在牵伸侧腋下并屈肘，利用对侧手在胸前托住肘部，向身体健侧牵伸肩部。

（3）肩后伸肌群牵伸：上肢前屈活动度小于 90°时，患者可坐在桌旁，牵伸侧上肢放在桌上并保持肘关节伸展、前臂旋前，对侧手放在上臂上面，身体向前方及桌子方向倾斜以牵伸肩后伸肌群。

（4）肩前屈肌群牵伸：患者背对桌子而坐。牵伸侧上肢后伸放在桌上并保持肘关节伸展，对侧手放在肩部以固定肩关节，身体向前、向下运动以牵伸肩前屈肌群。

（5）肩内收肌群牵伸

方法 1：上肢外展活动度<90°时，患者可坐在桌旁，牵伸侧上肢放在桌上并保持肘

笔记

关节伸展、前臂旋前，对侧手放在上臂上面，身体向下及桌子方向倾斜以牵伸肩内收肌群。

方法2：上肢外展活动度>90°时，患者可侧对墙边站立，牵伸侧肩外展并屈肘，前臂置于墙面上，对侧手放在肱骨近端，固定肩关节，身体缓慢下蹲以牵伸肩内收肌群。

（二）肘部肌肉牵伸技术

在牵伸肘部肌肉时，需要注意：一是为牵伸不同的屈肘肌，可在前臂中立位（牵伸肱桡肌）、旋后位（牵伸肱二头肌）和旋前位（牵伸肱肌）分别进行操作；二是要特别注意安全，应采取小强度、长时间的牵伸方法，避免发生新的损伤。

1. 徒手被动牵伸

（1）肘伸展肌群牵伸

1）体位：患者仰卧位，上肢稍外展；治疗师面向患者站在牵伸侧旁。

2）操作：治疗师上方手握住患者前臂远端掌侧，被动屈曲肘关节至最大范围。下方手托住其肘部，注意固定好肱骨。

3）作用：牵伸肘伸展肌群，增加肘关节屈曲的活动范围。

（2）肘屈曲肌群牵伸

1）体位：患者仰卧位，上肢稍外展；治疗师面向患者头部站在牵伸侧旁。

2）操作：治疗师内侧手放在肱骨近端，固定患者肩胛骨和肱骨，外侧手握住其前臂远端掌侧，被动牵伸肘关节至最大范围（图2-75）。

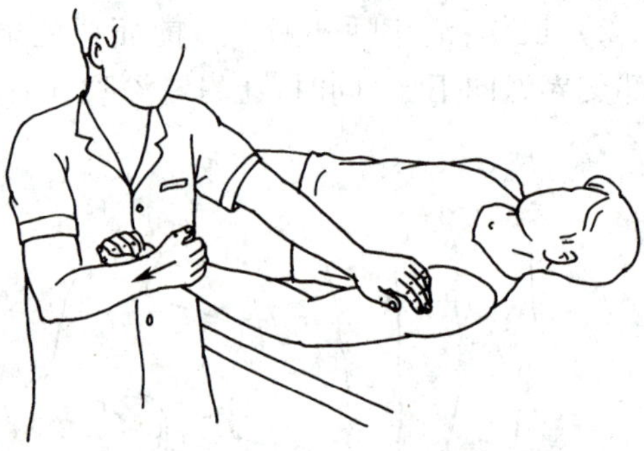
图2-75 肘屈曲肌群徒手被动牵伸

3）作用：牵伸肘屈曲肌群，增加肘关节伸直的活动范围。

（3）前臂旋转肌群牵伸

1）体位：患者仰卧位，肘关节屈曲90°，治疗师面向患者站在牵伸侧旁。

2）操作：治疗师上方手握住患者前臂远端掌侧，旋前或旋后至最大的活动范围，下方手握住其肘关节以固定肱骨，防止肩关节出现内、外旋代偿运动。

3）作用：牵伸旋后肌群可增加旋前活动范围；牵伸旋前肌群可增加旋后活动范围。

2. 自我牵伸

（1）肘伸展肌群牵伸：患者坐于桌旁，牵伸侧肘关节支撑在桌上，在肘窝处放一毛巾卷，对侧手握住牵伸侧前臂远端，屈肘至最大范围以牵伸肘伸展肌群。

（2）肘屈曲肌群牵伸：患者背向床头坐，双手握住床头扶手。伸肘，上身向前，借助上身重量牵伸肘屈曲肌群。

（3）前臂旋转肌群牵伸：患者对侧手握住牵伸侧前臂远端，进行旋前或旋后牵伸至最大范围。

（三）腕及手部肌肉牵伸技术

1. 徒手被动牵伸

（1）腕伸展肌群牵伸

笔记

1）体位：患者坐位，上臂置于治疗台上并屈曲肘关节90°，前臂旋后，手指放松；治疗师坐在牵伸侧旁。

2）操作：治疗师一手握住患者前臂远端固定，另一手握住患者的手掌背面被动屈腕至最大范围（图2-76）。

3）作用：牵伸腕伸展肌群，增加腕屈曲关节活动度。

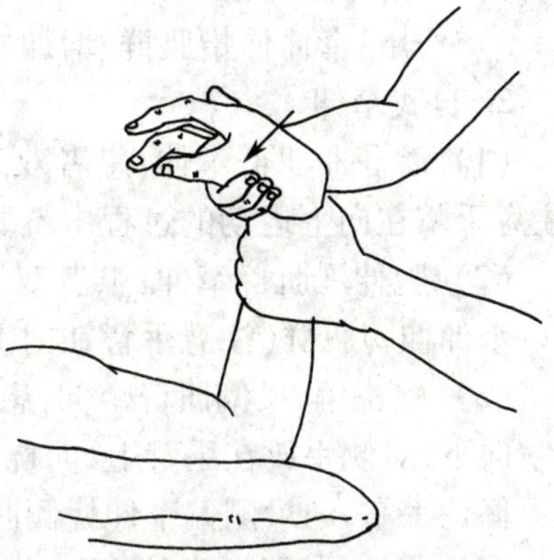

图2-76　腕伸展肌群徒手被动牵伸

（2）腕屈曲肌群牵伸

1）体位：患者坐位，上臂置于桌面上并屈曲肘关节90°，前臂旋后，手指放松；治疗师坐在牵伸侧旁。

2）操作：治疗师一手握住患者前臂远端固定，另一手握住患者的手掌被动伸腕至最大范围。

3）作用：牵伸腕屈曲肌群，增加腕背伸关节活动度。

（3）腕尺偏肌群牵伸

1）体位：患者取坐位，前臂置于治疗台上；治疗师坐在牵伸侧旁。

2）操作：治疗师上方手握住患者前臂远端固定，下方手握住其手掌尺侧向桡侧偏至最大活动范围。

3）作用：牵伸腕尺偏肌群，增加腕桡偏活动范围。

（4）腕桡偏肌群牵伸

1）体位：患者取坐位，前臂置于治疗台上；治疗师坐在牵伸侧旁。

2）操作：治疗师上方手握住患者前臂远端固定，下方手握住其手掌桡侧向尺侧偏至最大活动范围。

3）作用：牵伸腕桡偏肌群，增加尺侧偏活动范围。

（5）屈指肌群牵伸

1）体位：患者仰卧位（亦可坐位），牵伸侧上肢稍外展并屈曲肘关节90°；治疗师面向患者站在牵伸侧旁。

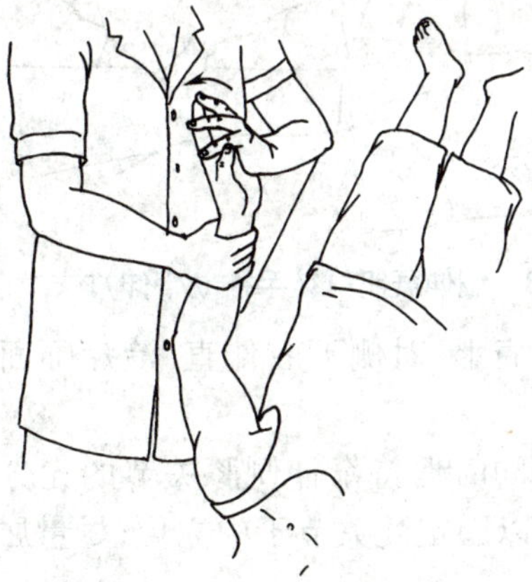

图2-77　屈指肌群徒手被动牵伸

2）操作：治疗师下方手握住患者前臂远端固定，上方手放在其手指掌侧五指相接触，先被动伸腕至最大范围，再将手指完全伸直（图2-77）。

3）作用：牵伸屈指肌群，增加伸指关节活动范围。

（6）伸指肌群牵伸

1）体位：患者仰卧位（亦可坐位），牵伸侧上肢稍外展并屈曲肘关节90°；治疗师面向患者站在牵伸侧旁。

2）操作：治疗师上方手握住患者前臂远端固定，下方手握住其手指，先被动屈腕至最大范围,再将手指完全屈曲。

3) 作用:牵伸伸指肌群,增加屈指关节活动范围。

2. 自我牵伸

(1) 腕屈曲肌群牵伸:患者双手手掌相对放于胸前,手指向下,腕关节向上运动(注意手掌在向上运动的过程中不要分开)。

(2) 腕伸展肌群牵伸:患者双手手背相对放于胸前,手指向下,腕关节做向上运动以牵伸伸腕肌群(注意手背在向上运动的过程中不要分开)。

(3) 腕桡偏、尺偏肌群牵伸:患者将牵伸侧前臂旋前放在桌上,增加桡侧偏时,将手掌向下,对侧手放在手背上,向桡侧偏牵伸尺侧肌群;增加尺侧偏时,将手掌向上,对侧手握住手掌,向尺侧偏牵伸桡侧肌群。

(4) 指屈、伸肌群牵伸:患者牵伸侧手屈曲近端及远端指间关节,增加指屈曲时,对侧手握住其手指背侧,同时屈曲近端及远端指间关节以牵伸伸指肌群;增加指伸展时,牵伸侧手指伸直,对侧拇指放在近端指骨背面,示指放在远端指骨掌面以牵伸近端及远端关节屈指肌群。

五、下肢肌肉牵伸技术

(一) 髋部肌肉牵伸技术

在牵伸髋部肌肉时,必须对骨盆进行固定,预防出现不必要的代偿运动,从而使牵伸的力量能够真正作用于髋部。

1. 徒手被动牵伸

(1) 髋伸展肌群牵伸

方法1:

1) 体位:患者仰卧位,下肢稍屈髋屈膝;治疗师面向患者站在被牵伸侧旁。

2) 操作:治疗师近端手托住患者牵伸侧股骨远端,远端手握住其足跟,双手托起牵伸侧下肢,同时被动屈曲髋关节和膝关节至最大范围(图2-78)。

3) 作用:牵伸臀大肌,增加屈膝时屈髋的活动范围。

注意:在牵伸过程中应固定对侧股骨,防止牵伸侧骨盆向后方倾斜移动患者的臀部和膝部,使其充分屈曲以达到牵拉髋关节的伸肌群。

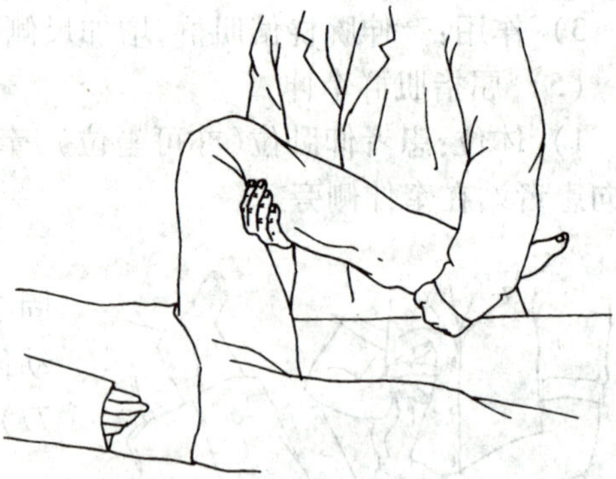

图2-78 髋伸展肌群徒手被动牵伸方法1

方法2:

1) 体位:患者仰卧位,牵伸侧下肢放在治疗师肩上,对侧下肢伸直;治疗师面向患者头部站在牵伸侧旁。

2) 操作:治疗师一手放在患者股骨远端固定,同时保持牵伸侧膝关节的充分伸展,另一手(或另一个人帮助)置于其对侧大腿前面以固定髋关节于中立位,尽量屈曲牵伸侧髋关节至最大范围(图2-79)。

3) 作用:牵伸腘绳肌,增加伸膝时的屈髋活动范围。

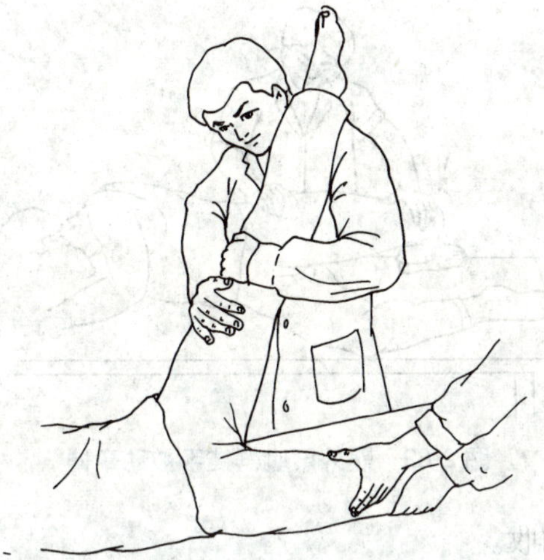

图 2-79 髋伸展肌群徒手被动牵伸方法 2

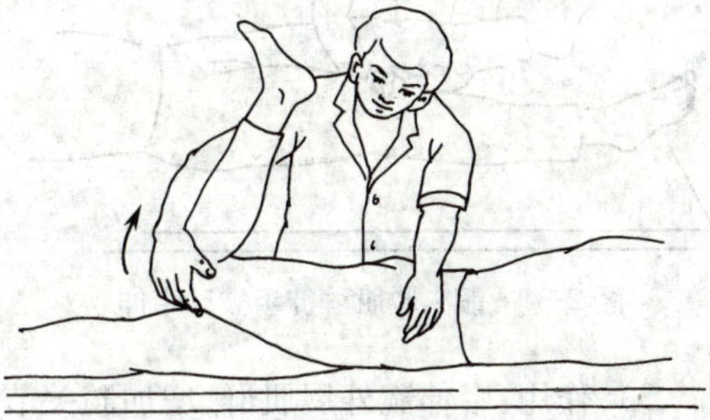

图 2-80 髋屈曲肌群徒手被动牵伸方法 1

注意:髋处于外旋位时,屈髋的牵拉力量主要作用于腘绳肌中间;髋处于内旋位时,屈髋的牵拉力量主要作用于腘绳肌外侧。

（2）髋屈曲肌群牵伸

方法 1:

1）体位:患者俯卧位,牵伸侧下肢稍屈膝,对侧下肢伸膝;治疗师面向患者站在非牵伸侧旁。

2）操作:治疗师上方手置于患者臀部以固定骨盆,下方手置于其股骨远端并托起大腿离开治疗床面,后伸髋关节至最大范围(图 2-80)。

3）作用:牵伸髂腰肌,增加髋伸展活动范围。

方法 2:

1）体位:患者俯卧位,牵伸侧下肢膝关节稍屈曲,对侧下肢膝关节保持伸展;治疗师面向患者站在牵伸侧旁。

2）操作:治疗师一手固定患者髋关节,另一手握住其胫骨远端并尽量使其屈膝至最大活动范围。

3）作用:牵伸股直肌,增加髋伸展活动范围。

注意:在牵伸中,要保持髋关节伸直,没有髋外展或旋转。

（3）髋内收肌群牵伸

1）体位:患者仰卧位,并保持下肢伸直;治疗师面向患者站在牵伸侧旁。

2）操作:治疗师上方手置于患者对侧大腿内侧固定骨盆,下方手从其腘窝下托住牵伸侧大腿外展至髋关节最大活动范围(图 2-81)。

3）作用:牵伸髋内收肌群,增加髋外展活动。

（4）髋外展肌群牵伸

1）体位:患者侧卧于床边,牵伸侧下肢伸髋在上面,对侧下肢保持屈髋屈膝 90°在下面;治疗师站在患者的背后。

2）操作:治疗师上方手按压患者牵伸侧下肢髂嵴以固定骨盆,下方手置于其牵伸侧下肢股骨远端外侧,并施加一定的压力以增强髋关节内收(图 2-82)。

笔记

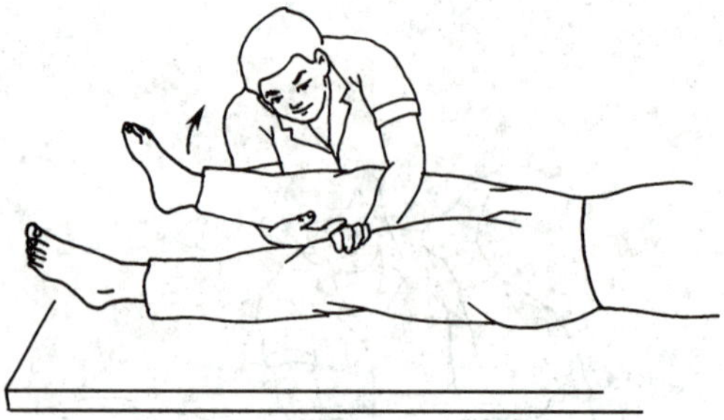

图 2-81 髋内收肌群徒手被动牵伸

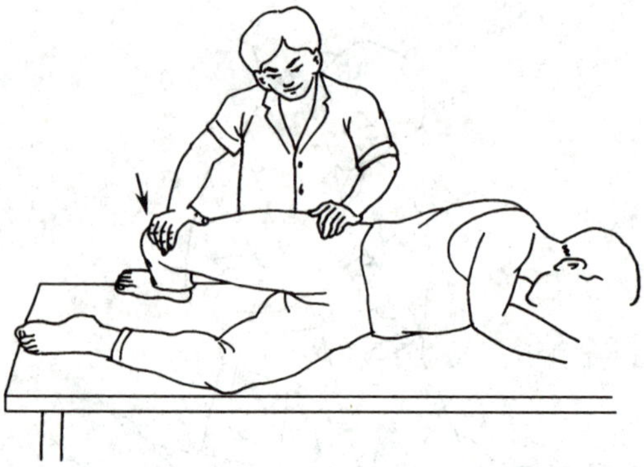

图 2-82 髋外展肌群徒手被动牵伸

3）作用：牵伸髋外展肌群，增加髋关节内收。

（5）髋内旋肌群牵伸

1）体位：患者俯卧位，牵伸侧下肢保持伸髋及屈膝 90°，对侧下肢伸直；治疗师面向患者站在牵伸侧旁。

2）操作：治疗师上方手按压于患者臀部以固定骨盆，下方手握住其小腿远端外踝处，将小腿向内转至最大活动范围（图 2-83）。

3）作用：牵伸髋内旋肌群，增加髋外旋活动范围。

患者也可取坐位，坐于床边并屈髋屈膝 90°，治疗师上方手于患者髂嵴处固定骨盆，下方手于其外踝或小腿外侧施加压力外旋髋关节。

（6）髋外旋肌群牵伸

1）体位：患者俯卧位，牵伸侧下肢保持伸髋及屈膝 90°，对侧下肢伸直；治疗师面向患者站在牵伸侧旁。

2）操作：治疗师上方手置于患者臀部固定骨盆，下方手握住其小腿远端外踝处，将小腿向外转至最大活动范围（图 2-84）。

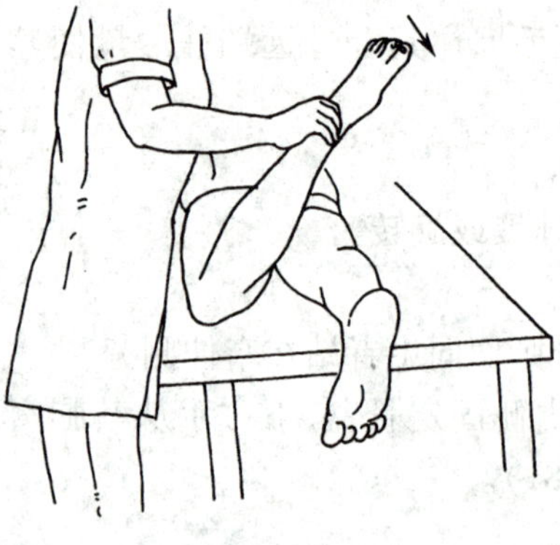

图 2-83 髋内旋肌群徒手被动牵伸

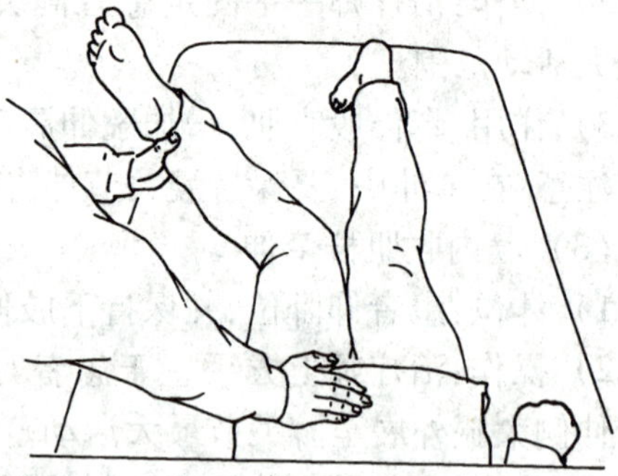

图 2-84 髋外旋肌群徒手被动牵伸

3）作用：牵伸髋外旋肌群，增加髋内旋活动范围。

2. 自我牵伸

（1）伸髋肌群牵伸：患者取手膝跪位，腰部保持稳定，臀部向后运动至最大活动范围以牵伸伸髋肌群。

（2）屈髋肌群牵伸

方法 1：患者取俯卧位，双手放在肩前，肘关节保持伸展，手掌支撑床面同时上身向上抬至最大活动范围。

方法 2：患者双足分开站立，将双手放在腰后固定，上身尽量后伸。

（二）膝部肌肉牵伸技术

1. 徒手被动牵伸

（1）伸膝肌群牵伸

方法 1：

1）体位：患者取床边坐位，屈髋 90°并尽量屈膝于床边缘；治疗师站在牵伸侧下肢外侧。

2）操作：治疗师上方手置于患者股骨远端固定，下方手握住其踝关节，尽量向后推小腿使膝关节屈曲至最大活动范围。

3）作用：牵伸伸膝肌群，增加膝关节屈曲活动范围（对增加 0°～90°屈膝效果较好）。

方法 2：

1）体位：患者俯卧位，牵伸侧下肢屈膝，可在大腿下垫一软枕以防止牵伸时髂前上棘和髌骨挤压受伤，对侧下肢保持伸直；治疗师面向患者站在牵伸侧旁。

2）操作：治疗师上方手置于患者臀部固定骨盆，下方手握住其小腿远端踝关节处被动屈膝至最大活动范围（注意：动作切忌过快、过大，易导致伸膝肌群过度牵伸使膝关节损伤和肿胀）（图 2-85）。

3）作用：牵伸伸膝肌群，增加膝关节屈曲活动范围（对增加 90°～135°屈膝效果较好）。

（2）屈膝肌群牵伸

1）体位：患者俯卧位，牵伸侧下肢髋关节伸展，膝关节略屈曲，可在髌骨下面放一软垫，以减少髌骨挤压的不适感，对侧下肢伸直；治疗师面向患者足部站在牵伸侧。

2）操作：治疗师上方手放在患者大腿后方固定股骨和骨盆，下方手握住其小腿远端踝关节处将小腿缓慢地向下压至最大伸膝范围，以牵拉膝关节屈肌群（图 2-86）。

3）作用：牵伸屈膝肌群，增加膝关节伸展活动范围。

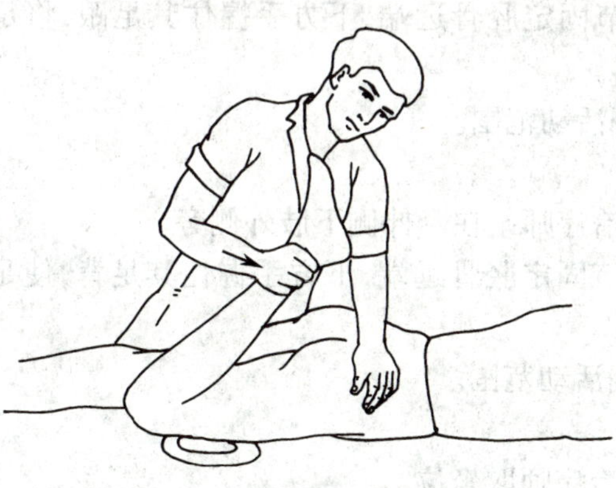

图 2-85 伸膝肌群徒手被动牵伸

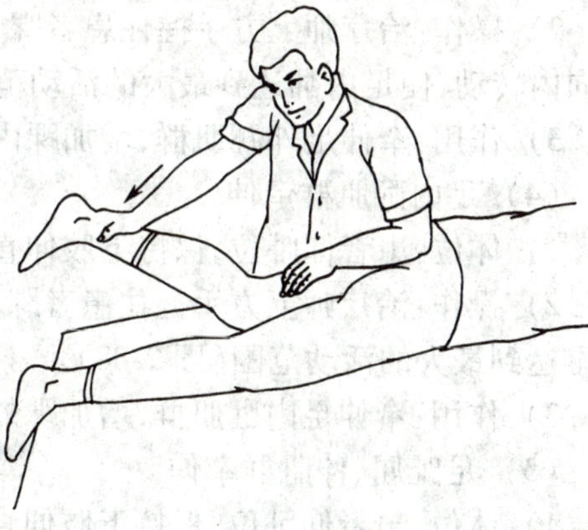

图 2-86 屈膝肌群徒手被动牵伸

笔记

2. 自我牵伸

(1) 屈膝肌群牵伸:患者坐在床沿,牵伸侧下肢伸膝于床上,对侧下肢放在地上,上身向前弯曲至最大范围,以牵伸屈膝肌群。

(2) 伸膝肌群牵伸:屈膝活动受限程度不同可采取不同牵伸手法。

1) 屈膝明显受限:患者取站立位,牵伸侧下肢放在一小凳上,双手重叠放在髌骨上方向下压,同时小腿向前运动以牵伸伸膝肌群。

2) 屈膝中度受限:患者用双手扶椅背,同时屈髋、屈膝下蹲,借助自身重量以牵伸伸膝肌群。

3) 屈膝轻度受限:患者取站立位,牵伸侧下肢可放在较高的椅子上做屈膝动作,同时双手可握住椅背并将身体向前倾,以牵伸伸膝肌群。

(三) 踝与足部肌肉牵伸技术

1. 徒手被动牵伸

(1) 踝跖屈肌群牵伸

1) 体位:患者仰卧位,保持膝关节伸展;治疗师站在牵伸侧下肢外侧旁。

2) 操作:治疗师上方手握住患者踝关节固定小腿,下方手握住患者足跟,一方面用拇指和其他手指向远端牵拉足跟,背屈踝关节中的距踝关节;另一方面用前臂掌侧抵住足底向近端运动,使踝背伸至最大的活动范围(图 2-87)。

3) 作用:牵伸踝跖屈肌群,增加踝关节背屈活动范围。

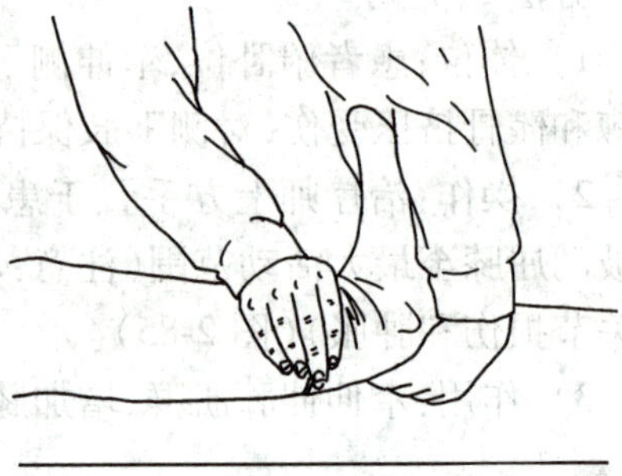

图 2-87 踝跖屈肌群徒手被动牵伸

(2) 踝背伸肌群牵伸

1) 体位:患者仰卧位,保持膝关节伸展;治疗师站在牵伸侧下肢外侧旁。

2) 操作:治疗师上方手托住患者踝关节的后部以固定小腿,下方手握住其足背,用力向下活动足,使踝被动跖屈至最大活动范围。

3) 作用:牵伸踝背伸肌群,增加踝关节跖屈活动范围。

(3) 足外翻肌群牵伸

1) 体位:患者仰卧位,保持下肢伸直;治疗师站在牵伸侧下肢外侧旁。

2) 操作:治疗师上方手握住患者踝关节固定胫骨远端,下方手握住其足跟,将足跟向内转动,使足内翻达到最大的活动范围。

3) 作用:牵伸足外翻肌群,增加踝内翻活动范围。

(4) 足内翻肌群牵伸

1) 体位:患者仰卧位,保持下肢伸直;治疗师站在牵伸侧下肢外侧旁。

2) 操作:治疗师上方手握住患者踝关节固定胫骨远端,下方手握住其足背,使足外翻达到最大的活动范围(图 2-88)。

3) 作用:牵伸足内翻肌群,增加踝外翻活动范围。

(5) 足趾屈、伸肌群牵伸

1) 体位:患者仰卧位,保持下肢伸直;治疗师取坐位。

2) 操作:治疗师上方手固定患者趾骨近端,下方手握住其趾骨的远端朝着需要

笔记

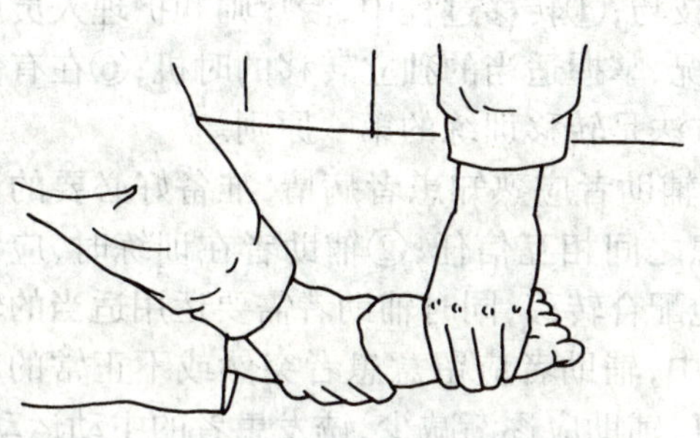

图 2-88 足内翻肌群徒手被动牵伸

的方向活动，使脚趾的屈曲和伸展达到最大的活动范围（注意：每一块限制脚趾活动的肌肉组织都要分别牵伸）。

3）作用：牵伸足趾的屈曲和伸直肌群，增加脚趾的屈伸活动范围。

2. 自我牵伸　踝的背伸功能较易出现障碍，因此主要通过自我牵伸增加踝背伸活动范围，常用方法如下：

（1）患者可站立于楔形木块上，根据挛缩程度来选择坡度，同时下肢伸直、身体前倾，借助自身重量进行牵伸。

（2）患者足跟悬空站在楼梯台阶上，下肢保持伸直，借助自身重量进行牵伸。

（3）患者站立位面对墙壁，用双手支撑墙面，身体尽量向前使腹部接近墙面，5~10 秒/次，重复 10~20 次。根据肌肉紧张程度，双足不断地向后移动，以感到小腿三头肌紧张牵拉感为度。

六、传统康复方法的运用

“易筋经”是一种通过活动筋骨以内外兼修、强身健体、祛病延年的医疗保健养生功法，共十二势。既可以全套练习，也可以根据自身情况选择单个动作练习。其中第十一势——打躬式即是对腰背部及腹部肌肉的自我牵伸方法。

练习者首先双脚分开同肩宽，掌心朝上慢慢自左右上抬双臂，成左右平举之势。目视前方，松肩直肘，腕勿屈曲，立身正直，腕、肘、肩相平。之后屈肘并十指交叉相握，掌心抱持后脑。最后俯身弯腰，两手用力使头靠近胯下，注意两膝不得屈曲，足跟不能离地。结束时，直腰松手，两手随呼吸恢复预备姿势。

一般初练者每次 2 分钟，一周后每周增加 1 分钟，至 10 分钟即可。高血压患者禁练此功。

第六节　体位转移训练

一、概述

（一）定义与分类

1. 定义　体位转移是指人体从一种姿势转移到另一种姿势的过程。

2. 分类　体位转移一般分为三类：①独立转移：是指患者独自地完成转移动作，不需他人帮助的转移方法；②辅助转移：是指需要治疗师或护理人员协助完成转移动作的转移方法；③被动转移：是指患者因瘫痪程度较重不能对抗重力完成独立转移及辅助转移，完全被动地由外力将患者从一个地方转移到另一个地方的转移方法，包括人工搬运和机械搬运两种方式。

（二）基本原则

1. 独立转移训练原则　①水平转移时，相互转移的两个平面之间的高度应尽可能相等，两平面的物体应相对稳定，并使两平面尽可能靠近；②床和座椅之间转移时，床垫和座椅面应有一定的硬度，使转移过程中保持安全和稳定；③非同一水平面的移动时，应当让患者学会利用自身体重转移的技巧；④转移过程中，治疗师和护理人员应注意患者的安全保护；⑤根据患者的具体情况，掌握适当的独立转移的时机；⑥在有多种转移方法可供选择时，最安全、最容易的方法是转移训练的第一原则。

2. 辅助转移训练原则　①转移训练前，辅助者应熟知患者病情，准备好必要的设施与空间，要与患者进行很好的交流，使医患之间相互信任；②辅助者在训练时，应使用简单、明确的指令，使患者能够积极主动地配合转移，同时辅助者需要运用适当的转移技巧而不能是依靠体力转移；③转移过程中，辅助者应留意患者突然或不正常的动作，以避免意外发生；④随着患者功能的恢复，辅助应逐渐减少，诱发患者的主动运动。

3. 被动转移训练原则　①与患者交流使患者对帮助者有充分信心，并放松自己；②搬运时让患者向前看，而不是看向地板或帮助者，并保持转移开始的姿势，不随意改变；③每一位搬运者都必须清楚地了解整个转移程序及方向，统一行动；④如利用机械搬运，应先检查器械是否完好，并观察搬运空间是否通畅；⑤转移过程中动作要轻柔，不能增加患者的痛苦，避免加重病情。

二、偏瘫患者的体位转移技术

（一）床上转移活动

1. 床上翻身

（1）从仰卧位到患侧卧位：患者仰卧位，双侧髋、膝关节屈曲，双手 Bobath 握手，伸平肘关节，肩关节前屈 90°，双上肢向上伸直。健侧上肢带动患侧上肢先摆向健侧，再反方向摆向患侧，从而借摆动的惯性完成翻向患侧动作。

（2）从仰卧位到健侧卧位：患者仰卧，先将健足置于患足下方。双手呈 Bobath 握手上举前臂后向左、右两侧摆动，利用躯干的旋转和上肢摆动的惯性完成向健侧翻身动作。

2. 床上卧位移动　患者仰卧位，将健足置于患足下方，健手将患手固定于胸前，利用健侧下肢将患下肢抬起向一侧移动；再用健足和肩作为支点撑起臀部并使之离开床面，同时将臀部移向下肢移动的同一侧；然后再将肩、头向同方向移动。

3. 由卧位到床边坐位

（1）独立从健侧坐起：患者于健侧卧位，使健腿置于患腿后侧，用健侧肘及前臂支撑床面使自己的头、颈和躯干侧屈向上，然后用健腿勾住患侧小腿移到床缘下，伸直肘关节，逐渐用健手支撑床面，使躯干直立。

（2）独立从患侧坐起：患者于患侧卧位，用健手将患臂置于胸前侧。健手于胸前支撑床面，使头、颈和躯干向上方侧屈并离开床面，然后在健腿的帮助下将双腿置于床缘下，支撑床面的健手在床面上内移，使身体坐直。

（3）治疗师辅助坐起：患者侧卧位，两膝屈曲置于床边。先将双腿垂于床沿下，然后治疗师一手托于患者下方的腋下或肩部，另一手按于其上方的骨盆或两膝后部。治疗师指令患者向上侧屈头部。同时抬起患者下方的肩部，骨盆做轴转移成坐位。

4. 由床边坐位到卧位

（1）独立从患侧躺下：患者坐于床边，使患手放在大腿上，健手从身体前置于患侧髋部的床面上支撑，用健腿置于患腿下方，将其上抬于床上。当双腿放在床上后，患者逐渐放低身体到床面，然后平卧。

（2）独立从健侧躺下：患者坐于床边，患手放在大腿上，健腿置于患腿后方，健手于健侧支撑床面，躯干向健侧倾斜，当健手支撑逐渐下移成肘部支撑，同时健腿帮助患

笔记

腿上抬到床上，逐渐放低身体，然后平卧。

（3）治疗师辅助躺下：患者坐于床边，患手放在大腿上，患腿置于健腿上。以右侧为患侧为例，治疗师站在其患侧，用左上肢托住患者的颈和肩部，将右手置于患者双腿之下，在患者从患侧躺下过程中，使之平稳并帮助其双腿抬到床上（图 2-89）。

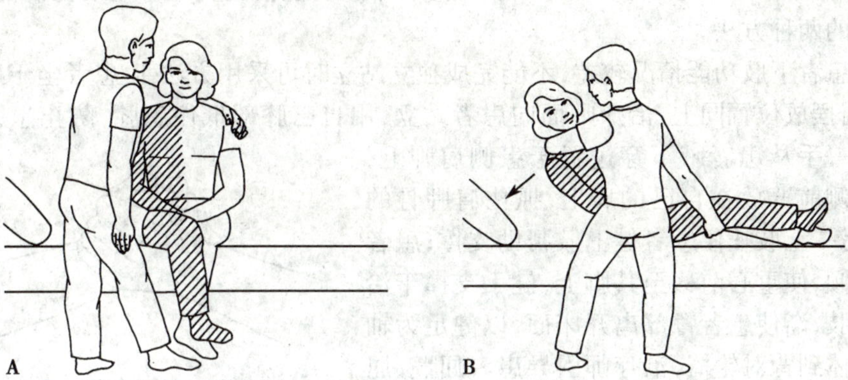

图 2-89 辅助床边坐位到卧位

（二）坐位与立位之间的转移

1. 独立转移

（1）由坐位到立位：患者坐于床边，双足分开与肩同宽，两足跟于两膝之后，患足于健足稍后，利于负重及防止健侧代偿。双手呈 Bobath 握手，用健手带动患手双臂前伸，躯干开始前倾，使重心前移，双下肢充分负重，臀部离开床面，双膝前移，伸髋伸膝，双腿同时用力慢慢站起。治疗师可站在患者患侧，保障安全，消除患者的害怕和顾虑。

（2）由立位到坐位：患者背靠床边站立，双下肢平均负重，双手呈 Bobath 握手，并双臂前伸，躯干前倾，重心后移，两膝缓慢前移，屈膝同时屈髋，臀部慢慢向后、向下移动坐于床上。若患者股四头肌离心收缩控制差，则会导致臀部重重落于床面。

2. 辅助转移

（1）由坐位到立位：根据患者患侧膝关节的控制能力可采用不同的两种方法。

当患侧下肢运动功能较好，站立位能够自行锁定膝关节时采用方法 1：患者挺直躯干坐于床边或椅子上，两脚平放于地面，患足稍置后，双手呈 Bobath 握手并向前伸肘做准备，治疗师站在患者患侧，面向患者，指引患者躯干逐渐前倾，髋关节屈曲，并引导患者将重心向前移至足前部，双下肢负重用力，当双肩超过双膝时，治疗师一手放在患膝上，另一手放于对侧臀部，帮助患者伸直膝关节及抬起臀部，站立后治疗师用膝顶住患膝避免屈膝，使患者双下肢负重站起直立，指导患者调整站立姿势，使躯干保持直立，双下肢均匀负重。

当患者患侧下肢运动功能较差，站立位不能自行锁定膝关节时采用方法 2：患者挺直躯干坐于床边或椅子上，两脚平放于地面，患足略在前；治疗师用膝顶住患膝，双手扶住患者臀部；患者躯干前倾，重心前移，患者在治疗师的帮助下伸髋、伸膝，慢慢站立，调整站立姿势。

（2）由立位到坐位：与上述顺序相反。

（三）床与轮椅之间的转移

1. 独立由床到轮椅　患者坐于床边，双足平放于地面上，患足位于健足稍后方。

笔记

将轮椅置于患者健侧，与床呈45°并制动，卸下近床侧扶手，移开近床侧脚踏板。患者健手支撑于轮椅远侧扶手，同时患手置于身前准备转移。患者向前倾斜躯干移动重心，健手用力支撑使臀部抬起离床，旋转身体直至背向轮椅，挪动脚步调整下肢，使双腿后侧贴近轮椅，正对轮椅坐下。

2. 辅助下由床到轮椅的转移　根据患者下肢功能情况及躯干运动控制能力可选用不同的两种方法。

当患者下肢功能情况较差，不能完成独立站立时可采用方法1：患者坐于床边，体位、轮椅摆放位置同上，治疗师面向患者站立，用自己膝部抵住患膝，防止患膝屈曲。治疗师一手从患者腋下穿过置于患侧肩胛上，并将患侧前臂放在自己的肩上，抓住肩胛骨的内缘，另一上肢托住患者健上肢帮助支撑；患者躯干前倾，使重心前移至其脚上，健手支撑于治疗师上肢，渐使患者臀部离开床面，以健足为轴旋转身体到背对轮椅，治疗师引导患者屈髋、屈膝坐于轮椅上，并调整坐姿。

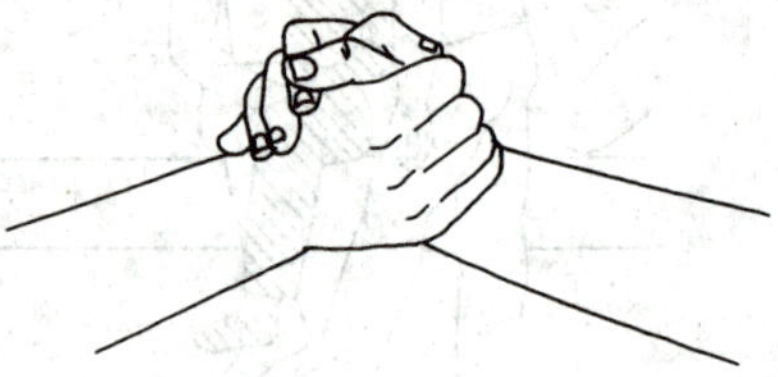

图2-90　穿拇握法

当患者下肢功能情况较好，能够完成独立站立可采用方法2：患者坐于床边，治疗师面向患者站在患侧，用对侧手穿拇握法握住患手（图2-90），同侧手托住患侧肘部，患者患足位于健足稍后方，健手支撑于轮椅远侧扶手准备转移，然后治疗师拉住患手站起，让患者转动身体直至背向轮椅，使臀部向后、向下慢慢坐于轮椅上（图2-91）。

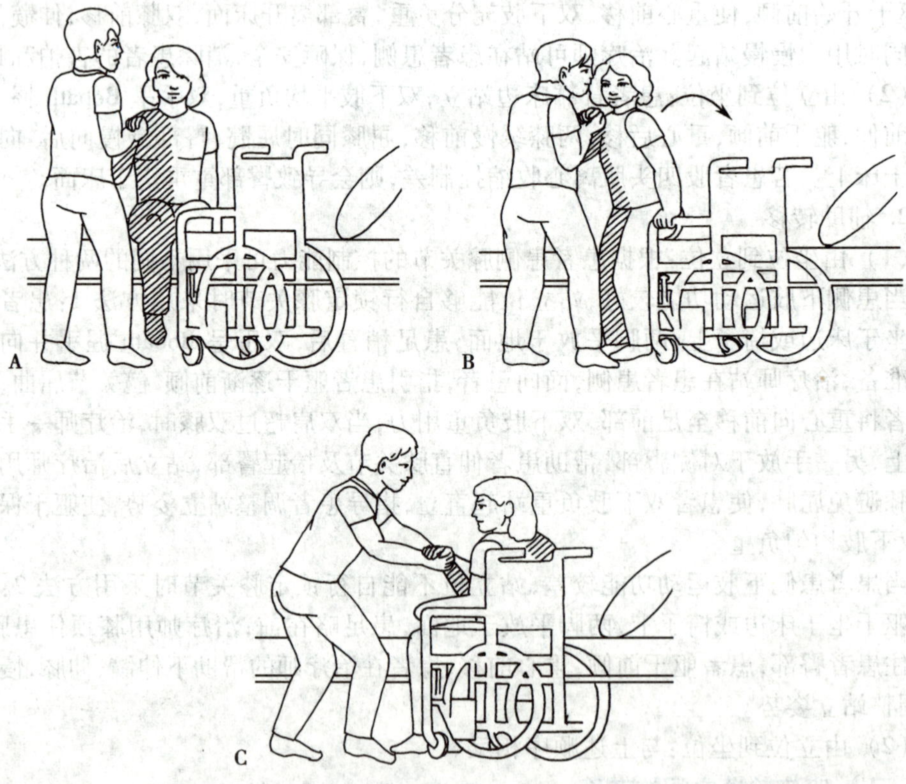

图2-91　辅助下由床到轮椅的转移——方法2

（四）轮椅与座厕之间的转移

1. 独立由轮椅到座厕的转移 患者驱动轮椅正面接近座厕，将轮椅制动，并移开脚踏板，双手支撑轮椅扶手站起。健手先移到对侧座厕旁的扶栏上，然后健腿跟从健手向前移动，健侧上下肢作为支撑向后转身，使身体背向座厕，再将患手先移至轮椅另一侧扶手上，然后再移到座厕旁的另一侧扶栏上，在座厕前站稳后，松解衣裤，然后坐下（图 2-92）。

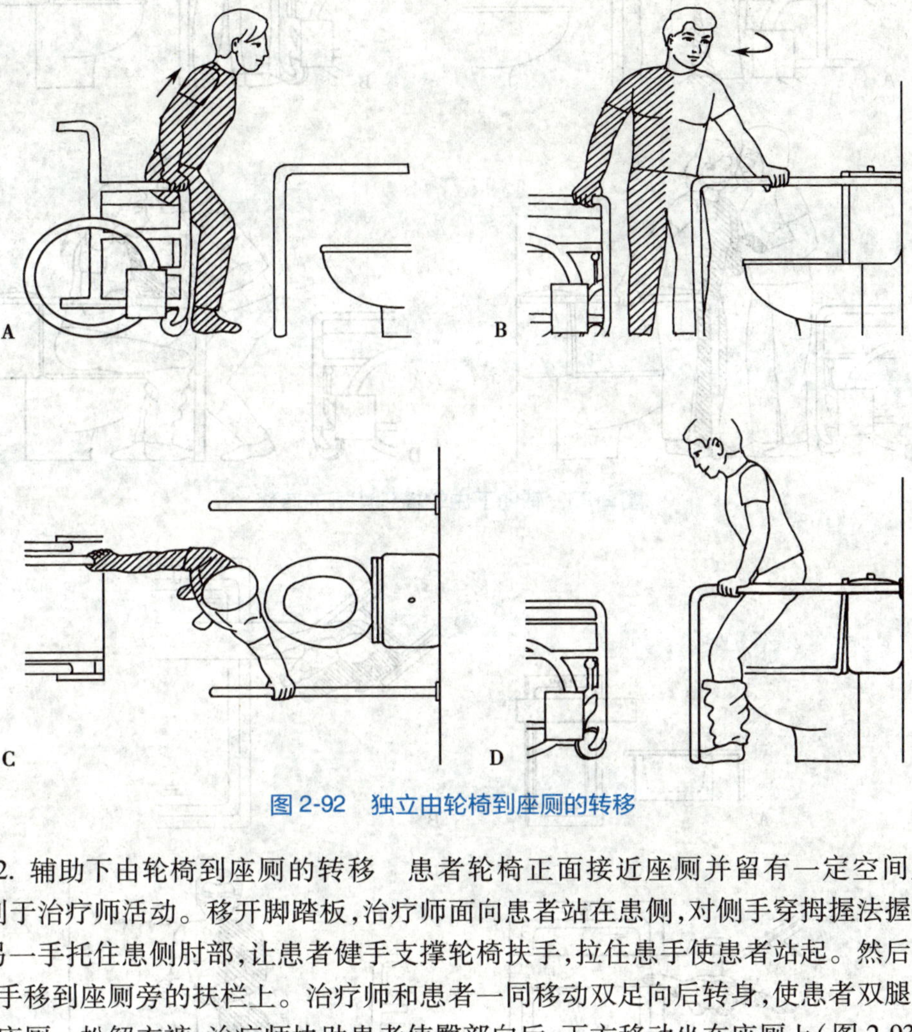

图 2-92 独立由轮椅到座厕的转移

2. 辅助下由轮椅到座厕的转移 患者轮椅正面接近座厕并留有一定空间后制动，利于治疗师活动。移开脚踏板，治疗师面向患者站在患侧，对侧手穿拇握法握住患手，另一手托住患侧肘部，让患者健手支撑轮椅扶手，拉住患手使患者站起。然后患者将健手移到座厕旁的扶栏上。治疗师和患者一同移动双足向后转身，使患者双腿后侧贴近座厕。松解衣裤，治疗师协助患者使臀部向后、下方移动坐在座厕上（图 2-93）。

（五）进出浴盆

1. 独立地由轮椅进出浴盆 患者轮椅靠近浴盆边并与之呈 45°，健侧接近浴盆。在浴盆上放置浴板，将轮椅制动，并卸下近浴盆侧扶手，移开轮椅脚踏板，让双足平放于地面。浴盆中注满水后，松解衣裤。患者健手稳定支撑于浴板上，患手支撑轮椅扶手，双手撑起上身，转动身体，让双腿后侧接触到浴板后，将患手移到浴板上，双手支撑浴板，然后向下坐到浴板上，将两腿先后移跨进浴盆，然后在浴板上移到浴盆中央上方坐好后，将身体小心移入浴盆中。出浴盆过程与之相反（图 2-94）。

2. 辅助下由坐位进出浴盆 患者轮椅靠近浴盆边并与之呈 45°，健侧接近浴盆。

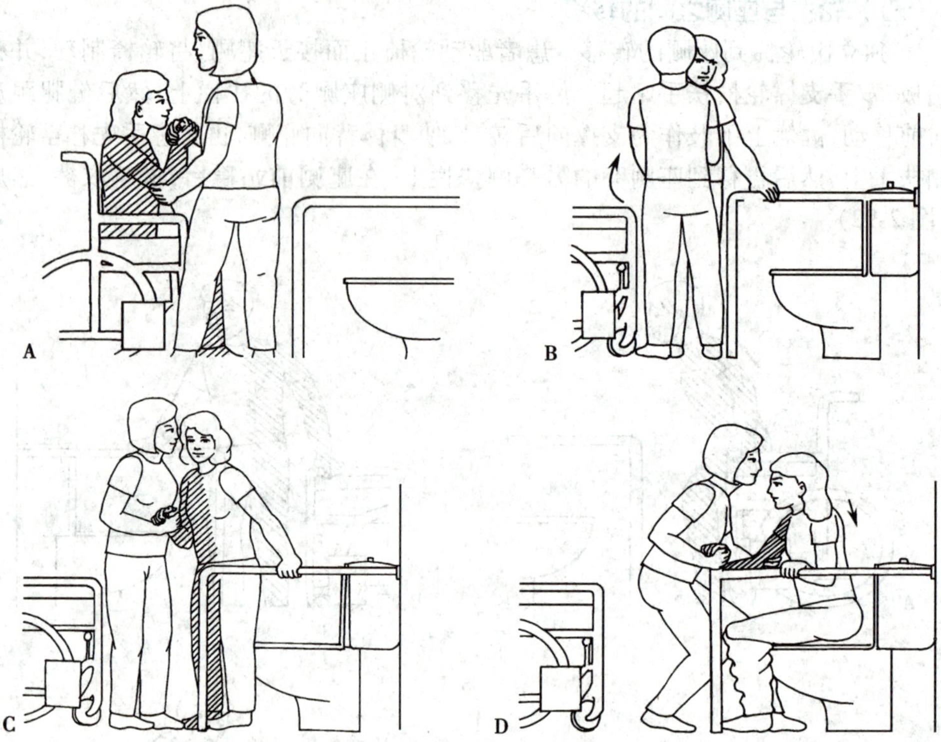

图 2-93　辅助下由轮椅到座厕的转移

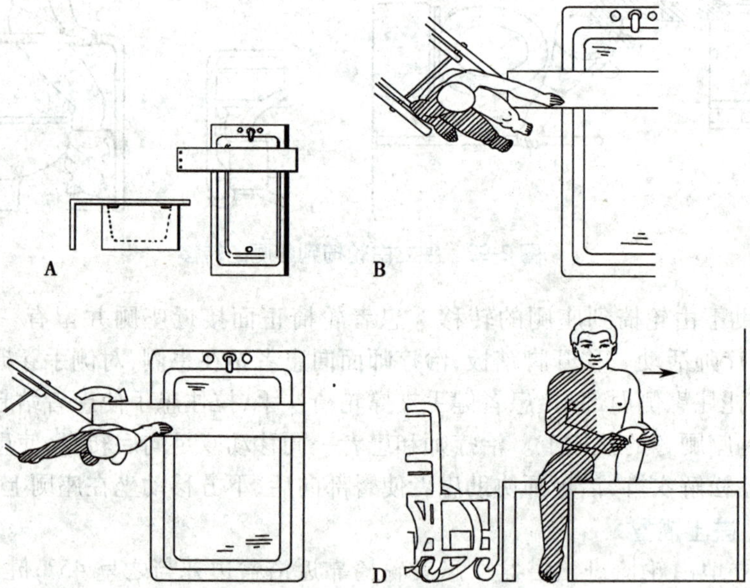

图 2-94　独立由轮椅进出浴盆

治疗师面向患者站在患侧，用对侧手穿拇握法握住患手，另一手托住患侧肘部，让患者健手支撑在浴板上，拉住患手站起。并使患者转动身体，双腿后侧碰到浴板后，向下坐到浴板上，让患者自行将健腿跨进浴盆，治疗师帮助把患腿放入浴盆。然后移到浴盆中央上方坐好，并协助移入浴盆。出浴盆过程与之相反（图 2-95）。

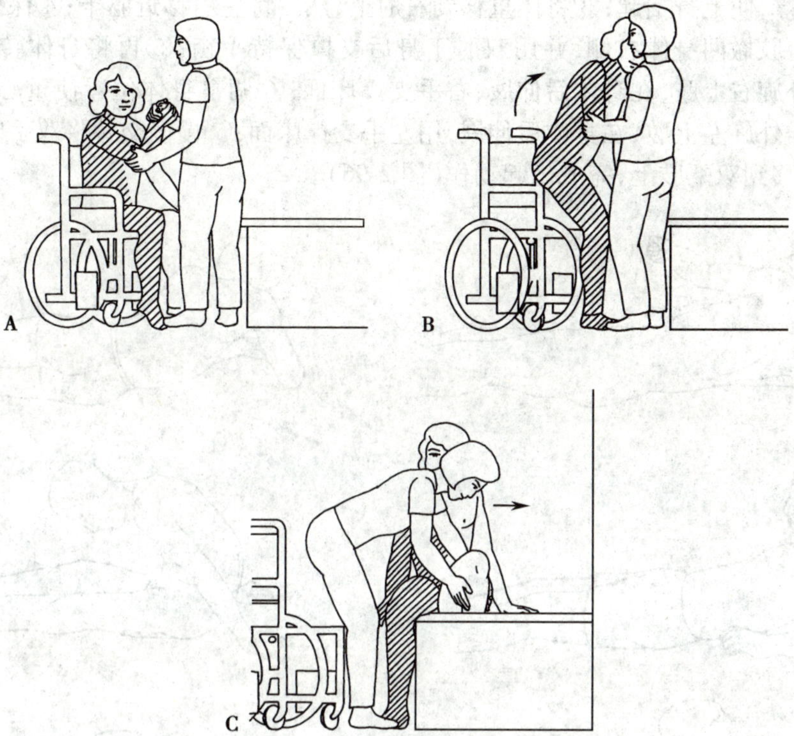

图 2-95 辅助下由坐位进出浴盆

三、四肢瘫与截瘫患者的体位转移技术

（一）床上翻身

1. C_6 完全性损伤患者独立从仰卧位到俯卧位翻身（向右侧翻身） C_6 完全性损伤的患者缺乏伸肘、屈腕能力，手功能丧失，躯干和下肢完全麻痹瘫痪。其步骤为：①患者仰卧，头、肩屈曲，双上肢伸展上举、对称性摆动，形成钟摆样运动。先用力向左侧甩动，使右上肢越过身体左侧，以获得下一步向右翻转所需的动力。②再屈曲头、肩，双上肢迅速从左侧甩向右侧。③借助于上肢甩动的惯性使躯干和下肢翻成俯卧位。④将左前臂支撑于床面并承重，右肩向后拉，使两侧前臂同等负重。⑤使双上肢置于身体两侧。

2. 胸、腰段脊髓损伤患者的翻身训练 胸、腰段脊髓损伤患者，因上肢功能存在，故可以协助翻身。其步骤为：①同 C_6 损伤；②直接利用肘部和手的支撑向一侧翻身。

3. 四肢瘫患者辅助下从仰卧位到侧卧位的翻身动作 患者仰卧，治疗师立于患者左侧，帮助患者将左上肢横过胸前，将左下肢跨过右下肢，并将左足置于右侧床面。治疗师一手置于患者左侧腰下方，另一手置于患者左侧髋部下方，用腹部抵住床沿作为支撑点，用力推动患者髋、腰部向上，使患者向右侧卧。最后帮助患者调整好卧姿。

（二）卧位与坐位之间的转换

1. 由仰卧位坐起

（1）C_6 完全性损伤患者独立由仰卧位坐起：①患者仰卧，双臂上举，用力左右摆动躯干，利用惯性将右上肢甩过并翻向身体左侧；②先用左肘支撑床面，然后变成双肘于身前支撑，使上身抬起；③将体重移到右肘上，然后将左肘移近躯干；④保持头、肩前屈，将右上肢撤回身体右侧，并用双肘于身后支撑保持平衡；⑤再将身体转向左肘支撑，同时外旋右上肢，在身体后伸展，右手支撑床面；⑥调整身体位置使重心向右上肢转移，同样外旋左上肢，在身体后伸展，用左手支撑床面；⑦慢慢交替将双手向前移动，最后重心移到双下肢上，完成坐起动作（图 2-96）。

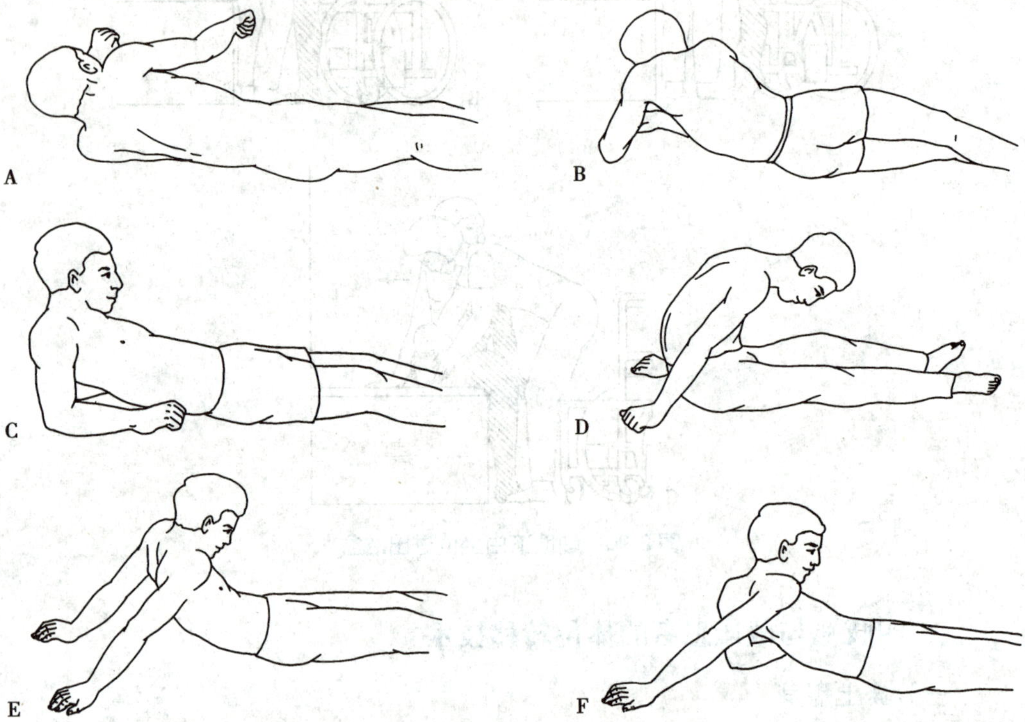

图 2-96　由仰卧位坐起

（2）胸、腰段脊髓损伤患者独立由仰卧位坐起：患者利用向两侧翻身时，完成双肘支撑，再将身体重心左右交替变换形成双手支撑，完成坐起动作。

（3）C_6 完全性损伤患者利用上方吊环由仰卧位坐起：①患者仰卧，用右腕勾住上方吊环；②拉动吊环使身体向上，左肘向后支撑体重；③右前臂伸进吊环内屈曲右肘关节，使身体向上，同时将左肘移近躯干；④用左肘支撑体重，右上肢在外旋上举位屈曲，使腕部抵住吊环链条；⑤用右上肢承重，左上肢在身体后侧外旋并伸肘支撑床面；⑥重心移至左上肢，右上肢从吊环中取下，在身体后方外旋伸肘支撑于床面；⑦交替向前移动双手，直到躯干直立、下肢承重（图 2-97）。

2. 由坐位躺下

（1）C_6 完全性损伤患者独立由坐位躺下：①患者在床上取长坐位，双手在身后支撑，头、肩向前屈曲；②身体先向右后侧倾渐呈右肘承重；③渐屈左上肢，将重心转移至左肘；④交替向下伸直上肢直到躺平。

（2）胸、腰段脊髓损伤患者独立由坐位躺下：与由仰卧位坐起的方法顺序相反。

（三）直腿坐位移动

直腿坐位移动，又称长坐位，是指脊髓损伤患者在床上取屈髋、伸膝的坐位方式。

笔记

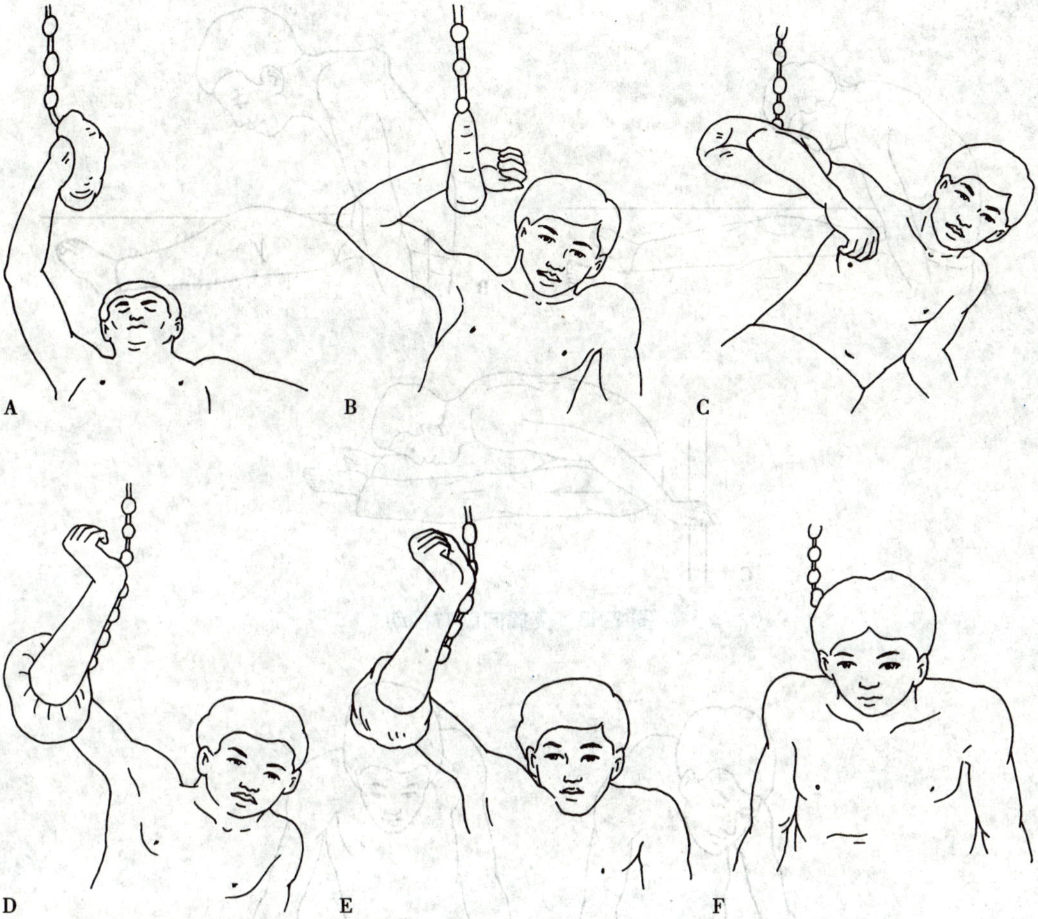

图 2-97 利用上方吊环由仰卧位坐起

以 C_6 完全性脊髓损伤患者直腿坐位移动为例，该类患者肱三头肌瘫痪，缺乏伸肘能力，转移较为困难。而截瘫患者双上肢功能正常，较易完成床上长坐位移动。

1. 支撑向前方移动 ①患者取长坐位，双下肢外旋，膝关节放松。头、肩、躯干充分向前屈曲，让头超过膝关节，使重心线落在髋关节前方，以保持长坐位平衡。双手靠近身体，在髋关节稍前的位置支撑。因肱三头肌麻痹，应外旋肩关节，前臂旋后，以保持肘关节稳定伸展。②双手用力支撑上抬臀部。③头、躯干用力向前屈曲，使臀部向前移动（图 2-98）。

2. 支撑向侧方移动（以向左移动为例） ①患者取长坐位，右手半握拳置于床面且紧靠臀部。左手放在与右手同一水平而离臀部约 30cm 处，双肘伸展，前臂旋后或中立位。②躯干前屈使头超过膝部，上抬臀部，同时头、肩右转，带动左肩向前移动、右肩向后移动。因背阔肌有神经支配，可拉动骨盆移向左手。③用上肢将双腿位置摆正（图 2-99）。

（四）不同平面之间的转移

1. 床与轮椅之间的转移

（1）独立转移

1）从轮椅到床的侧方成角转移（从右侧转移）：轮椅与床成 20°～30°右侧靠近并

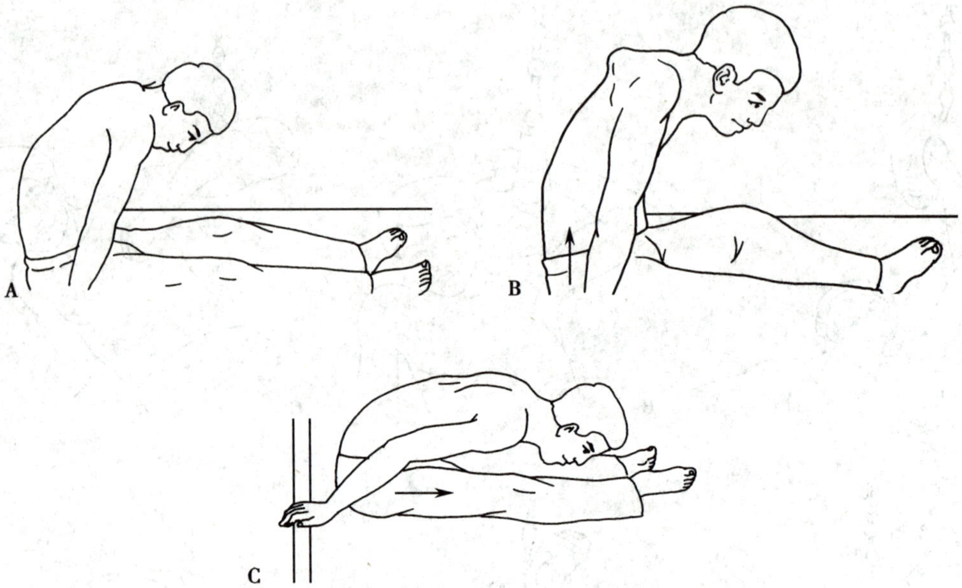

图 2-98 支撑向前方移动

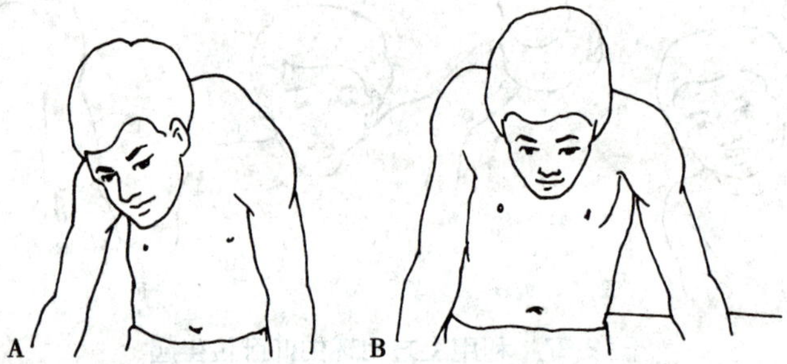

图 2-99 支撑向侧方移动（向左移动）

制动，移开右侧脚踏板。患者在轮椅中先将臀部向前移动，右手向前支撑床面，左手支撑轮椅扶手，同时撑起臀部并向前、向右侧方移动到床上。

2）从床到轮椅的侧方成角转移(从右侧转移)：患者坐于床边，轮椅置于与床成20°～30°并制动，卸下靠床侧扶手，移开靠床侧脚踏板。患者右手扶轮椅远侧扶手，左手支撑床面，同时撑起躯干并向右前方移动到轮椅上。

3）从轮椅到床的侧方平行转移(左侧身体靠床)：轮椅与床平行并制动；卸下近床左侧扶手，患者将双腿抬上床；躯干向床缘方向前倾，将右腿交叉置于左腿上，应用侧方支撑移动的方法，左手支撑于床上，右手支撑于轮椅扶手上，头和躯干前屈，双手支撑抬起臀部并向床移动。

4）从轮椅到床的正面转移：轮椅正面靠近床，保持一定距离，以供抬腿空间，然后制动。用右前臂勾住轮椅把手以控制平衡。将左腕置于右膝下，屈肘将右下肢抬起，放到床上。用同样方法将左下肢放到床上。打开轮椅手闸，向前推动轮椅并紧贴床缘，再关闭手闸。双手扶住轮椅扶手向上支撑，将头和躯干屈曲，同时向前移动坐于床上(图 2-100)。

5）利用滑板由轮椅向床的侧方平行转移：轮椅与床平行靠近并制动，卸下靠床

笔记

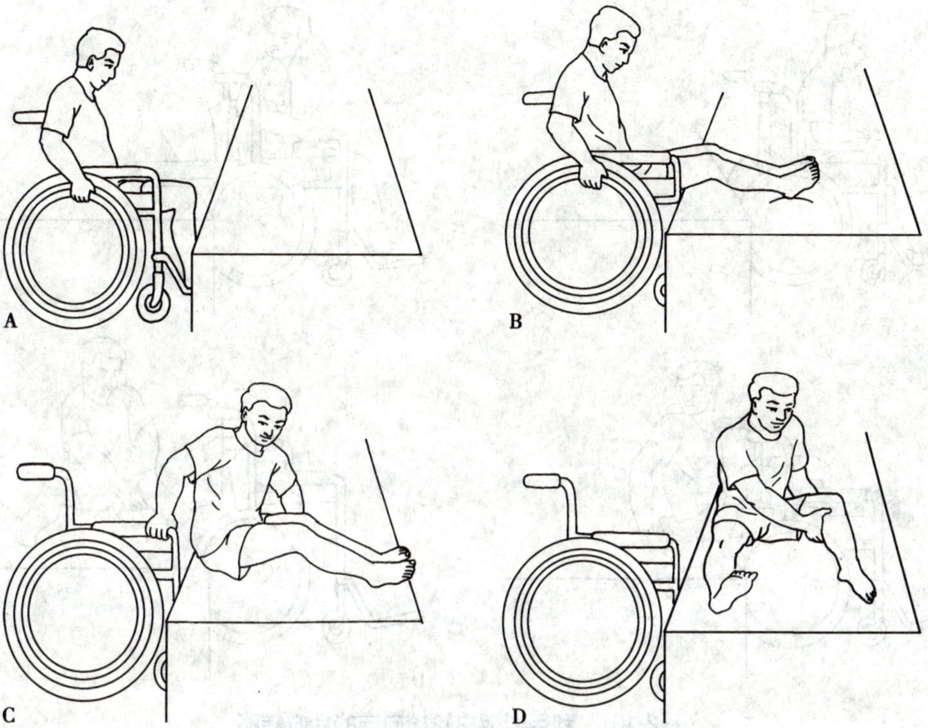

图 2-100　独立从轮椅到床的正面转移

侧扶手，将双下肢抬到床上；将滑板架在轮椅和床之间，且滑板的一端插入患者臀下；患者一手支撑于轮椅上的滑板一端，另一手支撑于床垫上的滑板一端，抬起上身，将臀部通过滑板移至床上，然后撤去滑板。

6）利用滑板由轮椅向床的后方转移：轮椅从后方靠近床沿并制动，卸下靠背。在轮椅与床之间架上滑板，滑板的一端插入患者臀下并固定。患者用双手支撑于床面将身体抬起，向后移动于床上；再用双手将下肢抬起移至床上并摆正，然后移开滑板（图 2-101）。

7）利用上方吊环由轮椅向床的转移（左侧身体靠床）：轮椅左侧平行靠近床沿并制动，卸下靠床侧扶手，先将双腿移到床上，再将左手伸入上方吊环，右手支撑于轮椅扶手，双上肢用力，使臀部提起，向床上转移。

（2）一人转移四肢瘫患者：让患者坐在轮椅中，双足平放于地面上。治疗师面向患者，采用髋膝屈曲、腰背伸直的半蹲位，用自己的双脚和双膝抵住患者的双脚和双膝的外侧，双手抱住患者臀部，使患者躯干向前倾，并将患者下颏抵在自己的一侧肩上，然后用力将患者向上提起，使其呈站立位，向床边转动患者。治疗师右手向上移动至其肩胛骨部位稳定躯干，同时控制住患者的膝关节，缓慢屈髋、屈膝，将其臀部轻轻放到床上（图 2-102）。

2. 轮椅与椅之间的转移　C_7 及以下脊髓损伤患者可独立完成由轮椅向椅的转移。

（1）独立地由轮椅向椅的成角转移：将轮椅制动，椅子固定牢靠，两椅互成 60°，卸下轮椅近椅子端扶手。患者前移坐于轮椅的前沿，双足平放于地面上，一手扶于椅

笔记

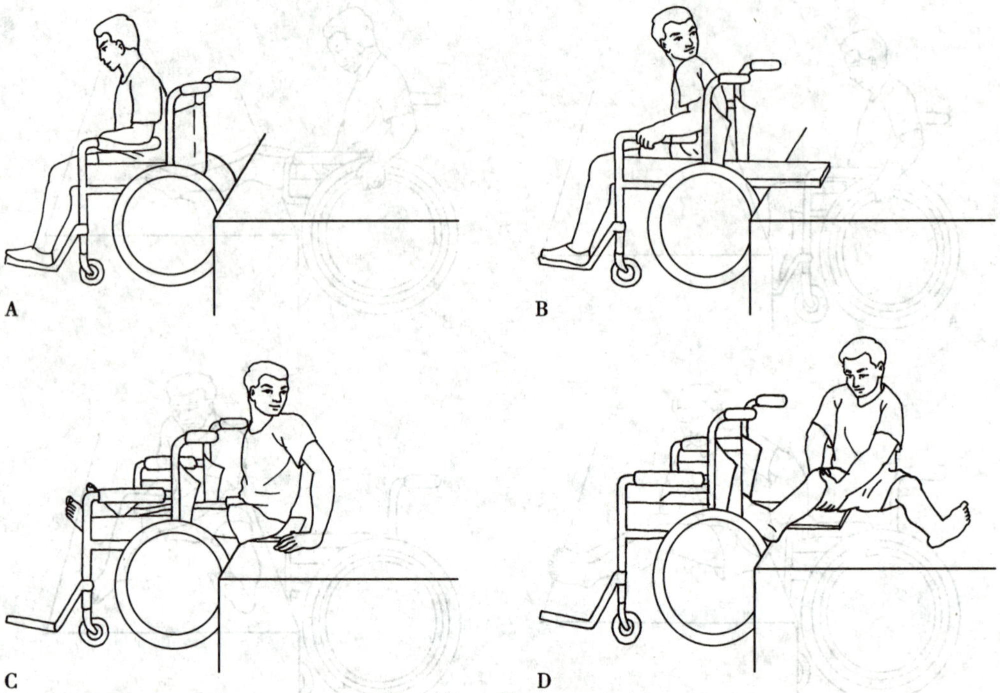

图 2-101　利用滑板由轮椅向床的后方转移

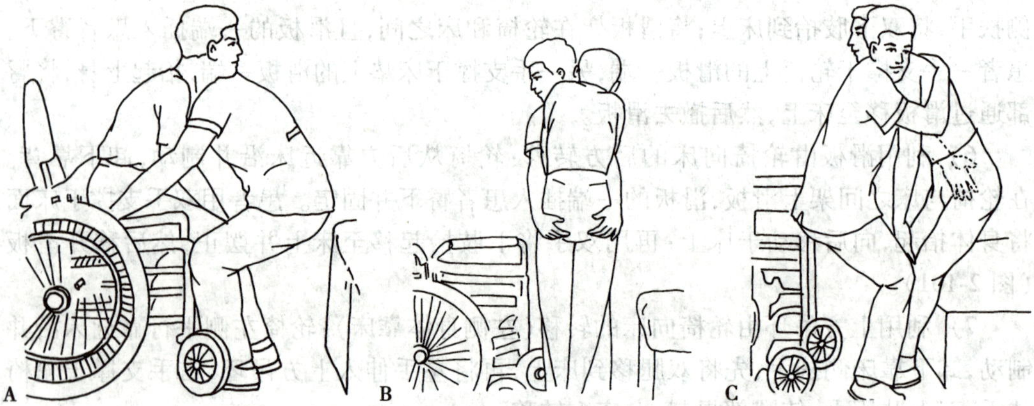

图 2-102　一人转移四肢瘫患者

子的远侧角，另一手扶于轮椅的扶手上，手足同时用力抬起臀部并向侧方移至椅子上，调整好坐姿。

（2）独立地由轮椅到椅的并列转移：除将两椅并列放置外，其余同上。

（3）独立地由轮椅到椅的正面转移：轮椅与椅子正面对置，使两椅前沿平齐，轮椅制动，椅子稳定放置，使双足平放于地面上。患者一手支撑椅子坐板的远侧，另一手支撑轮椅坐板的近侧，使躯干前倾，手足同时用力将臀部抬起，转身坐于椅子上。将双腿移至椅子正前面，摆正体位。

（4）由轮椅到椅的辅助转移：多用于四肢瘫患者的转移。先帮助患者站立，然后帮助患者转移。其具体步骤基本同前述的由一人从轮椅到床转移四肢瘫患者的方法。

笔记

3. 轮椅与座厕之间的转移 基本条件:①卫生间的门应足够宽,没有门槛,以方便轮椅出入;②卫生间应足够大,能允许轮椅有一些活动空间;③座厕必须稳固,旁边的墙上应安装有安全扶手;④仅 C_7 及以下脊髓损伤患者可独立完成此种转移。

(1) 独立地由轮椅到座厕的侧方转移(从右侧转移):转移前应先松解衣裤。步骤:①轮椅与座厕成45°,双足平放于地面上,卸下轮椅右侧扶手;②左手置于轮椅左侧扶手,右手置于座厕旁边墙上的对侧扶手上,支撑上抬躯干并向左后侧转身;③将左手移到轮椅的右侧车轮上,右手支撑于墙上的扶手,进一步上撑躯干并向后移动于座厕上。

(2) 独立地由轮椅到座厕的正面转移:将轮椅直对座厕,患者两腿分开于座厕两侧,并向前移动。

(3) 独立地由轮椅到座厕的后方转移:患者轮椅后方靠近座厕,拉开轮椅靠背上的拉链,一手置于座厕旁墙上的扶手上,另一手置于座厕的坐垫上,双手向上撑起并向后移动坐于座厕上。

(4) 辅助下由轮椅到座厕的正面转移:①轮椅正面接近座厕,制动,移开脚踏板。轮椅与座厕之间留有一定空间,以利于治疗师活动。治疗师协助患者坐于轮椅边沿,半蹲,双足置于患者双足外侧,用自己的双膝、双足抵住患者的双膝、双足。然后治疗师双手从患者腋下穿过扶住其肩胛骨部。患者双上肢抱住治疗师肩部。②治疗师双腿控制帮助患者用力站起。③治疗师帮助控制患者双下肢缓慢向后转身。④当患者双腿的后方贴近座厕后,治疗师左手仍扶住患者肩胛骨,右手松解患者衣裤,然后向后、向下推扶患者髋部,使患者坐于座厕上。

4. 轮椅与浴盆之间的转移 基本条件:①进出浴盆需要患者上肢有较大的支撑力量,只有 C_7 及以下损伤的患者才可独立完成由轮椅向浴盆的转移;②注意转移前浴盆应先注满水,离开前排空水;③浴盆底部必须放置防滑垫;④浴盆周围的墙上必须安装安全扶手。

(1) 独立地由轮椅到浴盆的一端转移:①患者驱动轮椅接近浴盆一端,与浴盆有一定距离锁住轮椅,以便双脚能上抬到浴盆;②用上肢帮助上抬双腿置于浴盆的边沿上,移开脚踏板;③打开手闸,驱动轮椅直到轮椅完全贴近浴盆后再锁住轮椅;④患者右手置于浴盆边沿,左手置于轮椅左侧扶手上,上撑抬臀向前移动,使双小腿滑入浴盆中,并用双大腿后侧在浴盆边沿上部分支撑;⑤将左手移到浴盆边沿上,双手支撑;⑥保持躯干屈曲,双手沿着浴盆边沿向前移动,先上抬躯干越过边沿,然后将身体放低进入浴盆中(图2-103)。

(2) 独立地由轮椅到浴盆的侧方转移(从右侧转移):①轮椅从右侧接近浴盆,与浴盆成30°,卸下轮椅右侧扶手后制动;②用双上肢帮助将双腿上抬置于浴盆中;③屈曲躯干,右手置于浴盆远侧边沿,左手由轮椅座板移置于浴盆近侧边沿,双手用力支撑上抬躯干越过浴盆边沿;④进一步支撑并转动身体面向浴盆一端,慢慢放低身体进入浴盆中。

(3) 辅助下由轮椅到浴盆的侧面转移:①轮椅从侧面接近浴盆,制动,移开脚踏板。治疗师帮助患者松解衣裤,半蹲,双足置于患者双足外侧,用自己的双膝、双足抵住患者的双膝、双足,以免患者膝和足前滑及屈曲。然后治疗师双手从患者腋下穿过扶住其肩胛部。患者双上肢抱住治疗师肩部。②治疗师双腿帮助患者用力站起。

笔记

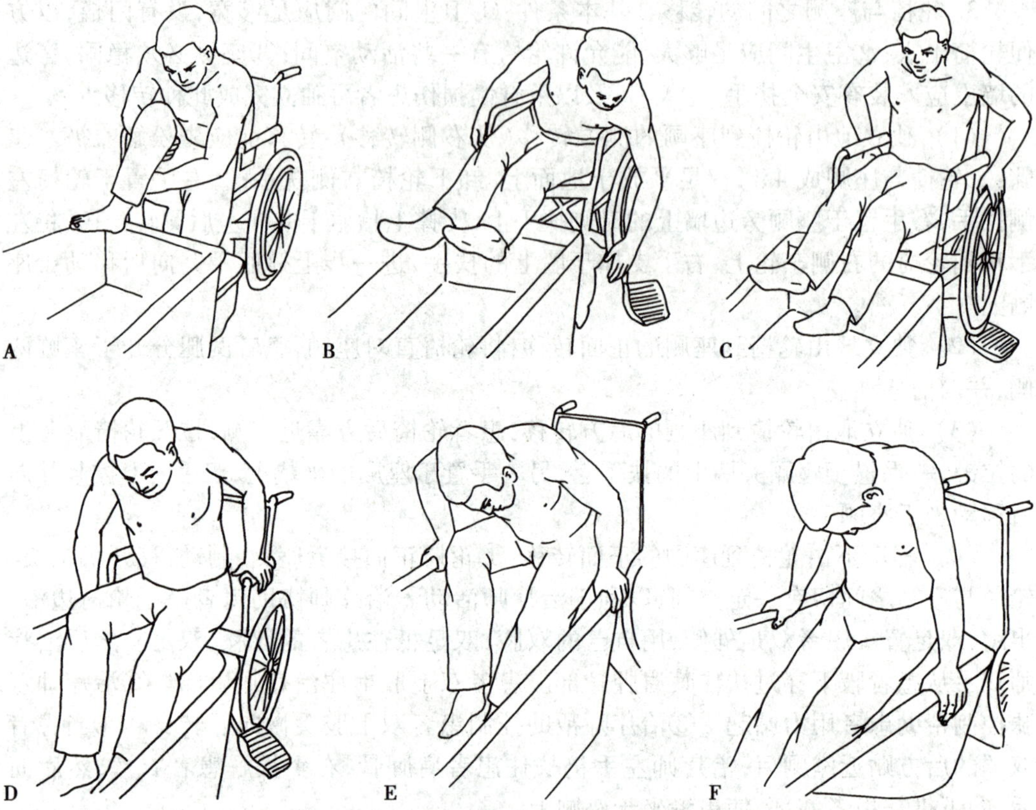

图 2-103 独立地由轮椅到浴盆的一端转移

③以双下肢为支点,治疗师帮助患者缓慢向后转身。④当患者双腿的后侧贴近浴板后,治疗师帮助患者坐于浴板上。治疗师协助患者将双腿放进浴盆,然后帮助患者坐到浴板中间。

四、脑瘫患儿的体位转移技术

(一)脑瘫患儿的抱法

1. 基本原则 ①怀抱患儿时要注意抑制其异常姿势并保持良好姿势;②将患儿从床上抱起和放回床上时应注意抑制异常姿势反射,而不能强化;③怀抱患儿应使之感觉舒适和安全;④头控制差而双手能抓握的患儿,可令其双手抓住抱者的衣服,或环搭抱者的颈、肩部,并且不要把这种患儿背在背后,避免头部后仰或倾倒;⑤怀抱患儿时,应尽量避免其面部靠近抱者胸前,要让患儿能观察周围环境;⑥尽量让患儿学习控制自己身体的方法。

2. 不同类型脑瘫患儿扶抱方法

(1) 高张型(痉挛型)患儿的抱法:家长一手托住患儿臀部,一手扶住肩背部,将患儿竖直抱在怀里,将患儿两腿分开搁置在家长两侧髋部或一侧髋部前后侧,从而使下肢内收肌的痉挛能得到牵张(图 2-104)。

(2) 低张型(软瘫型)患儿的抱法:家长一手托住患儿臀部,另一手扶住患儿胸部,使患儿头、躯干竖直,让患儿背部依靠在家长胸前,以防患儿日后发生脊柱后突或侧弯畸形,也有利于训练患儿正确的躯干竖直姿势(图 2-105)。

笔记

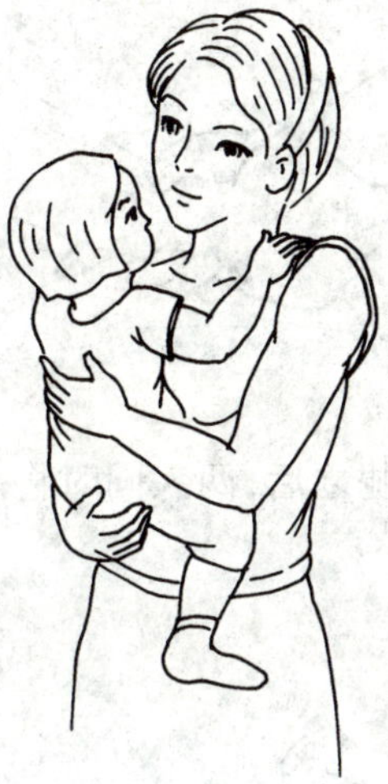

图 2-104 高张型（痉挛型）患儿的抱法

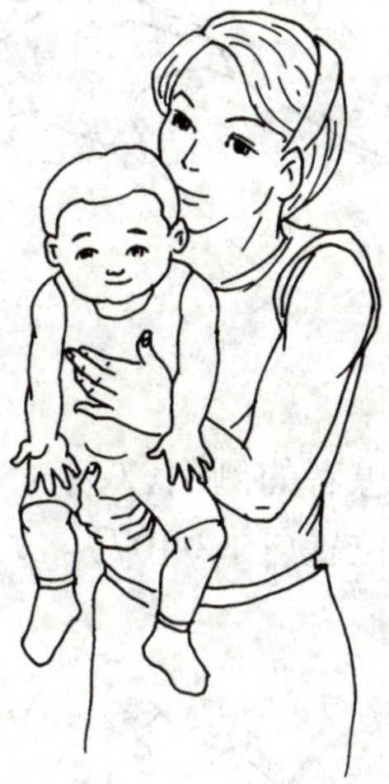

图 2-105 低张型（软瘫型）患儿的抱法

（二）从卧位坐起

患儿俯卧或仰卧位，治疗师一手托扶住其胸或背部，一手转动其髋部成侧卧位，然后向下向后按髋部，同时引导患儿能用一侧上肢支撑身体坐起。

（三）从坐位站起

1. 患儿坐在椅子上，治疗师面向患儿，将其双脚平放于地面上。

2. 治疗师一手按住患儿膝部，让患儿身体向前倾，另一手放在患儿臀部稍稍向上托起。

3. 当患儿臀部抬离椅面时，治疗师一手从臀部移开，扶住患儿一侧肘部，并保持其身体向前倾，然后帮助患儿伸直髋部站立。

4. 患儿站起后，治疗师扶着患儿胸部和膝部，避免倾倒。

（四）从跪位站起

1. 先由双膝跪位变为单膝跪位。治疗师跪坐于患儿身后，固定其一侧下肢，使患儿重心转向固定的一侧下肢，抬起其另一侧下肢并将足平放于地板上，成单膝跪位。

2. 治疗师帮助患儿身体前倾，使重心移至前腿。

3. 治疗师一手扶着患儿下胸部帮助站立。

4. 患儿站立后，治疗师一手固定其双膝，另一手固定其腰骶部，保持髋部伸直站立。

五、被动转移技术

（一）人工搬运

1. 标准式或椅式搬运法　患者坐直，双臂伸展。两位治疗师分别立于患者两侧。患者两腿分开，髋与膝微屈，头与腰背伸直。治疗师用肩分别抵住患者两侧胸壁，让患者两上肢分别落在帮助者后背上，一手通过患者股后部互握对方腕部（图 2-106），另一手置于患者背部，保持搬运时患者的躯干正直，然后两人同时伸直腰腿将患者抬起。

2. 穿臂搬运法　患者直坐，双前臂在前面交互握紧。一治疗师站在患者椅或床的后面，身体贴近患者背部，两手穿过患者腋窝伸至胸前，分别握住患者两前臂；另一

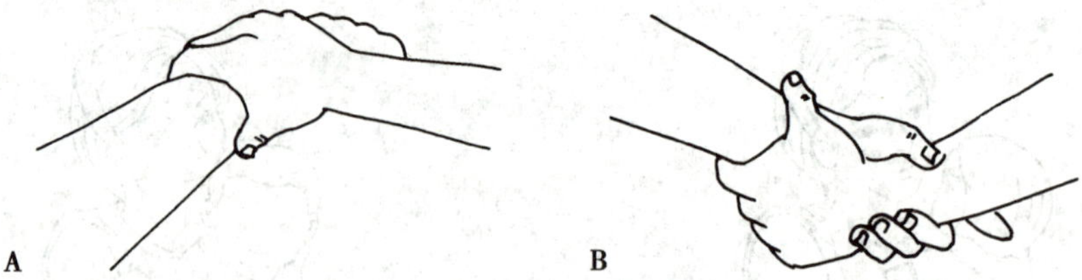

图 2-106　互握对方腕部

治疗师站在患者的侧面，双手分别置于患者双侧大、小腿之后，两人同时将患者抬起并搬到需要的位置(图 2-107)。

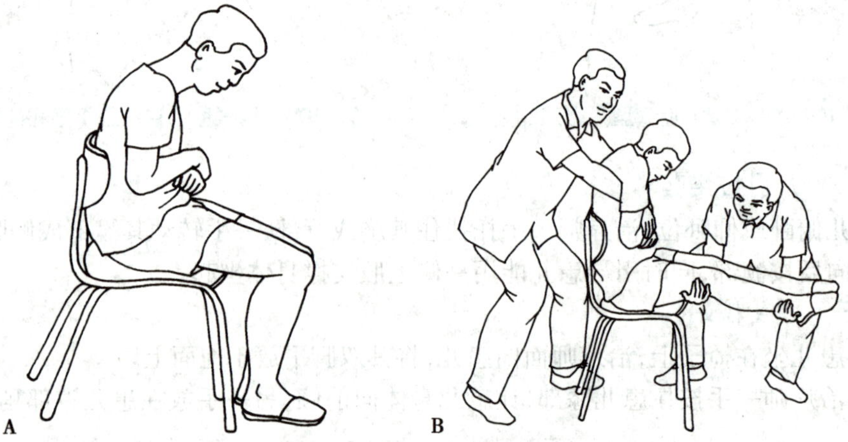

图 2-107　穿臂搬运法

（二）机械搬运

借助器械的转移，是指利用升降机提举并转运患者。有固定与移动升降机之分，另外，包括动力装置和配套的吊带及座套。

1. 基本原则　①适用于患者残疾严重，不能进行独立和辅助转移；②使用前应对患者的身体状况及精神状况评定，确定患者是否能独立操作；③根据患者的具体临床条件和残疾状况选择合适的升降机；④升降机的操纵必须简单、方便；⑤因升降机常用于卧室、浴室及卫生间的转移，故应有适当的门宽、进出通道及回旋空间，必要时要对住房进行改造；⑥他人帮助操纵升降机时，帮助者要能正确使用升降机，及时发现故障、危险等，并能判断患者当时情况是否适合升降机转运；⑦升降机的吊带、座套等各部件必须适合患者的情况，升降机本身必须安全可靠并定期维修，避免危险。

2. 常见升降机的种类

(1) 移动式升降机：通过吊带或座套提起患者。可将患者由一个房间转运到另一个房间。动力有电控和液压控制之分。底架上装有脚轮，底架大小、脚轮尺寸可根据患者的需要选择。可以拆卸，便于运输。严重残疾或僵硬的患者不适合使用此类升降机(图 2-108)。

(2) 落地式固定升降机：分为两种类型，一种为永久性固定于地面，另一种为底盘固定于地面的适当位置，升降杠可以从底盘升出。主要适用于空间有限或浴室等不适合使用移动式升降机的地方。其优点是占地小、成本相对较低(图 2-109)。

笔记

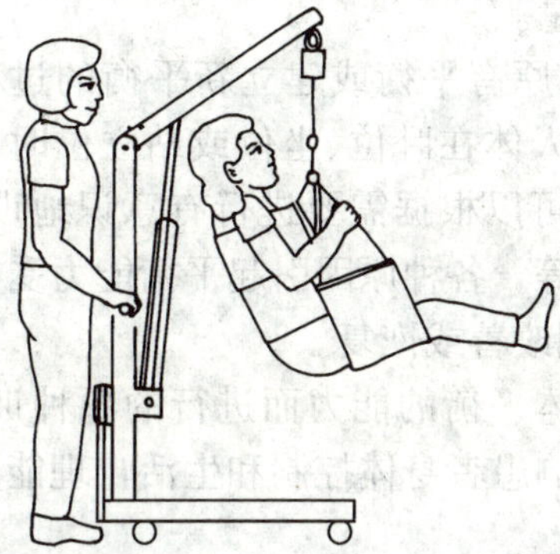

图 2-108　移动式升降机

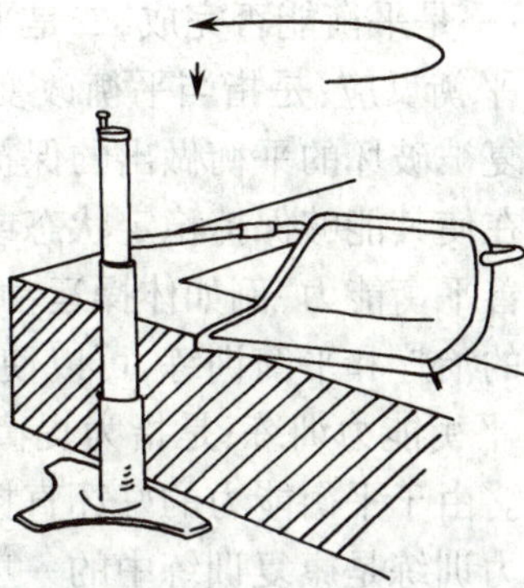

图 2-109　落地式固定升降机

（3）上方固定式升降机：这种升降机或是永久性固定于一个位置，或是不同长度的垂直或弯曲地吊装于天花板的滑轮上，是由滑轮、绳索或吊带构成的起吊系统，可以是手动，也可以是电动。安装这种升降机必须注意安全，天花板及滑轨必须牢固（图 2-110）。

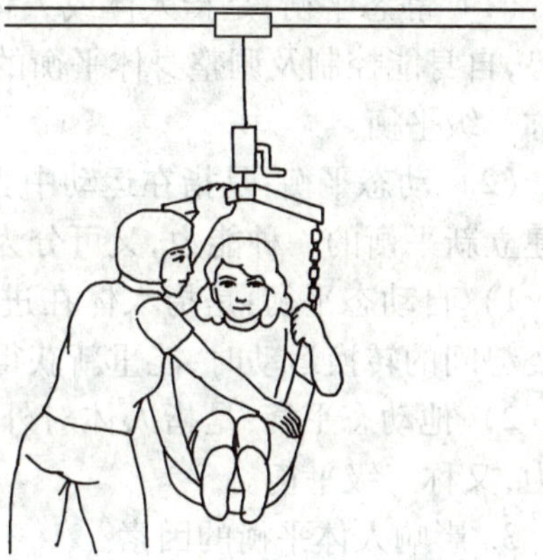

图 2-110　上方固定式升降机

3. 使用方法举例

（1）利用上方固定式升降机由轮椅到座厕的转移：其轨道为固定于卫生间座厕上方。轮椅从侧面接近座厕并制动，卸下近座厕侧扶手，移开脚踏板，松解患者衣裤，将座套套于患者大腿下方，将吊带固定于升降机，操纵升降机，升起患者，沿着轨道使患者从侧方滑向座厕正上方。然后降低患者，使之正好坐于座厕上。

（2）利用移动式升降机由轮椅到浴盆的转移：推动轮椅从侧面平行接近浴盆，制动轮椅，卸下近浴盆侧扶手，移开脚踏板，松解患者衣裤，将升降机座套套于患者大腿下方，将吊带固定于升降机上。操纵升降机，使患者升高脱离轮椅并移走轮椅，移动升降机到达浴盆正上方，然后降低患者，使之进入浴盆，最后解下吊带。

第七节　平衡与协调技术

临床上许多疾病会导致机体出现平衡功能和协调功能障碍，针对平衡功能和协调功能障碍常采取综合性的治疗方法，即除了针对病因进行药物或手术等治疗外，最直接有效的治疗就是进行平衡功能训练和协调功能训练。

一、概述

（一）平衡

1. 基本概念

（1）平衡：平衡是人体所处的一种姿势或稳定状态，指在不同环境中，能在静止、运动或受到外力作用时自动调整并维持身体姿势和运动状态的一种能力。平衡包括

笔记

了两方面:一是平衡能否完成,二是平衡完成的质量。

(2) 平衡反应:是指当平衡改变时,机体恢复原有平衡或建立新平衡的过程,是人体为恢复被破坏的平衡做出的保护性反应。当人体在卧位、坐位或站立位时,平衡反应的存在使其能够保持稳定状态或姿势。人体可以根据需要进行有意识地训练以提高或改善平衡能力,例如体操运动员、杂技演员等。各种原因引起平衡能力受损后,通过积极的治疗和平衡训练,可以使平衡功能得到改善或恢复。

(3) 平衡能力训练:是指为提高患者维持身体平衡的能力而进行的各种训练措施和方法。由于平衡能力的好坏直接或间接地影响患者身体控制和生活自理能力,所以平衡能力训练是康复训练中的一项重要内容。

2. 分类 平衡主要包括静态平衡和动态平衡。日常生活活动中大部分动作的完成都需要依赖静态平衡和动态平衡的维持能力。静态平衡是动态平衡的基础,没有静态平衡的稳定,就没有动态平衡的发展。

(1) 静态平衡:是指人体或人体某一部位保持在无外力的作用下维持某种静态姿势,自身能控制及调整身体平衡的能力。如在坐位、站位等姿势时保持稳定的状态,又称一级平衡。

(2) 动态平衡:是指在运动中当原有平衡被破坏后,人体通过不断调整自身姿势来建立新平衡的一种能力,又可分为自动态平衡和他动态平衡。

1) 自动态平衡:是指人体在进行各种自主运动,例如由坐到站或由站到坐等各种姿势间的转换运动时,能重新获得稳定状态的能力,又称二级平衡。

2) 他动态平衡:是指人体对外界干扰,例如推、拉等产生反应、恢复稳定状态的能力,又称三级平衡。

3. 影响人体平衡的因素

(1) 重心高低:重心位置与稳定度呈反比。重心高则稳定度低,重心低则稳定度高。

(2) 支撑面大小:支撑面是指人体在各种体位下(卧、坐、站立、行走)维持平衡所依靠的接触面。支撑面积与稳定度呈正比。支撑面积大则稳定度高,支撑面积小则稳定度低,此外,支撑面的平整以及良好的接触都有利于平衡。

(3) 稳定角:稳定角是指通过人体重心的重力作用线与重心到支撑面边缘相应点连线之间的夹角。稳定角大小与稳定度呈正比。稳定角大则稳定度高,稳定角小则稳定度低。

(4) 摆动频率:摆动频率与稳定度呈反比。摆动频率越高,越易失去平衡;摆动频率越低,平衡越容易保持。

4. 平衡的维持机制 保持人体平衡需要三个环节的参与:感觉输入、中枢整合、运动控制。

(1) 感觉输入:通过适当的感觉输入,特别是视觉、躯体觉、前庭觉的传入,人体可以感知站立时身体所处的位置与地球引力及周围环境的关系。因此,感觉输入对平衡的维持和调节具有重要作用。

1) 视觉系统:当躯体感觉被干扰或破坏时,人体主要通过视觉系统来感受身体的平衡状态。通过视觉系统,人体能准确感受周围环境中物体的运动、眼睛与头部的视空间位置,从而获得新的平衡。如果视觉输入被阻断(如闭眼、戴眼罩或在黑暗的

笔记

环境中)，此时姿势的稳定性比睁眼站立时显著下降。这也是视觉障碍者或老年人出现平衡能力下降的主要原因。

2) 躯体感觉：皮肤感觉(触、压觉)和本体感觉等躯体感觉与平衡的维持有关。当正常人保持立位时，足底皮肤的触觉、压力觉和踝关节的本体感觉输入在人体对支持面的感受中起主导作用，如出现足底皮肤、下肢本体感觉输入消失的情况时(如外周神经病变)，将失去感受支持面的能力，姿势的稳定性继而受到影响。此时常需要通过其他感觉(视觉系统)输入来确认支持面情况。此时如闭目站立，则同时失去了躯体和视觉的感觉输入，身体会出现倾斜、摇晃，并容易摔倒。

3) 前庭系统：一般情况下，前庭系统在人体控制重心位置上的作用较小。只有当躯体感觉和视觉信息输入均不存在(被阻断)或输入不准确时，前庭系统的感觉输入在维持平衡的过程中才变得非常重要。

(2) 中枢整合：人体体位或姿势变化时，来自三个系统的感觉信息输入各级平衡觉神经中枢进行加工整合，择取正确有效的定位信息输入，摈弃错误的感觉输入，从而判断人体重心的准确位置和支持面情况，形成运动方案。

(3) 运动控制：平衡受到影响时，人体可通过三种调节机制来应对，即踝调节、髋调节及跨步调节机制。

1) 踝调节：人体站立于较坚固和较大的支持面上，如此时受到一个较小的外界干扰(如较小的推力)，身体重心会以踝关节为轴进行前后转动或摆动(类似钟摆运动)来调整重心，保持身体的稳定性。

2) 髋调节：人体站立于较小的支持面上(小于双足面积)，如此时受到一个较大的外界干扰，将导致身体摆动幅度增大、稳定性明显降低。人体通过髋关节的屈伸活动来调整身体重心和保持平衡。

3) 跨步调节：外界干扰进一步加大，使身体摆动进一步增加，此时重心超出人体稳定极限，无法通过踝调节或髋调节机制应对平衡变化时，跨步调节机制启动，即自动地向用力方向快速跨出或跳跃一步，来重新建立身体重心支撑点，为身体重新确定稳定站立的支持面，从而避免摔倒。

5. 平衡功能障碍的原因

(1) 肌力和肌耐力低下：当平衡被破坏时，需要通过患者的躯干，上、下肢肌力来调整姿势，做出及时、相应的保护性反应，从而维持身体平衡。因此，对于患者而言，肌力和肌耐力的低下，会严重影响其平衡功能。如上肢肌力低下的患者，无法做出双上肢的保护性反应，患者的坐位平衡将受到破坏；若下肢肌力较差，患者无法完成立位平衡，不能通过跨步、跳跃等应对平衡改变，患者容易摔倒受伤。

(2) 疼痛和挛缩：肢体的关节活动是否受限在平衡的维持中也是非常重要的一个方面。如患者由于疼痛或软组织挛缩等原因影响关节的正常活动范围，将会影响患者的日常生活活动。如脑卒中患者，由于踝关节周围肌肉的挛缩等造成踝关节背屈活动受限，甚至形成跖屈、内翻畸形等，这将在很大程度上影响患者日后行走及身体平衡的功能。

(3) 中枢神经系统功能障碍：脑外伤、脑血管意外、帕金森病、脊髓损伤、脑瘫等患者，因中枢神经系统受损，无法在中枢神经系统控制下，通过平衡反应来保持身体平衡，防止摔倒，会出现明显的平衡功能障碍。

笔记

（二）协调

1. 基本概念

（1）协调：是指人体在完成一项活动或运动时，产生平滑、准确且有控制的随意运动的能力，是正常运动活动最重要的组成部分，也是体现运动控制的有力指标。协调运动的特点在于稳定、准确、流畅。

（2）实现协调运动的基本条件：协调功能在多种感受器的共同参与下完成。①各肌肉、肌群和关节的时间顺序和空间顺序；②躯干和肢体近端的稳定；③良好的神经肌肉控制和适宜的肌张力。

2. 影响人体协调的因素

（1）与协调相关感觉的状态：视觉、本体感觉与协调有重要关系，视觉对协调有补偿作用，本体感觉也有利于协调的维持。

（2）动作频率：动作频率越低，协调越易保持，动作频率越高，协调越难保持。

（3）与协调相关控制系统的状态：中枢神经系统和肌肉骨骼系统的功能越接近正常，则协调功能越接近正常。

（4）其他因素：精神、心理、认知、主动性等。患者有抑郁或焦虑情绪会影响协调训练的效果，认知功能差则训练效果可能不明显，主动性差也会影响训练效果。

3. 协调功能障碍的分类　共济失调是临床常见的协调功能障碍，患者的日常活动常受到影响，例如穿衣、系扣、取物、进食等。根据中枢神经系统病变部位不同，将共济失调分为三个类型：小脑性共济失调、大脑性共济失调和感觉性共济失调。

（1）小脑性共济失调：小脑的主要功能包括维持身体的平衡、调节肌张力、调节随意运动。共济失调是小脑病变的主要症状，小脑半球病变导致患者出现同侧肢体共济失调。病变影响患者的精细协调以及对距离的判断能力，主要表现为：辨距不良（动作的幅度太大—辨距过度，太小—辨距不足）、运动分律（圆滑流利的动作变成许多孤立的收缩阶段）、意向性震颤（上肢较重，动作愈接近目标，震颤愈明显）、轮替运动障碍、酩酊步态等，其症状表现与视觉无关，不受睁眼与闭眼的影响。

（2）大脑性共济失调：额桥束和颞枕桥束是大脑额叶、颞叶、枕叶与小脑半球的联系纤维，其病变可引起共济失调，与小脑病变相比症状较轻。可包括以下几种类型：

1）额叶性共济失调：见于额叶或额桥小脑束病变。表现类似小脑性共济失调，如平衡障碍、步态不稳、对侧肢体共济失调，肌张力增高、腱反射亢进和出现病理征，伴额叶症状如精神症状、强握反射等。

2）顶叶性共济失调：对侧肢体出现不同程度共济失调，闭眼时明显，深感觉障碍不明显或呈一过性。

3）颞叶性共济失调：较轻，表现为一过性平衡障碍，早期不易发现。

（3）感觉性共济失调：脊髓后索病变时，本体觉和辨别性触觉的信息不能传入大脑皮质，会造成深感觉障碍，从而引起感觉性共济失调。主要表现为：站立不稳（身体摇晃倾斜，易跌倒）、步态异常（行走时摇摆不定，步距不等，高抬腿，落地有声，目视地面行走）、关节位置觉缺失（不能准确摆放四肢位置）、闭目难立征（Romberg's sign）阳性等。

4. 协调的维持机制　与平衡功能一样，保持人体协调也需要三个环节的参与：感觉输入、中枢整合、运动控制。协调的感觉输入主要包括视觉和本体感觉，前庭觉所起

笔记

的作用不大;中枢的整合作用依靠大脑反射调节和小脑共济协调系统,其中小脑的协调系统起了更为重要的作用,小脑的损伤除了出现平衡功能障碍外,还可出现共济失调;运动控制要依靠肌群的力量。以上三个环节无论哪一个出现问题,都会导致协调功能障碍的产生。

二、平衡功能训练技术

(一)平衡的评定

1. 观察法　通过观察患者在坐、站以及行走等过程中的平衡状态来确定平衡功能的方法。静态平衡功能可以在坐位或站立位进行,包括坐位、双脚站立、单腿站立、双脚前后站立、睁眼及闭眼站立等;动态平衡功能评定包括稳定极限和重心主动转移能力的测定。

2. 量表法　进行评定时不需要专门的设备,评定简单,应用方便,而且可以进行定量的评分。临床上常用的量表包括Berg平衡量表、上田敏平衡反应试验量表、脑卒中患者姿势评定量表等。

3. 仪器评定法　平衡测试仪是近年来在国际上发展较快的定量评定平衡能力的一种测试仪。这类仪器采用灵敏度很高的压力传感器和电子计算机技术相结合,不仅可以定量评定平衡功能,还可以明确平衡功能损害的程度和类型,可用于指导康复目标和康复措施的制订。另外,平衡测试仪本身还可以用于平衡训练。

(二)平衡训练的原则

1. 从静态平衡到动态平衡　训练时应首先从稳定、静态的姿势开始,通过训练逐步发展到动态平衡训练。首先进行静态平衡训练(保持独自坐、立位),当患者具有良好的静态平衡能力之后,再进行动态平衡训练(包括自动态平衡和他动态平衡)。

2. 支撑面积由大到小　训练时从最稳定的体位(如卧位、坐位等)开始进行,通过训练逐步进展到最不稳定的体位(如双足站立、单足站立、足尖站立等),随之支撑面积由大到小,平衡训练难度逐步增加。另外,支撑面的软硬、平整程度也与平衡训练的难度有一定关系,支撑面越硬、越平整则平衡越容易维持。

3. 身体重心由低到高　训练时可通过训练体位的改变使身体重心逐步提高(如初期进行仰卧位训练,之后逐步过渡到坐位、手膝位、双膝跪位,直至立位等),也可通过运动平面的改变使身体重心逐步提高(如先在平地上训练,之后进展至体操凳上或更高的板条上行走)。随着身体重心的提高,平衡训练的难度逐步增加。

4. 从睁眼到闭眼　视觉对平衡功能有补偿作用,因此开始训练时可在睁眼状态下进行(如要求患者两眼睁开站立,注视地面所画直线行走),当平衡功能得到改善后再增加训练难度,要求患者在闭眼状态下进行训练。

5. 从注意下保持平衡到不注意下保持平衡　开始时先告诉患者在被推动时要求其保持平衡,然后可在患者不注意的情况下突然发力推动患者,并要求患者继续保持平衡。

6. 注意安全　在训练中,要密切关注患者以防出现跌倒等意外情况,造成继发性损伤。另外,治疗师需注意不能扶牢患者,否则患者因无需做出反应而失去治疗效果。

(三)平衡的训练顺序

1. 有序进行　卧位平衡→坐位平衡→爬行位平衡→双膝跪位平衡→立位平衡。

笔记

2. 从易到难 最稳定位置→最不稳定体位；支撑面积由大→小；身体重心由低→高；静态平衡训练→动态平衡训练。

（四）平衡训练方法

1. 平衡训练方法分类

（1）按患者的体位：分为前臂支撑下俯卧位训练、肘膝跪位训练、双膝跪位训练、半跪位训练、坐位训练、站立位训练。

（2）按是否借助器械：可分为徒手平衡训练和借助器械平衡训练。

（3）按患者保持平衡的能力：可分为静态平衡训练、自动态平衡训练和他动态平衡训练。

（4）按患者的疾病类型：可分为脊髓损伤患者的平衡训练、脑卒中或脑外伤患者的平衡训练、帕金森病患者的平衡训练等。

2. 平衡训练具体方法 临床上进行平衡功能训练时，一般先从支撑面最大、最稳定，患者比较容易掌握平衡技巧的卧位开始。

（1）仰卧位训练

1）适用范围：主要适合于偏瘫患者的平衡功能训练。

2）训练目的：训练腰背肌和提高骨盆的控制能力，诱发下肢分离运动，缓解躯干及下肢的痉挛，提高躯干肌肌力和平衡能力。患者病情稳定后应尽早进行桥式运动训练。

3）训练方法：桥式运动。患者取仰卧位，双臂自然放于身体两侧或 Bobath 握手胸前上举；髋膝屈曲，双脚踏于床面支撑。嘱患者将臀部抬离床面并尽量抬高（即完成伸髋、屈膝、足平踏于床面的动作）。如患者不能主动完成抬高臀部动作，治疗师可以给予一定的帮助，一只手放在患者的患膝上向前下方拉压膝关节，另一只手通过拍打患侧臀部，刺激臀肌收缩，帮助患髋完成伸展动作。可根据患者控制能力改善的程度逐渐调整桥式运动的难度，如由双桥运动（双侧下肢同时完成此动作为双桥运动）过渡到单桥运动（单侧下肢完成此动作为单桥运动）。

（2）前臂支撑下俯卧位训练

1）适用范围：主要适合于截瘫患者的平衡功能训练。

2）训练目的：上肢和肩部的强化训练及持拐步行前的准备训练。

3）训练方法：①静态平衡训练：患者取俯卧位，前臂置于床面支撑体重并保持静态平衡，当持续时间随着训练进程逐渐增加至 10 分钟后，可以开始进行动态平衡训练；②自动态平衡训练：患者取俯卧位，前臂置于床面支撑体重，自己向各个方向活动并保持平衡；③他动态平衡训练：患者取俯卧位，前臂置于床面支撑体重，治疗师将手放在患者肩部，向各个方向推动患者。推动的力度和范围随训练进程逐渐增加。

（3）手膝位平衡训练

1）适用范围：①立位平衡训练和平地短距离移动动作前的准备训练，适合于运动失调症、帕金森病等协调功能障碍的患者；②上肢和肩部的强化训练及持拐步行之前的准备训练，适合于截瘫患者。

2）训练目的：加大平衡反应的难度，提高平衡反应水平。

3）训练方法：患者取手膝位，在能控制静止姿势的情况下，进行身体前、后、左、

笔记

右移动的身体重心转移动作。当患者能较好地控制姿势后，嘱咐患者将一侧上肢或一侧下肢抬起进行练习（三点支撑）并保持姿势的稳定性，随着稳定性的逐渐增强，进行将一侧上肢和另一侧下肢同时抬起并保持姿势的稳定的训练（两点支撑）以增加训练的难度。根据患者的完成情况，治疗师可予以患者一定程度的帮助或稍加外力，破坏姿势的稳定，来诱发患者的调整能力。

4）注意事项：①可将被卷、枕头、滚筒、楔形垫等物品置于患者腹部下方，在其疲劳或动作失败时支撑身体；②练习患侧上肢支撑身体时，要注意对肘关节和肩关节的保护，防止外伤；③年长患者训练时要注意脉搏的变化。

（4）肘膝跪位训练

1）适用范围：主要适合于截瘫、运动失调症和帕金森病等的平衡功能训练。

2）训练目的：训练头与躯干、躯干与骨盆的控制能力，提高平衡反应水平。

3）训练方法：①静态平衡训练：患者取肘膝跪位并保持平衡，当持续时间随着训练进程逐渐增加至 10 分钟后，可以开始进行动态平衡训练。②自动态平衡训练：患者取肘膝跪位，自己向前、后、左、右各个方向活动身体并保持平衡。随着患者稳定性的增强，嘱咐患者抬起肢体（先三点支撑、后两点支撑），逐渐增加训练的难度和复杂性。③他动态平衡训练：患者取肘膝跪位，治疗师将手放在患者肩部，向各个方向推动患者。推动的力度和范围随训练进程逐渐增加。

（5）双膝跪位和半跪位训练

1）适用范围：主要适合于截瘫患者。先进行双膝跪位平衡训练，掌握之后再进行半跪位平衡训练。

2）训练目的：加大平衡反应的难度，提高平衡反应水平。

3）训练方法：①静态平衡训练：患者取双膝跪位或半跪位并保持平衡，当持续时间随着训练进程逐渐增加至 10 分钟后，可以开始进行动态平衡训练；②自动态平衡训练：患者取双膝跪位或半跪位，自己向前、后、左、右各个方向活动身体并保持平衡或由治疗师和患者进行抛接球训练；③他动态平衡训练：患者取双膝跪位或半跪位跪于治疗床或平衡板上，治疗师向各个方向推动患者。推动的力度和范围随训练进程逐渐增加。

（6）坐位训练：坐位平衡反应在小儿出生后 10~12 个月时出现并保持终生。临床上许多疾病会导致坐位平衡反应被破坏，患者不能保持独立坐位，因此必须进行坐位平衡训练。坐位平衡训练主要包括长坐位平衡训练和端坐位平衡训练（多适用于偏瘫患者）。

1）长坐位平衡训练：多适用于截瘫患者。

训练方法：①静态平衡训练：患者取长坐位，可在患者前方放置一面镜子便于随时调整坐位的姿势。治疗师可用手支撑患者肩部，用下腹、大腿来支撑患者背部，使患者记住正常坐位时的感觉，之后逐渐减少帮助量，当持续时间随着训练进程逐渐增加至 10 分钟后，可以开始进行动态平衡训练。②自动态平衡训练：a. 患者取长坐位，自己向前、后、左、右各个方向活动身体并保持平衡，当患者能够保持一定时间平衡之后，可由治疗师和患者进行多方位抛接球训练或触物训练。可通过逐渐增加抛球的距离、力度以及物品摆放位置的距离来增加训练的难度。b. 患者取长坐位，双手放在床面上向下用力支撑将臀部抬起，头及躯干尽量向前方倾斜，保持 6 秒后放下臀部。对患者

笔记

在床上移动、转移身体时此动作能否完成及其稳定程度是非常重要的。③他动态平衡训练：患者取长坐位坐于治疗床或平衡板上，治疗师向各个方向推动患者。推动的力度和范围随训练进程逐渐增加。

2）端坐位平衡训练：多适用于偏瘫患者。当患者能较好地保持端坐位平衡时，才能进行接下来的站立位平衡训练，为步行做好准备。

训练方法：①适应性训练：脑卒中患者如突然起立易发生体位性低血压，出现头晕、恶心、血压下降、面色苍白、出冷汗、心动过速、脉搏变弱等症状，严重者甚至休克。为预防突然体位变化造成的反应，可在训练之前先进行起立床训练使患者逐渐适应。②静态平衡训练：患者取端坐位，开始时治疗师可在肩背部给予患者一定量的扶持，帮助其保持静态平衡，之后逐渐减少帮助量，当持续时间随着训练进程逐渐增加至 10 分钟后，可以开始进行动态平衡训练。③自动态平衡训练：患者取端坐位：a. 治疗师向患者指示各个方向，要求患者通过侧屈或旋转躯干，或活动上肢等向该方向活动并同时保持端坐位平衡；b. 治疗师立于患者的对面，手拿物体放于患者的各个方向，让患者伸手来触碰；c. 治疗师从不同角度向患者抛球，并逐渐增加抛球的距离和力度以增加训练难度。他动态平衡训练：患者取端坐位坐于治疗床或训练球上，治疗师向各个方向推动患者，推动的力度和范围随训练进程逐渐增加。

训练时应注意要循序渐进，防止患者精神紧张和加重痉挛。

（7）站立位训练：当患者的跪位平衡、坐位平衡及耐力改善后，可以开始进行站立位平衡训练。无论是偏瘫、截瘫还是其他问题引起的平衡功能障碍都要进行站立位平衡训练，站立位平衡训练是为步行训练打好基础，并最终达到步行的目的。训练时，要注意随时纠正患者的站立姿势，防止患膝过伸等异常姿势。

1）静态平衡训练：①辅助站立训练：患者未能独立完成站立前，先进行辅助站立训练。可由治疗师扶助患者，也可由患者自己扶助肋木、平行杠、助行架、手杖或腋杖等帮助保持站立平衡。可根据患者的站立平衡改善程度逐步减少对患者的帮助量，直至不需要辅助站立后，开始进行独立站立平衡训练。②独立站立训练：患者面对镜子保持独立站立位，患者可在姿势镜的帮助下了解自己的姿势，便于进行自我矫正及保持正确姿势。独立站立并可保持平衡达到一定的时间后，进行站立位他动态平衡训练。

2）自动态平衡训练：①各方向活动训练：患者双足保持不动站立，身体交替向前、后、左、右倾斜、转动并保持平衡；②交替负重训练：交替使用左右侧下肢支撑体重，每次均保持 5~10 秒（治疗师要注意做好患者保护，避免发生跌倒，及时矫正不正确的姿势）；③触物、拿物训练：治疗师在不同方向手拿物体让患者来触碰或拿取，通过逐渐增加距离来提高训练难度；④抛接球训练：从不同的角度向患者抛球，通过逐渐增加距离和力度来提高训练的难度；⑤平衡测试仪训练：可使用平衡测试仪进行站立位自动态平衡训练。

3）他动态平衡训练：依次让患者站在硬而大的支撑面、软而小的支撑面（如气垫、软床）、活动的支撑面（如平衡板）上，治疗师站在患者身旁，向不同方向推动患者，通过改变支撑面和增加推动的力度和幅度来增加训练的难度。

3. 器械平衡功能训练　在平衡训练中，常可利用一些器械进行功能训练以提高训练效果。

(1) 训练球平衡训练

1) 俯卧位平衡训练：患者双腿放松，躯干呈伸展位，随着治疗师轻轻向下挤压球部，患者肢体肌张力也随之缓解减轻，再继续把球左右推动，可激发患者头部控制及平衡反应。

2) 坐位双腿负重训练：患者双髋关节屈曲、外展坐于球上，双臂紧靠于治疗师髋部。嘱咐患者轻轻左右摇动训练球维持坐位平衡，患者稳定性增强后，嘱咐患者向前晃动训练球，直至双脚能平放在地上均匀负重，此训练对患者准备学习移动和站起非常重要。

3) 坐位单腿负重训练：患者坐于训练球上，双足平放地面，提起一侧下肢，并举起对侧上肢保持坐位的平衡，然后再换另一侧手臂和下肢重复此动作。

4) 站起训练：患者坐于球上，治疗师将训练球向前拉动，直到患者的双足平放在地板上，嘱咐患者独立起立并转移到轮椅上。

(2) 平行杠平衡训练：训练适用于截瘫、偏瘫、截肢等患者进行立位平衡训练。

1) 偏瘫患者立位平衡训练：患者先用健手扶住平行杠保持站立，然后放开健手保持，直至不需辅助站立；患者下肢分开站立，身体向患侧倾斜移动重心，使患肢负担体重，之后患者下肢前后分开站立，将身体重心前后移动，练习前后重心的转移动作。

2) 截瘫患者立位平衡训练：患者两手轻握平行杠站立，由两脚负担身体体重并保持平衡，当能够保持一定时间后，进行重心转移负重练习。重心转移负重练习：嘱咐患者先将身体向右倾使重心放至右足，之后再将身体向左倾使重心转至左足；嘱咐患者放开右手，利用两足和左手保持平衡，然后放开左手进行同样的练习。

(3) 平衡板平衡训练：患者双足分开站立于平衡板上，治疗师站在患者身后并用双手置于患者骨盆处予以支撑，然后，治疗师用自己的双足缓慢摇动平衡板以破坏患者的站立平衡，以此诱发患者头部、躯干的调整反应及身体重心的左右转移。训练中治疗师要注意保护患者，注意安全。平衡板练习最好在平行杠内进行，以提高安全性。治疗师通过改变摇动平衡板的幅度、速度来调整难度，要随着患者平衡功能的改善而逐渐增大。

(4) 平衡测试仪训练：训练时，患者双足放在测试仪的测力平台上，在仪器的显示屏上通过不同的图标来显示双足所承担的体重，正常人每侧足承受体重的50%，通过有意识地将体重转移到一侧下肢，可以提高对自动态平衡能力的训练。还可通过反馈仪显示屏上设计的各种图形并按图形要求完成立位重心的调整，根据患者的年龄、平衡水平，治疗者可以设计数字、图案、彩色图标等方式，利用患者视觉进行反馈训练。还可以根据屏幕显示的情况下达调整口令，利用听觉进行反馈训练。

4. 特殊的平衡训练　针对前庭器官受损造成平衡功能障碍的患者，有特殊的平衡功能训练方法。对于部分前庭功能损伤的患者，通过训练，患者的平衡功能可以得到一定程度的改善（双侧前庭功能完全丧失或前庭功能障碍合并视觉或本体感觉障碍的患者，疗效欠佳）。

(1) 患者双足尽量靠拢并保持平衡，先用双手或单手扶墙，然后左右转头，再放手单独站立保持平衡并左右转头。

(2) 患者步行并练习在行走中转头，必要时他人给予帮助。

(3) 患者双足与肩同宽站立，直视前方目标，移动双足，逐渐减小双足距离（双足

笔记

间距离缩短至 1/2 足长）。进行训练时，患者将双臂分别置于伸展位，体侧，交叉胸前，每一体位保持 15 秒以上，训练时间共 5～15 分钟。该训练先在睁眼时进行，之后嘱咐患者断续紧闭双眼并逐渐延长闭眼时间再进行训练。

（4）患者在不同质地支撑面上站立并保持平衡，从硬地板开始，逐渐过渡到薄地毯、薄枕头、沙发垫上站立。

（5）患者在行走中转圈练习，从转大圈开始，逐渐变得越来越小，两个方向均应练习。

（五）适应证与禁忌证

1. 适应证　主要适用于因神经系统或前庭器官病变引起的平衡功能障碍的患者。

2. 禁忌证　①中枢性瘫痪伴有重度痉挛者。②精神紧张导致痉挛加重者。③伴有高血压、冠心病的患者要在治疗师的监督下进行。

（六）注意事项

1. 训练时，可在患者面前置一姿势镜，便于患者进行自我姿势矫正。

2. 患者姿势出现向一侧倾斜时，治疗师可通过语音刺激如“向左、向右”等来进行指导矫正；同时治疗师不要扶持患者，应轻轻地向倾斜方向推动患者，以诱发姿势反射而使患者直立。

3. 偏瘫患者进行坐位训练时，如果患者易向后方或侧方倾斜使平衡难于维持时，可在患侧臀部下方垫上一个小枕；如果患者躯干不能直立，头渐渐低垂、前屈，这时治疗师应推其两肩或使头部向下，给予抵抗，与此相对应，患者的躯干则伸展。

4. 截瘫患者在进行长坐位训练时易向后方倾倒，这是由于屈髋运动受限或腘绳肌短缩所致；应首先进行髋、膝关节的伸张训练，然后再训练患者的长坐位平衡。

（七）传统康复方法在平衡训练中的运用

太极拳是一项古老的传统健身术，在中国有着悠久的历史。动作要求静心用意、呼吸自然，以腰作轴，上下相随，周身组成一个整体，动作连绵不断，衔接和顺。太极拳的虚领顶劲、含胸拔背、沉肩坠肘、松腰敛臀、气沉丹田以及“迈步如猫行”等要求，使重心沉稳、虚实分明，迈步稳健如落地生根，下盘稳固，而上肢动作缓而不僵、轻而不浮，使练习者通过太极拳的练习能够提高平衡能力。临床研究也已证实，各种原因导致的平衡功能受损患者可通过太极拳的练习提高其平衡能力。

三、协调功能训练技术

（一）协调的评定

协调运动评定，通常通过观察患者在完成动作的过程中有无异常情况出现来进行。一般可从交替和交互运动、协调功能、精细运动、固定或维持肢体、维持平衡和姿势等五方面评价。常用的检查方法包括指鼻试验、指指试验、轮替试验、拇指对指试验、握拳试验、跟-膝-胫试验、旋转试验、拍膝试验、反弹试验等。这些试验主要检测运动的完成是否直接、精确、容易向反方向做，完成时间是否正常，增加动作的速度是否会影响运动质量，闭眼是否影响动作完成以及进行运动时是否有与运动无关的身体动作等。另外，进行协调评定时，还应注意共济失调是单侧还是双侧，失调表现最突出的部位是头、躯干、上肢还是下肢。

笔记

（二）协调训练的目的

协调是机体在完成一项活动或运动的时候，参与的多块肌肉和肌群间相互配合，以获得平衡、稳定、准确控制的运动。因此，协调训练的目的在于通过各种方法促进患者动作方向、节奏、力量和速度的改善，从而达到患者动作质量的改善。

（三）协调训练的基本原则

1. 循序渐进　由易到难，一般从简单的单侧动作开始，掌握后再逐步过渡到比较复杂的动作，两侧轻重不等的患者应先从轻侧开始；两侧轻重相等的患者，原则上先从右侧开始。

2. 重复训练　每个动作都需重复练习，才能起到强化的效果。动作重复得足够多的时候，就会被大脑掌握并存储，在不断重复的过程中，完成这种动作所花费的精力会越来越少，进一步改善协调功能。

3. 针对训练　针对具体的协调障碍而进行针对性的训练，这样更具有目的性。上肢和手的协调训练应从动作的正确性、反应速度快慢、动作节律性等方面进行；下肢协调训练主要采用下肢各个方向的运动和各种正确的行走步态训练进行。

4. 综合训练　协调训练不是孤立进行的，在进行针对性训练的同时，还需要进行相关训练，如改善关节活动度训练、增强肌力训练、平衡训练等。

（四）协调训练的基本方法

协调训练的本质在于集中注意力，明确要完成的任务并不断重复这种行为，在完成的过程中及时纠正出现的错误，进行反复正确的练习，直至形成恰当的感觉印象和运动模式。在训练中，要尽量减少自发练习，给予充分的支持以及采用一定的姿势和器械，这样可减少不理想的练习。

1. 上肢协调训练

（1）轮替动作练习

1）双上肢交替上举练习：双上肢交替上举，要求高度超过头顶，手臂在上举的过程中尽量保持伸直，练习速度逐渐加快。

2）双上肢交替屈肘练习：双上肢向前平举（肩关节屈曲 90°），前臂旋后位，交替屈肘拍肩、伸肘，练习速度逐渐加快。

3）双上肢交替摸肩上举练习：双上肢交替屈肘、摸同侧肩，然后上举过头。

4）双前臂旋前、旋后练习：双侧肩关节屈曲 90°，肘伸展，两侧同时进行前臂旋前、旋后的练习。

5）手掌练习：①掌心掌背互拍：双手置于胸前，先掌心互拍，然后再两掌背互拍，交替进行；②左右手互敲：用左手握拳敲击右手手掌，然后用右手握拳敲击左手手掌，交替进行。

6）手指轮替接触练习：双手置于胸前，左手手指指腹与右手相应的手指相继接触，快速轮替进行。

（2）定位、方向性动作练习

1）指鼻练习：患者由肩外展 90°，肘伸展开始，屈肘，双侧示指指尖交替接触自己的鼻尖，可以不同速度、睁眼、闭眼重复进行。

2）对指练习：患者双手相应手指互相触碰，由拇指到小指交替进行；或一手的拇指分别与其余四个手指进行对指，逐渐加快训练速度。

笔记

3）指指练习：治疗师与患者相对而坐，将自己的示指置于患者面前，让患者用其示指接触治疗师的示指，可改变方向、距离进行。

4）其他：画画、下跳棋、走迷宫、将小钉按在木钉板上、接住抛过来的软球等。

2. 下肢协调训练

（1）双下肢交替屈髋练习：患者仰卧于床上，保持髋、膝关节伸展，然后交替屈曲双侧髋关节至90°，练习速度逐渐加快。

（2）双下肢交替伸膝练习：患者坐于床边，保持小腿自然下垂，然后交替伸展双侧膝关节。

（3）坐位交替踏步练习：患者保持坐位，双侧足交替平踏地面，练习速度逐渐加快。

（4）拍地练习：足跟触地，脚尖抬起做拍地动作，可以双脚同时或分别做。

（5）双下肢交替外展内收练习：患者取高椅坐位，双小腿外展，然后内收，左脚在内收位时放在右脚前，再外展内收，内收位时右脚在左脚前，交替进行。

3. 整体协调动作训练

（1）原地摆臂踏步练习：患者踏步的同时双上肢交替摆臂，练习速度逐渐加快。

（2）原地高抬腿跑练习：患者高抬腿跑的同时双上肢交替摆臂，练习速度逐渐加快。

（3）跳跃击掌练习：患者站立位，两脚与肩分开同宽，双手平举并向上跳跃，并足落地，双上肢上举至头顶两掌心相击，交替进行。

（4）其他：跳绳、踢毽子、功率自行车训练、划船、打球、障碍步行等。

4. 水中协调性训练　患者站立于训练水池的平行杠内，水深以患者能站稳为宜。

（1）水中平衡保持练习：治疗师从不同方向向患者身体推水作浪以干扰患者平衡，要求患者通过自己的努力，对抗水流冲击而保持平衡。

（2）划水动作练习：患者双上肢做蛙泳式分水或自由泳式的动作，然后扶住池边做下肢击水动作，最后做上下肢协调性划水练习。

（3）水中步行练习：水中因为浮力的原因步行较地面上容易。进入水中后，在平行杠内双手抓杠练习步行。

（五）适应证与禁忌证

1. 适应证　大脑性、小脑性、前庭迷路性、深感觉性协调运动障碍及帕金森病和不自主运动等疾病；上运动神经元疾病及损伤（如脑血管意外、脑外伤、脊髓损伤及脊髓炎等）引起的偏瘫、截瘫或四肢瘫痪；下运动神经元疾病及损伤（多发性神经炎、脊髓灰质炎等）引起的运动及协调运动障碍；运动系统伤病患者。

2. 禁忌证　疾病的急性期或亚急性期；有急性炎症存在，发热在38℃以上、白细胞计数明显增高者；有心功能不全或失代偿者，如严重的心律失常、安静时脉搏超过100次/分、舒张期血压超过16kPa或收缩期血压低于13.3kPa，并伴有自觉症状的心肌损害发作后大约2周以内的患者；全身状况较差、功能失代偿者；外伤后有明显的急性期症状、骨折愈合尚不充分或手术后未拆线者；有剧烈伤痛者等。

（六）注意事项

1. 协调功能训练不是孤立进行的，要同时进行相应的肌力训练、平衡功能训练等其他训练。

笔记

2. 训练前，要求患者学会放松，减少紧张或恐惧心理。如有肌肉痉挛，要先设法缓解。

3. 密切监控以防意外，但又不能把患者固定牢，下肢运动失调的患者应特别注意防止跌倒。

4. 严格掌握运动量，过度疲劳不但影响训练的继续，而且可使运动不协调加重。

第八节　步行功能训练

一、概述

步行是人类赖以生存的活动基础，是人类社会活动的基本保证。很多因素都会对步行产生影响甚至造成障碍，这将给人们的日常生活、学习和工作带来不同程度的不便和困难。所以，步行能力也是残疾者最迫切需要恢复的功能。

（一）基本概念

1. 定义

（1）步行：指通过双脚的交互移动来安全、有效地转移人体的一种活动，是躯干、骨盆、上下肢各关节及肌群的一种规律、协调的周期性运动。

（2）步态：是步行的行为特征，是一个人行走时的表现形式，又称行走模式。人在正常自然的条件下移动身体，交替迈出脚步的定型姿态称为自然步态。正常人的行走模式各有特点，并不需要特别关注。然而步行过程的控制却十分复杂，包括中枢命令、身体平衡和协调控制，涉及下肢各关节和肌肉的协同运动，也与上肢和躯干的姿态有关，任何环节的改变都可能影响步态。临床步态分析是研究步行规律的检查方法，包括临床分析、运动学分析、仪器分析，可以帮助揭示步态异常的关键环节和影响因素。

（3）步行周期：是指完成一个完整步行过程所需要的时间，即指自一侧腿向前迈步该足跟着地时起，至该足跟再次着地时止所用的时间，称为一个步行周期。步行周期分为支撑相和摆动相。

1）支撑相：指下肢接触地面和承受重力的时间，即从足跟着地到足趾离地的过程，占整个步行周期的60%。支撑相大部分时间是单足支撑，小部分时间是双足支撑。步行障碍时往往首先表现为双支撑相时间延长，以增加步行的稳定性。

2）摆动相：指足趾离开地面腾空向前迈步到该足再次落地之间的时间，占整个步行周期的40%。

2. 肌肉活动与步行周期　人体骨骼肌通过肌腱附着于骨骼上，通过神经系统的调控产生收缩，牵动骨骼产生围绕关节的各种运动。步态异常与肌肉活动的异常通常关联密切。步行时下肢各肌群在不同的步行周期中工作（表2-1），在支撑相早期主要是臀大肌、腘绳肌、股四头肌向心性收缩，胫前肌离心性收缩，控制伸髋、伸膝和足平放速度；小腿三头肌的离心性收缩主要是控制小腿前倾，对抗踝关节背屈，推动身体重心向上向前运动；臀中肌、臀小肌等外展肌群主要在支撑相早期工作，以稳定骨盆向对侧倾斜5°；腘绳肌主要在摆动相中期屈膝伸髋以减速，当足跟着地后与股四头肌协同工作，控制膝屈曲在15°以内。动态肌电图或表面肌电图可给予较好的鉴别分析。

笔记

表 2-1 正常步行周期中主要肌肉的作用

肌肉	步行周期的作用
腓肠肌和比目鱼肌	支撑相中期至蹬离，首次触地
臀大肌	摆动相末期，首次触地至支撑相中期
臀中肌和臀小肌等	支撑相早期
腘绳肌	摆动相中期，首次触地至承重反应结束
髂腰肌和股内收肌	足离地至摆动相早期
股四头肌	摆动相末期，首次触地至支撑相中期 足离地至摆动相早期
胫前肌	首次触地至承重反应结束 足离地至再次首次触地

3. 正常步行周期中骨盆及下肢各关节运动时的角度变化，见表 2-2。

表 2-2 正常步行周期中骨盆及下肢各关节运动时的角度变化

步行周期	关节运动角度			
	骨盆	髋关节	膝关节	踝关节
首次着地	5°旋前	30°屈曲	0°	0°
承重反应	5°旋前	30°屈曲	0°～15°屈曲	0°～15°跖屈
支撑相中期	中立位	30°屈曲～0°	15°～5°屈曲	15°跖屈～10°背屈
足跟离地	5°旋后	0°～10°过伸展	5°屈曲	10°背屈～0°
足趾离地	5°旋后	10°过伸展～0°	5°～35°屈曲	0°～20°跖屈
迈步初期	5°旋后	0°～20°屈曲	35°～60°屈曲	20°～10°跖屈
迈步中期	中立位	20°～30°屈曲	60°～30°屈曲	10°跖屈～0°
迈步末期	5°旋前	30°屈曲	30°屈曲～0°	0°

（二）步态分析

步态分析是指利用力学概念和已掌握的人体解剖、生理学知识对人体行走功能的状态进行客观的定性分析、定量分析，并为临床及康复治疗进行有益的指导和疗效评价。分析方法有临床分析和实验室分析。

1. 临床分析　包括观察法和测量法。

2. 实验室分析　三维步态分析是现代实验室所采用的数字化、高科技的步态分析系统，是运动学分析和动力学分析的良好结合。

二、步行训练基本条件

人的步行运动是在神经系统对运动系统的支配与控制下完成的高度自动化的协

笔记

调、对称、均匀、稳定的运动。

（一）步行条件

步行是由全身参与步行的肌肉、骨骼和关节的共同作用，并在神经系统的支配、调节和精确控制下进行的运动，要保证步态正常，需要满足如下条件：

1. 肌力　肌力是完成骨与关节运动的基础，为使步行周期支撑相稳定，单侧下肢必须能够支撑体重的3/4以上。如60kg体重的正常成人，单腿必须能支撑45kg以上的体重，或者双下肢的伸肌应达3级以上肌力，才能保证另一下肢完成向前摆动的动作。

2. 平衡能力　人体的平衡能力是指人体处在稳定姿势的状态，包括人体在运动或受外力作用下能自动调整并维持姿势稳定性的一种能力。不同的步行环境对平衡的要求不同，如在室内步行，平衡能力只需2级；进行室外步行，则平衡能力必须达到3级。

3. 协调能力　协调是多组肌群共同参与并相互配合，完成平稳、准确和控制良好的运动能力。肌肉群的协调是完成精细运动和技能动作的基础，同时小脑、前庭神经、深感觉及锥体外系等在运动的协调中发挥重要作用。双侧上、下肢肌肉能使各骨与关节运动的主动肌、固定肌以及协同肌和拮抗肌之间协调配合，尤其是拮抗肌之间的肌张力和肌力的协调配合，从而使得各关节在步行时能正常运动。

4. 感觉能力　感觉是步行运动的基础，步行运动是在感觉反馈的基础上进行的。本体感觉直接影响步行的进行。步行中肢体各关节所处的位置、落步时的步幅及深浅高低等直接影响步行过程的质量。

5. 中枢控制能力　中枢控制能力在步行运动过程中起着极为重要的作用。中枢神经系统在对多种感觉信息进行分析整合以后，下达运动指令，一旦中枢神经系统损伤或破坏，就会影响对步行的调控，从而产生异常步态，甚至造成步行障碍。

（二）步行能力评定

步行能力评定是通过对步行能力宏观分级，大致了解患者的步行水平。常用Hoffer步行能力分级（表2-3）和Holdden步行功能分类（表2-4）。

表2-3　Hoffer步行能力分级

分级	分级标准
Ⅰ不能步行	完全不能步行
Ⅱ非功能性步行	用膝-踝-足矫形器（KAFO）或肘拐等辅助器具能在治疗室内行走。故又称治疗性步行。训练时耗能大、速度慢、距离短，无功能性价值，但有预防压疮、血液循环障碍、骨质疏松等并发症的治疗意义
Ⅲ家庭性步行	用踝-足矫形器（AFO）、手杖等可在室内行走自如，但不能在室外长时间行走
Ⅳ社区性步行	用或不用踝-足矫形器（AFO）、手杖可在室外和所在社区内步行，并可进行散步及去公园、诊所、购物等活动，但时间不能长，如果活动超出社区范围，仍须坐轮椅

表 2-4 Holdden 步行功能分类

分级	表现
0 级:无功能	患者不能走,需要轮椅或 2 人协助才能走
Ⅰ级:需大量持续性帮助	需使用双拐或需要 1 个人连续不断地搀扶才能行走及保持平衡
Ⅱ级:需少量帮助	能行走但平衡不佳,不安全,需 1 人在旁给予持续或间断地接触身体的帮助或需要使用膝-踝-足矫形器(KAFO)、踝-足矫形器(AFO)、单拐、手杖等,以保持平衡和保证安全
Ⅲ级:需监护或言语指导	能行走,但不正常或不安全,需 1 人监护或用言语指导,但不接触身体
Ⅳ级:平地上独立	在平地上能独立行走,但在上下斜坡、不平的地面上行走或上下楼梯时仍有困难,需他人帮助或监护
Ⅴ级:完全独立	在任何地方都能独立行走

(三)常见异常步态

步行周期过程中任何环节发生异常改变,都可能导致步态异常,甚至引起病理步态的出现,从而影响正常的工作、学习和生活。

1. 中枢神经病变导致的异常步态　主要有偏瘫步态,表现为行走呈划圈步态;脑瘫步态,表现为马蹄内翻足、蹲位步态、剪刀步态及舞蹈步态;截瘫步态,表现为跨槛步态。

2. 周围神经病变导致的异常步态　主要有臀大肌步态,臀大肌损伤时,使臀大肌无力,髋关节后伸或外旋受限;臀中肌步态,典型的鸭行步态;股四头肌无力步态,扶膝步态;踝背屈肌无力步态,跨阈步态;腓肠肌、比目鱼肌无力步态,膝塌陷步态。

3. 其他神经疾病导致的异常步态　帕金森步态,刻板步态;小脑共济失调步态,酩酊或醉汉步态等。

4. 骨关节病变导致的异常步态　关节挛缩或强直步态,包括:髋关节屈曲挛缩步态、髋关节伸直挛缩步态、膝关节屈曲挛缩步态、膝关节伸直挛缩步态、踝关节跖屈挛缩步态、踝关节背屈挛缩步态;短腿步态,该侧着地时同侧骨盆下降导致同侧肩倾斜下降,对侧迈步腿髋膝关节过度屈曲、踝关节过度背屈步态;减痛步态,常呈现出逃避疼痛的步态。另外还包括义肢步态、平足步态及老年步态等。

三、步行训练

步行训练是矫治异常步态,促进步行转移能力恢复,提高患者生活质量的训练方法之一。异常步态矫治相对复杂,需要进行较为全面的步态分析,分析步态异常的原因和机制,有针对性地采取措施,改善患者的异常步态。

(一)常用措施

1. 步行基础训练　是针对关节挛缩、肌肉无力、关节活动受限、平衡协调障碍等患者进行训练。中枢性病变所致的偏瘫步态、共济失调等,需矫治异常步行模式。

2. 手术矫治　严重的关节挛缩、关节畸形,具有手术适应证的患者,可施行关节松解、肌腱延长、截骨矫形等手术治疗;对某些肌肉、神经性功能异常还可进行肌肉移位术及功能重建手术;对某些严重的内收肌痉挛者,可行选择性脊神经根切断手术等,

笔记

以尽可能改善肢体功能。

3. 药物 针对患者存在的痉挛、疼痛、认知功能障碍，配合给予中枢性解痉药、止痛药，和促进脑代谢、改善脑循环及认知类药物；对疼痛步态、帕金森步态，先控制基础病，再结合步态训练。

4. 康复治疗 采用功能性电刺激，针对各种肌力减弱、痉挛肌的拮抗肌所进行的训练，用刺激的方法解除痉挛和提高肌力。使用辅助具，用垫高鞋矫正下肢不等长，对于关节挛缩畸形或肌力减弱造成下肢支撑障碍者，配以适当的矫形器或辅助具，如：AFO、KAFO、ARGO、WALKABOUT 等及各种拐杖、助行推车等。

（二）基础步行训练

基础步行训练是指对丧失步行能力的患者进行步行基础训练、平衡能力训练、协调能力训练和步行分解训练，使患者逐步恢复行走能力的训练。

1. 步行基础训练

（1）体位适应性训练：是指对因步行障碍而长期卧床的患者，步行训练前为防止体位改变而发生一系列不适反应的适应性训练。长期卧床或年老体弱的患者，体位的突然改变，容易发生体位性低血压，出现头晕、恶心、血压下降、面色苍白、出冷汗、心动过速、脉搏变弱等症状，严重者可导致休克。为预防不适应性反应的出现，需进行适应性训练。初起将床头摇起 30°，开始靠坐训练，保持 15~30 分钟，观察患者的适应性反应，2~3 天后无明显不适反应者再增加 15°，逐渐将床摇至 90°。如患者在坐起训练过程中感觉头晕、心率加快、面色苍白等症状，且不能迅速自行缓解，应立即将床摇低甚至放平，使症状缓解。如一般情况良好的患者，可直接利用直立床，调整起立的角度，帮助患者达到站立状态。

（2）肌力训练：是指针对因长期卧床，致使身体肌肉松弛或失用性萎缩而不能行走的运动训练。在下床活动接受行走训练之前，首先要对上肢、躯干、下肢的肌肉力量及关节活动范围进行评定，在此基础上，进行针对性的肌力训练。躯干部的肌力训练可采用桥式运动和垫上运动的方法，增强腰背肌肌力以提高骨盆的控制能力，缓解躯干和下肢肌肉的痉挛，诱发下肢分离运动，提高床上翻身、移动和独立坐起能力，为步行做好准备；上、下肢的肌力训练可采用各种上、下肢训练器械和主动运动，有目的、有针对性地增强肌力训练。

（3）关节活动度训练：是指预防关节挛缩和肌肉萎缩的训练。患者病情稳定后，医务人员鼓励患者床上进行各种运动，如呼吸练习、健手带动患手助力上举活动、下肢屈伸训练等。不能主动完成运动的患者，可适当给予被动活动，包括上肢的肩、肘、腕、指关节，下肢的髋、膝、踝、趾关节等四肢诸关节。各关节应在无痛的前提下进行全范围的活动。中枢性肢体痉挛患者，需结合神经生理学技术和方法，抑制肌肉痉挛，重点对下肢的内收肌、腘绳肌和小腿三头肌等进行牵伸训练。关节活动度训练和肌力训练，两者相辅相成，相互影响。

2. 平衡能力训练 平衡能力训练是在患者躯干控制训练基础上，帮助患者重新找回重心位置并保持身体稳定的训练方法。

（1）站位平衡训练方法：可包括 3 级平衡训练。

Ⅰ级平衡训练：指无外力和无身体动作的前提下保持独立站立姿势的训练。患者下肢支撑体重保持站立位，必要时治疗者用双膝控制患者下肢协助站立，或使用支架

笔记

及支具帮助固定膝关节。初期两足间距稍大，以扩大支撑面保持稳定性，在能够独立站立后，逐步缩小两足间距，以减小支撑面，增加难度，提高稳定性。

Ⅱ级平衡训练：指患者在站立姿势下，能够逐渐独立完成身体重心转移和躯干的屈曲、伸展、左右倾斜及旋转运动，并保持平衡的训练。训练初期，治疗师双手固定患者髋部以保持稳定，并协助患者完成重心转移和躯体活动，逐步过渡到由患者独立完成在平行杠内保持站立姿势和双下肢的重心转移训练。平衡板的自动态平衡训练：患者可在双杠内立于平衡板上，治疗师双手置于患者骨盆两侧，患者双足缓慢地摇动平衡板以打破身体平衡，诱发患者头部及躯干产生调整反应。

Ⅲ级平衡训练：指在站立姿势抗外力干扰下，保持身体平衡的训练。患者可以采用抛接球、转体抛接球、踢球和治疗师在安全保护下向不同方向推动患者的训练等。

（2）平衡反应训练：是指针对支持面相对变化使患者反应性调节各部位姿态，以调整身体重心，重新建立平衡的训练方法。包括感觉反馈训练和姿势反射训练。

1）感觉反馈训练：是指通过皮肤和本体感觉训练，使患者建立躯干和四肢的姿态和位置感觉，以有效主动调整和完成静、动态平衡，以适应步行及各种生活活动的训练。①患者背靠墙站立以提供躯体感觉反馈，使患者主动保持直立位置；②利用静态平衡仪进行训练；③患者站立于镜子前，尽量保持直立，能够稳定站立后，让患者做拿取物件动作以移动重心，然后回到原位，反复训练。

2）姿势反射训练：是指通过患者感受躯干和各关节位置变化的刺激，而使各关节做出相应的平衡反射性运动的训练。①踝平衡反应训练：患者需具有良好的踝关节活动度和力量，自我进行小范围向前、后、两侧方的摆动并保持身体直立，髋、膝关节伸直位。训练也可在静态平衡仪上进行。如患者稳定性差或恐惧跌倒，可在平行杠内或背靠墙或墙角，在患者面前放置桌椅等增加安全性。若通过训练，患者平衡功能有所增强，可通过双髋或双肩小范围活动的干扰，进一步促进踝的平衡调节。②髋平衡反应训练：通过应用比踝平衡反应训练幅度更大、又不至于发生跨步移动的方式进行训练。可应用踝关节矫形器限制踝关节的运动。如需加大难度，可让患者在窄条上站立及足跟、足趾站立或改良的单腿站立等应用髋策略稳定的各种方式进行平衡训练。③跨步反应训练：是指通过跨步方式预防跌倒的训练。跨步反应是指需要短时间单腿支持身体重量而不倾倒的能力。训练时，治疗师一手扶握患者一侧足趾部，另一手扶持对侧髋部，将患者足趾抬起，使患者身体重心转移到对侧，然后快速地将重心移至非承重侧，原地反复练习；较为稳定后，可将其足抬起，然后放下并令其随足的起落快速转移重心。④前庭功能平衡训练：患者双足并拢站立，必要时双手或单手扶墙保持平衡，然后左右转头，逐渐延长时间并仍保持平衡；患者练习在行走过程中转头，他人可给予一定帮助；患者双足与肩同宽分立，目视前方，逐渐靠近两足间距离至1/2足长，使身体支持底面变窄。训练中先间断闭目，然后闭目时间逐渐延长，上肢做伸展，然后放置身体两侧，再交叉于胸前的运动以增加训练难度。

（3）注意事项

1）训练中要求患者放松，减少紧张或恐惧心理。

2）应选择与患者平衡功能水平相当的训练。

3）训练要循序渐进，从简单向复杂逐渐过渡。

4）若训练中发生头晕、头痛或恶心等症状，应减少运动量或暂停训练。

5）肌肉骨骼损害应综合采用温热疗法、超声波、按摩、生物反馈及被动关节活动度训练等方法改善关节活动度和肌肉柔韧性。

6）神经肌肉损害应采用渐进抗阻训练、等速训练、PNF 等增强肌力，感觉刺激技术、按摩震颤器、神经生理学治疗技术等改善肌张力。

3. 协调能力训练　是指使患者恢复平稳、准确、高效的运动能力的锻炼方法。即利用视觉、听觉和触觉以及残存部分的感觉系统，通过上肢、下肢、躯干分别在卧位、坐位、站立位、步行中和增加负荷的步行中协调能力的训练，来促进随意运动的控制能力。

（1）训练方法：①无论患者协调能力如何，都要从卧位训练开始，然后再进行坐位、站立位、步行中的训练。②训练动作要从简单到复杂，即肢体动作从单侧动作到双侧动作；肢体运动轴心从单一轴心方向到多个轴心方向；肢体配合从双上、下肢同时动作到交替动作，以至于互不相关动作。③可先做较容易完成的大范围、快速的动作，熟练后再做小范围、缓慢动作的训练。④上肢和手的协调训练应注重动作的正确性、反应速度的快慢、动作的节律性等方面；下肢协调训练主要着重下肢各方向的运动和各种正确的行走步态训练。⑤先睁眼训练以利于视觉反馈调整，然后闭眼训练逐渐增加难度。⑥两侧肢体病情轻重不等的患者，一般先从轻侧开始；两侧肢体病情相同的患者，一般先从右侧开始。

（2）注意事项：①练习完成后要给予充分时间进行休息；②所有训练要有足够的空间，并应保证安全。

4. 步行分解训练　步行障碍情况复杂，影响步态的因素众多。为使患者通过步行训练提高步行能力，且走出较好的步态，就必须根据具体情况，按照步行周期的支撑相和摆动相的条件和要求进行步行训练，由易到难，由简到繁。

（1）单腿负重训练：负重是指肢体在承受身体重量下所处的受力状态。在患者的下肢足够承受身体重量的情况下，就可以进行负重训练。负重程度分为：①零负重是患肢不承受身体重量，呈完全不受力状态；②部分负重是患肢承受身体的部分重量，而部分重量多少的选定，需根据患者的病情按体重的百分比计算；③全负重是指肢体承受全身体重，这是行走训练所必须具备的功能状态。单腿负重训练能够提高下肢的支撑能力，促进机体的平衡稳定。训练方法：让患者于肋木前，一腿置于肋木上，另一腿支撑负重。根据患者情况，选择相应的负重程度（图 2-111）。

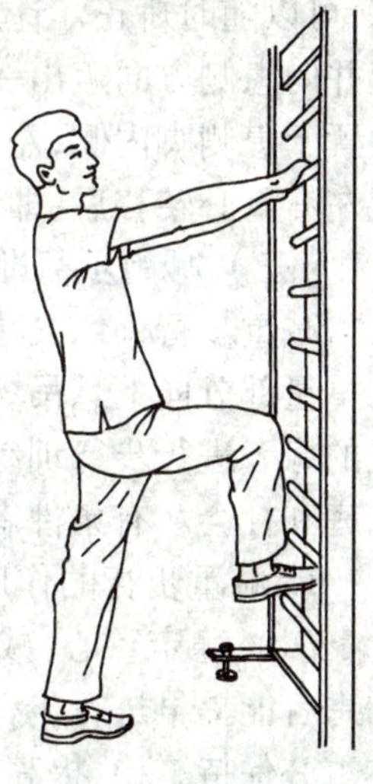

图 2-111　单腿负重

（2）靠墙伸髋训练：训练能提高髋部肌肉的肌力，促进髋部和躯干控制能力，降低下肢步行时的连带运动，促进分离运动，并建立随意控制模式。训练方法：让患者肩背部靠墙站立，双足跟离墙壁 20cm 以上，然后做向前挺髋动作，使腰背部及臀部尽量离开墙壁。

（3）患腿上下台阶训练：训练能增强下肢肌力，提高下肢拮抗肌协调收缩能力，使步行过程中的摆动相能更好地完成屈髋、屈膝、迈步动作。训练方法：患腿或肌力较差的腿先放于楼梯台阶上，健腿连续做跟上和退下运动，或患腿或肌力较差的腿落于下一级台阶上，让健腿连续做下、上台阶运动(图 2-112)。

(4) 患腿支撑健腿跨越训练:训练能强化患腿髋部和膝部的控制能力,提高患侧下肢支撑的能力,抑制患肢的痉挛状态和协同运动模式,促进分离模式和正确步行模式的建立。训练方法:肩背部靠墙站立,脚跟离墙 20cm,髋部向前挺出,然后做健腿跨越面前障碍动作(图 2-113)。需注意的是,健腿跨越障碍训练时,患侧髋关节要保持充分伸展状态。

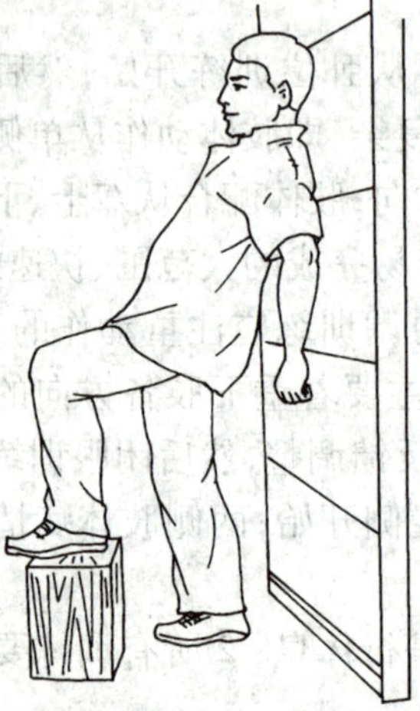
图 2-112 患腿上下台阶

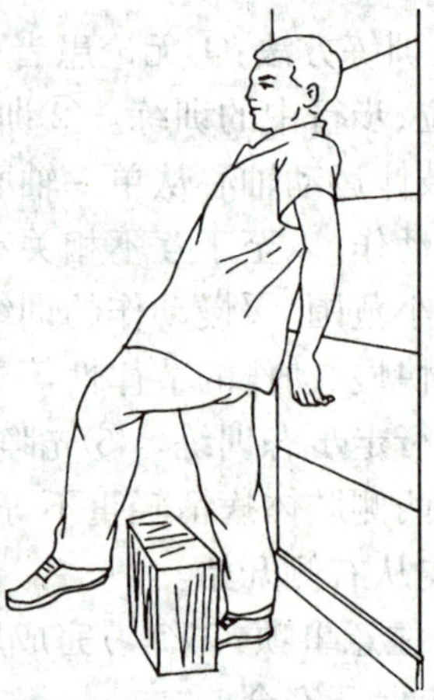
图 2-113 患腿支撑伸髋站立,健腿跨越障碍

(5) 靠墙伸髋踏步训练:训练能在强化髋部控制能力的基础上,增强双下肢的协调运动能力,促进下肢精细运动的分离,从而提高患者的步行能力。训练方法:肩背部靠墙站立,脚跟离墙 20cm,向前挺髋,然后做两脚交替踏步的动作训练。

(6) 侧方、前后原地迈步训练:训练能使患者学会正确的重心转换动作,建立正常行走的步行模式,为以后独立步行做准备。训练方法:可选择在平行杠内或靠墙进行训练,在患者面前放置一面矫正镜,使患者能够看到自己在训练过程中的姿势和步态,可以随时矫正。让患者背靠墙或肋木,先将身体重心移至健侧腿上,患侧脚逐渐提起并向患侧方向迈出一步,然后将身体重心逐渐移至患侧腿上,健侧脚向患侧脚跟上,放置于患侧脚内侧,左、右侧向交替地进行转移重心和迈步训练。当患者能够顺利完成左右重心转移后,即可进行类似于左右侧方的前后原地迈步训练。

(三) 减重步行训练

减重步行训练又称部分重量支撑步行训练,是指采用器械悬吊的方法将患者身体的重量部分向上悬吊,使患者在下肢负担减轻的情况下进行步行活动,以帮助肌力不足的患者进行步行训练和平衡训练,使患者逐渐提高日常生活活动能力,尽早地回归家庭和社会。有条件者可配合运动平板进行训练,会得到良好效果。

1. 减重步行的作用

(1) 稳定重心:减重步行在身体重量被部分悬吊的状态下,使下肢肌力不到 3 级的患者能提早进行步行训练,有利于患者早期离床活动,可以使患者在步行活动中身体重心保持平稳,提高患者步行稳定性。减少步行中下肢相关肌群的收缩负荷,使行走步态保持良好。

笔记

(2) 纠正病理性步态:减重状态下能够调节下肢的肌肉张力,缓解或避免在早期行走训练中,由于下肢过度负重带来的不必要的下肢伸肌协同运动和由这种异常模式导致的足下垂、内翻等病理性步态,从而早期输入符合正常的生理步行模式,促进正常步态的恢复和巩固,提高步行能力。

(3) 增强信心:患者具有减重支撑装置的保护,增加了平衡稳定性,提高了安全性,从而消除了患者在步行训练中的紧张和恐惧心理,能够更好地配合治疗师完成治疗任务,治疗师在患者安全的情况下,可以集中精力矫治患者下肢的异常步态。

2. 适应证及禁忌证

(1) 适应证:①神经系统疾病:包括脑血管意外,脑外伤,脑肿瘤,脑部炎症引起的肢体瘫痪,脑瘫,帕金森病,各种原因引起脊髓损伤后的截瘫,多发性硬化症,外周神经损伤引起下肢肌无力,控制和协调姿势障碍,平衡、转移功能障碍等;②骨关节疾病和运动创伤恢复期:下肢人工关节置换术后的早期下肢负重训练,骨关节病变手术后的功能恢复训练,骨关节病变缓解疼痛促进功能恢复的训练,肌腱、韧带损伤愈合后及断裂术后等运动创伤的早期恢复训练,有严重关节退行性病变患者的功能训练;③其他:义肢、矫形器使用前后的下肢步态训练;年老、体弱、久病卧床患者早期小运动量安全性有氧训练;腰腿痛患者恢复步行的训练。

(2) 禁忌证:①脊柱不稳定;②下肢骨折未充分愈合或关节损伤尚未痊愈阶段;③患者不能主动配合;④运动时诱发过分肌肉痉挛;⑤体位性低血压,严重骨质疏松症;⑥慎用于下肢主动收缩肌力小于 2 级,没有配置矫形器者,以免发生关节损伤。

3. 减重步行训练系统组成

(1) 减重悬吊系统:减重控制台,用于控制电动升降杆的升降,减重范围在体重的 0%(完全负重)~100%(完全不负重);身体固定带紧缚于患者腰臀部,固定带的两端对称固定在悬吊支撑架上。

(2) 步行系统:是指电动活动平板及步行器系统,可调节行走速度和坡度等,用于步行训练及耐力训练。训练时可以根据患者的需要,采用地面行走或活动平板行走。悬吊带通常固定在患者的腰部和大腿部,着力点一般在腰部和大腿,不宜在腋下或会阴部。

4. 操作程序

(1) 常规操作

1) 治疗师要向患者及家属说明悬挂减重训练的目的、过程和患者配合事项。

2) 训练前要检查悬挂减重机的电动或手动升降装置,确保其处于正常状态,确定悬吊带无破损,各个连接部件无松动或破损。

3) 如果使用活动平板训练,必须使平板速度处于最慢或静止状态。

4) 给患者佩戴悬吊带,注意所有连接部位牢靠、安全、适度。

5) 治疗师将患者扶送到减重悬臂下,连接好悬吊带。

6) 采用电动或手动方式,通过减重悬臂将患者的悬吊带上拉。

7) 根据患者主动或在协助下向前迈步的情况,确定减重程度。

8) 训练前让患者站在训练场地或活动平板上,使身体保持稳定 2~3 分钟,让患者先适应直立体位。

9) 开启平板活动开关或患者在站立的地面上开始,由患者主动或治疗师辅助的

笔记

方式向前迈步，然后根据患者的适应情况，让活动平板的速度逐步增加，直到患者可以适应的最快节奏，达到训练时限后逐步缓慢减速，最后停止。

10）准备好坐椅或轮椅，逐步降低悬吊带，让患者坐下并解除悬吊带。关闭机器，让患者休息 3~5 分钟后，完成治疗过程。

（2）常用治疗参数

1）减重程度：一般在体重的 0%~30% 范围内，在此范围内的步态参数接近于完全负重下的步态参数。如果减重过大，患者将失去足够的地面反作用力，不利于推进患者的步行。而每次步行所减的重量可根据患者具体情况来适当调节。

2）减重步行速度：目前尚没有统一的规定，需根据患者的具体情况设定。近年的一些研究建议，对中枢性损伤患者，以接近正常的步行速度，才可能最大限度地提高患者的活动能力。

3）训练时间：要根据患者的病情而定，循序渐进，逐渐增加到每次 30~60 分钟，且分为 3~4 节，每节时间不超过 15 分钟，各节之间适当休息。严重患者每节时间可以缩短到 3~5 分钟，休息 5 分钟甚至更长。对每次训练需要减重较多的患者，训练的时间可少于 15 分钟。每周训练应为 3~5 次。

5. 注意事项

（1）悬吊固定带要适当：是指悬吊固定带的松紧度和部位的适当。避免局部压力过大而导致皮肤损伤或压疮出现。男性患者需特别注意吊带不能压迫阴部。悬吊重量不能压在腋下，防止臂丛神经损伤。吊带尽量不要固定在大腿上，以免影响行走时的步态。悬吊装置必须安全可靠，避免吊带松动或滑脱而导致患者跌倒。

（2）减重程度要适当：一般减重不超过体重的 30% 左右，过度减重将导致身体摆动幅度过大，下肢本体感觉反馈传入减少。而减重不足将导致患者步行困难，达不到训练目的。

（3）安全保护：训练过程中必须有医务人员在场进行指导和保护，避免因活动平板起始速度过快或加速过快，造成危险。根据具体情况，患者步行训练时可以佩戴矫形器。

（四）机器人步行训练

康复机器人是目前国际上研究的热点，机器人技术的发展及其与临床康复医学的结合，为康复机器人研究提供了一个很好的契机，利用机器人及其相关技术对训练过程进行客观地监测与评价，提高偏瘫康复训练的针对性及科学性，辅助或者替代患者的功能运动，甚至进行远程康复训练，同时将治疗师从繁重的体力劳动中解脱出来，为患者制订更好的康复方案，进一步提高康复的效率和疗效。可穿戴式机器人的研制和模拟生物反馈环境在脑卒中患者康复中的应用，已进入临床使用。可穿戴式机器人分为上肢外置装置和下肢外置装置。

1. 可穿戴式上肢外置助力运动装置　包括肩前屈、肘伸展、前臂旋前和腕屈伸四个自由度，能够辅助上运动神经元综合征患者的上肢功能训练和日常生活中的伸肘及握持等活动，同时可保持患者上肢的感觉输入，辅助和促进脑功能重塑。在肩、肘、腕部，上肢运动装置装有关节位置感应器和压力传感器，患者肢体运动时所产生的应力，由计算机控制，调节施加给患者的助力，从而最有效地辅助患者的上肢运动。

2. 可穿戴式下肢外置助力运动装置　包括髋、膝和踝三个自由度，可辅助下肢完成屈伸运动。

笔记

四、步行能力训练

（一）室内功能性步行训练

室内步行训练是指在完成基础步行训练和髋、膝、踝关节控制能力训练后，对控制以上关节活动关键肌的肌力仍达不到3级以上水平者，为了保证步行的稳定、安全，患者可选择使用合适的辅具，首先在平行杠内练习站立和行走，包括三点步、四点步、两点步，并逐渐过渡到在室内使用助行器或拐杖行走。要重视耐力训练，耐力的增强可以进行跨越障碍、上下台阶、摔倒及摔倒后起立等的训练，以进一步恢复行走功能。

1. 平行杠内训练　行走训练首先由平行杠内开始。因为平行杠具有相当稳固的结构，两侧扶手高度和宽度可根据患者的需要调整，使患者具有一定的安全感，因此非常适合患者进行站立训练、平衡训练及行走训练等。站立训练时间开始时每次10~20分钟，依患者个人体能状况和逐步改善的情况而逐渐增加时间。通过平衡训练能够使患者重新找回身体保持稳定重心的位置，逐渐恢复平衡功能，并开始恢复行走功能。

2. 助行器步行训练　助行器是可移动、便于携带、适合在医院和家中水平地面上使用的辅助步行器具。助行器的使用适应证是：①完成初期的行走训练，即为使用拐杖或手杖行走前的准备训练；②下肢无力不能满足行走所需肌力但无双腿瘫痪者；③股骨颈骨折连接术后早期功能锻炼或股骨头无菌性坏死者；④一侧偏瘫或截肢患者；⑤行动迟缓的老年人或有不同程度平衡障碍的患者；⑥助行器亦可作为某些下肢疾患患者永久性的生活依靠。具体操作方法：双手分别握住助行器两侧的扶手，提起助行器向前移动20~30cm，然后患侧下肢向前迈出，随后移动健侧下肢使之跟进，如此动作反复逐渐向前行进。

3. 腋拐步行训练

（1）拖地步：先将左拐杖向前方伸出，然后再伸出右拐杖，或双侧拐杖同时向前方伸出。身体前倾，让身体重量从双足转移至腋拐支撑，然后双足同时向前拖移至拐杖脚附近（图2-114）。

（2）摆至步：适用于双下肢完全瘫痪而且下肢无法交替移动的患者。采用此种步行方式移动的速度稍快，移动时腰、髋部肌群的用力减少。方法：双侧拐杖可同时向前方伸出，然后患者身体重心向前移动，利用上肢在拐杖上的支撑使双足离开地面，双下肢向前摆动，在拐杖脚附近落地，使双拐与双足基本在一条直线上（图2-115）。

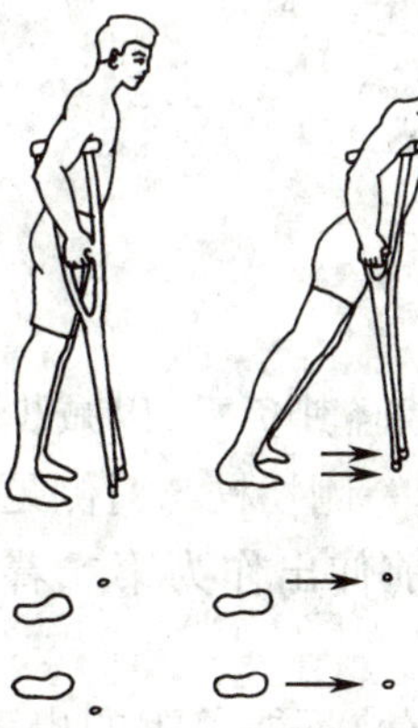

图2-114　拖地步

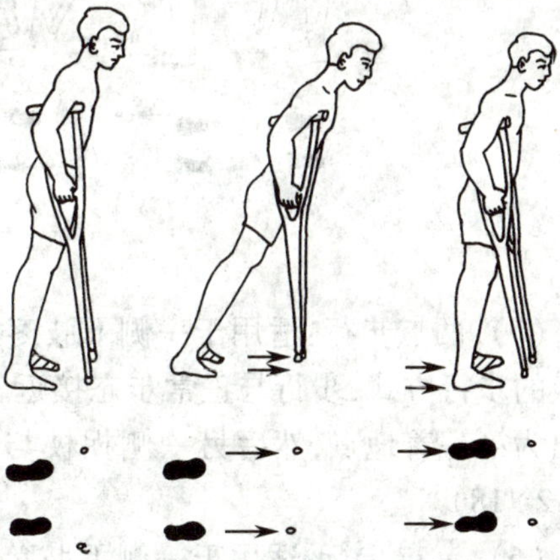

图2-115　摆至步

笔记

（3）摆过步：适用于路面较为宽阔和行人较少的场地，双下肢完全瘫痪，上肢肌力相对强壮的患者。此种步行方式是拄拐步行中移动速度最快的。方法：双侧拐同时向前方伸出，患者用手支撑双拐，使身体重心前移，然后利用上肢支撑使双足离开地面，随即双下肢向前摆动，双足落在拐杖着地点连线的前方位置（图 2-116）。在训练开始时容易出现膝关节屈曲、躯干前屈状态，使重心不稳而跌倒，治疗师应加强保护。

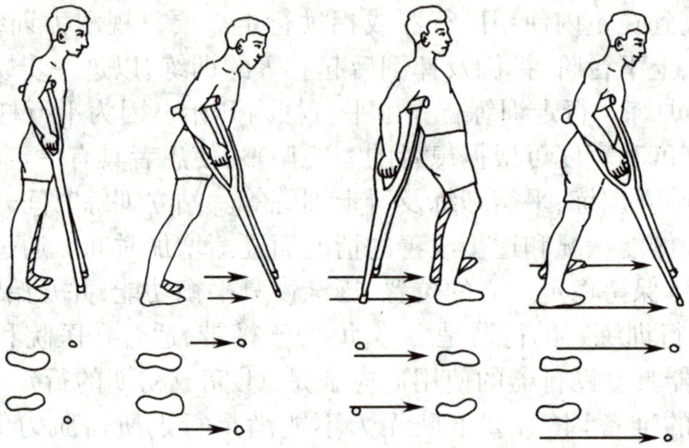

图 2-116 摆过步

（4）四点步行：适用于骨盆上提肌肌力较好、双下肢运动障碍的老人或下肢无力患者，是一种有良好稳定性和安全性的步行方式，但步行速度较为缓慢。方法：每次仅移动四点中的一个点，移动中始终保持四个点在地面，移动顺序为左拐→右足→右拐→左足，如此反复进行（图 2-117）。

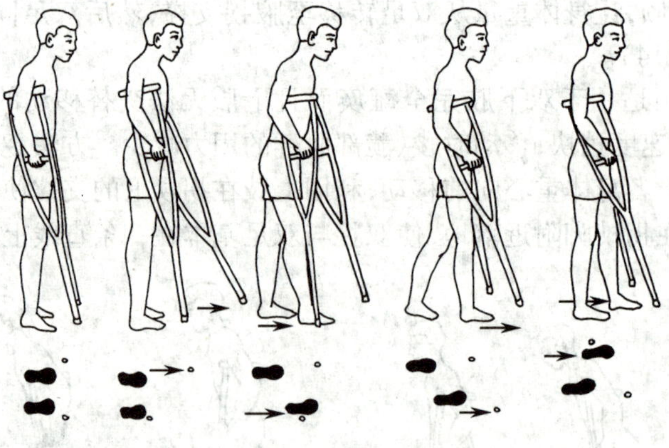

图 2-117 四点步行

（5）两点步行：适用于一侧下肢疼痛而需要借助于拐杖减轻其负重，以减少疼痛刺激的步行方式，步行与正常步态接近，步行速度较快。方法：一侧拐杖与对侧足同时伸出为第一着地点，然后另一侧拐杖与相对的另一侧足再向前伸出作为第二着地点（图 2-118）。

（6）三点步行：适用于一侧下肢负重功能正常，另一侧下肢不能负重的患者，如一侧下肢骨折的患者。能够快速移动，并且具有良好稳定性。方法：患侧下肢和双拐

笔记

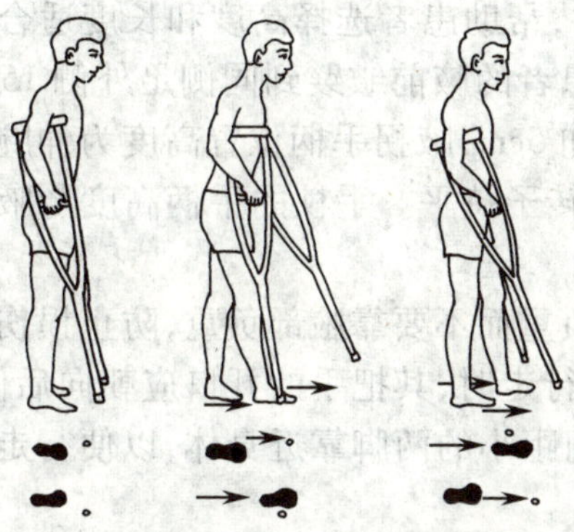

图 2-118 两点步行

同时向前伸出，双拐先落地，然后形成三点着地，形成三个点支撑后再向前迈出健侧下肢。

4. 使用手杖的步行训练

（1）三点步行：适用于一些下肢运动障碍患者和大部分偏瘫患者，此种步行方式因迈健侧足时有手杖和患足两点起支撑作用，因此稳定性较好。方法：使用手杖行走时先伸出手杖，再迈患侧足，最后迈健侧足；亦有先迈健侧足的方法（图 2-119）。

（2）两点步行：这种步行方式速度较快，具有较好的实用价值，但需要患者具有一定的平衡能力或较好地掌握三点步行后，再进行两点步行练习。方法：手杖和患足同时向前伸出并支撑体重，再迈出健足。手杖与患足作为一点，健侧足作为一点，交替支撑体重，称为两点步行（图 2-120）。

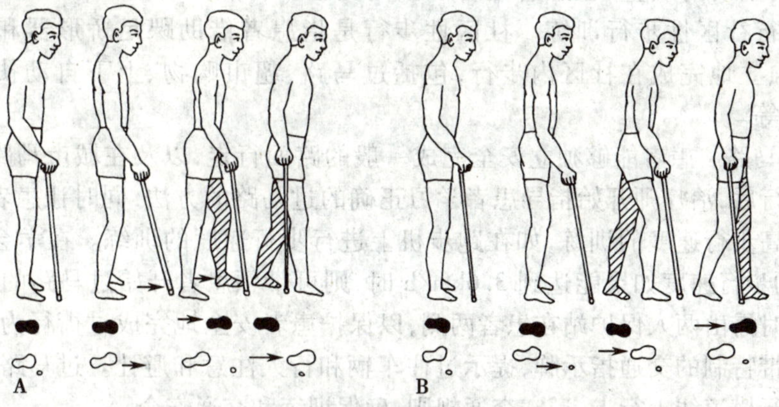

图 2-119 手杖三点步行

5. 驱动轮椅训练 这是一种特殊的步行训练，对于步行能力丧失者来说，轮椅是非常重要的。轮椅可以使失去步行能力者扩大活动范围，甚至能够参加许多社会活动、体育活动和娱乐活动，使之能够真正地参与和回归社会。轮椅的种类有：人力驱动的普通轮椅、电力驱动的电动轮椅，以及专为残疾运动员设计的竞技用轮椅。使用最为普遍的还是普通轮椅，训练方式主要包括平地前进驱动训练、方向转换和旋转训练，以及抬前轮训练等技术、技巧训练。

6. 注意事项

（1）要提供安全、无障碍的环境，穿着合适及随体的鞋及袜。

（2）根据患者的病情需要，要帮助患者选择适当的行走辅助具和行走步态。

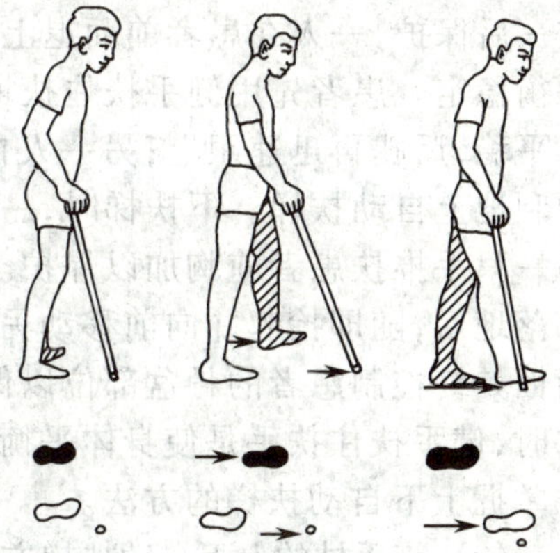

图 2-120 手杖两点步行

笔记

（3）根据患者的身高和手臂长度的具体条件，帮助患者选择高度和长度适合的助行架、腋拐或手杖。腋拐的腋托高度选择是从患者的腋前皱襞到同侧足外侧 15cm 处地面的距离，或腋前皱襞垂直到地面的距离再加 5cm，腋拐手柄位置高度为伸腕关节握住把手时，肘部呈 30°屈曲，或手柄与股骨大转子持平。手杖的手柄高度与腋拐的手柄高度相同，平股骨大转子。

（4）使用腋拐行走时，需指导患者采用把手负重而不要靠腋部负重，防止损伤臂丛神经，行走时要使腋托抵在两侧胸壁；使用手杖行走时，其把手的开口应朝向后侧；四脚拐应将与支撑杆垂直间距较大的两脚在外，间距小的两脚靠近身体，以便行走时支撑稳定。

（5）借助拐杖行走时，应根据下肢具体情况选择不同的拐杖。患侧下肢的支撑力<体重的 50%，不宜采用单腋拐；患侧下肢支撑力<体重的 90%时，不宜采用手杖；双下肢支撑力总和<体重的 100%时，不宜采用助行器。

（二）社区性步行训练

为提高患者的耐力和逐渐适应外界环境的能力，让患者能够早日回归家庭和社会，提高生活的质量，在患者具备了室内安全步行能力的基础上，应鼓励患者逐步开始进行社区性步行训练。社区性步行是指患者借助踝足矫形器和手杖等辅助器械，独立地完成在社区内步行，包括过马路、超市购物、上下自动扶梯和乘坐交通工具等。

1. 过马路　患者能够独立安全完成一般的路面行走，以及在城市马路两边的人行道上步行后，治疗师开始指导患者学习正确的过马路的方法，同时让患者在步行训练时做提高步行速度的训练，如在跑步机上进行步行速度的训练。在学会快速行走后，患者的步行速度如果能达到 3. 6km/h 时，则可带领患者开始过马路的行走训练。最初训练时需由两人保护站在患者两侧，以保护患者安全地完成过街行为，同时需要保护者携带特制的交通指示牌，提示过往车辆和行人注意和避让。过马路训练时，应选择在人行横道线上行走，遵守交通规则，确保训练和交通安全。

2. 超市购物　当患者具有一定的步行能力以后，需要逐渐适应和满足日常的生活需要，如患者要学会独立的超市购物，而购物过程中行走的最大难度就是上下自动扶梯，所以患者需要学会独立和安全地上下自动扶梯。

（1）不使用手杖的上下自动扶梯方法：起初患者上扶梯训练时，应有两人一前一后保护，一人在患者前面退上扶梯，其中一手拉住患者的腰带，以保护患者的平衡稳定。患者先用健手扶住扶梯扶手，同时对侧脚踏上自动扶梯踏板，控制重心平稳，后腿再迅速跟上；另一人在患者的后面，双手稳住患者的骨盆，帮助患者顺利地上自动扶梯。下扶梯时，一人面向患者先退下扶梯，一手控制患者的腰带，另一只手推扶患者前胸加以保护。患者先迈出扶手同侧下肢，控制平衡，当先出脚落地后，随即抬起并向前移动另一侧脚以离开自动扶梯踏板；另一人在患者的后面始终控制患者的骨盆部位以保护患者重心平稳。需要注意的是，在上滚动扶梯时，健手扶住扶手是使身体平衡稳定的关键。如此多次训练，使患者逐渐适应并掌握上下自动扶梯的方法。

（2）带手杖的上下自动扶梯方法：在上下扶梯时使用手杖是不安全的，上扶梯之前应先将手杖固定好，如可以指导患者将手杖的手柄处加一带，方便挂在手臂上，或指

笔记

导患者将手杖插入腰间皮带上，以不妨碍行走动作，然后上下扶梯的方法与不使用手杖的方法相同。

3. 乘坐交通工具　使患者能够进一步回归社会，还需要学会正确地使用交通工具。

（1）上下出租车：进入出租车前，患者用健手拉开车门，然后背对车座，使臀部先坐在车座上，调整坐稳后，将双腿移入车内；下车时，患者先将双脚先后移出车外，落地踏实后，屈身使头部移出车外，然后手扶车身协助站起，关上车门后安全离开快车道，上人行道行走。乘坐出租车时，最好坐在后排座位。

（2）乘坐中巴车或公共汽车：由于车身较高和有周围人的干扰，相对难度较大。初始应由治疗师指导和有家属陪同来完成。上车时一家属先上车，且面向患者，一手拉住患者的腰带，保护或帮助患者上车；患者最好双手拉住车门把手，使健腿先踏上车，然后患腿再跟上；另一家属或治疗师在患者身后，双手固定患者的骨盆，同时保护或用力向上推，帮助患者完成上车过程。下车时一家属先下，一手拉住患者腰带以保护患者，另一家属或治疗师在患者的身后固定骨盆，帮助控制患者的重心，以防失控摔倒；患者的患腿先下，落地踏实后，健腿再离车站稳。

4. 注意事项

（1）保证安全，按照交通规则安全行走。

（2）要有专人保护，保护者要站在患者的患侧，使患者有安全感，消除患者的紧张情绪。

（3）患者必须具有他动态平衡能力，确保患者在社区步行中的安全。

（4）本着循序渐进的原则，根据患者的具体情况，逐步延长步行的距离和提高步行的速度。

（5）路面的选择要依照由简到繁的原则，先选择较平整的路面行走，逐渐增加难度到较复杂路面行走。

（6）应先让患者在治疗室内进行模拟训练，逐渐熟练后再到实际环境中训练，以逐步适应。

五、常见异常步态的矫治训练

步态异常可因运动或感觉障碍引起，其特点与病变部位有关。可见于许多神经系统或其他系统疾病，常见的异常步态有：偏瘫步态、足下垂步态、剪刀步态、臀大肌步态和臀中肌步态等。不同步态需要用不同的矫治训练方法。

1. 偏瘫步态　又称为划圈步态，主要表现为：由于下肢的伸肌模式，使下肢伸肌张力过高，膝关节不能正常屈曲，在患者迈步行走时，需通过躯干带动骨盆向前摆动下肢，而使骨盆两侧高低不能对称平衡，从而形成划圈迈出患腿步态。矫治方法：①运用手法牵张股四头肌、腘绳肌、小腿三头肌、内收肌等；②采用半桥运动的训练增强躯干肌肌力；③强化步行分解训练，更好地纠正步态；④上下台阶训练，以及侧方上下台阶训练，增强下肢肌力，提高下肢拮抗肌协调收缩能力；⑤膝关节屈伸控制性训练，提高膝关节的支撑能力等。

2. 足下垂步态　表现为足不能背伸，行走时或是拖曳病足或是将患侧下肢高举，落地时足尖先触地面。矫治方法：①胫前肌肌力训练：患者采用坐位或站位进行向上

笔记

勾脚尖动作训练，根据患者具体情况，还可以在脚背上放置不同重量的沙袋进行抗阻训练；②如患者的足下垂比较严重，可以借助辅助的踝足矫形器进行训练；③对中枢性损伤所致的足下垂及合并有足内翻的患者，在以上训练的基础上，可采用站斜板、功能性电刺激或肌电触发功能性电刺激等方法，抑制小腿三头肌张力，并提高胫前肌肌力和小腿的运动控制能力。如果局部小腿三头肌张力过高，采用以上方法效果不佳者，可行局部肌肉神经阻滞，以帮助缓解肌肉的痉挛。

3. 剪刀步态　表现为双下肢肌紧张，双髋、膝关节屈曲，踝关节跖屈，或双足马蹄内翻畸形，足尖着地行走，双下肢呈剪刀样行走。多见于内收肌高度痉挛、髋外展肌肌力相对或绝对不足的脑瘫、脑卒中后偏瘫、截瘫等。矫治训练方法：①采用手法给予牵伸内收肌以缓解痉挛；②增强臀中肌等外展肌群的肌力训练以拮抗内收肌的痉挛；③温热敷或冷敷的方法在一定程度上缓解痉挛；④运用神经生理学治疗技术，采用手法抑制内收肌的痉挛，从而易化臀中肌，促进内收和外展肌群的协同运动；⑤要求患者在步行训练时要有足够的步宽，可以在地上划两条平行直线，让患者两脚踏着平行线行走；⑥对顽固性痉挛，手法牵伸仍无法达到满意效果，可考虑选用神经肌肉阻滞的方法缓解痉挛，若全身性肌张力普遍增高，可选用口服中枢性解痉药物抑制痉挛；⑦病情严重的可行选择性脊神经根切断术。

4. 膝塌陷步态　表现为小腿三头肌无力时，导致踝关节不稳或膝塌陷步态。患者步行时出现膝关节过早屈曲，同时伴有对侧步长缩短，同侧足推进延迟。矫治方法：①腘绳肌痉挛所致伸膝障碍，可行手法牵伸训练、站斜板、功能性电刺激和肌电触发功能性电刺激等，以抑制腘绳肌肌张力，同时进行增强小腿三头肌肌力训练，如踮脚步行、前脚掌踏楼梯上下训练等；②对痉挛严重的患者，可选用局部肌肉神经阻滞缓解痉挛；③加强拮抗肌股四头肌肌力训练，如功率自行车训练、登山器踏踩训练、直腿抬高训练、上下楼梯训练等；④使用伸膝矫形器以辅助治疗。

5. 膝过伸步态　表现为由于股四头肌肌力不足而产生的代偿性改变。当伸膝肌肌力或伸髋肌肌力不足时采用膝过伸代偿；由于支撑相伸膝肌痉挛，躯干前屈时重力线落在膝关节中心前方，促使膝关节后伸以保持平衡。矫治方法：①股四头肌肌力训练，强化股四头肌肌力；②股四头肌牵伸训练，缓解股四头肌痉挛；③膝关节控制训练，增强膝关节的稳定性。

6. 臀大肌步态　臀大肌是主要的伸髋及脊柱稳定肌。臀大肌无力的步行特征表现为过度的仰胸挺腰凸肚姿态。矫治方法：①增加臀大肌肌力的训练，如伸膝后踢腿、抗阻后踢腿、俯卧背飞；②倒退步行：患者的能力提高后，可在活动平板上训练退步行走，逐步增加坡度和速度等。

7. 臀中肌步态　患者由于臀中肌无力，在步行支撑相早期和中期，骨盆向患侧下移，髋关节向患侧凸，患者肩和腰出现代偿性侧弯，以增加骨盆稳定度，患侧下肢功能性相对过长，呈臀中肌无力步态，俗称鸭步。矫治方法：加强臀中肌肌力训练。①侧踢腿、抗阻侧踢腿等；②侧方上下楼梯训练，如为一侧肌无力，训练时采用患侧腿先上楼梯、健侧腿先下楼梯的方法；③上提骨盆训练等；④站立位姿势调整训练，应在矫正镜前训练调整姿势，包括单腿站立时，躯干保持稳定不动；⑤侧方迈步横行训练，可让患者背靠墙行走，可以增加安全性，患者的能力提高后，可以在活动平板上训练横行，并可逐步增加坡度和速度。

笔记

第九节 心肺功能训练

一、概述

（一）呼吸功能训练

呼吸功能训练是指通过有针对性的训练，提高呼吸肌功能，促进痰液排出，增强肺的通气功能，同时促进肺泡与毛细血管的气体交换功能，改善肺的换气功能，并促进血液循环，改善组织换气功能，从而达到提高日常生活活动能力的目的。

1. 呼吸的生理学基础　肺呼吸由肺通气和肺换气组成，称为外呼吸；组织间换气称为内呼吸，通过血液循环构成内、外呼吸的完整过程。外呼吸将空气中的氧气带入体内，同时将肺内的二氧化碳排出体外。内呼吸将组织代谢产生的二氧化碳转移到血液循环，同时将血液中的氧气交换给组织细胞。

2. 影响呼吸功能的因素　包括呼吸肌、肺组织、气体在血液中的运输、组织换气和精神因素等。

（1）呼吸肌：包括膈肌、肋间肌、辅助呼吸肌和呼气肌，其运动功能对肺的呼吸功能造成直接影响。呼吸运动是肺通气的动力，通过呼吸运动改变胸腔的容积，胸腔内压改变，使肺泡扩张与收缩，驱动肺泡内气体出入。呼吸肌的运动，使肺内与外界大气压产生压差，同时产生肺通气。

膈肌为主要的呼吸肌。膈肌收缩时，膈穹窿下降，胸腔容积扩大，以助吸气；松弛时膈穹窿上升恢复原位，胸腔容积减少，以助呼气。慢性呼吸系统疾病，可因肺气肿和呼吸困难造成膈肌的疲劳。

肋间肌包括肋间外肌与肋间内肌。肋间外肌起于上位肋骨下缘、止于下位肋骨上缘，肌纤维斜向前下方走行，收缩助吸气。肋间内肌起自下位肋骨上缘、止于上位肋骨下缘，肌纤维斜向前上方走行，收缩助呼气。肋间肌在平静呼吸时不起主要作用，只有在深呼吸时才起作用。哮喘和严重慢性肺气肿患者，肋间肌参与呼吸，以补偿膈肌的功能不足。

辅助呼吸肌包括斜角肌、胸锁乳突肌、斜方肌、胸大肌等，收缩时可抬高和固定胸廓，提高膈肌呼吸效率。平时状态辅助呼吸肌不收缩，呼吸极度困难时才收缩，进一步扩大胸廓。

腹肌是在进行剧烈运动或深呼吸运动时，用力呼气以增加肺活量，腹肌开始收缩增加腹压，使膈肌抬高，压缩胸腔容积，参与呼气运动。

（2）肺组织：肺组织的病理变化程度影响肺换气。肺泡壁在慢性炎症和炎症反复发作时增厚，如肺气肿，小的肺泡会逐渐融合为大肺泡，使肺泡面积减少，影响气体与血管的气体交换。

（3）气体在血液中的运输：慢性呼吸系统疾病常对造血功能产生影响，出现贫血。贫血时血红蛋白减少，气体运输功能降低，造成呼吸困难。合并心力衰竭时，血氧运输能力减弱。

（4）组织换气：慢性呼吸系统疾病的患者，由于呼吸困难而运动减少，肌肉萎缩，肌肉的代谢能力降低，影响了内呼吸功能。

笔记

（5）精神因素：呼吸系统疾病患者常伴有紧张、焦虑、抑郁等精神心理的改变，更加重了呼吸和循环系统的负担，影响呼吸功能。

3. 呼吸功能训练的适应证与禁忌证

（1）适应证：①慢性阻塞性肺疾病，如慢性支气管炎和肺气肿；②慢性限制性肺疾病，如胸膜炎和胸部手术后；③慢性实质性肺疾病，如肺结核、肺尘埃沉着病等；④哮喘病、慢性呼吸系统疾病伴呼吸功能障碍；⑤因手术、外伤所造成的胸部或肺部疼痛及运动障碍；⑥支气管痉挛或分泌物滞留造成的继发性气道阻塞；⑦因中枢神经系统损伤所致肌无力，如高位脊髓损伤、进行性肌肉病变或神经病变；⑧脊柱畸形，使胸廓变形。

（2）禁忌证：①生命体征不稳定、严重感染尚未控制；②严重的肺动脉高压或充血性心力衰竭，呼吸衰竭；③不稳定型心绞痛；④认知功能障碍；⑤癌症晚期；⑥脊柱、肋骨急性损伤及骨折；⑦气胸、咯血等。

（二）心功能训练

心功能训练是指对心血管疾病患者通过用主动积极的身体、心理、行为和社会活动训练，来缓解某些症状，改善心血管功能，从而使患者在生理、心理、社会、职业和娱乐等方面再上一个台阶，提高生活质量的康复训练过程。

1. 心血管的生理学基础　人体的血液循环有两个途径：循环于心脏和周身之间的为体循环；循环于心脏与肺之间的为肺循环。体循环又称大循环：左心室收缩时，动脉血流入全身各组织器官的毛细血管，进行物质交换，把动脉血带来的氧和营养物质送给组织细胞，带走其新陈代谢的废物和二氧化碳，血液再经静脉返回右心房。肺循环又称小循环：右心室收缩，静脉血经肺动脉入肺，在肺泡毛细血管进行气体交换，排出二氧化碳，吸进氧，再经肺静脉返回左心房。

2. 心功能训练机制　心血管疾病患者卧床时，中心血容量和右心负荷增加，同时心房压力感受器刺激增强，抑制抗利尿激素释放，肾脏滤过率增加，血浆容量降低。造成循环功能减退。当患者立位时每搏血量减少明显，运动耐力降低，在急性心肌梗死患者早期康复训练时，应避免绝对卧床的负面影响。此外，卧床时间过长可导致血流速度减慢、血液黏滞性增高和静脉顺应性降低，容易造成血栓。

3. 心功能训练的适应证和禁忌证

（1）适应证：①冠心病：无并发症的心肌梗死恢复期，有并发症的心肌梗死稳定期，冠状动脉介入治疗术后，冠状动脉搭桥术后，慢性稳定型心绞痛等；②风湿性心脏病和先天性心脏病术后预后良好者；③其他心脏病：安装心脏起搏器、心脏移植及心肺移植者。

（2）禁忌证：①不稳定型心绞痛或心肌梗死早期、严重动脉瓣狭窄；②未控制的严重高血压；③严重心律失常；④心肌病；⑤心动过速或过缓；⑥活动性心肌炎、心内膜炎、心包炎。

（三）有氧训练

有氧训练是指针对大肌群进行中等强度的，具有节律性、动力性、周期性并持续一定时间的训练方法，从而提高机体的氧化代谢能力。

1. 训练机制　有氧训练时，收缩压增高，舒张压无明显变化，血液流动速度加快，血液中的氧和二氧化碳交换及代谢速度加快。通过反复的有氧代谢为主的运动，可以

笔记

使肌肉和心血管产生适应现象，提高心肺功能和运动能力，改善机体代谢。

2. 适应证与禁忌证

(1) 适应证：①心血管疾病：稳定型心绞痛、陈旧性心肌梗死、隐性冠心病、轻中度原发性高血压、轻度慢性充血性心力衰竭、心脏移植术后、冠状动脉腔内扩张成形术后、冠状动脉分流术后；②代谢性疾病：单纯性肥胖症、糖尿病；③慢性呼吸系统疾病：慢性阻塞性肺炎和慢性支气管炎、肺气肿、肺结核恢复期、胸腔手术后恢复期；④其他慢性疾病：慢性肾衰竭稳定期、慢性疼痛综合征、慢性疲劳综合征、长期缺乏运动及卧床患者；⑤中老年的健身锻炼。

(2) 禁忌证：①各种疾病急性发作期或进展期；②心血管功能不稳定，未控制的心力衰竭或急性心力衰竭、严重的左心功能障碍、血流动力学不稳的严重心律失常、不稳定型心绞痛、近期心肌梗死后非稳定期、急性心包炎、心肌炎、心内膜炎、严重未控制的高血压、急性肺动脉栓塞、主动脉瘤、严重主动脉瓣狭窄、血栓性脉管炎等；③严重骨质疏松，有骨折倾向；肢体功能障碍而不能完成预定运动强度和运动量；④感知认知功能障碍、主观不合作或不能理解运动，精神疾病发作期间。

二、呼吸功能训练

(一) 呼吸功能训练目标

改善通气功能；建立有效呼吸方式；增加咳嗽机制的效率；改善呼吸肌的肌力、耐力和协调性；保持或改善胸廓的活动度；促进放松；教育患者处理呼吸急促；增强患者整体功能。

(二) 训练方法

1. 重建腹式呼吸　腹式呼吸训练主要是通过膈肌呼吸训练来完成的，可改善异常呼吸模式，用于慢性支气管炎、肺气肿或阻塞性肺疾病的患者。正常人平静呼吸，膈肌收缩下降，胸廓内压力减少，进行主动呼吸，胸廓和肺弹性回缩进行被动呼吸。用力或深吸气时，肋间内肌和肋间外肌参与呼吸。平静呼吸时，膈肌参与的呼吸运动占主要部分，并通过膈肌运动范围的大小，来增加肺的通气量，而不增加肺的呼吸频率。膈肌呈薄片状，运动中耗氧量较少，改善了腹式呼吸，就减轻了呼吸中能量的消耗，减轻了肺在呼吸中的负担。因此错误的呼吸方式不但不能改善肺的通气功能，而且增加了氧的消耗，所以恢复腹式呼吸十分重要。深而慢的腹式呼吸可减少呼吸频率和每分通气量，增加潮气量和肺泡通气量，提高动脉血氧饱和度，但过度缓慢呼吸可增加呼吸的能量消耗。

(1) 体位：取患者较舒适的体位，如卧位或坐位，坐位时患者身体前倾并有依靠；前倾站位，站位时两手指互握放在身体后并稍向下拉，用以固定肩带，身体稍前倾将腹肌放松，或者两手于身前支撑桌面。

(2) 腹式呼吸动作练习

1) 卧位呼吸练习：患者卧位时双手置于腹部，吸气时双手随腹部隆起轻轻抬起；呼气时双手随腹部下陷轻轻加压，促进膈肌上移。也可将两手放置于肋弓，随着腹式呼吸动作上下配合。

2) 坐位呼吸练习：腹部放松，吸气时让腹部尽可能隆起，主动限制胸部活动；呼气时让腹部尽量凹陷到最大程度，主动限制胸部活动。呼吸动作要均匀、柔和，避免过

笔记

度用力，增加耗氧量。

3）立位呼吸练习：站立稳定后全身放松，双手支撑桌面以放松腹部肌肉。吸气时腹部最大限度隆起，呼气时腹部最大限度凹陷，使吸气时氧气吸入充分；呼气时二氧化碳呼出彻底。在训练过程中，要适当休息，不要换气过度。

2. 呼吸肌肌力和耐力训练　加强呼吸肌的训练，可以使呼吸肌（如膈肌、肋间肌等）肌力改善和增强，用于治疗各种急性或慢性肺疾病。

（1）抗阻吸气训练：患者用手握式阻力训练器作吸气练习，能够改善吸气肌的肌力和耐力，改善呼吸肌在呼吸运动中的疲劳。吸气阻力练习器由不同直径的导管提供吸气时气流的阻力，气道管径越细则阻力越大。根据具体情况，通过调节导管口径，使吸气阻力增大，吸气阻力每周逐步递增 2~4cm 水柱。开始训练 3~5 分/次，3~5 次/日，以后训练时间可增加到 10~20 分/次，以增加吸气肌耐力。当患者的吸气肌力及耐力有改善时，逐渐将训练器管径变小。

（2）抗阻呼气练习

1）吹蜡烛训练：将点燃的蜡烛放在面前，吸气后将口唇缩小，吹动烛火。根据患者的具体情况，蜡烛可放在面前 10cm、20cm、30cm、40cm，逐渐增加距离。每次训练 3~5 分钟，休息 5 分钟后反复训练，不使患者感到疲劳为宜。

2）吹瓶训练：用两个容积为 2000ml 带有刻度的玻璃瓶，分别装入 1000ml 水，将两个瓶用胶管连接，其中的一瓶插入吹气管，另一瓶插入排气管。患者用吹气管吹气，使另一瓶的液面上升 30cm 左右，休息几分钟后反复训练。瓶内液面上升得越高，呼气的阻力越大。

3）吹气球训练：吹气球是增加呼气阻力训练较为简便的方法。气球吹得越大，呼气阻力越大。

3. 局部呼吸训练　是在胸部的局部施加压力，增加胸部局部呼吸能力的训练方法。适用于因手术后疼痛、防卫性肺扩张不全或肺炎等原因导致肺部特定区域的换气不足。

（1）单侧或双侧肋骨扩张：患者采用坐位或屈膝仰卧位，治疗师双手置于患者下肋骨侧方，患者呼气时治疗师可感到肋骨向下向内移动。患者呼气时，治疗师置于肋骨上的手掌向下施压。吸气前快速地向下向内牵张胸廓，诱发肋间外肌的收缩；患者吸气时，抵抗治疗师手掌的阻力，以扩张下肋，治疗师给下肋区轻微阻力，以增强患者抗阻意识。当患者再次呼气时，治疗师轻柔协助向下向内挤压胸腔。患者也可用自己的双手在肋骨上或用皮带给自己增加阻力，进行主动练习。

（2）后侧底部扩张：患者坐位，垫枕，身体前倾，髋关节屈曲，双手放于下肋后侧，协助进行呼吸训练。适用于手术后需长期在床上保持半卧位的患者，因为分泌物很容易堆积在肺下叶的后侧部分。

4. 吹笛式呼气　是用缩唇的方式呼气，用来增加呼气时的阻力，支气管内增加压力，以防止胸膜腔内压增高，支气管及小支气管被过早压瘪，促进肺泡内气体排出，减少肺内残气量，降低呼吸频率，增加潮气量及运动耐力。患者处于舒适放松体位，呼气时必须被动放松，并且避免腹肌收缩。治疗师指导患者缓慢地深吸气，然后让患者轻松地做出吹笛式呼气，训练时应避免用力呼气，以防增加气道的乱流，使细支气管内通气功能受限加重。

笔记

5. 胸腔松动练习　是躯干或肢体结合深呼吸所完成的主动运动，用于维持和改善胸壁、躯体、肌腱、关节的活动度，增强吸气深度或呼气控制。

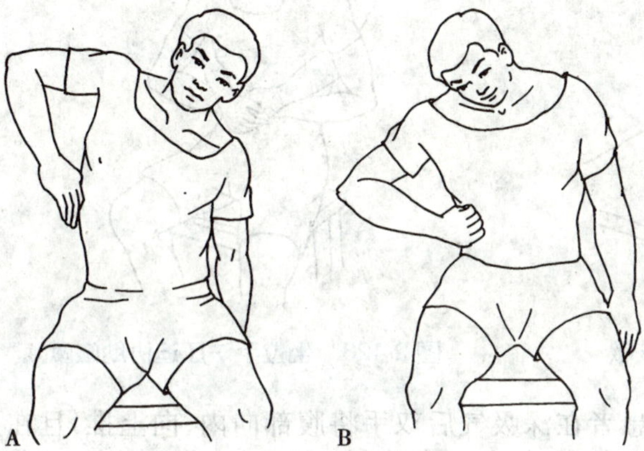
A　B

图 2-121　松动一侧胸腔

（1）松动一侧胸腔：患者坐位，朝紧缩侧侧屈并呼气，将同侧手握成拳顶在紧缩侧胸壁，然后患者将患侧上臂上举过肩，并朝对侧弯曲，使缩紧的组织得到充分牵张（图 2-121）。

（2）松动上胸部及牵张胸肌：患者坐位，两手交叉于头后，深吸气时做手臂水平外展的动作，呼气时手、肘关节靠拢，身体前屈。

（3）松动上胸部及肩关节：患者坐位，吸气时双上肢伸直位上举过头，使掌心向前，呼气时身体前屈，使双手尽可能触及地面。

（4）深呼吸时增加呼气训练：患者屈膝仰卧位，呼气时将双膝屈曲靠近胸部，以使腹部脏器向胸部压迫，协助横膈做呼气运动。

（5）不良姿势矫正训练：由于较长时间的呼吸功能障碍，患者容易形成被动体位的不良姿态，阻碍正常的呼吸方式。不良姿态一般是头部前倾，双肩上耸且向前靠拢，含胸驼背。在训练过程中，同样要注意患者姿态的矫正，给予相应的牵拉训练。

6. 咳嗽训练　有效的咳嗽是为了防止呼吸道阻塞并保持肺部清洁，无效的咳嗽会增加患者痛苦，消耗患者的体力，增加耗氧量，加重呼吸困难。

（1）有效的咳嗽训练：目的是使咳嗽过程中产生具有高速气流、呼气的爆发性，逐步形成自主和反射性咳嗽机制，将分泌物由支气管远端推向近中央的支气管。有效的咳嗽训练方法：①患者坐位，身体直立或前倾，颈部稍前倾，处于放松舒适状态；②患者采用腹式呼吸，使膈肌运动充分，咳嗽前深吸气；③治疗师指导、示范并协助患者咳嗽及腹肌收缩；④患者双手置于腹部以感觉腹肌收缩，在呼气时让患者做 3 次哈气，使其感觉到腹肌收缩；⑤患者练习“K”的发音，以感觉声带绷紧、声门关闭和腹肌收缩；⑥治疗师让患者将以上动作结合，并指导患者做深且放松的吸气，然后做急剧的双重咳嗽。单独呼气时的第二个咳嗽，更为有效。训练过程中，治疗师让患者放松，控制呼吸节奏，避免间歇性呼吸，以防止增加呼吸能耗，使患者产生疲劳。同时，在咳嗽训练过程中，呼吸节奏的混乱会使肺内产生乱流，导致支气管痉挛，这样不利于肺内分泌物的顺利排出，甚至移向更深处，难以排出。

（2）诱发咳嗽训练：是当患者无力排痰或排痰不出，需治疗师采用手法或利用仪器帮助排痰的训练方法。

1）手法压迫：手法压迫腹部可使患者在咳嗽中增加腹压，进行有力的咳嗽。手法可由治疗师或患者自己操作。患者仰卧位，治疗师以一手掌置于患者上腹部，另一手压在其上，两手叠加，手指张开或交叉。患者尽可能深吸气，治疗师在患者要咳嗽时给予手法帮助。上手向内、向上压迫上腹部，将膈肌向上推（图 2-122）。或患者坐位，治疗师站在患者背后，在患者呼气时给予手法压迫（图 2-123）。患者在自行操作时，

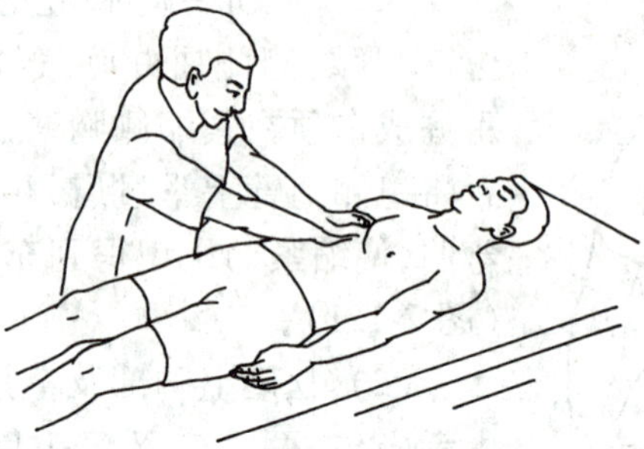

图 2-122 仰卧位手法压迫协助咳嗽

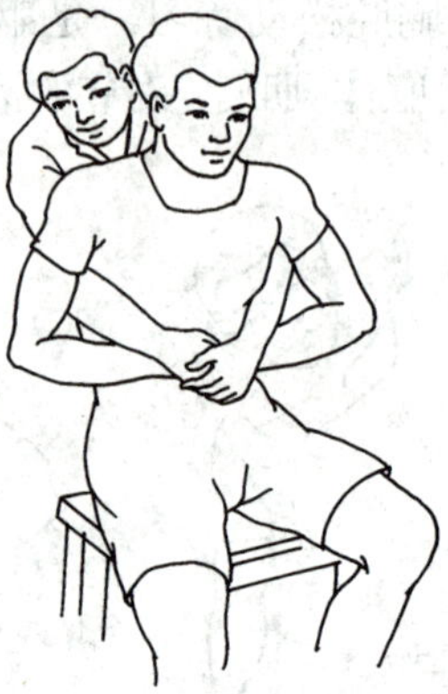

图 2-123 坐位手法压迫协助咳嗽

手臂交叉放置于上腹部。治疗师指导患者在深吸气后双手将腹部向内、向上推，且在想要咳嗽时身体前倾，以有效增加腹压。

2）伤口固定法：手术后患者因伤口疼痛，咳嗽活动受到限制。让患者用手扶按手术伤口以固定，减轻咳嗽时对伤口的震动引起的疼痛。如患者不便自行扶按手术伤口，可由治疗师协助完成。

3）气雾剂吸入方法：气雾剂吸入方法简单、易行，适用于肺内分泌物黏稠难以咳出的患者。气雾剂吸入，可降低肺内分泌物黏稠度，使分泌物容易咳出。

在咳嗽训练过程中，避免阵发性咳嗽出现，如果有脑血管疾病的患者，最好使用多次哈气的方式排痰，防止意外出现。

7. 体位引流　痰量较多的患者，排痰困难时，需通过改变体位，借助重力使肺内局部痰液排出的过程（图 2-124）。

（1）适应证：①老年、极度疲乏、麻痹或有术后并发症；②慢性气道阻塞、急性呼吸道感染及急性肺脓肿；③长期不能清除肺内分泌物，如支气管扩张、囊性纤维化。

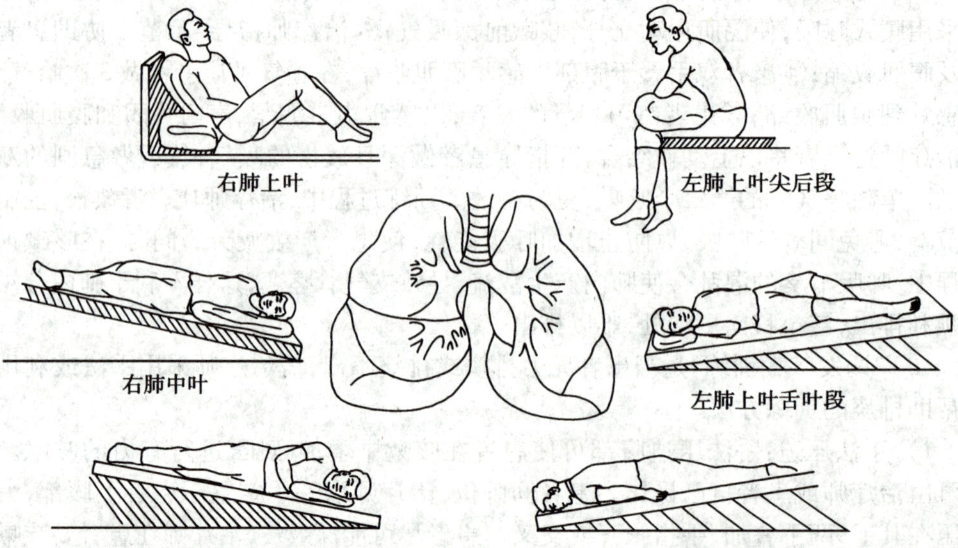

图 2-124 体位引流

（2）禁忌证：①内、外科急症，疼痛明显或明显不合作者；②明显呼吸困难及患有严重心脏病及年老体弱者。

（3）体位引流方法：根据不同部位，采取不同引流体位。

（4）终止体位引流的指征：①胸部X线显示肺纹清楚；②患者在24~48小时内，体温保持正常；③胸部听诊呼吸音正常。

（5）体位引流注意事项：①应于餐前、清晨和傍晚，因清晨痰量较多，傍晚有利睡眠；②痰量大则每天2~4次，痰量少则每天1~2次；③引流的体位主要取决于病变部位，从某一肺段向主支气管垂直引流；④体位引流过程中，一般结合手法协助排痰；⑤引流治疗结束后，应缓慢恢复体位，防止血压变化。

（6）体位引流时使用的手法：体位引流时一般根据不同部位采用叩击、震动和摇法等手法技巧，以协助排出痰液。

8. 全身训练

（1）上肢训练：在日常生活中的活动，如做饭、洗衣、清扫等主要是上肢活动，上肢肩胛带周围的肌肉是辅助呼吸肌群，如胸大肌、胸小肌、背阔肌、前锯肌和斜方肌等。上肢训练过程中可采用手摇车和提重物训练。

（2）下肢训练：下肢训练能够改善患者的活动耐力、呼吸困难症状和精神状态。可采用快走、慢跑和登山等方式。

（3）呼吸体操：在腹式呼吸的基础上，做扩胸、弯腰、下蹲和伸展四肢等运动。

9. 中医传统康复方法　中医传统方法强调通过身心调整达到调身、调息、调心的目的，可采用太极拳、八段锦、五禽戏、六字诀等。

三、心功能训练

（一）心脏功能分级

美国心脏病学会根据体力活动对心功能受限影响情况分为四级。Ⅰ级：体力活动不受限，一般的体力活动不引起过度的乏力、心悸、气促和心绞痛；Ⅱ级：轻度体力活动稍受限，一般的体力活动即可引起心悸、气促等症状；Ⅲ级：体力活动明显受限，休息时尚正常，但低于日常活动量即可引起心悸、气促；Ⅳ级：体力活动完全丧失，休息时仍有心悸、气促。

（二）运动试验

运动试验已在心血管疾病康复中广泛使用，其用途是调整住院期间康复治疗的体力活动，并给予出院前评定。通过运动试验，制定运动处方、预告运动风险，为治疗者选择心导管检查、药物治疗还是体育疗法，确定运动程序，为选择患者是否需监测和医务人员在场提供依据。在随访患者中，运动试验是检查内容中非常重要的部分。

一般急性心肌梗死、冠脉搭桥术后等患者，在住院中以及出院前，评价时用低水平运动试验，如平板试验方法和踏车试验方法；对于要恢复正常工作和制定运动处方的心脏功能测定，采用运动量较大的次级限量和极量运动试验。

（三）运动类型

1. 有氧耐力训练　耐力是指人体持续进行工作的能力，包括力量耐力、速度耐力、专门耐力和有氧耐力。通常所说的耐力训练，是指有氧运动或有氧耐力训练。其方法有：步行、慢跑、踏车、跳跃、上下楼梯、登山、游泳、滑雪、划船、打网球、打排球和打

笔记

篮球等。耐力训练是心功能训练的主要方法。

2. 力量、抗阻和等长运动训练　康复训练除要改善心血管功能外，增强肌力和局部肌肉耐力也是重要的。其方法有：握拳、上举、屈肘、伸肘、抬膝、侧举、提举和下按等。抗重负荷可采用哑铃、沙袋、实心球、弹簧、橡皮条、多功能肌力训练器等。

（四）体外反搏

体外反搏是指采用机械设备，通过体外挤压下半身的方法，以改善脏器的缺氧、缺血状态，从而减轻或者解除心绞痛症状的方法，同时也可以用于心、脑血管疾病的预防和治疗。其方法是将设备上的气囊，绑缚在患者的四肢和臀部区域。当患者心脏舒张期时，设备的气囊开始充入气体加压，驱使下肢肢体动脉血液流至主动脉，此时舒张压增高，回心血流增加，心脏的后负荷降低；当患者心脏收缩期时，设备的气囊开始排出气体减压，此时主动脉收缩压下降，心脏射血期阻力减轻，血流速度加快，形成反搏效应。

（五）心脏康复训练方案

1. 住院患者训练方案（Ⅰ期）　适用于心肌梗死后、心血管手术后、周围血管疾病和其他心血管疾病。住院患者应在监测下进行运动，医务人员与患者应一对一，并应做好心电监测和抢救的准备工作。目的是消除由于卧床引起的生理和心理不良反应，恢复日常生活活动能力，改善心功能，增加关节灵活性、增强肌力和耐力，从而提高体能。

2. 出院患者或家庭运动方案（Ⅱ期）　是从出院后1周开始，持续8~12周，是Ⅰ期运动方案的延续。同时要具备心电监测和抢救条件，医务人员和患者的比例据患者心功能情况可由1∶1到1∶5不等。患者也可在家中进行，但应定期参加Ⅱ期运动方案的评定。目的是恢复体力、指导作业活动和正确的生活方式。

3. 社区运动方案（Ⅲ期）　是出院后患者和从未参加过运动方案者，在出院后6~12周进行。进行Ⅲ期运动方案的患者应是：临床稳定或心绞痛明显减轻；心律失常已得到良好控制；对运动中出现的症状和反应有充分了解，并有自我调节能力。

对进行Ⅲ期运动方案的患者，医务人员仍需准备必要的急救措施和设备，需配备必要的急救队伍，医患的比例应为1∶10。根据患者的具体运动训练情况，可逐渐减少监测的数量。运动试验和医学评定应持续3~6个月，以后每年1次或根据患者情况而定。

参加Ⅲ期运动的患者，其运动能力应>5MET，并且开始的3~6个月，运动强度为最大功能的50%~80%，运动时间逐渐增加到45分钟，每周3~4次，体能达8MET或>8MET时，继续维持Ⅲ期运动方案，目的是让患者能够坚持终生运动。

Ⅲ期运动方案的目标是，通过6~12个月的Ⅲ期运动训练，患者体能能够达到职业活动和娱乐活动的预期，体能应达到或超过5MET，以满足安全的日常活动，或有较大的功能储备能力，有能力参加需要较高代谢水平的活动，如适合患者的职业活动和文体活动。

四、有氧训练

（一）训练器械

有氧运动训练虽然可以不依赖任何器械设备，但是下列设备有助于保证和提高训

笔记

练效果，并能提供训练过程中的安全保证。

1. 活动平板　能够按照训练计划调整步行的速度和坡度，从而根据患者的状况有针对性地调节运动负荷，此训练可在室内进行，便于医务人员进行心电和血压的监护。

2. 功率自行车　能够根据患者的需要，调节运动阻力的固定自行车。通过调节运动阻力，改变负荷进行有氧训练，同时减少下肢关节的运动负担，有利于下肢骨性关节炎患者的功能训练。下肢功能障碍的患者，还可以通过手摇功率自行车完成有氧训练，同时给予患者心电和血压的跟踪监护。

3. 心电监测和心电遥测　对于病情较重和病情不确定的患者，需进行心电监测或心电遥测，以充分掌握患者在运动中的症状变化和反应情况，并随时调整，保证有氧训练过程中的安全。

（二）运动处方的确定

1. 运动类型　根据患者的身体素质、训练条件和康复治疗目标，选择合适的运动类型，包括步行、慢跑、骑自行车、手摇车、游泳、球类运动和有氧舞蹈，以及传统运动类型，如五禽戏、太极拳和八段锦等。通过各种类型的运动，使大肌肉群参与较长时间的有氧运动，提高心肺功能，达到预防慢性病发生、改善慢性病患者健康状况的目标。

2. 运动强度　是指单位时间内的运动量。运动量是指运动过程中所做的功或消耗的能量，运动强度、运动时间和运动频度决定了运动量的大小。运动强度可用最大摄氧量、心率、代谢当量及自感劳累分级等表示。

3. 运动持续时间　运动持续时间与运动强度呈反比例关系，运动强度越大，则运动时间越短；运动强度越小，则可持续运动时间越长。当为保证患者运动安全时，可通过延长运动时间同时降低运动强度来达到目的。

4. 运动程序

（1）准备活动：指在有氧训练运动之前的活动，使肌肉、肌腱和心肺等组织器官对即将进行大强度运动训练的使用和准备，防止突然大强度运动应激导致肌肉、肌腱损伤和心血管意外。运动时间一般为5~10分钟，运动强度一般为从放松状态活动到训练时运动强度的1/3~1/2，逐渐进行。方式包括放松状态下的关节活动、肌肉牵张、医疗体操、呼吸练习或小强度的有氧训练。

（2）训练运动：指达到靶强度的训练。一般为15~40分钟，是有氧耐力运动的核心，根据训练的特征可以分为持续训练、间断训练和循环训练。方式则根据患者的具体情况选择运动类型。

（3）整理运动：指靶强度运动训练后进行较低强度的训练，使机体逐步从剧烈运动应激状态恢复到正常状态。其强度、方法和时间与准备活动相似。

5. 合理运动的判断　①运动强度过大指标：不能完成运动；活动时因气喘而不能自由交谈；运动后无力或恶心。②运动过量指标：持续性疲劳；运动当日失眠；运动后持续性关节和肌肉酸痛；运动次日清晨安静心率明显变快或变慢，或感觉不适。

6. 运动注意事项　①选择合适的运动方式；②做好充分的准备活动，防止意外损伤；③定期或随时心电监测，以保证患者安全，以免发生意外。

笔记

第十节 麦肯基疗法

麦肯基力学诊断治疗方法的创始人是新西兰的物理治疗师麦肯基(Robin McKenzie)。麦肯基疗法(McKenzie therapy)是一种专门治疗颈肩腰腿痛的技术,具有安全、见效快、疗程短、容易预防复发的特点。作为一种成熟的脊柱力学诊断及治疗方法,麦肯基疗法在国外已发展了数十年,其自成体系的力学诊断理论和治疗技术独具特色,并获得国际康复界的认可。

一、诊断方法

麦肯基力学诊断治疗方法是从患者评定开始的。因为麦肯基方法仅适用于治疗机械性疼痛,而不适合治疗化学性疼痛。因此,在开始治疗之前进行恰当的评定,以确定疼痛的性质是非常重要的。麦肯基创立了独特的评测方法,其重点是在病史采集时详细了解疼痛的特点,在体格检查时仔细地评测脊柱的活动与疼痛的关系,从而确定疼痛的性质,决定是否应该应用麦肯基方法进行治疗。麦肯基根据机械性疼痛产生的病因病理,将其分为三大综合征。

1. 姿势综合征(postural syndrome) 是由于过久的姿势应力作用于关节、肌肉、肌腱、骨膜而产生的机械变形和血供不良造成的。它有以下特征:疼痛是间歇的,仅在正常组织承受持续静态应力时产生;时间是根本的诱发因素;患者通常较年轻,有久坐生活习惯;本综合征里没有病理改变;运动或活动中没有疼痛;姿势矫正后症状会消失;体格检查正常;没有运动障碍;反复运动测试后无明显症状诱发和改善。

2. 功能不良综合征(dysfunction syndrome) 是由于软组织受损而引起的机械性形变引起的。它有以下特征:仅在受损组织受力时才会产生间歇痛;关节结构受累的特征表现是运动范围受限且终末点疼痛;症状随应力去除而消失;有外伤史,移位综合征、长期不良或退行性变病史;症状至少6~8周;总是间歇性的,不会持续存在;在受限的终末点出现疼痛;适当的反复运动测试会引起症状,但不会在检查后持续存在。

3. 移位综合征(derangement syndrome) 是由于椎间盘发生机械性形变引起的或者引起了受累关节面的紊乱,椎间盘内髓核的位置变化或者外周纤维环的变化,引起了该椎间盘相连的两椎体正常位置的紊乱。它有以下特征:是三种力学综合征中最常见的一种;疼痛可以逐渐发生,也可以突然发生;疼痛发作时可伴有活动障碍;症状和体征可以是躯体的、根性的或是混合型的;反复运动测试可引起症状的加重或减轻、活动范围的增加或减少。

麦肯基的评测方法,不仅需要确定疼痛是否是机械性的,还要确定是三大综合征的哪一类,才能决定治疗方案。因此在应用麦肯基力学诊断治疗时,正确的评测是治疗成功的关键。

(一)病史采集

1. 一般资料 询问患者姓名、性别、年龄、职业、日常工作姿势、日常娱乐活动项目等,以了解患者日常活动对脊柱可能产生的不利影响,推测可能的诊断。

笔记

2. 现病史 重点询问疼痛的特点：疼痛的部位（包括目前的疼痛部位、发病时的疼痛部位、发病后疼痛部位是否变化）、此次发病的病程长短、发病原因、各个部位的疼痛是持续性的还是间歇性的、症状在一天中有无变化，症状变化与时间的关系（早晚变化规律）、症状变化与体位和活动的关系（卧位、坐位、站立位与行走时症状的变化）。根据以上资料，推断患者疼痛的性质是机械性的、化学性的还是创伤性的，初步判断该患者是否适用麦肯基方法，如果适用，应选择哪种治疗原则。

3. 既往史 了解患者既往颈肩臂或腰腿疼痛的发作情况，确定首次发病时间及原因，询问总发作次数，询问既往发病时的治疗方法及其疗效，询问此次发病是否与既往发作有所不同。这些问题的了解对治疗方法的选择有一定的参考价值。重点了解患者服用药物，尤其是止痛药的情况，询问患者近期有无手术创伤，有无不明原因的体重骤减，有无二便的明显变化，这些问题有助于排除麦肯基方法的禁忌证。

（二）体格检查

1. 姿势 在问诊时注意观察患者的坐位姿势，还应检查患者的站立姿势，并观察有无脊柱畸形。

2. 运动范围 检查受累节段脊柱各个方向活动范围是否正常，在运动过程中是否有偏移。在评测时，应充分考虑到正常活动范围存在着明显的个体差异，并询问患者此次发病之前的活动范围。运动范围的检查除了能够了解患者的活动情况，确定下一步运动试验是否进行及进行的程度以外，还能以此为基准，与运动试验之后和治疗后相比较，判定特定方向的运动对患者的作用。

3. 运动试验 是麦肯基评定系统中最关键的部分，通过运动试验来确定患者的力学诊断。进行运动试验时，在每一个新的运动开始前，一定要明确患者当时症状的程度和部位，以当时的症状为基准，与运动后相比较，才能准确判定每个运动方向对症状的影响（表 2-5～表 2-7）。

表 2-5 颈椎运动试验的顺序

1. 坐位	2. 卧位	3. 坐位
1）前突	1）后缩	1）侧屈
2）反复前突	2）反复后缩	2）反复侧屈
3）后缩	3）后缩加伸展	3）旋转
4）反复后缩	4）反复后缩加伸展	4）反复旋转
5）后缩加伸展		
6）反复后缩加伸展		

表 2-6 胸椎运动试验的顺序

1. 坐位	2. 卧位	3. 仰卧位
1）屈曲	1）伸展	1）伸展
2）反复屈曲	2）反复伸展	2）坐位旋转
3）伸展		3）反复旋转
4）反复伸展		

笔记

表 2-7 腰椎运动试验的顺序

1. 站位	2. 卧位	3. 站位
1）屈曲 2）反复屈曲 3）伸展 4）反复伸展	1）屈曲 2）反复屈曲 3）伸展 4）反复伸展	1）侧方滑动 2）反复侧方滑动

4. 静态试验　如果各个方向的运动都不能影响患者的症状，需要进行静态试验。静态试验是让患者维持在受累脊柱节段某个方向的终点位置3分钟，观察患者的症状有无变化（表2-8）。

表 2-8 静态试验

颈椎静态试验	胸椎静态试验	腰椎静态试验
前突体位	屈曲位	弓背坐姿、挺直坐姿
后缩体位	伸展位	弓背站立、挺直站立
屈曲体位	旋转位	俯卧腰椎伸展位、直腿坐位
伸展体位		

5. 其他检查　为了明确诊断，必要时进行感觉、运动、反射等检查。在诊断不明确时，应对邻近关节进行检查，如髋关节、骶髂关节、肩胛、肩关节等，以明确是否存在四肢关节病变。

二、治疗原则

（一）姿势综合征的治疗原则

1. 姿势矫正　使患者避免产生姿势性疼痛的应力。

2. 健康教育　使患者认识到姿势与疼痛之间的关系，自觉保持正确的姿势，出现疼痛时知道通过调整姿势来缓解症状。

（二）功能不良综合征的治疗原则

1. 姿势矫正　排除姿势因素引起的症状。

2. 有效牵伸　对短缩的组织进行牵伸，牵伸要有一定的力度，否则短缩的组织无法重塑牵长。

（三）移位综合征的治疗原则

1. 复位　根据移位的方向，选择脊柱反复单一方向的运动，反复运动产生复位力，将移位的髓核复位。后方移位时需要应用伸展方向的力复位，前方移位时需要应用屈曲方向的力复位，后侧方移位时需要应用侧方的力复位。

2. 复位的维持　在短时间内，避免与复位相反的脊柱运动，使复位得以维持。

3. 恢复功能　在症状消失后，逐渐尝试与复位时方向相反的脊柱运动，使各方向的脊柱运动范围保持正常，且不出现任何症状，防止功能不良综合征的发生。

4. 预防复发　通过姿势矫正、适度体育锻炼、日常生活活动正确姿势指导来防止复发，教育患者重视复发先兆，在症状初起时进行恰当的自我运动治疗，防止症状加重。

5. 力的升级　为了保证治疗的安全性，在开始选择治疗方向时，需使用较小的力，一旦出现了症状减轻或向心化现象，表明该方向是适合的治疗方向，则在必要时，逐渐增加该运动方向的力。一般情况，力的升级是从静态体位、患者自我运动开始，增加到患者自我过度加压、治疗师过度加压，其后再进行松动术、手法治疗，以确保治疗的安全性和有效性。

三、治疗技术

（一）颈椎的治疗技术

1. 坐位后缩

（1）基本操作

体位：患者高靠背椅坐位，腰背部有良好支撑使腰椎前凸。

类型：患者自我运动。

操作：患者头部尽可能地向后运动，达到最大范围，在终点停留瞬间后放松回到起始体位。有节律地重复，争取每次重复时运动幅度能进一步增加。注意在运动过程中头部必须保持水平，双眼平视前方，脸朝前，既不低头也不仰头（图 2-125）。

（2）力的升级：坐位后缩自我过度加压。

体位：同前。

类型：患者自我运动。

操作：患者先进行后缩运动，如前所述，在运动范围终点时让患者用单手或双手在颏部加压。

（3）力的升级：坐位后缩治疗师过度加压。

体位：同前。治疗师站在患者身旁，一只手放在患者 $T_1 \sim T_2$ 椎体上保持躯干稳定，另一只手从患者的下颏处加压。

类型：治疗师治疗技术。

操作：患者进行后缩运动，达到运动范围终点时治疗师双手相向用力加压（图 2-126）。

（4）适用范围：颈椎后方移位综合征、上颈椎屈曲功能不良综合征、下颈椎伸展

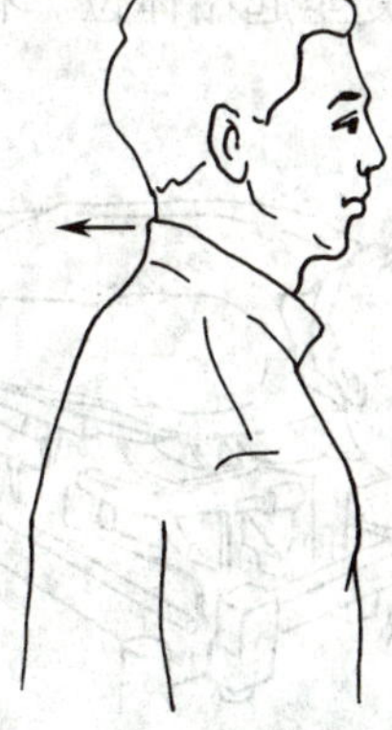

图 2-125　坐位后缩

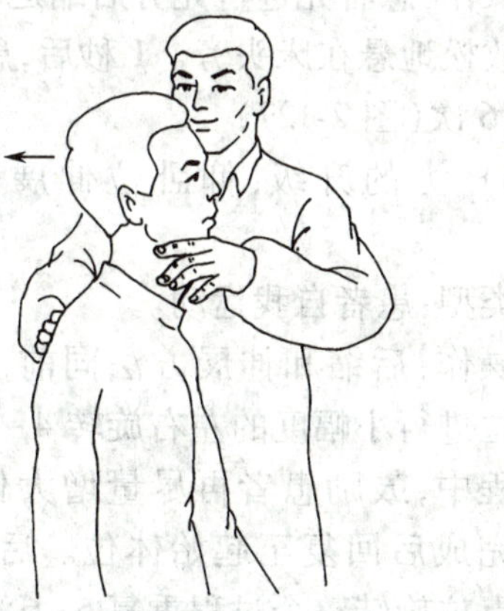

图 2-126　坐位后缩治疗师过度加压

功能不良综合征和颈源性头痛。后缩是最基本的治疗方法，应首先应用。在判定安全有效后，如果需要，再进行加压等力的升级。进一步可进行治疗技术的升级。

2. 坐位后缩加伸展

(1) 基本操作

体位：同前。

类型：患者自我运动。

操作：患者先进行后缩运动至最大范围，方法如治疗技术 1 中所述，从后缩位开始缓慢小心地进行头颈部全范围的伸展。在伸展终点停留 1 秒后，缓慢地回复至起始体位。有节律地重复。

(2) 力的升级：坐位伸展自我过度加压。

体位：同前。

类型：患者自我运动。

操作：在后缩加伸展至最大范围后，在伸展终点位进行小幅度的左右旋转 4~5 次，在旋转的过程中进一步加大头颈伸展幅度。

(3) 适用范围：颈椎后方移位综合征、颈椎伸展功能不良综合征的治疗和预防。是在应用治疗技术 1 后治疗技术的第一个升级。可长期应用，可于坐位、站立位或行走时进行。

3. 卧位后缩加伸展

(1) 仰卧位后缩

1) 基本操作

体位：患者去枕仰卧位，急性期时可能需要 1~2 个枕头垫在头颈部。

类型：患者自我运动。

操作：患者用枕部和下颏部同时尽量下压，达到后缩的效果，至后缩终点位后放松，回复至起始体位。重复数次后如果症状没有加重或外周化，继续下述运动。

2) 仰卧位后缩加伸展

体位：从仰卧位起，让患者将一只手放置枕后，保持仰卧姿势朝头侧移动，使得头颈和肩部移至治疗床以外悬空，治疗床的边缘位于患者第 3 或第 4 胸椎处。

类型：患者自我运动。

操作：患者先进行充分后缩运动，在最大后缩位将支撑手放开，进行头后仰，让头尽量放松地悬在床头旁。1 秒后，患者用手将头被动地回复至起始体位。有节律地重复 5~6 次（图 2-127）。

3) 力的升级：仰卧位伸展自我过度加压。

类型：患者自我运动。

操作：后缩和伸展方法同前，在伸展的终点位进行小幅度的左右旋转 4~5 次，在旋转过程中，鼓励患者再尽量增大伸展幅度。动作完成后回复至起始体位。后缩加伸展加终点位旋转整个过程重复 5~6 次。

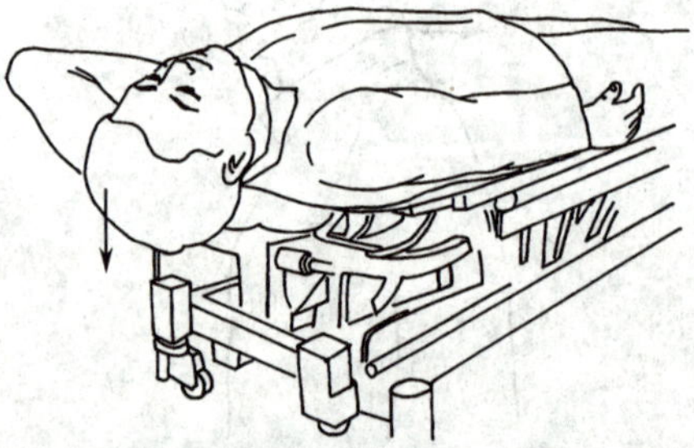
图 2-127 仰卧位后缩加伸展

(2) 俯卧位后缩加伸展

1）基本操作

体位:患者俯卧肘撑位,双手手指伸直支撑下颏,使得躯干上半部抬起。

类型:患者自我运动。

操作:患者进行后缩加伸展,动作要领同坐位。重复5~6次后,停在手支撑、头后仰的体位。嘱患者一定要放松,在这个体位维持数秒,产生被动的过度压力。

2）力的升级:俯卧位伸展自我过度加压。

类型:患者自我运动。

操作:从俯卧肘撑头颈伸展终点位进行左右小幅度的旋转4~5次,在旋转中进一步伸展。评测后将上述过程连贯进行,后缩加伸展,伸展终点加旋转,旋转中再伸展,整个过程重复5~6次。

(3）适用范围:颈椎后方移位综合征、颈椎伸展功能不良综合征,尤其适用于移位综合征急性期的患者和坐位治疗不能减轻症状的患者,是在应用治疗技术1后的治疗技术的第二个升级。如果患者在仰卧位做后缩加伸展时出现头晕和恶心,而且数次重复后头晕和恶心不能减轻,则必须改为俯卧位进行。

4. 手法牵引下后缩加伸展和旋转　应用此治疗技术之前,一定要排除创伤或其他原因造成的骨折、韧带损伤等病理变化,一定先进行运动试验,以确保应用此治疗技术的安全性。

(1）基本操作

体位:患者仰卧位,头颈部在治疗床之外(同仰卧位伸展时的体位)。治疗师一只手托在患者的枕部,拇指和其余4指分开,另一只手置于患者下颏。

类型:治疗师治疗技术。

操作:治疗师双手在支托患者头颈部的同时,轻柔持续地施加牵引力。在维持牵引力的基础上,让患者进行后缩和伸展运动。在整个过程中患者一定要保持放松。在伸展的终点位,将牵引力缓慢地减小,但不完全松开,然后同治疗技术2和治疗技术3一样,增加旋转。治疗师应在保持很小牵引力的同时,小幅度地旋转患者的头部4~5次,以达到更大的伸展角度。治疗师的操作应该轻柔而缓慢,整个过程密切注意患者症状的变化。通常重复5~6次。

治疗师应用治疗技术4之后,应指导患者在家或工作中自我进行治疗技术3。一般情况,治疗技术4只需要应用2~3次。

(2）适用范围:牵引下后缩加伸展和旋转是后缩治疗技术的第三个升级,应用于颈椎后方移位综合征的复位,尤其适用于急性期的患者和顽固的后方移位综合征的患者。部分患者只有在应用这个治疗技术之后,症状才能减轻,才有可能进行颈椎伸展运动。

5. 伸展松动术

(1）基本操作

体位:患者俯卧位,双上肢置于体侧。上胸部放置一个枕头,枕头尽量向头侧放。治疗师站在患者身旁。

类型:治疗师治疗技术。

操作:治疗师双拇指置于患者应治疗节段的棘突两旁,有节律地、双侧对称地加压和放松。加压时要达到活动范围终点,在终点维持该压力瞬间后放松,但放松时治疗

笔记

师的手仍保持与患者皮肤的接触。重复 5~15 次,力度可逐渐增加,最终达到全范围。

(2) 适用范围:顽固的颈椎后方移位综合征的患者,多应用于颈后症状呈对称性分布的患者。与治疗技术 1 和治疗技术 2 合用,治疗中下颈椎伸展功能不良综合征。

6. 后缩加侧屈

(1) 基本操作

体位:患者高靠背椅坐位,腰背部有良好支撑使腰椎前凸。

类型:患者自我运动。

操作:患者先进行后缩,方法同治疗技术 1,在后缩的基础上进行头侧屈运动。在侧屈终点停留 1 秒后回复至起始体位。重复 5~15 次。

(2) 力的升级:侧屈自我过度加压。

体位:患者高靠背椅坐位,腰背部有良好支撑使腰椎前凸,一只手抓住椅子,以固定躯干,另一只手越过头顶置于对侧耳旁。

类型:患者自我运动。

操作:患者先进行后缩加侧屈,在侧屈达终点位用头上的手加压侧屈,尽可能至最大范围并停留 1 秒后回复至起始体位。重复 5~15 次。进行该运动时需注意不要有旋转动作。

(3) 适用范围:多应用于颈椎后外侧移位综合征的患者,症状多表现为单侧不对称性。如果应用矢状轴方向的治疗技术无效,可使用该技术。治疗方向需选择侧屈朝向疼痛侧。一般情况,应用该治疗技术后 24 小时或 48 小时,患者的症状应出现变化。如果该治疗技术不引起患者症状的变化,需停用。也适用于侧屈功能不良综合征的患者,此时侧屈朝向疼痛的对侧。

7. 侧屈松动术

(1) 坐位侧屈松动术

1) 基本操作

体位:患者高靠背椅坐位,腰背部有良好支撑使腰椎前凸,双手相握放在大腿上。治疗师站在患者身后,一只手放在疼痛侧颈根部,拇指指尖位于棘突旁,固定患者的颈椎,另一只手置于疼痛对侧的耳部,用于加压。

类型:治疗师治疗技术。

操作:治疗师一只手固定患者的颈椎,另一只手用力使得患者头颈向疼痛侧侧屈,终点位加压,随后回复至起始体位。有节律地重复 5~15 次,根据患者情况,力度可以逐渐增加。在治疗的全过程患者应该完全放松。注意在侧屈过程中不要发生明显的旋转和屈伸。1 周左右进行 2~3 次侧屈松动术治疗。

2) 力的升级:坐位侧屈手法。

体位:同松动术。

类型:治疗师治疗技术。

操作:先进行手法治疗前安全性测试。应用伸展松动术时,除了判定手法治疗的安全性、必要性以外,还同时确定应该施加手法的节段。在伸展松动术之后,治疗师过度加压的手在患者侧屈的终点位沿侧屈方向施加一次瞬间、小幅度、快速的猛力。在治疗的全过程患者应该完全放松。

(2) 仰卧位侧屈松动术

笔记

1）基本操作

体位：患者放松平卧在床上，头颈部悬在床头以外，由治疗师支托。治疗师站在患者的疼痛侧，一只手从疼痛的对侧握住患者的下颏，其前臂环绕在患者的枕部支托，另一只手置于颈椎疼痛侧，示指的掌指关节顶在应治疗节段棘突的侧方。

类型：治疗师治疗技术。

操作：治疗师用环绕患者枕部的上肢将患者头颈向疼痛侧侧屈，用位于棘突旁的手固定患者颈椎，在患者侧屈终点位，治疗师双手用力加压，随后放松回复至起始体位。有节律地重复 5～15 次。力可以逐渐地增加。在治疗的全过程患者应该完全放松。

2）力的升级：仰卧位侧屈手法。

体位：同仰卧位侧屈松动术。

类型：治疗师治疗技术。

操作：先进行仰卧位松动术测试，然后在患者侧屈终点位，治疗师用环绕患者枕部的上肢固定患者头颈部，用棘突旁的示指掌指关节施加一次瞬间、小幅度、快速的猛力。在治疗的全过程患者应该完全放松。

（3）适用范围：颈椎后侧方移位综合征的患者。侧屈松动术和手法是应用治疗技术 6 后，治疗技术的升级，主要应用于对前述治疗技术效果不好的患者。侧屈松动术和手法，与后缩加侧屈、后缩加旋转配合，适用于中下颈椎侧屈功能不良综合征和旋转功能不良综合征，应用于功能不良综合征的治疗时，朝向健侧侧屈。

8. 后缩加旋转

（1）基本操作

体位：患者高靠背椅坐位，腰背部有良好支撑使腰椎前凸。

类型：患者自我运动。

操作：患者先做后缩动作，在后缩的基础上转向疼痛侧，旋转过程中注意保持后缩。在后缩旋转的终点位停留 1 秒后回复至起始体位。整个过程重复 10～15 次。

（2）力的升级：旋转自我过度加压。

体位：患者高靠背椅坐位，腰背部有良好支撑使腰椎前突，非疼痛侧手置于脑后，手指达到疼痛侧耳部，疼痛侧手置于下颏。

类型：患者自我运动。

操作：患者后缩并旋转，在后缩旋转终点位双手施加旋转力，1 秒后回复至起始体位。重复 5～15 次。

（3）适用范围：后缩加旋转适用于颈椎后侧方移位综合征的患者，患者多表现为单侧症状，如单侧的颈肩痛或单侧的头痛，应用其他治疗效果不好时，可用此治疗技术。应用后缩加旋转后，应该在 24～48 小时之内使患者的症状发生变化，如果无变化，停用此技术。后缩加旋转还适用于旋转侧屈功能不良综合征，在治疗功能不良综合征时，旋转应朝向疼痛对侧。

9. 旋转松动术

（1）坐位旋转松动术

1）基本操作

体位：患者高靠背椅坐位，腰背部有良好支撑使腰椎前凸，双手握持放在大腿上。

笔记

治疗师站在患者身后，一只手放在患者非疼痛侧的肩上，四指在肩前，拇指在应治疗节段棘突旁，另一只手上肢环绕患者头面部，手的尺侧位于患者的枕骨粗隆下。

类型：治疗师治疗技术。

操作：患者向疼痛侧旋转头部至终点位，治疗师用环绕患者头部的上肢轻轻地施加牵引力，并同时施加旋转力，用棘突旁的拇指固定并施加反作用力，然后回复至起始体位。有节律地重复5~15次。

2）力的升级：坐位旋转手法。

体位：同坐位旋转松动术。

类型：治疗师治疗技术。

操作：在旋转松动术确定安全性和治疗节段之后应用。在患者头颈旋转终点位，治疗师用固定患者颈椎的拇指在棘突旁施加一次瞬间、小幅度、快速的猛力。在治疗的全过程患者应该完全放松。

（2）仰卧位旋转松动术

1）基本操作

体位：患者仰卧在治疗床上，头颈部在床头以外由治疗师支托。治疗师一只手的前臂支托患者的枕部，手握持患者的下颏，另一只手在患者非疼痛侧的颈部，示指的掌指关节位于疼痛侧的棘突旁。

类型：治疗师治疗技术。

操作：治疗师将患者头颈转向疼痛侧，至终点后停留1秒，再回复至起始体位，有节律地重复。

2）力的升级：卧位旋转手法。

体位：同仰卧位旋转松动术。

操作：治疗师先进行松动术，然后在患者头颈旋转终点位，用棘突旁的示指掌指关节施加一次瞬间、小幅度、快速的猛力。在治疗的全过程患者应该完全放松。

（3）适用范围：旋转松动术和手法是后缩加旋转治疗技术的升级，适用于颈椎后侧方移位综合征，且应用前述治疗技术效果不佳的情况。此技术还适用于上颈椎功能不良综合征的治疗，尤其是与颈源性头痛相关的病例。与治疗技术8和治疗技术6合用，可治疗中下颈椎旋转功能不良和侧屈功能不良。

10. 屈曲

（1）基本操作

体位：患者放松坐位。

类型：患者自我运动。

操作：患者主动低头至下颏接近胸骨，然后回复至起始体位，有节律地重复5~15次。

（2）力的升级：屈曲自我过度加压。

体位：患者放松坐位，双手十指交叉置于颈后。

类型：患者自我运动。

操作：患者尽量低头至屈曲终点位后，双手加压1秒，然后回复至起始体位。重复5~15次。

（3）适用范围：颈椎前方移位综合征患者的复位治疗，也是颈椎后方移位综合征患者在复位稳定后,进行恢复功能治疗时的主要治疗技术,适用于治疗颈源性头痛。

11. 屈曲松动术

(1) 基本操作

体位:患者仰卧,头悬于床头以外,治疗师站在患者头侧,用一只手手掌支托患者枕部,拇指与其余四指分别在寰枢椎两侧,另一只手从支托手的下方穿过,手掌向下固定对侧的肩关节。

类型:治疗师治疗技术。

操作:治疗师用支托患者枕部的手用力屈曲患者头颈部,同时用固定肩部的手施加相反的对抗力,使得颈椎处于最大屈曲位,然后回复至起始体位,有节律地重复5~15次。

(2) 适用范围:屈曲功能不良综合征伴有颈源性头痛的患者。

12. 仰卧位颈椎牵引　建议采用仰卧位颈椎屈曲状态下进行牵引,应根据在牵引中患者的症状变化来决定牵引的角度,能够使患者症状减轻和向心化的角度是合适的。牵引的主要目标是缓解上肢,尤其是肘关节以下的症状。牵引的参数需根据患者情况调整,通常需要数次治疗后才能缓解症状,多用于有持续性上肢症状的颈椎移位综合征的患者。

(二) 胸椎的治疗技术

1. 直坐屈曲

(1) 基本操作

体位:患者坐直,双手交叉置于颈后。

类型:患者自我运动。

操作:患者尽可能地弓背屈曲,同时用交叉的双手加压。在弓背屈曲时,从中颈椎至骶椎,整个脊柱处于屈曲位。一旦达到最大屈曲位,立即回复至直立坐位。重复5~15次。

(2) 适用范围:屈曲功能不良综合征。

2. 卧位伸展

(1) 俯卧位伸展

体位:患者俯卧,双手掌心朝下,置于肩下。

类型:患者自我运动。

操作:患者双上肢同时用力将上身撑起,注意保持骨盆以下不离开床面。上半身被撑起后再回复至起始体位,重复5~15次。

(2) 仰卧位伸展

体位:患者仰卧于治疗床上,T_4 椎体水平以上身体悬于床头以外,用一只手支托头部。

类型:患者自我运动。

操作:患者支托头颈部的手逐渐降低,使得头颈和上胸部伸展至最大范围,1秒后让患者用手支托枕部回复至起始体位,重复5~15次。

(3) 适用范围:卧位伸展是胸椎移位复位的首选方法,也适用于伸展功能不良综合征。这个治疗技术是施加胸椎伸展的力,俯卧位进行,力主要作用于中下胸椎,仰卧位进行力主要作用于上胸椎。

笔记

3. 伸展松动术

（1）伸展松动术

体位：患者俯卧位，头转向一侧，双上肢置于体侧。治疗师站在患者身旁，双上肢交叉，双手掌根部放置于相应节段的两侧横突位置。

类型：治疗师治疗技术。

操作：治疗师双上肢均匀对称地用力，然后慢慢地放松，放松时治疗师双手与患者的皮肤仍保持接触。有节律地重复 5~15 次，每一次较前一次略增加力度，根据患者的耐受性和疼痛的变化调整力度。需要时可以在相邻节段进行松动术。

（2）力的升级：伸展。

体位：患者与治疗师的体位同前。

类型：治疗师治疗技术。

操作：必须先进行松动术并评测其效果。治疗师双手掌根置于应治疗节段的两侧横突上，双上肢伸直，用力将脊柱活动至最大伸展位时，施加一次瞬间、小幅度、快速的猛力，随后立即松开。

（3）适用范围：伸展松动术是胸椎移位综合征患者进行复位时治疗技术的第一个升级，是非常有效的技术，也用于伸展功能不良综合征。伸展手法治疗是胸椎移位综合征患者进行松动术后力的升级，只在伸展松动术治疗 4~5 次之后仍无满意疗效时应用。

4. 直坐旋转

（1）基本操作

体位：患者挺直坐位，双手十指相勾置于颏下，双手和双肘抬至与胸同高。

类型：患者自我运动。

操作：患者向疼痛侧旋转身体直至最大旋转角度，然后回复至起始体位。有节律地重复 5~15 次，力度逐渐增大，仿佛用肘撞击身后的物体（图 2-128）。

（2）适用范围：胸椎移位综合征 3 患者复位治疗时治疗技术的第二个升级。也适用于旋转功能不良综合征。用于旋转功能不良综合征时，旋转向非疼痛侧。

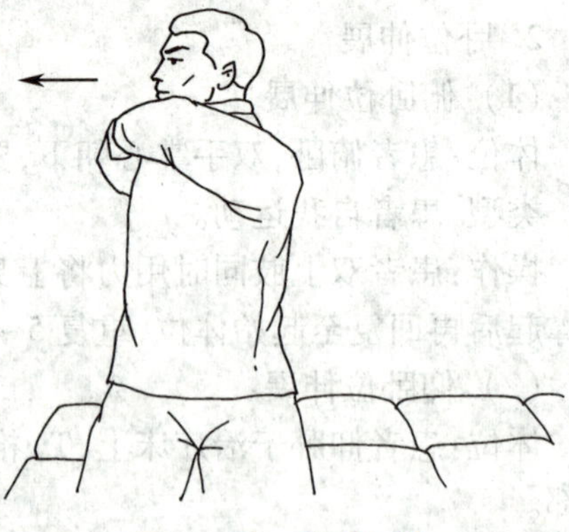
图 2-128 直坐旋转

5. 伸展位旋转松动术

（1）伸展位旋转松动术

体位：患者俯卧于治疗床上，头转向一侧，双上肢置于体侧。治疗师站在患者身旁，双上肢交叉，双手掌根置于相应节段的两侧横突。

类型：治疗师治疗技术。

操作：治疗师通过一只手掌根向受累节段的一侧横突加压，然后缓慢轻轻地松开，在松开压力的同时，治疗师的另一只手向对侧横突加压。重复这个动作，造成交替的旋转。每一次加压都较上一次略强，力度根据患者的耐受性和疼痛的变化来确定。重复 10~15 次后，根据患者的反应应该能够确定哪一侧加压可使症状减轻和向心化，提示进一步进行松动术或手法治疗的位置。

笔记

（2）力的升级：伸展位旋转手法。

体位：患者与治疗师的体位同前。

类型：治疗师治疗技术。

操作：在进行手法治疗前，必须先进行旋转松动术并评测患者的反应。运用疼痛的减轻和向心化作为标准，来确定治疗的节段、治疗的方向。治疗师一只手置于相应节段的一侧横突上，另一只手叠加其上，双上肢共同用力使得脊柱向伸展方向活动，直至最大幅度，在这个位置施加一次瞬间、小幅度、快速的猛力，随后立即松开。

（3）适用范围：伸展位旋转松动术是移位综合征患者进行复位时治疗技术的第三个升级，如果效果不佳，可应用旋转手法。旋转手法治疗是移位综合征 3 患者复位时治疗技术的第四个升级。

（三）腰椎的治疗技术

1. 俯卧位

（1）基本操作

体位：患者俯卧位，头转向一侧，双上肢置于体侧。

类型：持续体位。

操作：患者全身放松，静止 5~10 分钟。

（2）适用范围：俯卧位是患者自我治疗的第一步。应用于后方移位综合征患者治疗的第一步，与其他治疗技术相配合，也可应用于伸展功能不良综合征的治疗。

2. 俯卧伸展位（屈肘）

（1）基本操作

体位：同俯卧位。

类型：持续体位。

操作：患者从俯卧位开始，用双肘和前臂支撑将上半身抬起，骨盆和大腿不离开床面，维持 5~10 分钟，注意让腰部有意下陷（图 2-129）。

（2）适用范围：治疗技术 2 是治疗技术 1 的升级，应用于后方移位综合征患者。对于急性疼痛的患者，不能耐受此体位时间太长，可间歇性地进行。

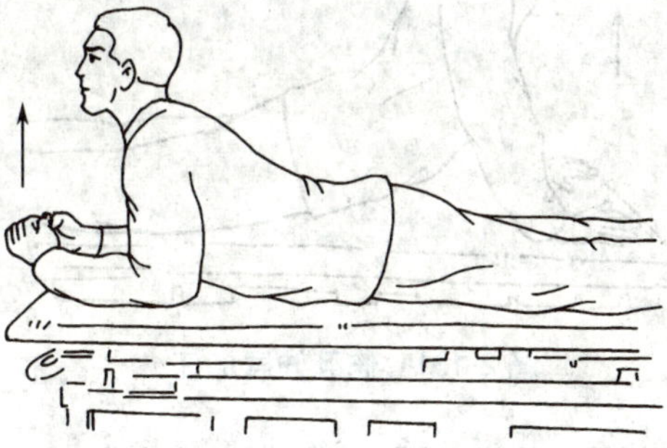

图 2-129 俯卧伸展位（屈肘）

3. 俯卧伸展位（伸肘）

（1）基本操作

体位：患者俯卧位，双手掌心朝下置于肩下。

类型：患者自我运动。

操作：患者用力伸直双上肢，将上半身撑起，骨盆以下放松下陷，然后双肘屈曲，上半身降至起始体位，重复 10 次。第 1 次和第 2 次撑起时需非常小心，逐渐增大幅度，直至最后一次达到最大伸展范围。第 1 组完成后有效，可进行第 2 组，力度可加大，最后 2~3 次在终点位维持数秒（图 2-130）。

（2）适用范围：俯卧伸展是前两个治疗技术的升级，应用间歇的伸展应力，有复位椎间盘和牵伸软组织的作用，是治疗后方移位综合征和伸展功能不良综合征最重要

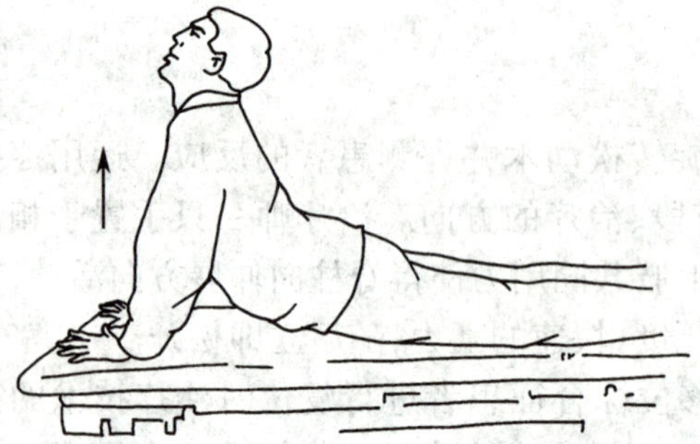

图 2-130　俯卧伸展位（伸肘）

和最有效的方法。

4. 俯卧伸展加压

（1）基本操作

体位：患者俯卧位，双手掌心朝下置于肩下。用一条安全带固定在需要伸展的腰椎节段之下，用于防止骨盆和腰椎离开床面。

类型：患者自我运动。

操作：患者的运动方式同治疗技术 3，但在伸展时由于安全带固定增加了外力，增大了腰椎伸展角度。也可以用其他外力达到同样的效果，如绑缚治疗带加压等（图 2-131）。

（2）适用范围：这个治疗技术较前一个治疗技术产生更大的伸展力，作用更局限。更适用于伸展功能不良综合征。

5. 持续伸展位

（1）基本操作

体位：患者俯卧位，治疗床可调节角度。

类型：持续体位。

操作：将治疗床的头侧缓慢地抬起，大约 5~10 分钟抬起 3~5cm。一旦达到最大伸展角度，维持在该体位 2~10 分钟，持续时间根据患者的具体情况调整。治疗结束时，需要缓慢地降低床头，一般需要 2~3 分钟回复到水平位（图 2-132）。

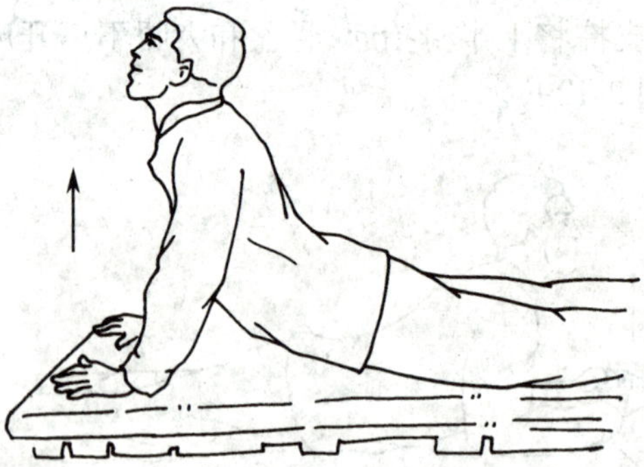

图 2-131　俯卧伸展加压

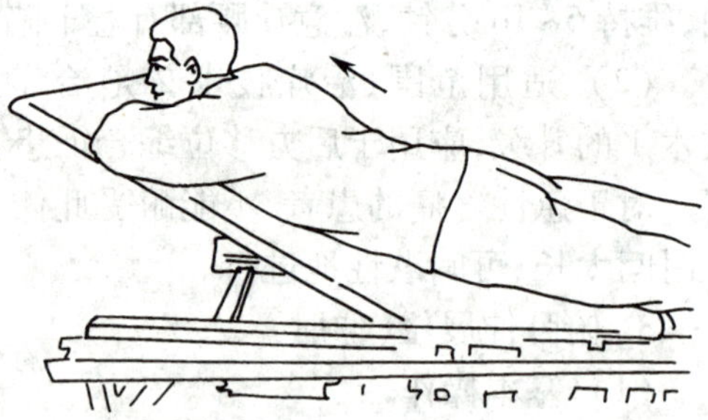

图 2-132　持续伸展位

（2）适用范围：这个治疗技术主要用于后方移位综合征的治疗，治疗效果与治疗技术 3 类似，但增加了时间因素。对某些病例，持续的伸展应力比反复的伸展应力效果更好。

6. 站立位伸展

（1）基本操作

体位：患者站立位，双足分开约 30cm，双手支撑腰部，手指朝后。

类型：患者自我运动。

操作：患者尽量向后弯曲躯干，用双手作为支点，达到最大伸展范围后回复至起始

笔记

体位。动作重复10次。

(2)适用范围:与卧位伸展效果相似,可应用于后方移位综合征和伸展功能不良综合征的治疗,但在急性期,效果不如卧位伸展。当没有条件进行卧位伸展时,可用站位伸展替代。

7. 伸展松动术

(1)基本操作

体位:患者俯卧位,头转向一侧,双上肢置于体侧,全身放松。治疗师站在患者身旁,双上肢交叉,双手掌根置于应治疗的腰椎节段的两侧横突上。

类型:治疗师治疗技术。

操作:双上肢同时对称地施加柔和的压力,随后立即松开,松开时治疗师的双手仍保持与患者腰部皮肤的接触。有节律地重复10次,每一次较前一次力度逐渐增加,并观察患者的症状变化。同样的治疗技术可以应用于相邻的节段。

(2)适用范围:后方移位综合征,患者的症状为对称性或双侧性,当上述患者自我治疗技术不能达到满意治疗效果时,需要增加治疗师的外力。

8. 伸展手法

(1)基本操作

体位:患者俯卧位,头转向一侧,双上肢置于体侧,全身放松。治疗师站在患者身旁,双上肢交叉,双手掌根置于应治疗腰椎节段的两侧横突上。

类型:治疗师治疗技术。

操作:在实施伸展手法治疗之前,必须先进行伸展松动术,并同时观察患者的反应,以确保手法实施的安全性。治疗师调整双手与患者脊柱之间的角度,上身前倾,双肘伸直,缓慢地加压直至脊柱紧张,在此终点位施加一次瞬间、小幅度、快速的猛力,随后立即松开。

(2)适用范围:后方移位综合征的患者,应用伸展松动术没有达到预期的治疗效果,可以使用此手法治疗。

9. 伸展位旋转松动术

(1)基本操作

体位:患者仰卧位,头转向一侧,双上肢置于体侧,全身放松。治疗师站在患者身旁,双上肢交叉,双手掌根置于应治疗腰椎节段的两侧横突上。

类型:治疗师治疗技术。

操作:治疗师双上肢交替用力加压,产生摇摆的效果,重复10次,必要时在邻近节段重复。

(2)适用范围:后方移位综合征的患者,患者的症状不对称或仅有单侧症状,当患者自我治疗不能达到满意效果时,可应用此治疗技术。

10. 伸展位旋转

(1)基本操作

体位:患者俯卧位,头转向一侧,双上肢置于体侧,全身放松。治疗师站在患者身旁,一只手掌根置于应治疗腰椎节段的一侧横突上,另一只手叠加于其上。

笔记

类型:治疗师治疗技术。

操作:在应用此手法之前,一定先进行旋转松动术,由此既确保了安全性,又能根据患者症状的变化决定治疗的位置。治疗师调整双手与患者脊柱之间的角度,上身前倾,双肘伸直,缓慢地加压直至脊柱紧张,在此终点位施加一次瞬间、小幅度、快速的猛力,随后立即松开。

(2) 适用范围:后方移位综合征的患者,应用伸展位旋转松动术未达到满意疗效时。

11. 屈曲位持续旋转/屈曲位旋转松动术

(1) 屈曲位持续旋转

1) 基本操作

体位:患者仰卧位,治疗师站在患者身旁,面朝向患者头侧。

类型:治疗师治疗技术。

操作:治疗师一只手置于患者远侧的肩上固定,另一只手屈曲患者的双侧髋膝关节至一定角度后,向治疗师方向旋转,维持在这个体位 30~50 秒,此时患者的腰部处于侧屈加旋转的位置(图 2-133)。

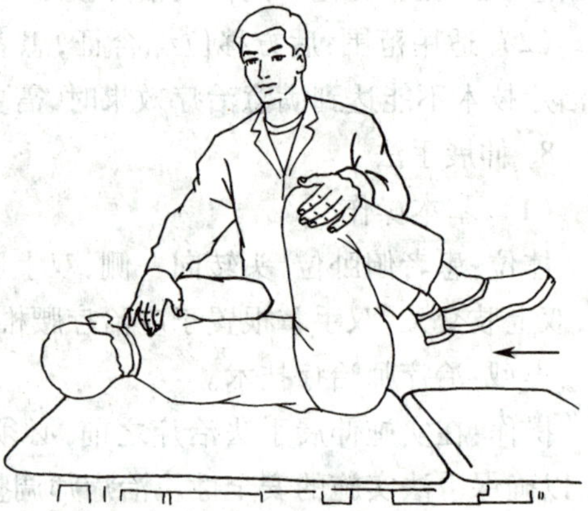
图 2-133 屈曲位持续旋转

2) 适用范围:此治疗技术主要应用于移位综合征的治疗。在整个过程中必须密切观察患者的反应。任何症状的外周化都提示在此体位维持时间过久。

(2) 屈曲位旋转松动术

1) 基本操作

体位:同前。

类型:治疗师治疗技术。

操作:治疗师一只手置于患者远侧的肩上固定,另一只手屈曲患者的双侧髋膝关节至一定角度后,向治疗师方向旋转。治疗师将患者的踝部靠在自己的大腿上,用力将患者的膝关节下压,立即放松,反复有节律地重复 10 次。

2) 适用范围:功能不良综合征和移位综合征。

12. 屈曲位旋转手法

(1) 基本操作

体位:同治疗技术 11。

类型:治疗师治疗技术。

操作:必须先进行治疗技术 11 以确保手法治疗的安全性。多数移位的患者选择腰椎旋转向健侧,即双下肢旋转向患侧。功能不良综合征的患者选择受限的方向作为治疗时旋转的方向。治疗师将患者下肢屈曲并旋转至最大幅度后,在终点位施加一次瞬间、小幅度、快速的猛力,然后立即放松。

笔记

（2）适用范围：移位综合征，应用屈曲位旋转松动术疗效未达满意时。

13. 卧位屈曲

（1）基本操作

体位：患者仰卧位，双足底接触床面，双髋膝关节屈曲约45°。

类型：患者自我运动。

操作：指导患者用双手带动双膝向胸部运动，达到运动终点时，双手用力下压，随后放松，双足回复至起始体位。重复10次，前两次需小心进行，最后两次需达到最大屈曲范围（图2-134）。

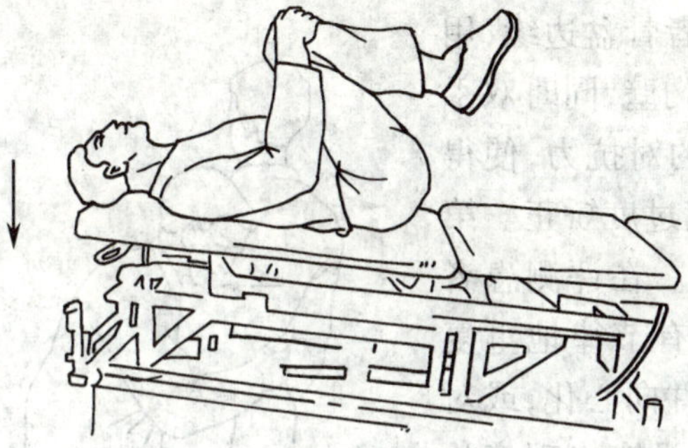

图2-134　卧位屈曲

（2）适用范围：后方移位综合征的患者，在复位治疗后、开始功能恢复治疗时应用；屈曲功能不良综合征的患者；移位综合征（前方移位）患者的复位治疗。

14. 站立位屈曲

（1）基本操作

体位：患者站立位，双足分开大约30cm，双膝伸直。

类型：患者自我运动。

操作：患者向前弯腰，双手沿大腿前方下滑，以提供必要的支撑，并可作为测量的依据。达到最大屈曲范围后回复至起始体位。有节律地重复10次，起初要轻柔小心。

（2）适用范围：站立位屈曲可作为卧位屈曲治疗的升级，可用于神经根粘连、神经卡压的治疗，是治疗前方移位综合征很重要的技术。

15. 抬腿站立位屈曲

（1）基本操作

体位：患者站立位，一侧下肢站在地面上主要负重，另一侧下肢放在凳子上，使得髋膝关节大约屈曲90°。

类型：患者自我运动。

操作：保持负重的下肢膝关节伸直，指导患者上身前倾，使得同侧肩部尽量靠近已经抬起的膝部。如果有可能，肩部可以低于膝部。患者可以通过牵拉抬起的踝部进一步加压。达到最大屈曲范围后回复至起始体位。重复6~10次。每次屈曲后一定要回复至直立位（图2-135）。

（2）适用范围：这个治疗技术产生了非对称性的屈曲应力，应用于患者站位屈曲时脊柱偏离中心的病例，可能是移位综合征，也可能是功能不良综合征。两种情况都将偏离方向对侧的下肢抬起，如屈曲时脊柱向左侧偏移，抬起右侧下肢。

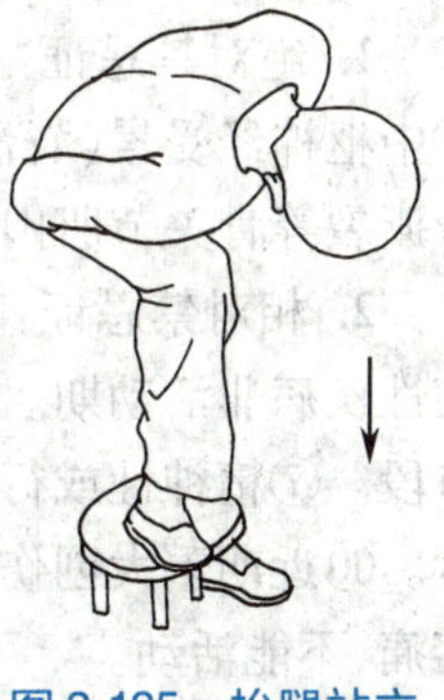

图2-135　抬腿站立位屈曲

16. 侧方偏移的手法矫正

（1）基本操作

体位：患者站立位，双足分开大约 30cm。

类型：治疗师治疗技术。

操作：治疗师站在患者偏移侧，将患者该侧的肘关节屈曲靠在胸侧壁上。治疗师用双上肢环绕患者躯干，双手交叉置于患者骨盆边缘，用肩部抵住患者屈曲的肘关节，前推患者的胸壁，同时双手回拉患者的骨盆。作用于患者躯干上下的对抗力，使得脊柱侧弯畸形减轻，如果有可能，可以轻度过度矫正。第1次用力时一定要轻柔，并且是瞬间用力。在评测患者对该治疗技术的反应后决定是否应用。有节律地重复10~15次，当矫正时患者的疼痛明显减轻并向心化，或对侧出现疼痛，证明该技术选择合理。如果没有出现症状减轻，可尝试持续用力（图 2-136）。

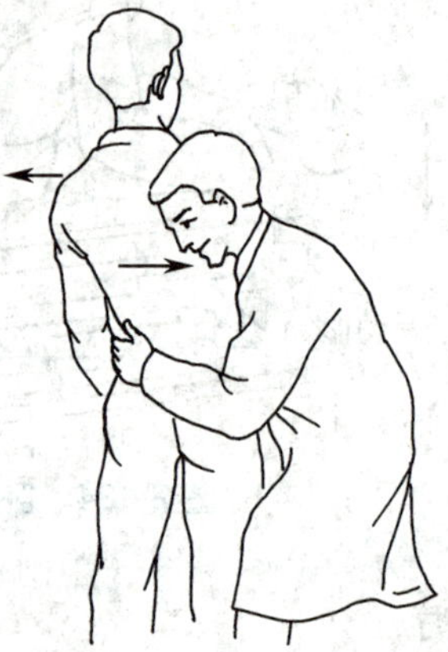

图 2-136 侧方偏移的手法矫正

（2）适用范围：移位综合征有急性腰椎侧弯畸形的患者。

17. 侧方偏移的自我矫正

（1）基本操作

体位：治疗师与患者面对面站立，治疗师一只手置于患者偏斜侧的肩，另一只手置于对侧的髂嵴。

类型：患者自我运动。

操作：先由治疗师用力矫正侧方偏移，方法为治疗师双手相向用力挤压患者进行侧方偏移的矫正，注意保持患者双肩与地面平行，双足跟不离地，双膝关节伸直。在过度矫正位置停留1~2分钟很有必要。侧方偏移矫正后应立即进行伸展活动。在治疗师的帮助下，患者能学会骨盆的侧方移动来进行自我侧方偏移的矫正，逐步转换为自我运动。

（2）适用范围：移位综合征有急性腰椎侧弯畸形的患者。

四、禁忌证

1. 绝对禁忌证 ①原发或继发恶性肿瘤。②各种感染。③疾病炎症活动期。④中枢神经受累（脊髓受压体征，马尾病灶等）。⑤严重骨骼疾病。⑥骨折、脱位和韧带撕裂等骨关节肌肉系统不稳定因素。⑦血管性疾病。⑧糖尿病晚期。

2. 相对禁忌证 ①轻至中度骨质疏松，无并发症。②结构性/先天性疾病。③炎症性疾病非活动期。④韧带松弛。⑤孕妇，尤其是最后2个月。⑥骨关节炎晚期或多节段。⑦精神性或行为性疾病。⑧既往腹部或胸部手术。⑨服抗凝药或长期口服激素。⑩近期重大创伤后。⑪近期手术后。⑫服用止痛药后在止痛效应期内。⑬严重疼痛，不能活动。

第十一节　整骨医学技术

整骨医学(osteopathic medicine)是19世纪90年代由美国Andrew Taylor Still医生创立的医学流派。Still医师认为人体是一部由骨骼和肌肉与韧带所维系的复杂系统，人体内存在着维持健康的能力，如果这种能力得到激发，疾病是可以预防和治疗的。

一、概述

(一) 整骨医学的历史

Still医生出生于1828年，他的父亲是一名牧师兼医生，从小的耳濡目染，使他继承了父业。美国南北战争期间，Still医生参军并成为一名外科医生。在战争中，他目睹了患者悲惨的死状，无数的手术和截肢。战争和疾病唤起Still医生探索新医学的决心，他立志要突破传统治疗手段，探索更好的方法去治疗疾病。1874年，Still医生建立了Osteopathy治疗理论和体系，并用Osteopathy作为这一新医疗学科的名称。

(二) 整骨疗法评估原则

1. 肌肉骨骼系统静态检查　主要是用来辨别骨骼及肌肉明显不对称的结构，并确认不对称的原因。因此，仅利用视觉检查，术者即可引出随后的动态检查。静态检查主要利用体表标志，如股骨粗隆、髂前上棘、髂后上棘、乳头、耳垂等。主要观察患者的前面、后面和侧面。

(1) 前面观：①头部垂直位于两肩的正中。②脸的对称性，鼻和嘴角，眼睛及眉弓的水平。③鼻尖与胸骨柄、剑突、脐位于一条直线上。④上斜方肌的两侧是等同的。⑤肩部水平。⑥锁骨和肩峰锁骨关节应该水平且等同。⑦前臂相对于髂嵴的位置是超过、前后关系。⑧双侧髂嵴的最高点应在同一高度。⑨双侧髂前上棘应位于同一水平。⑩脚的位置是旋前、旋后。

(2) 后面观：①头部位于正中，两肩水平。②耳垂水平、乳突水平。③指尖和身体的水平位置。④肩胛骨位置。⑤髂后上棘水平和大转子水平。⑥臀部、大腿及小腿的对称性。⑦臀部褶皱水平。

(3) 侧面观：①侧中线主要观察外耳道、肱骨头外侧、第三腰椎、股骨大转子、胫骨外侧髁、外踝。②头与肩部及身体的相关位置。③胸部、腹部是突出或平坦。④脊椎曲线是增加、减少或正常。⑤膝关节屈伸幅度范围。⑥足底弧度。

2. 关节运动范围检查　关节运动范围主要反映关节的活动范围，可反映疼痛、退行性关节病、肌肉紧张、炎症、拉伤或扭伤等状态下的活动能力。通常检查主动活动和被动活动范围。

3. 逐层触诊　治疗前首先观察被治疗部位是否有创伤、感染、关节错位、皮肤破损等变化，同时感觉皮肤温度、弹性等情况，然后逐层触诊筋膜、肌肉、内脏、韧带的情况，最后注意皮肤表面摩擦后的红斑情况。

4. 脊柱运动方向的命名　躯体功能障碍总是以容易运动的方向来命名，如检查患者旋转功能，患者头部容易向右旋转，但向左旋转困难，则躯体功能障碍命名为向右旋转功能障碍。脊柱运动方向主要是三个平面，即水平面、额状面、矢状面。整骨技术中记录运动方向缩写形式如下：F(Flexion)=屈曲，E(Extension)=伸展，N(Neutral)=中立位，SR(Sidebending Right)=向右侧弯，SL(Sidebending Left)=向左侧弯，RR(Rotation Right)=向右旋转，RL(Rotation Left)=向左旋转。

二、常用整骨技术

（一）软组织技术（soft tissue technique）

1. 概述 软组织技术是直接技术，通过牵伸或触诊分离肌肉起止点来观察组织反应和运动变化。软组织技术既是治疗技术，也是常用的评估手法，临床中常广泛应用于肌肉骨骼系统功能障碍的快速筛查。主要有三种治疗方式，拉伸、捏揉、抑制性按压。纵向拉伸是治疗过程中，逐步缓慢地纵向拉伸被治疗肌群，增加肌肉长度。横向拉伸又称揉捏法，在垂直于被治疗肌肉的长轴上施加有节奏的作用力，注意不要带动软组织发生滚动，拉伸方向垂直于肌肉起止点。抑制性按压是找到肌肉筋膜紧张部位，予以持续性按压，压力施加于肌肉组织深部。主要用于减缓肌张力，减轻肌痉挛；增强组织延展性，改善功能障碍部位的活动度；改善治疗部位的局部微循环；增加静脉、淋巴回流，减轻水肿；刺激肌肉组织，预防肌萎缩。

2. 基本操作程序

（1）患者应处于舒适且放松，无疼痛的体位，通常为卧位或坐位。

（2）术者应处于舒适位置，以便最大限度地降低能量消耗，并尽可能通过自身重心的移动来控制拉伸强度，拉伸过程中不产生疼痛。

（3）始终保持缓慢而有节律的牵伸运动，尤其开始时，拉伸强度小，节律缓慢。

（4）操作过程中应带动皮肤一起运动，避免摩擦皮肤表面而引起疼痛等不适。

3. 示例 抑制性按压（枕下松解）。

体位：患者仰卧于治疗床上，术者坐于患者头部。

操作：术者手掌朝上，指腹置于患者枕骨下，触按枕下肌群；术者轻柔地对颈下组织施以垂直向上的按压力，持续数秒后放松；缓慢、有节奏地重复该手法，以放松该处软组织至组织结构发生改变，一般治疗持续2分钟（图2-137）。

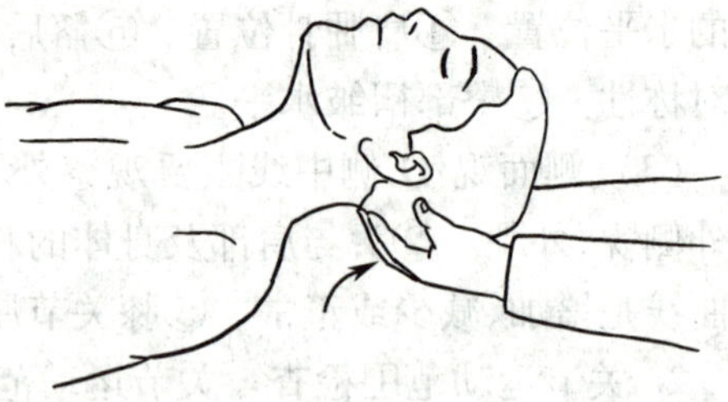

图2-137 抑制性按压（枕下松解）

（二）肌筋膜松解术（myofascial release techniques）

1. 概述 主要针对肌肉和筋膜组织，通过按压触诊的反馈达到松解筋膜组织的作用。分为直接肌筋膜松解术和间接肌筋膜松解术。主要用于快速筛查肌肉骨骼系统功能障碍；恢复肌肉及筋膜张力；增加组织延展性，改善关节活动范围；改善静脉及淋巴系统循环，减轻水肿；配合其他整骨技术联合使用，增强疗效。

2. 基本操作程序

（1）按照逐层触诊的原则进行触诊表皮及皮下筋膜等组织。施压力度要比软组织技术轻。在皮肤上进行手法操作时，要带动皮下组织一起运动，而不是让手在皮肤上滑过。

（2）术者在治疗方向上逐渐施加压力，直至筋膜层，手法力量轻柔。

（3）术者可添加各方向的运动，包括顺时针或逆时针方向旋转。

（4）术者在筋膜障碍处持续按压20~60秒后，观察组织的变化。

（5）术者再次评估患者情况。

3. 示例　胸部肌筋膜松解术。

体位：患者坐位，术者立于患者身后。

操作：术者手掌置于患者颈胸交界处，拇指及其余四指置于斜方肌处，将患者颈后组织向上方提起，力度控制在仅按压皮肤及皮下浅筋膜并保证手部不在皮肤上滑动；术者应注意关节活动度是否对称；在功能障碍阶段施以直接或间接手法；手法力量柔和，持续20~60秒或持续至触及治疗部位组织放松，注意手指不要在皮肤表面滑动(图2-138)。

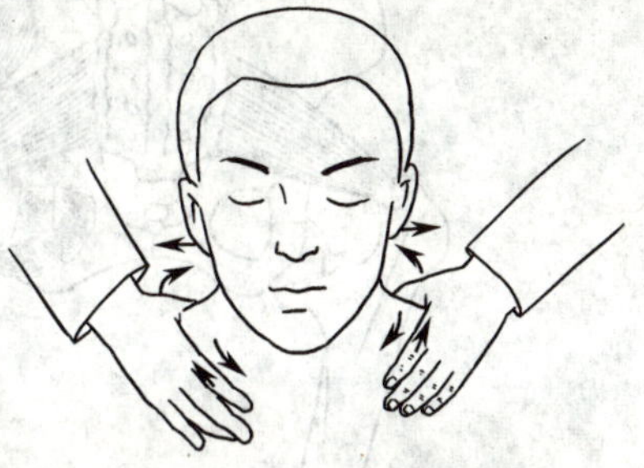

图2-138　胸部肌筋膜松解术

（三）摆位放松术（counterstrain techniques）

1. 概述　摆位放松术是一种由Lawrence H. Jones和他的两个学生提出的诊断和治疗系统。他们发现通过给患者一个舒适的体位可明显缓解疼痛。摆位放松术认为功能障碍是由于持续不当的姿势造成，这种异常姿势往往是与正常姿势相反的位置，该技术通过特定方向摆位，达到缓解疼痛的治疗效果。主要适用于关节、筋膜的亚急性和慢性躯体功能障碍。

2. 基本操作程序

（1）找到功能障碍节段对应的压痛点，对痛点进行评估。

（2）多个痛点同时存在时，找到最痛点并记录为10分(以10分为最痛的疼痛评分)。

（3）将患者置于痛点完全消除或至少疼痛程度减少70%的体位，保持该体位90秒。

（4）缓慢地将患者恢复至初始体位。

（5）再次检查痛点和其他躯体功能障碍，对疼痛程度进行评价。

注意：①整个治疗过程中，对最痛点进行全程监控。②摆位过程中，最痛点疼痛减轻不显著时需要对摆位进行微调，做小幅度的屈伸、旋转和侧弯运动，直至监测的痛点疼痛减轻70%或全部消除。微调是摆位放松技术治疗的关键。

3. 示例　梨状肌摆位放松术。

适应证：骨盆区域的躯体功能障碍。患者主要表现为臀部和大腿后部的疼痛。

痛点：位于下部骶骨侧面与股骨大转子中点。由于痛点靠近坐骨切迹处，为避免刺激坐骨神经，常选用靠近骶骨或股骨大转子的位置。

笔记

操作：患者俯卧位，术者坐于需要治疗的一侧；患者痛点侧大腿悬于治疗床旁，屈髋接近135°，并尽可能外展、外旋。患者腿部置于术者大腿或膝盖上。术者通过小幅运动（轻微屈髋、外展、外旋）来微调治疗体位，直到疼痛完全缓解，若不能100%缓解，至少应减轻70%的疼痛。替换体位，患者仰卧，髋关节屈曲近135°，并外展、外旋；替换体位，患者侧卧位，髋关节屈曲近135°，并外展、外旋；维持疼痛消除体位90秒后，缓慢地将患者恢复至初始体位，复测疼痛程度以评价该技术疗效（图2-139）。

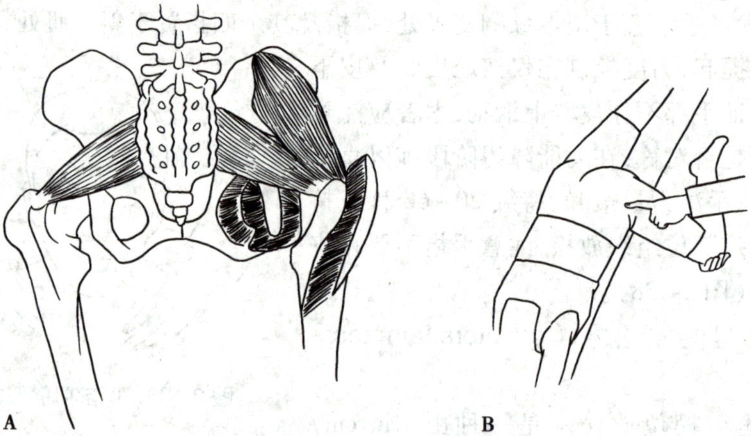

图2-139 梨状肌摆位放松术

（四）高速低幅技术（high-velocity，low-amplitude technique，HVLA）

1. 概述 高速低幅技术是一种采用快速的治疗力量，使活动受限关节在解剖活动范围内迅速产生很小幅度的位移，以解决一个或多个运动平面内的活动受限。该手法在操作过程中，强调高速度和低幅度，高速度是快速的冲击力以保证手法的实施；低幅度即引起关节的运动幅度很小，以保证手法操作安全。如一个正常活动范围为45°的关节，在运动至30°时出现障碍点，活动受限，采用高速低幅技术通常只需要将患者活动度增加3°即可，而不是完全达到45°的全范围活动度。主要适用于治疗各节段的关节活动受限，如关节面损伤、关节囊改变，肌肉紧张及痛觉过敏等情况。

2. 基本操作程序

（1）明确诊断。

（2）确定需要治疗的功能障碍节段。

（3）使患者保持舒适和放松的体位。

（4）嘱患者运动，使其达到活动受限的障碍点。

（5）当患者放松且不注意时，给予一个快速的冲击推力使受限关节产生很小幅度的位移。

（6）重新评估功能障碍处的情况，如双侧是否对称、压痛点等，重点评估关节活动度情况。

3. 示例 腰部高速低幅技术（以L_5中立位，左侧弯及右旋转功能障碍为例）。

体位：患者右侧卧位，术者立于患者对面。

笔记

操作：术者触诊患者 L_5 和 S_1 棘突，同时屈曲患者髋膝关节至 L_5 棘突相对于 S_1 处于中立位，进一步屈曲左腿使之垂于治疗床一侧，但不能触及地面；术者持续触诊 L_5 棘突，头侧手臂从患者腋窝穿过后置于其肩部，尾侧手臂置于髂后上棘及大转子之间，伴随患者呼吸运动，术者向后旋转其肩部，向前旋转其骨盆，达到最大功能障碍点；若未达到最大受限，可握住患者右手臂向斜前方牵拉，直至感到 L_5、S_1 椎体旋转；在患者放松状态下，施以快速冲击力，尾侧手发力方向垂直患者脊柱，头侧手发力方向使肩部微朝头侧移动，同时将骨盆及骶骨朝尾侧移动，使脊柱朝右侧弯、骨盆左转；术者重新评估功能障碍节段的关节活动度以判断该操作的疗效（图 2-140）。

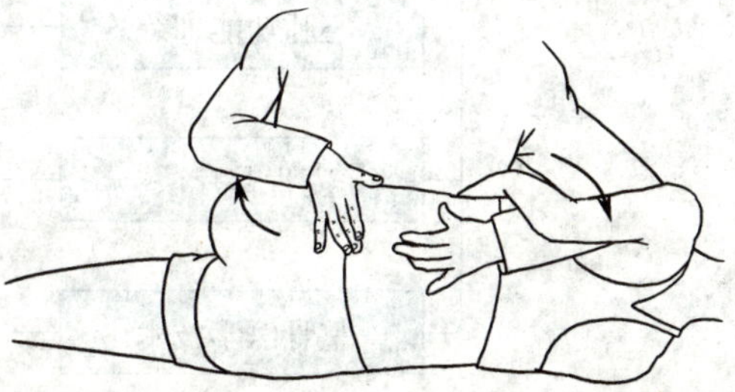

图 2-140　腰部高速低幅技术

学习小结

1. 学习内容

- 运动疗法
  - 关节活动术：关节活动术概念、治疗作用、适应证和禁忌证，上肢、下肢和躯干关节活动术的操作及作用
  - 关节松动术：关节松动术的概念、治疗作用、适应证和禁忌证，脊柱、上肢和下肢关节松术的操作及作用
  - 增强肌力和肌肉耐力的训练技术：肌力、肌肉耐力的概念、训练模式、目的和种类，基本原则、基本方法与临床应用，上肢、下肢、躯干肌群肌力及肌肉耐力的训练技术
  - 肌肉能量技术：肌肉能量技术理论、肌肉失衡、肌肉能量技术运用
  - 软组织牵伸技术：概述、软组织牵伸基础、脊柱肌肉牵伸技术、上肢肌肉牵伸技术、下肢肌肉牵伸技术、传统中医药疗法在本技术中的应用
  - 体位转移技术：定义与分类、基本原则、偏瘫患者的体位转移、四肢瘫与截瘫体位转移、脑瘫患儿的体位转移、被动转移技术
  - 平衡与协调能力训练：概述、平衡功能训练技术、协调功能训练技术
  - 步行功能训练：概述、步态训练基本条件、步行训练、步行能力训练、常见异常步态的矫治训练

笔记

心肺功能训练	概述、呼吸功能训练、心功能训练、有氧训练
麦肯基疗法	麦肯基疗法的基本概念、诊断方法、治疗原则及临床应用基本技术、适应证与禁忌证等
整骨医学技术	整骨医学技术的概念、治疗原理、常用治疗技术、适应证和禁忌证

2. **学习方法** 本章重点掌握运动疗法各项技术的定义，治疗作用，操作方法，临床应用，适应证与禁忌证。

（张宏、张国辉、牛坤、杨馨、石黎、包译、陈奇刚）

复习思考题

1. 常用关节活动的技术有哪些？
2. 膝关节置换术后的患者是否能使用CPM？其治疗机制如何？
3. 如何理解凹凸规则？
4. 关节松动术的麦特兰德手法分级标准是什么？
5. 患者王某，女性，52岁，右肩关节疼痛伴前屈受限，诊断为肩关节周围炎。请问如何应用关节松动术为王某进行治疗？
6. 肌力减低的常见原因有哪些？
7. 肌肉耐力训练的常用方法有哪些？
8. 简述肌力训练的基本方法。
9. 肌肉能量技术包括哪几种基本手法？
10. 肌肉能量技术的禁忌证是什么？
11. 简述软组织牵伸技术的牵伸作用。
12. 简述软组织牵伸技术的注意事项。
13. 什么是体位转移的基本原则？
14. 脑瘫患儿的抱法有什么注意事项？
15. 简述机械搬运的适用条件及使用原则。
16. 简述平衡能力训练和协调能力训练的区别。
17. 简述仰卧位平衡训练的适用范围及操作方法。
18. 什么是步态？
19. 室内功能性步行训练的内容有哪些？
20. 步行训练的常用措施有哪些？
21. 常见异常步态有哪些？
22. 减重步行训练的禁忌证有哪些？
23. 影响呼吸功能的因素包括哪些？
24. 腹式呼吸动作练习的体位都有哪些？
25. 有效的咳嗽训练方法有哪些？
26. 通过体位引流进行排痰的适应证是什么？

27. 什么是体外反搏？

28. 麦肯基疗法根据疼痛产生的病因病理，将其分为三大综合征，分别是什么？它们都有哪些特征？

29. 麦肯基疗法里力的升级是什么？

30. 简述脊柱运动方向的命名。

31. 患者诉颈部疼痛伴活动受限，查体发现屈伸和旋转活动正常，侧弯困难，触诊发现患者 C_5 向右侧弯较容易，向左侧弯困难，如何记录该患者诊断用于整骨医学治疗？

32. 摆位放松术操作成功的关键点有哪些？

笔记

第三章

神经生理及相关疗法

学习目的

通过学习 Bobath 技术、Brunnstrom 技术、Rood 技术、本体感觉神经肌肉促进技术、引导式教育、Vojta 疗法、感觉统合训练的基本概念、治疗作用、临床应用及操作程序等相关知识，为这些疗法在临床相关疾病中的治疗提供理论基础和实践方法。

学习要点

各项治疗技术的基本概念、治疗作用、临床应用、适应证与禁忌证、操作方法及注意事项等。

神经生理疗法又称为神经发育疗法，是根据神经生理学、神经发育学的基本原理和规律，通过对躯干和肢体的良性刺激，达到抑制病理反射、异常姿势和异常运动模式，促进建立正常反射和正常运动模式的一种疗法，是一个运动的再学习和中枢神经重新获得对运动控制的过程。主要应用于中枢神经损伤和外周神经损伤导致的运动功能障碍的康复治疗。在治疗过程中遵循头端-尾端、近端-远端的顺序，先进行等长练习（保持静态姿势），后进行等张练习（保持在某一姿势进行运动）；先练习对称运动，后练习不对称运动。同时应用多种感觉刺激，诱导出各种生理反射。应用相关方法使反射活动正常化。在治疗过程中强调患者积极主动配合，并进行重复强化训练，从而获得高级中枢对运动的控制和支配。

20 世纪 50 到 60 年代，国外的神经生理疗法开始在脑卒中偏瘫、小儿脑瘫等临床疾病中应用，近 20 多年，此类疗法逐渐传入国内。常用的神经生理疗法包括 Bobath 技术、Brunnstrom 技术、Rood 技术和本体感觉神经肌肉促进技术等。此外，近些年来，与神经生理相关的一些疗法，如运动再学习疗法、引导式教育、Vojta 疗法、感觉统合训练等在国内的推广也越来越多，本章将一并介绍。

第一节　Bobath 技术

Bobath 技术是由英国物理治疗师 Berta Bobath 根据长期的临床经验创立的，由 Berta Bobath 的丈夫 Karel Bobath 给予理论基础的补充。从 20 世纪 40 年代起，Berta Bobath 将她的方法应用在临床偏瘫患者运动功能康复训练中，取得了较好效果。自 70 年代起，Berta Bobath 开始著书教学，在世界各地成立 Bobath 中心，使得 Bobath 技术广为流传，是偏瘫运动功能康复技术中最为普及的治疗技术之一。它主要采用抑制异常姿势，促进正常姿势的发育和恢复的方法治疗中枢神经损伤患者，如偏瘫、脑瘫，因此该方法又被称为通过反射抑制和促进而实现治疗目的的神经发育治疗方法。

Bobath 偏瘫治疗技术的基本观点是：脑卒中患者常见的运动功能障碍，主要是由于大脑高级中枢对低级中枢失去控制，低级中枢原始的反射失去抑制所致。表现为异常的张力、姿势、协调、运动模式和功能行为。如痉挛模式出现，上肢表现为屈曲痉挛模式，下肢表现为伸展痉挛模式。脑卒中患者的主要问题是运动控制障碍，而不是直接的肌力问题。正常的运动模式是不可能建立在异常运动模式基础上的，只有抑制异常的运动模式，才有可能诱导出正常的运动模式。因此治疗的重点在于改变患者的异常姿势和异常运动模式，为此 Bobath 提出了治疗中的两个主要目标：①减轻痉挛；②引入更具有分离性的运动模式，可以是自主性的，也可以是随意性的，并且将其运用在功能活动中。

一、基本概念

（一）基本要点

1. 控制关键点　治疗师在训练中操作患者身体的某些部位，以达到抑制痉挛和异常姿势反射，促进正常姿势反射的目的。Bobath 将这种操作称之为控制关键点，将这些被操作的部位称之为关键点。近端的关键点是躯干，即头颈部、肩胛带、骨盆；远端关键点是肢体的一部分，如肘关节、膝关节、手和足。比较而言，近端关键点更为重要。针对患者的情况，将这些关键点组合起来，在仰卧位、俯卧位、四点爬位、站立等各种体位中运用。

2. 反射性抑制　利用与痉挛模式相反的体位或姿势来抑制痉挛。包括反射性抑制模式（reflex inhibition pattern，RIP）和影响张力性姿势（tonic influenced posture，TIP）。头的位置和肢体关节的活动方式或体位将影响肢体屈肌和伸肌的张力。如将头过伸可促进肢体的伸肌紧张而抑制屈肌张力；头屈曲能促进肢体的屈曲紧张而抑制高张力的伸肌；肢体内旋可降低外展肌张力；肢体外旋可降低屈肌张力；仰卧位时高举臀有利于髋关节与躯干的伸展，屈髋、屈膝，加上髋外展可抑制肌张力过高的伸肌。鉴于此，Bobath 设计了一些体位或姿势模式来抑制痉挛，这就是反射性抑制模式。上肢反射性抑制模式：颈部、脊柱伸展，肩外旋，肘伸展，腕伸展，前臂旋后和拇指外展。下肢反射性抑制模式：患侧下肢轻度屈髋、屈膝，内收、内旋下肢，背屈踝、趾。躯干反射性抑制模式：肩胛对抗骨盆旋转，更重要的是骨盆对抗肩胛旋转。Bobath 手位：患者双手十指交叉，患侧拇指在健侧拇指外侧。

3. 促进姿势反射　通过某些特定活动来引导形成功能活动的姿势，并学习体验这些功能活动的运动姿势以达到治疗目的。如运用翻正反应和平衡反应来抑制原始运动模式，形成功能活动的姿势，从而使运动正常化。

4. 感觉刺激　利用各种感觉刺激（本体和皮肤）来抑制异常运动或促进正常运动，包括兴奋性刺激和抑制性刺激、推拉技术、放置和维持技术、患肢负重、挤压关节、叩击拍打等，如挤压肘关节以降低肘关节屈肌群的张力；叩击肱三头肌来提高该肌张力；在四肢躯干上有规律地或任意地叩击后出现肌紧张来保持患者的正常姿势。

5. 整体治疗　将患者看作一个有机的整体，而不只是治疗患病部位或局部。任

笔记

何一个部位的治疗都是整体治疗的一部分，需要通过四肢、躯干全身治疗和活动提高患者的整体功能。

6. 训练中常使用的功能活动

（1）床上活动：翻身，从仰卧位到床边坐位，用患侧上肢做支撑或做桥式运动等。

（2）重心转移：在坐位或站位下，有控制性地将重心向患侧转移。

（3）在不用健侧上肢推的情况下，从坐位站起。

（4）负重和非负重功能模式下的偏瘫侧上肢控制。

（5）步行训练和平衡训练，增强偏瘫侧下肢控制功能和减少辅助工具的使用程度。

（6）使用患侧上肢进行日常生活活动、职业活动和休闲活动，避免会增加痉挛的模式。

（二）基本操作

1. 关键点部位及其作用

（1）头颈部屈伸和旋转

1）前屈：颈部屈曲，则全身屈曲模式占优势，对全身伸展模式起到抑制，从而完成促进屈曲姿势。颈前屈可以在俯卧位、坐位、立位的体位进行。但对称性紧张性颈反射者，颈前屈则会出现下肢的伸展模式和上肢的屈曲模式。

2）后伸：颈部伸展，则全身伸展占优势，抑制全身屈曲模式，从而完成伸展姿势、伸展运动的促进。但对称性紧张性颈反射者，颈伸展则会出现下肢的屈曲模式和上肢的伸展模式。

3）旋转：用于破坏全身性伸展和屈曲模式。但对痉挛性强、呈强直性或间歇性的痉挛等重症病例不能直接控制头的运动，应利用后述的肩胛带、躯干部的关键点来控制头部体位。重症病例可制作特殊椅子来保持良好的坐位姿势，以保持头的位置。

（2）胸椎：通过调整胸椎的屈/伸来改善躯干的平衡能力。患者保持坐位，治疗师位于患者的身体后面，将手放在其胸骨和相对应的胸椎上使胸椎前突及后突，以降低躯干肌的肌痉挛。

（3）肩胛及上肢：保持肩胛带向前伸的状态，则全身屈曲占优势，能抑制头向后方过伸的全身伸展模式状态。如果肩胛带处于回缩位，会使全身伸展模式占优势，可以抑制因头前屈而致的全身屈曲模式，从而促进抗重力伸展活动。可直接操作，或用上肢来保持肩胛带的位置变化。

上肢和肩胛带常联合活动，前臂旋前伴肩关节完全内旋，则可有效地抑制徐动型脑瘫患儿的上肢不自主动作，若用于痉挛型，则会使躯干和下肢的屈肌痉挛增加。这时如改为前臂旋后、肘关节伸展，使肩关节完全外旋，则抑制全身屈曲模式，并促进其伸展。假如前臂旋后、肘关节伸展和肩关节外旋的同时，使上肢水平位外展，则屈肌的痉挛尤其是胸部肌群及颈部的屈肌群受到抑制，则可以促进手指自发的伸展，还可以同时促进下肢的外展、外旋和伸展。肩关节外旋、抬举上肢，可抑制上肢屈肌痉挛、肩胛带向下垂，使脊柱、髋关节、下肢变得容易活动。前臂旋后伴拇指外展可促进其余四指的伸展。

（4）躯干：躯干屈曲，全身呈屈曲位，会抑制全身性伸展模式和促进屈曲姿势、屈曲运动。躯干伸展，使全身伸肌占优势，成为抑制全身性屈曲模式的方法。躯干旋转，

笔记

可以破坏全身性屈曲、伸展模式。

（5）下肢及骨盆：屈曲下肢可促进髋关节外展、外旋和踝关节背屈。骨盆的操作主要在坐位、站位使用。坐位骨盆后仰时，上半身屈曲位占优势，下肢伸展位占优势；站位时呈后仰姿势及全身性伸展模式；骨盆前倾坐位时上半身伸展占优势，下半身屈曲占优势。典型的剪刀式姿势患者，通过足前部支持体重起立时，如能骨盆后仰，使重心后移，则可促进髋关节、躯干的伸展，并可促进良好站位姿势。

2. 促进姿势反射

（1）促进翻正反应：翻正反应是当一种稳态（姿势）被打破时，身体重新排列获得新的稳态（姿势）的能力。如仰卧时，当头被旋转到一定程度时，身体会随之旋转，直至达到侧卧或俯卧。适应翻正反应的情况有以下几种：

1）新生儿或年幼患者。

2）痉挛型患者：主要促进运动模式发育，促进正常发育。

3）手足徐动型、失调型患者：其肌张力时有波动，同时缺乏共同收缩，故应掌握正确的肌收缩调整时间，使全身收缩均等分配。

4）弛缓型患者：为了激发自主反应，可以考虑给予强刺激。

从仰卧位翻正反应的促进可诱发出至侧卧位、俯卧位的活动，是通过促进头翻正反应以诱发肌肉的主动收缩达到目的体位的。用于痉挛型及间断性痉挛及轻度的手足徐动型脑性瘫痪，能促进患者两手指向正中位和对称性姿势的侧卧。对以上臂支持的俯卧位患儿，一边诱发上肢伸展位支持，一边旋转躯干，诱导成为长坐位；继续来回转头，使两手支持体重，旋转躯干，使骨盆从床上抬起成四点爬位。还可以利用身体对身体的翻正反应、头对身体的翻正反应、迷路性翻正反应、上肢伸展反应以及平衡反应的方法促进自动反应。

（2）上肢保护性伸展反应：自出生后 8 个月起向身体侧方外展上肢和伸展手；10 个月后向身体后方伸上肢和手，并不断进行，一生中持续保持。

（3）促进平衡反应：在仰卧位、坐位、站位等体位来促进平衡反应。可以配合使用大球、滚筒、平衡板等辅助训练器具进行。在治疗过程中，先用抑制的方法抑制痉挛，再不断地利用促进手法来促进患者的肌张力、动作模式、平衡反应。目的是最大限度地诱发患者潜在能力，以不妨碍自身行动为度。

3. 刺激固有感受器和体表感受器

（1）关节负重：是一种利用体位使重力通过关节，刺激本体感受器使关节周围肌肉产生共同收缩来提高关节稳定性的方法。由治疗师一边施加手法压迫，一边配合抵抗或单独使用关节负重，以对躯干、四肢进行自动调整运动为目的，可以在仰卧位、俯卧位、坐位、站位等各种体位进行。可以在俯卧位从上方来压迫肩胛带，使前臂负重，自肩胛带到上臂的肌群同时收缩，或令患者向侧方移动重心增加对抗力，来促使肩关节周围肌群收缩。又如对坐位儿童头顶部或肩胛带向下方压迫，来抑制手足徐动型动作并可控制头部。

（2）位置反应：指肢体反应性、短暂地保持某种体位的能力，是肢体的重量刺激引发出的正常姿势反应。如在坐位时，帮助上肢水平位举起，然后治疗师突然撤手，使上肢悬空，此时，上肢本身重量的刺激使关节周围肌肉同时增大收缩力，来试图保持肢体的位置。

笔记

（3）保持反应：指身体对所处体位有意识的控制能力。例如先轻轻地托住俯卧位患者下颌部使其抬头，帮助保持在那个位置，再慢慢减少支持，以此让患者自身用力来抬头。也可在仰卧位、俯卧位、坐位、立位等各种姿势做上肢、下肢各种体位变化，目的是提高肌群的共同收缩和固有感受器的感受性。

（4）拍打：利用刺激固有感受器、体表感受器来促进肌紧张的方法。对四肢、躯干使用规则或不规则的拍击手法而达到提高肌肉收缩兴奋性的目的。多用于手足徐动型、失调型的脑瘫患儿保持姿势。叩击刺激固有感受器和体表感受器而使颈部、躯干部、四肢的肌肉兴奋性增强。

（三）基本原则

1. 治疗中应当避免增加患侧肌张力或会导致患侧出现异常运动反应的运动和活动。如患者过度用力会导致痉挛加重，异常姿势和异常运动模式加强，治疗中应该避免。

2. 治疗应当直接产生或形成正常的姿势和运动，选择的运动模式不是以发育序列为基础，而是选择对功能活动具有重要意义的模式。

3. 患侧治疗应该包含在所有的治疗活动中，重新建立两侧的对称性，增加功能使用，不建议利用健侧肢体的功能取代患侧肢体的功能训练。

4. 治疗必须诱导患侧的运动和功能活动的改变，强调患者的主动性。

二、Bobath 技术在成人脑卒中的应用

（一）Bobath 对脑卒中的认识

1. 脑卒中后偏瘫形成的机制

（1）脑卒中后异常运动模式和异常姿势的形成：脑卒中后，由于来自左右半身不同的感觉传入，使得双侧大脑半球出现了整合能力障碍。成人偏瘫时过分用力、恐惧感、平衡不好可引起联合反应，使发病初期肌肉的弛缓和低紧张变成痉挛，成为偏瘫特有的异常模式。一般称为刻板运动模式（stereotyped movement），即运动的非功能化和变形挛缩的进展过程。

从分析运动模式的角度来看，机体应作为一个整体加以分析。躯干因有抗重力的伸展活动而具有保持姿势的作用，上部躯干必须要伴随着上肢活动的分节运动，下部躯干为保障下肢运动，支持上部躯干，要求持续性同时收缩以发挥固定作用。上肢的伸展运动不仅有从肩关节到远端上肢的动作，而且也有胸廓的分节运动；下部躯干通过肌肉持续性同时收缩支持着上部躯干发挥功能性作用。因此，须将偏瘫身体分成两部分来观察和分析。一方面是躯干左右连结障碍，例如坐位时，若抬起非瘫痪侧下肢做脱鞋动作，需抬起同侧骨盆，此时非瘫痪侧半身的重量必然移向瘫痪侧坐骨结节周围和大腿后上方。这一动作完成较困难，因瘫痪侧下部躯干紧张度低下，两侧半身躯干连结不好，躯干及骨盆平衡欠佳，再者患者担心向前方摔倒，必然会头颈部轻度过伸，遂使瘫痪侧因联合反应而痉挛增强。这种瘫痪侧的异常运动模式是同非瘫痪侧相互联系而形成的，而用稳定手、足、眼协调功能的动作均可阻止这种异常联系。因而从运动模式来看，对非瘫痪侧绝不能称为健侧，而异常运动模式的形成和偏瘫身体的两个部分都有密切联系。从另一方面看，瘫痪侧胸廓下方与腹外侧之间由于低紧张而致上下连结障碍，则通过代偿使躯干屈向非瘫痪侧一方，当行走时，瘫痪一侧下肢在摆动

笔记

相必须用力迈步，遂增强了痉挛的模式，使该下肢伸肌痉挛变成优势位，不见膝的摆动，反见到足内翻及下垂增强。

（2）脑卒中后肌张力异常的形成：脑卒中后肌肉本身的表现为肌肉的僵硬、缩短和无力。肌张力增高被认为是上运动神经元综合征的一部分，不再是运动障碍的主要原因。痉挛是由于上运动神经元损伤导致运动控制障碍，表现为肌肉间断性或持续性不自主收缩。肌张力增高包含神经和非神经两个因素。神经因素包括，当肌肉超过收缩范围时，神经不能调整其反射活动，不能使肌肉处于休息状态；非神经因素包括肌肉本身机械性能的改变，这些改变发生于肌细胞和细胞外基质。在功能水平上，代偿机制能帮助患者完成任务，如果患者强化这种代偿行为，可能阻止其他行为的获得。在神经水平上，代偿行为可能限制备用神经的恢复。此外，脑卒中后还表现为肌肉无力，主要原因包括：负责随意运动的神经下行通路缺乏兴奋；肌纤维发生萎缩或挛缩；肌肉激活在空间和时间模式上的改变导致了无效力的产生；功能性运动单位缺损和保留部分特性的改变。这些肌肉的潜在病变导致任务执行所必需的选择性运动模式障碍。

但是，肌肉可塑性的改变很易发生，包括肌肉长度和使用方式改变。这些神经肌肉可塑性机制的理论能让治疗师理解神经恢复过程，以便制订恰当的康复目标。

2. Bobath 治疗与脑卒中后肌张力的异常　Bobath 观察到脑卒中后常常出现肌张力异常，它大大干扰了患者的功能性活动。Bobath 发现在远离肘关节的肩部及躯干部进行手法治疗时，痉挛屈曲的肘关节出现了伸展。以后他又多次把这个经验用在四肢瘫痪的患者身上，也取得了同样的效果。之后 Bobath 从神经生理学的角度阐明了这个问题，这就是反射性抑制作用的结果，而肩部和躯干就是关键点。但是经过一段时间后患肢又出现痉挛的现象，Bobath 提出，治疗时不能只用抑制的手法，而必须在抑制异常姿势的同时促进正常的姿势运动。所以 Bobath 提出，脑卒中的治疗应以反射性抑制与促进相结合为中心，如利用反射性抑制（RIP）作用于异常运动模式使之减弱，同时促进（诱发）正常运动模式，特别对翻正反应和平衡反应的促进。正是基于这种观点，到了 20 世纪 80 年代，反射性抑制模式（RIP）被影响张力性姿势（TIP）取代，影响张力性的姿势指的是：在某些特定的姿势下，肌张力是可以得到抑制的。例如，当下肢腓肠肌肌张力异常增高时，不再主张在仰卧位下做跟腱的被动牵伸（RIP），而是鼓励患者采用足跟着地站立的姿势（TIP）加以抑制。

3. 运动感觉对脑卒中恢复起重要作用　Bobath 认为，脑卒中后由于异常运动和异常姿势反射，患者体验不到正常运动的感觉，而这种“正常的感觉”通过反复学习和训练是可以获得的。其机制在于神经系统的可塑性，包括大脑皮质功能重组、轴突长芽、突触再生、增强突触传递效率和提高脑内神经营养因子水平。神经可塑性可能导致不利的代偿性运动，也可能发展替代途径获取更多的功能。

脑卒中后传入神经有分路现象，神经刺激会被导入阻力较小的原始反射路径。表现出不正常的动作形态，因而脑卒中患者需要抑制手法使其有正常的感觉输入，并使这些输入后传出的为正确的神经路径，获得正确的动作形式。治疗师根据患者的不同情况及存在的问题设计训练活动，通过反复的动作训练促进和巩固这种正常运动感觉，直至成为自发的技巧性活动。

4. Bobath 治疗脑卒中的基本原则和主要技术　Bobath 将脑卒中患者恢复阶段划分为三个不同时期：弛缓期、痉挛期和相对恢复期，各期治疗技术均有所不同。迟缓期

笔记

患者,肌肉松弛、肌张力低下和无自主性运动等问题。因此,训练计划主要包括:良姿位的摆放、床上转移训练及关节的被动和主动运动等。痉挛期主要训练目标是:抑制痉挛、抑制异常的运动模式、促进关节分离运动,以正常的运动模式完成基本动作。相对恢复期患者痉挛渐渐减轻,关节出现分离运动,协调性和平衡性开始接近正常,此时需要进一步提高精细运动训练及步行训练等。Bobath 对于脑卒中患者常用治疗技术主要包括以下几个方面:

(1) 反射抑制性模式:反射抑制性模式是专门针对抑制异常运动和异常的姿势反射而设计的一些运动模式。异常运动主要包括痉挛模式动作、异常的姿势反射活动和联合反应等。针对常见的痉挛模式,偏瘫患者的 RIP 方法如下:

1) 躯干的抗痉挛模式:由于患侧躯干肌的痉挛和感觉丧失导致患侧的躯干短缩,牵拉患侧躯干屈肌将缓解异常的肌张力而矫正患者的姿势。因此躯干的抗痉挛模式应是牵拉患侧躯干使之伸展。其方法是患者健侧卧位,治疗师站立于患者身后,一只手扶住其肩部,另一只手扶住髋部,双手做相反方向的牵拉动作,在最大的牵拉范围内停留数秒,便可缓解患侧躯干肌的痉挛。

2) 上下肢的抗痉挛模式:常见的有上肢屈肌痉挛占优势、下肢伸肌痉挛占优势的特点,上下肢的抗痉挛模式如下:①使患侧上肢处于外展、外旋,伸肘,前臂旋后,伸腕或指、拇指外展的位置,可对抗上肢的屈曲痉挛模式;②使患侧下肢轻度屈髋、屈膝,内收、内旋,背屈踝、趾,可对抗下肢的伸肌痉挛模式。

3) 肩的抗痉挛模式:由于菱形肌、斜方肌尤其是背阔肌、肩胛周围肌肉的痉挛,将导致肩胛带出现后撤、下沉等。因此肩胛带的抗痉挛模式应使肩部向前、向上方伸展,以达到缓解肩胛周围肌肉痉挛的目的。

4) 手的抗痉挛模式:手部常用抗痉挛模式的方法如下:将腕关节、手指伸展,拇指外展,并使之处于负重位,可牵拉手部的长屈肌群。在对患者上肢的训练中,为防止由于联合反应而出现的患侧上肢屈曲痉挛,可指示患者十指交叉握手,双手掌心相对,患侧拇指在上的 Bobath 式握手。在训练的过程中,如出现患侧手指的屈曲痉挛,治疗师应随时进行手指、腕关节的缓慢牵拉,待痉挛缓解之后,再继续进行训练。

5) 利用反射性机制改善异常的肌张力:①利用非对称性紧张性颈反射:非对称性紧张性颈反射是颈部肌肉和关节的本体感觉反应。即当头转向一侧时,面部转向的一侧上肢出现伸肌张力升高,而头枕后的另一侧上肢出现屈肌张力的升高。治疗师可利用此反射改善患者上肢肌张力状态并诱发上肢的随意活动。②利用对称性紧张性颈反射:对称性紧张性颈反射是本体感觉反射,由颈部肌肉和关节受到牵拉而引出,即头部伸展时,双上肢伸展,伸肌张力升高,而双下肢的屈肌张力升高;头部屈曲时,双上肢屈曲,屈肌张力占优势,而双下肢出现伸肌张力的升高。治疗师可利用此反射的原理来改善肢体肌张力的变化。③利用紧张性迷路反射:紧张性迷路反射是由头部位置的改变诱发出来的。仰卧位时,全身伸肌张力升高,出现头部后仰、脊柱伸直、肩后缩、四肢以伸肌模式为主。俯卧位时,全身的屈肌张力升高。因此,对于下肢伸肌痉挛严重的患者,应采取俯卧位或侧卧位,使其张力下降。④利用阳性支持反射:阳性支持反射是趾腹和脚掌前部皮肤对外部刺激的一种反应。若刺激趾腹和脚掌前部,将引起足骨间肌收缩,整个肢体的伸肌张力也会随着增高。偏瘫患者迈步时,治疗师应指示患者先将膝关节轻度屈曲,放松髋关节,然后将髋部向前摆动,使足的外侧方及足跟先着地,这将预防

笔记

下肢伸肌痉挛的出现。⑤利用交互性伸肌反射：患者仰卧位，头呈中立位，双下肢膝部伸展。当刺激一侧肢体的足底时，对侧下肢先屈曲后伸展。若患者患侧下肢伸肌痉挛明显，治疗师可利用此反射刺激健肢足底，使患者下肢屈曲来缓解伸肌痉挛。

（2）促进正常姿势反应：中枢神经系统对一些反射和反应的控制是分层次的，如翻正反应、上肢的伸展保护反应和平衡反应均由中脑、皮质下和皮质等部位控制。当中枢神经系统损伤后，正常的姿势反应会受到不同程度的破坏。因此对于偏瘫患者，要首先促进他们出现这些正常的姿势反应，并使之具备正常的姿势控制能力，才能进行各种功能的活动，促进患者随意运动的功能恢复。

1）翻正反应：翻正反应是为了维持头在空间的正常位置（面部与地面呈垂直位），头与躯干共同为保持这种位置关系而出现的自主反应。头部的翻正反应多用于小儿脑瘫患者的治疗，如治疗师抓住患儿的双足，头朝下提起，再慢慢把患儿放到垫子上。在此过程中，由于头部的翻正反应，患儿会出现伸颈、抬头的姿势，从而加强了头部的控制能力。

2）平衡反应：通过观察正常人的平衡反应，Bobath 鼓励患者主动运用患侧肢体，加强患侧肢体的正常应用以及促进正常运动模式的产生。训练平衡反应时，可选择在肘支撑卧位、手膝位、跪立位、坐位和立位等体位下进行，治疗师从前方、后方、侧方或在对角线的方向上突然推拉患者，使之保持身体的平衡，不致摔倒，从而训练患者维持平衡的能力。

（3）床上良好体位保持和体位转换：为防止因痉挛造成的关节受限、挛缩，患者在卧床期间应保持良好体位。急性期正确的姿势摆放是非常重要的，同时注意与体位变换相结合。

（4）关键点的控制：人体关键点可影响身体其他部位的肌张力，关键点的控制主要包括中心控制点：即胸骨柄中下段，主要控制躯干的张力；近端控制点：即头部、骨盆、肩部等，分别控制全身、骨盆和肩胛带部位的张力；远端控制点：即手指、足，分别控制上肢、手部、下肢及足等部位的张力。治疗师可通过在关键点的手法操作来抑制异常的姿势反射和肢体的肌张力。对于躯干肌肉痉挛的患者，可通过对胸骨柄（中心关键点）的控制来缓解肌张力。患者取坐位，治疗师位于患者身后，双手放在胸骨柄的中下段，操作时，指示患者身体放松，治疗师双手交替把患者向左右及上下缓慢拉动，做出“8”字形的柔和弧形运动，重复数次，直至患者躯干出现张力的缓解。然后，治疗师将一只手放在患者的背部，另一只手放在胸骨柄上向下挤压，使患者塌胸，放在背部的手向前上方推，使患者挺胸，重复数次，即可降低躯干的肌张力。

（5）推-拉技巧：是一种挤压、牵拉关节的技巧，主要包括对患侧肢体进行轻微的推、拉来促进肢体的伸展和屈曲，当屈肌紧张占优势时，可使用推的技术缓解肢体的屈肌张力，加强伸肌的控制能力。

（6）拍打：拍打痉挛肌的拮抗肌可促使拮抗肌收缩，缓解痉挛肌的张力。

（二）Bobath 技术在脑卒中的临床应用

1. 姿势的摆放

（1）仰卧位：该体位在发病的整个过程中均可运用。将头、颈用枕头给予支撑，枕高 5~10cm。患侧肩后放一个 2~3cm 垫物，使患肩尽可能向前，将伸展的上肢沿身体旁边放在另一个枕头上，略高于躯干，将伸开的手放在枕头上，或前臂旋后靠在枕头

笔记

外侧。用枕头或沙袋放在患侧膝关节下，使髋、膝关节处于屈曲位，既可防止髋关节外旋，又可使膝关节处于屈曲位。如果产生过度的踝跖屈内翻，需用一块板放在足底，保持踝背屈和外翻。若早期出现伸肌痉挛的患者，需要在髋关节下用一个小的垫枕以支撑，使髋关节处于中立位（图3-1）。

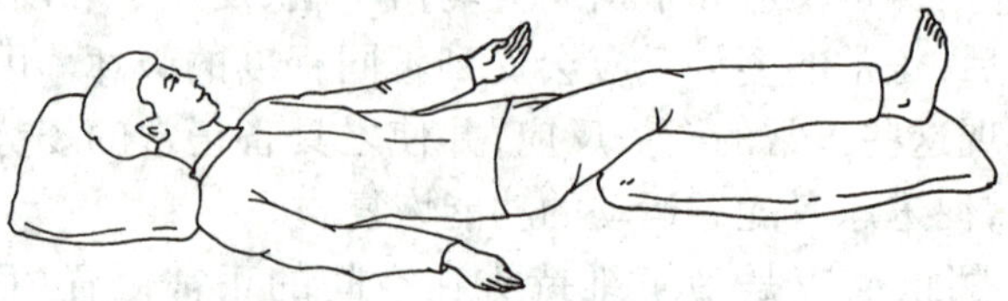

图3-1　患者仰卧位姿势

（2）侧卧位姿势：包括健侧卧位和患侧卧位。

1）健侧卧位：患肩尽可能向前，患侧上肢用枕头支撑，肘关节伸展，此时枕头被双手抱住；患腿屈曲向前，放在身体前面的另一垫枕上，既不外旋，也不内旋，避免足内翻（图3-2）。

2）患侧卧位：患肩一定要充分前伸，使患侧上肢保持在肩外旋、肘伸展、前臂旋后位；患侧髋关节伸展，膝关节微屈，健腿屈曲向前放在身体前面的垫枕上（图3-3）。

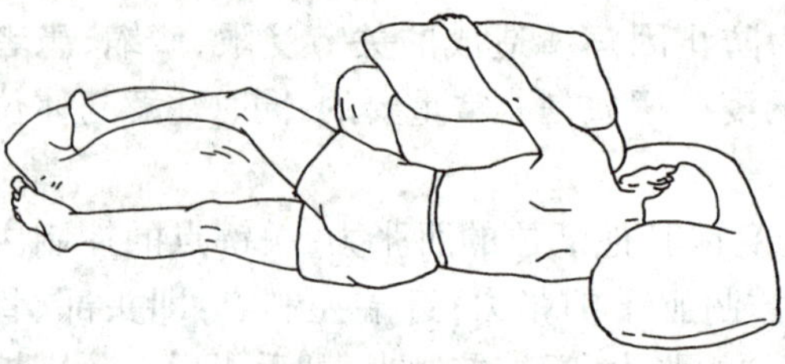

图3-2　患者健侧卧位姿势

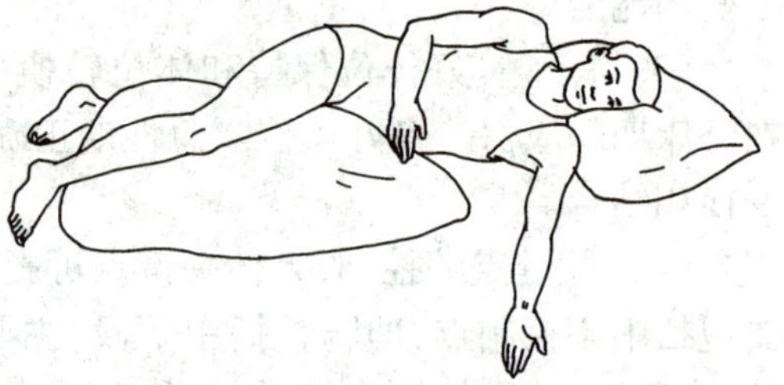

图3-3　患者患侧卧位姿势

注意事项：①床应平放，不主张抬高床头及半坐卧位，这些体位受对称性紧张性颈反射的影响，使下肢伸肌张力增高；②患手内不应放任何物体，避免引起抓握反射使屈肌痉挛；③使躯干长轴与床边平行，不应斜卧；④患者在床上卧位期间，患侧应给予多的刺激。如所有人员都从患侧接触患者，床头柜摆在患侧。

2. 床上活动

（1）向患侧翻身：由于躯干屈肌主动控制能力丧失，患者通常以健侧肢体推床的伸肌模式来完成向患侧翻身。这样忽略了躯干肌锻炼的机会，使日后的平衡功能和肢体功能受到影响。在康复的各个阶段，促使患者躯干主动屈曲，从仰卧位主动翻身到侧卧位，然后再回到仰卧位，以改善患者躯干的控制能力。

治疗师跪在患侧，将患臂抱于腋下，用手从下方支撑患肩以保护肩关节，在无痛范围内，调整肩关节活动范围。然后要求患者将健侧肢体向上向前抬起，移向治疗师，再放于患侧。同时不伴有患足蹬推治疗床动作。随着运动控制能力改善，患者可以轻轻移动健腿，使整个下肢轻松地放在前面的治疗床上。最初患者始终躺在枕上，当他能够正确地向侧卧位翻身，再回到仰卧位后，并可抬起头来。患者通过从治疗床上抬起腿并向外展回到仰卧位，轻轻将腿放到治疗床下，这样提高了腹肌的保持性活动能力。

笔记

当患者能够适当用力翻向一侧，然后再回到原位时，治疗师的帮助就应减少。可以仅指导头部到正确位置并拉健手向前，促进翻身活动完成。当患者恢复到仰卧位时，患臂尽量放在治疗床上，自觉地抑制屈曲，最后达到在无任何帮助的情况下，重复整个活动。然后，治疗师再进一步促进患者向俯卧位翻身。治疗师一手拉患者健手向前，另一手帮助患臂保持上举，动作完成后颈部伸展，躯干和健髋也转为伸展，健腿从空中落下(图 3-4)。

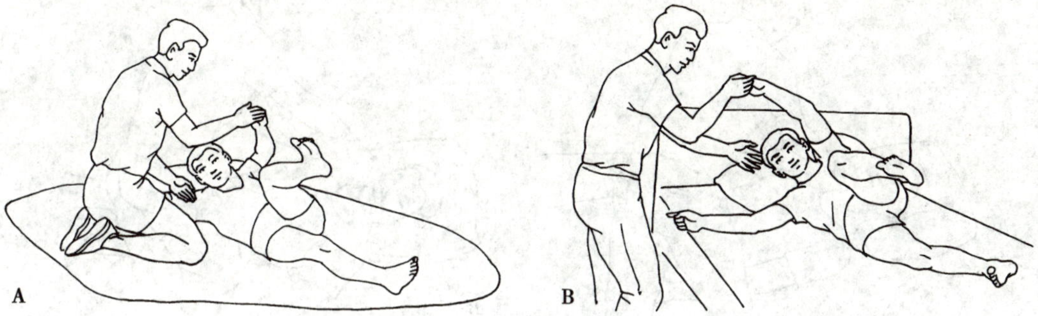

图 3-4　向患侧翻身

(2) 向健侧翻身：治疗师以接近正常的方式帮助患者带动患侧骨盆和下肢向前移动，由于治疗师需用双手促进这个活动，所以患者要两手交叉握住，在健臂的帮助下带动患臂向前。治疗师帮助患者从治疗床上抬起患腿，并要求他慢慢放下，躺回到治疗床上，从而回到仰卧位(图 3-5)。

当患者能够在无帮助的情况下完成向健侧翻身时，可进行向俯卧位的翻身练习。治疗师站在治疗床的一头，通过拉患手向前，引导患者头部屈曲、旋转、伸展翻向俯卧位。在此过程中，要求患腿始终留在空中，直到完成俯卧位后再放下。

(3) 被动活动：卧床期做被动活动可以帮助保持患者的运动觉，保持肌肉和软组织的弹性，从而保持关节活动度的完整，预防关节粘连和挛缩的产生。做被动活动时，在无痛情况下关节做最大的活动。活动从近端到远端各个关节依次进行。治疗师一手固定关节的近端，另一手活动同一关节的远端。每一个关节均要全范围、全方位、平滑而有节律地进行，动作轻柔而缓慢，每天 2~3 次即可(图 3-6)。

(4) 上部躯干屈曲和旋转：当被动地使上部躯干屈曲和旋转时，可以抑制肢体痉挛，而主动进行时则刺激腹斜肌的活动发生。首先使患者健侧肩胛向前伸，逐渐使上

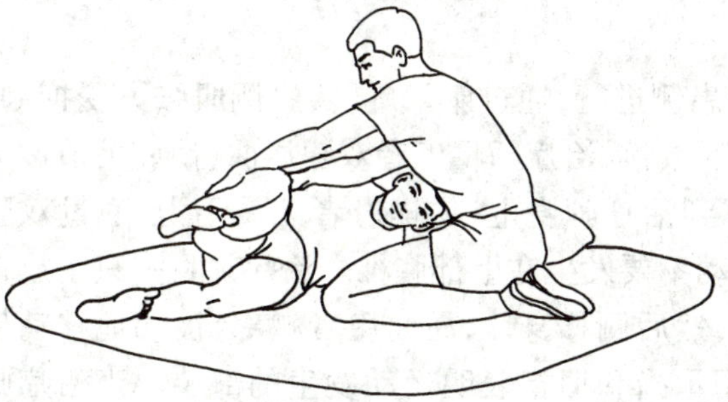

图 3-5　向健侧翻身

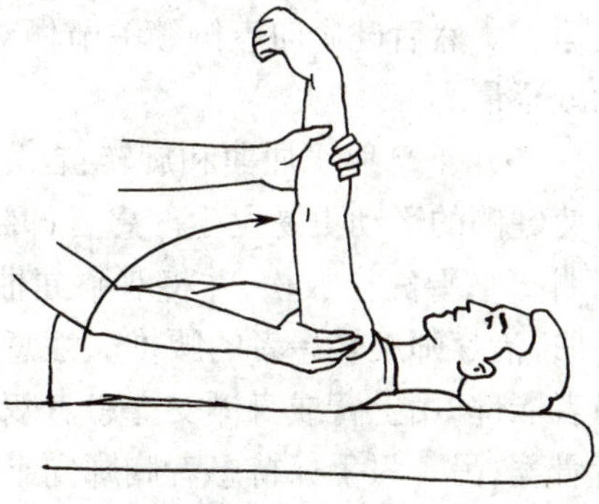

图 3-6　被动活动

笔记

部躯干旋转，从而抑制躯干肌的肌张力，为进一步使患侧向前运动做准备。患者仰卧位，两腿伸展、外展、外旋。治疗师站在健侧，将患侧前臂放在自己的肩上，然后治疗师双手重叠放在患侧肩胛上，将肩胛骨向前拉动，同时可旋转上部躯干。治疗师对患者两侧的帮助与促进是相似的，当患者向健侧屈曲和旋转时，躯干回缩肌的过度活动妨碍运动的发生，此时，需治疗师予以较多帮助（图 3-7）。

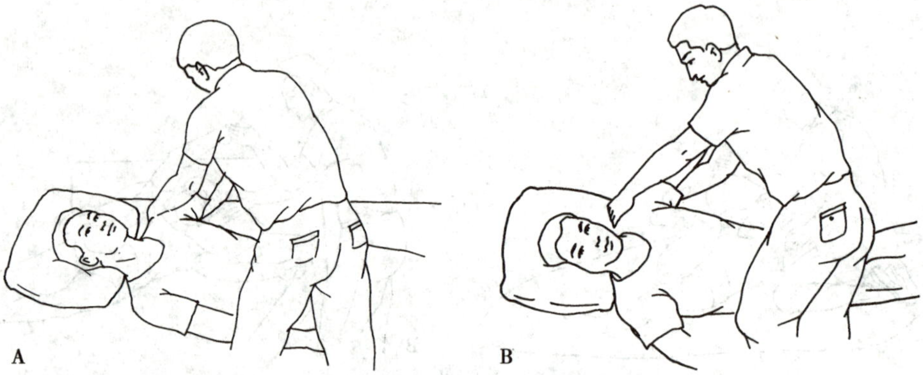

图 3-7　上部躯干屈曲和旋转

（5）促进主动旋转活动：治疗师使患者上部躯干尽可能充分地屈曲、旋转，然后要求患者抬头。用一只手辅助患者头部运动以达到适当位置，即患者的下颌与胸廓的中线对齐，患者头部尽力侧屈并主动保持其位置（图 3-8）。

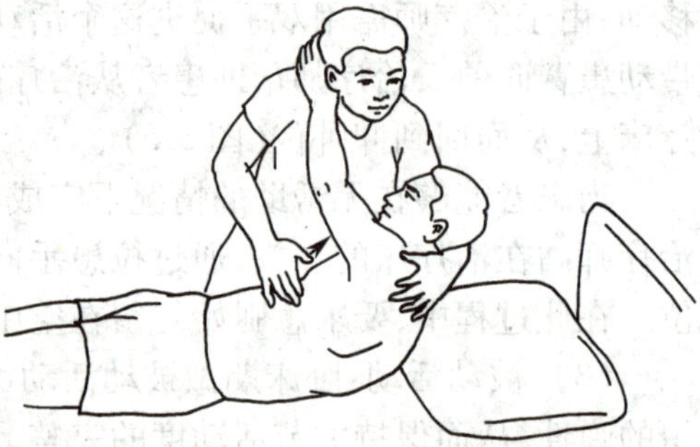

图 3-8　促进主动旋转活动

当治疗师放在患者肩胛后面的手给予患者的支持逐渐减少时，鼓励他主动保持头和躯干的位置，如果患者矫正躯干位置及增加躯干侧屈等运动困难，治疗师可以给予一定支持，将一只手臂放于患者的枕后及患肩部，引导患肩向足部方向运动，使患者头部达到正确位置，另一只手将患者的患侧季肋部向下压，辅助该侧腹肌活动。

当患者能完成躯干的屈曲活动时，治疗师就应当开始训练患者上部躯干的旋转。治疗师的一只手臂放于患者的枕后及患肩部，另一只手引导患肩向健侧髋关节做对角线运动。然后健肩向患侧髋关节做对角线运动。重复进行这种运动，直到治疗师的帮助减至最小。

（6）下部躯干屈曲和旋转：首先向患侧进行，通过躯干旋转，患侧肌张力受抑制，可使健侧的运动更易发生。患者仰卧位，放松，治疗师将患者双腿屈曲，使髋关节接近屈曲 90°，要完全放松，并将双膝屈曲靠到治疗师身上，这样患者无需用力，通过双膝屈曲，治疗师旋转患者的腰椎。注意运动不要发生在上部胸椎。治疗师将一只手放在患者骶部，用上臂或身体支撑患者双腿，然后侧移身体，屈曲患者腰部，被动地移动患者骨盆，另一只手保持患者胸廓向下，用示指和拇指表明运动发生的部位。当治疗师将患者骨盆向前拉时，患者髋关节屈曲的角度不改变，就像治疗师在患者两腿之间向

笔记

上推骶尾部。如果患者的上肢妨碍运动，他可以屈肘将双手放在胸前，当此被动运动不感到任何阻力时，治疗师要求患者主动地轻轻收缩下腹部肌肉，配合活动。这样可减少下腰部伸肌的过度活动，使腹肌收缩，同时也抑制整个下肢的伸肌痉挛（图 3-9）。

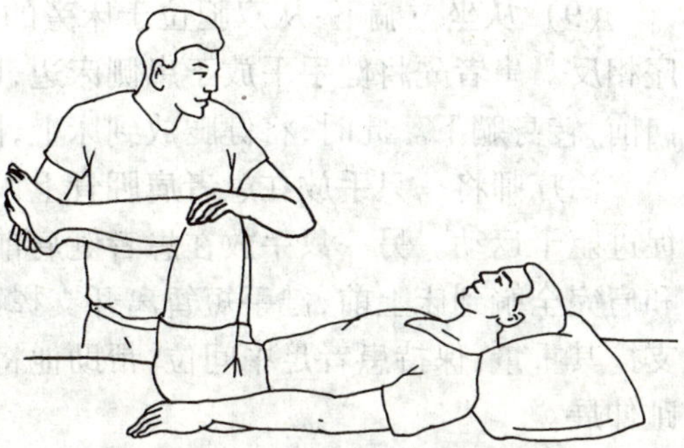

图 3-9　下部躯干屈曲和旋转

（7）桥式运动：偏瘫后早期进行桥式运动的目的是学习控制骨盆和髋关节的运动。患者仰卧位，头颈放枕上，上肢放松，放在身体两侧，治疗师帮助患者屈髋、屈膝，双足平放在治疗床上，足跟不必在膝的正下方。当要求患者从床上抬臀时，要注意运动发生在骨盆，而不是通过伸髋、弓背、头顶枕头完成。为了使活动有选择性，首先，治疗师应指导患者收缩下腹肌肉，向前上倾斜骨盆。治疗师将一只手放在患者健侧臀部，将骨盆向前、向上托，另一手于脐部下压，脐部正是运动发生的关键部位。在治疗师的帮助下，患者尽力保持骨盆水平，不使其倒向患侧（图 3-10）。

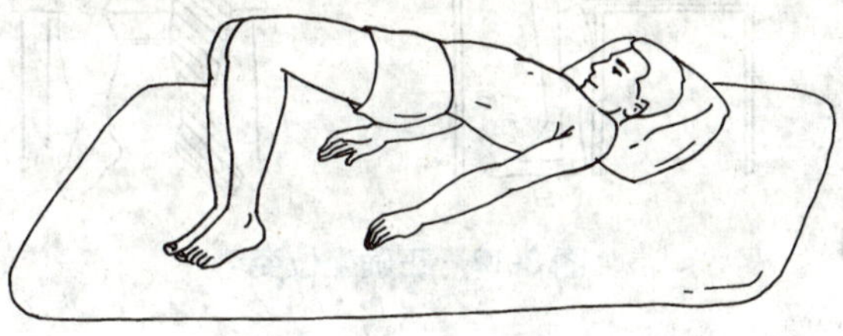

图 3-10　桥式运动

当患者能做一足先抬起，然后再抬起另一足的交替运动而不伴骨盆倾斜、下降时，就需要更多的协调运动，他应该以接近正常步行速度的节奏两足交替地离开床面。

（8）坐到床边：偏瘫发生后几天内，应帮助患者从床上坐起，然后坐到直背扶手椅或轮椅上。从患侧坐起应包括如下活动：抬起患腿搭到床边，抬起头和健肩并翻向患侧，健臂同时向前，跨过身体，直到健手能平放在患侧床上，抬起健腿到床边，同时坐起来。如果需要，可用手推床辅助躯干运动。在患者学会不过多用力就能正确坐起前，治疗师需要适当地予以协助（图 3-11）。

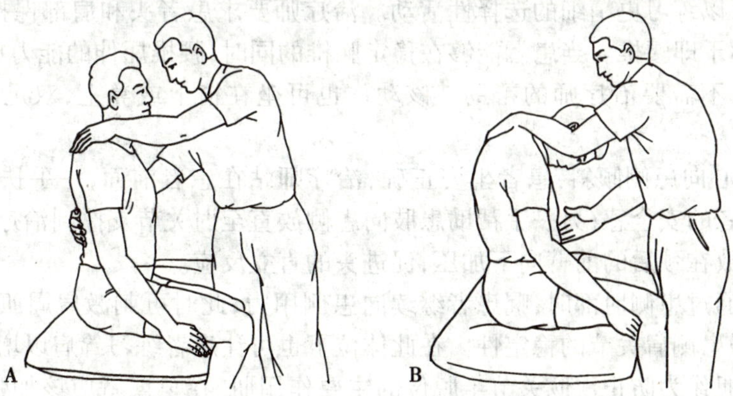

图 3-11　床边坐姿

A. 正确坐姿；B. 不正确坐姿

（9）从坐位躺下：从双腿位于床旁的坐位躺下，其运动序列与由仰卧位坐起的顺序相反。患者先将健手平放于患侧床边，以支撑部分躯干重量，抬起健腿，并带动患肩向前，转身躺下。此时，将健腿放到床上，同时也将患腿抬到床上。

治疗师将一只手放在患者肩胛骨上以拉患肩向前，并且在患者躺下时支持体重，促进躯干运动。另一只手放在患者健肩前，引导其向后，辅助躯干旋转。在患者将头和肩完全躺到床上前，健手短暂离开支撑面。当患者要仰卧位时，治疗师从患腿股后支撑其重量，保持患者足中间位，帮助他将患腿带到床上，治疗师用另一只手使患者足趾伸展。

3. 坐位活动训练

（1）保持正确坐位姿势：在坐位练习其他活动前，患者首先学会正确坐姿并矫正异常姿势。胸椎的稳定和上肢选择性的技巧活动都是正常步行的前提。矫正姿势从基础开始，即调整患者髋和骨盆的体位。因此在能够坐直以前，需要矫正患者骨盆的位置（图 3-12）。

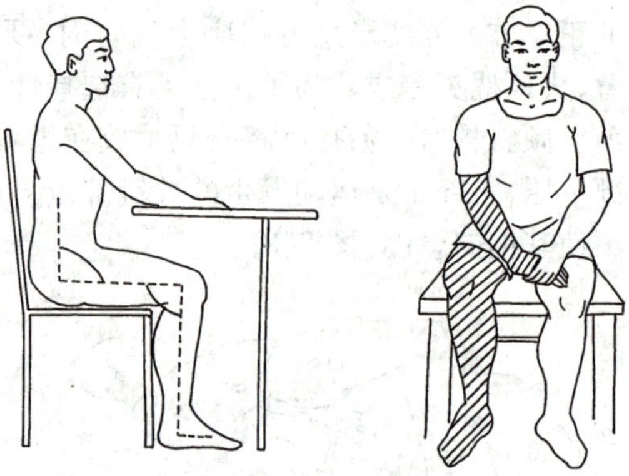

图 3-12　正确坐位姿势

（2）双腿下垂坐在床边：许多活动可以在患者坐在床边、椅上或治疗凳上时进行。在日常活动中，坐位时双足通常是平放在地板上的。但刚开始时，使患者的双足无支撑即不着地，从事各项活动更容易些。如果脚放到地板上，患者会试图利用健足帮助进行活动，结果是使代偿的肌肉活动。此外，双足着地对治疗师控制患足不期望的联合反应、促进躯干的正确运动也是很不利的。

（3）躯干屈伸运动：患者坐在治疗床上，治疗师站在患者面前，将一只手放在患肩上以阻止其后缩，另一只手放在腰部帮助其伸直脊背并屈髋，身体重心均分在两侧坐骨上，保持躯干垂直于骨盆。然后，治疗师在患肩上的手保持不动，指导患者做整个脊柱的屈曲和伸展，同时另一只手辅助患者收腹。当患者能够做到脊柱伸展、屈曲交替活动时，可以练习更精细的选择性活动。治疗师要求患者头和肩部保持中立位，仅屈、伸下部躯干即腰椎。当患者能够在稳定胸椎的同时，腰椎屈伸的能力提高后，其可以独立活动，不需要治疗师的帮助。该动作也可坐在椅上或凳上，双足平放在地上进行。

（4）重心向患侧倾斜：患者坐姿正确，治疗师站在患者前面，一手扶托患者颈后部以增加患者的安全感；另一手帮助患肢向患侧放直至肘关节支撑到治疗床上。治疗师通过自己放在颈后的前臂向下加压，促进头的直立反应。

当体重通过患侧肘部时，嘱患者继续向患侧用力，此时可刺激肩周肌群的共同收缩，从而加强患侧肩关节的稳定性。在此体位下也可让患者练习耸肩以增加冈上肌的力量。冈上肌作为防止盂肱关节半脱位的主要作用肌，在早期就应该加强它的训练，若耸肩时有肩胛回缩，可回到卧位练习上肢的前伸、上举（图 3-13）。

（5）重心向健侧倾斜：用重心向健侧倾斜的方式使健侧肘关节接触床，当从健侧回到直立坐位时，要避免健侧肘关节支撑。治疗师应轻轻握住健侧手背慢慢抬起来，避免健侧手向下推的力量使身体坐直，这样才能调动患侧的主动调节能力。也可让患者坐在凳子上做上述活动(图 3-14)。

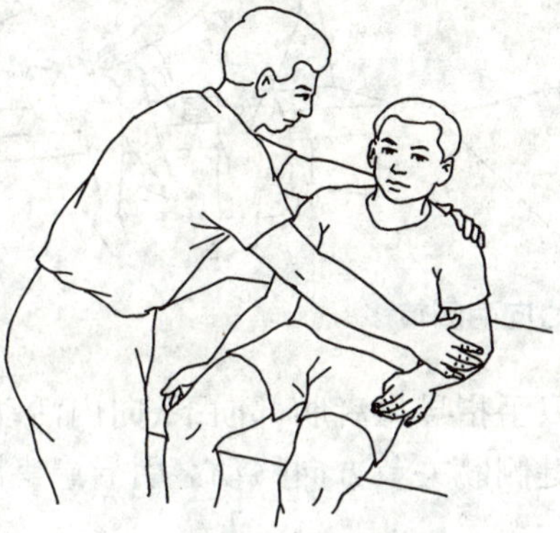

图 3-13　重心向患侧倾斜

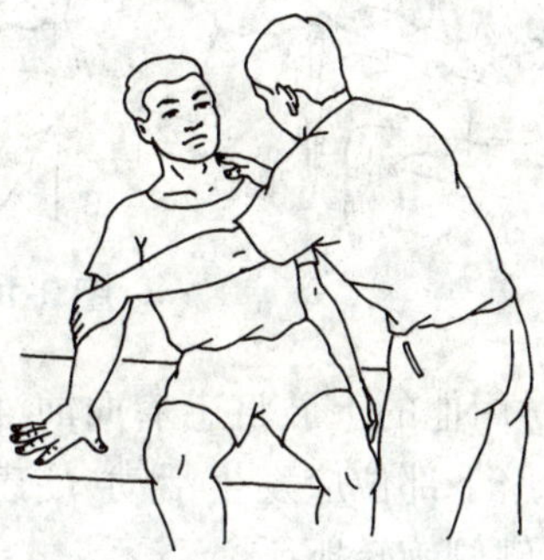

图 3-14　重心向健侧倾斜

(6) 不伴有上肢支撑的重心转移：治疗师坐在患者的患侧，一只手放在患者腋下，使患肩向上并拉长患侧躯干肌；另一只手放在健侧躯干侧屈肌上，指示侧屈肌收缩，重复进行这一活动，治疗师逐渐减少帮助并鼓励患者主动保持这一体位。

重心向健侧转移时，避免用健侧手支撑，治疗师的一只手在患侧躯干侧屈肌上加压以刺激其收缩，另一只手向下压患肩促进患侧躯干缩短，重心向两侧转移时，头应始终保持直立(图 3-15)。

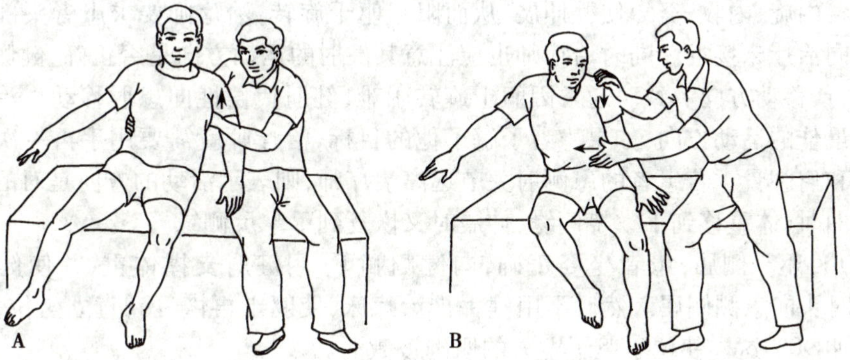

图 3-15　不伴有上肢支撑的重心转移

(7) 双腿交叉重心向两侧转移：患者正确坐位时双腿交叉使支撑面积进一步减少，在此体位下重心向两侧转移为以后的功能活动打下基础。治疗师站在患者面前，用一侧上肢环绕患者肩后，另一只手放在对侧大转子处帮助该侧臀部从床上抬起来。重复这一动作时，注意患者的头不要抵抗治疗师的上肢，这种重心转换需要向两侧进行。上述能力提高后，可让患者坐到长凳上，通过“臀步”练习重心转换(图 3-16)。

(8) 躯干旋转伴随躯干屈曲：患者坐姿正确，治疗师站在患者前面，帮助患者将患手放到对侧肩上，使患肘屈曲于胸前。用其健手扶托并协助保持患侧上肢的位置，以便使患侧肩胛骨向前。治疗师将手绕过患者颈后，压住患侧手指以保持患手的位

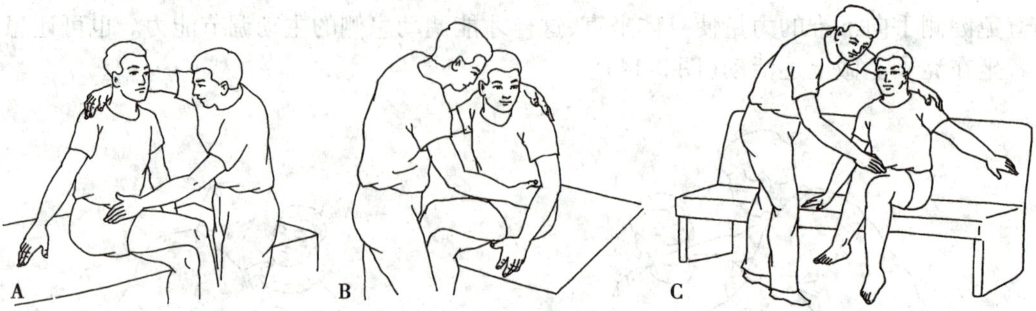

图 3-16 双腿交叉重心向两侧转移

置，同时用他的上肢将患肩向前、向下压；另一只手指导患者肋部向下、向内活动，并指示患者脐下部位应发生活动，使患侧肘关节向健侧髋关节方向移动。引导患者腰椎前屈并向健侧旋转躯干。

（9）向健侧旋转：患者坐姿正确，保持脊柱直立，躯干垂直于骨盆。健手放在治疗床上，向健侧旋转躯干。治疗师坐在患者身旁，用手握住患肢上臂，引导患侧肩胛骨向前、向身体中线活动，同时用手腕背部将患者胸骨向后压，以帮助患者胸部屈曲和患侧肩胛骨前伸。治疗师的另一只手放于健侧肩部，引导和帮助健肩运动。

（10）向患侧旋转：患者坐姿正确，治疗师引导患者将患手放在身旁床上，位置约在股骨大转子水平。同时支撑患臂肘关节呈伸展位，患者自己将健手放在床上，与另一只手平行，两手与肩等宽。治疗师用一只手推患肩向前，使肩胛骨向前向外达正确位置。此时治疗师需给予较多的帮助，因为当患者用力伸肘时，会因共同运动的影响而致手臂内旋、内收，努力使臂伸展，从而阻止躯干旋转，治疗师要求患者头部在两臂间尽量向治疗床接近。同时治疗师也应注意其健肘的运动方向是否正确，健侧应与患侧相平行，移动方向一致。通常因躯干旋转困难，健肘代偿性向患肘移动。治疗师用手指出最佳的运动方向，如果患者了解了他的目标，治疗师就需要用手再一次支撑患侧肩部和肩胛骨。若患者的患侧肘关节远离治疗师，则表示活动的方向是对的。当肘关节屈曲时，体重移到手掌桡侧缘，伸展时又恢复到手掌尺侧缘。

（11）躯干侧屈：患者坐姿正确，向健侧躺下，用健肘支撑体重，并使健肘屈曲 90°，同时头向患侧侧屈。然后不用健手推治疗床，使躯干再恢复到直立坐位，健肘仍保持屈曲 90°，这样使位于躯干上方的肌肉被激活。

治疗师站在患者面前，引导健肘向下抵治疗床。当健肘屈曲 90°时，大多数患者表现为健侧躯干缩短，患侧拉长。结果当恢复到直坐位时，这些肌肉活动就会改变，治疗师也可向患侧调整患者头部的位置，要求患者再坐起。而后，治疗师用前臂向下压患肩，刺激患者颈部和躯干侧屈。用另一只手从上面轻轻握住患者健手，提醒他不要用健手辅助运动。当患者躯干控制能力改善时，治疗师可以干预患者做坐起、躺下的活动，使其肌肉活动尽可能保持较长时间（图 3-17）。

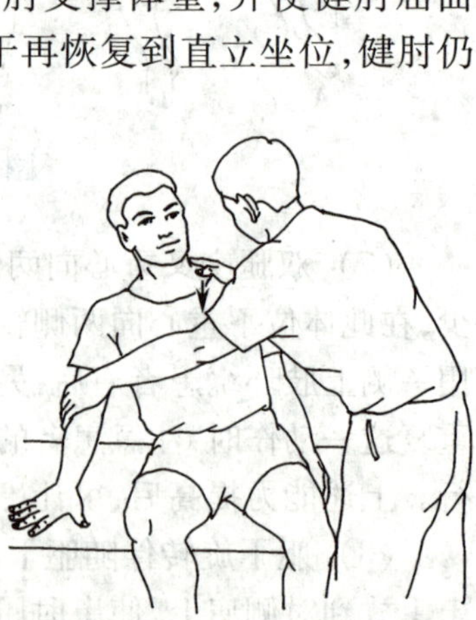

图 3-17 躯干侧屈

（12）前后挪动：当患者需要调整在床上的位置

笔记

时,他要学会向前向后挪动臀部,如果不仔细教给患者,他将利用健手帮助做这些活动,结果导致这个活动只发生在单侧,患腿则不可避免地呈现强烈的痉挛性伸展模式。患者坐姿正确,双手交叉握于身体前正中。先挪动一侧臀部,然后向期望的方向挪动另一侧臀部。当患者自己不能主动完成时,治疗师给予指导和帮助。

治疗师站在患者面前,一只手放在患者将要移动的臀下,促使正确运动的发生,另一只手放在患者所要移动方向的对侧肩后,以使患者能够将体重移向对侧,并保持躯干直立。治疗师帮助患者将臀部从床面抬起,向前、向后移动。然后,治疗师换另一只手放到对侧臀下,以同样的方式帮助对侧臀部前后运动,两侧交替进行。

(13) 双手交叉向前碰脚尖:患者以正确坐姿坐于凳子上,双膝关节屈曲,双脚平放在地面上,双手 Bobath 握法,治疗师引导患者躯干向前屈曲,用双手去摸其脚尖。运动的幅度要先小后大,开始时以患者躯干前倾后能回到直立位为宜,并且注意躯干前倾过程中足跟不能离地(图 3-18)。

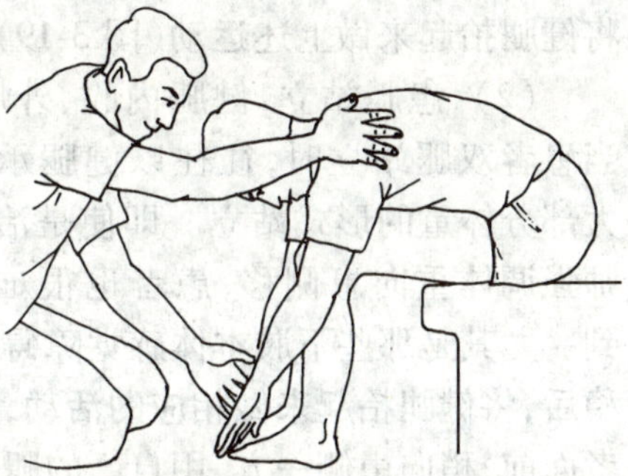

图 3-18 双手交叉向前碰脚尖

4. 从坐位到站位训练

(1) 躯干前倾:正确坐姿,双足平放于地面。治疗师把凳子放在患者正前方的地面上。同时站在患侧,帮助患者双手 Bobath 抓握,使其肘伸直并和上臂与肩保持一条直线的姿势。患者躯干前屈,即髋关节屈曲,把双手放在身前的凳子上,头向前超过脚。治疗师用一只手推脊柱帮助躯干前屈、伸展。另一只手反推患者的胸,如需要的话也可以支持患者的肩。治疗师可以使患者躯干进一步前倾,同时使脊柱仍保持伸展。此活动训练的是上肢在抗痉挛模式下的重心前移,而不是重心向下移。

当上肢在有支撑的情况下完成了伸展和躯干的前屈准备工作后,患者将手放在两侧,并且主动将躯干前移。治疗师帮助其保持伸展,可能需要治疗师用腿帮助其保持膝关节前屈超过双足。然后用同样的方法鼓励患者向前倾,再回到原来的位置,逐渐增加前倾角度。

(2) 帮助患者由坐位站起来:治疗师坐在患者前面,两膝夹住其患膝,以便可以控制患者向前运动,不要试图站起来,而只是向前、向治疗师倾斜。治疗师将患者的患手放在自己相应的腋下,为了保护患者的肩,轻握其上肢。治疗师用另一只手通过支撑背部后凸部位,通常大约在 $T_8 \sim T_{10}$ 之间,来帮助其伸展胸椎。患者伸展其脊柱后,治疗师让患者从支撑面抬起臀部,不要向后顶治疗师的手。治疗师用膝向前移患者的膝,与此同时,还要防止患者的足跟离地。治疗师放在患者后胸上的手有助于向前运动。患者站起来后,治疗师松开患者上肢,帮助其伸展髋关节。由于治疗师坐在患者的前面,可以腾出双手随时给患者提供帮助。治疗师可用膝部帮患者向患侧转移体重,而不致使其膝向后过伸,即使患者抬起健侧脚时,也不会出现膝过伸。

5. 站立位训练 是脑卒中偏瘫康复治疗中最重要的部分。每个患者都希望恢复行走能力,而站位平衡是正常行走的必要条件。Bobath 曾经指出:“行走所需的各种能力都应在站位时做好准备。那些尚未恢复站位平衡即开始行走的患者必将加重痉

笔记

挛模式，使行走既费力又不安全。”

（1）骨盆前、后倾的练习：骨盆的灵活性是站位平衡能力的组成部分。患者站立，两脚分开，治疗师坐在患者面前的凳子上，用自己的双膝将患者双膝分开，使其双腿略呈外展位。治疗师一手放在患者骶尾部，另一手放在其下腹部。在患者伸髋的同时刺激收腹，使骨盆产生前、后倾的动作。为了更多地强调患侧持重，能力好的患者可将健腿抬起来做上述运动（图3-19）。

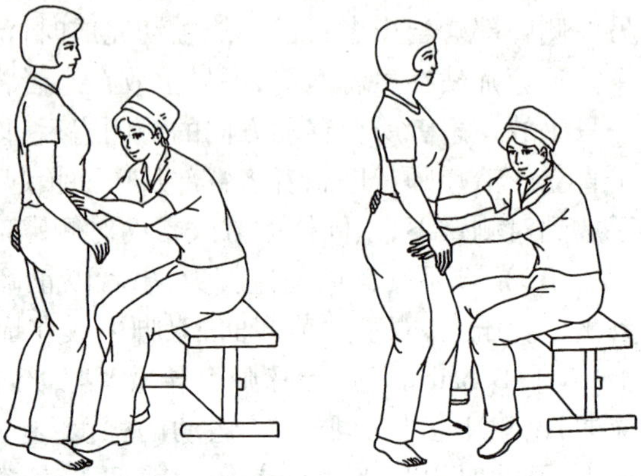

图3-19　骨盆前、后倾的练习

（2）患腿站立，健腿内收、外展：当患者双腿站立时，往往以健腿承受大部分体重的形式站立。即使是治疗师强调体重向患侧移，患者也很难做到。尤其是那些下肢本体感觉障碍的患者，他会很难理解体重的转移。因此当患者站稳后，将健腿抬起来做相应的活动，就能较好地完成患腿持重的练习。治疗师坐在患者面前，稍向患侧一方，用自己的腿保护患腿，使其持重，然后治疗师一手协助患侧髋关节伸展，在患腿持重的情况下，将健腿做内收、外展的动作（图3-20）。

（3）患腿站立，健腿踏台阶：此方法适用于能力稍好的患者，他的膝关节应该没有明显的过伸。患者面向台阶而站，治疗师站在患者身后靠患侧边，用一只手拇指用力压臀大肌刺激患侧髋伸展。髋关节的伸展对矫正膝过伸也有帮助，当患侧下肢关节排列正确后，治疗师嘱患者将健足迈向面前的台阶。注意在健腿活动过程中患腿要保持稳定，若在此过程中患膝关节过伸或足内翻，应重新回到上一项的练习。根据患者的能力和逐渐增加患腿持重的程度，台阶也可放在患者的侧面、后面，台阶的高度可在5~20cm高的范围内调整。

（4）站位下练习躯干屈曲和伸展：有些患者站立时身体后仰，不能保持直立，或躯干前倾位使体重不能充分通过下肢，此时可在站位下做躯干的屈伸练习。患者站在

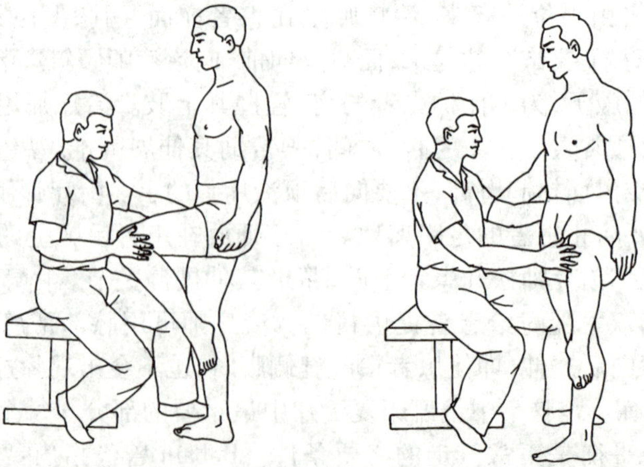

图3-20　患腿站立，健腿内收、外展

与大转子同高的治疗床或桌子前，治疗师位于患侧后方，一手放在患者骶尾部，另一手放在其胸前，嘱患者慢慢向下将前臂放到桌子上，稍停之后，将前臂抬离桌面，躯干挺直。治疗师也可用自己的手给予协助使躯干伸直，但不应允许患者用上肢支撑使自己直立。在躯干前屈过程中，注意足跟不要离开地面。

6. 行走能力训练　行走是在大脑控制下，由髋、膝、踝的高度协调运动而完成的定向移动，由连续的行走周期构成。它具有节律性、方向性、协调性、周期性、省力性等特点。根据下肢在行走过程中承担的任务不同，一个行走周期分为摆动相和支撑相。由于行走时支撑面积最小，并且重心是不断移动的，所以行走要求有复杂的平衡反应能力；下肢进行分离运动的能力；患腿足够的持重能力和体重于两下肢之间转换的能力。当经过站立位训练后，患腿的持重能力会得到改善。一般要求患腿在持重 1/2 体重时则可进行行走能力训练。

（1）促进髋关节伸展和重心转移：由于髋关节伸肌控制能力不够，患腿站相时出现的典型代偿运动就是髋后突。为此治疗师站在患者身后，两手掌分别放在两侧臀大肌促进髋关节伸展，用对侧的手向患侧推，使体重移向患腿。若无膝关节过伸出现则可让健腿向前迈一小步。在患腿开始摆动之前将重心移向健腿，患侧髋、膝关节放松，在足跟离地后，治疗师帮助患侧足跟向内侧倾斜，即在摆动过程中髋关节要外旋。

当患侧下肢屈曲向前摆动时，治疗师要沿着股骨长轴方向向前、向下压骨盆，以防止提髋并帮助体重前移。每一个行走周期都要缓慢而准确地练习。患者能力提高后，治疗师逐渐减少手法帮助，可用语言指导并可加快节奏（图 3-21）。

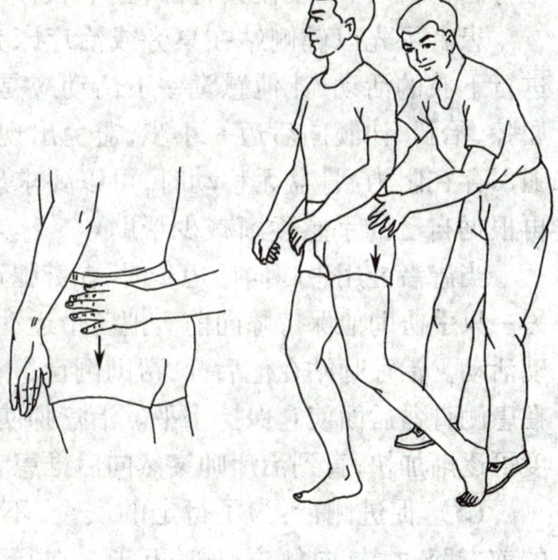

图 3-21　促进髋关节伸展和重心转移

（2）帮助躯干旋转促进行走：因肌张力高的影响，患者在行走时躯干几乎没有旋转，而是侧弯向患侧，使患侧躯干肌进一步缩短，加重了下肢伸肌模式，使行走既不美观又消耗体力。治疗师位于患者身后，双手放在患者双肩上，四指在肩的前面，拇指在后面。患者行走时，治疗师及时进行一侧肩的前伸与对侧腿有节奏地迈步相一致，即患腿向前时，治疗师推健侧肩向前，使每一步都有躯干旋转的参与。通过这种方式行走既能增加协调性和行走的平衡能力，同时通过肩的前伸可促进对侧髋关节的前伸，以此克服伸肌模式（图 3-22）。

（3）帮助屈膝促进行走：为克服下肢的伸肌模式，每一行走周期中，治疗师协助患腿屈膝，当健腿向前迈出一步后，治疗师将手放在患腿腘窝处，用拇指刺激膝关节屈肌收缩。治疗师的手感觉到屈肌收缩后协助患腿以屈膝的模式向前摆动，这样可以避免伸肌的过度活动，逐渐培养趋向正常的行走模式（图 3-23）。

（4）促进倒行：倒行的运动顺序是屈膝-伸髋-足尖着地-足跟着地-患腿持重。当患者站立或行走时或向后倾倒时，必须有能力重新获得平衡。在坐下之前或为了躲开旁人或物体，还需要有主动向后移动的能力和身体重新排列的能力，因此患者需进行

笔记

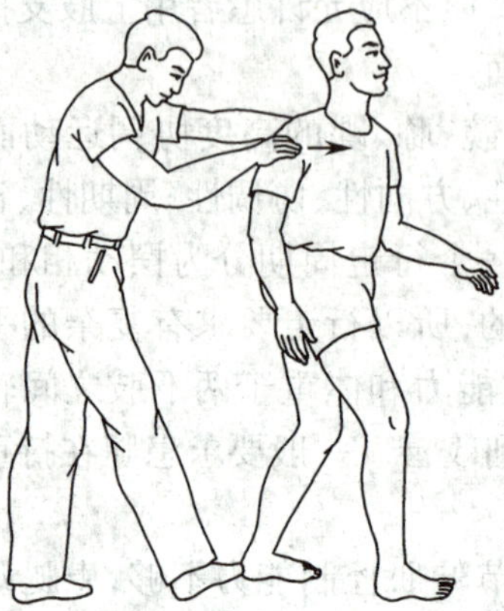

图 3-22　帮助躯干旋转促进行走

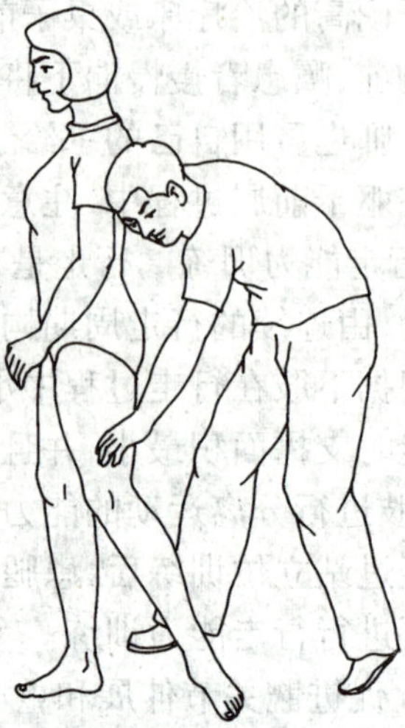

图 3-23　帮助屈膝促进行走

倒行训练。

治疗师跪在患者的侧面，以正确的模式活动他的下肢。治疗师的一只手使患侧足趾背屈，另一只手放在其臀部，当下肢移动时阻止其骨盆上提和后缩。

患者可先以健侧站在桌旁或治疗床旁，以便需要时用健手支撑。治疗师帮助患者进行下肢的活动，让他感觉一下活动应是如何完成的。先帮助患足背伸踝关节，然后屈膝、抬腿、伸髋向后迈一小步，避免出现完全伸展模式。当治疗师感觉到向后移动患腿不存在阻力、骨盆无移动时，可以要求患者随着他的指引向后迈一小步，然后治疗师再根据自己的手感逐渐减少帮助。

当患者能用患腿向后迈步时，在健腿迈步的过程中治疗师应帮助患侧足跟着地，用另一只手协助他保持膝向前。把各个运动成分都练习了之后，患者在稍加帮助下进行主动活动。治疗师站在他后面，帮助倒行，一只手放在患者腹部协助躯干前倾，另一只手放在患侧骨盆后面使它保持水平。治疗师使患者体重向后，并要求他向后迈步。倒行的速度可逐渐加快，直到治疗师突然向后推患者时，患者能自发地快速向后迈步(图 3-24)。

(5) 促进侧行：为了行走的安全，不失去平衡，患者必须能够一只脚从另一只脚的前方跨过去，向侧方快速迈步。在行走过程中他需要向侧方迈步以躲开旁人或物体。侧行需要的肌肉活动，也会帮助改善步态模式。

1) 向健侧行走：治疗师站在患者的侧面，一手放在患侧髋部，另一只手放在健侧肩部，患者向健侧迈一步，患腿跨过去并位于健腿的前面，试着把足放正并与健足平行。然后再用健腿迈一步，并连续向一个方向行走。另一种方法是治疗师一手放在健侧髋部，另一手抵住患者的胸部，当患者患腿迈步时，使过度活动的健侧躯干放松。

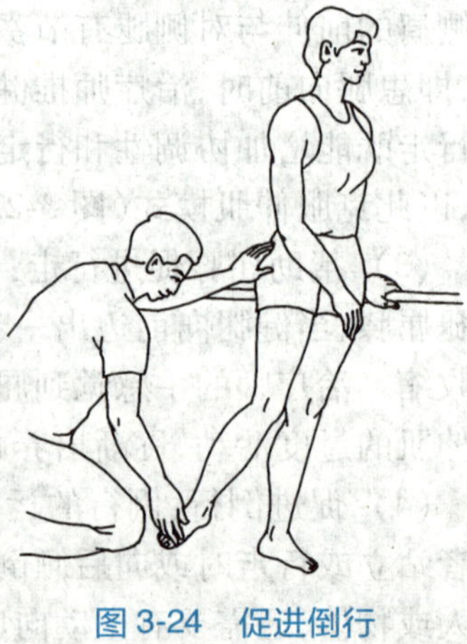

图 3-24　促进倒行

2) 向患侧行走：治疗师紧挨着站在患者患侧，一只手放在患者的髂嵴上，使患侧躯干拉长，另一只

笔记

手放在其对侧骨盆上，足要相互平行，并持续走一条直线。使体重侧移至患腿，患者健腿从患腿的前面过去。只有患者把骨盆充分前移超过患腿才可能阻止膝过伸的发生。

许多患者把位于后方的患腿向侧方迈步时会有很大困难，因为这里需要相当大的分离运动，即髋伸展时的膝屈曲。开始时，治疗师可以先帮助患者躯干后旋来完成这个活动，随着控制能力的改善再逐渐去除帮助。

患者能够控制骨盆和下肢的运动时，治疗师把手放在其肩部帮他向侧方移动，先向一侧然后再向另一侧，开始时应缓慢仔细地进行。

（6）促进向前行走：包括稳定胸部使躯干向前；防止躯干侧屈和上肢的联合反应向前行走；支撑患侧上肢向前行走；握住患手和患者一起行走；帮助屈膝行走等。

1）稳定胸部使躯干向前：当行走时，许多患者不能保持胸椎伸展或防止躯干侧屈。他们可能还会使重心过度向后，那样就阻止了正常的反应性摆动相的产生，而使下肢有意识地抬高迈步。

治疗师在患者的侧面，并使患者的胸部稳定于伸展位。一手放在患者剑突的位置，另一手位于其同等高度的胸部背面，并且拇指向上。双手稳定地扶住其胸部于正确位置，沿着行走平面使胸部同时前移，患者相应地移动下肢。在患者移动时，治疗师也可帮助支撑躯干的部分重量。行走速度适当时，治疗师也可用手引导躯干旋转（图 3-25）。

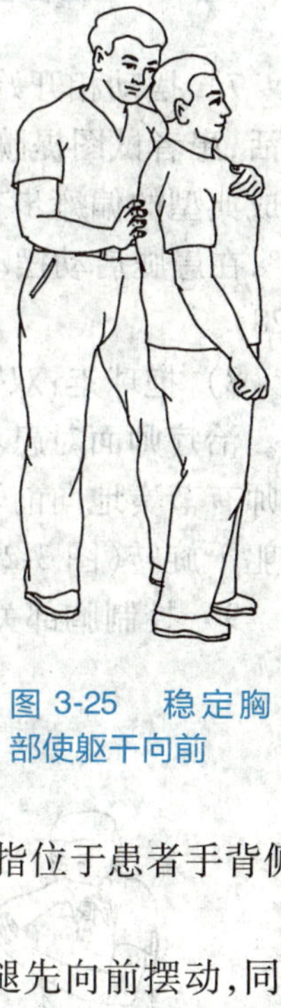

图 3-25　稳定胸部使躯干向前

2）防止躯干侧屈和上肢的联合反应：患者可能很难保持双肩水平，患侧肩部下垂可能伴有上肢的联合反应，把上肢拉向痉挛性屈曲模式。即使上肢看上去是软瘫的，也同样可以有肩下垂。治疗师站在患侧，一手握住患肢肱骨下端，将肱骨向上推，既可纠正肩关节的半脱位，又可防止躯干侧屈。另一只手保持患者的腕、手伸展和肘关节的伸展，用示指保持他的拇指于外展位。

3）支撑患侧上肢：治疗师走在患者的侧面，把偏瘫的上肢前伸至肩屈 90°。治疗师的手紧靠患者，支撑患者的肘关节于伸展位，并把肩关节抬高至正确水平。治疗师的手位于患者肱骨髁处，上臂抵住他的肋骨，施加与患者相反的力来矫正其胸部姿势，即治疗师外展上肢把患者的胸部向外推。用另一只手保持患者的腕、手伸展，用示指保持他的拇指于外展位。治疗师的拇指位于患者手背侧，另一只手于肱骨髁。在和患者有节奏地行走时，引导其重心前移。

4）握住患手和患者一起行走：治疗师握住患手，鼓励患者健腿先向前摆动，同时治疗师帮助患手摆动向前。根据患者的能力，可在原地先用健腿向前迈一步，同时治疗师帮助患手向前摆动或治疗师把患手向前摆动，鼓励健腿同时摆动，然后患手向后，健腿同时向后迈步。如此可避免上肢的屈肌痉挛，同时增加行走的协调性（图 3-26）。

5）帮助屈膝行走：治疗师站在患者身后，在患者每一行走周期中，治疗师协助患者屈膝。当健侧腿向前迈出一步后，治疗师将手放在患侧腘窝处，用拇指刺激膝关节屈肌收缩。并以屈膝的模式向前摆动。

6）支撑相开始时刺激髋伸肌：有些患者腿向前摆动，足跟着地时髋关节就出现后突，为了避免这种下肢伸肌模式的发生，治疗师要不失时机地刺激髋关节伸肌使其

笔记

克服髋后突。治疗师位于患者的患侧，用一只手先将患侧上肢前伸至肩关节屈曲80°，另一只手放在患侧髋伸肌处，当患脚着地时，用手快速拍打臀大肌，直到髋关节伸展后停止拍打（图3-27）。

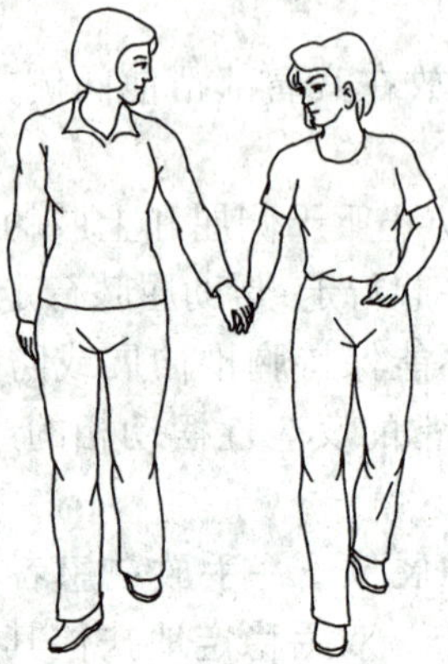

图3-26 握住患手和患者一起行走

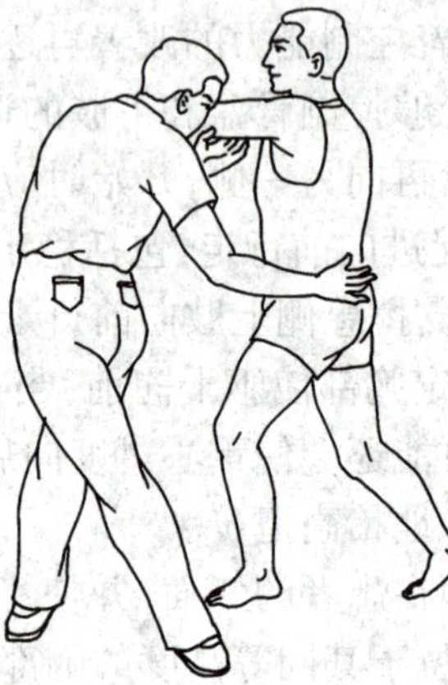

图3-27 支撑相开始时刺激髋伸肌

7）摆动相开始时刺激髋屈肌：当患腿向前摆动时，由于髋关节屈肌不能被及时激活，患者试图提髋或髋关节外展以使下肢的直线距离缩短达到向前摆动的目的，就形成典型的偏瘫步态。治疗师站在患侧，一只手握住患侧上肢使其前伸至肩关节屈曲80°，在患腿启动摆动相时，用另一只手快速拍打髋关节屈肌，直到足跟着地为止（图3-28）。

8）抱球走：双臂抱球，治疗师帮助患者重心向前，加大步幅并防止上肢的联合反应。治疗师面对患者，帮患者抱住球。患者双手在球侧放平，齐肩水平，向前行走，治疗师有节奏地向前轻拉患者。当步行有节奏时，治疗师可通过向两侧轻轻移动球来引导躯干旋转（图3-29）。

9）控制胸部关键点：在步行周期中，对摆动患腿向前有困难者，会用许多不同的

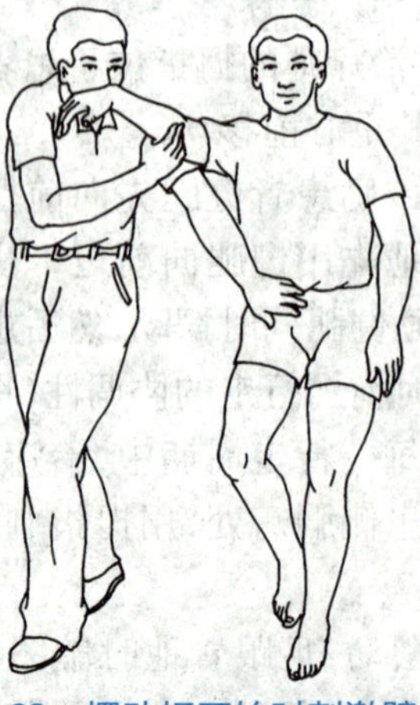

图3-28 摆动相开始时刺激髋屈肌

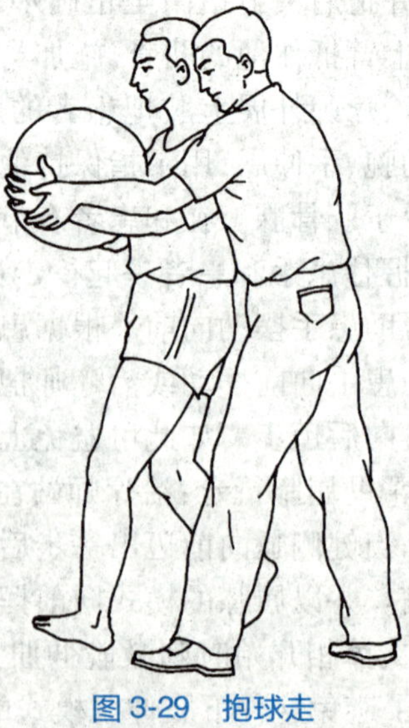

图3-29 抱球走

笔记

代偿运动向前迈步。治疗师站在患者前面，手指伸展、掌指关节屈曲，用手背侧抵住患者的胸骨，腕关节于中间位，肘关节伸展，然后要求患者前倾抵抗他的手，并保持躯干伸展，其运动杠杆的支点位于踝关节。因为患者体重向前，并且腹肌活动，通常患腿无需费力向前摆动，且不再需要向后仰、提髋和健足趾屈。

10）直线行走：一些患者在行走时有摆动相的髋关节内旋，同时伴有膝关节伸展、踝关节趾屈和内翻。甚至有些患者在静态下可以控制单关节的活动，但当行走时仍然会进入共同运动模式，在这种情况下用一标示物引导患肢的活动会容易些。在地上贴一条胶带或用油漆画一条直线。患者向前走，每一步都要用脚心横跨在直线上，这样髋关节以外旋的形式向前摆动，打破了共同运动的模式。治疗师也可用手固定患者的胸部带动患者一起走，同时给患者一种安全感。对于躯干旋转不好的患者，治疗师可用双手扶在患者双肩上，根据下肢摆动，协助做相应的躯干旋转。

7. 兴奋性和抑制性拍打　加压拍打作为兴奋性刺激增加肌群的活动，抑制性拍打可抑制异常运动模式，二者均可促进行走。准确的时间控制是拍打的关键。

（1）髋关节伸肌的兴奋性拍打：髋关节伸肌的活动，可通过站立相开始时对髋伸肌群轻而准地拍打来实现，即在足跟着地那一刻或患足接触地面之时。治疗师位于患者的前侧方，向前握住患手，手握住肘关节下面，支撑患者的上肢并引导患者体重向前，患者的上肢与躯干成直角。随着患者行走，在足接触地面时，治疗师另一只手手掌微屈，在患侧臀部给予向下向前的拍打。他的手与患者臀部接触要实，直至患腿开始向前运动，在摆动相把手迅速移开，准备下一个站立相开始时的对髋伸肌的刺激。

（2）下部腹肌的兴奋性拍打：促进和启动摆动相，可以通过一只手握住患者的上肢于前伸位，用另一只手的手背在患膝将屈的那一刻，快速拍打下腹部。治疗师的手保持与患者接触，直至患腿开始负重。站立相时把手移开，准备下一个摆动相。

（3）抑制性拍打：如果在摆动相开始时，患者试图提髋或髋后突，治疗师可通过抑制性拍打抑制异常模式。患者行走时，治疗师一只手握住患者上肢于前伸位来帮助引导体重前移，用另一只手掌向下向前拍打患者的臀部，正好在提髋或髋后突前给予抑制，也就是在摆动相将要开始的那一刻。他的手一直放在患者臀部直至患腿开始负重，然后把手拿开准备下一步。

8. 促进减小步宽　为代偿躯干控制不良和保持平衡，很多患者的步宽大于正常步宽。步宽的增大需要骨盆的进一步侧移，把体重移向负重的下肢，这会使躯干肌使用不当，耗能也过多。可以让患者沿直线或木板行走来逐渐减小步宽。

9. 重建行走节律　患者往往意识不到他的步行是缺乏节律或是已经改变了节律。行走有助于改善节律，还可以帮助体重前移，使行走更具自发性，而无需用心琢磨足的交替向前迈步。有多种原因影响步行节律，常见的是膝过伸，因为它可引起站立相开始时体重向患腿转换时的延迟。可采用踩锣点行走、健手拍球、双手拍大球、扔球与接球、敲锣等方式训练。

10. 与日常活动结合　Bobath 早在 1965 年就曾经指出，治疗师的操作手法是治疗的第一步，也是非常重要的一步，但是如果患者本身的主动性没有被调动起来，一切都是徒劳的。1980 年 Bobath 又指出，应该让患者意识到，所有的治疗都是他日常生活的一部分，而不只是一系列的锻炼而已。Bobath 方法强调运动感觉的重要性，运动感觉可通过后天的反复学习、训练而获得。为了掌握运动感觉，需要进行无数次的活动，

笔记

这种重复不可能单靠有限的治疗时间达到。治疗的最终目的是提高患者的功能，患者将治疗中所学到的技能应用到日常生活中才能将其巩固、提高及永久保持。日常生活中应用 Bobath 理念的例子有：弛缓阶段和痉挛初期患者在坐位下吃饭，注意胸骨作为关键点维持坐位平衡；在相对恢复期用患手从高处取物，如从书架上拿、放书，并在空中保留数秒，利用本体感受器来加强患肢的活动能力；吃饭时将肘关节固定在桌子上（关键点控制）来稳定前臂的活动。

三、Bobath 技术在儿童脑瘫中的应用

（一）Bobath 技术对脑瘫的认识

Bobath 认为脑瘫患者和正常儿童不同，存在着精细运动和粗大运动等多方面障碍，因而表现出复杂离奇的动作和各种异常姿势。这种异常不仅是运动功能障碍，还有语言、性格、视觉、听觉、智力等多方面不同程度的障碍，这些障碍常重复出现，常有在一个脑瘫患者身上同时存在两种以上障碍的情况。

Bobath 从神经发育学的角度分析脑瘫，提出以下两个观点。

1. 运动发育的未成熟性　脑性瘫痪是由于小儿在发育的过程中，未成熟的脑组织受到损伤，导致运动功能发育迟缓或停止，正常的运动发育顺序性和规律性被破坏，出现了原始的运动模式与姿势反应，临床上表现出比同龄儿明显延迟或停滞的运动发育，即运动发育的未成熟性。

2. 运动发育的异常性　脑损伤后，高级中枢神经系统对低级中枢神经系统的调节和抑制作用减弱，从而释放出异常的姿势反射和运动模式。这种异常的姿势反射和运动模式是一种紧张性反射群，这种反射群是种系发生中古老的姿势反射，只在低等动物中存在，在人类的正常发育中只能在一定时期短暂存在，以后很快消失。这些反射性活动如果持续存在，将会影响正常姿势和运动模式的出现。Bobath 称此为运动发育的异常性。脑性瘫痪患者的这种异常可表现为原始反射亢进或残存、病理反射的出现、肌肉紧张度的异常等。

运动发育的未成熟性和运动发育的异常性，是 Bobath 认识脑瘫的两个基本观点。Bobath 认为尽管脑瘫定义为“非进行性的大脑损害”，但如果异常姿势、异常运动不能被中断，随着年龄的增长，异常姿势和运动模式会逐渐明显，脑瘫的很多症状会逐渐加重，运动发育进一步向异常方向发展。由于患者体会不到正常运动、姿势、肌张力的感受，相反却不断获得异常的感觉信息，在神经系统中逐渐形成异常传导通路，长期下去这种异常姿势与异常运动就会固定下来。脑瘫患者肌紧张呈亢进状态也是如此。

正常小儿的运动姿势发育过程是从早期原始的、整体的运动模式向复杂的、选择性的运动模式发育，各种反射或反应也是由低位中枢支配向高位中枢支配发育。在对脑性瘫痪患者进行治疗时，要根据患者的具体情况选择治疗方法，对未成熟性予以促进，对异常性予以抑制，临床上也常将促进与抑制治疗方法同时应用。

Bobath 技术强调婴幼儿脑组织正在发育阶段，有很强的可塑性与顺应性，是学习运动模式最有潜力的时期，具备早期治疗的最佳条件。虽然脑性瘫痪患者脑部有损伤，仍可通过一定的方法促使患儿学习到正常的运动模式，通过各种治疗方法促进未熟性向成熟性的发育，抑制异常性的固定和发展，从而达到治疗目的。所以 Bobath 强调，应抓住有利时机，提倡早期治疗，促使中枢神经系统行使正常的功能。

笔记

（二）Bobath 技术治疗脑瘫的生理学基础

1. 中枢神经系统的综合协调作用　随意活动是由大脑皮质运动区发出指令，通过基底神经节、视丘、小脑等一系列程序整合完成的。随意运动的完成主要是通过本体感觉向小脑和大脑发出信息的反馈过程。正常儿童所进行的日常生活动作，是在发育过程中自然形成的，任何看似简单的动作都需要涉及全身各部分的协调活动，随意运动的开始、停滞、转换方向都需要意识支配。身体在空间的位置关系，是眼、躯干、四肢保持正常姿势的反射活动，需要中枢神经不断调节肌紧张或相应运动，产生反应性动作，维持身体在空间的姿势。因此自主的控制功能是姿势反射活动，如果失去上位神经中枢控制，则出现下位神经中枢异常的姿势反射活动，表现出异常姿势和运动模式。如果以正常感觉运动来阻断异常运动的恶性循环，可以阻止异常运动模式的进展。

2. 姿势张力的作用　古典生理学用肌张力来表示肌肉的性状，但仅仅能够说明肌肉的弹性，不能代表肌肉的所有性状。肌肉的所有性状，与脊髓终末神经突触中的兴奋冲动与抑制冲动的比率、本体感受器传导感觉冲动的反馈、身体支持面的相对位置对本体感受器的刺激而引起的肌肉反应等有关。以上可以用姿势张力来概括，它反映了中枢神经系统内，兴奋中枢与抑制中枢动态的相互关系，因此 Bobath 提出姿势张力这种表达方式。姿势张力是对重力保持一定的紧张度，在各种姿势中起支持身体作用的肌群，要保持一定的紧张性才能保持人体姿势的稳定性。姿势张力也要随着运动和姿势的变化进行调整，保持连续性和适应性变化。中枢神经系统受损的患者可出现姿势张力的异常，包括姿势张力降低和姿势张力亢进。痉挛型脑瘫表现为姿势张力亢进；肌张力低下型脑瘫表现为对姿势变化无抵抗、呈低紧张状态；不随意运动型脑瘫的姿势张力变动的幅度很大，可能时强时弱。

3. 相反神经支配的作用　当主动肌收缩的时候，支配主动肌的神经纤维传出兴奋冲动，并产生侧支同时向拮抗肌传入抑制冲动，使拮抗肌松弛，此现象被称为相反神经支配。正常情况下，相反神经支配正常姿势反射活动，主动肌收缩与拮抗肌松弛协调、适度，保证姿势和运动的顺利完成。中枢神经系统受损后，失去了对正常的相反神经的支配，使主动肌、协同肌、拮抗肌不能完成协调动作，呈现异常姿势反射运动。可以表现出相反神经支配的过剩，即过度的同时收缩或同时抑制。痉挛型脑瘫患者由于主动肌和拮抗肌同时收缩过剩，拮抗肌不能松弛，造成运动范围受限。不随意运动型脑瘫患者，运动时拮抗肌过度松弛而不能维持稳定正常的姿势和运动模式，造成姿势张力性的动摇。

4. 异常运动模式　人类在做各种目的动作时，需要全身各个肌肉群与关节的配合，通过全身的姿势与运动的协调来完成有效动作，从而产生了运动模式。正常小儿运动模式是逐渐发育成熟的，随着小儿的生长发育，逐渐从整体的模式中解放出来，发展为多种运动形式的组合并发育完善。脑瘫患者由于中枢神经系统受损，原始反射残存、异常的姿势紧张及异常的相反神经支配等原因，必然产生异常的运动模式。患儿呈现出与年龄不相称的原始的、整体的模式，或运动中无法组合形成不同的模式，而固定于某种代偿的异常模式等。痉挛型脑瘫患者表现为单一的运动模式，缺乏多样性。不随意运动型脑瘫患者多为整体模式，缺乏控制运动的能力。

5. 联合反应　由于上述各种原因，可以引起脑瘫患者的一种共同运动反应模式，

笔记

即联合反应。当有轻微功能障碍的部位做有目的性动作时，会引起身体其他部位肌张力增高，发生联合反应，妨碍正常动作的完成及正常运动和姿势的发育。如偏瘫患儿下肢用力屈曲，患侧上肢的肘、手、指关节会屈曲增加而发生联合反应。痉挛型双瘫患儿坐位使用一只手时，易发生坐位屈肌张力增高，另一侧的上肢、颈部、躯干以及两髋关节屈肌痉挛性增强，长此下去，逐渐形成屈曲变形。

6. 感觉-运动发育延迟　所有的脑瘫患儿都存在姿势异常及运动功能的障碍，其原因与正常的感觉-运动发育延迟有关。脑瘫患儿可能合并有视听觉、感知觉等功能障碍，存在异常运动模式及姿势张力等，很难像正常儿童一样体会正常的生活动作，长期缺少运动-感觉刺激，必然会妨碍正常姿势和运动发育。所以Bobath强调一定要给予脑瘫患儿正常感觉-运动刺激，使其有更多的经验，通过周围的刺激和学习，促进脑的发育和正常模式的建立。

（三）Bobath技术治疗脑瘫的原则

1. 遵循小儿正常的发育规律　首先要掌握一些必需的基本的运动能力，在简单的运动基础上，进行组合，形成复杂运动。在训练患者较难的任务前，首先要确定患者是否已经具备了完成任务的基础条件，比方说是否已经具备头部及躯干的矫正能力，躯干、肩胛带及骨盆带这些近端部位是否稳定。还应注意的是，治疗时并不是把重点放在某个功能动作本身的训练上，而是要把目标放在为患者建立大量、自律和随意的动作所必需的姿势基础上。另外，遵循小儿的发育规律并不是刻板地遵循正常小儿的发育指标，要具体情况具体分析。

2. 应用动态的治疗方法　治疗过程不应该是静态的，而应是动态地进行。矫正反应和平衡反应与体重的移动密切相关，体重的移动可诱导出相应姿势反应的出现。体重的移动也应用于增强运动性和欲拉伸肌肉时，例如在仰卧位抬起骨盆与下肢，小幅度左右移动身体时可以使伸肌群伸张。通过小范围的运动和体重移动，可以防止各方向运动时异常肌紧张的增强。

3. 阶段性地给予刺激　在治疗过程中，要尽可能地给患者正常的感觉-运动反馈，但不能让患者长期应用同一种运动模式，也不能采取爆发样的刺激，而应该采取多种体位和方式，重复出现适当的姿势反应，使患者不断体会和积累经验，逐渐调整其运动模式。

4. 对肌肉痉挛的处理　采取能够减少异常姿势反射的体位与姿势，在这种情况下所应用的被动操作方法，称之为反射性抑制模式。通过这种反射性抑制模式的操作，可诱导患者本身具有的、潜在的功能自动出现。在这种训练中要注意，即使是患者某部位重度痉挛也不要限制患者的自由，出现肌肉痉挛的程度减轻，或分布范围减少后要不断减少对患者身体力量的支持，引导患者自主出现所希望的效果，以自我控制为目标。

5. 针对患者具体情况治疗　要充分考虑患者的具体情况，包括年龄、发育、智能、性格、情绪状况，以及家庭、社会环境等。如婴儿期患者生长发育迅速，发育有明显的阶段化，尚未形成自我意识，治疗过程中要以治疗师为中心，并对患者母亲进行育儿方面的指导；幼儿期患者已经形成自我意识和主动性，应该尊重患者的意愿设定训练项目，帮助其不断丰富感觉-运动经验；学龄前期患者治疗时不能只单纯考虑运动功能，还要为入学做准备。要与家长合作，共同促进患者全身心的发育，提高患者的生存技能和社会适应能力。

笔记

6. 调动患者的主动性　结合患者的兴趣进行治疗，充分调动患者的积极性与主动性，在和谐、轻松的氛围中，更容易激发患者对成功的欲望，使患者建立成就感，树立自信心。

（四）Bobath 技术对不同类型脑瘫的治疗

1. 痉挛型双瘫

（1）临床特点：痉挛型双瘫在痉挛型脑瘫患儿中占多数，是最具代表性的脑瘫病型。此型患儿主要的损伤部位是椎体系，表现为运动发育较同龄儿明显落后，异常的姿势及运动模式，锥体束征阳性，矫正反射及平衡反应延迟建立，肌张力增高等。患儿全身受累，但上半身障碍比下半身障碍轻，多表现为上肢屈曲模式和下肢伸展模式，异常姿势随年龄的增长越来越明显。患儿的性格特征为胆小、畏缩、内向等。语言障碍较轻，部分患儿可伴有斜视，除此之外还可伴有感知及认知障碍等。

（2）存在的主要问题

1）躯干及下半身的障碍较重，表现出下肢内收、内旋、髋关节屈曲、膝关节屈曲、踝关节跖屈等导致患儿下肢分离运动受限。

2）手的功能可以发育到一定程度，往往可以获得一定程度的日常生活能力。但过多使用上肢，也易诱发联合反应。

3）由于幼儿期存在骨盆周围肌肉和髋关节屈肌的痉挛，使臀部和腰腹部肌群处于肌肉低紧张状态，影响了步行时躯干的伸展和上半身侧方重心移动能力的发育。

4）足底接触地面时下肢承重难。

（3）基本的治疗方法

1）仰卧位

①促进髋关节的伸展和腰腹部肌群的同时收缩：患儿仰卧位，治疗师跪坐于患儿两下肢之间，指示患儿双上肢最大限度举向头的方向，两膝屈曲，足底着床，踝背屈。治疗师用两手固定患儿骨盆，两腋窝向下压迫患儿两膝，嘱患儿抬起臀部，做搭桥样动作。当患儿抬起臀部时，易出现腰椎前弯的代偿动作，导致骨盆前倾，为抑制此代偿动作，治疗师可以增加腋窝部对患儿膝部的压迫。逐渐延长臀部抬起所持续的时间，促进臀部和腹部肌群的同时收缩。并鼓励患儿自己努力持续地抬臀，必要时对臀部和腹部予以叩击（图 3-30）。

②诱发髋关节的伸展、外展外旋：患儿仰卧位，治疗师跪坐于其脚的下方用双膝夹住患儿的一侧下肢，如夹住患儿的左下肢，治疗师右手握持患儿的右大腿，左手扶持患儿的右侧骨盆处，向左侧推动骨盆使患儿向左侧翻身，两侧交替进行，诱发髋关节的伸展、外展外旋，获得骨盆的运动性和对称性（图 3-31）。

③缓解腘绳肌的痉挛，促进骨盆运动：患儿仰卧位，治疗师握持患儿双足，患儿两下肢呈外展、外旋状态，然后诱发患儿反复交替地进行两下肢屈伸运动。在这一反复的运动中，可以缓解腘绳肌的痉挛，促进骨盆运动，为步行时下肢支

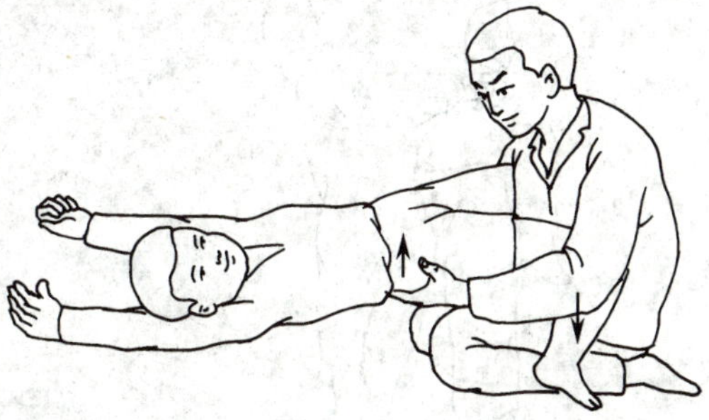

图 3-30　促进髋关节的伸展和腰腹部肌群的同时收缩

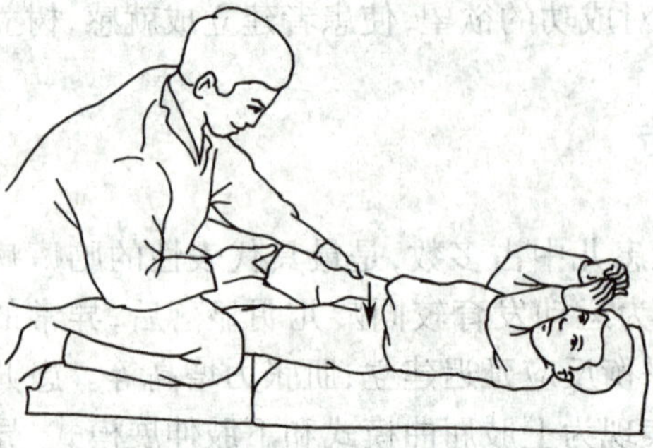

图 3-31　诱发髋关节的伸展、外展外旋

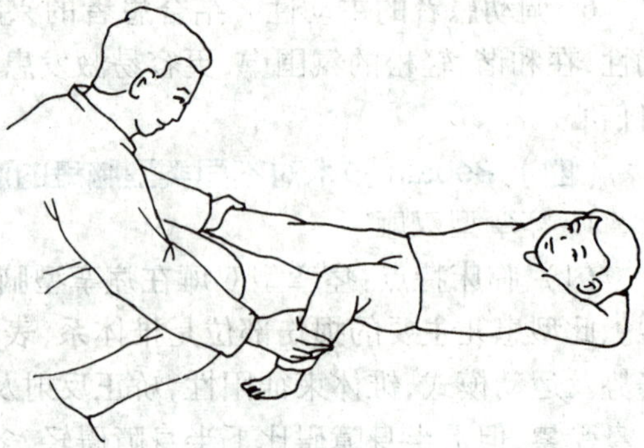

图 3-32　缓解腘绳肌痉挛，促进骨盆运动

持性做准备(图 3-32)。

2）坐位

①诱发支撑相时上身的重心转移：治疗师坐于 PT 凳上，患儿两腿骑跨坐于治疗师膝上，两上肢上举。治疗师交替地抬起自己一侧膝部，使患儿骨盆向侧方活动。增加骨盆的活动性，提高腹部肌肉和臀部肌肉的同时收缩性。此操作的目的是诱发患儿正确进行步行时的支撑相上身的重心转移，两上肢上举促进了躯干的伸展，并使腰腹部肌肉同时收缩(图 3-33)。

②促进坐位平衡的建立：治疗师与患儿都骑坐于滚筒上，治疗师控制患儿肩部，促进患儿的头部控制及坐位平衡反应的建立。若患儿获得了平衡，治疗师可嘱患儿膝关节屈曲 90°，全足着地，轻轻左右摆动滚筒，使其重心转移。当患儿躯干未得到充分回旋时，要支持患儿的肩部、臀部使之呈对角线状。

3）立位与步行

①被动立位姿势的保持：患儿立位，将滚筒的一头垫高，患儿两下肢位于滚筒两侧站立，治疗师在患儿后方，用双手控制患儿的膝关节，使其下肢呈外旋位，并同时用一侧肩部支持患儿的臀部，促进脊柱的伸展及髋关节的可动性(图 3-34)。

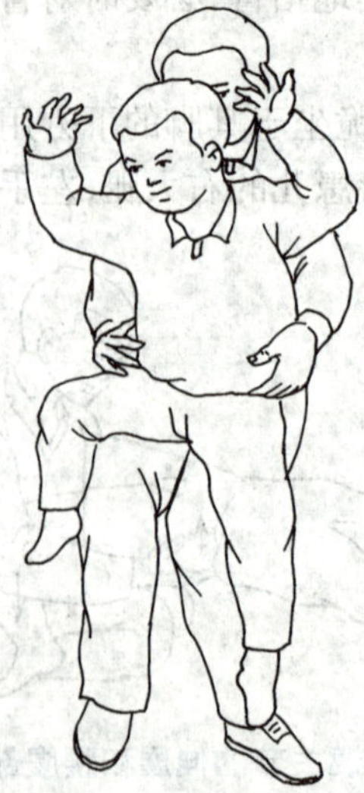

图 3-33　诱发支撑相时上身的重心转移

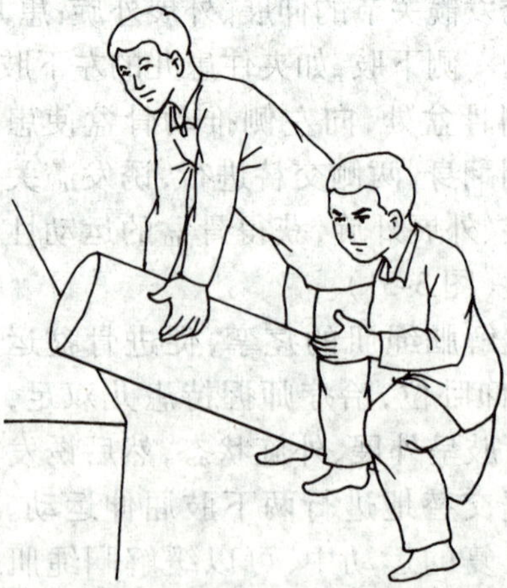

图 3-34　被动立位姿势的保持

笔记

②促进脊柱、髋关节、膝关节伸展：将滚筒靠墙立住，患儿两腿分开，分别放于滚筒两旁站立，治疗师在患儿前方，双手控制患儿骨盆，使其脊柱、髋关节、膝关节充分伸展。诱导患儿学习这些向上方的伸展活动，注意不是进行向后方的伸展活动（图 3-35）。

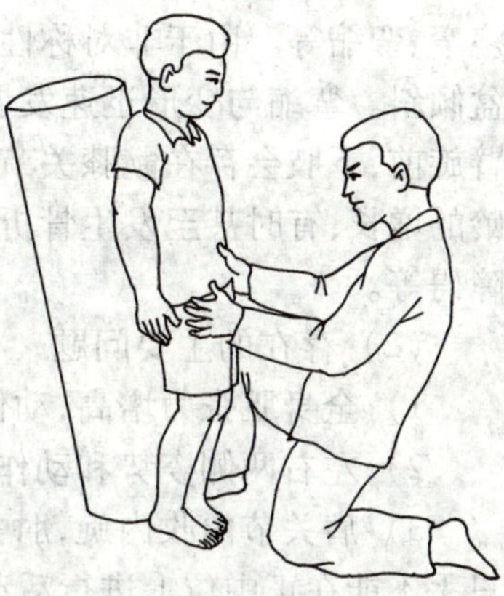

图 3-35　促进脊柱、髋关节、膝关节伸展

③桌前站立：患儿立位，在其身后放一张高度适中的桌子，让患儿双上肢伸展、两手在前臂旋后状态下支撑于桌面上，治疗师在患儿后方控制其两肩部。在此过程中注意保持患儿脊柱、髋关节和膝关节的充分伸展，将体重负荷于双足跟部，逐渐提高立位姿势的保持能力。

④球前站立：对于没有安全感的小龄患儿，可以两手前伸支撑于 Bobath 球上，治疗师跪于身后，两手扶持患儿双肩部，让患儿保持立位。也可以在这种肢位上进行体重移动的练习，患儿俯卧于大球上，治疗师缓慢移动大球，患儿慢慢着地，练习从球上下来站立的动作。

⑤促进立位平衡的建立：患儿立位，治疗师在患儿身后，双手控制患儿上肢，患儿尽量站直，骨盆中立位，诱导患儿身体重心向前、后移动，但双脚不离开地面。此操作方法可以提高患儿髋关节控制能力及下肢负重能力，为其步行作准备（图 3-36）。

⑥步行：迈步的练习，治疗师位于患儿前方，当患儿向前方迈出一侧下肢时，治疗师向上方牵拉患儿双手，使患儿两上肢抬高举起，在持续的全身伸展活动的同时，用一侧下肢负荷体重，另一侧下肢松弛迈向前方（图 3-37）。

2. 痉挛型四肢瘫

（1）临床特点

1）轻、中度痉挛型四肢瘫：患儿全身受累，全身肌张力增高，一般上肢和下肢损害程度相同。患儿身体左右两侧肌肉痉挛的分布常有差异，导致其姿势和动作不对称。

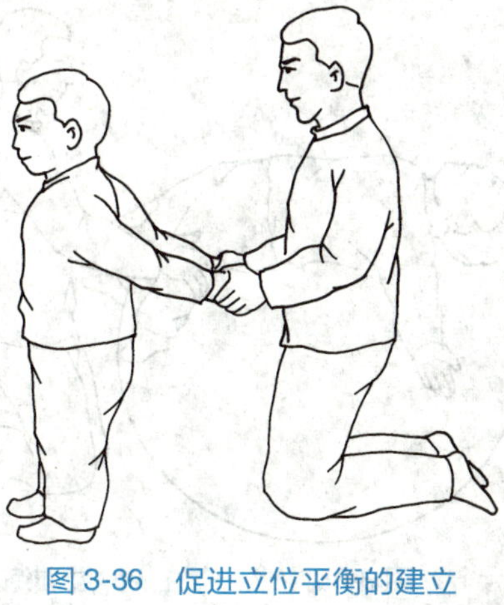

图 3-36　促进立位平衡的建立

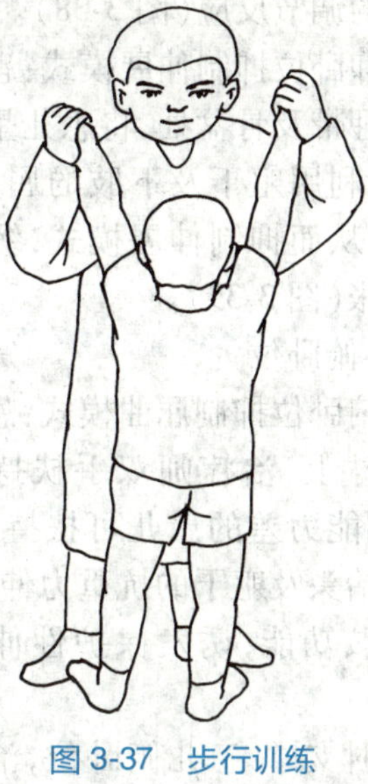

图 3-37　步行训练

笔记

2）重度痉挛型四肢瘫：早期即出现角弓反张，头部控制能力差，髋关节内收肌的痉挛、挛缩等。由于非对称性紧张性颈反射长期存在，导致患儿躯干的非对称性和骨盆倾斜。挛缩与变形迅速发展，脊柱表现为侧弯、拱背，上肢表现为肘关节的屈曲和前臂旋前，下肢会存在髋膝关节的屈曲挛缩、髋关节的半脱位或脱位、尖足变形，随着年龄的增长，有时甚至发生骨折。患儿还可伴有摄食与呼吸困难、手眼协调障碍、视听觉障碍等。

（2）存在的主要问题

1）全身肌张力增高，动作幅度小，方向固定，运动速度慢。

2）左右两侧姿势和动作缺乏对称性。

3）肩关节内收内旋，肘关节屈曲，前臂旋前，腕关节掌屈，手握拳，拇指内收，两只手不能在正中位上进行活动。

4）髋关节屈曲、内收、内旋，膝关节屈曲或过伸，足内、外翻，尖足。

5）日常生活能力差。

（3）基本的治疗方法

1）仰卧位：痉挛型四肢瘫的患儿全身都处于屈曲、内收的痉挛状态，患儿的躯干常被固定于病态的、硬直的状态。

①增加躯干的可动性：患儿仰卧位，治疗师跪坐于患儿的两下肢之间，患儿两下肢尽量外展，治疗师两手放于患儿骨盆处，患儿臀部放于治疗师双膝上，然后使患儿躯干下部进行小范围的体轴回旋运动，促进躯干的可动性。由被动的控制开始，当患儿躯干部稍稍出现可动性后，就应让患儿在可动域内自发地反复进行练习。

②促进躯干的抗重力伸展：患儿沿滚筒的长轴仰卧于滚筒上，治疗师跪坐在患儿脚的下方，双手扶持患儿骨盆处，用自己的下肢和前臂固定患儿下肢。治疗师侧方移动滚筒，促进患儿承重侧躯干伸展，此操作方法可以缓解躯干部痉挛而短缩的肌群，促进患儿全身性伸展及仰卧位的倾斜反应。

③球上脊柱的伸展：患儿仰卧于 Bobath 球上，治疗师控制患儿双下肢或骨盆，前后移动 Bobath 球。由于重力作用，可促进患儿脊柱的伸展并可刺激其身体各部分作出相应的调节反应(图 3-38)。

④仰卧位抑制伸展模式：患儿仰卧位，治疗师跪坐于其后，前臂及双手分别控制患儿的肩胛带及骨盆处，将患儿呈全身的屈曲模式，利用躯干及下肢的屈曲，促使颈部屈曲，从而抑制伸展模式，缓解全身的伸肌紧张(图 3-39)。

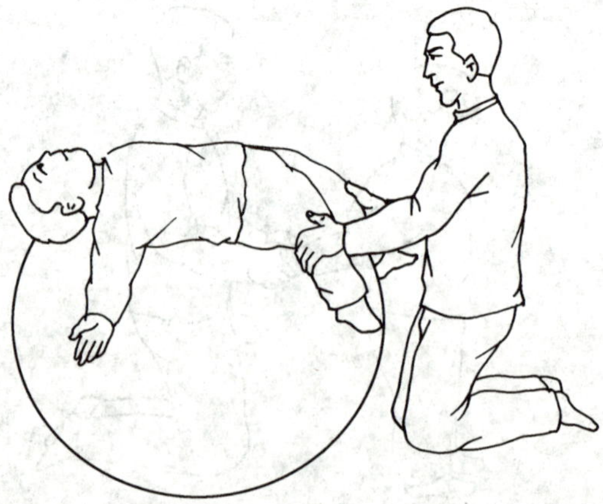

图 3-38　球上脊柱的伸展训练

2）俯卧位

①俯卧位抑制屈曲模式：患儿俯卧于 Bobath 球上，治疗师双手扶持患儿骨盆处，控制能力差的患儿可扶持肩胛带，促进患儿抬头及躯干的抗重力伸展，改善躯干和上肢功能，诱发保护性伸展反应的建立。

②肘支撑：患儿俯卧位，治疗师跪坐

于患儿面前，两手控制患儿的两侧肘关节或肩关节，使患儿肘支撑，增加双上肢的负重能力。

③手支撑：患儿俯卧于三角垫上，其脊柱及下肢伸展，进行手支撑训练，治疗师于患儿肩关节处加压，并使患儿躯干向左右方向小范围移动，增加双上肢负重能力（图3-40）。

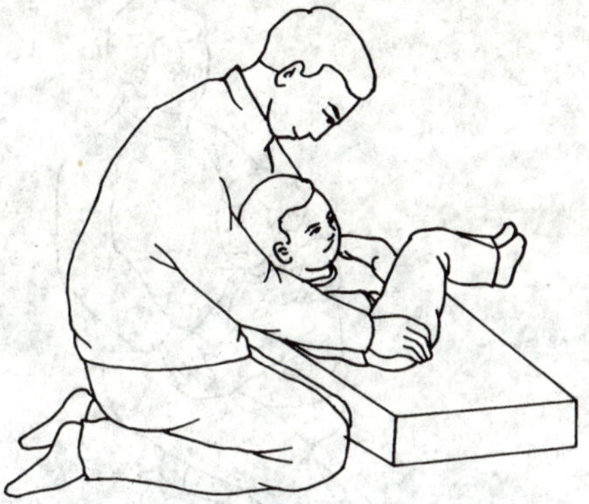

图3-39 仰卧位抑制伸展模式

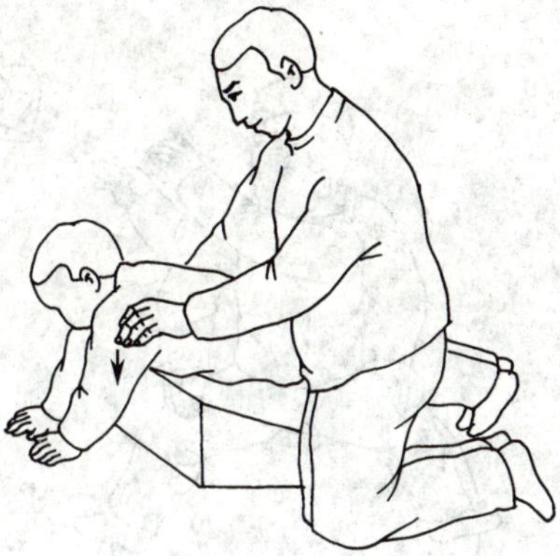

图3-40 手支撑训练

④俯卧位抗重力伸展：患儿沿滚筒横轴俯卧，治疗师握住患儿两足内侧，使滚筒沿患儿的头足方向来回转动，尽可能伸展其脊柱和髋关节，并使踝关节背屈，促进全身的抗重力伸展活动（图3-41）。治疗师可让患儿将两上肢抬起来，两上肢外展或拍手，增强上半身的活动性。

⑤促进体轴回旋：患儿沿滚筒横轴俯卧，治疗师握持患儿骨盆或双侧大腿的内侧，令患儿下肢外展、外旋。另一名治疗师握持患儿肩部或上肢，向前上方牵拉患儿上肢，上肢伸展、上举，肩胛带内收、肩关节外展、外旋（图3-42）。鼓励患儿上举一侧上肢，另一侧上肢及胸部支持体重，两侧交替进行。

3）坐位

①仰卧位至长坐位的姿势转换：患儿取仰卧位，治疗师拉患儿的一只手，使身体重心向侧前方移动，然后慢慢拉起，完成由仰卧位→单肘支撑→单手支撑→侧坐位→长坐位的姿势转换过程，要求左右两侧交替做。

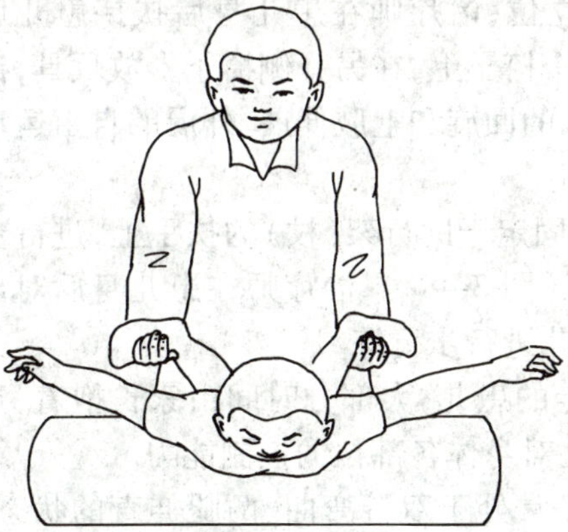

图3-41 俯卧位抗重力伸展训练

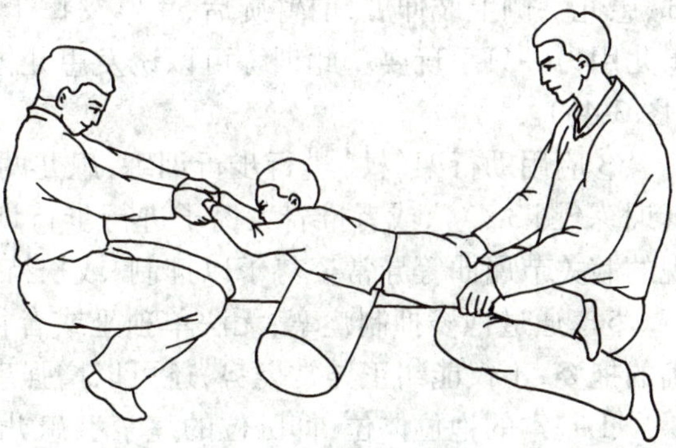

图3-42 促进体轴回旋

笔记

②球上坐位重心转移:患儿伸腿坐于 Bobath 球上,治疗师从患儿身体后面扶持患儿的双侧大腿部,令患儿抓取左右两侧上方的玩具(图 3-43)。

③坐位缓解伸肌肌张力:患儿坐于治疗师腿上,治疗师一手控制患儿肩胛带,保持肩胛带向前方突出,另一只手控制患儿双上肢对称向前伸展。治疗师可以通过自己下肢的小幅运动,诱导患儿骨盆进行前倾、后倾运动及体重的转移训练(图 3-44)。

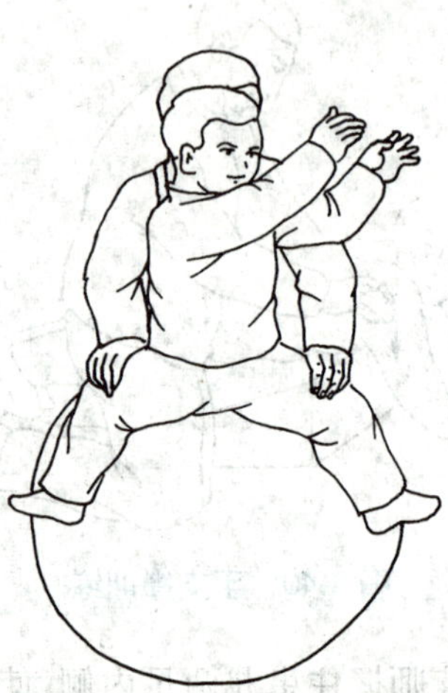

图 3-43 球上坐位重心转移训练

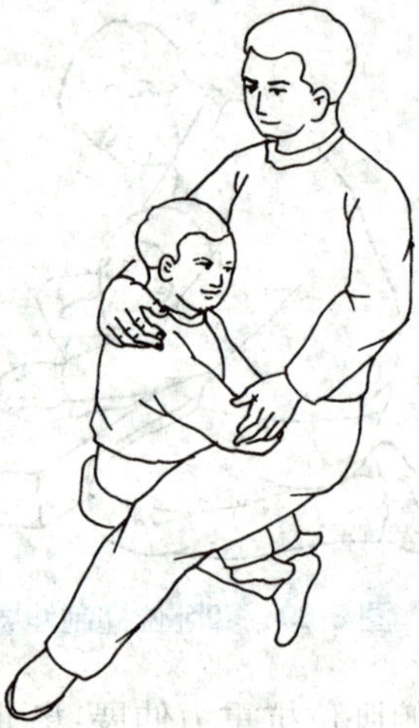

图 3-44 坐位缓解伸肌肌张力

④提高躯干的控制及回旋能力:患儿坐位,治疗师从患儿身体后面控制其双肩,患儿躯干保持对称状态,通过两手掌及双侧坐骨结节负荷体重,患儿反复进行骨盆前倾、后倾运动。并在此体位基础上,治疗师握持患儿一侧上肢前臂向侧方牵拉,保持该侧上肢伸展,并向后方向牵拉这一侧上肢,两侧上肢交替进行,可以诱导躯干的回旋活动。患儿可以体验并学习到将体重移动到一侧坐骨结节上的方法,并学习控制躯干的感觉-运动经验(图 3-45)。

4) 立位及步行

①促进躯干的抗重力伸展和上、下肢的伸展、外展、外旋:患儿立位,其双上肢水平伸展,两手扶持左右两侧的椅子横木,双下肢保持外展、外旋,脊柱伸展,该训练可以促进骨盆的运动性及下肢的分离运动。

②促进体轴回旋和上肢的伸展、外展:患儿立位,治疗师在患儿身后扶持患儿肩部,患儿一侧上肢伸展,前臂旋后,手掌支撑于一个椅子上,在另一侧椅子上放玩具,让患儿用另一只手玩耍。此训练可以诱发患儿体轴的回旋和上肢伸展、外展的自由运动(图 3-46)。

③应用助行架(杖)进行步行训练:患儿两肘固定于助行架(杖)的扶手上,进行步行训练(图 3-47),或者推着大椅子进行步行训练(图 3-48)。治疗师在患儿身后对出现的髋关节屈曲等异常姿势予以抑制,或扶持患儿进行步行练习。

5) 通过抱姿抑制痉挛:无法单独坐或者行走的患儿,大部分时间由家长抱着,正确的抱姿,不仅能纠正异常姿势,还可以增强患儿对身体各部位的控制能力。

①基本的抱位体位:仰卧位的痉挛型患儿,经常处于双臂弯曲、两腿伸直的状态,此类患儿抱法应为:患儿屈髋屈膝,双腿分开环在抱者的腰部两侧,上肢伸展,双臂围

笔记

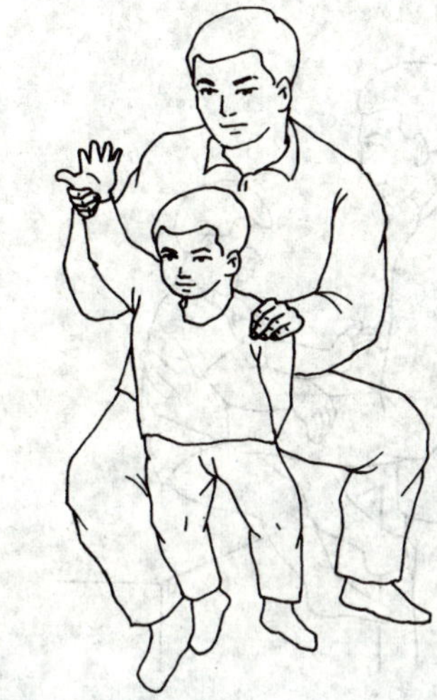

图 3-45　提高躯干的控制及回旋能力

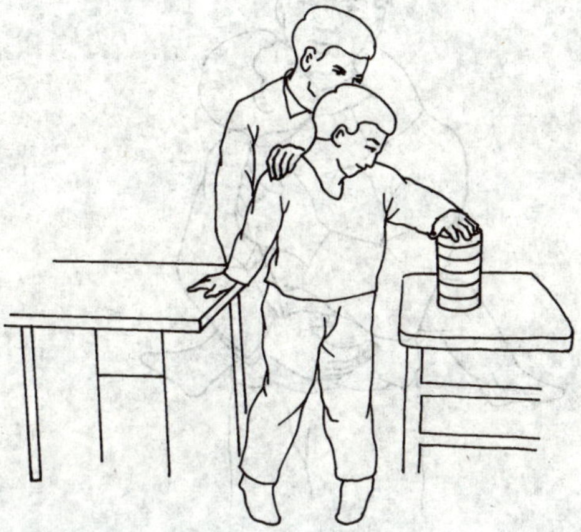

图 3-46　促进体轴回旋和上肢的伸展、外展

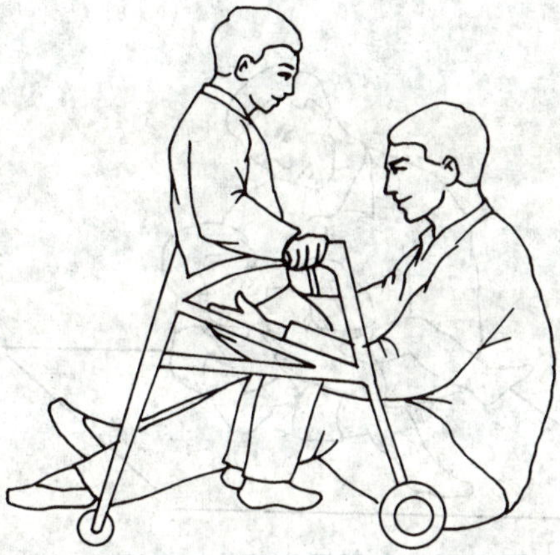

图 3-47　应用助行架进行步行训练

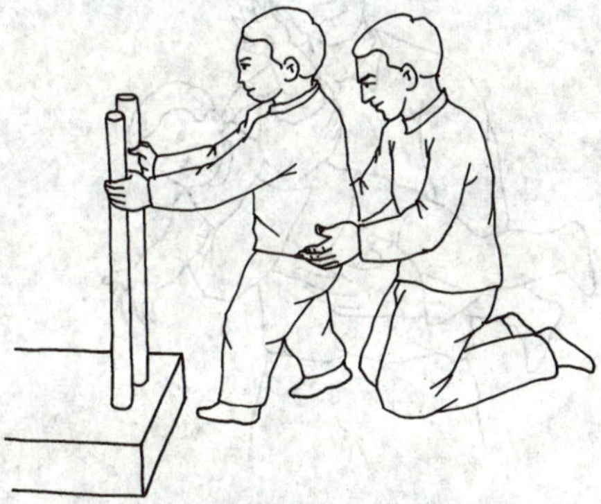

图 3-48　应用椅子进行步行训练

绕抱者的颈部，抱者一手扶住其肩部，另一手托起患儿的身体（图 3-49）。

②全身伸展占优势的患儿：令患儿仰卧位，抱者面对该患儿，双手伸于患儿腋下，使其头前屈、双上肢前伸，患儿坐起后，抱起患儿。该体位有利于患儿髋关节及膝关节的屈曲（图 3-50）。

③全身屈曲占优势的患儿：患儿侧卧于抱者的胸前，抱者一手绕过患儿下侧腋下扶持其上侧的上臂，用肘部控制患儿的下侧肩部，并用前臂压住患儿胸上部，使其双上肢伸展，抱者的另一手臂分开其双下肢，用手压制其骨盆，使其髋关节外展（图 3-51）。

④角弓反张的患儿：患儿屈髋屈膝，侧卧于抱者的胸前，患儿头部靠于抱者一侧上臂，抱者该侧手控制患儿肩胛带，保持肩胛带向前方突出，另一手臂分开患儿双下肢，并将肘部置于其上侧腘窝处，手压制其前胸，然后抱起（图 3-52）。

3. 痉挛型偏瘫

（1）临床特点：痉挛型偏瘫患儿临床症状较轻，一般在 6 个月后患侧出现症状，1 岁以后随着运动的发育出现明显的左右肢体差别。发病率占 8%～15%。表现为瘫痪肢体自发运动减少，感觉异常，上肢受累多较下肢重，患儿婴儿期可见到患侧的手掌为

笔记

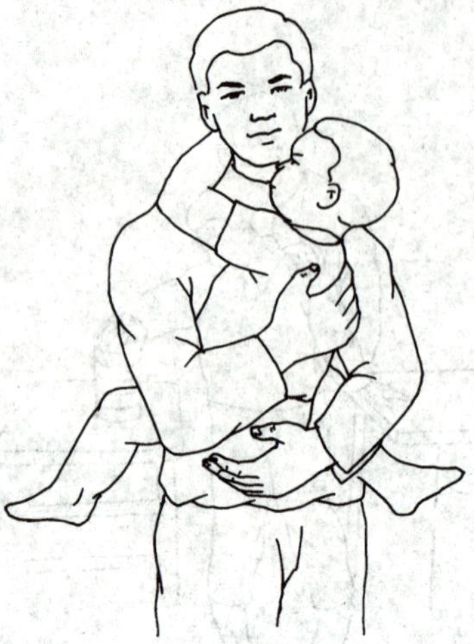

图 3-49　基本的抱位体位

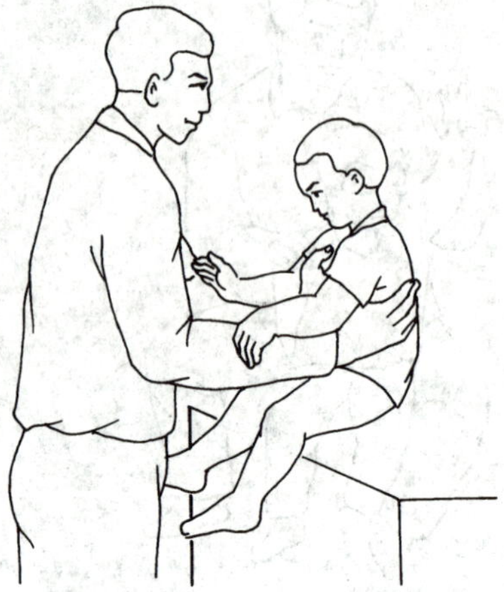

图 3-50　伸展占优势患儿的抱法

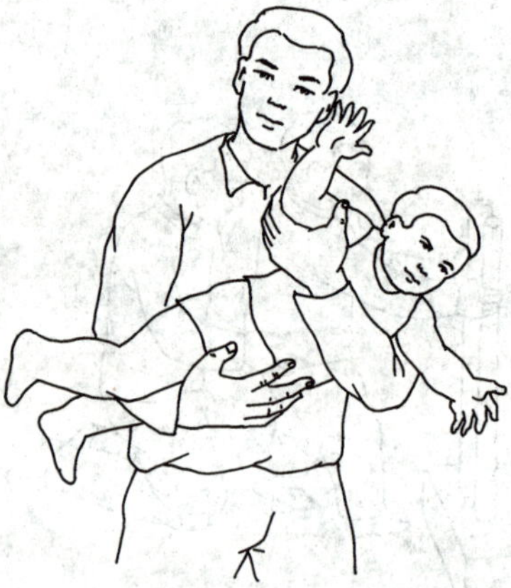

图 3-51　屈曲占优势患儿的抱法

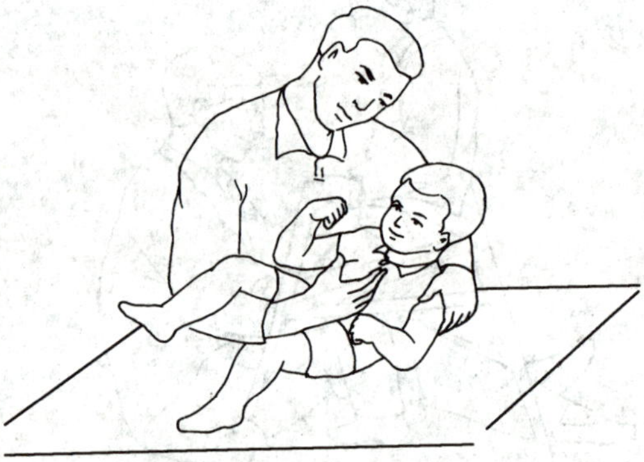

图 3-52　角弓反张患儿的抱法

握拳状态，主动抓物困难，正中位指向发育障碍，即缺少在正中位使用两只手的体验，12 个月前可出现利手。痉挛型偏瘫患儿由于健侧的过剩活动或代偿活动易导致联合反应，导致步行发育的延迟。此类型的患儿还同时存在情绪方面的问题、注意力不集中、多动等。

（2）存在的主要问题

1）左右两侧姿势与运动的不对称，患侧肩胛带及骨盆带向后方回旋，患侧躯干部的短缩。

2）患侧肢体感觉异常，运动迟缓。

3）健侧的过剩活动或代偿活动导致的患侧联合反应。

（3）基本的治疗方法

1）仰卧位及侧卧位

①仰卧位促进上肢对称性的发育：患儿仰卧位，治疗师保持患儿的两肩胛带向前方突出及头部的正中位，让患儿将两上肢与手同时放在胸前或脸上，要特别注意患侧手。

笔记

②仰卧位促进下肢对称性的发育：患儿仰卧位，治疗师诱导患儿下肢做对称地踢蹬动作，同时要修正骨盆的扭转，诱导患儿两手触摸两下肢的动作，使患儿体验仰卧位上正常的感觉-运动经验。

③缓解患侧躯干的痉挛：患儿侧卧于滚筒上，患侧在上，治疗师一手控制患儿患侧肩关节，另一手控制患侧髂前上棘。借助滚筒前后移动来伸展躯干，缓解患侧躯干的痉挛，促通姿势对称。

2）坐位

①刺激本体感受器，增加运动感觉：患儿坐位，治疗师在肩部或腰部给予关节压缩或压迫性叩击，从健侧开始，增加患儿腹部本体感受器的刺激，促进腹内斜肌、腹外斜肌的协同收缩，并诱导患儿利用患侧坐骨结节支撑体重（图 3-53）。

②侧坐位到四点支持位的姿势转换：患儿侧坐位，治疗师控制患儿骨盆，使其从侧坐位到四点支持位，诱导患儿用患手支撑体重，使其重心由健侧转移到患侧，完成从侧坐位到四点支持位的转换（图 3-54）。

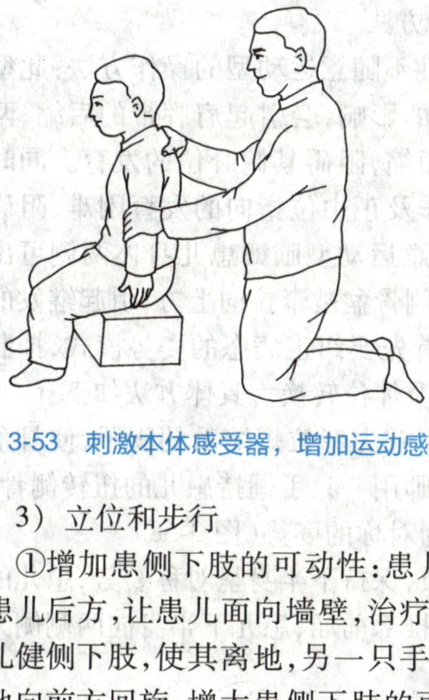

图 3-53　刺激本体感受器，增加运动感觉

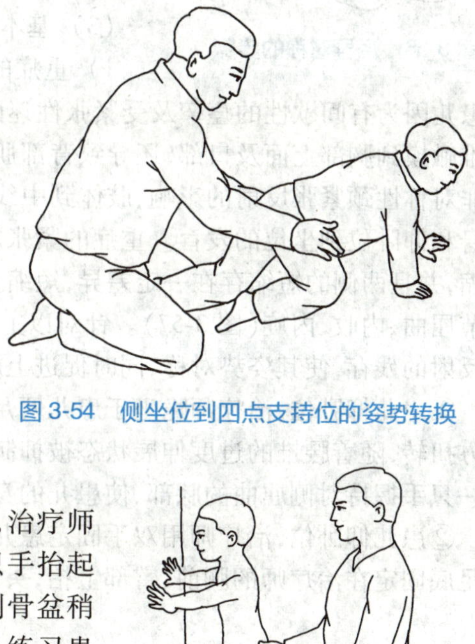

图 3-54　侧坐位到四点支持位的姿势转换

3）立位和步行

①增加患侧下肢的可动性：患儿立位，治疗师在患儿后方，让患儿面向墙壁，治疗师一只手抬起患儿健侧下肢，使其离地，另一只手使患侧骨盆稍稍地向前方回旋，增大患侧下肢的可动性，练习患侧下肢负重（图 3-55）。

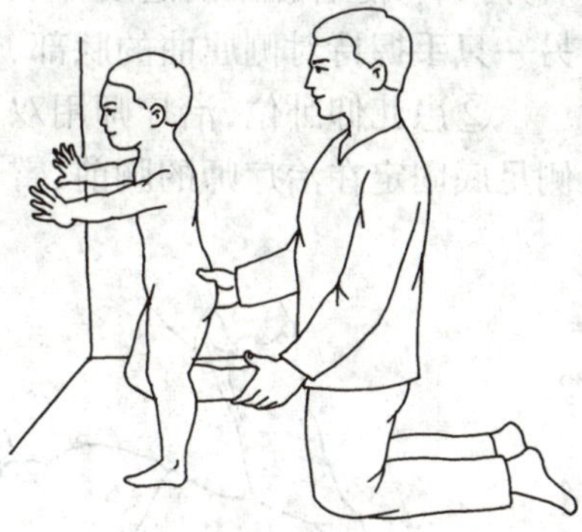

图 3-55　增加患侧下肢的可动性

②诱导对称步行：在诱导步行时，治疗师位于患儿的患侧，要保持患侧上肢的伸展、外旋位，抑制肩胛带后退，注意不要使患侧整体向后方回旋。可以修正因上肢联合反应引起的屈曲模式，以及由于骨盆后退引起的膝关节过伸展、尖足等异常模式，促进对称的步行能力（图 3-56）。

4. 不随意运动型

（1）临床特点：此型约占脑瘫患儿的 20%左右，主要损伤部位为锥体外系。症状以全身性不自主运动为特点。患儿肌张力强度和性质不断发生变化，主动运动或姿势变化时肌张力可发生突然增高，安静时肌张力变化不明显。原始反射残存，非对称性

笔记

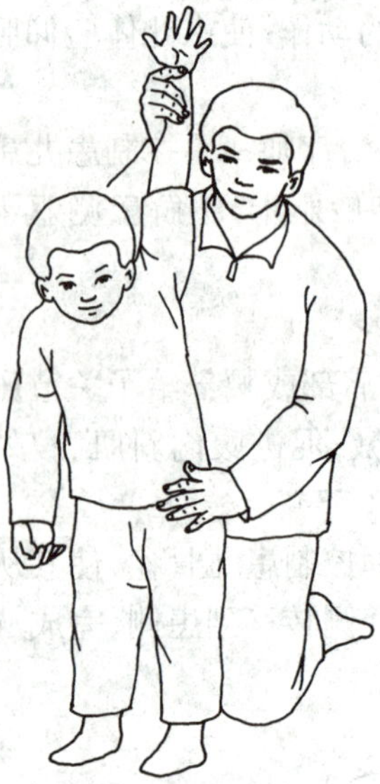
图 3-56　诱导对称的步行

紧张性颈反射长期存在,因受其影响,年长的患儿在用力时,头易转向负重侧,常会导致脊柱侧弯和后头侧的髋关节脱臼。婴儿期多表现为肌张力低下,竖颈发育落后,年长儿下肢有间歇性伸展痉挛,平衡能力差。患儿可伴有手-口-眼协调障碍、语言功能和摄食困难等。此型患儿性格开朗、热情、多数聪明,一般智商较痉挛型患儿高,理解能力好。

(2) 存在的主要问题

1) 肌张力的动摇。

2) 不自主、不随意运动。

3) 原始反射的残存。

4) 非对称性的姿势和运动模式。

5) 临床症状易发生变化,即使是同一个患儿,生长发育各个时期所表现出的临床症状也不相同。

(3) 基本的治疗方法

1) 重症的紧张性不随意运动型的操作方法:此型脑瘫患儿因为有间歇性的痉挛及受紧张性迷路反射的影响,会引起肩胛带的后缩,两手很难触摸到胸部上面及口部,还导致背部肌肉的短缩,阻碍其俯卧位的发育。同时由于非对称性颈紧张反射的影响,肢体到中线的动作及正中位指向的发育困难,阻碍其翻身和仰卧位到坐位的发育。重症的紧张性不随意运动型脑瘫患儿身体两侧可出现短缩,并且两侧的短缩存在一定差异,短缩重的一侧骨盆被牵拉向上方,引起继发的髋关节屈曲、内收、内旋(图 3-57)。针对以上情况,首先要纠正病态的姿势模式,抑制原始反射的残存,使其姿势对称,同时促进上肢功能及体位转换。具体方法如下:

①患儿仰卧位,治疗师跪坐于患儿两足下方。首先牵拉短缩重的躯干,使骨盆向后方扭转,随着腰椎的过度伸展状态被抑制,治疗师用一只手握持患儿的扭转侧骨盆,另一只手握持对侧屈曲的膝部,使患儿的身体成为对称的姿势(图 3-58)。

②患儿仰卧位,治疗师用双手固定患儿的下肢,保持下半身呈对称姿势,患儿的两侧足底固定在治疗师的胸前,臀部上抬,头部和胸椎部前屈,患儿下半身向两侧侧方转

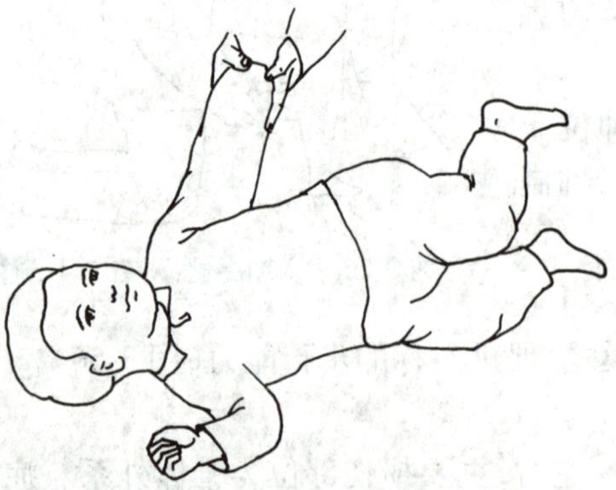
图 3-57　紧张性不随意运动型脑性瘫痪患儿的临床表现

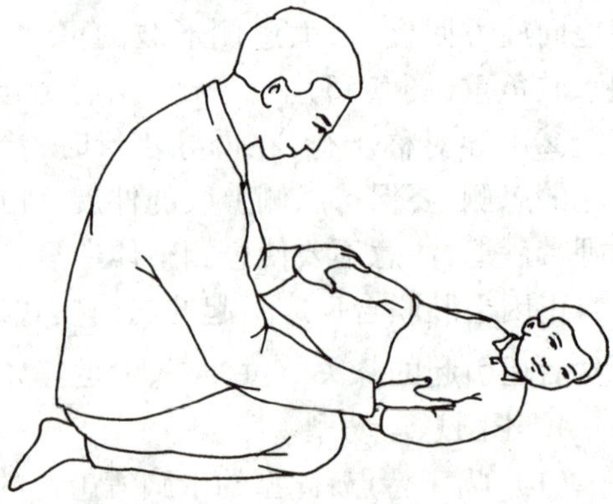
图 3-58　破坏病态模式的训练方法

动，同时肩胛带随之转动，提高肩胛带和骨盆带的活动性（图 3-59）。

③患儿仰卧位，治疗师跪坐位用双膝固定患儿，患儿头部保持中间位，同时抬起患儿的下肢、臀部或腰部，使患儿成为头与足均向着治疗师的抱球姿势（图 3-60）。治疗师两手扶持患儿的骨盆有节奏地左右摇晃，这样可以抑制头后伸，促进颈部肌肉及肩胛带周围肌群的协同收缩。

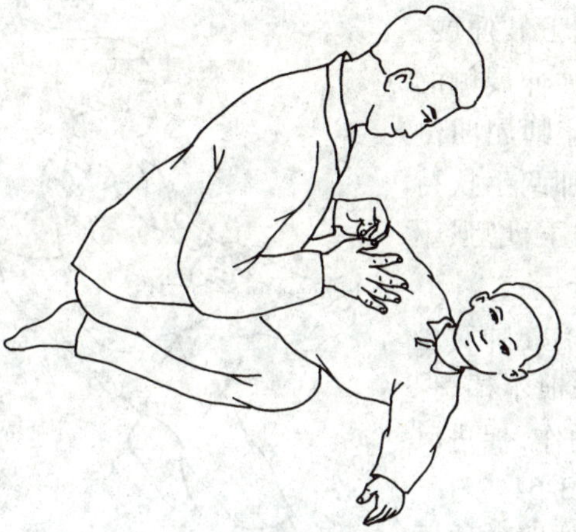

图 3-59　提高肩胛带和骨盆带的活动性

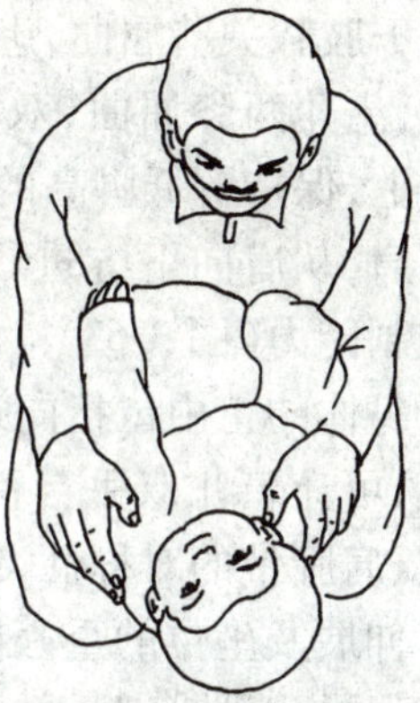

图 3-60　抱球姿势

④在抱球体位上，治疗师一手扶持患儿双肩，另一手扶持患儿下肢，诱发患儿头部矫正反应的同时，慢慢地帮助患儿向坐位姿势移行，抑制患儿的过度伸展模式（图 3-61）。

⑤患儿坐位，治疗师跪坐于患儿身后，治疗师用两手扶持患儿的骨盆，用自己的前胸控制患儿前屈的姿势，并让患儿双手对称性伸展，促通对称的坐位姿势（图 3-62）。

在进行了前面的操作后，可以进行保持坐位姿势的训练，上肢功能及手功能训练，摄食、咀嚼、吞咽、发声训练等。

2）轻、中度不随意运动型的操作方法：此型脑瘫患儿大多数可获得坐位能力，部分患儿可获得步行能力，这部分患儿的治疗要按照正常的运动发育促通，尽量使其获

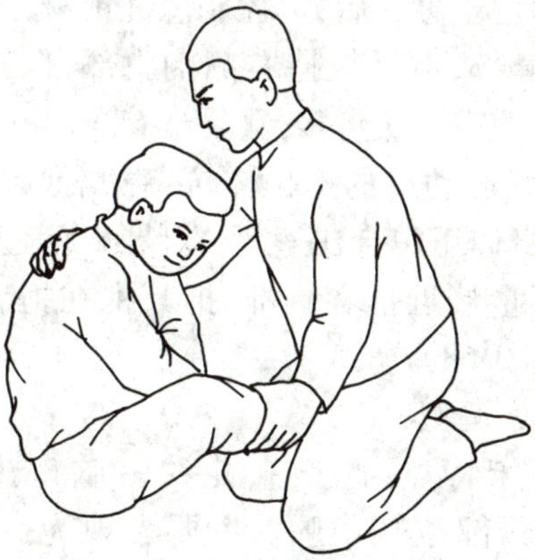

图 3-61　促进头部矫正反应和姿势转换

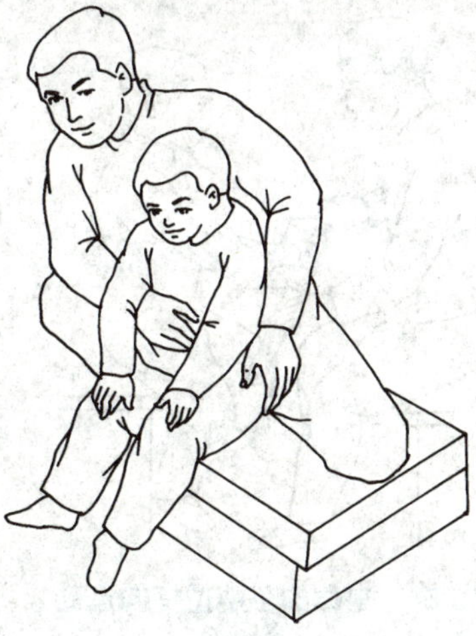

图 3-62　促通对称性坐位姿势

笔记

得正常的姿势和运动。应保持姿势对称，提高头部的控制能力，同时对自律反应进行促通。

①头部的控制：治疗师将患儿从仰卧位拉起到坐位时，同时控制患儿的双上肢及双下肢，可以将患儿双手握住自己的双脚，并强化头部的前方屈曲，上肢屈曲内收，下肢屈曲外展，促进头的矫正反应，增加腰腹部肌群的协同收缩。

②躯干的控制：治疗师坐位，且一侧下肢伸展，另一侧下肢膝关节屈曲，患儿坐于治疗师伸展侧的下肢上，患儿两膝屈曲，双下肢放于治疗师屈曲侧的下肢上，保持臀低脚高的体位。治疗师两手扶持患儿两肩，从肩向下方进行有节奏的按压，增强躯干的控制能力（图3-63）。

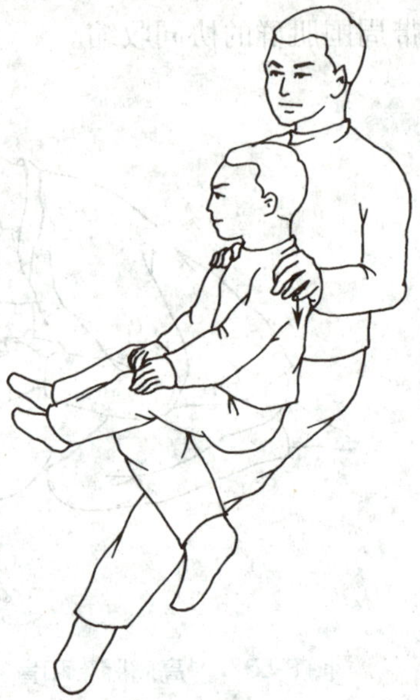

图3-63 躯干控制训练

③身体的正中位指向运动：患儿与治疗师对坐于椅上，可让患儿双手与治疗师共持一根木棒，保持上肢、肩胛带的对称性，做对抗性的动作，促进其肘关节伸展及坐位的重心前后移动（图3-64）。

④促进肩胛带、躯干、骨盆带屈肌、伸肌的协同收缩，抑制肌张力的不均衡：对年长的不随意运动型四肢瘫患儿，可采取体重负荷和压迫叩击等方法，在促进患儿获得头部、躯干、肩胛带的对称性和维持稳定的抗重力姿势能力的同时，提高肩胛带、躯干、骨盆带屈肌、伸肌的协同收缩、肌张力的紧张度，帮助其产生“骨盆感觉”。

⑤促进重心转移和躯干的回旋：患儿立位，治疗师控制患儿骨盆，令患儿将一个桌子上的玩具拿到另一个桌子上，患儿尽可能两脚原地不动，学习重心的左右移动，同时可以促进躯干的回旋（图3-65）。

⑥促进立位保持能力：患儿立位，两手同时抓握一根木棒，治疗师在患儿身后双手控制患儿肘关节处，使患儿上肢向后伸展，促进肩胛带与躯干的对称性，并为抓握助行器进行步行训练作准备（图3-66）。

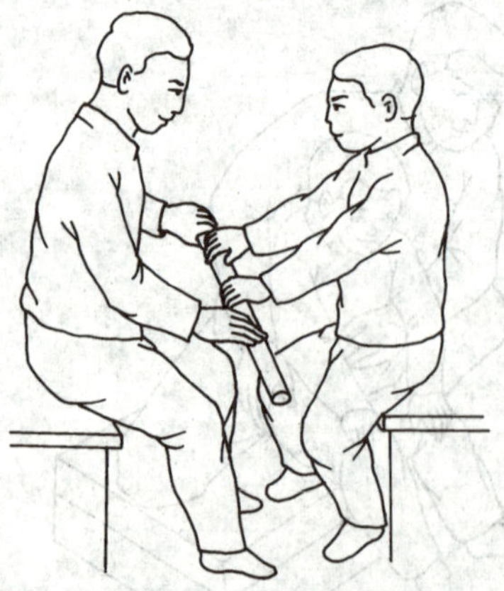

图3-64 身体的正中位指向运动训练

⑦提高步行能力：患儿立位，双手扶助行器的把手，治疗师位于患儿后方，控制患儿的躯干，左手扶持患儿左肩部，右手扶持右侧胸腹部，保持患儿的对称姿势，使患儿缓慢步行（图3-67）。

⑧不随意运动型的抱位体位：患儿抱起前，将患儿双手在身体正中合在一起，双腿靠拢，髋、膝关节屈曲，并尽量接近抱者胸部，把其抱在抱者的胸前或一侧（图3-68）。

5. 共济失调型

（1）临床特点：此型患儿约占脑瘫患儿的5%，主要受累部位在小脑。主要表现为：平衡障碍、肌张力低下、无不自主运动、本体感觉与平衡感

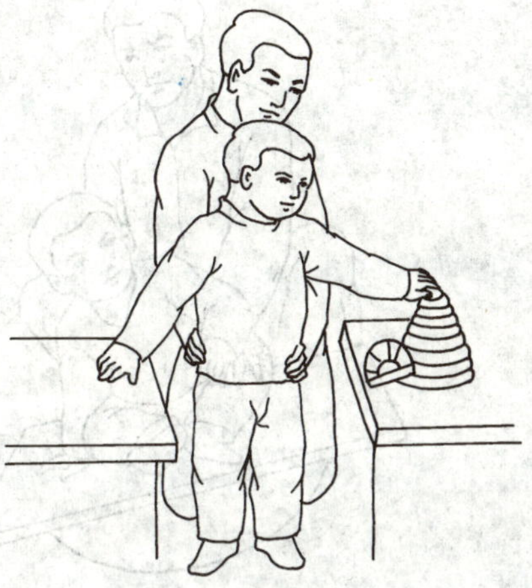

图 3-65　促进重心转移和躯干的回旋训练

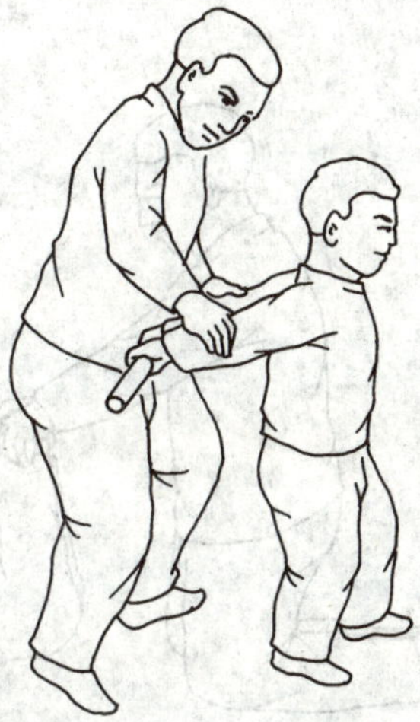

图 3-66　促进立位保持能力的训练

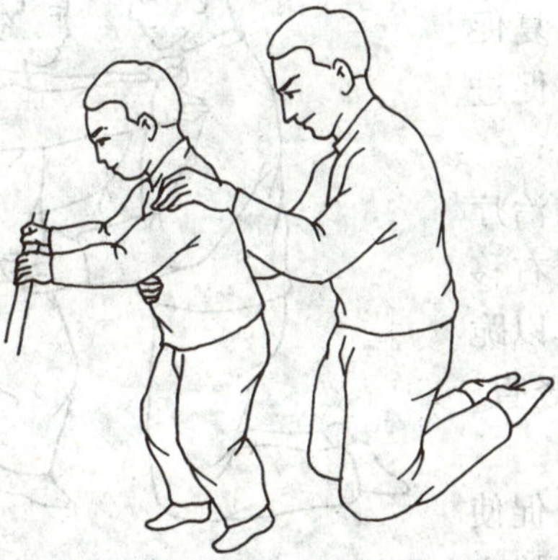

图 3-67　提高步行能力训练

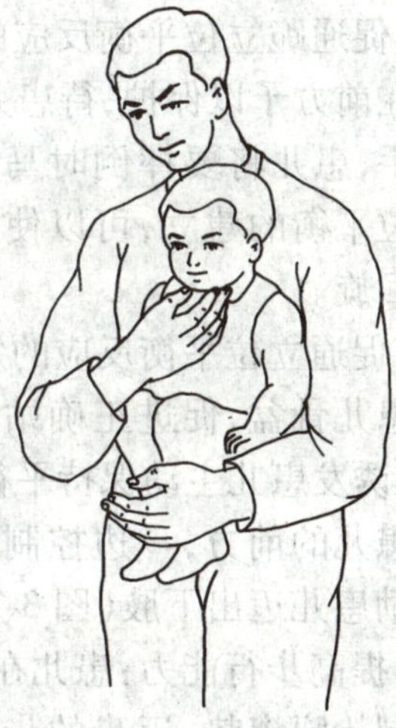

图 3-68　不随意运动型的抱位体位

觉丧失。行走时，步态不稳、身体摇晃、步幅宽、方向不准，醉酒步态，容易摔倒，重心在足跟部，此型患儿独立行走的时间往往在 5 岁左右。可伴有眼球震颤，头部和手亦可看到轻度震颤。智力以正常者为多，可有言语障碍等。

（2）存在的主要问题

1）肌张力低下、肌力弱，姿势保持稳定性差。

2）平衡及协调能力欠佳。

3）可有意向性震颤和眼球震颤、共济失调等。

（3）基本的治疗方法

1）诱发下肢的分离模式：患儿仰卧位，双手握一木棒高举，利用下肢的位置反应，来提高腹部肌群的收缩和本体感受器的感受性，诱发下肢的交替性分离模式（图 3-69）。

2）促通坐位平衡反应的发育：患儿坐在平衡板上，治疗师控制平衡板，将身体左右移动，促进坐位平衡的发育，诱发各个方向上肢保护性伸展反应的建立（图 3-70）。

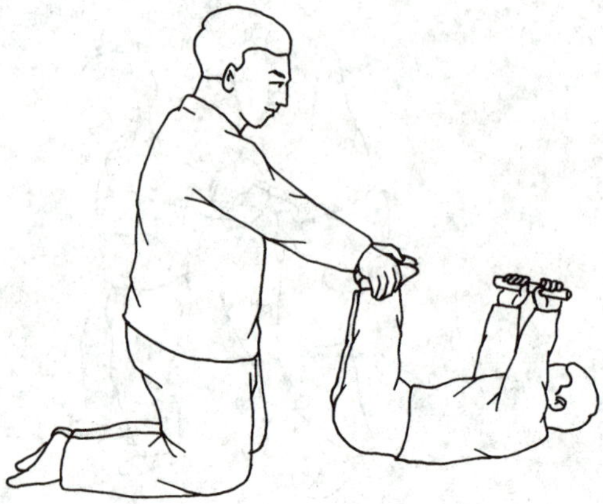

图 3-69　诱发下肢的分离模式

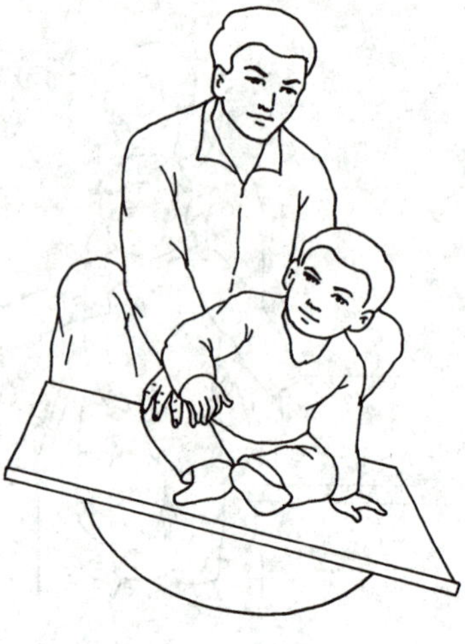

图 3-70　促通坐位平衡反应的发育

3）促通跪立位平衡反应的发育：患儿跪立位，治疗师在前方予以保护，待患儿姿势稳定后治疗师突然松手，患儿将要摔倒时马上给予帮助，反复促进跪立位平衡的建立，可以使患儿身体扭转，促进躯干的回旋。

4）促通立位平衡反应的发育：患儿立位，治疗师扶助患儿骨盆，促进正确站立，然后前后左右移动重心，诱发患儿主动保持平衡。治疗师也可以跪立位于患儿的前方，一边控制躯干与骨盆的竖直，一边鼓励患儿迈出下肢（图 3-71）。

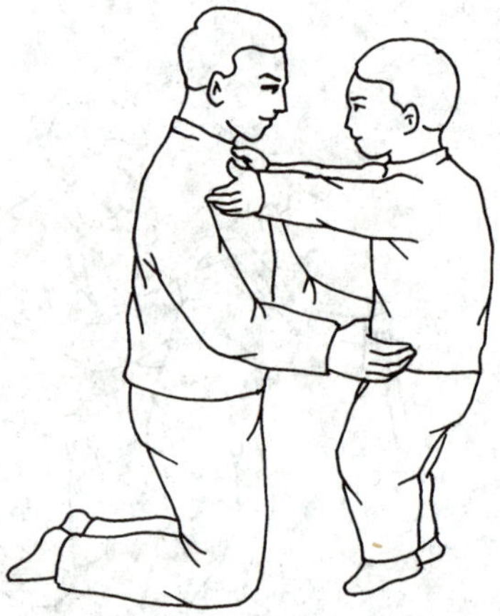

图 3-71　促通立位平衡反应的发育

5）提高步行能力：患儿在平行杠内站立，促使患儿控制抬腿姿势、迈步的步幅，以及保持两腿之间合适的距离，学习正常的行走步态。或者让患儿跨过高低不同的木块行走，进行跨步训练提高步行能力。

第二节　Brunnstrom 技术

Brunnstrom 技术是由瑞典物理治疗师 Signe Brunnstrom 经过长时间的临床观察和分析于 20 世纪 50 年代提出的，由评价方法和治疗技术两部分组成，主要用于脑损伤后肢体瘫痪的治疗，该方法对脑损伤后肢体瘫痪的临床康复产生了深远影响。Brunnstrom 认为脊髓与脑干水平的原始反射和肢体的整体运动模式是正常发育过程中早期的必然阶段，当神经系统发育完善后，脊髓与脑干水平的反射因受到高位中枢的抑制而不被表现。当中枢神经损伤之后，大脑皮质失去了对下级中枢的控制能力，因此出现了人体在发育初期才具有的运动模式，如肢体的协同运动、姿势反射以及联合反应，并出现一些原始反射和病理反射，如紧张性颈反射、紧张性迷路反射、深反射亢进等。中枢性瘫痪的恢复过程是运动模式的转变过程，那些异常的运动模式是恢复

笔记

的必然阶段，没有必要也很难被抑制。因此，在中枢性瘫痪的初期治疗阶段，Brunnstrom 主张利用各种原始反射和异常运动模式，将其作为促进手段诱发出协同运动模式，然后再训练患者抑制、修正协同运动模式，逐渐向分离运动发展，最终恢复随意运动。

一、基本理论

（一）脑损伤后的原始反射和运动模式

脑损伤后，大部分在脑发育未成熟时才有的原始反射和运动模式重新出现，如能正确地利用这些反射和运动模式的特点，则可以促进脑损伤后的康复。

1. 原始反射　人体所有反射都是在其发育过程中逐渐建立并不断完善的，用以维持身体的姿势，调整肌群间的肌张力。这些原始反射是由脑干和脊髓控制的，当脑部损伤后，高级中枢与低级中枢之间的相互调节、制约功能受到破坏，损伤平面以下反射活动失去了控制，原始反射被释放。随着病情好转，原始反射逐渐减弱，高级中枢的作用重新体现出来。

（1）对称性紧张性颈反射（symmetric tonic neck reflex，STNR）：当颈屈曲或伸展时，两侧上肢产生与颈同样的运动，下肢产生相反的运动。

（2）非对称性紧张性颈反射（asymmetric tonic neck reflex，ATNR）：是指当身体不动头部左右转动时，头面侧的肢体伸肌张力增高，肢体伸展；头枕侧的肢体屈肌张力增高，肢体屈曲，如同拉弓射箭姿势一样，故又称为拉弓反射。

对脑损伤所致的偏瘫患者来说，由于对称性紧张性颈反射的影响，当从卧位转为坐位时，因为抬头而导致下肢伸肌张力增高，影响该动作的完成。偏瘫患者的头部在卧位和坐位时多转向健侧，由于非对称性紧张性颈反射的影响，偏瘫侧上肢屈曲，如果此时患者想伸直患侧上肢，就必须将头转向患侧。

（3）紧张性迷路反射（tonic labyrinthine reflex，TLR）：迷路反射又称前庭反射，由头部在空间位置的变化所引起。表现为当头处在中间位时，仰卧位会使伸肌张力增高，四肢容易伸展；俯卧位会使屈肌张力增高，四肢容易屈曲。

（4）紧张性腰反射（tonic lumbar reflex，TWR）：紧张性腰反射是随着骨盆变化、躯干位置的改变所发生的。躯干的旋转、侧屈、前屈、后伸对四肢肌肉的紧张性有相应影响。

2. 运动模式

（1）联合反应（associated reaction，AR）：联合反应是脑损伤患者出现的一种非随意运动或反射性肌张力增高的表现。当健侧肢体主动用力或者进行抗阻运动时，可以诱发患侧肢体出现相应的动作，这是脊髓水平的异常运动反应模式，出现在瘫痪恢复的早期。联合反应是伴随着痉挛出现而呈现的，是肌张力改变的一种姿势反应。最常见的表现是脑损伤患者在进行健侧肢体抗阻力运动时，患侧相对应肢体的肌张力常可以不同程度地增加或出现相应的动作。联合反应的出现与健侧运动强度有关，健侧运动强度越大，患肢联合反应往往越明显，肌张力增高的程度和持续时间也越强。

下肢联合反应的检查：患者取仰卧位，在健侧下肢抗阻力外展或内收时，患侧髋关节可出现相同动作。这种联合反应又称为 Raimiste 现象，是一种特定的髋关节联合反

笔记

应。Brunnstrom 技术中常利用这一现象进行诱发随意收缩与随意运动(图 3-72)。

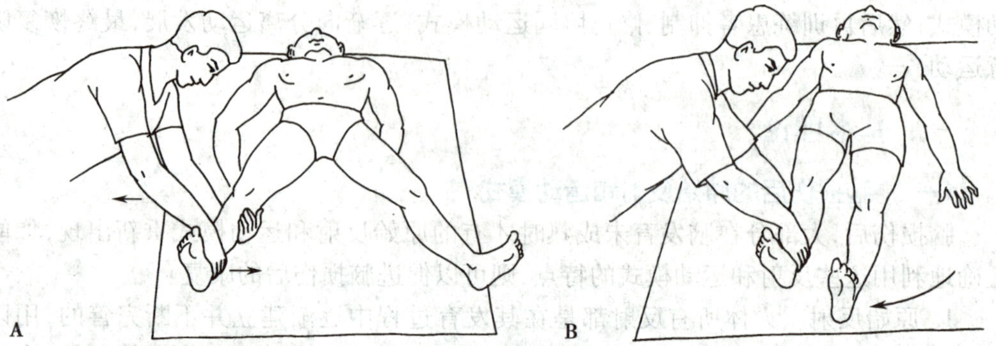

图 3-72 下肢联合反应 Raimiste 现象

联合反应是病理性的,是刻板的不随意的运动,一旦诱发,患者很难主动抑制它,只有在刺激停止后,才能逐渐恢复。联合运动可见于健康人,是伴随随意运动正常无意识的姿势调整,以增强身体其他部分运动的精确性,通常在一个活动需要很大力量或集中注意力时出现。例如,打羽毛球、网球或乒乓球时,非握拍手的运动。在偏瘫患者试图活动其患侧肢体时,联合运动可以在健侧肢体上看到。

(2)共同运动(synergy movement,SM):又称联带运动或协同运动。是脑损伤后患侧肢体常见的一种异常活动表现,是由人们的主动意志所引起的肢体运动。当活动患侧肢体某一个关节时,不能做单关节运动,邻近的关节甚至整个肢体都出现一种不可控制的共同运动,并形成特有的活动模式,用力时表现特别明显。

共同运动在上肢和下肢均可表现为屈曲模式或伸展模式。脑损伤后,一般上肢屈肌占优势,主要为屈曲的共同运动模式;下肢伸肌占优势,主要为伸展的共同运动模式(表 3-1、表 3-2)。

表 3-1 上肢共同运动模式

	部位	屈肌模式	伸肌模式
上肢	肩胛带	上提、后缩	前突
	肩关节	屈曲、外展、外旋	伸展、内收、内旋
	肘关节	屈曲	伸展
	前臂	旋后(或旋前)	旋前
	腕关节	掌屈、尺偏	背伸
	指关节	屈曲	伸展

表 3-2 下肢共同运动模式

	部位	屈肌模式	伸肌模式
下肢	髋关节	屈曲、外展、外旋	伸展、内收、内旋
	膝关节	屈曲	伸展
	踝关节	背屈、外翻	跖屈、内翻
	趾关节	伸展	屈曲

笔记

（二）脑损伤后偏瘫患者运动功能恢复的过程

通过对脑损伤后偏瘫患者长期、细致的观察，并结合大量文献，Brunnstrom 认为，脑损伤后肢体运动功能的恢复遵循一个大致相同的过程，提出了脑损伤后偏瘫恢复的六阶段理论（图 3-73）。

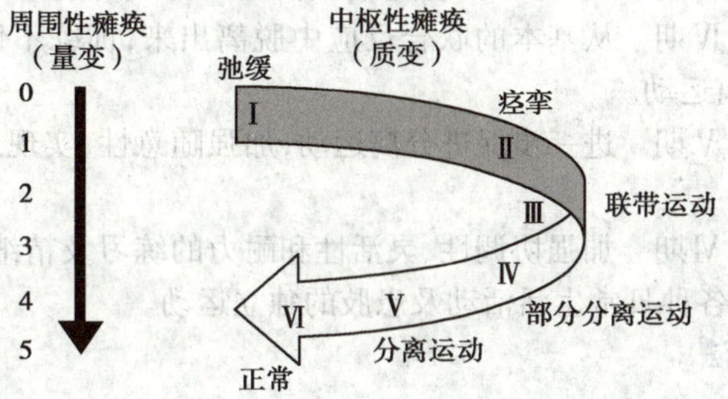

图 3-73　Brunnstrom 偏瘫恢复的六阶段示意图

第一阶段：弛缓阶段。脑损伤发病急性期，患侧上、下肢呈迟缓性瘫痪，运动功能完全丧失。

第二阶段：痉挛阶段。随着疾病的控制，偏瘫肢体开始出现运动，但运动伴随痉挛、联合反应。

第三阶段：共同运动阶段。痉挛加重达到高峰，患肢可以完成一些随意运动，但始终伴有共同运动的特点。

第四阶段：部分分离运动阶段。共同运动模式逐渐减弱，痉挛程度减轻，出现了部分分离运动的组合。

第五阶段：分离运动阶段。进一步脱离共同运动模式，痉挛继续减轻，分离运动更充分，可较好完成难度更大的运动组合。

第六阶段：正常阶段。痉挛消失，可完成每个关节随意运动，肢体运动主要表现为协调性运动，运动功能恢复并接近正常。

偏瘫患者的运动功能恢复第 1~3 阶段是从完全性瘫痪开始，逐渐进入痉挛期，出现运动模式异常，继之异常运动模式达到顶点。从第 4~6 阶段，异常运动模式逐渐减弱，开始出现分离运动，最后几乎恢复正常。此过程实际上是从早、中期的没有运动模式到异常运动模式，然后向后期的重建正常运动模式恢复的一个过程。但并非所有患者都按这个过程恢复，这个恢复过程因人而异，恢复进程也有快有慢，也可能有些患者停留在某一个阶段不再进展。

二、临床应用

（一）治疗原则

Brunnstrom 技术强调在早期利用姿势反射、联合反应、共同运动引导患者的运动反应，之后再从中分离出正常运动的成分，最终脱离异常运动模式，向功能性运动模式过渡。要求任何治疗性的活动都必须依据患者的恢复阶段而异，在无随意运动时利用反射、本体感觉刺激和皮肤触觉刺激增加肌张力，促进运动的出现；当随意运动出现后，要求患者肢体定位并保持，即做等长收缩；如成功，继续做离心性收缩，最后做向心

笔记

性收缩;一旦患者出现随意控制,应尽快终止各种刺激,首先停止反射刺激,最后停止触觉刺激。在具体治疗时,应遵循以下原则:

1. Brunnstrom Ⅰ~Ⅲ期　应利用健侧活动,诱发联合反应出现,将其作为随意性运动的基础,再逐渐利用联合反应进行训练,使患者体会伴有随意性的肌肉收缩。协同运动出现后,可以利用协同运动的模式鼓励患者做随意运动,尽早应用到功能活动中。

2. Brunnstrom Ⅳ期　从基本的联合反应中脱离出来,训练不伴有联合反应的肌肉,诱发和促进分离运动。

3. Brunnstrom Ⅴ期　进一步促进分离运动,加强随意性,实现运动与日常生活动作相结合。

4. Brunnstrom Ⅵ期　加强协调性、灵活性和耐力的练习及精细动作练习,按照正常的活动方式完成各种日常生活活动及患肢的独立运动。

(二)操作方法

1. 卧位训练

(1) 良肢位摆放

1) 上肢良肢位摆放:在弛缓期要避免肩关节过度外展,防止肩关节半脱位,应在肩关节下垫一枕头。当患肢出现痉挛后,表现为肩关节内旋、肘关节屈曲、前臂旋前、腕和手关节屈曲的异常模式,这时肢体的摆放应向其相反方向,以抵抗这种异常模式,即肩关节前伸,保持伸肘,腕背伸,手指伸展。

2) 下肢良肢位摆放:仰卧位时,应在患侧臀部和大腿下放置垫枕,使骨盆前伸,防止患腿外旋,膝下可置一小枕,使膝关节微屈,在足底放一方垫,以防止踝关节下垂和内翻。若患者已出现痉挛模式则不宜采取仰卧位。

(2) 床上被动、辅助主动运动训练:处于弛缓阶段的患者随意运动丧失,可根据患者的具体情况进行头颈、躯干及四肢的被动运动。通过被动活动关节,既可以防治关节挛缩和变形,又能使患者早期体验正确的运动感觉,保持大脑皮质对运动的"记忆"。各关节的诸运动方向均要进行3~5次的全关节运动训练(特殊关节除外),每日两次,活动顺序应从近端关节至远端关节。在弛缓期肩关节活动时应注意保护,逐渐加大活动范围。

(3) 翻身训练:利用健侧上、下肢的运动,从仰卧位向患侧位翻身比较容易完成;从仰卧位向健侧位翻身时,由于患侧肢体控制能力下降,则完成较困难,但健侧卧位是患者最舒服的体位,需要患者掌握。在仰卧位下,令患者用健手握住患侧腕关节,举起上肢,保持肩关节屈曲90°,患侧下肢屈曲呈膝立位(患侧不能完成膝立位的患者,治疗师可以协助控制);翻身时,利用健侧上肢左右摇摆带动患侧上肢的惯性,顺势完成躯干、骨盆及下肢的旋转,最终使身体翻向健侧。若患者主动翻身有困难,可让患者的脸转向健侧,治疗师可辅助患者的肩和腰部,帮助患者身体翻转(图3-74)。

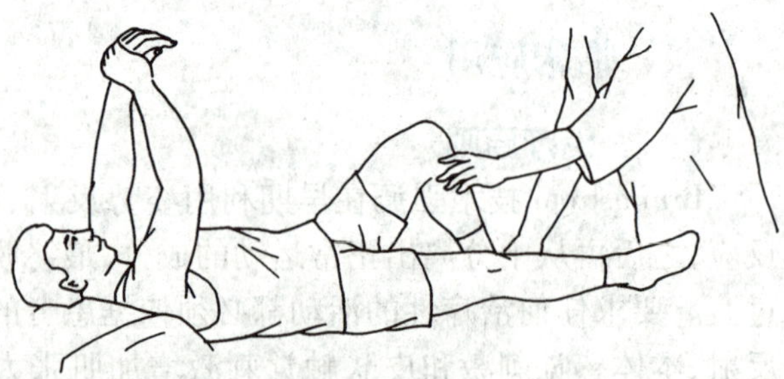

图3-74　仰卧位向健侧位的训练

2. 坐位训练　尽早完成由卧

位到坐位训练是十分重要的，坐位有利于改善体位平衡，增强躯干控制能力，诱发患者上肢运动，有利于医患双方在较为平等的环境下交流，有利于治疗师的操作。

（1）坐位平衡反应诱发训练：患者取坐位，为了保护肩关节和防止健手抓住椅子而影响动作的完成，让患者用健手托住患侧肘部，患侧前臂搭在健侧前臂上。治疗师通过手法向前后或左右侧方向推动患者，使患者脱离平衡状态后重新调整重心维持平衡，治疗师应从小到大逐渐加大推动力度。在训练早期，患者尚不能主动完成平衡反应，可向患者容易倾斜的方向轻轻加力，以诱发平衡反应，这一点十分重要。训练时，需加强对患者的保护，确保患者安全；向患者说明训练的目的和方法，避免患者恐慌；不能维持坐位的患者和重度痉挛伴有精神过度紧张的患者不宜用此法（图 3-75）。

（2）躯干屈曲训练：躯干前屈是以髋关节为轴心，是躯干相对于大腿的屈曲运动。患者垂直坐在椅子上，双侧前臂合抱，健臂在下支持患臂，治疗师与患者相对而坐，扶持患者双肘，并在不牵拉患者肩部情况下引导其上肢和躯干的运动，使躯干前屈。随着躯干的前屈，治疗师应诱导患者完成肩肱关节和肩胛骨的运动。当患者因躯干平衡能力差，出现患侧下肢外展时，治疗师可用自己的膝关节控制患肢的稳定，当患者由前屈返回坐位时，应由患者独立完成（图 3-76）。

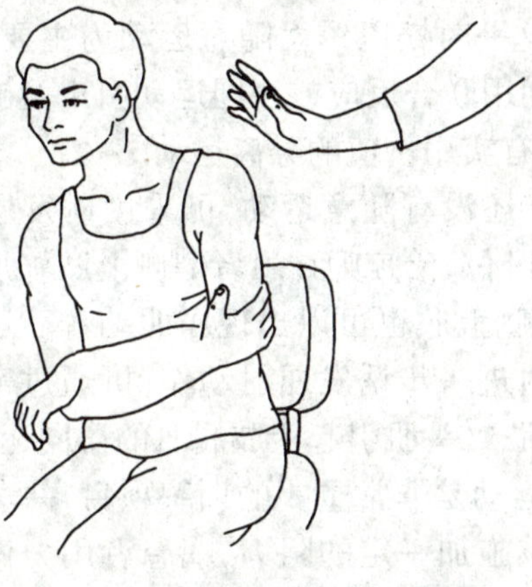

图 3-75 坐位平衡反应诱发训练

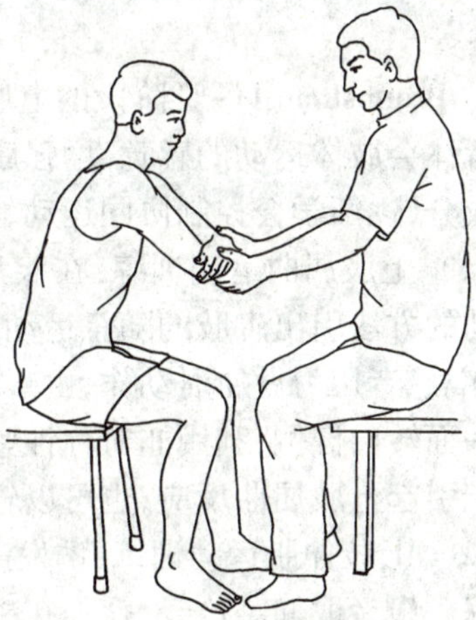

图 3-76 躯干屈曲训练

（3）躯干旋转训练：患者取坐位，健手托扶患侧肘关节，治疗师站在患者背后，协助患者做躯干旋转动作，并逐渐加大旋转角度。开始训练时患者目视前方，完成躯干和骨盆的旋转，逐渐过渡到完成头、颈部与躯干的旋转。最后完成躯干向左侧旋转时，头部向右侧做最大限度旋转，同时一侧上肢外展，另一侧上肢内收，这样可利用紧张性颈反射和紧张性腰反射诱发肩部活动，产生"躯干-颈-上肢"模式，诱发肩部屈肌、伸肌的协同运动。做躯干旋转训练时，治疗师应一手放在患肩上，另一只手放在健侧躯干上，以辅助患者增加躯干的旋转角度（图 3-77）。

（4）头颈部运动训练：即肩胛带诱发训练，患者取坐位，患侧上肢放在治疗台上，在外展位屈肘支撑前臂和手。治疗师一手扶患者肩部，另一手放在患者头的侧方，让患者努力将耳部贴近肩部时给予抵抗，当这个阻力足够大时，可诱发患肩上举及耸肩的活动。

笔记

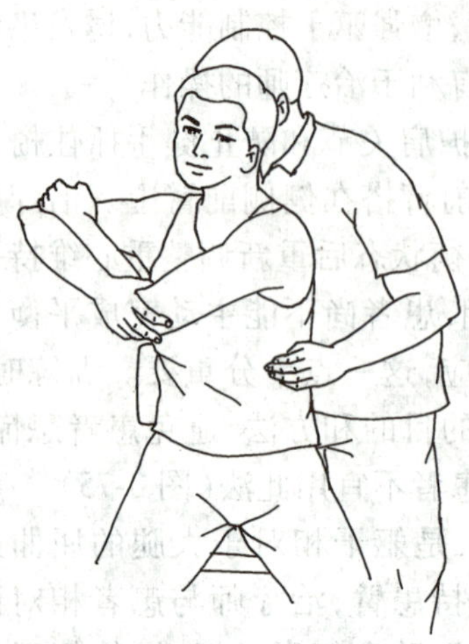
图 3-77　躯干旋转训练

（5）肩关节的运动训练：肩痛与肩关节周围的肌痉挛有明确关系，此时不适当的被动活动可增加患者的痛苦，但为缓解过高的肌张力又必须活动肩关节，可通过躯干运动易化肩胛带的运动以减轻疼痛。治疗师扶住患者的前臂，嘱患者做躯干向前倾斜练习时带动上臂及肩胛骨运动，随着躯干倾斜角度的增大，肩关节的可动范围也增大。同样，在做躯干内旋、外旋运动的同时也适用，以这种间接的方法获得肩的无痛运动。

（6）髋关节的运动训练：髋关节屈肌群参与躯干前后方向平衡活动。坐位时当躯干向后倾斜时，髋关节屈肌和腹肌群可发生反应性收缩活动，力争使姿势还原，偏瘫患者一般都残存有髋屈曲这种功能。经过这样的训练，可诱发屈髋肌的活动，也可提高患者坐位平衡能力。实际上，在坐位下重心后移时，躯干平衡是利用髋关节屈肌的活动来实现的。髋屈肌群收缩具有很强的张力，故训练时应协助患者将足抬离床面，达到一定程度的屈髋，并令其保持住。

3. Brunnstrom Ⅰ～Ⅲ阶段的上肢训练　在这一时期以诱发随意运动为主要目的，让患者体会肢体运动的感觉，增强康复信心。利用联合反应或协同运动引出足够多的运动成分，逐渐学会控制协同运动，诱发出更具有实用价值的分离运动。

（1）上肢屈曲运动训练：在疾病早期，上肢还没有随意运动，可采用诱发屈肌协同运动的方法引出患肢的随意运动。患者取仰卧位，治疗师在患者健侧上肢施加一定阻力，嘱患者用力做屈肘动作，由于联合反应患侧上肢也可以出现屈曲动作。还可让患者头面转向健侧，利用非对称性紧张性颈反射进一步诱发屈肘动作；可通过牵拉患肢近端引起上肢屈曲反应；也可以轻叩斜方肌、肱二头肌引起上肢屈肌的协同运动。

（2）上肢伸肌运动训练：诱发上肢的伸展运动是非常重要的训练项目，并非力量性训练。患者取仰卧位，治疗师在患者健侧上肢施加一定的阻力，嘱患者用力做伸肘动作，通过联合反应引起患侧上肢的伸肌协同运动。此时最先诱发的动作往往是胸大肌的收缩，可通过轻叩胸大肌、肱三头肌引起上肢伸肌的协同运动。如让患者头面转向患侧，还可利用非对称性紧张性颈反射进一步加强上肢的伸展运动。

当患者在仰卧位体会到运动感觉后，应改为坐位训练。当患者能够较好完成肘伸展后，应及时进行姿势的调整训练，令患者头面转向健侧、前臂由旋前转为旋后、躯干向患侧旋转等抑制联带运动的运动模式。

（3）肩胛带运动训练：患者不能主动上提肩胛带时，治疗师可辅助抬起患侧肘部，并对斜方肌的上部进行轻叩引起肌肉反应，再进行等长收缩，保持肩关节不下降，可以反复进行直至引出肩胛带足够的主动运动。还可令患者颈部向患侧屈曲，当头肩接近时，治疗师对患者的头肩施加分开的阻力，加强屈颈肌群和斜方肌、肩胛肌的收缩。这些手法可促进肩胛带的上提、下降、内收、前屈的运动，并改善肩关节的活动情况。

（4）双侧抗阻划船动作训练：是利用健侧肢体和躯干的本体冲动，诱发脑卒中患

笔记

者的推、拉和往复运动。患者与治疗师对面而坐，相互交叉前臂再握手，做划船时推拉双桨把手的动作。在推拉运动中，推是利用联合反应诱发患者伸肌协同运动模式，推时前臂要旋前；拉是诱发屈肌协同运动模式，拉时前臂要旋后。治疗师对患者健侧上肢施加阻力，待患肢也有运动后，适当给予阻力。

4. Brunnstrom Ⅳ～Ⅴ阶段的上肢训练　这一时期训练主要集中在修正协同运动，使运动从协同运动的模式中脱离出来，更加符合实际需要。由于偏瘫患者受协同运动限制，训练初期难以完成分离运动。因此，训练时需要治疗师辅助，先从被动运动开始，逐渐诱导，直至患者独立完成随意运动。

（1）抑制上肢屈肌协同运动模式：在练习屈肘时，将上肢收紧在身体的侧方来抑制肩关节外展、外旋，练习患侧肘关节屈曲，用手触摸嘴和健侧肩关节的运动。为了诱发出各种脱离协同运动束缚的功能性动作，可以由辅助主动运动到主动运动，分别使患者完成摸嘴、摸耳朵（先患侧后健侧）、摸健侧肘关节、摸前额、摸头顶及摸后头部等。

训练的主要内容是抑制肘关节屈曲时肩关节的外展、外旋，当以上运动可以完成后，要尽早向功能性运动转化，使动作具有明显的目的性，如吃面包、梳头、用毛巾擦健侧上肢等（图 3-78）。

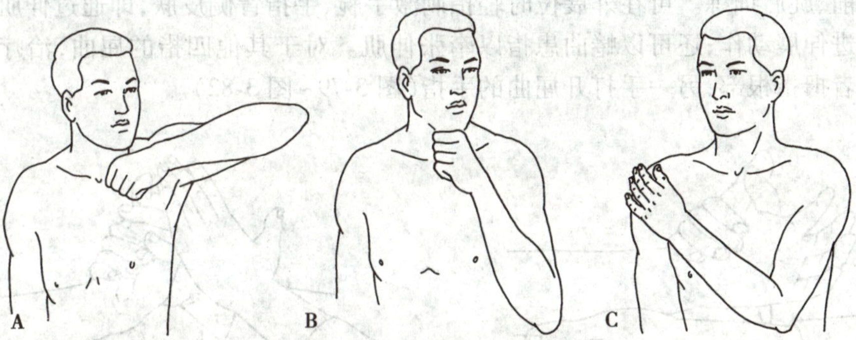

图 3-78　抑制上肢屈肌协同运动模式

A. 未纠正时的姿势；B. 屈肘时将上肢收紧在身体的侧方；C. 屈肘时用手摸健侧肩

（2）抑制上肢伸肌协同运动模式

1）将患手手背接触后腰部，以此来抑制伸肌协同运动模式，使胸大肌的作用从伸肌协同运动模式中摆脱出来。治疗师诱导患者在坐位下移动患手触摸同侧躯干，再逐渐移向后背中央。此动作可运用在沐浴时清洗背部、从后裤袋中取钱、穿衣等日常生活活动中。

2）练肩前屈 90°，使伸直的上肢向前平举。训练时，在患者前、中三角肌上轻轻叩击后，令其前屈肩关节，被动活动上肢到前屈 90°，并让患者维持住，同时在前、中三角肌上叩击；如能保持住，让患者稍降低上肢后再慢慢地前屈，直到逐渐接近 90°；在接近前屈 90°的位置上，小幅度继续前屈和大幅度地下降，然后再前屈。训练中若患者不能摆脱屈肌协同运动模式，会出现肘不能伸直、肩前屈时合并肩外展；若不能摆脱伸肌的协同运动模式，因胸大肌的牵制会使肩前屈不能达到 90°。

3）训练伸肘位前臂旋前、旋后。因为旋前是伸肌协同运动模式的要素，旋后是屈肌协同运动模式的要素。训练时，首先在屈肘并紧靠体侧状态下，双手在大腿上做旋前、旋后运动，并逐渐减少屈肘角度，过渡到伸肘状态下练习旋前、旋后运动。

笔记

应该注意的是，当具有一定分离运动后，才能够进行伸肘位前臂旋前、旋后的训练。

4）训练伸肘位肩关节外展。这一运动包含伸肘和前臂旋前的伸肌协同运动成分，以及肩胛骨内收和肩外展的屈肌协同运动成分，故只有在协同运动模式影响较弱时才能较好地完成。

5）肩外展90°肘伸直、掌心向上下旋转。这是此阶段最难的动作，掌心向上需要前臂旋后和上臂旋外，而掌心向下需要前臂旋前和上臂旋内。若能完成这一动作，说明分离运动已较充分，如仍有伸肌协同运动，是不能完成此动作的。

5. 手的功能训练　基本原则是先训练手指整体的屈曲和伸展，逐渐向腕手的分离运动过渡，然后训练单指的分离运动，最后实现手功能与ADL动作紧密结合。

（1）手指屈曲运动的诱发：当患手无随意抓握时，利用上肢屈曲协同运动，诱发手指关节屈曲运动。让患者用力屈曲上肢，治疗师适当地给予抵抗可引起手指屈曲肌群的反射性收缩。但应注意的是，这往往也会引起我们不希望有的腕关节屈曲。这种反应是近端性牵拉反应，在痉挛出现后很容易引出。

（2）手指伸展运动的诱发：治疗师与患者相对而坐，握住患者拇指根部与鱼际（治疗师四指紧压鱼际），将拇指从屈曲痉挛的手掌拉出，将前臂旋前，然后轻柔、交替地做旋前、旋后训练。可在外展位时轻拍刺激手腕、手指背侧皮肤，即通过伸肌反射进一步促进伸展动作；还可以蜷曲患指以牵张伸肌。对于其他四指的屈曲，治疗师一手握住患者拇指根部，另一手打开屈曲的手指（图3-79～图3-82）。

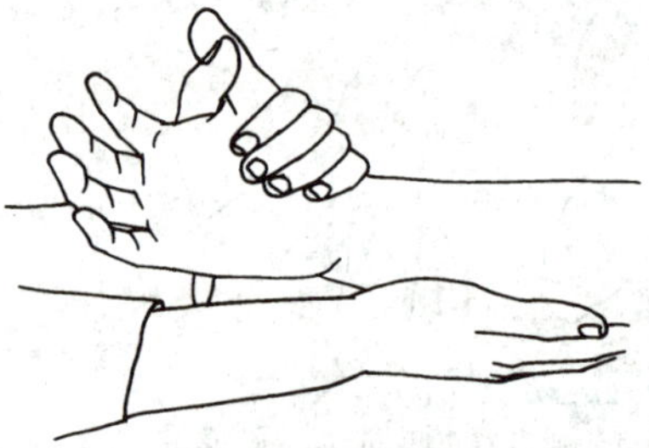

图3-79　治疗师抓握患手的方法

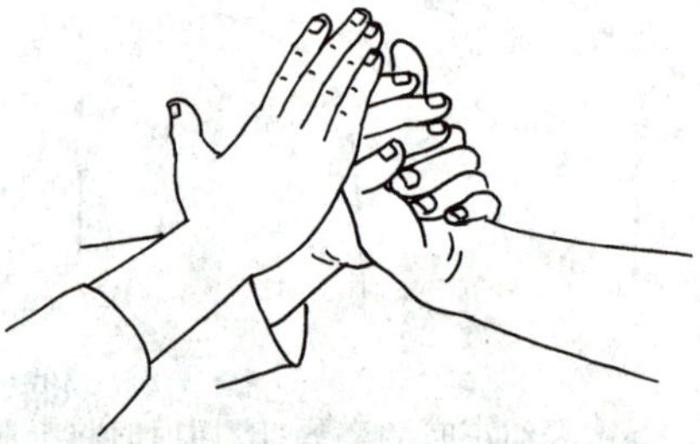

图3-80　轻拍患侧腕、指背侧皮肤

（3）腕手分离运动的诱发：固定患者的肘和腕在伸展位，叩击腕伸肌，诱发腕伸展反射的同时进行手指抓握训练，一边叩击，一边令患者反复进行"手指抓握""手指释放"训练。

（4）手指侧捏运动的训练：侧捏是训练手能力的重点内容，因为侧捏动作只要拇指能按压和离开示指桡侧就可以实现，而且侧捏时所捏的物品不与手掌接触，使得放开也比较容易。练习时重点是拇指的分离运动，先从比较小的物品开始，用拇指指间关节与示指桡侧面对合。如抓大小不等的螺丝、豆子等，使拇指从半随意运动过渡到随意运动。当手的功能还未达到较好的水平以前，没有必要练习理想模式的抓握动作，当患手能较随意控制屈伸协同运动时，就应及时与日常功能性活动结合起来，使手功能在应用中得到充实和发展。

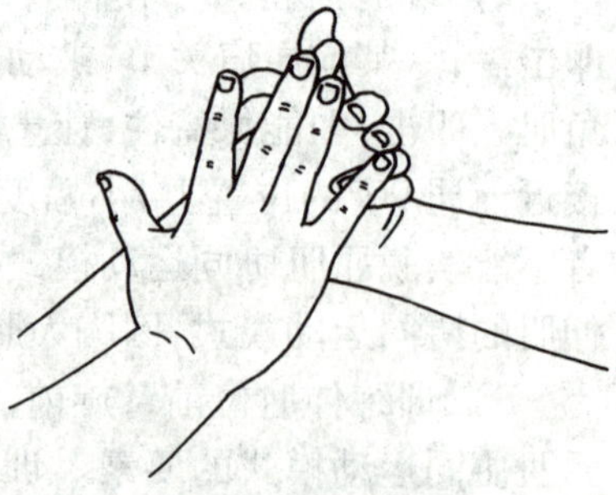

图3-81　蜷曲患指以牵张伸肌

笔记

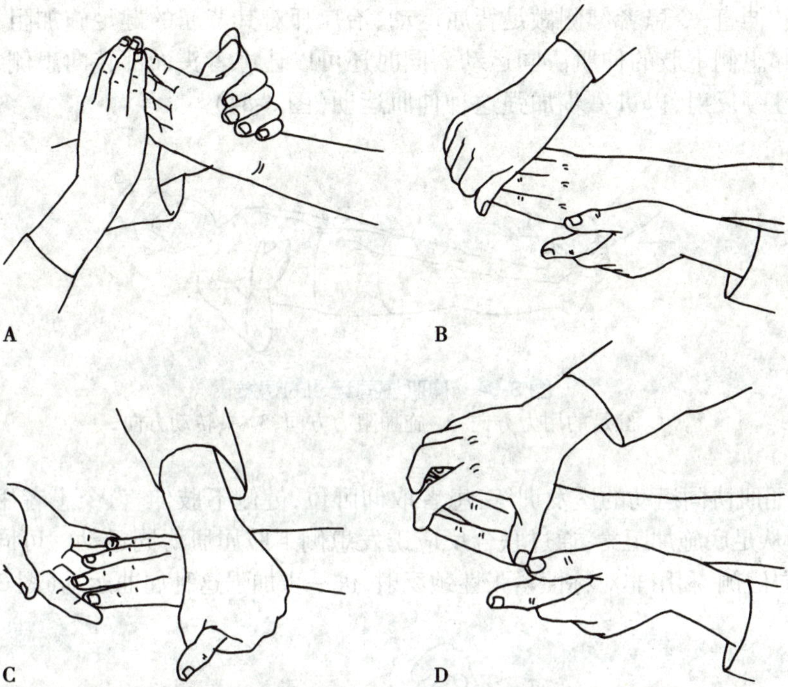

图 3-82 屈曲四指的伸展训练

对需要双手配合动作时，可以用健手做复杂动作，患手做辅助动作。例如，健手书写时，患手稳住纸及有关物品；将瓶子等固定在患手和前腹壁之间，让健手开启瓶盖；洗碗时用患手固定碗，用健手刷洗等。

（5）手功能理想模式：一般理想模式的抓握必须具备三个条件：①握拳的手指可随意伸展；②拇指能和其他手指对指；③即使被拿物品与手掌接触，手指也能自如分开。也就是说，能够具备以上条件的患者，在日常生活中配合一定的辅助用具，通过反复练习可以完成系鞋带、系纽扣、用加粗的毛衣针编织等许多精细动作。

6. 下肢功能训练

（1）踝背屈诱发训练：①Bechterev 反射法，又称屈曲反射，是远端屈肌的协同收缩。患者呈仰卧位，治疗师手握患足足趾被动屈曲以牵张足背屈肌，可引起伸趾肌、踝背伸肌、屈膝肌以及屈髋肌等肌群出现共同收缩，表现为趾背屈、踝背屈、屈膝、屈髋的反应。②屈肌协同运动诱发踝背屈。患者取仰卧位或坐位，让患者做髋膝屈曲时，在膝关节施加阻力以增加等长收缩，通过诱发下肢全部屈肌协同运动可使足背屈肌群收缩，以诱发踝背屈。诱发出足背屈运动后，再逐渐减少髋、膝关节屈曲角度，最后在膝关节完全伸展位做足背屈训练。③利用各种刺激诱发踝背屈肌。用冰、毛刷、手指叩击或振动器刺激等方法刺激足趾背侧及足背外侧、胫前肌肌腹等，以诱发足背屈（图 3-83）。

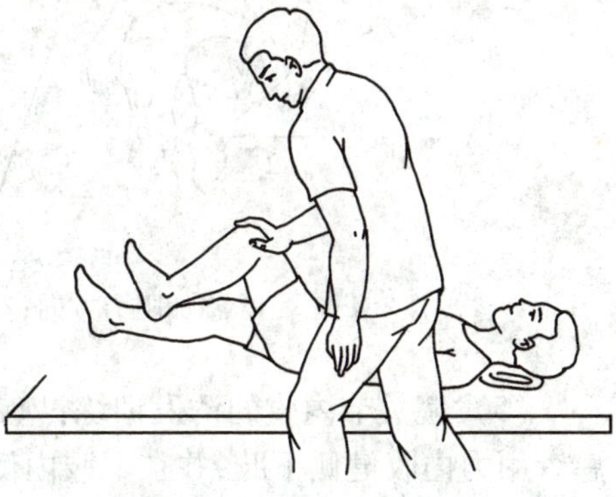

图 3-83 仰卧位屈肌协同运动诱发踝背屈

（2）伸肌协同运动的诱发训练：患者取

仰卧位下肢伸直，令患者健侧做足背屈运动，治疗师对其背屈的健足施加阻力，通过联合反应引起患侧下肢的伸肌协同运动。同时还可以让患者头面部转向患侧，利用非对称性紧张性颈反射，以进一步加强这种伸肌运动（图3-84）。

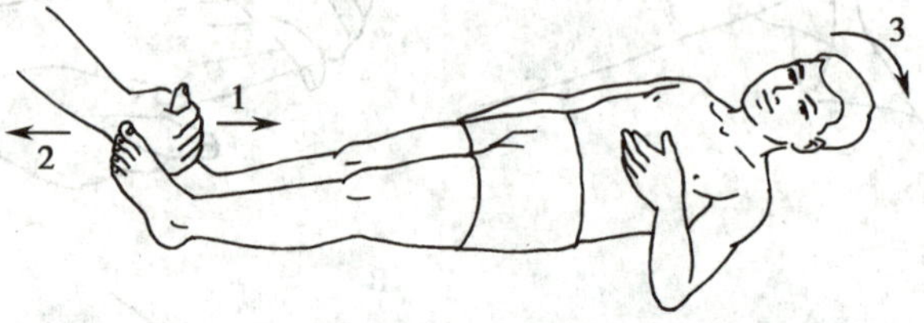

图3-84　伸肌协同运动的诱发

1. 健足的用力方向；2. 施加阻力方向；3. 头转动方向

（3）屈肌协同运动的诱发训练：患者取仰卧位，健侧下肢伸直，令患者用力跖屈健足，治疗师从足底施加阻力，通过联合反应诱发患侧下肢屈肌协同运动。可同时让患者头面部转向健侧，利用非对称性紧张性颈反射，进一步加强这种屈曲运动（图3-85）。

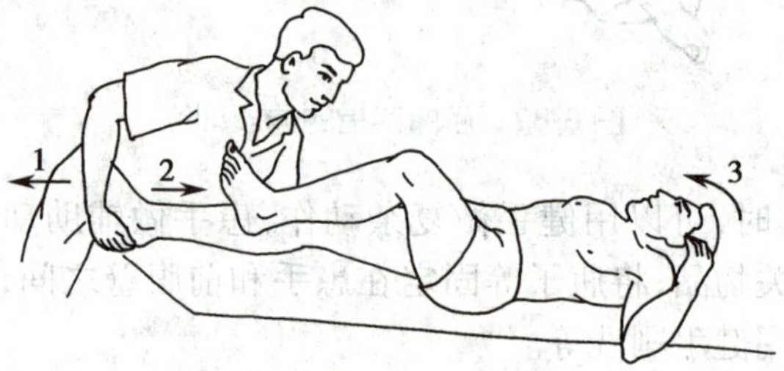

图3-85　屈肌协同运动的诱发

1. 健足的用力方向；2. 施加阻力方向；3. 头转动方向

（4）髋关节外展的诱发训练：患者取仰卧位下肢伸直，治疗师令其健侧下肢进行外展运动并对其施加阻力，当患者用力完成健侧下肢外展的等长收缩时，通过联合反应诱发患侧下肢出现反射性外展运动（图3-86）。

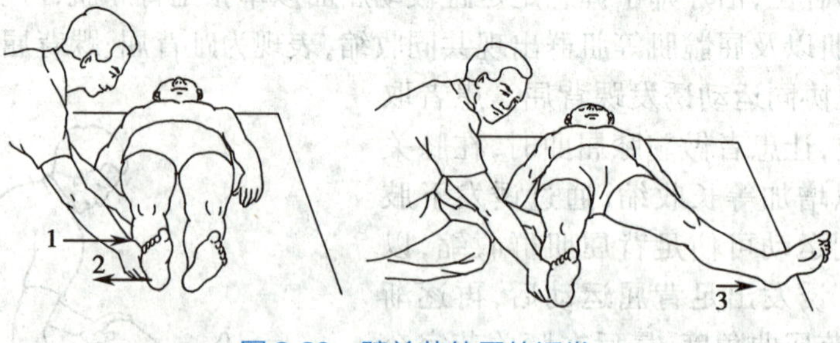

图3-86　髋关节外展的诱发

1. 施加阻力方向；2. 健足的用力方向；3. 患腿外展

（5）髋关节内收的诱发训练：患者取仰卧位，双下肢分开处于外展位。治疗师令患者用力内收健侧下肢，并在下肢内侧施加阻力，当患者用力完成健侧下肢内收的动作时，患侧下肢通过联合反应现象产生内收动作（图3-87）。

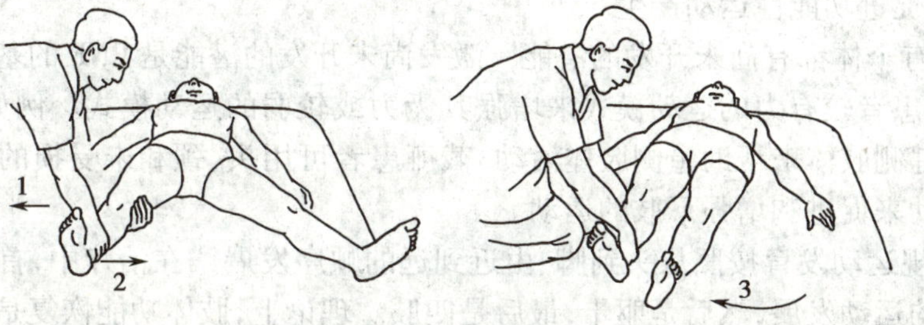

图 3-87　髋关节的内收诱发

1. 施加阻力方向；2. 健足的用力方向；3. 患腿内收

第三节　本体感觉神经肌肉促进技术

本体感觉神经肌肉促进技术（proprioceptive neuromuscular facilitation，PNF）是由美国神经生理学家和内科医师 Herman Kabat 于 20 世纪 40 年代创立的，并首先在脊髓灰质炎患者的康复治疗中使用。半个世纪以来，PNF 得到不断的发展和完善，已经成为多种神经肌肉系统疾病的有效康复治疗手段，目前广泛应用于欧美、日本等康复医学发达的国家，成为康复治疗师的基本治疗手段之一。

我国于 20 世纪 80 年代末 90 年代初开始使用 PNF。最初用于各种神经肌肉瘫痪患者的治疗，被证实非常有效，后来证明它可以帮助许多因肌力、运动控制、平衡和耐力有问题的患者，如脊髓损伤、骨关节和周围神经损伤、脑外伤和脑血管意外等。但该治疗仍缺乏科学而系统的总结和验证，还需要进一步探讨和研究。

一、基本概念

本体感觉神经肌肉促进技术是通过对本体感受器刺激，达到促进相关神经肌肉反应，以增强相应肌肉收缩能力的目的，同时通过调整感觉神经的异常兴奋性，以改变肌肉张力，使之以正常的运动方式进行活动的一种康复训练方法。

PNF 是一种治疗观念，是一种全新的哲学思想，即所有人类，包括残疾人，都具有尚未被利用的潜能。由此 PNF 技术有一些基本原则：①PNF 的每一种治疗是针对于整个人，而不是针对某一个特殊问题或身体的某一部位；②治疗方法是积极的，加强并使用患者躯体、心理水平上能做到的活动；③治疗的主要目标是帮助患者达到其功能的最高水平。

二、基本理论

PNF 是以人体发育学和神经生理学原理为基础，根据人类正常状态下，日常生活的功能活动中常见的动作模式创立的。它强调多关节、多肌群参与的整体运动，而不是单一肌肉的活动，增强了关节的运动性、稳定性、控制能力以及如何完成一复合动作的技巧，同时利用运动觉、姿势感觉等刺激增强有关神经肌肉反应和促进相应肌肉收缩的锻炼方法。其特征是肢体和躯干的对角线和螺旋形主动、被动、抗阻力运动，并主张通过手的接触、语言口令、视觉引导来影响运动模式。它的治疗原则是按照正常的运动发展顺序，运用适当的感觉信息刺激本体感受器，使某些特定运动模式中的肌群

笔记

发生收缩，促进功能性运动产生。

1. 所有个体都有尚未开发的潜能　激发尚未开发的潜能是PNF的基本原则。治疗时，利用患者较有力的运动模式来增强其无力或较弱的运动模式。例如，偏瘫患者可以利用健侧肢体来帮助患侧肢体活动，截瘫患者可用头、颈和未受损的上肢及上部躯干的活动来促进和增强下肢的运动。

2. 常规运动发育按照从头到脚、由近到远的顺序发展　在治疗中，首先应注意头部和颈部的运动发展，然后是躯干，最后是四肢。理论上，肢体功能恢复是按照近端向远端的顺序，因此，只有改善了头、颈及躯干的运动之后，才可能改善四肢的功能；只有控制了肩胛带的稳定性之后，才有可能发展上肢的精细动作技巧。

3. 早期运动由反射活动控制，成熟运动通过姿势反射增强　例如，伸肘肌力较弱时，可以让患者注视患侧，通过非对称性紧张性颈反射来增强。反之，也可以通过反射影响姿势，如当患者从侧卧位坐起时，可借助身体的调整反射。而对称性紧张性反射可以帮助手-膝姿势的训练。

4. 早期的动作在屈肌和伸肌优势交替转换中发展　在治疗中，如肌张力过高，就选择屈肌优势动作。例如，婴儿学习向前爬行的动作时，手和脚的伸肌占优势，向后爬时，屈肌占优势，偏瘫患者上肢多以屈肌占优势，应以训练伸肌为主；下肢多以伸肌占优势，则应以训练屈肌为主。

5. 早期动作是有节律性的、可逆转的　自发性屈伸动作，在治疗中要注意两个方向的动作训练：例如训练患者从椅子上站起的同时，也要训练由站到坐；同样，在日常训练中，患者在练习更衣时，也要进行穿衣和脱衣两方面训练。如果患者不能进行方向的逆转，他的功能活动肯定受到限制。因此，在治疗中必须进行方向节律性逆转训练，这样可使拮抗肌重新建立平衡。

6. 正常运动与姿势　取决于协同作用与拮抗肌的相互平衡影响，这一原则强调了PNF的主要目标，即发展拮抗肌的平衡。因此，治疗的关键是预防和矫正拮抗肌之间的不平衡状态。例如，脑外伤患者，由于躯干伸肌占优势而出现平衡障碍，难以维持坐位平衡。又如，偏瘫患者手指屈肌占优势而出现手指屈肌痉挛。治疗时，必须首先抑制痉挛，也就是说，当存在痉挛时，先抑制痉挛，后促进拮抗肌的收缩，而后促进反射和姿势。

7. 动作发展是按照运动和姿势总体模式的一定顺序进行的　例如，婴儿先学会爬、滚，最后才学会站立和行走。在此过程中，婴儿也学会了在不同的动作模式和不同姿势下使用四肢。协同运动和动作方向的发展也是有一定顺序的，因此，在治疗中应遵循发展的观念。动作的发育具有一定的规则和顺序，但并非按部就班，其间可有跳跃和重叠。在治疗中，并非要等患者的坐位平衡很好才能够进行站立训练。发育训练可帮助治疗师找到患者治疗的开始位置和姿势。一般来讲，患者稳定并且能够成功移动的姿势就是开始治疗的准备姿势。

8. 动作能力的提高依赖于动作学习　动作学习可由感官刺激得到加强，这包括视觉、听觉和触觉的刺激。在治疗中，PNF强调不断重复地刺激肌肉，同时重视感官刺激信号，直至条件反射发生。

9. 反复刺激和重复动作可促进和巩固动作的学习　发展肌力和耐力，像任何成人学习一种新技能一样，患者需要刺激与训练的机会，以便巩固学习过的动作。

笔记

10. 借助促进技术加强有目的性的活动　借助 PNF 可加快日常生活动作的学习，因此，PNF 强调与功能活动相关的动作和模式训练。例如，对平衡失调的患者，通过挤压肩关节和骨盆，提高稳定性，以便能完成站立洗漱的动作。

三、基本操作方法及技术

（一）基本技术

基本操作常用于：①增加患者的运动能力或保持稳定的能力；②通过适当的抓握和阻力，引导运动；③帮助患者通过运动顺序达到协调运动；④增加患者的耐力并避免疲劳。具体操作：

1. 接触　治疗师用手法接触患者的皮肤暴露部位，即患手或足的掌面或背面。PNF 主要通过刺激本体感受达到促进神经肌肉产生反应，其中治疗师手的握法是促进的关键，通过治疗师的接触刺激皮肤感觉，让患者理解运动的方向，注意手只能放在皮肤的暴露平面，即患手或足的掌面或背面，不能同时在两个表面上。

为控制运动和对抗旋转，通常要求治疗师接触患者的手呈掌指关节屈曲、指间关节伸展的形状，简称"夹状手"（lumbrical grip）（图 3-88）。在这一姿势中，压力来自于掌指关节的屈曲，手指伸展的程度要与接触的身体部位相一致。"夹状手"为治疗师控制运动提供了良好的作用，并且不会因挤压而造成患者疼痛。

2. 牵拉　牵拉刺激可引起肌肉产生牵张反射，在每一动作模式开始时，可采用快速牵拉来施加阻力以提高肌张力，牵张反射一旦产生，即使完全性瘫痪的肌肉，也可能在牵拉松弛的肌肉之后产生收缩。牵张反射可用于激发自主运动；增强较弱肌肉的力量和反应速度，牵张反射的平衡对于姿势的控制也是必要的。在实际操作中，治疗师要充分调动患者的主动性，给予适时的指令或语言刺激，并对牵拉后的肌肉产生的收缩给予一定阻力，这样才可进一步提高疗效。

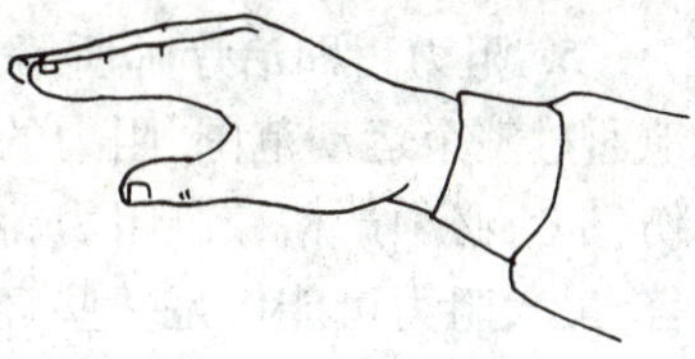
图 3-88　夹状手

肌肉被拉长时会自动产生牵张刺激，该刺激又反过来促进被拉长的肌肉、同一关节的协同肌和其他有关的肌肉收缩。如果拉长躯干或四肢所有的协同肌，则产生的促进作用会更大。例如，拉长胫前肌不仅可以促进胫前肌本身收缩，还能促进髋的屈曲-内收-外旋肌群收缩，如果拉长髋的屈曲-内收-外旋肌群，那么髋肌和胫前肌将会获得更大的促进作用；如果拉长所有髋部和踝部的肌肉，则该侧肢体肌肉的兴奋性进一步增加，并能扩散到起协同作用的躯干屈肌。

牵张反射既可以从被拉长的肌肉中引出，也可以出自于正在收缩的肌肉。它由两部分组成：第一部分是潜伏期短的脊髓反射，仅产生很小的力量，可能不具有功能性意义；第二部分被称为功能性牵张反射，潜伏期较长，产生有力的功能性收缩。因此，为提高治疗效果，使用牵拉手法之后对肌肉必须立即予以抗阻。而且要维持到肌肉收缩获得进一步加强。要引发牵张反射，治疗师需对处于紧张状态的肌肉予以快速而柔和的"轻叩"，若能在牵拉操作之前预先给予准备的口令，则会提高引发的效果，例如，现在（准备口令）-拉（活动口令）或者拉（准备口令）-用力（活动口令）。治疗师口令的节律和强度会影响牵张反射的效果。正如 Kabat 论述的那样："牵张反射可能是能使微弱的肌肉收缩的唯一方法”。

3. 牵引　对关节进行牵拉,可增加关节间的间隙,使关节面分离,激活关节感受器,促进了关节周围肌肉(特别是屈肌)的收缩。一般来讲,牵引主要用于关节的屈曲运动。Voss 等认为牵引的治疗效果是由于对关节部位的感受器刺激的结果;牵引也可以通过拉长肌肉作为牵张刺激而起作用。牵引常用于:①促进运动,尤其是对主动运动和抗重力运动;②需使用牵张手法时,有助于肌肉组织的拉长;③对抗某些运动的成分。此外,治疗关节疼痛时,患部的牵引可能有助于缓解疼痛。

牵引的力量应当是逐渐增加,直到获得满意的效果,在整个运动过程中应予以维持,并要与适当的阻力相结合。

4. 挤压　对躯干或四肢关节进行挤压,使关节间隙变窄,可激活关节周围神经肌肉,利于关节伸展,促进关节稳定性与姿势的反应。患者在立位或坐位姿势下,持续挤压常产生躯干反射性伸展。挤压引起的肌肉收缩是关节部位感受器受到刺激的结果,也可能由于挤压导致了患者位置姿势的紊乱,引起肌肉收缩。挤压常被用于:①改善稳定性。②促进负重和在抗重力情况下肌肉收缩。③对抗运动的某些成分,通过逐渐而缓慢的挤压,有利于治疗疼痛和关节的不稳定。挤压有两种方式:①快速挤压:快速加力以诱发反射反应。②慢速挤压:逐渐加力直到患者不能忍受。无论是快速挤压还是慢速挤压,治疗师都必须维持力量和给予一定的阻力,直到产生肌肉反应,使用过程中若能与恰当的口令结合起来,则效果会更佳。

5. 阻力　即治疗师所给予患者的阻力,能使患者自身产生运动,且使关节能顺利地通过整个运动范围,阻力的大小应不能阻碍完成整个关节运动范围。在高位脊髓损伤患者,必须严格控制阻力,否则将导致肌张力过高。对于脑卒中、脑外伤早期软瘫而言,最大阻力可能仅是一些轻微接触,并没有给予真正的阻力。此外,所加阻力的方向应与运动方向相反。最大阻力可刺激肌肉产生运动,增强肌肉的力量、耐力和协调性,矫正拮抗肌之间的不平衡,肌肉在最大阻力收缩之后,得到完全的松弛。

6. 口令　治疗师在适当的时候发出口令,可刺激患者的主动运动,提高动作完成质量。当要求最大运动反应时,可以给予高声命令;鼓励进行平衡运动时,应采用柔声细语,口令应简短明了。常采用的两个词组是:“出力”“放松”。预备口令应清楚明白;动作中口令必须短,准确,时间应掌握好。

口令的节律对于牵张手法的使用相当重要。启动口令在牵张反射出现前的一瞬间发出,这样就可以将患者的意识与反射反应协调起来。重复活动口令可以激发更大的力量或再一次引导运动。口令的音量可以影响肌肉的收缩力量,例如,在希望获得较强的肌肉收缩时应给予音量较大的口令,在放松肌肉或减轻疼痛时,口令则常使用较柔软和平静的语调。概括起来,可以将口令的内容分成三部分:

(1)准备部分:目的是要做好活动的准备。

(2)活动部分:告诉患者开始活动以及如何活动。

(3)校正部分:告诉患者如何纠正自己的动作。

例如,在教患者做下肢屈膝位的屈曲-内收-外旋模式时,口令应是:

(1)准备部分:告诉即将要做的动作。

(2)活动部分:开始向上、向内拉脚。

(3)校正部分:保持脚趾朝上,同时注意旋转动作。

笔记

7. 顺序　是指运动发生的先后顺序。正常的运动发育过程是先出现近端的控制，然后向远端发展，而正常的运动顺序是从远端到近端发生的，所以在治疗过程中，先易化远端肌肉收缩，再易化近端的肌肉收缩。

PNF 技术中顺序的含义除了包含上述内容以外，还预示着治疗师在实际操作中，依据患者的具体状况，诱发或抑制肢体各部进行活动的次序。一般是先由肢体较强部位的活动开始，之后把其产生的效应逐步扩散到弱的部位，使之产生相应活动。或者治疗师在对患者进行某一单项活动过程中，何时诱发肌肉产生等长收缩或等张收缩的时间和顺序等。

8. 强化　是指“通过添加力量，使之变得更强”。治疗师通过对较强肌肉增加阻力，把强化效应传送到较弱肌肉。扩散和强化效应均由适宜的阻力而产生，增加阻力可以增加肌肉反应的数量和程度，改变阻力的方向或患者的位置，效应也将发生改变。所以，在治疗过程中，治疗师需要根据患者的情况和治疗的目标，及时地调整阻力的大小和肌肉收缩类型。

对一肢体或颈、躯干用抗阻法进行一定形式的活动时，常可强化其他肢体或颈、躯干肌的收缩，这一作用是建立在反射水平和处于应激的功能上。同样，也可做颈或躯干肌的抗阻活动来强化肢体的活动能力。

9. 视觉刺激　在完成头、颈、躯干上部动作模式时，视觉可以引导正确运动方向。令患者的眼睛注视肢体运动方向，可以使动作更容易完成，有助于动作的发展与协调。因此，做易化模式是应尽量让患者注视运动方向。例如，当向即将运动的方向看时，头将随着眼睛进行运动，随之头的运动又将促进较强大的躯干进行运动。来自于视觉系统的反馈能够激发更有力的肌肉收缩，例如，在运动中当患者看着自己的臂或脚时，训练该部位可获得较有力的肌肉收缩。

10. 治疗师体位　Johnson 和 Saliba 首先发表了有关身体的姿势和位置对治疗产生影响的资料。他们发现当治疗师体位与运动方向一致时，可以获得对运动的有效控制；当治疗师改变位置时，阻力的方向和患者的运动也随之改变。通过观察，总结出以下一些规则：

（1）治疗师身体应当同希望获得的运动或力量方向一致，为此，治疗师的肩和骨盆必须面对运动方向，臂和手的排列也要与运动方向一致。如果治疗师无法维持一个适当的体位来保持与运动方向一致的话，那么手和臂的排列则必须与运动方向相一致。

（2）当手和臂维持相对放松时，阻力则来自于治疗师身体的重量，这样会节省训练者体力，通过合理地利用身体重量，治疗师能够在避免疲劳的情况下延长抗阻时间。此外，只有在手放松的情况下，治疗师才能够较好地体会出患者的反应情况。

通常，治疗师采用的基本体位是箭步，即前脚与运动方向平行放置，膝关节微屈曲以增加灵活性，后脚与前脚垂直成 90°放置，给予稳定支撑。在这种体位下，保持身体与对角线运动方向平行一致，不会干扰患者追踪运动的视线。另外，治疗师应尽可能接近患者，让自己的背部尽可能直立，不致产生过度疲劳扭伤腰背部。治疗师应学会利用自己的身体来促进运动模式，如，利用体重来增加阻力和进行牵伸或挤压。

（二）特殊技术

PNF 除了基本操作之外，还有一系列特殊技术，常用的有节律启动、等张组合、拮

笔记

抗肌逆转、重复牵张、收缩-放松、维持-放松等，其作用是通过对肌群的促进、抑制、增强或放松效应，改善功能性活动。特殊技术是利用肌肉的离心性收缩、向心性收缩和等长收缩，结合适宜阻力和恰当操作来满足患者的需要。它很少单独使用，而是常常在治疗中与基本操作有机地进行结合，也只有这样，才能达到理想的疗效。在多数情况下，特殊技术疗效的获得依赖于患者的合作和主观努力。

1. 具体方法

（1）节律启动

1）特征：在预期的范围内，通过被动运动先开始活动，逐渐过渡到主动抗阻运动，从而改善启动运动的能力。被动活动肢体数次，接着反复完成数次辅助主动运动，最后主动有节律地完成相同的动作数次。

2）目的：①帮助运动的启动；②改善协调能力和运动的感觉；③使运动的节律正常化；④指导运动；⑤帮助患者放松。

3）适应证：①启动运动困难；②动作太快或太慢；③运动不协调或节律紊乱；④广泛性紧张。

（2）等张组合

1）特征：主动肌群在不放松的情况下，连续做向心性、离心性和稳定性收缩（稳定性收缩就是稳定性等长收缩，是指当患者试图做运动时被施加的外力所阻止，并不产生关节活动度的改变）。例如，患者做向心性收缩时，治疗师在关节活动范围内对抗患者的运动，当活动到关节活动度的末端时要求维持住（此时即为稳定性收缩）。一旦稳定，就要求在阻力的方向和力量不变的情况下，缓慢地回到活动的起始位，此时肌肉呈离心性收缩。

2）目的：①运动的主动控制；②协调运动；③增加主动关节活动度；④增加力量；⑤在离心性收缩过程中进行功能性训练。

3）适应证：①离心性收缩时控制能力下降；②朝着预定方向运动时缺乏协调能力；③主动关节活动度下降；④在关节活动度的中部缺乏主动运动。

（3）拮抗肌逆转

1）动态逆转

特征：在患者主动朝着一个方向运动不停顿或放松的情况下，再朝着相反的方向运动，此过程即为动态逆转。例如，当朝着一个方向运动时，治疗师予以抗阻，在接近关节活动度末端时，治疗师接触患者远端的手变换成为近端抵触，此时要求做相反方向的运动，整个过程无停顿。

目的：①增加主动关节活动；②增加力量；③发展协调能力；④防止或减轻疲劳。

适应证：①主动肌无力；②改变运动时的方向；③被训练肌肉出现疲劳。

2）稳定逆转

特征：做等张收缩时，治疗师在相反的两个方向上分别给予足够的阻力以阻止运动的产生，即在相反的方向上交替地做等张收缩。例如，治疗师在某一个方向上给予阻力时要求患者对抗，不允许运动出现，在感到已充分对抗时用另一只手在同一部位的背面接触患者，要求患者继续对抗。需要注意的是，只有在患者感到新的阻力后，治疗师才逐渐增加力量。

目的：①增加稳定和平衡功能；②增加肌肉的力量。

适应证:①稳定性下降;②肌无力;③不能进行等张收缩。

3）节律稳定

特征:主动肌和拮抗肌交替地做等张收缩,整个过程中并不产生运动。例如,治疗师首先对抗患者主动肌的等长收缩,此时维持原位,不产生运动。阻力逐渐增加时,患者也相应地增加力量,当患者已充分反应时,治疗师用另一只手在患者同一部位的背面给予阻力。治疗师只有在患者感觉到治疗师另一只手移动后,才缓慢地增加力量。

目的:①增加主动和被动关节活动度;②增加力量;③增加稳定和平衡能力;④减轻疼痛。

适应证和禁忌证:①适应证:关节活动度受限、疼痛,尤其是试图运动时因疼痛而关节活动受限、关节不稳定、拮抗肌无力、平衡能力下降。②禁忌证:小脑损害,因年龄、言语障碍、大脑功能不全而不能接受训练。

（4）重复牵张

1）起始端重复牵张

特征:牵张反射由拉长呈紧张状态的肌肉中引出。例如,治疗师通过准备口令充分拉长运动模式中的肌肉,尤其是有旋转功能的肌肉,然后快速地“轻叩”,进一步拉长肌肉,从而激发出牵张反射。此时治疗师通过口令要求患者收缩被拉长的肌肉,这样做的结果是牵张反射和主观努力共同对抗外界的阻力,增加了刺激的效果。

目的:①促进运动的启动;②增加主动关节活动度;③增加力量;④防止或减轻疲劳;⑤在预期的方向上引导运动。

适应证和禁忌证:①适应证:肌无力;由于肌无力和(或)僵硬而导致的运动启动困难;疲劳;运动的感觉下降。②禁忌证:关节不稳定;疼痛;骨折或骨质疏松;肌肉或肌腱有损伤。

2）全范围重复牵张

特征:牵张反射由收缩而呈紧张状态的肌肉中引出。在牵张期间,患者不能改变运动的方向或放松。例如,治疗师对抗患者的运动模式,使模式中所有肌肉收缩而紧张,在运动过程中不断地“轻叩”以激发牵张反射。但需注意的是,在下一次引发牵张反射之前必须允许患者的运动能够继续进行。

目的:①增加主动关节活动度;②增加力量;③防止或减轻疼痛;④在预期的方向上引导运动。

适应证和禁忌证:①适应证:肌无力;疼痛;运动的感觉下降。②禁忌证:关节不稳定;疼痛;骨折或骨质疏松;维持肌肉收缩的力量不足。

（5）收缩-放松

1）特征:功能受限的肌肉在充分等张抗阻收缩(至少维持5秒以上)之后放松,然后再沿原来的方向进一步运动,此时可见关节活动度得到增加。例如,治疗师或患者用健侧肢体帮助被治疗的关节活动度达最大幅度,接着患者依次做主动运动和抗阻运动,动作的幅度要尽可能大。若被治疗的关节活动度增大,参加收缩的肌肉,尤其是旋转肌越多,其产生的疗效就越大。在抗阻运动维持至少5秒之后,治疗师和患者都放松,然后要求患者做主动运动或由治疗师进行被动运动,可见关节活动度会增加到一个新的范围。此技术可重复使用,直到关节活动度不再增加为止。

2）目的:增加被动关节活动度。

笔记

3）适应证:被动关节活动度下降。

（6）维持-放松

1）特征:肌肉在等长抗阻收缩之后放松。例如,治疗师或患者用健肢帮助被治疗的关节活动到最大范围,接着患者自己做主动运动。若不引起疼痛也可以做抗阻运动,但要缓慢地增加阻力。在此过程中,治疗师和患者都不应有动作产生,在维持抗阻至少5秒之后,治疗师和患者都逐渐放松,在完全放松之后再主动或被动地活动肢体,此时关节活动度会增加到一个新的范围。

2）目的:①增加被动关节活动度;②减轻疼痛。

3）适应证和禁忌证:适应证:①被动关节活动度下降;②等张收缩太强以致难以控制;③疼痛。禁忌证:不能做等长收缩的患者。

2. 临床选择　治疗师可以根据治疗目的和病情需要,选择不同的技术。

（1）启动运动:①节律启动;②起始端重复牵张。

（2）学习运动:①节律启动;②等张组合;③起始端重复牵张;④全范围重复牵张。

（3）改善运动速度:①节律启动;②动态逆转;③起始端重复牵张;④全范围重复牵张。

（4）增加力量:①等张组合;②动态逆转;③节律稳定;④稳定逆转;⑤起始端重复牵张;⑥全范围重复牵张。

（5）增加稳定性:①等张组合;②稳定逆转;③节律稳定。

（6）增加协调和控制能力:①节律启动;②等张组合;③动态逆转;④稳定逆转;⑤节律稳定;⑥起始端重复牵张。

（7）增加耐力:①动态逆转;②节律稳定;③起始端重复牵张;④全范围重复牵张。

（8）增加关节活动度:①动态逆转;②节律稳定;③起始端重复牵张;④收缩-放松。

（9）放松:①节律启动;②节律稳定;③维持-放松。

（10）减轻疼痛:①节律稳定;②稳定逆转;③维持-放松。

四、运动模式

（一）模式的特征和形式

1. 概念　正常的功能性运动是由肢体的整体运动模式和躯干的协同肌作用所组成的。治疗者促使大脑的运动中枢产生和组织这些运动模式,协同肌的有机组合就构成了PNF训练的运动模式。这些模式是在神经生理学原理的基础上,从日常生活活动中提炼出来的,因此它与日常生活中的活动具有相似的运动成分,通过这种形式进行训练能够有效地提高患者的功能。

2. 具体特征

（1）PNF模式在三个平面上的组合运动:①矢状面:肢体的屈曲和伸展;②冠状面:肢体的内收和外展,脊柱的侧屈;③水平面:四肢或躯干的旋转。

（2）PNF模式具有螺旋和对角线的特征,牵张和加强操作可以提高运动模式的训练效果,合理地使用协同肌的扩散效应可以增强训练的肌群或加强预期的功能性活

笔记

动。肌肉活动的增强效应不仅可以通过运动模式的近端或远端传播，还能从一个运动模式传播到相关的运动模式。

（3）PNF 模式是根据肢体近端关节的运动来命名的，头、颈、躯干和四肢均具有两个对角线模式，分别简称为 D1 模式和 D2 模式，每一个对角线又由两个互为拮抗的运动模式所组成，并以近端关节的运动命名，分别称为屈曲模式、伸展模式，这样，对四肢来说，每个肢体总共就有 D1 屈曲、D1 伸展、D2 屈曲、D2 伸展四个运动模式。例如，上肢就有肩屈曲-内收-外旋模式（即上肢的 D1 屈曲）和其拮抗肌模式即肩伸展-外展-内旋模式（即上肢的 D1 伸展）、肩屈曲-外展-外旋模式（即上肢的 D2 屈曲）和其拮抗肌模式即肩伸展-内收-内旋模式（即上肢的 D2 伸展）。

（4）PNF 模式对于肢体近端和远端关节的位置是有严格要求的，因为只有这样，肌肉的收缩才能最有效，而对中间关节则无特别规定，屈伸均可。例如，指屈曲、腕桡侧屈曲、前臂旋后是肩屈曲-内收-外旋模式中的必要组成部分，而肘关节则既可以伸展或者屈曲，也可以任意地维持在某一个位置上。

（5）当躯干和肢体组合在一起协同运动时就会达到更完整的效果。例如，伴随着肩胛骨前伸的肩屈曲-内收-外旋模式，同躯干后伸和向对侧旋转的运动组合在一起就完成了一个整体的运动。只有了解了协同肌的组合之后，才能制定适宜的运动模式。弄清了运动模式，便可以明白运动模式中协同肌的组成和作用。

（6）PNF 模式的轨迹在四肢是由四肢运动时远端的手或足所形成的，至于头颈模式，则由鼻、下颌和头顶所形成，躯干上部运动模式的轨迹是由肩顶画出，躯干下部运动模式的轨迹则由髋所绘制。

（7）PNF 模式的正常运动节律是：①远端部分（手、腕和足、踝）首先通过全范围运动并维持相应的位置；②紧连着肢体的其他部分平衡地运动并完成整个活动；③旋转是运动的关键成分，并应始终予以抗阻。

（8）PNF 模式变化

1）改变肢体运动模式中，中间关节的活动：例如，首先做肩屈曲-内收-外旋模式时，肘关节从伸展过渡到屈曲位，此时，好像患者用手摸对侧的耳朵；然后做同样的运动模式，但肘关节是从屈曲位过渡到伸展位，此时好像在伸手取高处的物体一样。

2）为适应双关节肌肉的影响而改变肢体运动模式中中间关节的活动：例如，做髋屈曲-内收-外旋模式时，膝关节由伸展位过渡到屈曲位，此时腘绳肌主动缩短。然后再在膝关节伸直位做同样的运动模式，此时腘绳肌受到牵拉而拉长。

3）改变患者体位以改变重力影响：例如，在侧卧位做髋关节伸展-外展-内旋模式时，髋外展肌做抗重力运动。

4）改变患者体位，以便更好地利用视觉刺激：例如，在训练足和踝时采取半卧位，使患者能看到被训练的部位，从而可较好地利用视觉刺激。

5）改变患者体位，使其更接近于功能位：例如，在坐位进行的功能性活动，训练上肢的运动模式可使之更接近于进食功能。

（二）对角线模式

同正常功能运动的螺旋、对角线特征相一致，是屈曲或伸展、内收或外展、内旋或外旋三对相反运动的组合，并且在运动过程中都出现中线交叉，这种形式可促进身体两侧之间的相互影响。这种模式是日常生活活动中最主要的运动形式，在大脑皮质中

笔记

最为熟悉和最易巩固，因此，用对角线模式训练对患者的康复最为有效。当配对的肢体同时进行相同运动时，就出现了双侧对称模式；当配对的肢体同时向一侧进行运动时，出现的运动为双侧非对称模式；当配对肢体同时在相反的方向运动时，就会出现双侧交叉模式。对角线运动模式也可以进行关节活动度的训练，并且比在解剖平面内进行传统的关节活动度训练更为有效。

对角线模式也可以根据肢体（上肢、下肢或二者组合起来）的运动情况分为单侧模式和双侧模式两种形式。

1. 单侧模式　指单纯的头颈、躯干、一侧上肢或者下肢的运动。

（1）上肢模式：上肢模式用于治疗肌无力、协调障碍和关节活动受限而引起的功能障碍。上肢模式包括屈曲-外展-外旋和伸展-内收-内旋、屈曲-内收-外旋和伸展-外展-内旋两组对角线运动。

1）上肢屈曲-内收-外旋模式（简称上肢 D1 屈）：①体位：仰卧位，起始位是肩胛骨下压、内收、内旋，肩关节伸展、外展、内旋，前臂旋前，腕关节伸展并尺偏，手指伸展、外展；终止位是肩胛骨抬高、外展、外旋，肩关节屈曲、内收、外旋，肘关节屈或伸，前臂旋后，腕关节屈曲并桡偏，手指屈曲、内收。治疗师站在患者上肢运动的那一侧，与起始位中点和终止位中点的连线在一条直线上。②治疗师手的接触：以右上肢 D1 屈模式为例，左手放在患者的右手掌内，这样便于引发抓握和腕关节向桡侧屈曲，右手呈“夹状手”，放在患者前臂上端的前面，主要是为控制旋后和近端的运动（图 3-89）。③口令：“向上、向左拉我的手，一、二、三，用力，拉，转，再用力，再拉，再转……”直到认为所有的协同肌都已充分收缩为止。通常要配合视觉刺激，并在说“三”时使用牵张技术。

2）上肢伸展-外展-内旋模式（简称上肢 D1 伸）：①体位：仰卧位，起始位是肩胛骨抬高、外展、旋转，肩关节屈曲、内收、外旋，肘关节屈或伸，前臂旋后，腕关节屈曲并桡偏，手指屈曲、内收；终止位是肩胛骨下压、内收、内旋，肩关节伸展、外展、内旋，肘关节屈或伸，前臂旋前，腕关节伸展并尺偏，手指伸展、外展。治疗师的体位与上肢 D1 屈模式相同（图 3-90）。②治疗师手的接触：以右上肢 D1 伸模式为例，右手放在患者手背的尺侧，这样便于引发患者伸指和腕关节的尺偏，左手呈“夹状手”，放在患者前

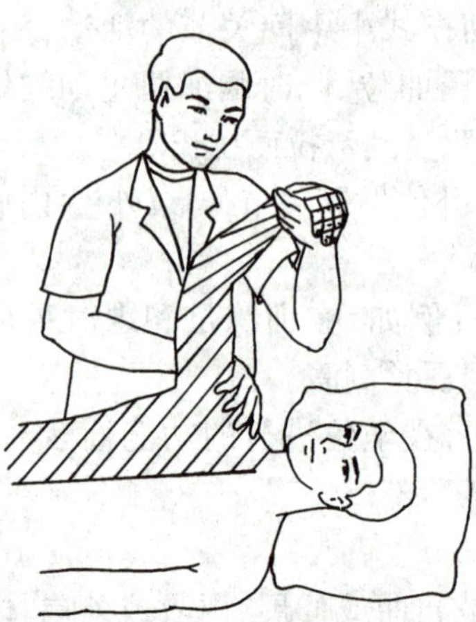

图 3-89　上肢屈曲-内收-外旋模式（D1 屈）

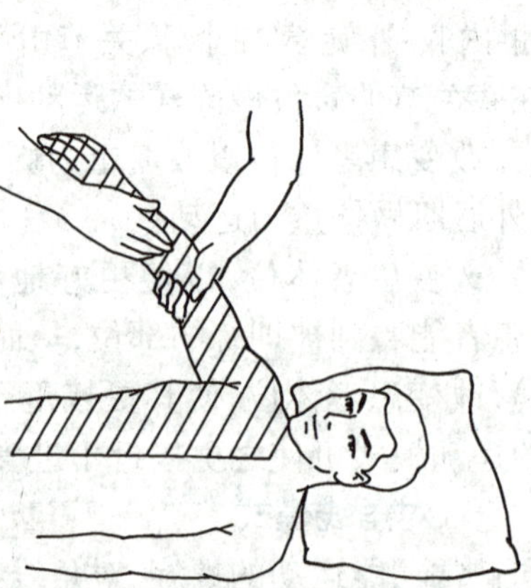

图 3-90　上肢伸展-外展-内旋模式（D1 伸）

笔记

臂背面上端的尺侧,以控制旋前和近端的运动。③口令:"手张开,向下、向右推我的手,一、二、三,用力,推,转,再用力,再推,再转……"直到认为所有的协同肌都已充分收缩为止。配合视觉刺激可增加疗效。通常在说"三"时,使用牵张技术。

3）上肢屈曲-外展-外旋模式(简称上肢 D2 屈):①体位:患者仰卧位,起始位时肩胛骨下压、外展、内旋,肩关节伸展、内收、内旋,肘关节屈或伸,前臂旋前,腕关节屈曲并尺偏,手指屈曲、内收;终止位是肩胛骨抬高、内收、外旋,肩关节屈曲、外展、外旋,肘关节屈或伸,前臂旋后,腕关节屈曲并桡偏,手指伸展、外展。治疗师站在患者上肢运动的一侧,起始位中点和终止位中点的连线上。②治疗师手的接触:以右上肢 D2 屈模式为例,左手手指的掌面放在患者右手和腕关节背面的桡侧,以便于引发患者伸指和腕关节的桡偏;右手手掌放在患者前臂上端背面的桡侧,以控制旋后和近端的运动(图 3-91)。③口令:"手张开,向上、向右拉我的手,一、二、三,用力,拉,转,再用力,再拉,再转……"直到认为所有的协同肌都已充分收缩为止。配合视觉刺激可增加疗效。通常在说"三"时使用牵张技术。

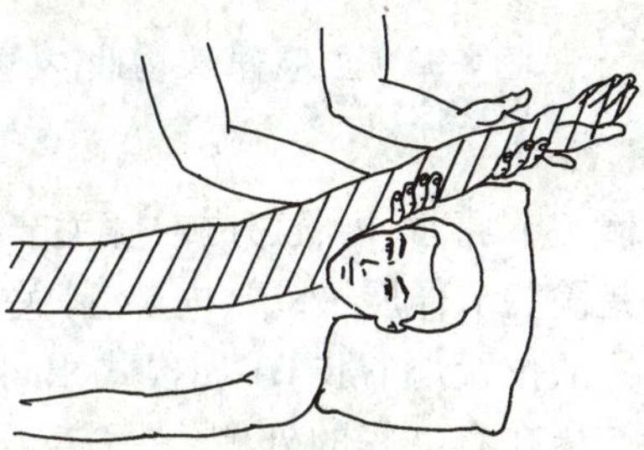

图 3-91 上肢屈曲-外展-外旋模式(D2 屈)

4）上肢伸展-内收-内旋模式(简称上肢 D2 伸):①体位:患者仰卧位,起始位是肩胛骨抬高、内收、外旋,肩关节屈曲、外展、外旋,肘关节屈或伸,前臂旋后,腕关节屈曲并桡偏,手指伸展、外展;终止位是肩胛骨下压、外展、内旋,肩关节伸展、内收、内旋,肘关节屈或伸,前臂旋前,腕关节屈曲并尺偏,手指屈曲、内收。治疗师的体位与上肢 D2 屈模式相同(图 3-92)。②治疗师手的接触:以右上肢 D2 伸模式为例,右手放在患者手掌内,以便于引发患者手指的抓握和腕关节的屈曲和尺偏,左手呈"夹状手",放在前臂上端前面的尺侧以控制旋前和近端的运动。③口令:"向下、向左推我的手,一、二、三,用力,推,转,再用力,再推,再转……"直到认为所有的协同肌都已充分收缩为止。配合视觉刺激可增加疗效。通常在说"三"时沿着运动的反方向使用牵张技术。

(2）下肢模式:下肢模式用于治疗因肌无力、协调障碍和关节活动受限而引起的下肢运动功能障碍,也可以通过抗阻对身体其他部位的肌肉产生扩散效应。下肢模式包括屈曲-外展-内旋和伸展-内收-外旋、屈曲-内收-外旋和伸展-外展-内旋两组对角线运动。

1）下肢屈曲-内收-外旋模式(简称下肢 D1 屈):①体位:患者仰卧位,起始位是髋关节伸展、外展、内旋,膝关节屈或伸,踝关节跖屈并外翻,脚趾向外侧屈曲;终止位是髋关节屈曲、内收、外旋,膝关节屈或者伸,踝关节背屈并内翻,脚趾向内侧伸展。治疗师站在患者运动的下肢一侧,与起始位中点和终止位中点的连线在一条直线上。②治疗师手的接触:以右下肢为例,右手掌放在足背内侧,左手压在大腿的前偏内侧(图 3-93)。③口令:"向上抬脚,向上、向左拉我的手,一、二、三,用力,拉,转,再用力,再拉,再转……"直到认为所有的协同肌都已充分收缩为止。配合视觉刺激可增加疗效。通常在说"三"时沿着运动的反方向使用牵张技术。

2）下肢伸展-外展-内旋模式(简称下肢 D1 伸):①体位:患者仰卧位,起始位是

笔记

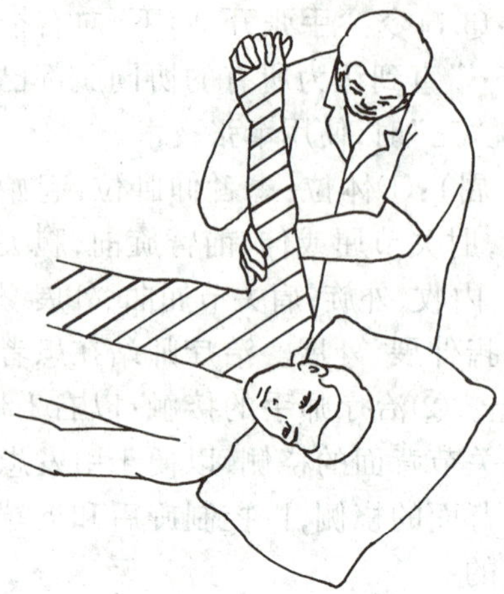

图 3-92　上肢伸展-内收-内旋模式（D2 伸）

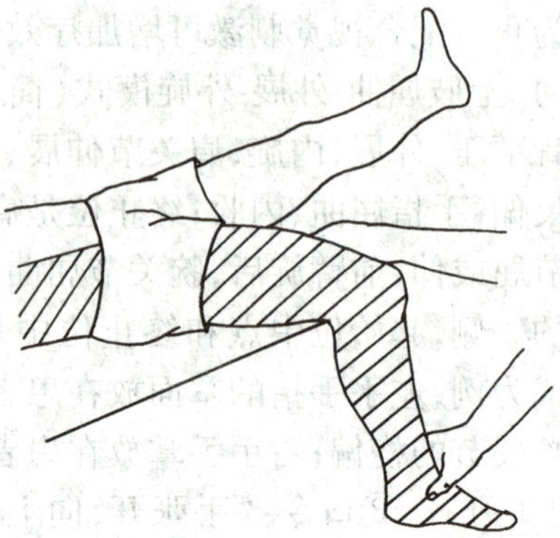

图 3-93　下肢屈曲-内收-外旋模式（D1 屈）

髋关节屈曲、内收、外旋，膝关节屈或伸，踝关节背屈并内翻，脚趾向内侧伸展；终止位是髋关节伸展、外展、内旋，膝关节屈或伸，踝关节跖屈并外翻，脚趾向外侧屈曲。治疗师的位置与下肢 D1 屈模式相同。②治疗师手的接触：以右下肢 D1 伸模式为例，右手掌压在右足底的外侧，左手掌压在大腿的后外侧（图 3-94）。③口令："向下伸脚，向下、向右推我的手，一、二、三，用力，推，转，再用力，再推，再转……"直到认为所有的协同肌都已充分收缩为止。配合视觉刺激可增加疗效。通常在说"三"时沿着运动的反方向使用牵张技术。

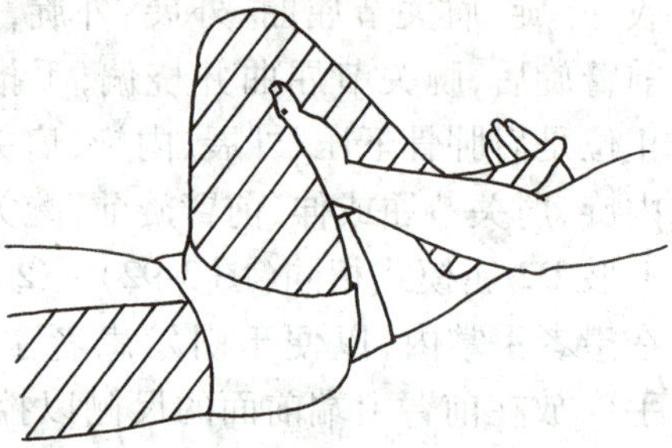

图 3-94　下肢伸展-外展-内旋模式（D1 伸）

3）下肢屈曲-外展-内旋模式（简称下肢 D2 屈）：①体位：患者仰卧位，要稍向对侧倾斜，起始位是髋关节伸展、内收、外旋，膝关节屈或伸，踝关节跖屈并内翻，脚趾向内侧屈曲；终止位是髋关节屈曲、外展、内旋，踝关节背屈并外翻，脚趾向外侧伸展。治疗师站在患者运动的下肢一侧，与起始位中点和终止位中点的连线在一条直线上。②治疗师手的接触：以右下肢 D2 屈模式为例，右手压在右足背的外侧，左手压在大腿的前外侧（图 3-95）。③口令："向上抬脚，向上、向右拉我的手，一、二、三，用力，拉，转，再用力，再拉，再转……"直到认为所有的协同肌都已充分收缩为止。配合视觉刺激可增加疗效。通常在说"三"时沿着运动的反方向使用牵张技术。

4）下肢伸展-内收-外旋模式（简称 D2 伸）：①体位：患者仰卧位，起始位是髋关节屈曲、外展、内旋，膝关节屈或伸，踝关节背屈并外翻，脚趾向外侧伸展；终止位是髋关节伸展、内收、外旋，膝关节屈或者伸，踝关节跖屈并内翻，脚趾向内侧屈曲。治疗师的位置与下肢 D2 屈模式相同。②治疗师手的接触：以右下肢 D2 伸模式为例，右手掌压在右足底的内侧，左肘部从下面托住患者的右侧膝关节，用左前臂前面的外侧对抗患者大腿的后内侧（图 3-96）。③口令："向下伸脚，向下、向右推我的手，一、二、三，用力，推，转，再用力，再推，再转……"直到认为所有的协同肌都已充分收缩为止。配合

笔记

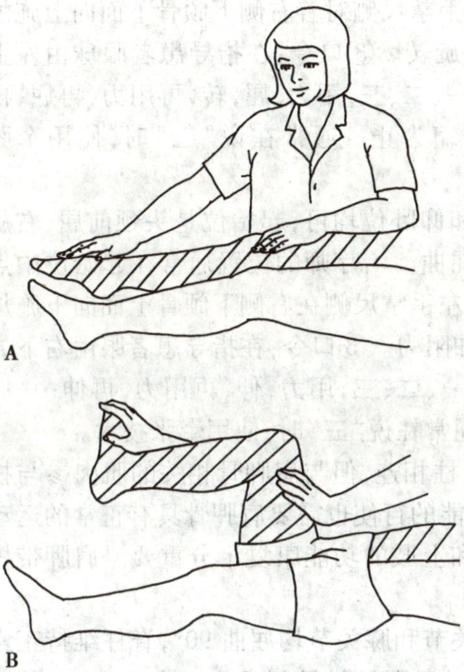

图 3-95　下肢屈曲-外展-内旋模式（D2 屈）

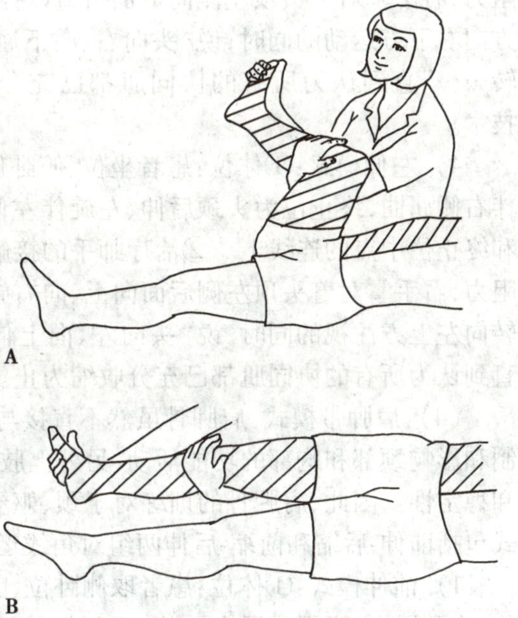

图 3-96　下肢伸展-内收-外旋模式（D2 伸）

视觉刺激可增加疗效。通常在说“三”时沿着运动的反方向使用牵张技术。

（3）头颈模式：头颈的稳定性是进行日常生活活动的基础，头颈模式可直接治疗颈部和胸部的功能障碍，也可引导躯干的运动，训练躯干肌。头颈模式包括屈或伸、侧屈和旋转三种运动成分。

1）左屈模式：①体位：患者坐位、俯卧位和仰卧位均可，起始位是头颈后伸、右旋伴右侧屈曲，终止位为头颈前屈、左旋伴左侧屈曲。治疗师的位置应便于观察控制头颈的运动，通常在患者头侧的起始位中点和终止位中点的连线上。②治疗师手的接触：左手掌尺侧对着左侧下颌骨下面向上施加阻力，右手掌对着头顶右侧前面额部向下施加阻力以控制旋转。③口令：指导患者由右上方注视转向左下方的同时，说“头向左、向下屈，一、二、三，用力，屈，转，再用力，再屈，再转……”直到认为所有的协同肌都充分收缩为止。说“一、二、三”是让患者有所准备，通常在说“三”时，使用牵张技术。

2）右伸模式：①体位：患者坐位、俯卧位和仰卧位均可，起始位是头颈前屈、左旋伴左侧屈曲，终止位为头颈后伸、右旋伴右侧屈曲。治疗师的位置通常在患者头侧的起始位中点和终止位中点的连线上。②治疗师手的接触：左手掌尺侧在左侧下颌骨前面向下加阻力，右手掌在头顶右侧后面向上、向左加阻力。③口令：在指导患者头颈活动时，当患者注视由左下方转向右上方，治疗师应同时说“头向右、向上伸，一、二、三，用力，伸，转，再用力，再伸，再转”，直到认为所有的协同肌都已充分收缩为止。通常在说“三”时使用牵张技术。

3）右屈模式：①体位：患者坐位、俯卧位和仰卧位均可，起始位是头颈后伸、左旋伴左侧屈曲，终止位为头颈前屈、右旋伴右侧屈。治疗师的位置通常在起始位中点和

笔记

终止位中点的连线上。②治疗师手的接触：左手掌尺侧对着右侧下颌骨下面向上施加阻力，右手掌对着头顶左侧向下加阻力以控制旋转。③口令：在指导患者眼球由左上方向右下方运动的同时，说“头向右、向下屈，一、二、三，用力，屈，转，再用力，再屈，再转……”直到认为所有的协同肌都已充分收缩为止。通常在说“三”时，使用牵张技术。

4）左伸模式：①体位：患者坐位、俯卧位和仰卧位均可，起始位是头颈前屈、右旋伴右侧屈曲，终止位为头颈后伸、左旋伴左侧屈曲。治疗师的位置通常在起始位中点和终止位中点的连线上。②治疗师手的接触：左手掌尺侧在右侧下颌骨上面向下施加阻力，右手掌对着头顶左侧后面向上、向右施加阻力。③口令：在指导患者眼由右下方转向左上方注视的同时，说“头向左、向上伸，一、二、三，用力，伸，再用力，再伸……”直到认为所有的协同肌都已充分收缩为止。通常在说“三”时，使用牵张技术。

（4）肩胛带模式：肩胛骨虽然不直接与脊柱相连，但与肩胛骨相关的肌肉参与控制和影响颈部和胸部的功能活动，另外上肢功能的行使也需要肩胛骨具有正常的运动和稳定性。因此，肩胛骨的训练对于颈、躯干和上肢的功能康复十分重要。肩胛带模式包括前伸-后缩和前缩-后伸两组对角线运动。

1）前伸模式：①体位：患者取侧卧位、髋关节和膝关节均屈曲90°，脊柱维持正常位，头颈居中，肩胛骨居中立位，无旋转，运动时肩胛骨尽量朝鼻尖方向向上、向前移动。治疗师站在患者的身后，面部朝着患者肩顶与鼻尖连线的方向。②治疗师手的接触：双手叠加在一起，外形呈“夹状手”，放在肩关节和喙突的前面。也可一只手放在上述位置，另一只手从腋下持握，手指与上面的手指相叠加，相互支持。当患者肩胛骨做前伸动作时加阻力。治疗师的上肢应放松，尽可能利用身体的重量充当阻力。③口令：“肩胛骨向上、向前拉，一、二、三，用力，拉，再用力，再拉……”直到认为所有的协同肌都已充分收缩为止。通常在说“三”时，沿着运动的反方向，即向后、向下使用牵张技术。若患者的上肢有一定的活动能力，结合上肢模式和视觉刺激进行训练，则效果会更好。

2）后缩模式：①体位：同前伸模式。运动时，肩胛骨朝向下段胸椎尽量向后、向下移动。②治疗师手的接触：双手叠加在一起，掌根抵在肩胛骨的脊柱缘上。③口令：“肩胛骨向后、向下推我的手，一、二、三，用力，推，再用力，再推……”直到认为所有的协同肌都已充分收缩为止。通常在说“三”时，向前、向上使用牵张技术。

3）前缩模式：①体位：患者体位同前伸模式。治疗师站在患者头的后面，面部朝着髋关节，在肩顶与对侧髂嵴的连线上，患者肩胛骨朝着对侧髂嵴做向下、向前的运动。②治疗师手的接触：一只手从后面握住肩胛骨外侧缘，另一只手从前面握住喙突，但手与前臂的方向要对着对侧髂嵴。③口令：“肩胛骨向肚脐推，一、二、三，用力，推，再用力，再推……”直到认为所有的协同肌都已充分收缩为止。通常在说“三”时，对着对侧髂嵴使用向后、向上的牵张技术。

4）后伸模式：①体位：患者体位同前缩模式。肩胛骨向上、向后做耸肩动作。②治疗师手的接触：双手叠加在一起放在斜方肌体表，掌根抵在肩胛骨上缘上，阻力的方向朝着对侧髂嵴。③口令：“肩胛骨向上、向后推我的手，一、二、三，用力，推，再用力，再推……”直到认为所有的协同肌都已充分收缩为止。通常在说“三”时，对着对侧髂嵴使用向前、向下的牵张技术。

笔记

（5）骨盆模式：下部躯干和下肢功能的行使需要骨盆具有正常的活动和稳定性，因此，要改善下部躯干和下肢的功能必须首先对骨盆进行训练。此外，对骨盆的训练也可以通过扩散效应，间接地治疗颈部和上部躯干的功能障碍。骨盆模式包括前伸-后缩和前缩-后伸两组对角线运动。

1）前伸模式：①体位：患者坐位、站立位和卧位均可，但常取侧卧位，侧卧位时髋膝屈曲90°，脊柱呈中立位。治疗师站在患者身后，面部对着对侧肩关节。骨盆向上、向前移动，同侧的躯干缩短。②治疗师手的接触：双手叠加在一起呈“夹状手”，放在髂嵴上，手指在髂嵴前方，阻力的方向为向后、向下拉。③口令：“骨盆向上、向前推我的手，一、二、三，用力，推，再用力，再推……”直到认为所有的协同肌都已充分收缩为止。通常在说“三”时对着对侧的肩关节使用向后、向下的牵张技术。

2）后缩模式：①体位：同前伸模式。骨盆向后、向下运动，同侧的躯干伸长。②治疗师手的接触：双手叠加在一起，掌根放在坐骨结节上，手指朝着对侧的肩关节，阻力的方向是向前、向上推。③口令：“骨盆向后、向下推我的手，一、二、三，用力，推，再用力，再推……”直到认为所有的协同肌都已充分收缩为止。通常在说“三”时对着对侧的肩关节使用向前、向上的牵张技术。

3）前缩模式：①体位：患者取侧卧位，屈膝90°，屈髋20°~30°，治疗师站在患者身后，方向与股骨的纵轴在一条直线上。骨盆向前、向下运动，同侧的躯干伸长。②治疗师手的接触：一只手放在髂骨上，手指位于髂嵴前，向后向上加阻力；另一只手放在膝前，手指向后加阻力。③口令：“骨盆向下、向前推我的手，一、二、三，用力，推，再用力，再推……”直到认为所有的协同肌都已充分收缩为止。通常在说“三”时，沿着股骨的纵轴向后、向上做牵张技术。

4）后伸模式：①体位：同前伸模式。骨盆向上、向后运动，同侧的躯干缩短。②治疗师手的接触：双手叠加在一起，掌根放在髂嵴上，阻力方向为向下、向前。③口令：“骨盆向上、向后推我的手，一、二、三，用力，推，再用力，再推……”直到认为所有的协同肌都已充分收缩为止。通常在说“三”时，沿着运动方向使用向下、向前的牵张技术。

（6）躯干模式：强有力的躯干是身体具有良好功能的保证。当躯干能够有效地移动和稳定时，对上肢和下肢的控制将获得明显的改善作用，例如，下部躯干模式所产生的扩散效应可间接地改善头颈和肩胛骨的功能，上部躯干模式也可通过移动骨盆来训练患者的髋部。躯干模式包括屈曲或伸展、侧屈和旋转三种运动成分。

1）上部躯干模式——“下砍”：①体位：以右侧偏瘫为例，患者仰卧位或坐位均可，左手握住右手腕部。起始位是左上肢呈D2屈模式、右上肢呈D1屈模式，终止位是左上肢呈D2伸模式、右上肢呈D1伸模式。治疗师站在患者患侧，面部朝着左上方，方向与右上肢D1对角线一致，运动中身体要随着动作的进行逐渐向右侧旋转。②治疗师手的接触：左手掌压在患者前额的右前外侧，右手呈“夹状手”，压在患者右手背面的尺侧。③口令：“双手张开，双手向下、向右推我的手，一、二、三，用力，推，转，再推，再转……”直到认为所有的协同肌都已充分收缩为止。视觉刺激的使用方法是告诉患者运动时眼睛随着右手转动。通常在说“三”时使用牵张技术。

2）上部躯干模式——“上提”：①体位：以右侧偏瘫为例，患者仰卧位或坐位均可，左手握住右手腕部。起始位是左上肢呈D1伸模式、右上肢呈D2伸模式，终止位是左上肢呈D1屈模式、右上肢呈D2屈模式。治疗师站在患者右侧，面部朝着左下

笔记

方，方向与右上肢 D2 对角线一致，运动中身体要随着动作的进行逐渐向右侧旋转。②治疗师手的接触：左手压在患者头部的右后外侧，右手呈“夹状手”，压在右手背面的桡侧。③口令：“双手张开，双手向上、向右拉我的手，一、二、三，用力，拉，转，再用力，再拉，再转……”直到认为所有的协同肌都已充分收缩为止。视觉刺激的使用方法是告诉患者运动时眼睛随着右手转动。通常在说“三”时使用牵张技术。

3）上部躯干前屈旋转模式：①体位：以左侧偏瘫为例，患者仰卧位和坐位均可。起始位是躯干伸展、稍向左侧旋转，终止位是躯干前屈、向右侧旋转。治疗师站在患者前面，面对患者并偏向左侧，运动中身体要随着动作的进行逐渐向右侧旋转。②治疗师手的接触：左手为固定手，以手掌抵住患者右肩，起限制右肩活动的作用，右手掌放在左肩的前上方，引导左肩向对侧膝关节的方向运动，并给予适当的阻力。③口令：“身体向右转，左肩推我的手，一、二、三，用力，推，转，再推，再转……”直到认为所有的协同肌都已充分收缩为止。通常在说“三”时使用牵张技术。

4）上部躯干后伸旋转模式：①体位：以左侧偏瘫为例，患者仰卧位和坐位均可。起始位是躯干稍前屈、向右侧旋转，终止位是躯干后伸、向左侧旋转。治疗师站在患者前面，面对患者并偏向左侧，运动中身体要随着动作的进行逐渐向左侧旋转。②治疗师手的接触：左手是固定手，以手掌抵住右肩的后方，起限制右肩运动的作用；右手掌放在左侧肩胛骨上，手指抵住肩胛骨的内侧缘，其作用是在运动中纠正肩胛骨的异常模式。③口令：“身体向左转、左肩推我的手，一、二、三，用力，推，转，再推，再转……”直到认为所有的协同肌都已充分收缩为止。通常在说“三”时使用牵张技术。

5）下部躯干屈曲模式：①体位：以右侧偏瘫为例，患者仰卧位。起始位是左下肢呈 D2 伸模式、右下肢呈 D1 伸模式，终止位是左下肢呈 D2 屈模式、右下肢呈 D1 屈模式。治疗师站在患者的右侧，面部朝着患者左上方，方向与右下肢 D1 对角线一致，运动中身体的重心要随着动作的进行逐渐抬高。②治疗师手的接触：左手和左前臂压在大腿远端的前面，右手掌压在双脚背面。③口令：“抬脚、双腿向上推我的手，一、二、三，用力，推，转，再用力，再推，再转……直到认为所有的协同肌都已充分收缩为止。通常在说“三”时使用牵张技术。

6）下部躯干伸展模式：①体位：以右侧偏瘫为例，患者仰卧位。起始位是左下肢呈 D2 屈模式、右下肢呈 D1 屈模式，终止位是左下肢呈 D2 伸模式、右下肢呈 D1 伸模式。治疗师站在患者右侧，面部朝着患者左上方，方向与右下肢 D1 对角线一致，运动中身体的重心要随着动作的进行逐渐抬高。②治疗师手的接触：左手和左前臂压在大腿远端的前面，右手掌压在双脚背面。③口令：“伸脚、双腿向下推我的手，一、二、三，用力，推，转，再用力，再推，再转……”直到认为所有的协同肌都已充分收缩为止。通常在说“三”时使用牵张技术。

2. 双侧模式　是指两侧上肢、两侧下肢，或者上、下肢组合的运动。

（1）双侧模式种类：根据组合的情况又可以分为对称模式、不对称模式、对称交叉模式和不对称交叉模式四种形式。

1）对称模式：在同一方向以相同的对角线模式运动，例如，左侧肢体屈曲、外展，右侧肢体也同时屈曲、外展。

2）不对称模式：在同一方向以相对的对角线模式运动，例如，左侧肢体屈曲、外展，同时右侧肢体屈曲、内收。

笔记

3）对称交叉模式：在相反的方向上以相同的对角线模式运动，例如，左侧肢体屈曲、外展，同时右侧肢体伸展、内收。

4）不对称交叉模式：在相反的方向上以相对的对角线模式运动，例如，左侧肢体屈曲、外展，同时右侧肢体伸直、外展。

（2）上肢双侧模式

1）上肢双侧对称模式（D1 屈）：①体位：患者通常取仰卧位，也可站、坐或跪位进行。起始位是双上肢呈 D1 伸模式，即伸展-外展-内旋，终止位是双上肢呈 D1 屈模式，即屈曲-内收-外旋。治疗师位于患者的头端，身体偏向患者的健侧，操作过程中身体的姿势由前弓步变为后坐位，身体的重心由前向后转移。②手的接触：治疗师的双手分别以虎口处着力握住患者前臂的远端。③口令："双手分别向上、向对侧推我的手，一、二、三，用力，推，转，再用力，再推，再转……"直到认为所有的协同肌都已充分收缩为止。在操作的前半程应配合视觉刺激，通常在说"三"时使用牵张技术。主要参与的肌肉见表 3-3。

表 3-3 上肢 D1 屈的运动模式

关节	运动	主要参与的肌肉
肩胛骨	上提、外展、外旋	斜方肌、前锯肌（上部）
肩	屈曲、内收、外旋	胸大肌（上部）、三角肌（前部）、肱二头肌、喙肱肌
前臂	旋后	肱桡肌、旋后肌
腕	屈曲、桡侧偏	桡侧腕屈肌、掌长肌
手指	屈曲	指屈肌、蚓状肌、骨间肌
拇指	屈曲、内收	拇屈肌（长肌和短肌）、拇内收肌

2）上肢双侧对称模式（D1 伸）：①体位：患者通常取仰卧位，也可站、坐或跪位进行。起始位是双上肢呈 D1 屈模式，即屈曲-内收-外旋，终止位是双上肢呈 D1 伸模式，即伸展-外展-内旋。治疗师位于患者的头端，身体偏向患者的健侧，操作过程中身体的姿势由后坐位变为前弓步，身体的重心由后向前转移。②手的接触：治疗师的双手握住患者前臂的远端。③口令："双手分别向下、向对侧推我的手，一、二、三，用力，推，转，再用力，再推，再转……"直到认为所有的协同肌都已充分收缩为止。在操作的前半程应配合视觉刺激，通常在说"三"时使用牵张技术。主要参与的肌肉见表 3-4。

表 3-4 上肢 D1 伸的运动模式

关节	运动	主要参与的肌肉
肩胛骨	下降、内收、内旋	菱形肌
肩	伸展、外展、内旋	背阔肌、三角肌、肱三头肌、大圆肌、肩胛下肌
前臂	旋前	肱桡肌、旋前肌
腕	伸展、尺侧偏	尺侧腕屈肌
手指	伸展	指长伸肌、蚓状肌、骨间肌
拇指	外展、伸展	拇外展肌

笔记

3）上肢双侧对称模式（D2 屈）：①体位：患者常取仰卧位，也可站、坐或跪位进行。起始位是双上肢呈 D2 伸模式，即伸展-内收-内旋，终止位是双上肢呈 D2 屈模式，即屈曲-外展-外旋。治疗师位于患者头端，身体偏向患者的健侧，在操作过程中身体的姿势由前弓步变为后坐位，身体的重心由前向后转移。②手的接触：治疗师的双手分别握住患者前臂的远端。③口令："双手向上、向对侧推我的手，一、二、三，用力，推，转，再用力，再推，再转……"直到认为所有的协同肌都已充分收缩为止。在操作的前半程应配合视觉刺激，通常在说"三"时使用牵张技术。主要参与的肌肉见表 3-5。

表 3-5　上肢 D2 屈的运动模式

关节	运动	主要参与的肌肉
肩胛骨	上提、内收、外旋	斜方肌、肩胛提肌、前锯肌
肩	屈曲、外展、外旋	三角肌（前部）、肱二头肌（长头）、喙肱肌、冈上肌、冈下肌、小圆肌
前臂	旋后	肱二头肌、肱桡肌、旋后肌
腕	伸展、桡侧偏	桡侧腕伸肌
手指	伸展	指长伸肌、骨间肌
拇指	伸展、外展	拇伸肌（长肌和短肌）、拇长展肌

4）上肢双侧对称模式（D2 伸）：①体位：患者常取仰卧位，也可站、坐或跪位进行。起始位是双上肢呈 D2 屈模式，即屈曲-外展-外旋，终止位为双上肢呈 D2 伸模式，即伸展-内收-内旋。治疗师位于患者头端，身体偏向患者健侧，在操作过程中，身体的姿势由后坐位变为前弓步，身体重心由后向前转移。②手的接触：治疗师的双手分别握住患者前臂远端。③口令："双手向下、向对侧推我的手，一、二、三，用力，推，转，再用力，再推，再转……"直到认为所有的协同肌都已充分收缩为止。在操作的前半程应配合视觉刺激，通常在说"三"时使用牵张技术。主要参与的肌肉见表 3-6。

表 3-6　上肢 D2 伸的运动模式

关节	运动	主要参与的肌肉
肩胛骨	下降、外展、内旋	前锯肌（下部）、胸小肌、菱形肌
肩	伸展、内收、内旋	胸大肌、大圆肌、肩胛下肌
前臂	旋前	肱桡肌、旋前肌
腕	屈曲、尺侧偏	尺侧腕屈肌、掌长肌
手指	屈曲	指屈肌、蚓状肌、骨间肌
拇指	屈曲、内收	拇屈肌（长肌和短肌）、拇内收肌、拇对掌肌

5）上肢双侧不对称模式（左上肢 D1 屈，右上肢 D2 屈）：①体位：患者常取仰卧位，也可站、坐或跪位进行。起始位左上肢呈 D1 伸模式，即伸展-外展-内旋，右上肢呈 D2 伸模式，即伸展-内收-内旋，终止位是左上肢呈 D1 屈模式，即屈曲-内收-外旋，右上肢呈 D2 屈模式，即屈曲-外展-外旋。治疗师位于患者头端，身体偏向右侧，方向与右

笔记

肩关节和左髋关节的连线一致，在操作过程中，身体的姿势由前弓步变为后坐位，身体的重心由前向后转移。②手的接触：治疗师的双手分别握住患者前臂远端。③口令："双手向右上方拉我的手，一、二、三，用力，拉，转，再用力，再拉，再转……"直到认为所有的协同肌都已充分收缩为止。在操作的后半程应配合视觉刺激，通常在说"三"时使用牵张技术。

6）上肢双侧不对称模式（左上肢 D1 伸，右上肢 D2 伸）：①体位：患者常取仰卧位，也可在站、坐或跪位进行。起始位是左上肢呈 D1 屈模式，即屈曲-内收-外旋，右上肢呈 D2 屈模式，即屈曲-外展-外旋，终止位是左上肢呈 D1 伸展模式，即伸展-外展-内旋，右上肢呈 D2 伸展模式，即伸展-内收-内旋。治疗师位于患者头端，身体偏向右侧，方向与右肩关节和左髋关节的连线一致，在操作过程中，身体的姿势由后坐位变为前弓步，身体重心由后、向前转移。②手的接触：治疗师的双手分别握住患者前臂远端。③口令："双手向下方推我的手，一、二、三，用力，推，转，再用力，再推，再转……"直到认为所有的协同肌都已充分收缩为止。在操作的后半程应配合视觉刺激，通常在说"三"时使用牵张技术。

7）上肢双侧对称交叉模式（左上肢 D1 伸，右上肢 D1 屈）：①体位：患者常取仰卧位，也可在站或坐位进行。起始位是左上肢呈 D1 屈模式，即屈曲-内收-外旋，右上肢呈 D1 伸模式，即伸展-外展-内旋，终止位是左上肢呈 D1 伸模式，即伸展-外展-内旋，右上肢呈 D1 屈模式，即屈曲-内收-外旋。治疗师位于患者头端，在整个过程中身体由右侧向左侧转移。②手的接触：治疗师的双手分别握住患者前臂远端。③口令："左推右拉，一、二、三，用力，左推右拉，注意转，再用力……"直到认为所有的协同肌都已充分收缩为止。视觉刺激用于被增强模式。通常在说"三"时使用牵张技术。

8）上肢双侧对称交叉模式（左上肢 D1 屈，右上肢 D1 伸）：①体位：患者常取仰卧位，也可站或坐位进行。起始位是左上肢呈 D1 伸模式，即伸展-外展-内旋，右上肢呈 D1 屈模式，即屈曲-内收-外旋，终止位是左上肢呈 D1 屈模式，即屈曲-内收-外旋，右上肢呈 D1 伸模式，即伸展-外展-内旋。治疗师位于患者头端，在整个操作过程中身体由左侧向右侧转移。②手的接触：治疗师的双手分别握住患者前臂远端。③口令："左拉右推，一、二、三，用力，左拉右推，注意转，再用力……"直到认为所有的协同肌都已充分收缩为止。视觉刺激用于增强模式。通常在说"三"时使用牵张技术。

9）上肢双侧对称交叉模式（左上肢 D2 伸，右上肢 D2 屈）：①体位：患者常取仰卧位，也可在站或坐位进行。起始位是左上肢呈 D2 屈模式，即屈曲-外展-外旋，右上肢呈 D2 伸模式，即伸展-内收-内旋，终止位是左上肢呈 D2 伸模式，即伸展-内收-内旋，右上肢呈 D2 屈模式，即屈曲-外展-外旋。治疗师位于患者头端，在整个操作过程中身体由右侧向左侧转移。②手的接触：治疗师的双手分别握住患者前臂远端。③口令："左推右拉，一、二、三，用力，左推右拉，注意转，再用力……"直到认为所有的协同肌都已充分收缩为止。常在说"三"时使用牵张技术。

10）上肢双侧对称交叉模式（左上肢 D2 屈，右上肢 D2 伸）：①体位：患者常取仰卧位，也可站或坐位进行。起始位是左上肢呈 D2 伸模式，即伸展-内收-内旋，右上肢呈 D2 屈模式，即屈曲-外展-外旋，终止位是左上肢呈 D2 屈模式，即屈曲-外展-外旋，右上肢呈 D2 伸模式，即伸展-内收-内旋。治疗师位于患者头端，在整个操作过程中身体由左侧向右侧转移。②手的接触：治疗师的双手分别握住患者前臂远端。③口令：

笔记

"左拉右推,一、二、三,用力,左拉右推,注意转,再用力……"直到认为所有的协同肌都已充分收缩为止。视觉刺激用于被增强模式。通常在说"三"时使用牵张技术。

11）上肢双侧不对称交叉模式（左上肢 D2 伸,右上肢 D1 屈）:①体位:患者常取仰卧位,也可在站或坐位进行。起始位是左上肢呈 D2 屈模式,即屈曲-外展-外旋,右上肢呈 D2 伸模式,即伸展-外展-内旋,终止位是左上肢呈 D2 伸模式,即伸展-内收-内旋,右上肢呈 D1 屈模式,即屈曲-内收-外旋。治疗师位于患者头端,在整个操作过程中身体由患者右侧向左侧转移。②手的接触:治疗师的双手分别握住患者前臂远端。③口令:"左推右拉,一、二、三,用力,左推右拉,注意转,再用力……"直到认为所有的协同肌都已充分收缩为止。视觉刺激用于被增强模式。通常在说"三"时使用牵张技术。

12）上肢双侧不对称交叉模式（左上肢 D2 屈,右上肢 D1 伸）:①体位:患者常取仰卧位,也可在站或坐位进行。起始位是左上肢呈 D2 伸模式,即伸展-内收-内旋,右上肢呈 D1 屈模式,即屈曲-内收-外旋,终止位是左上肢呈 D2 屈模式,即屈曲-外展-外旋,右上肢呈 D1 伸模式,即伸展-外展-内旋。治疗师位于患者头端,在整个操作过程中,身体由患者左侧向右侧转移。②手的接触:治疗师的双手分别握住患者前臂远端。③口令:"左拉右推,一、二、三,用力,左拉右推,注意转,再用力……"直到认为所有的协同肌都已充分收缩为止。视觉刺激用于被增强模式。通常在说"三"时使用牵张技术。

（3）下肢双侧模式

1）下肢双侧对称模式（D1 屈）:①体位:患者常取仰卧位,坐位也可进行。起始位是双下肢呈 D1 伸模式,即伸展-外展-内旋,终止位是双下肢呈 D1 屈模式,即屈曲-内收-外旋。治疗师位于患者足端,居中,在整个操作过程中,身体重心由低向高转移。②手的接触:治疗师双手分别按在患者双足背的前半部和足趾上,着力点在内侧。③口令:"足趾上抬、足跟向内转,一、二、三,用力,抬,转,再用力,再抬,再转……"直到认为所有的协同肌都已充分收缩为止。通常在说"三"时使用牵张技术。主要参与的肌肉见表 3-7。

表 3-7 下肢 D1 屈的运动模式

关节	运动	主要参与的肌肉
髋关节	屈曲、内收、外旋	腰大肌、髂肌、内收肌、缝匠肌、耻骨肌、股直肌
踝关节	背屈、内翻	胫骨前肌
足趾	伸展	跗伸肌、趾屈肌

2）下肢双侧对称模式（D1 伸）:①体位:患者常取仰卧位,在坐位也可进行。起始位是双下肢呈 D1 屈模式,即屈曲-内收-外旋,终止位是双下肢呈 D1 伸模式,即伸展-外展-内旋。治疗师位于患者足端,居中,在整个操作过程中身体重心由高向低转移。②手的接触:治疗师双手分别按在患者双足掌的前半部,着力点在外侧。③口令:"足趾向下按、足跟向外转,一、二、三,用力,按,转,再用力,再按,再转……"直到认为所有的协同肌都已充分收缩为止。通常在说"三"时使用牵张技术。主要参与的肌肉见表 3-8。

笔记

表 3-8 下肢 D1 伸的运动模式

关节	运动	主要参与的肌肉
髋关节	伸展、外展、内旋	臀中肌、臀大肌(上部)、腘绳肌
踝关节	跖屈、外翻	腓肠肌、比目鱼肌、腓骨肌(长肌和短肌)
足趾	屈曲	蹈屈肌、趾屈肌

3) 下肢双侧对称模式(D2 屈):①体位:患者常取仰卧位,也可坐位进行。起始位是双下肢呈 D2 伸模式,即伸展-内收-外旋,终止位是双下肢呈 D2 屈模式,即屈曲-外展-内旋。治疗师位于患者足端,居中,整个操作过程中,身体重心由低向高转移。②手的接触:治疗师双手分别按在患者双足背的前半部,着力点在外侧。③口令:"足趾上抬、足跟向外转,一、二、三,用力,抬,转,再用力,再抬,再转……"直到认为所有的协同肌都已充分收缩为止。通常在说"三"时使用牵张技术。主要参与的肌肉见表 3-9。

表 3-9 下肢 D2 屈的运动模式

关节	运动	主要参与的肌肉
髋关节	屈曲、外展、内旋	阔筋膜张肌、股直肌、臀中肌、臀大肌
踝关节	背屈、外翻	腓骨肌
足趾	伸展	蹈伸肌、趾伸肌

4) 下肢双侧对称模式(D2 伸):①体位:患者通常取仰卧位,也可坐位进行。起始位是双下肢呈 D2 屈模式,即屈曲-外展-内旋,终止位是双下肢呈 D2 伸模式,即伸展-内收-外旋。治疗师位于患者足端,居中,在整个操作过程中,身体重心由高向低转移。②手的接触:治疗师双手手掌分别按在患者双足掌的前半部,着力点在内侧。③口令:"足趾向下按、足跟向内转,一、二、三,用力,按,转,再用力,再按,再转……"直到认为所有的协同肌都已充分收缩为止。通常在说"三"时使用牵张技术。主要参与的肌肉见表 3-10。

表 3-10 下肢 D2 伸的运动模式

关节	运动	主要参与的肌肉
髋关节	伸展、内收、外旋	内收大肌、臀大肌、腘绳肌、外旋肌
踝关节	跖屈、内翻	腓肠肌、比目鱼肌、胫骨后肌
足趾	屈曲	蹈屈肌、趾屈肌

5) 双下肢不对称模式(左下肢 D1 屈,右下肢 D2 屈):①体位:患者常取仰卧位,也可坐位进行。起始位是左下肢呈 D1 伸模式,即伸展-外展-内旋,右下肢呈 D2 伸模式,即伸展-内收-外旋,终止位是左下肢呈 D1 屈模式,即屈曲-内收-外旋,右下肢呈 D2 屈模式,即屈曲-外展-内旋。治疗师位于患者足端,在整个操作过程中,身体由患者左侧向右侧转移,身体重心由低变高。②手的接触:治疗师双手分别按在患者双足背的前半部,右手在足内侧着力,左手在足外侧着力。③口令:"足趾向上抬、足跟向左转,

笔记

一、二、三，用力，抬，转，再用力，再抬，再转……”直到认为所有的协同肌都已充分收缩为止。通常在说“三”时使用牵张技术。

6）下肢双侧不对称模式（左下肢 D1 伸、右下肢 D2 伸模式）：①体位：患者常取仰卧位，也可坐位进行。起始位是左下肢呈 D1 屈模式，即屈曲-内收-外旋，右下肢呈 D2 屈模式，即屈曲-外展-内旋，终止位是左下肢呈 D1 伸模式，即伸展-外展-内旋，右下肢呈 D2 伸模式，即伸展-内收-外旋。治疗师位于患者足端，在整个操作过程中，身体由患者右侧向左侧转移，身体重心由高变低。②手的接触：治疗师双手分别按在患者双足掌的前半部，右手在足外侧着力，左手在足内侧着力。③口令：“足趾向下按、足跟向右转，一、二、三，用力，按，转，再用力，再按，再转……”直到认为所有的协同肌都已充分收缩为止。通常在说“三”时使用牵张技术。

7）下肢双侧对称交叉模式（左下肢 D1 屈，右下肢 D1 伸）：①体位：患者常取仰卧位或坐位。起始位是左下肢呈 D1 伸模式，即伸展-外展-内旋，右下肢呈 D1 屈模式，即屈曲-内收-外旋，终止位是左下肢呈 D1 屈模式，即屈曲-内收-外旋，右下肢呈 D1 伸模式，即屈曲-外展-内旋。治疗师位于患者足端，在整个操作过程中，身体由患者左侧向右侧转移。②手的接触：治疗师双手分别握住患者双侧足跟，右手以拇指与其余四指着力，左手手掌着力。③口令：“左抬右按，一、二、三，用力，左抬右按，注意转，再用力……”直到认为所有的协同肌都已充分收缩为止。通常在说“三”时使用牵张技术。

8）下肢双侧对称交叉模式（左下肢 D1 伸，右下肢 D1 屈）：①体位：患者常取仰卧位或坐位。起始位是左下肢呈 D1 屈模式，即屈曲-内收-外旋，右下肢呈 D1 伸模式，即伸展-外展-内旋，终止位是左下肢呈 D1 伸模式，即伸展-外展-内旋，右下肢呈 D1 屈模式，即屈曲-内收-外旋。治疗师位于患者足端，在整个操作过程中身体由患者右侧向左侧转移。②手的接触：治疗师双手分别握住患者双侧足跟，左手以拇指与其余四指着力，右手手掌着力。③口令：“左按右抬，一、二、三，用力，左按右抬，注意转，再用力……”直到认为所有的协同肌都已充分收缩为止。通常在说“三”时使用牵张技术。

9）下肢双侧对称交叉模式（左下肢 D2 屈，右下肢 D2 伸）：①体位：患者常取仰卧位或坐位。起始位是左下肢呈 D2 伸模式，即伸展-内收-外旋，右下肢呈 D2 屈模式，即屈曲-外展-内旋，终止位是左下肢呈 D2 屈模式，即屈曲-外展-内旋，右下肢呈 D2 伸模式，即伸展-内收-外旋。治疗师位于患者足端，在整个操作过程中身体由患者右侧向左侧转移。②手的接触：治疗师的双手分别握住患者双侧足跟，左手手掌着力，右手以拇指与其余四指着力。③口令：“左抬右按，一、二、三，用力，左抬右按，注意转，再用力……”直到认为所有的协同肌都已充分收缩为止。通常在说“三”时使用牵张技术。

10）下肢双侧对称交叉模式（左下肢 D2 伸，右下肢 D2 屈）：①体位：患者常取仰卧位或坐位。起始位是左下肢呈 D2 屈模式，即屈曲-外展-内旋，右下肢呈 D2 伸模式，即伸展-内收-外旋，终止位是左下肢呈 D2 伸模式，即伸展-内收-外旋，右下肢呈 D2 屈模式，即屈曲-外展-内旋。治疗师位于患者足端，在整个操作过程中身体由患者左侧向右侧转移。②手的接触：治疗师的双手分别握住患者双侧足跟，左手以拇指与其余四指着力，右手手掌着力。③口令：“左按右抬，一、二、三，用力，左按右抬，注意转，再用力……”直到认为所有的协同肌都已充分收缩为止。通常在说“三”时使用牵张

笔记

技术。

11）下肢双侧不对称交叉模式（左下肢 D1 屈，右下肢 D2 伸）：①体位：患者常取仰卧位或坐位。起始位是左下肢呈 D1 伸模式，即伸展-外展-内旋，右下肢呈 D2 屈模式，即屈曲-外展-内旋，终止位是左下肢呈 D1 屈模式，即屈曲-内收-外旋，右下肢呈 D2 伸模式，即伸展-内收-外旋。治疗师位于患者足端，在整个操作过程中身体由正中向患者左侧转移。②手的接触：治疗师的双手分别握住患者双足前半部，左手在足底靠近大趾处着力，右手在足背靠近大趾处着力。③口令："左抬右按，一、二、三，用力，左抬右按，注意转，再用力……"直到认为所有的协同肌都已充分收缩为止。通常在说"三"时使用牵张技术。

12）下肢双侧不对称交叉模式（左下肢 D1 伸，右下肢 D2 屈）：①体位：患者常取仰卧位或坐位进行。起始位是左下肢呈 D1 屈模式，即屈曲-内收-外旋，右下肢呈 D2 伸模式，即伸展-内收-外旋，终止位是左下肢呈 D1 伸模式，即伸展-外展-内旋，右下肢呈 D2 屈模式，即屈曲-外展-内旋。治疗师位于患者足端，在整个操作过程中身体由患者左侧向正中转移。②手的接触：治疗师的双手分别握住患者双足的前半部，左手在足背外侧着力，右手在足底外侧着力。③口令："左按右抬，一、二、三，用力，左按右抬，注意转，再用力……"直到认为所有的协同肌都已充分收缩为止。通常在说"三"时使用牵张技术。

五、适应证和禁忌证

1. 适应证　适用于多种神经疾患，如脑卒中后偏瘫、脑瘫、脑外伤、脊髓损伤、帕金森病、脊髓灰质炎后的运动功能障碍，另外，骨折、手外伤后均可使用这些技术。

2. 禁忌证　PNF 的应用有所限制，如合并骨折部位，骨折未愈合或有开放性损伤部位、关节不稳定的患者，不能应用牵伸手法；持续抗阻的重复收缩不能用于脑血管病急性期。有以下情况的患者也不适宜使用 PNF：伤口和手术刚缝合部位，皮肤感觉缺乏部位，本体感觉障碍的部位，听力障碍的患者，对口令不能准确反应的婴幼儿患者，无意识的患者，骨质疏松患者，血压非常不稳定的患者。

3. 注意事项

（1）在全身做完热身运动后才进行 PNF 练习。

（2）等长收缩不宜为爆发性的。

（3）运动搭档在等长收缩时只提供阻力，而在静态伸展阶段只提供助力。

（4）等长收缩时，前面 2 秒内应该逐渐加大力量；然后持续 3~5 秒。

（5）进行 PNF 练习的人在静态伸展阶段不应该感觉疼痛和不适。

（6）进行 PNF 法练习时，由于对抗性的肌肉主动用力收缩，可能造成心率血压升高，因此儿童和有心血管疾病的成年人或老人要注意监测血压；同时，PNF 的不同模式对血压的影响也不同，在制定 PNF 练习方案时要充分考虑到针对不同的对象和目的采用不同的方法。

（7）发展肌肉力量和柔韧性有时存在一定矛盾，需视个体需要平衡发展。PNF 伸展由于可有效地提高肌肉柔韧性，增大关节的活动幅度，可能使力量减弱，特别是在有些需要强爆发力、肌肉力量的运动项目和技术动作中。

笔记

六、临床应用

（一）评定

无论治疗过程中使用何种技术，都应进行全面的康复评定。根据评定，对患者的功能和障碍情况进行详细的评价和记录，如关节活动度、肌张力、肌力和耐力、感觉、平衡、协调性、运动控制、发育顺序、转移、日常生活活动、认知功能等。

1. 原则

（1）评定的顺序应从近端到远端：近端通常所具有的功能都与人体重要活动有关，应该首先予以评定。常用的方法是先观察生命体征及其相关功能，同时寻找残缺、无力和不对称的地方，如呼吸、舌肌运动、软腭反射、吞咽、发音、听力、视力和眼的控制以及对触觉的反应等。因为颈部运动模式是上肢运动模式的基础，所以接下来就应评定颈部，然后再考虑躯干上部、上肢、躯干下部、下肢等部位。

（2）按照从头到尾的方向评定：观察头、颈和脊柱，着重了解以下内容：①运动范围是否受限；②稳定性如何；③是屈肌占优势还是伸肌占优势；④活动受限的原因，如肌无力、不协调、痉挛等；⑤是否能做某个姿势，并能维持；⑥主要问题是在近端还是在远端；⑦何种技术或体位能提高患者的反应。

（3）观察肢体的运动：在评定时治疗师应和患者一起做动作，通过检查肢体的被动、主动和抗阻运动了解以下内容：①运动的质量，如肌张力和运动的控制等；②拮抗肌是否平衡；③头、颈和脊柱是否有支撑能力。

（4）观察功能性活动：在合适的体位下，如站立位、坐位、手膝位等，让患者做单一的或者组合的运动模式，注意：①有无运动丧失；②在进行某一功能性活动时，与正常人的区别；③与正常人相比所处的发育阶段；④患者治疗的目的和期望，以及他想做并能做的动作。

2. 方法

（1）具备的功能：应通过以下几个方面进行判断：①无痛；②有较强的肌力；③能够移动并有一定的稳定性；④有协调并可控制的运动。

举例说明：右侧偏瘫的患者，按上述要求评定其所具有的功能：①左侧肢体是否有力而无痛，可通过训练左侧肢体，利用扩散和增强操作治疗右侧肢体；②能否利用左侧上、下肢从仰卧位翻身到俯卧位、从俯卧位翻到仰卧位、能否独立地在床上改变体位，若行，可以利用翻身来增强躯干和右侧肢体功能；③能否在 1 分钟内从仰卧位坐起和躺下，若能做到，通过对这一活动的抗阻就可以增强躯干和右侧肢体功能；④能否具有良好的坐位平衡，若行，可以在坐位对患者进行训练；⑤能否独立地从椅子上起来，若行，可以通过对抗这个活动来增强右侧肢体；⑥能否具有良好的站立位平衡，若行，可以在站立位对患者进行训练；⑦能否在手杖和右下肢踝足矫形器的帮助下行走，若行，可利用行走过程中的抗阻来增强躯干和下肢的肌力；⑧能否利用右下肢跨步和负重，若行，说明他的右下肢有一定的力量和控制能力，就可以在行走时利用抗阻手段进行训练；⑨右髋和右膝是否有正常的皮肤感觉和位置觉，若有，训练时就可以无需通过视觉来控制右髋或者右膝的运动。

（2）功能障碍

1）综合功能丧失：静态不能维持某个位置；不能运动或控制运动。

笔记

举例说明：某患者综合问题有：①右上肢无随意运动；②当右上肢前屈超过120°时，右肩出现疼痛；③行走时在支撑期右髋关节不能后伸；④行走时右踝关节痉挛增加；⑤发音不清；⑥进食后有食物滞留在牙齿和右颊之间；⑦坐位和站立位时，右侧躯干缩短、左侧肢体负重。

2）具体功能丧失：①疼痛；②活动度下降、肌肉紧张、缩短或关节受限；③无力；④感觉丧失；⑤视觉、听觉缺陷；⑥运动控制不足；⑦缺乏耐力。

举例说明：某患者具体问题有：①因疼痛导致肩关节活动度下降，肩关节末端感觉障碍；②除疼痛时有感觉外，通常对右上肢无意识；③右下肢肌力广泛减退；④由于髋屈肌紧张和骨盆的灵活性下降，导致仰卧位右髋关节不能主动伸直；⑤由于肌肉控制能力下降，患者右下肢不能在屈膝时伸髋和伸膝时屈髋；⑥由于肌肉紧张，右踝关节被动背屈小于5°，并且无随意运动；⑦右侧面部眼裂以下有明显的肌无力；⑧右侧肩胛骨被动活动受限，主动运动也较差。

（二）制订治疗目标和计划

1. 治疗目标　在进行详细的评定之后，就需要制订总的和具体的（长期和短期）治疗目标。

（1）总的治疗目标：常常以功能活动来描述总的治疗目标，例如：①使活动困难的患者能够在床上独立地从仰卧位转移到坐位；②使膝关节功能障碍的患者能够在6分钟内，在无痛的情况下跑完0.5km的路程；③使脑卒中患者利用拐杖和踝矫形器在20分钟内行走800m的路程。总的治疗目标不是固定不变的，应根据实际情况的变化进行相应的调整。

（2）具体的治疗目标：是为每一个治疗活动和治疗阶段设立的，完成一个又一个具体的治疗目标，最后实现总的治疗目标。例如，就上述总的治疗目标设定具体的治疗目标：①为使患者能从仰卧位转移到坐位，先训练他在15分钟内做10个从仰卧位到侧卧位及返回的动作；②为使右侧膝关节能够负重，先训练在仰卧位左下肢伸直的情况，屈曲右髋右膝，做右下肢的“单桥”（使臀部离开床面）运动，每次维持30秒；③为进行重心转移，先要在稳定的位置进行训练，如在坐位，训练患者独立地将重心从右侧坐骨结节转移到左侧坐骨结节。

2. 治疗计划　制订治疗计划前，治疗师首先要列出患者的需求，例如：①减轻疼痛；②增加关节活动度；③增加肌力、协调性和运动控制能力；④改善平衡能力；⑤增加耐力。然后制订出满足具体需要和功能要求的治疗计划，此时还需要考虑以下因素：①选择直接治疗或间接治疗的方法；②选择适宜的活动，此时要注意患者动作和稳定性及肌肉收缩的类型；③选择适宜的技术和治疗程序；④选择适宜的运动模式及其组合；⑤选择最有利于患者和治疗师的位置。还要考虑重力的影响、双关节肌肉的影响、反射促进作用、视觉刺激的利用等。PNF利用肌肉不同类型的收缩来影响身体，改善功能。如果患者的情况不适宜进行肌肉收缩或利用该技术不能达到预期效果，治疗师则应该使用其他方法。应用PNF和模式在治疗过程中若能与热疗、冷疗、被动运动和软组织松动技术等方法进行有机结合，则会取得更好的疗效。

（三）适应证

1. 肌肉障碍　①肌无力：选用重复收缩、慢逆转技术来增加肌力和耐力。②肌张力低下：快速牵拉、节律性发动技术使肌肉收缩，产生运动。③肌张力过高：应用保持-

笔记

放松、节律性稳定、慢逆转技术，降低肌张力、增加肌肉的弹性。

2. 疼痛　①训练健侧，通过扩散效应影响患侧；②应用不引起紧张或疼痛的阻力；③双侧运动；④牵拉；⑤舒适的体位。技术上可采用：①节律稳定；②维持-放松；③稳定逆转。另外，可采用组合，如：①等张组合之后使用维持-放松；②（缓慢）动态逆转之后使用节律稳定。

3. 关节障碍　①疼痛肿胀：关节疼痛、肿胀、活动受限的患者，为了防止肌肉萎缩，维持关节活动度，可选择等长收缩的技术，而不是用关节产生运动，如保持-放松。②肌肉僵硬：由于肌肉肌腱僵硬使关节受限的患者，可选择收缩-放松-维持-放松技巧来放松肌肉、增加关节的活动度。③关节不稳定：节律性稳定、慢逆转均可增加关节的稳定性，增加本体感觉性反应。

4. 共济失调　慢逆转-保持、节律性稳定技术可增加稳定性和协调性。①节律启动，逐步过渡到等张组合；②节律启动，逐步过渡到拮抗肌逆转；③等张组合结合拮抗肌稳定逆转或动态逆转。

5. 稳定性和平衡能力下降　①推挤；②视觉刺激；③徒手接触（“夹状手”）；④适当的口令。技术上采用：①稳定逆转；②等张组合；③节律启动。可采用组合，如拮抗肌的动态逆转，逐步过渡到稳定逆转；动态逆转（离心性收缩），逐步过渡到稳定逆转。

6. 耐力下降　所有的治疗都可以增加耐力，变换活动的形式或者调整训练的肌群，能够使患者的活动维持时间更长。此外，在治疗过程中注意呼吸运动或者进行具体的呼吸训练，都有助于耐力的提高。可采用牵张反射拮抗肌逆转技术。

（四）具体应用

1. 偏瘫肩半脱位　治疗时利用患侧的PNF肩胛带模式和患侧的上肢组合模式进行有针对性地训练，具体方法为：①肩胛骨前伸模式：在健侧卧位下引导患侧肩胛骨对着患者的鼻尖做向上、向前运动。②肩胛骨后缩模式：在健侧卧位下引导患侧肩胛骨朝下段胸椎做向下、向后运动。③肩胛骨前缩模式：在健侧卧位下引导患侧肩胛骨朝着对侧髂嵴做向下、向前运动。④肩胛骨后伸模式：在健侧卧位下引导患侧肩胛骨朝着对侧髂嵴的相反方向做向上、向后运动。⑤上肢D2屈模式：在仰卧位下引导患侧上肢由肩关节伸展-内收-内旋位向肩关节屈曲-外展-外旋位运动。⑥躯干“上提”模式：坐位下健手握住患手腕部，在治疗人员引导下健侧上肢由D1伸模式运动到D1屈模式，患侧上肢由D2伸模式运动到D2屈模式。治疗时利用拮抗肌逆转、稳定收缩、强调节律等技术，每个模式操作10次，上、下午各1次，共计治疗4周。

2. 膝关节功能障碍　可能由下列某种原因所致，疼痛或病情加剧的情况下，扩大关节活动范围；提高躯干（特别是下部）和健侧下肢的肌力；依据患者的病情，在支具、助行器等的帮助下，让患者进行早期的步行训练。中期以进一步扩大膝关节的活动范围；提高股四头肌和腘绳肌的肌力与耐力；加强股四头肌和腘绳肌在关节活动范围内的运动控制能力；着手开展负重下的膝关节控制能力训练；早期独立步行的训练和辅助上下楼梯动作的训练。后期以提高患侧在不同负重体位下，股四头肌与腘绳肌协同收缩的能力；加强膝关节技巧性训练；进一步提高患侧下肢肌肉收缩的耐久性；着手开展快速行走和慢跑等日常动作的训练。

3. 脊髓损伤　根据损伤部位与程度不同，患者肢体残存的肌力也存在着显著差异。在实施PNF技术之前，需要考虑以下几个方面的因素：①关节活动，患者双侧上

笔记

肢各关节的活动范围是否正常，有无痉挛、疼痛或挛缩；②残存肌力，患者双侧上肢肌肉残存肌力的级别，辨别优势肌群；③对日常活动的影响，患者上肢所从事的日常生活活动中，可以先得到改进和提高的项目，哪些肌肉参与完成这一动作；④模式选择，在将要治疗关节的四个模式（即 D1 屈、D1 伸、D2 屈、D2 伸）中，可最有效地提高这些肌肉的肌力。总之，对于脊髓损伤患者的康复治疗而言，PNF 技术通过强化患者残存肌力中较强的部分，来逐步提高较弱部分肌肉收缩的力度，并在此基础上，再开展相应的功能性活动训练，最终使患者运动功能得到最大限度的提高。

4. 脑卒中　软瘫期脑梗死患者应在病情允许 1 周后可始，无论任何原因引起的脑出血患者应根据出血量的大小及血压稳定情况，多在 2 周后开始做被动感觉刺激下的对角螺旋运动。颈部肌抗阻可增加躯干肌反射活动，增强四肢肌肉的收缩力。此技术应用于脑血管病偏瘫上，对加速瘫痪肢体运动功能恢复有肯定的效果。脑损伤后多为上肢屈肌张力增高，治疗时手触及肩部肌肉，使肩胛骨充分前伸，牵拉上肢扶助完成 D1 屈模式。D1 伸时阻力加在肱三头肌，达到抑制痉挛肌的作用。也可给患者最大抗阻，运动达全范围或维持到等长收缩。阻力引起弱肌群的活动，起到肌肉兴奋的泛化作用。阻力因人而异，允许患者做缓慢、稳定、协调的运动而不产生异常运动。

5. 运动医学　PNF 法在正常人和运动员中的运用最近被运动医学界关注，主要被用于改善身体的柔韧性，激发尚未被利用的潜能，使他们的功能达到最高水平。PNF 通过对肌群的促进、抑制、增强肌力、放松来达到提高功能活动的目的。其方法常常是在同伴的协助下，被动地收缩和放松肌肉，以达到目的。PNF 法的作用主要有减轻疼痛和疲劳、增强肌力、增强柔韧性、提高协调和控制能力、提高稳定和平衡能力及增强耐力。主动或被动的静态伸展法、主动或被动的弹性伸展法及 PNF 法都能够改善身体柔韧性，但多数研究认为弹性伸展法容易引起肌肉酸痛，也存在肌肉被拉伤的风险，所以很少被推荐，但是在一些项目中，爆发性的伸展又常常是必需的，如体操、武术等项目，弹性伸展法比较合适有一定运动基础的人。PNF 法在一次伸展过程中可以大大提高关节运动幅度，是三种方法中最为有效的，而且不易造成肌肉酸痛或损伤。练习的频度也是影响 PNF 效果的因素。身体的温度也是影响柔韧性效果的因素之一。在实施 PNF 法前必须进行充分热身，提高体温以更有效地伸展。

第四节　Rood 技术

Rood 技术是由美国物理治疗师和作业治疗师 Margaret Rood 于 1956 年创立的一种治疗方法，其主要观点是：感觉输入决定运动输出；运动反应按一定的发育顺序出现；身、心、智是相互作用的。该方法是通过有控制的感觉刺激，按照个体的发育顺序，反射性地引起有目的性的运动反应，又称多感觉刺激疗法。其主要内容是利用多种感觉刺激方法作用于皮肤、关节、肌肉等感受器，兴奋不同种类的神经纤维，通过感觉反馈环路调节脊髓传出纤维的兴奋性，从而改变靶肌肉的肌张力，诱发或协调肌肉活动。Rood 技术强调将有控制的感觉输入，运用于各种有运动控制障碍的患者，如采取快速的刷擦、冰敷或震动等较强的刺激诱发迟缓性瘫痪的肌肉运动；采用轻刷擦、缓慢牵拉等较轻的刺激抑制痉挛性瘫痪肌肉的异常运动。常用的刺激方法有轻快地触摸或逆毛发生长方向刷擦皮肤、快速冰刺激、快速牵张肌肉、拍打肌肉或肌腱等；常用的抑制

笔记

方法有温热刺激、持续冷刺激、轻挤压、缓慢牵张、缓慢摆动等。此外，还可利用一些特殊感觉刺激，如音乐、光线、色彩等促进或抑制肌肉的运动反应。Rood 技术把神经生理学和运动发育学的研究成果运用到运动障碍患者的康复治疗中，如用于小儿脑瘫、脑卒中、脑外伤后的偏瘫及其他有运动控制障碍等患者的治疗。

一、基本理论

（一）与神经传导有关的运动神经元

脊髓前角中存在着大量的运动神经元，包括 β 神经元和 γ 神经元，其纤维离开脊髓后直达所支配的肌肉。神经纤维分为 A、B、C 3 类。①A 类包括髓鞘的躯体传入和传出纤维，分为 α、β、γ、δ 4 类。其中 α 纤维为初级肌梭传入纤维和支配梭外肌的传出纤维，它接受来自皮肤、肌肉和关节等外周传入的信息，也接受从脑干到大脑皮质等中枢传出的信息，产生一定的反射传出冲动；β 纤维为皮肤的触、压觉传入纤维；γ 纤维为支配梭内肌的传出纤维，当其活动加强时，梭内肌纤维收缩，可提高肌梭内感受装置的敏感性，因此，对调节牵张反射具有重要作用；δ 纤维为皮肤痛温觉传入纤维。②B 类是有髓鞘的自主神经的节前纤维。③C 类包括无髓鞘的躯体传入纤维和自主神经的节后纤维。

（二）感觉刺激输入的基本形式

正确的感觉输入是产生正确运动反应的必要条件，有控制的感觉输入可以反射性地诱发肌肉活动。只有适当的感觉刺激，才能引起有目的性的运动反应，通过有目的的感觉运动反应建立神经肌肉系统的运动模式，使肌群间的相互作用更加协调。因此，治疗时在多种感觉刺激方法中选择适当的刺激方式作用于治疗部位。

（三）完成的动作要有目的

Rood 运用有目的性的活动来诱发皮质下（无意识的）某种运动模式，根据神经生理学原理，大脑皮质并不直接支配与控制单一肌肉，而是通过集中注意力在运动的目的上，反射性地诱发中枢对运动的控制能力，可使主动肌、拮抗肌、协同肌相互之间的作用更加协调。例如，当接到“拿起这个椅子”的指令时，患者注意力并不在收缩的肌肉上，而是集中在“拿起椅子”的目的上。因此，动作中“有目的”的感觉是掌握这一动作的基础，“有目的”的动作有助于反射性地诱发出大脑对运动的控制。尽管“有目的”的动作不太适用于某些主动控制能力很差的患者（因为难以诱发出这种反应），但是这的确是一种很好的治疗方法，特别是对躯干、上肢或下肢近端的控制训练。

（四）利用运动控制发育规律促进运动控制能力

按个体发育的规律来说，从局部考虑，运动控制能力的发育一般为先屈曲、后伸展；先内收、后外展；先尺偏、后桡偏；最后是旋转。在远近端稳定性及运动性的问题上，应为肢体近端固定-远端活动→远端固定-近端活动→近端固定-远端活动技巧的学习。

（五）个体发育规律的运动模式（图 3-97）

1. 仰卧屈曲模式　屈曲是一种保护性姿势，表现为仰卧位躯干屈曲、四肢多位于双侧对称的位置或在胸前交叉。Rood 运用该模式治疗屈曲模式缺乏而躯体伸肌张力高的患者。

2. 仰卧至侧卧模式　表现为转动躯体时同侧上、下肢屈曲。该模式可以激活躯

笔记

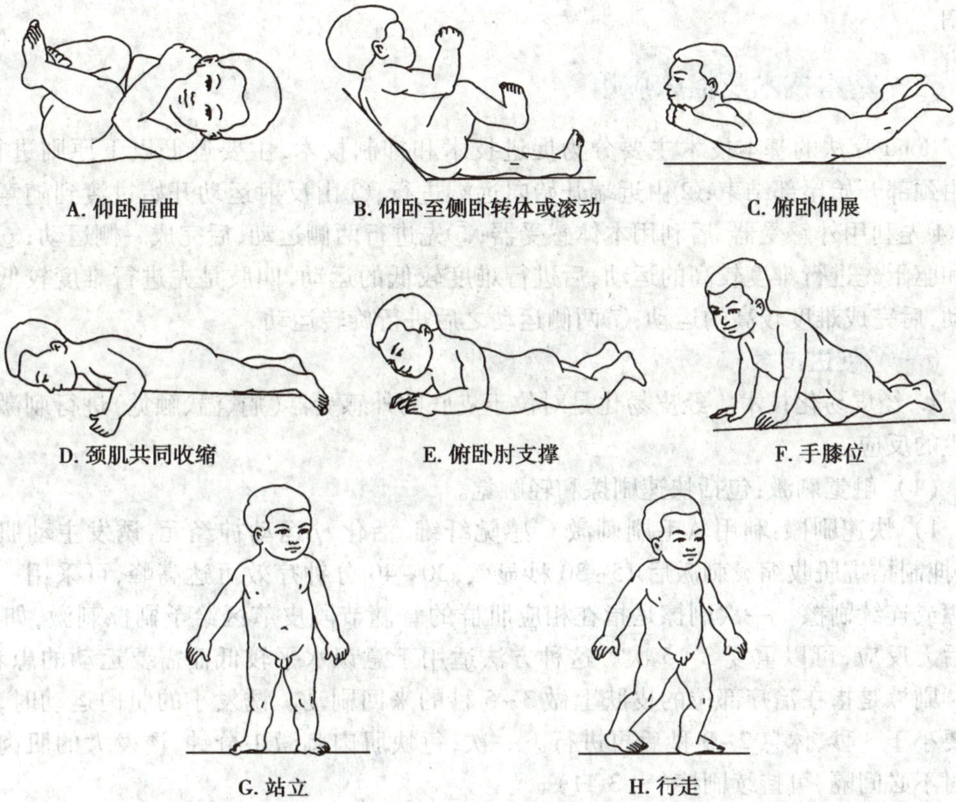

图 3-97　个体发育规律的运动模式

干侧屈肌，可以用于仰卧时张力性反射占主导的患者。

3. 俯卧伸展模式　俯卧位时，颈、肩、躯干、髋、膝伸展，身体中心位于胸 10 水平，这种姿势最稳定，但伸肌张力高的患者应避免应用此模式。

4. 颈肌协同收缩模式　当俯卧时为了抗重力作用，颈部的屈肌和伸肌必须具备良好的同时收缩的能力才能保持头后仰。可用于迟缓型脑瘫患儿，以训练头部的控制。

5. 俯卧肘支撑模式　俯卧时，上肢放在胸前，使得肩前屈，肘屈曲，抬头，上肢负重。这是一种促进脊柱伸展的模式，脑瘫患者在训练脊柱的控制能力时常采用此模式，但由于此模式较易加强上肢屈肌痉挛，因此，对于有上肢屈肌痉挛的患者应避免使用。

6. 四点/手膝位模式　是由双手和双膝支撑躯体的姿势。当颈和上肢保持稳定时，可利用这一体位以刺激下肢与躯干的协同收缩。治疗时，应该先在静态下训练，即先训练患者在手膝位支撑的静止状态下保持躯干稳定；然后再训练在移动状态下保持躯干的稳定。

7. 站立　首先是躯干伸直，双侧下肢均匀持重，之后会发展重心转移，体重在双下肢之间转换，最后发展为单腿站立。能够保持该体位，需要神经系统较高水平整合下的翻正反应和平衡反应的支持。

8. 行走　行走是活动性、稳定性和技巧性能力的综合体现。正常步行必须具备支持体重、保持平衡和迈步的能力，它是一个极其复杂的过程，需要全身各个部分的协调。

二、基本技术及临床应用

Rood 疗法的基本技术主要分为促进技术和抑制技术，主要遵循以下原则进行：①由颈部开始尾部结束；②由近端开始向远端进行；③由反射运动开始过渡到随意运动；④先利用外感受器，后利用本体感受器；⑤先进行两侧运动，后完成一侧运动；⑥颈部和躯干先进行难度较高的运动，后进行难度较低的运动，四肢是先进行难度较低的运动，后完成难度较高的运动；⑦两侧运动之后进行旋转运动。

（一）促进技术

1. 经皮易化技术　经皮易化是对位于皮肤的外感受器（痛、温、触觉）进行刺激而产生的反应。

（1）触觉刺激：包括快速刷擦和轻触觉。

1）快速刷擦：利用软毛刷刺激 C 感觉纤维，活化 γ 运动神经元，诱发主动肌收缩，抑制拮抗肌收缩。刺激后 15~30 秒显效，30~40 分钟疗效可达高峰，可采用一次刷擦或连续刷擦。一次刷擦是指在相应肌群的脊髓节段皮节区给予刷擦刺激，如 30 秒后无反应，可以重复 3~5 次。这种方法适用于意识水平较低而需要运动的患者。连续刷擦是指在治疗部位的皮肤上做 3~5 秒的来回刷动。诱发小的肌肉运动时，每次要小于 3 秒，休息 2~3 秒后再进行下一次，每块肌肉刺激 1 分钟，诱发大的肌肉运动时不必间隔，可持续刷擦（表 3-11）。

表 3-11　皮肤感觉区与易化肌群

脊髓节段	皮肤感觉区的分布	被易化的肌群	功能
第Ⅴ脑神经	颜面前部	咀嚼肌	食物摄取
$C_{1\sim3}$	颈部	胸锁乳突肌、斜方肌上部	控制头部
C_4	肩上部	斜方肌	控制头部
C_5	肩外侧面	三角肌、肱二头肌、大菱形肌、小菱形肌	肘屈曲
C_6	拇指、前臂桡侧	桡侧腕屈肌、肱二头肌	肩外展、腕伸展
C_7	中指	肱三头肌、腕关节和手指伸肌	腕关节屈曲、手指伸展
C_8	小指、前臂尺侧	腕关节和手指屈肌	C_8 支配的手指屈曲
T_1	腋窝、上臂内侧	手部肌	手指内外展
$T_{2\sim12}$	胸廓	肋间肌	呼吸
T_{10}	脐	腰肌、髂肌	下肢屈曲
$L_{1\sim2}$	大腿内侧	提睾肌	上提阴囊
$L_{3\sim4}$	膝部前面	股四头肌、胫前肌、排尿肌	髋屈曲、外展，膝伸展
L_5	趾	外侧股二头肌	膝屈曲、趾伸展
$L_5\sim S_1$	足部	腓肠肌、比目鱼肌、趾长伸肌	屈曲逃避反射、储尿作用
$S_{2\sim12}$	小腿后侧	足部小肌群	储尿作用

2）轻触觉：是指用手轻触摸患侧手指或脚趾间的背侧皮肤、手掌或足底部，反射性地诱发手指或脚趾的活动，使受刺激肢体回缩。如用手轻触摸患侧前臂外侧皮肤，可诱发腕关节背屈。

（2）温度刺激：常用冰刺激，因为冰（温度-12～-17℃）具有强烈的温度易化作用，瞬间的寒冷刺激能够使组织的兴奋性增高，诱发肌肉收缩。冰只能在局部短时间放置，一般是每次3~5秒。用冰快速刺激手掌与足底，或手指与足趾的背侧皮肤时，可以引起与轻触摸相同的效果。因为冷刺激能引起交感神经的保护性反应，使血管收缩，因此不能用于背部脊神经分布区。

2. 本体感觉性易化技术　是通过刺激存在于肌梭、肌腱或关节内的本体感受器，促进肌肉收缩、关节稳定的治疗技术。

（1）牵伸：快速、轻微地牵伸肌肉可以使肌肉立即出现收缩反应。牵拉内收肌群或屈肌群，可以促进该群肌肉收缩而抑制其拮抗肌群；牵拉手或足的内部肌肉，可引起邻近固定肌的协同收缩。

（2）叩击：用指尖对皮肤进行轻轻叩击，可刺激低阈值的A纤维，引起皮肤表层运动肌的交替收缩。轻叩手背指间或足背趾间皮肤，及轻叩掌心、足底均可引起相应肢体的回缩反应。快速地叩击或拍打肌腱、肌腹，会引起与快速牵拉相同的效果。

（3）挤压：用力挤压关节可使关节间隙变窄，刺激高阈值感受器，引起关节周围的肌肉收缩。当患者处于仰卧位伸髋屈膝的桥式体位、屈肘俯卧位、四点/手膝位、站立位时，抬起健侧肢体而使患侧肢体负重等支撑体位时均可产生类似的反应。对骨突处加压具有促进、抑制的双向作用，如在跟骨内侧加压，可促使小腿三头肌收缩，产生足跖屈动作；相反，在跟骨外侧加压，可促使足背屈肌收缩，抑制小腿三头肌收缩，产生足背屈动作。

3. 特殊感觉刺激　Rood常选用一些特殊的感觉（视、听觉等）刺激来促进或抑制肌肉的活动。欢快激昂的音乐、洪亮有趣的语言及明亮鲜艳的环境等刺激对中枢神经产生一定的兴奋作用；光线暗淡、色彩单调的环境、催眠曲等则具有抑制作用。

（二）抑制技术

1. 本体感觉性抑制技术

（1）挤压关节：轻度地挤压关节，可以降低关节周围的肌肉张力，缓解肌肉痉挛。对偏瘫肩痛的患者，可以采用挤压肩部来缓解因肩周肌肉痉挛引起的肩痛。治疗时，治疗师站在患者的患侧，一手托住其肘部并使其肘伸直、肩外展，另一手抵住其手部使其腕背屈，并沿着上肢的纵轴轻轻挤压肩关节，保持片刻，使肩周肌肉放松。通过挤压脊柱两侧肌肉，可反射性抑制全身肌紧张，达到全身放松的目的。

（2）挤压肌腱：在肌腱附着点持续加压，可使痉挛的肌肉放松。如在手背屈肌腱上加压，可以缓解手部肌肉的痉挛。

（3）持续牵拉：持续牵拉肌肉可延伸肌肉长度（塑性延长）、缓解痉挛。常采用小重量、较长时间的牵拉方法。例如，对屈肌痉挛明显的患者，可用石膏或夹板固定于肌肉延长位置进行持续牵拉。

2. 其他技术　将患者从仰卧位或俯卧位缓慢翻转到侧卧位，以旋转体位的方法缓解痉挛；还可以通过摆动患者肢体的方法缓解痉挛；还可采用温水浴、湿热敷等温热刺激来舒缓肌肉、缓解痉挛。

笔记

（三）临床应用

Rood 疗法作为康复基本技术被应用于临床实践工作中，运用时要根据患者运动障碍的性质和程度，运动控制的发育阶段，由简单到复杂、由低级到高级逐渐进行，根据患者的不同情况采取不同的治疗方式和刺激方法，灵活应用。

1. 迟缓性瘫痪　迟缓性瘫痪的治疗应采用有促进作用的感觉刺激手法诱发肌肉反应，常用方法有以下几种：

（1）快速刷擦、叩击和轻触摸：可以在患侧小腿前外侧远端皮肤进行快速刷擦、叩击和轻触摸等方法，诱发其踝背屈；在患侧上肢的前臂伸侧皮肤进行上述手法，可诱发腕背伸。

（2）远端固定近端活动：在固定远端肢体的同时，对近端肢体施加压力或增加阻力以诱发肌肉收缩，提高肌肉的活动能力和关节稳定性。

（3）整体运动：当某一肌群瘫痪时，可以通过正常肌群带动肢体的整体运动，来促进瘫痪肌群的运动；当一侧肢体完全瘫痪时，可以通过健侧肢体的运动带动瘫痪肢体，实现整体的运动功能。

2. 痉挛性瘫痪　对痉挛性瘫痪要根据其特点，采用有抑制作用的感觉刺激手法来抑制肌肉的紧张状态，常用方法有以下几种：

（1）缓慢持续的牵拉、轻挤压：在腰背肌和四肢肌肉进行缓慢持续的牵拉，可以降低痉挛肌肉的张力；利用外力或自身体重挤压肩部，有利于缓解肩关节周围肌肉的痉挛；从上向下轻轻挤压脑瘫患儿脊柱两侧，有利于缓解躯干痉挛等。

（2）抗痉挛的运动模式：根据个体运动发育规律，对屈肌张力高的患者宜采用伸展运动模式；对伸肌张力高的患者采用屈曲运动模式。对脑卒中痉挛期患者的异常运动模式，采用手膝位这一肢体负重位的抗痉挛模式，以降低上肢的屈肌张力和下肢的伸肌张力。

（3）反复运动：就是利用肌肉的非抗阻性重复收缩，来缓解肌肉痉挛。如卧位时反复旋转身体，可以缓解躯干肌的痉挛；坐位时双手支撑床面，做肩部或臀部的反复上下运动，可以缓解肩部或髋部的肌痉挛。

3. 吞咽困难和发音障碍　对于脑损伤引起的吞咽困难和发音障碍，可通过适当的刺激方法诱发或增强肌肉活动达到治疗目的。常用的方法有以下几种：

（1）刷擦法：可用毛刷轻刷患者的上唇、面部、软腭和咽后壁，避免刺激下颌和口腔下部。反复刷擦甲状软骨至下颌下方的皮肤，可引起下颌的上下运动和舌部的前后运动，继而引发吞咽。

（2）冰刺激：用冰刺激嘴唇、面部、软腭、咽后壁及下颌部的前面，可诱发或强化吞咽反射。

（3）吸吮训练：通过用力吸吮奶嘴、棒棒糖等物品，增加口部周围肌肉的运动。当患者口周肌肉能主动收缩时，再让其适当增加阻力，加强口周围肌肉运动。

4. 促进膈肌收缩改善呼吸　当膈肌运动功能减弱时，可以通过促进方法刺激膈肌收缩，扩张胸廓下部，改善呼吸功能。常用的方法有以下几种：

（1）刷擦法、冰刺激：按一定方向连续刷擦胸锁乳突肌、肋间肌、腹外斜肌、腹内斜肌、腹横肌，可以使胸部和躯干获得稳定性，也可以采用冰刺激。注意避免刺激腹直肌，因为腹直肌收缩后可以引起膈肌下降而限制胸廓的扩张。

笔记

（2）挤压法：治疗师通过挤压两侧的胸锁乳突肌起始部或把手指放在肋间，在吸气之前压迫肋间肌，呼气时抬起，诱发膈肌和肋间肌收缩。呼气初挤压腹肌，以诱发腹肌的收缩。

（3）叩击法：叩击第1、2腰椎可诱发膈肌收缩。

5. 整体伸展模式的诱发

（1）诱发体位：俯卧位时将头及部分胸廓伸出床外并保持，利用紧张性迷路反射使患者在俯卧位时上肢屈曲，必要时通过颈部肌肉的共同收缩维持俯卧位肘支撑。

（2）刷擦方法：连续刷擦三角肌后部可诱发上肢伸展；连续刷擦前臂背侧可诱发腕伸肌和拇长伸肌的收缩；连续刷擦手背侧皮肤可诱发手指伸展；连续刷擦颈项背部可诱发伸颈；连续刷擦背部皮肤可诱发背部伸展；连续刷擦臀部的基部可诱发臀大肌的收缩；连续刷擦足底可诱发腓肠肌的收缩。

（3）叩击：叩击肘后侧上部，诱发肱三头肌有利于伸肘；叩击臀大肌部位可诱发臀大肌收缩而伸髋。

第五节　运动再学习疗法

随着中枢神经系统可塑性理论被医学界广泛认可，以神经发育学技术为背景的易化技术逐渐开始出现新的挑战。20世纪80年代初，澳大利亚物理治疗师J. H. Carr副教授和R. B. Shepherd教授认为“易化技术的不足主要是与患者实际需要训练回归日常生活的基本功能结合不够，分析运动问题不足，在理论上仍只源于神经生理学的考虑，而忽视了近年来运动科学、行为科学、生物力学、认知心理学等方面的理论成果，同时在疗效上也不够理想”。因此，学术界逐渐提出了运动再学习的理论观点。

一、概述

（一）基本概念

运动再学习疗法（motor relearning programme，MRP）是将中枢神经系统损伤患者运动功能的恢复视为一种再学习或再训练的过程，以神经生理学、运动科学、生物力学、行为科学等为理论基础，并以脑损伤后大脑的可塑性和功能重组为理论依据。MRP主张实现功能重组的主要条件是需要进行针对性的练习活动，特别是早期练习相关的运动，练习得越多，其功能重组就越有效。

（二）MRP的形成

由于易化技术渐渐不能完全解释新的学术现象，现代康复的工作侧重点从易化技术逐渐转向运动控制再学习（简称运动再学习或运动控制模式），从经验主义转向应用运动科学。Carr等提出了运动再学习这一较新的概念，主张通过多种反馈（视、听、皮肤、体位、手的引导）来强化训练效果，充分利用反馈在运动控制中的作用。此方法多用于脑血管病患者，也可用于其他运动功能障碍的患者。MRP的重点是特殊运动作业训练、可控制的肌肉活动练习和控制作业中的各个运动成分练习。Carr认为康复应该是对患者有意义的、现实生活活动的再学习，而不只是易化或练习非特异性的活动。

（三）MRP的特点

MRP将运动成分分为七部分，包括日常生活中的基本运动功能，即上肢功能、口

笔记

面部功能、从仰卧到床边坐起、坐位平衡、站起与坐下、站立平衡、步行。治疗人员根据患者的具体情况，选择最适合于患者的部分开始治疗。每一部分又分为4个步骤，分述如下：

1. 分析作业 了解正常的活动成分并通过观察患者的动作来分析缺失部分的基本成分。

2. 练习丧失的成分 针对患者丧失的运动成分，通过治疗师简洁的解释和指令，使患者反复多次练习，并配合语言、视觉反馈及手法指导，重新恢复已经丧失的运动功能。

3. 练习作业 把已掌握的运动成分与正常的运动结合起来，不断纠正异常，使其逐渐正常化。

4. 训练的转移 在真实的生活环境中练习已经掌握的运动功能，使其不断熟练。

在实际治疗中还有一个非常关键的步骤，即软组织牵伸。在训练开始之前对患者进行短暂的被动牵伸，可增加软组织的延展性并降低张力，在整个训练过程中可根据需要随时牵伸。

（四）MRP 的技术要素

在运动再学习的过程中，治疗师要设计符合患者相应水平或功能性活动、活动环境的作业，激发患者的训练动机、兴趣，集中患者注意力，引导患者减少不需要的肌肉活动，反复练习正确的运动，从而达到恢复其随意控制的功能性作业活动的目的。其技术要素为：

1. 利用各种知觉的、环境的、操作的手段消除患者不必要的肌肉活动，激发正确的运动形式。

2. 通过各种感觉信息使患者了解运动活动的情况，利用应用反馈不断修正、调整运动活动，使之变成期望的运动。

3. 反复练习正确运动，并不断变换训练环境，由简单环境到复杂环境，由特定环境到生活环境，使之在中枢神经系统中形成稳固的运动程序，可自由、随意地进行功能活动。

4. 强调重心调整、姿势控制对 MRP 的重要性，认为一切姿势控制和平衡都是功能性运动的前提或协同部分。因此，姿势控制和平衡训练要在完成作业活动的同时进行，这样才能增强运动再学习的能力。

二、原理和原则

（一）功能重建的原理

许多世纪以来，关于中枢神经系统损伤后必然会导致某些功能永久性丧失的悲观理论一直在生物医学界占统治地位，一方面是由于实验研究曾证明中枢神经系统是“无法再生”的，另一方面则是因为人们认为脑的某一区域专门负责着某一特定功能，该部位损伤后，其相应功能也就会随之消失，并且大脑其他部位也无法替代失去的功能。但是一些早期的调查研究发现，有些中枢神经系统损伤患者的家属，因为不知道中枢神经系统“无法再生”这一理论，仍然积极主动地给患者进行治疗及训练，有时甚至可能得到较好的治疗效果。因此，原有的理论在现实中被证明有可能并不准确。

笔记

随着时代的发展，大量科学研究也表明中枢神经系统损伤后大脑丧失的功能是可以得到一定程度的恢复。1917 年 Ogden、Franz 在实验性偏瘫猴中证明，经过训练可以使中央前回脑区损伤的偏瘫猴的运动功能得到部分恢复。1969 年，Luria 重新强调并完善了功能重组的理论，认为中枢神经系统损伤后，残留部分会通过功能重组，以新的方式完成已丧失的功能，而此过程中功能恢复训练是必需的。在以上理论研究的基础上，这些理论逐渐发展为现今的中枢神经系统可塑性理论。

中枢神经系统可塑性的形成具有许多因素，其中极重要的一个外界因素就是对患者进行多方面的功能训练，功能训练无论是在中枢神经系统损伤的早期、中期、后期还是晚期，都具有极其重要的意义。因此，Carr 等认为如果患者在脑卒中后起始几天内便应用特定的运动学习方案，会比用传统的物理治疗得到更明显的功能恢复，反射的过度活动出现也较少。但在功能训练过程中要强调对患侧肢体肌肉进行早期的、特定的、有序的控制训练，和预防肌肉挛缩及相关的长度改变；另外，要强调减少过度使用健侧肢体和减少患侧肢体不必要的肌肉活动。

（二）MRP 的基本原则

1. 感觉反馈对功能恢复意义重大　外周刺激和正确的感觉反馈在促进功能恢复及帮助机体在适应环境和生活方面具有重大意义。

2. 脑卒中后要进行有控制的肌肉运动　有证据显示在脑卒中、脑瘫、创伤性脑损伤后进行重复的、任务导向性的、有控制的肌力训练是有效的。

3. 康复不仅要尽早开始，同时还要求患者主动配合　在患者相应肌群肌力恢复后，要尽早发现并将其及时应用于功能恢复性训练中去。同时设计各种治疗方案，让患者主动参与并提高相应功能。

4. 软组织牵伸　肌肉长度缩短（挛缩）和僵硬程度增高是脑卒中后常见的后遗症，这种后遗症可以进展快速，并对患者的训练效果和运动功能的恢复产生负性作用。因此，在早期进行主动牵伸，是预防肌肉僵硬、短缩和活性降低相关的适应性反射亢进的主要方法。

5. 调整重心　进行日常活动时，姿势系统面临三个重要挑战：①保持稳定姿势；②产生参与目标定向性运动和适应运动的姿势调整；③当人体预料到平衡受到威胁，或未预料到的事件影响平衡时进行快速适当的反应，即重心调整。重心调整贯彻姿势系统调整的始终，因此，重心调整既有预备性又有进行性，并与作业和作业的环境有密切关系。

三、脑卒中患者 MRP 方案

脑卒中患者的病情一旦稳定，便可开始运动再学习方案的练习，例如患者发病早期要短期限制性卧床时，就应该开始进行力所能及的部分方案的练习：如练习口面部功能、上肢功能、为站立做准备的髋关节的伸展活动等。总的来说，MRP 方法由 7 部分组成，即上肢功能、口面部功能、从仰卧到床边坐起、坐位平衡、站起与坐下、站立平衡、步行。本书将从中选出较为重要的几部分进行阐述，分别是：坐位平衡、站位平衡、站起和坐下、行走、取物。这几个功能之间的顺序无相关性，彼此之间无连贯意义，治疗人员可根据患者具体情况，选择最适合患者的部分开始治疗。其中每一部分治疗，除软组织牵伸贯穿始终外，又分 4 个步骤进行（表 3-12）。

笔记

表 3-12 MRP 方案的 4 个步骤

步骤	1. 分析作业	2. 练习丧失的成分	3. 练习作业	4. 训练的转移
内容	经过观察、比较和分析，总结出运动的正常成分及代偿方法	通过解释以明确目的，运用语言、视觉反馈及手法指导，针对丧失成分进行练习	将已掌握的缺失成分与正常运动相结合，反复练习，并及时修正	将治疗结果转移到日常生活中练习

（一）坐位平衡训练

1. 正常功能及基本成分　主动的坐位平衡要求身体对线，在每项作业时配合身体重心的转移做出正确的准备，同时能够不断进行姿势的调整。坐位平衡的基本成分如下：

（1）双足和双膝靠拢。

（2）体重分配均匀。

（3）屈曲双膝的同时伸展躯干（即双肩在双髋的正上方）。

（4）头部平衡位于水平的双肩之上。

要达到的能力：

（1）准备姿势的调整。

（2）针对具体运动或正在进行的运动作业进行不断的姿势调整。

2. 步骤 1—坐位平衡分析及脑卒中后常见问题　坐位分析包括：

（1）观察患者静坐时的对线。

（2）当患者做各种运动作业时，观察其调整自身姿势的能力，例如：让患者看天花板、转身向后看，向侧方和后方伸手去触摸或抓握物体、将健脚抬离地面、从地板上拿起物体、弯腰触摸踝关节后恢复坐位等。

治疗师要分析患者的作业，还应注意多余的运动和代偿方法，同时分析出现这些问题的原因。不能保持坐位平衡的患者常见的一些代偿方法如下：

1）支持面宽，即双足和（或）双膝分开。

2）随意运动受限，即患者姿势僵硬和屏住呼吸。

3）患者用双足在地上滑动来代替相应的姿势调整。

4）用手或臂进行保护性支持或抓握而进行最小运动。这类患者可能因轻微地运动甚至深呼吸便失去平衡，因而通过双手支撑来增加活动稳定性。

5）当作业需要重心侧移时，患者躯干向前倾或向后靠，这意味着患者躯干的侧屈控制差。例如：患者伸手拿侧方杯子时身体前倾以补偿不能侧移，但是如果杯子在侧方或后方更远的地方，则拿不到（图 3-98）。

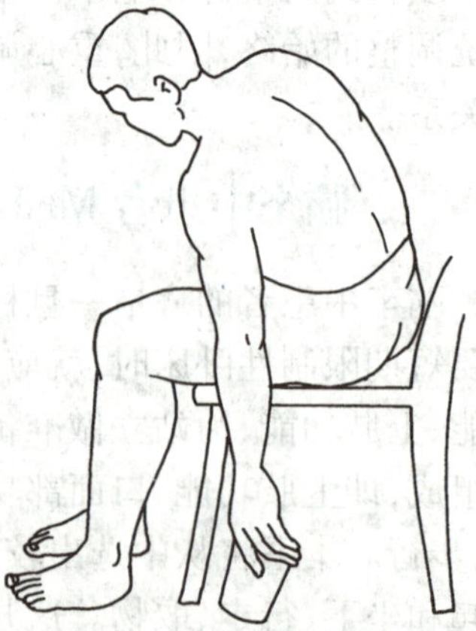

图 3-98　重心侧移时的代偿方式

3. 步骤 2 和 3—练习坐位平衡　在开始的前几次训练中，如果患者的坐位平衡较差，支撑面应该选

笔记

择较硬的低床，双足着地，当患者平衡能力提高到可以左右移动时，支撑面的硬度及高度可以相对变化，以增加运动难度，同时坐位下练习的作业也可以进行难度调整。另外，该训练还可以与练习站起和坐下结合起来进行。当患者练习左右移动时，治疗师应要求患者做正确的调整，而不是滑动双足、扩大支持面或扭动来代偿。

（1）训练重心转移的姿势调整：该治疗开始的作业对早期害怕移动的患者非常有用。这些作业将患者的注意力集中于达到不同的目标，而分散其对平衡的注意力，缓解恐慌情绪。

1）坐位，双手置于大腿上，患者转头和躯干，向肩上方看，回到中立位，再做另一侧。

2）坐位，治疗师帮助患者将患侧前臂侧方支撑在一个或两个枕头上，患者练习以这个位置坐直。

3）坐位，患肢向前伸去触碰一个物体，然后向下朝地板方向和两侧伸手，之后每次再回到直立位。必要时，治疗师要支持患者的患臂。

（2）增加复杂性：患者的平衡能力必须通过复杂的活动来不断加强，如：

1）坐位，患肢伸向侧方或下方从地板上拿起一个物体。

2）坐位，用双手从地板上拿起一个轻盒子；坐位，向前伸双手，从桌子上拿起一个物体。

3）坐位，患肢向后伸并拿起一个物体。

4. 将训练转移到日常生活中去

（1）患者应坐易于站起的椅子（必要时予以帮助），训练经常将重心从一侧臀部移到另一侧。

（2）可给患者列出治疗时的练习要点，便于将之转移到日常生活中。

（3）如患者上肢软瘫，应将上肢支持在桌面上进行训练。

大多数患者通过本章方法的训练，很快便可达到坐位平衡。

（二）站立平衡训练

1. 正常功能及基本成分　站立位由于支撑面很小，身体的对线要求比坐位更高。因此，站立位对线的基本要素和站立平衡的基本成分如下：

（1）双足分开 10cm 左右。

（2）双髋位于双踝前方。

（3）双肩位于双髋正上方。

（4）头部平衡位于水平的双肩上。

同时还应具备预备姿势的调整和不断进行姿势调整的能力。

2. 步骤 1—站立平衡的分析　观察患者静止站立时的身体对线。分析患者进行不同程度的运动作业时，肢体、躯干和头部主动活动的调整能力。例如：让患者看天花板，向后看，向前方、侧方和后方伸手触摸或抓握物体，单足站立，从地上拣起物品等。

脑卒中偏瘫患者站立平衡差的常见代偿方式为：

（1）扩大支撑面：如双足分开太宽或单侧或双侧髋关节外旋。

（2）随意运动受限：即患者姿势僵硬和屏住呼吸。

（3）患者在原地来回调整足的位置，而不是调整身体的相应部位。

（4）患者提前跨步：当重心稍有偏差时马上跨步。

笔记

(5) 患侧向前伸手时，屈髋而不是背屈踝关节；在向侧方伸手时，移动躯干而不是髋关节和踝关节。例如：患肢侧伸时，没有将重心充分转移到患腿上，因此必须前屈髋关节以达到侧方弯腰(图 3-99)。

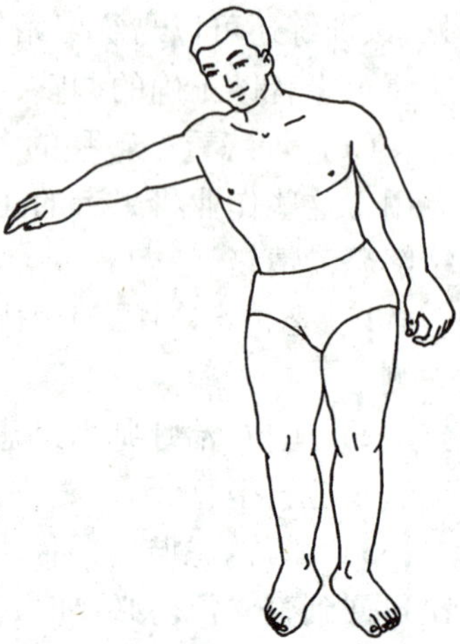

图 3-99 站立平衡差的常见代偿方式

(6) 同时用双上肢，即在重心轻微偏移时，用健侧手抓物支持，或向前、向侧方伸健手以维持平衡。

3. 步骤 2 和 3—站立平衡练习 脑卒中患者病情稳定后早期用双腿负重站立是很重要的，这有助于平衡及行走技巧的训练。

(1) 髋关节对线训练

1) 仰卧位，患腿放在床边，患者练习小范围的髋关节伸展运动(图 3-100)。

2) 练习双足负重站立并伸展髋关节(双髋位于双踝前方)。

(2) 预防膝关节屈曲：早期膝关节的控制障碍常常是站立活动延迟的一个主要因素。站立时穿戴夹板或伸膝矫形器可以使患者用患腿负重站立，而不必担心膝关节因无力而弯曲。此矫形器有时只需要戴几次即可。

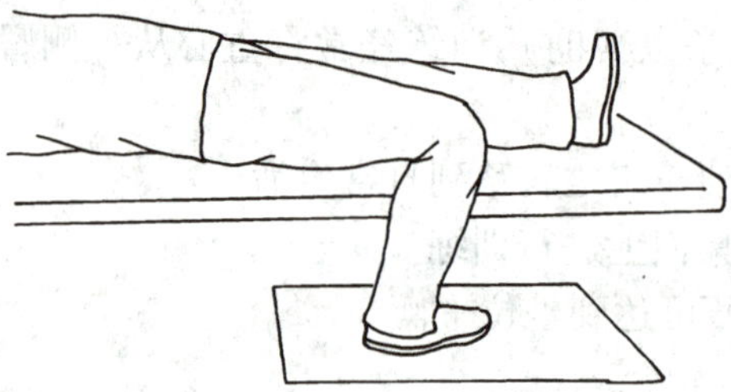

图 3-100 伸髋肌群训练

(3) 诱发股四头肌收缩的训练方法

1) 长坐位：膝关节伸直用力，练习"活动髌骨"，尽可能长时间地坚持股四头肌收缩。

2) 端坐位：治疗师扶住患者伸直的膝关节。患者用力伸膝尽可能避免足落至地面，当治疗师说"放下腿"时，应缓慢落下。视觉或听觉显示的肌电生物反馈将提供动力并控制活动。

(4) 训练重心偏移时的姿势调整

1) 患者双足分开 10cm 左右站立并看天花板。

2) 患者双足分开 10cm 左右站立：转动头和躯干，向后看，再回到起始位，然后再从另一侧向后看。如果患者可做到以上动作，就应改用前后脚站立位再做此动作。

3) 站立位，向前方、侧方、后方伸手从桌子上拿取物件，也可做各种不同程度的伸手或指向作业。

4) 患者用健侧下肢向前迈一步，然后向后迈一步。

5) 患者背靠墙而立，双足离墙 10cm 左右，双手相握并向前伸，治疗师抓住其双手，患者将髋关节移开墙，治疗师给予轻度阻力或助力来指导运动，并确保其重心持续在后，在前后运动过程中，治疗师应寻找激发足背屈的那个位置，然后在此位置诱发患者足背屈的主动动作。

(5) 增加复杂性：患者站立位的活动能力需要用更为复杂的训练来不断提高。方法可以是从窄小支持面站立位与治疗师交谈，到站立位双手进行各种活动。例如：

笔记

1）患者向前方、侧方、下方及跨步接球。

2）用单手或双手从地上捡起不同大小的物件。

3）利用步行训练来增加平衡能力：通过让患者突然站住、改变方向、跨越物体等增加训练的复杂性。

4. 步骤4—将训练转移到日常生活中

（1）如果患者的基础情况较好，应尽早帮助患者站起并开始在站立位进行训练。

（2）在训练之余，使患者有机会就以正确的身体各部分对线及患侧负重来站立，并应给予书面指导，以促使他可以监督自己的练习。

（3）患者为了练习站立和行走，必须能够站起和坐下，治疗师可能需要安排一个适当高度和稳固的椅子以使他能站起。

（4）患者在白天应有短时间靠桌子站立，可以用一个肢体负重监测器以确保患腿部分负重。缺乏髋关节前移训练会导致小腿肌肉延展性降低，这将会妨碍他用患腿负重站立，也会明显地影响其行走训练。

（三）站起与坐下训练

1. 正常功能及基本成分　站起和坐下都是用最小的能量消耗，使身体从一个支撑面转移到另一个支撑面。其基本成分有：

（1）站起

1）足向后放置。

2）通过髋部屈曲伴颈和脊柱的伸展使躯干前倾。

3）双膝向前运动（此时，足尖、膝关节及肩关节在一条直线上）。

4）伸展髋部和膝部，完成最后站姿。

（2）坐下

1）通过在髋部屈曲伴颈部和脊柱伸展使躯干前倾。

2）双膝向前运动。

3）膝屈曲。

2. 步骤1—站起和坐下分析　脑卒中患者由于患腿缺乏力量，当他站起和坐下时不得不将其体重转移到健腿上以代偿。常见问题如下：

（1）主要通过健侧负重。

（2）不能使重心充分前移，即不能前移双肩过足和前移膝关节。

（3）患者试图通过屈曲躯干及头部来代偿屈曲髋部，或通过向前挪动到椅子的边缘而使重心前移。

（4）不能后移患足使得已倾向于健足负重的患者，通过健脚负起所有重量来站起和坐下。

3. 步骤2—练习丧失的成分　训练躯干在髋部前倾（伴随膝向前运动）。

（1）坐位，双脚平放地板，患者通过屈髋伴颈和躯干伸展，练习躯干前倾，练习大腿离开椅子站起，治疗师让患者右膝向前并推膝部向下，使患足固定在地面并让患者了解怎样正确运动（图3-101），同时双膝前移：患者应该有目的地通过双足向下向后推。

（2）患者可利用凳子练习躯干前倾和足跟向下推，治疗师教给患者通过大腿抬高离开床面的概念，指出在凳子上他的双肩应向前移动多远（图3-102）。

笔记

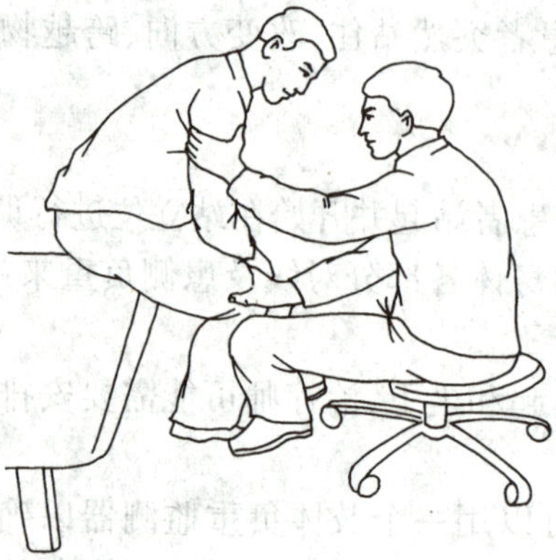

图 3-101　坐到站转移的正确运动方式

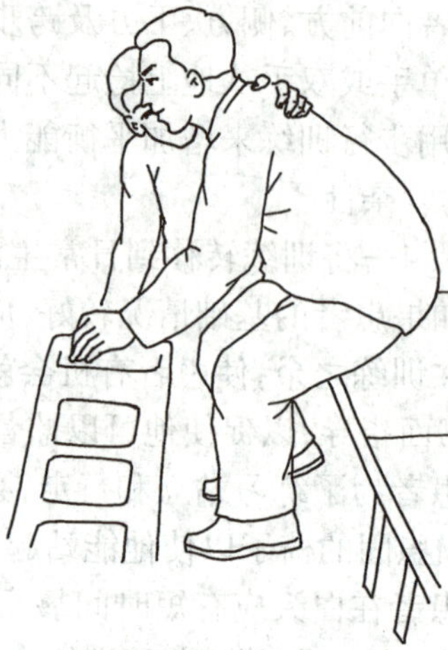

图 3-102　教患者站立的第一步（大腿抬离床面）

4. 步骤 3—练习站起和坐下

（1）练习站起：患者双肩和双膝向前，练习站起。当他的膝前移时，治疗师通过从膝部沿着胫骨下推，给患者一个患腿用力的感觉。注意：

1）如果患者身体很弱、身体过重或无足够力量站起，则需要他人帮助站起。

2）用较高椅子练习站起比较容易，因为这样可以省力；可发现站起困难患者坐下时也较易获得一些肌肉控制，练习坐下（伸肌的离心收缩）会帮助他们改善站起活动的控制。

3）治疗师也可用手法引导帮助：治疗师将患者的膝前移使角度对线适当，再把膝部下推，以便帮助患者使足接触地面。如果没有把膝部下推，即踝关节不固定于地面上，股四头肌收缩就会使膝关节屈曲，小腿向上靠近大腿，而足向前滑动并从地面抬起，影响站立。

（2）练习坐下：在运动开始时，治疗师可能需要帮助患者前移双肩和双膝。当患者通过膝部下推坐下时，治疗师使其患腿负重。

（3）增加难度：患者练习在站起和坐下过程中，停在其运动范围的不同位置，变化方向和改变速度。治疗师指导这些空间和时间的变化。

站起和坐下是在日常生活中经常进行的动作，为训练患者的灵活性和适应性，应利用各种不同的条件进行练习。例如，从不同的平面站起、从一侧站起、握物站起及交谈中站起。如果患者了解将重心移到变化着的支撑面上的方法，并有机会进行练习，便会很快学会适应很多变化着的作业和环境。

5. 步骤 4—将训练转移到日常生活中　患者必须能够自己站起和坐下，才能从一个椅子转移到另一个椅子，能上厕所和练习行走。为了得到好的效果，他需要有自己练习的机会。这就需要治疗师列一清单说明他该练什么和应达到什么具体目标，包括：一天完成多少次、每次重复的次数或集中练习某个特殊成分。

（四）行走训练

1. 正常功能及基本成分　正常成人的行走是用尽可能少的能量消耗使重心在空间移动。步行的基本成分为：

笔记

（1）站立期

1）髋关节保持伸展（髋和踝发生角度位移）。

2）躯干和骨盆在水平面侧移（大约 4~5cm）。

3）在足跟触地时，开始屈膝（大约 15°），紧接着伸膝，然后在趾离地前屈膝。

（2）摆动期

1）屈膝伴髋关节伸展。

2）趾离地时，骨盆在水平面上向下倾斜（大约 5°）。

3）屈髋。

4）摆动腿骨盆前转（依据跨距，向中心轴两侧偏 3°~4°）。

5）足跟触地前瞬间伸膝，同时踝背屈。

以上成分是行走的主要决定因素，或生物力学的要求。

2. 步骤 1—行走的分析

（1）患腿站立期

1）髋关节伸展和踝背屈不够。

2）膝关节屈曲-伸展在 0°~15°范围内控制不够。

3）骨盆过度水平侧移。

4）骨盆过度朝健侧向下倾斜，同时向患腿过度侧移。

5）膝关节屈曲和踝关节跖屈不能。

（2）患腿摆动期

1）脚趾离地时，屈膝不够导致患者骨盆升高、后倾和髋外展，以代偿摆动期开始时的屈膝不足；同时支撑面变大（图 3-103）。

2）屈髋不够。

3）足跟着地前，伸膝不够及踝背屈不够。

此外，患者缺乏各成分之间的顺序意识及行走的节奏性和时间分配。

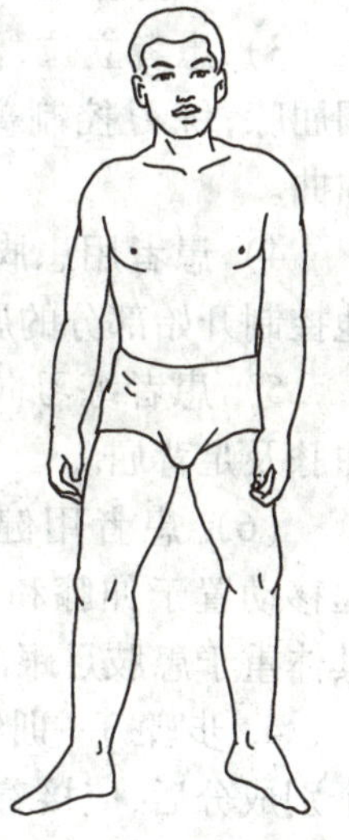

图 3-103　患腿摆动代偿模式

3. 步骤 2—练习丧失的成分

站立期

（1）整个站立期训练伸髋

1）见站立平衡一章中引出髋伸肌肌群活动的方法。

2）站立，髋对线正确，用健侧向前迈步，然后向后迈步。当患者向前迈步时要确保伸展患侧髋关节。

（2）训练站立期的膝控制

1）坐位（如腘绳肌延展性降低则仰卧位训练），伸直膝关节，当患者通过 15°范围练习控制股四头肌离心和向心收缩（图 3-104）及试图保持膝关节伸直（等长收缩）时，治疗师从患者足跟部向其膝部给予强有力的压力。通过足跟部的压力要尽可能大，以使股四头肌必须收缩来防止屈膝。

2）站位：①患肢站立并如前述练习用健腿向前迈步及向后迈步。②两腿交互站立：健腿立在患腿前，交替练习将重心移到健腿上及患腿上。迈步要小否则将不适合保持膝关节的伸展。③练习稍屈患膝数度后再伸展膝关节，这样患者可逐步掌握控制

笔记

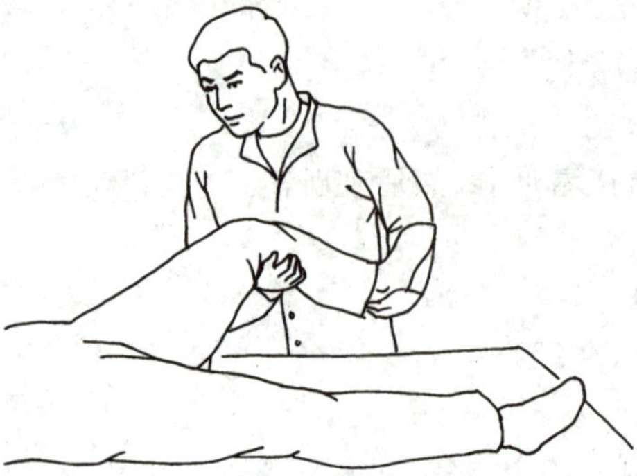

图 3-104　0°~15°范围练习屈伸膝关节

膝关节的方法。另外，练习这个动作时，重心必须前移到健腿上，这样，患者就可以通过患腿承受较小的体重来练习控制其膝关节。

3）患者用健腿迈上及迈下一个 8cm 高的台阶。

4）用患脚踏在台阶上，然后用健脚前移重心并迈上阶梯，再退下来。也可增加难度，健脚直接迈过患脚所在阶梯，迈到第二个阶梯。

（3）训练骨盆水平位侧移

1）患者站立位，髋在踝前，练习将重心从一脚移动到另一脚，治疗师用手指指示其骨盆移动的距离，即 2.5cm。

2）患者站立位，双髋于双足上，练习用健侧腿向前迈。

（4）练习侧行：如果患者不能外展患腿去迈步，治疗师可帮助他，当其将重心移到健腿时治疗师用自己的腿引导患腿迈步。如果需要，患者可将手臂置于治疗师肩上，这使他可有一些支持。患者肘关节应伸展，且不能环绕在治疗师颈部。重点是训练摆动期开始时屈膝。

（5）患者俯卧以引出膝屈肌群的活动。治疗师屈其膝在 90°以下。患者练习：

1）通过在小范围的运动（离心的和向心的运动）控制膝屈肌群。

2）维持膝在不同范围处的位置，用数节拍来维持肌肉活动（图 3-105）。

3）患者立位，治疗师帮助患者小范围屈膝，练习控制离心和向心的膝关节屈曲。

4）患者用患脚向前迈，治疗师帮助他控制开始部分的屈膝。

5）患者练习向后走，治疗师指导其屈膝及足背屈。

（6）患者用健腿站立，治疗师将患腿移动置于伸膝和足背屈位。患者前移其体重于患肢足跟部。

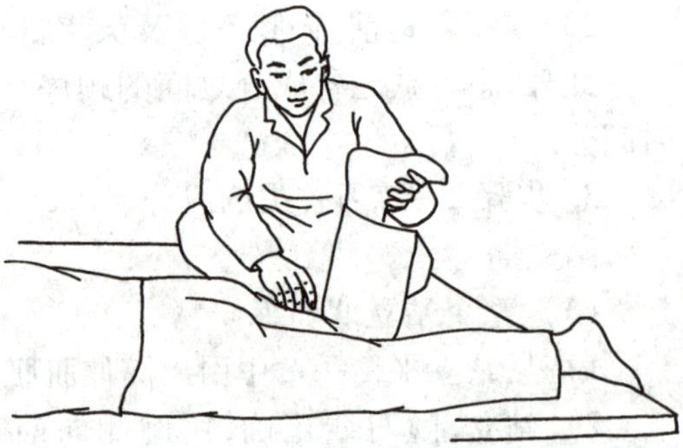

图 3-105　患者练习控制膝屈肌群

4. 步骤 3—训练行走　练习行走的个别成分后，应接着练习整体行走，使患者将这些成分按适当顺序结合起来。

（1）行走练习：患者首先用健腿练习。治疗师站其后方，在双上臂处给予支撑稳定。当患者在行走时感到失去平衡及不能纠正时，应停步重新调整自己的对线。

（2）增加复杂性：患者只能通过实际练习来改善其行走技巧。治疗室是一个封闭的环境，只能在坚硬而平坦的地面上练习行走，所以应该给患者提供多样化的训练条件，如在一个有人群和物体移动的公共环境进行练习，不断提高患者的行走能力。

5. 步骤 4—将训练转移到日常生活中去　患者为了尽快单独行走，应有单独或和其他工作人员及亲属一起进行练习的机会。要给予患者指导，如提出练习的目标，如何逐渐延长行走的距离或运动时间,可用图表及时显示其进步,并提出练习中的注意点等。亦可利用录像辅助指导练习。

(五)上肢功能

1. 正常功能及基本成分 大多数日常活动都包括复杂的上肢活动,在日常生活中,臂的运动常常服从于手的活动要求,而手本身的状态又是由它所抓的物体决定的。

(1) 上肢功能:正常人的上肢需要能做到的几项运动。

1) 手臂在身体不同位置上(即靠近身体、离开身体)抓住和放开不同形状、大小、重量和质地的各种物体。

2) 将物体从一处移到另一处。

3) 在手内转动物体。

4) 伸到各个不同方向(如前、后、头上方等)。

5) 双手同时操作:例如,双手做同样的运动(如搓揉糕点);双手做不同的活动(如弹钢琴)。

(2) 臂的基本成分:臂的主要功能是使手在操作时放在适当的位置。因此,在伸手操作时,臂的基本成分包括:

1) 肩关节外展。

2) 肩关节前屈。

3) 肩关节后伸。

4) 肘关节屈曲和伸展。

(3) 手的基本成分:手的主要功能是抓握、放开及操作物体。因此,其基本成分包括:

1) 桡侧偏移伴伸腕。

2) 握住物体,伸腕和屈腕。

3) 拇指的外展和旋转(对掌)。

4) 各指向拇指的屈曲结合旋转(对指)(图 3-106 为脑卒中患者错误的对指,右侧患侧拇指和示指接触仅有侧捏,未结合旋转的动作)。

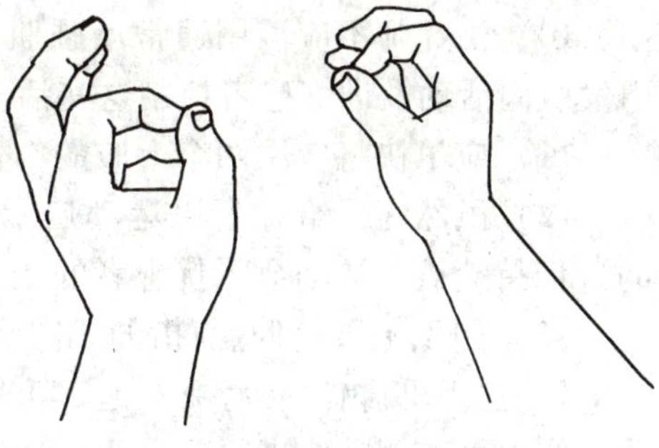
图 3-106 脑卒中患者错误的对指

5) 在指间关节微屈时,各掌指关节屈曲和伸展。

6) 手握物体,前臂旋后和旋前。

2. 步骤 1—分析上肢功能 脑卒中常见问题及代偿方法:

(1) 臂

1) 肩胛运动差(特别是外旋和前伸)及持续的肩胛带压低。

2) 盂肱关节肌肉控制差,即肩关节外展和前屈差或者不能维持这些动作,患者可能用过度提高肩带及躯干侧屈来代偿。

3) 过度的肘关节屈曲、肩关节内旋及前臂旋前。

(2) 手

1) 伸腕抓握困难:由于屈腕肌活动差,指长屈肌群收缩时,除屈指外也起屈腕作用。

2）在指间关节微屈下，屈或伸掌指关节，使手指抓住和放开物体有困难。

3）外展和旋转拇指以抓握和放开物体有困难。

4）不屈腕不能放开物体。

5）放开物体时过度伸展拇指及其他手指（通常带有一些屈腕）。

6）当抓住或拾起一个物体时，前臂有过度旋前倾向。

7）移动上臂时不能抓握不同的物体。

8）对指困难。

3. 步骤2及3—练习上肢功能

（1）以下各点在本节的训练中应始终牢记：

1）臂的运动：包括手的运动必须在脑卒中早期进行训练。

2）牵涉上肢功能的运动作业是由十分复杂的肌肉活动组合的，一旦有分离的肌肉活动，就必须对它进行训练及扩展到有意义的作业上。

3）患者必须有意识地消除所有与正在进行的运动无关的肌肉活动：包括健侧的运动及患臂正在练习的特定运动或活动所不需要的肌肉活动。

4）应该避免粗大的运动模式。

5）引发肌肉活动应首先在对肌肉最有利的位置进行：例如，对三角肌来说，采取卧位屈臂90°是最有利的位置。

6）治疗师不要将患者肢体抓得太牢，因为这样会直接阻碍患者肌肉活动，此外，当肢体一旦得到充分训练，就不应再给予扶持。当有不充分肌肉活动出现时，应尽快将手法指导改为言语指导。

7）如果一块肌肉在特定的条件下不能收缩，可以改变其条件：例如改变运动速度、对重力的关系或活动目的。

8）一定不要鼓励肌肉做不适当的收缩。

9）患者应清楚地认识训练目的并知道自己是否已达到目的，不应鼓励患者练习没有功能意义的动作。

10）治疗师不应该用通常增强肌力的观念来考虑训练：练习的目标是帮助患者引发肌肉活动及训练患者控制这些活动去做特定的作业（按特定的前后关系）。

11）应尽快将应用两个上肢的作业介绍给患者。

12）虽然为了给患者以运动启示，进行特定的被动运动是有用的（为解释其目的），但持续被动运动会干扰患者的主动尝试，阻碍其自发肌肉活动。

（2）引发上肢前伸、前指的肌肉活动和运动控制

1）患者仰卧位，治疗师举起其上肢并支持在前屈位，让患者尝试朝天花板上伸。此动作也可在侧卧位进行。

2）患者仰卧位，治疗师举起患者上肢并予以支持，使之处于前屈位，然后要求患者尝试练习各种作业以帮助患者引发肌肉活动。例如：①将手向头部移动；②将手经头上移到枕头。这是一个探索过程，患者试图在某些主要肌肉中引出肌肉活动，特别是三角肌和肱三头肌。一旦患者能控制一些肌肉活动，如三角肌、胸肌和肱三头肌时，应进一步做一些活动。手向头部移动练习，可以控制三角肌的离心收缩，治疗师帮助负担其上肢的一些重量并支持盂肱关节（图3-107）。

笔记

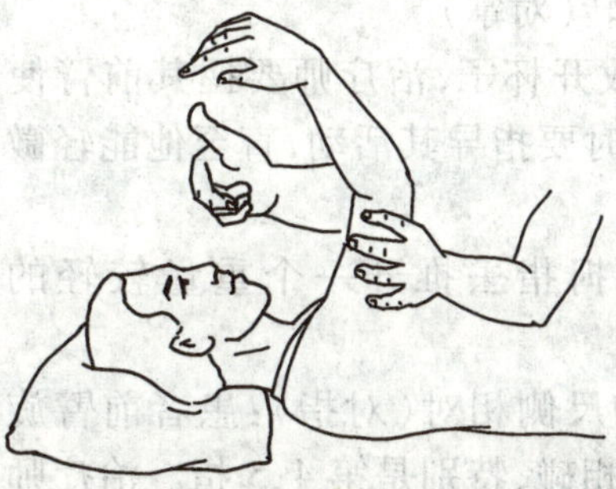

图 3-107　手向头部移动训练

3）患者练习保持上肢于前屈位，并控制在所有方向和不断增加的范围内活动。患肢上举及控制训练，需要治疗师指引其活动轨迹，控制患肢在前屈位的外展和内收，练习从肩关节屈肌群的向心性收缩到伸肌群的离心性收缩（图 3-108）。

4）患者靠桌子坐，患肢练习向前伸及向上伸：当上肢放于桌面时，可引导患者肘前伸并沿桌子滑动上肢，以达到碰触治疗师手部的目的。三角肌的收缩通常可以减少桌面的摩擦力，而这一运动能诱发较弱的三角肌收缩。患者应在所能控制的范围内活动，并逐渐增加活动范围。当他能控制其肩关节大于 90°时，应于 90°以下在较小的运动范围内练习前伸，直至能在独立坐位和站位时，臂从侧位屈曲前伸和外展前伸。

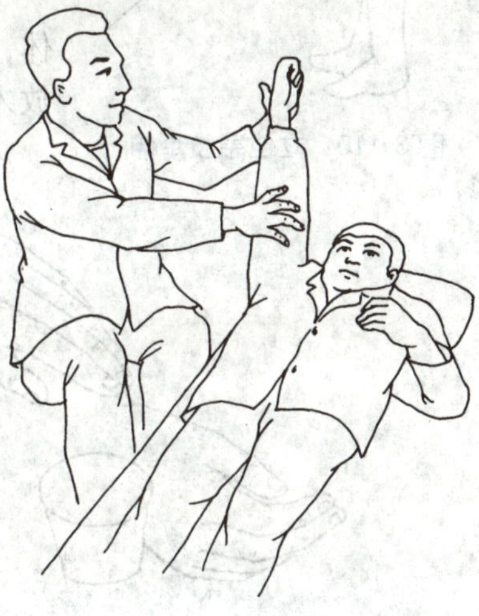

图 3-108　患肢上举及控制

（3）维持肌肉长度、防止挛缩：早期进行主动牵伸，是预防与肌肉僵硬、短缩和活性降低相关的适应性反射亢进的主要方法。

1）患者坐位，用其双手或只用患手平放在身后床上，保持平衡，治疗师在必要时给予协助。坐位患肢牵伸时，治疗师帮助患者将患手平放在治疗床上，并要求他倚靠在其上，肘关节不能弯曲（图 3-109）。

2）患者坐或站位，治疗师帮助其手臂外展/前屈，在 90°下维持其手压在墙上：通过其手臂施以一定水平压力，防止手从墙上滑落。开始时，治疗师需要让其肘关节伸展。在这个姿势下，患者练习屈曲和伸直肘关节以改善对肘伸肌群的控制；当重新获得对肩关节和肘关节的一些控制后，让其练习转动躯干和头部。治疗师帮助患者将手支持在墙上，可同时练习躯干和头部转向一侧（图 3-110）。

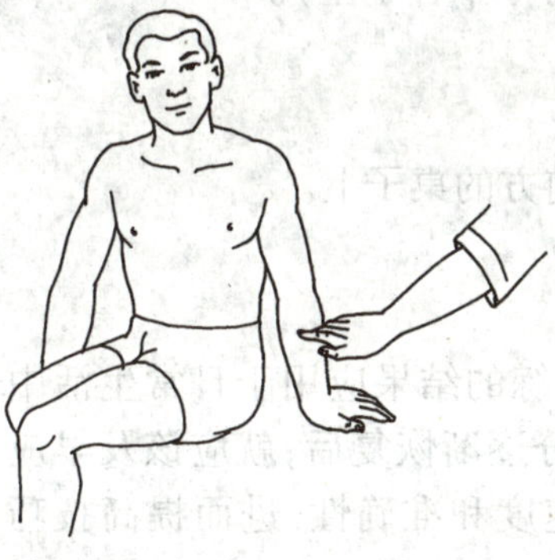

图 3-109　坐位患肢牵伸

（4）引发手操作的肌肉活动和训练运动控制

1）训练伸腕

①用以练习腕关节桡侧偏移引发腕伸肌的活动通常是较为有效的：患者取坐位，手臂放于桌上，前臂处于中立位，手握一个玻璃杯，试着将杯子拿起。

②前臂处于中立位，患者练习拿起物体、伸腕、放下，屈腕、再放下。患者应始终抓住物体。

③患者也可练习向后移动手以触碰一个物体，并尽可能迅速地增加其移动距离。也可以让他沿着桌面用手背推动物体，包括腕和臂的运动（图 3-111）。

2）训练前臂旋后：患者手握圆筒形物体，试着前臂旋后以使该物体的顶部接触桌面（图 3-112）。

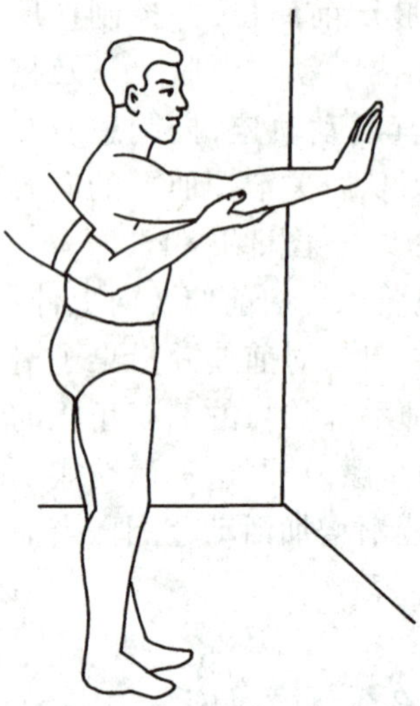

图 3-110　立位患肢牵伸

3）训练拇外展和旋转（对掌）

①患者试着抓住和放开杯子，治疗师要握其前臂使之处在中立位及伸腕，同时要指导其活动，直至他能轻微控制肌肉。

②让患者尝试外展拇指去推开一个重量较轻的物体。

4）训练手的桡侧和尺侧相对（对指）：患者前臂旋后，练习拇指和其他手指相碰，特别是第4、5指。治疗师示范如何将手掌握成杯状。

5）训练用手操作物体

①患者练习用拇指和其他各个手指捡起各种小物体，可不断地从一个碗中捡起这些小物体，然后将手旋后放入另一碗中。

②患者练习环握抓杯：拿起塑料杯而不让其变形。

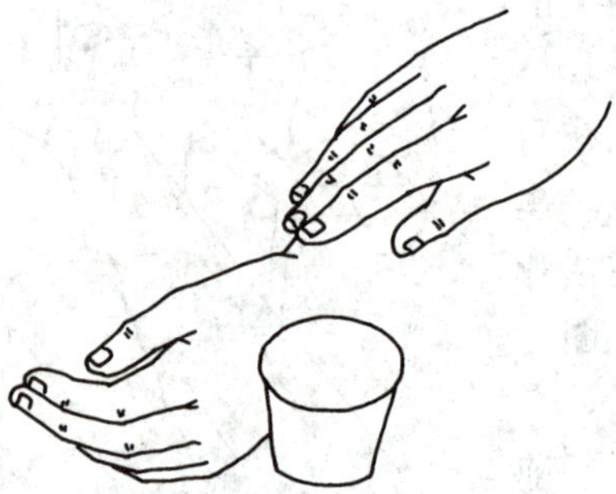

图 3-111　患肢在前臂中立位下伸腕推动玻璃杯

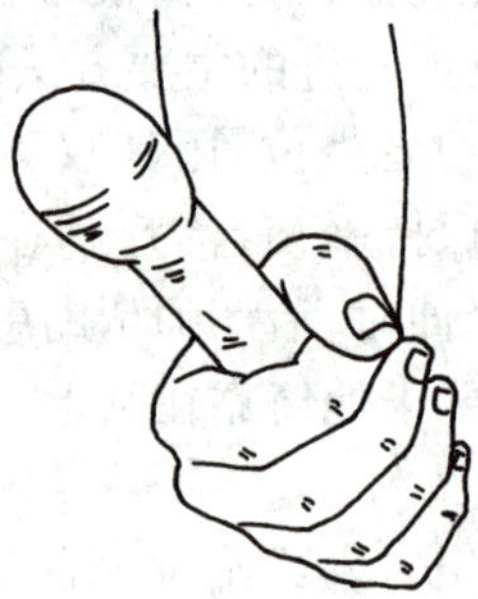

图 3-112　前臂旋后训练

应练习拿起杯子并移动手臂及放下杯子。还可练习拿起杯子，使杯子靠近身体、离开身体，或和另一手协同操作（例如，将一个杯子的水倒入另一个杯子里）。

③患者练习从其对侧肩上捡起一块小纸片。

④向前伸展接触或拾起一个物体。

⑤伸向侧方，从桌子上拾起一个物体并将其转移到前方的桌子上。

⑥向后伸展上肢以抓握和放下一个物体。

⑦使用双手完成各种作业。

4. 步骤4—将训练转移到日常生活中　将治疗或训练的结果应用于日常生活中去，是康复治疗的最终目的，所以，当各种缺失的运动成分逐渐恢复后，就应该及早应用于日常生活中。有很多的活动可以用来增加运动的速度和准确性，进而提高技巧性，从而完成由治疗室转移到日常生活中的目标。例如：

（1）敲打任务：每一个指尖按顺序尽可能快地与拇指对指（在规定时间内完成一定次数）；用每个手指敲打桌面。

（2）手杯状抓握的活动训练，手的桡侧和尺侧相对：手掌握住豆子并放入盘中；把硬币从桌上拨到另一手的掌中（换手做同样的动作）。

（3）用拇指和其他手指拿起物体，把它们放在不同的指定位置处；用拇指和第4、第5指拿起物体;用拇指和其他几个手指,或拇指和示指从杯中捡起小的物体;从对侧肩捡起纸片;拿起铅笔把它放在桌上,逆时针转动让笔尖指向相反方向,然后再顺时针转动;在桌上使用目标线。

(4) 堆砌积木。

(5) 用"蜘蛛状"抓握拿起茶杯或大瓶罐的盖子。在做这个动作时,手需要展开横跨物体的整个径长,拇指最大伸展,手指张开(图3-113)。

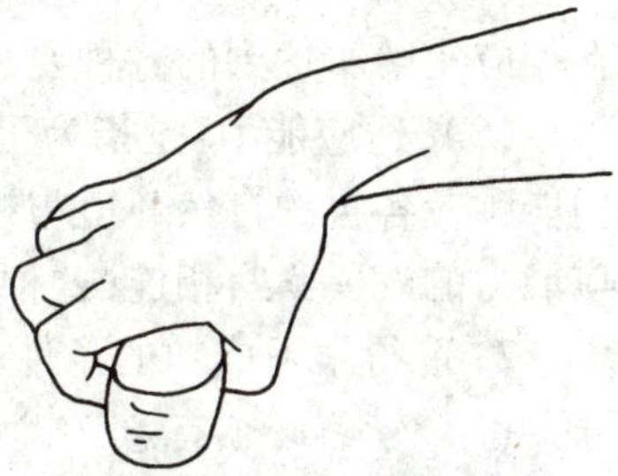

图3-113 "蜘蛛状"抓握

(6) 从桌子一侧拿起物体并放到另一侧:拿起一玻璃杯并喝水;拿起一壶水并倒在玻璃杯中;改变水的多少、壶的大小;拿起装水的带把瓷杯并喝水。

(7) 用秒表给组中的另一人计时。

(8) 更加困难的任务:敲击计算机键盘,使用操纵杆玩计算机游戏;画画和写字。

如果患者想要达到其上肢功能的潜在恢复能力,另外还要注意以下四点:

(1) 患者必须避免继发性的软组织损伤。

(2) 不允许或不鼓励患者用健肢来活动患肢或仅用健肢作业,这容易发展成习惯性弃用患肢。

(3) 患者应集中精力练习治疗师制订的运动特定成分;一些难于自己进行练习的运动可以进行想象训练。

(4) 在脑卒中早期,良好的姿势摆放是一个重要问题。

第六节　引导式教育

一、概述

(一) 定义

引导式教育(conductive education)又称为Petö疗法、集团指导疗育,是通过教育的方式引导或诱导功能障碍患者进行功能训练,引导他们应用引导式教育体系的方法学习各种功能,从而改善功能障碍者的异常功能或者使其功能恢复正常。

(二) 理论基础

引导式教育体系(conductive education system),侧重在教育这一概念,引导式(conductive)一词强调了学习的主动性。引导式教育的目的就是要通过各种手段诱导出所要达到的目标,引导出功能障碍者学习各种功能动作的机会。在学习过程中一方面需要障碍者本人努力,另一方面需要其他人的帮助,即通过其他人的引导、诱发与教育,达到学习、掌握功能动作、主动完成的目的。

所说的引导方式是以适当的目的为媒介,通过引导者与功能障碍者之间复杂的整体活动,诱发功能障碍者本身神经系统的功能形成和恢复。引导式教育体系中所指的康复,既要使功能障碍者的功能障碍发生改变,又要使人格、个性发生变化,如智能、认知能力、社交、沟通等能力提高,进而使功能障碍得到改善。

1. 功能与适应理论　在引导式教育理论中,充分应用人的正常功能、异常功能和适应能力的概念,为了便于理解引导式教育体系,对其概念进行介绍。

(1) 正常功能:是为了满足维持个人生理及社会要求的能力。根据年龄及所处的环境不同,个人的生理及社会要求也不同。

(2) 异常功能:即功能障碍,指的是缺乏正常功能,异常功能者不能满足普通人在相应年龄所达到的各种要求。

(3) 适应能力:是指为了使人类具有正常功能的特征,使个人的一生在很大范围内能顺应各自的自然环境与社会环境。也就是说,一个人一生的适应和发展与一般适应能力的发展紧密相连,这种适应能力由神经系统来调节。

2. 取得学习成功的条件

(1) 学习必须有意义:学习不能是盲目的,必须赋予意义,只有有意义的学习才能带来积极的转变,并能在患儿的一生中不断产生积极变化。因此,引导式教育体系是根据功能障碍者的障碍程度和需要学习的内容制订课程,具有定向的学习意义。

(2) 学习要有动机:只有以学习的动机为引发条件,才能导致学习产生效果,而学习的效果又可以进一步引发学习动机,形成一种良性循环的关系。引导式教育体系在课程进行之前要对功能障碍者进行诱导,通过唱歌、做游戏等方法使他们能充满激情,增强学习动力。更要使他们了解和充分理解课程的内容,激发他们完成课程、学习功能的积极性。

(3) 巩固学习成果:要用多种方法来巩固学习后所得到的成果,最主要的方法是通过在实践中应用已经学习到的知识来巩固其成果。引导式教育体系是通过每天、每周反复进行同一课程的方法来巩固学习成果,并且,要将学习到的功能应用于日常生活和下一阶段的课程中去。

3. 学习的整体性和不可分割性　学习是人一生所必需经历的过程,为了立足于社会和高质量生活,要学习专业知识、人际交往知识、天文和地理知识、气象知识,等等。这些知识之间既是一个整体,又不可各自孤立开来,因此说学习是一种具有整体性和不可分割性的过程。

引导式教育的理念是追求儿童全面发展,为了达到这一目的就需要将研究与治疗相结合,以一个整合性的教育理念去实施引导式教育的程序。引导式教育是教育儿童的整体,而不是单纯追求改善不正常的神经性功能问题,目的是使儿童在体能、语言和智能活动等多方面同步发展,而不是将它们分割,使其逐一发展。教育不应只限于知识传授,还应同时包括儿童成长过程的所有层面,即社交、生理、情绪和认知等。

4. 学习的连贯性和重复性　在儿童发育过程中,当一种能力或动作刚刚出现,还不能被很好地掌握时,儿童会重复这一动作直至能够充分掌握。儿童不只是需要学会许多技能,而且要在不同场合都能运用这些技能。为此,儿童会积极地寻找有关物品、情况或经验来练习这一功能。所以说,重复练习是儿童学习的重要途径之一。

5. 学习动力

(1) 目的性:要获得任何技能,必须先确定目标,清楚学习目的。只有明白自己要进行的动作将要达到什么目的时,才能通过预先设计好的动作程序来达到其学习的可能性。

(2) 反应性:儿童具有极强的感官能力,任何气味、声音、质感、颜色及味道都会引起其兴奋。儿童的特定敏感时期,对某种事物或知识会特别容易吸收或学习。患儿可能会有这种感觉能力的降低,也可能是成人没有给他提供适度的刺激机会。引导式教育体系就是利用环境刺激激发儿童完成某一动作的兴趣和动机。

(3) 主动性：引导式教育非常重视动机在学习中所发挥的作用，认为只有有了足够的动机才有可能进行学习。只有主动尝试，主动地用自己的语言或内在语言控制活动时，他才能学习到如何控制自己所用的力，并能更主动地去做。在引导式教育体系中，儿童不是被动地被他人进行移动的，而是主动地去活动。

（三）基本原则

1. 以功能障碍者的要求为中心　该原则是引导式教育的核心，所有制订的课程都要围绕着功能障碍者的迫切要求来考虑。首先是解决功能障碍者的移动能力和其他运动功能，以及日常生活技能，以后根据需要随时调整训练内容。

2. 以诱发主动参与为策略　引导功能障碍者主动思考，利用环境设施和小组动力诱发学习力量；以娱乐性、节律性、意向性激发功能障碍者在学习中的主动参与意识，鼓励患儿去寻找自己解决问题的方法并坚持完成他们的活动。

3. 通过疗育促通、建立有效功能　通过一定的诱发技巧，根据功能障碍者需要为其输入达到目标的意识，使其产生意图化，利用促通工具，应用运动的重力作用加上肌肉本身的弹性，可促通功能障碍患儿肌肉功能，从而实现建立有效功能的目的。

4. 详细掌握情况、促进全面发展　详细掌握每个患儿情况，根据小组大多数患儿的需要，制定恰当合理的目标和方法对其进行训练。对脑性瘫痪患儿不仅是运动功能的改善，还要使语言、智力、情绪、性格、认知能力、人际交往等能力得以提高，同时配合其他各种治疗方法，使患儿得到全面发展。

5. 教育循序渐进、创造合适环境　先从简单的动作开始训练，或将难度较大的动作分解成几个小的动作进行训练，待小的动作熟练后再串联起来进行训练，使患儿容易获得成功感，从而增强信心。

6. 工作尽职尽责、具有团队精神　引导员工作要尽职尽责，细心观察，了解和关爱每个功能障碍患儿的问题和需要，制订目标、设计方法、安排课程和组织实施等。

（四）临床应用

引导式教育主要应用于各种原因引起的功能障碍儿童的康复与疗育。

1. 适应证

(1) 脑性瘫痪：不同年龄的脑性瘫痪，特别是 3 岁以上小儿脑瘫效果最好。

(2) 某些神经、遗传和心理障碍性疾病：如运动失调、语言发育落后、轻中度精神发育迟滞、肌肉萎缩症、关节挛缩症、成人偏瘫、孤独症、帕金森病和老年痴呆等。极重度精神发育迟滞，不懂他人问话、不能与人简单交流的患者，因为无法理解别人的语言并产生意识，所以这种方法效果不理想，可采用其他康复方法。

2. 疗效判定标准　可以采用粗大运动功能评估量表(gross motor function measure，GMFM)、精细运动功能评估量表(fine motor function measure scale，FMFM)、日常生活活动量表(barthel index，BI)判定治疗效果，还可以依据以下几个标准判定自立程度：①进食功能的程度；②穿衣、脱衣功能的程度；③姿势与体位变化的功能程度；④写字画图的功能程度；⑤理解语言和能动性的程度。

（五）引导式教育体系的特点

1. 以集体和疗育小组的方式进行疗育，而不是一对一孤立的训练方式。

2. 以运动生理、神经生理、教育学、讲授学、心理学、音乐、哲学等理论为基础，汲

笔记

取多学科知识的精髓，其中最主要的是教育学。

3. 实行寄宿生活，以小组形式进行每日 24 小时的学习和训练。可以将所学习到的动作和训练的结果应用于日常生活中，反复进行，逐步巩固提高。

4. 在引导员的指导、引导和协助下进行学习和获得功能，引导员和患儿每日朝夕相处，相互有很深的理解，避免每项训练更换一个治疗师，有利于患儿充分发挥自己的最大潜力。

5. 设定一个学前的幼儿园或学校环境，患儿可自主、创造性地积极塑造自己，形成圆满的人格。这样可以防止训练中孤立化的倾向，有利于促进自主精神的发展。

6. 引导式教育是在进行从末梢向中枢，又从中枢向末梢的双向促进的方法，可以使患儿有意识地学习动作和知识，而不是盲目地在治疗师的操作下进行某些动作。

7. Milani Comparetti 对引导式教育的评价是“引导式教育适于‘小大人’，即智能发育较好的 2 岁以后的患儿和成人患者”，通过这种方法可以达到实现自我。并且，对智能低下者获得社交能力也很有成就。

二、儿童的基本动作模式

“基本动作模式”认为一个人所有的动作都有一个基本的模式，只有能够完成这些基本动作模式，才能保证维持生物性、社会性的活动得以完成。

（一）正常儿童的发育与基本动作模式

正常儿童的基本动作模式：

1. 抓握和松开物品　只有具有抓握物品和能把抓握在手的物品松开的能力，才能满足日常生活活动的需求。由于受原始反射——握持反射的影响，正常出生后 1~2 个月的小儿，能握住放在他手中的物品，但是不能将握在手中的物品松开。出生 2 个月以后握持反射消失，5 个月以后出现主动的抓握动作，并能把握在手中的物品松开。

2. 伸直肘关节　小儿生后 3~4 个月之前，全身屈曲模式占优势，尤其是肘、膝关节呈明显的屈曲模式。生后 4~5 个月以后，抗重力伸展开始发育，出现了伸展模式。

3. 屈曲髋关节　小儿在发育至站立位之前，在各项活动中必须要能够屈曲髋关节，才能保证动作的完成。

4. 固定身体的一部分去活动其他部分　小儿在进行任何一种动作中都需要将身体的一部分固定于支持面上，这样才能保证其他部分进行活动。躯干的固定十分重要，只有躯干稳定了，才可以为四肢的功能性活动提供最佳支持。

5. 在中线内活动　即所说的正中位指向发育，两手和两脚可以在身体的中线部位活动，可以保证日常生活动作及学习、工作时各项操作的进行。

（二）脑性瘫痪患儿的异常动作模式及对策

1. 异常运动模式特征　脑性瘫痪患儿的运动模式与正常儿童的“基本动作模式”有明显不同，具体表现在：

（1）抓握能力障碍：无论是痉挛型还是不随意运动型都存在着上肢和手的精细运动功能障碍，因此影响抓握能力的发育，轻者抓握功能欠佳，重者不能抓握。对于有握持反射残存的患儿，会有抓住物体后不会放松，这会严重影响手的精细运动功能的发育。

（2）固定身体能力差：由于存在整体运动模式或者分离运动功能发育迟滞，不能

笔记

在固定身体一部分的同时活动其他部分，不能独立地活动身体一部分而同时又不影响其他部分的活动。

（3）肘关节不能伸直：由于上肢肌肉痉挛或者不随意运动，难以保持肘关节持续伸展，当在坐位、四点支持位伸出上肢向前方取物时，由于不能伸直肘关节而使动作发生困难。或者即使能伸直肘关节，也不能同时屈曲髋关节，使之难以保持坐位和四点支持位，更使移动运动发生困难。

（4）髋关节屈曲困难：由于髋关节伸肌和屈肌的不均衡，使之既不能充分屈曲也不能充分伸展，这在痉挛型表现更为明显。同样，使之难以保持坐位和四点支持位，更增加移动运动的困难性。当他坐在椅子上时，因髋关节不能充分屈曲，而出现双臂向后屈曲，两脚悬空，足、臀、手都不能固定，进一步影响了固定身体一部分，活动其他部分的功能。

（5）在中线内活动困难：重症患儿，由于不能很好地控制头部，影响上肢在中线内的活动，进而影响日常生活动作和将来书写等活动的发育。

2. 引导式教育对异常动作模式的对策　引导员在制订课程时要有目的，应按照基本动作模式。学习基本动作模式的过程，就是学习正常功能的过程，使患儿在各种姿势中尽量保持正常模式，并随时强化各种基本运动发育的模式。举例说明在引导式教育过程中，针对上述的异常动作模式所应用基本动作模式：

（1）坐位至站起课程：即坐位身体向前倾（屈曲髋关节），两手着地（伸直肘关节），臀部抬高站起；坐位两上肢向前平举，两手交叉握手（中线内活动），臀部抬高站起；两手推木箱，臀部抬高站起；扶椅子或扶床站起。

（2）步行课程：即引导员拉患儿双手后退；抓住患儿双手握好的木棒后退（抓握）；抓住患儿双手握住的木棒上端后退；双手抓住两绳子步行；推椅子步行；拄拐步行；握两长杆步行；患儿双手握一木棒前行；两手交叉握手前行；扶家具步行；对于不随意运动型脑性瘫痪儿，为了增强其安全感，可在椅子间进行步行训练等。

（3）起床课程：起床时一定不要抱患儿起床，要让患儿学会自力地起床。即用双手紧握被子，然后伸直肘关节把被子推开；抬起上半身坐起，使肘关节伸直、髋关节屈曲；推开被子后转身俯卧，不断分合两腿，将身体移至床边；准备下床（要注意床的高度）。

（4）排泄课程：即让患儿学习抓住床头横杆或床边站起来，进行伸直肘关节、臀部后移坐下，与起立动作的练习；稍后可握床头横杆或椅背蹲下来坐于便盆上；当患儿能坐稳便盆后，再开始学习放平双足及伸直双手在地上缓慢移动。晨起下床和排泄课程，一系列课程的程序是：①全体仰卧于床上；②伸直双下肢；③屈曲两膝，双足放在床上；④再次伸直双下肢；⑤举起左上、下肢；⑥将左足跟放在右膝上；⑦翻身成为俯卧位，两足放在床沿边上；⑧引导员指导完成课程不佳的孩子；⑨双手抓握床横木，滑下床；⑩练习下蹲动作；⑪引导员协助坐于便盆上。

（5）更衣课程：即患儿可在仰卧位更衣，自行拉下衣袖；伸直双手和学习利用拇指把裤子褪下或拉上；侧卧位脱下袜子；仰卧位脱下袜子；患儿要学会正确坐姿，即脚放平、臀部向后、手放于床上，这种姿势下可以完成穿上衣、背心或套头衣，这种姿势下将身体向前弯曲会增强身体的固定力和臀部的活动能力；为促进坐姿平衡及自由坐的能力，要多进行基本动作模式的练习，坐在地上脱袜子可增强这种能力；坐在椅子或木

笔记

箱上穿、脱裤子，这种脱裤子的姿势可学习身体向前倾及抬起臀部，从而习得独站的能力；坐在床上把裤子从腿上褪下；一只手抓住床横木，一只手脱裤子，可改善患儿站姿及站姿的平衡。

（6）饮水、洗漱等课程：学习饮水时，可用双手紧握双耳杯，使头稳定保持在中线，为了固定身体，肘关节要紧贴桌面，从而防止身体后仰；一只手拿杯饮水时，另一只手可以紧握桌面上垂直固定的木棒稳定自己；或握住固定在桌子上的横木扶手（固定身体一部分，活动另外部分）。在刷牙时也同样，将两肘关节放在桌面上起固定作用，有利于动作的完成。或者将一侧上肢放于桌面上，起固定作用。

（7）游戏的课程：坐在地上玩球；坐在桌前玩球；用双手玩木棒上的木偶；用手指玩木棒上的木偶，以上游戏均有助于基本动作模式的练习。在盆中洗手不但有趣，还可以练习基本动作模式；玩湿毛巾有助于练习抓握动作，进而学习洗脸、洗手等；穿衣、戴帽游戏；坐着移动身体上下楼梯；用臀部坐在地上拽行比赛；坐在便盆上拽行等。

（8）抓握及向中线发育课程：学习抓住与紧握，一方面是固定自己，另一方面是手紧握与肘的伸直，可稳固肩部和保持头部的中线位置；两手握棒上举，可练习抓握及中线发育；使头部保持正中位，可集中注意力注视前面的物体，有助于注意力的发展；当患儿学会了两手抓握后，就可以用手抓住物体来增强自己的活动能力。不随意运动型患儿触觉过敏，不喜欢别人的触摸，不喜欢握木棒或椅子，而喜欢自己两手交叉握手；对偏瘫患者双手交叉握手非常重要，用健手把患手带到中线，进而使他在意识上接受患侧肢体。

（9）课堂与幼儿园的课程：上课开始保持正确坐姿；臀部向后，双脚放平、手放桌上、肘关节伸直；回答问题时举一只手，另一只手放在桌上固定自己的身体；唱歌、拍手、数数时可举起双手，有助于促进坐位平衡；如果掉了东西，鼓励他自己捡起来，对体重移动负荷于下肢与抬臀动作有帮助；不需要桌子时，患儿可坐在木箱或椅子上，紧握前面的梯背椅，手上下移动、抓握松手；自己能够坐稳时，在听故事与上音乐课时一定要保持正确坐姿。

三、引导式教育的实施方法

（一）组织形式

1. 小组形式　根据年龄、功能残疾性质和程度等分成小组，每组 10~30 人，配有 3~5 名引导员，把小组作为一种学习工具，在小组内对每一个组员而言，每天的活动安排是共同进行的，他们一起进食、如厕、学习独走、一起唱歌、做游戏等。小组为患儿们促进人际关系及与他人交流提供了良好机会，这一点是人格发展的基础。

在小组中，患儿彼此关注，相互学习，患儿们学会了等待，学会分享，并逐渐学会承担责任，在小组形式下要形成竞争意识，为患儿们创造重复和强化的机会，小组内某些人的成功，会引起功能较差的患儿模仿他们，希望能与其他组员一样完成课程，使组内所有患儿渴望获得同样的成功，患儿们的注意力在引导式教育小组内明显地被提高。

在选择小组成员时要对患儿进行全面评估和观察，精心设计课程，有利于大多数患儿的习作训练，形成一个健康心理和良好性格发展的团结互助、亲密友好的小集体。

组别要足够大，以使个体差异能有空间发展，并且在大组内可以分成多个小组，以适于个别活动。必须创造条件，以利于引导员与患儿及患儿之间的交流，小组必须使组员有成功感，要提供环境使小组成员学会寻找为自己解决问题的方法。因为患儿对功能的要求是共同的，每一个患儿都有自己的特点，所以不同类型运动障碍的患儿可以参与同一组的活动训练。活动的方式可以不同，重要的是达到目标及推进患儿的学习过程。最好的学习效果发生在患儿们主动参与和尽情玩耍的过程中。

2. 引导员　引导员最重要的角色就是一个教育者，利用教育学的原理帮助患儿达到预定目标，其次是类似于护士、保育员等角色，进行轮班制的工作，从而保证患儿一天的活动，始终处于一个不间断的引导系统之中，实施24小时的严密训练。

引导员要不断设法把患儿学到的东西用到生活中，如学习了抓握，在生活中就应该让患儿有机会抓握，例如坐时抓住竖条板、进食时抓住汤匙、站起时抓住梯背椅。

引导员要养成一个肯定的态度，注意到患儿每一个细小的努力和进步，并给予鼓励，积极争取使患儿树立自信心的机会，并使其感受到自己努力后的成果。

引导式教育不强化患儿的不正确行为，而是不断地以爱的方式给患儿提供挑战，引导患儿对自己负责并逐渐学会自立。

（二）实施程序

1. 制订课程　按编排小组制订课程，课程主要内容包括：语言训练、粗大运动训练（床上、卧位、坐位、步行）和手的精细动作等；此外还有日常生活动作的课程，如起床、洗漱、进食、穿脱衣服、排便等；可以和文体课、模拟外出购物训练及学习准备的课程，如前后左右、辨色、拼图、书写、绘画练习等交替进行或合为一体。总之，凡是能改善功能障碍、为患儿重返社会做准备的活动都能成为引导式教育的课程内容。课程内容包括日计划、周计划和月计划。

2. 课程准备　实施课程前需做课前准备，按课程要求集合小组所有成员，可以采取坐位、卧位或者是站立位等姿势，当主引导员点名时，被点名的患儿要答“到！”与此同时举手示意，然后一起朗诵诗歌或唱歌等，或者做发音练习，一边发音一边用动作来配合，如发“a”时举起右手，发“o”时举起左手等。这些做法可消除小组成员的紧张情绪，锻炼功能障碍者学习发音和与人交流的能力。

3. 课程实施　课程开始，由主引导员向小组成员说明课程内容，依据课程分解的顺序将第一项内容向大家发出指令，如“举起左手”，在主引导员大声说出后，所有患儿一齐重复，随后再在引导员与所有功能障碍者一起大声数：“1、2、3、4、5”的节律中同时举起左手。由于障碍程度轻重不一，所以课程的完成情况也会有所不同，在这里对完成课程有困难的患儿，其他引导员可予以协助，比如在患儿的面前放一梯背椅，患儿手放在梯背椅最低的横木上，让他的手逐步向上方的横木移动，使其上肢和手逐步抬起，这就能完成举手的课程。一个课程动作完成后，再进行下一个课程动作。要想使小组内大部分患儿都能较顺利地完成课程，就要将相同的课程程序反复多次地进行，完成后再设定新的学习目标，制订新的课程内容。引导式教育应贯穿在日常生活中，功能障碍者从早晨起床至晚上入睡一天当中所有的活动都可作为学习的课程。要将每日的课程很好地结合起来，才能逐步实现设定目标。

（三）每日课程流程

每日课程又称日课，由引导员主持，从早上6:30开始到晚上就寝，使患儿时刻都

笔记

生活在制订的课程之中。

1. 起床 早晨按规定的时间起床，铃声一响就要起床活动。

2. 更换衣服 强调患儿自己脱、穿衣服，利用各自能穿上衣服的姿势穿好衣服，如可先穿好袜子，然后穿好裤子，系好腰带，可以在各种体位下进行；然后再穿好上衣，患儿有困难时引导员可给予一定帮助。穿衣服课程是日常生活中所必需的一项内容，所以必须反复进行，天天进行，直到患儿顺利完成为止。

3. 如厕 穿好衣服后采取各种可能姿势下床。患儿活动不方便时，可用双手抓住放在床边带横木的椅子或抓住带横木的床，然后双腿下垂到床边，因患儿的动作不稳，难以以双足支撑到地面，可利用高低不等的脚踏木箱，这样使患儿下肢伸展，踩在木箱上有一个过渡阶段，最后落到地面上。患儿用手抓住横杠向后移动、蹲下、坐到便器上，完成排便动作。

4. 洗漱 学会洗脸、刷牙、梳头动作，引导前应发给每人一套洗漱用具，洗漱不光在早晨进行，还可以在训练过程中进行。

5. 向食堂、餐桌旁移动 这是相当重要的一门课程，是疗育中的高级部分。患儿可使用力所能及的方法进行，可用轮椅或推椅子前行，或使用手杖、步行器、穿矫形器步行。在移动中要求患儿每一步都要站稳，稳定后再迈下一步，从而训练患儿立位平衡功能，改善步态。同时也要照顾移动慢的患儿，可把他的餐桌安排在门口位置。就餐时根据每个患儿的情况，可使用辅助餐具，如有的患儿不能握勺，可使用带木柄或胶把的勺子，便于抓握或将勺绑缚于患儿手上。引导员要与患儿一起吃饭，同时指导并协助患儿学习就餐的各种动作，当患儿自己可以顺利进食或饮水后，再进行下一课程。随着日课程的开展，还要反复、强化训练，以便学会更多知识。

6. 日间课程活动 分上、下午进行，内容有卧、坐、立、步行等各种姿势的课程，还有上肢、手指精细动作、语言等各种课程。学龄儿童还包括文化课的学习等。

7. 洗浴 当患儿到达浴室后，要先引导患儿脱衣，多数患儿脱衣缓慢，为防止着凉、预防感冒，可先脱下衣。洗浴时引导员要负责患儿的安全，浴池内应有抓手、防滑设备等。洗浴时尽量让孩子自己完成可行的动作。

8. 就寝 引导员要引导患儿自己上床，利用一些设备，如放在地上的小木箱、床垫、椅子、吊环等，抓住后爬到床上，盖好被入睡。

以上是引导式教育疗法一日必须进行的课程，这些课程必须天天进行。通过日课的引导练习，使患儿对日常生活中必需的各种动作逐渐地、较顺利地完成，从而为正常生活、走向社会及就业奠定良好基础。这些课程是可变的，需根据各类疗育小组患儿完成的情况，随时制订修改方案。要考虑到相应年龄是否达到所要求的功能水平，制订的课程要尽量使每个患儿都能完成，各课程要互相串联，很好地结合。日课时间要根据性质与患儿耐受力而有所区别，如立位-步行的日课，短者可以 20 分钟，长者可达 60 分钟。引导员要灵活掌握，课程与日常动作密不可分，如如厕时需要把下蹲、站起、穿脱裤子相结合、相互串联起来，这样使患儿容易理解与掌握。小学及幼儿园的教育也要因材施教，不能被束缚在固定的学年内。

（四）引导式教育体系的促进方法

引导式教育体系的促进就是要通过教育学的方法，对患儿予以援助，引导、协助他们学习、获得并应用功能。对学习中遇到的困难要想方设法克服解决。为达到上述目

笔记

的所采用的方法，都是引导式教育的促进方法。

1. 促进相邻肌群的肌活动　应用运动的重力和肌肉本身的弹性，促进患儿肌肉的功能活动。例如，当患儿有上肢的屈肌瘫痪，腕关节掌屈，抓握能力减弱时，可以设定一个使其腕关节背屈的课程来促进患儿的抓握能力。要想完成抓物动作，需要腕关节背屈，各个手指屈曲并接近手掌，所以这时可以通过使腕关节背屈的运动来抵抗屈肌的重力这一机械过程，使抓握动作变得容易。完成腕关节背屈的课程时，既要用语言指令来让患儿"把腕关节背屈"，还要用一些实际动作反复进行，如让患儿用双手托球上举，或两肘支撑在桌子上，两手掌根托住自己下颌部等方法。另外，还可以利用其他相对健康肌群的机械作用使瘫痪的肌肉活动。如上肢肌肉瘫痪时，可通过躯干和肩的摇动使上肢举向水平面，然后使躯干后倾，将上肢的重心移到肩关节后方，这样可以做到上肢前举、瘫痪侧的手伸向头上方。

2. 引导出意识化的动作　引导员在制订课程时，必须掌握患儿是否能完成这一课程，通过语言作用使课程意识化。如一个不随意运动型的患儿，在引导做上肢外展的课程时，往往容易出现上肢痉挛内收，原因是课程没有得到意识化，这时引导员可插入一个中间的导入课程，让患儿仰卧位，用语言发出"将左上肢举到头上方"，把这一课程表达出来，使患儿意识到举手这一课程，并在脑中意识化。如果做到了这一中间目标，就能将上肢从头的上方再外展，防止出现痉挛性内收。痉挛型脑性瘫痪患儿常表现为上肢屈曲、脊柱后弯、双下肢交叉步态、尖足、全身硬直、行走困难，如果患儿可以独立步行，身体重心也不能在两下肢上移动，因此在步行时需要将身体的重心向前方倾斜才能使身体向前。同时，由于患儿立位稳定性差，常常出现髋关节的屈曲、内收和内旋、膝关节屈曲的倾向，而且随着步行活动的增加，上述症状加重。在引导式教育中，对这类患儿课程的设定，是让他们学习如何使髋关节和脊柱充分伸展、如何使体重在左右两下肢移动。

3. 促进循序渐进发展　循序渐进地引导，就是要符合生长发育规律，引导员必须熟练掌握小儿生长发育规律，根据生长发育特点，结合患儿具体情况，设计出治疗目标。先从简单的动作开始训练，或将难度较大的动作分解成几个小的动作，待小的动作熟练后再串联起来进行训练，使患儿容易获得成功感，从而增强信心。

4. 加强人与人之间关系的沟通　小儿生理发育、心理成熟是由内外界因素结合而成。从某种意义上讲，受外界影响的因素越多，发生变化的机会就越多，引导式教育通过集体疗育给予集体力量、兴趣与智慧。集体疗育比个人疗育效果更好，从学习机会、精神及身体方面都可以发挥重要作用。

5. 节律性意向　在引导式教育体系中，节律性意向是利用言语和节律来调节行动的诱发技巧之一。它有两个元素：节律和意向。节律就是指动作的节拍，可以帮助行动有障碍的患儿发展动作的节拍感。意向是指一个人想要达到某个目标的意识，当我们把这个意向用语言讲出来，就建立了语言和动作之间的连贯性，从而促进学习动作的过程。节律性就是给患儿提供的有节奏感的、活泼的、积极向上的、欢快的环境氛围。节律性意向可以通过调节行为节奏来改善肌肉张力，如为提高肌肉的张力可选用明快的节奏，为缓解痉挛肌肉的紧张而选用优美舒缓的节奏。节律性意向是引导式教育中唯一不同于其他教育系统的方法。

笔记

（五）诱发技巧

1. 目的 引导式教育重点强调如何使用所有的诱发技巧来达到有意识的学习。其目的在于通过引起患儿的活动以及帮助他们进行主动和有目标的活动，以刺激患儿性格的逐渐成长。诱发并不只是产生动作和行动，还要建立患儿的性格及其盼望自行活动的能力。在使用诱发时，一定要让患儿觉得他是主动的参与。

2. 方法 诱发方法有多种，如工具诱发、情境诱发、目标诱发、力学诱发、重力诱发、语言（节律意向性口令）诱发、自身诱发、教育诱发和小组活动诱发等。

（1）重力诱发：利用重力诱发原理进行运动训练。如下床训练，让患儿抓握竖条板，然后向床下移动，当他们的双下肢移到床边，在双下肢的重力作用下继续下移，就会很容易下床了。

（2）自身诱发：采用功能好的一侧肢体带动功能差的一侧肢体；采用上肢的活动，如上肢上举取物诱发伸直身体；或固定身体某一部位，借以移动其他部位等。

（3）语言诱发：应用指令性的语言把患儿将要完成的动作意图化，再把各个习作部分贯穿起来，患儿听到口令并重复口令，使大脑对自己将要进行的习作程序建立概念。

（4）辅助诱发：引导式教育触体诱发的原则是给予患儿最小的辅助，逐步过渡到不辅助，即引导员用手指轻轻扶住患儿身体的一部分，让他自己主动地去平衡和活动。

（六）训练程序

引导式教育不是一个运动程序，它把必要的生活技能作为一个习作进行训练。引导员对习作认真分析，把每项习作分解为很多单一动作，每次教给患儿一个动作，最后再把这些动作连在一起构成必要的生活技能。如脱袜子，需要练习以下动作：屈髋、上肢伸展、手指屈曲、手抓握松开、手眼协调、认识袜子。患儿学习这些动作，然后告诉他学习理由，让每次活动都具有目的性，并把所有动作融入日常生活当中。

（七）训练用具及使用方法

1. 椅子 用途很多，患儿站在椅背后用双手抓握椅背横木，能促进上肢肘关节伸展，也可练习抓握与松手，这时如果举起上肢可以学习站立，椅子的存在使患儿减少了害怕和恐惧，增加了安全感。当患儿能独自站立时给他玩具玩耍，以此转移注意力，增加站立的稳定性。要培养患儿立位的意识化，对站立尚不稳定的患儿，可训练抓握椅子的手瞬间离开或在头上方拍手，这时由于重心变化，患儿学会身体姿势的调整，使自己的身体处于紧张而不松弛的状态，也就学习了站立时的课程。两椅子之间可进行步行训练，椅子对患儿起到了保护作用。

2. 床 木条床是引导式教育中重要的促进工具，木条板容易抓握，可用于床上课程和坐位站起的课程，这样的床便于患儿学习上、下床，借助于握持竖条板的力量滑下或逐步上床。把床并列使用可完成在床上回旋的课程。在两床之间练习步行比两椅之间降低了难度，有利于患儿步行并逐渐撤去协助而向独走发展。在床上铺板子用于坐位或就餐、游戏课程的完成。如果在床头设计横杆，可供患儿在卧、坐、站立时抓握，可用于下蹲、站起的课程，也可用于就寝。

3. 木箱 应用各种高低不同的木箱，患儿坐位时脚下要放木箱，从床上滑下床时也要放木箱，其目的是使患儿有坐位姿势正确与否的意识、双足着地时正确姿势的意识。木箱可互相组合，起到调节高度作用，让患儿依次换坐，目的是完成下肢屈曲支持

笔记

体重、蹲位-坐位-蹲位的转化等课程。

4. 木棒、套圈等各种玩具　用于两手或单手抓握木棒抑制不自主运动，如两上肢瘫痪程度不一致的患儿，两手握棒使较好的一侧肢体带动较差的一侧肢体。在坐位课程中，两手握棒在桌上可训练前臂内、外旋转，调节手腕部位的各关节活动，可用于精细动作的课程。不随意运动型的患儿可以两手握棒练习步行。胶圈和塑料圈的功能与木棒非常相近，它使抓握的两手距离更加缩小。使用玩具能引起患儿注意力和兴趣，使患儿配合训练。

5. 轮椅及爬行辅助器具　用于移动中，如向餐厅移动、在户外移动等。

6. 矫形器与其他　用于矫正畸形。

7. 其他　除上述用具外，还可利用很多器具训练。如双耳杯能促进腕关节背屈抓握、双手抓握抑制不自主运动等。球有助于两手同时运动及腕关节背屈等。绳子、步行平行杠，在拉好绳子或步行平行杠内进行步行练习，能增强患儿安全感或保护患儿。

第七节　Vojta 疗法

一、概述

Vojta 疗法由捷克小儿神经学教授 Vaclav Vojta 创建。Vojta 疗法是通过对患儿身体一定部位的压迫刺激，诱导产生全身的、协调化的反射性移动运动，通过这种运动形式及其对全身肌肉的刺激作用来改善及促进运动障碍患儿的运动能力，又称为诱导疗法。该方法主要运用于小儿脑性瘫痪中运动功能障碍的患儿。

V. Vojta 教授对正常小儿进行了各种体位上的检查，根据正常小儿反应的规律创建了一套检查方法，称为 Vojta 姿势反射。治疗者可以通过检查 Vojta 姿势反射，早期发现小儿的异常情况。V. Vojta 教授经多年研究，总结出两种反射性的前进运动复合体，称为反射性移动，分别为反射性翻身和反射性腹爬。

目前有多种治疗运动障碍的疗法，Vojta 疗法作为其中之一，在早期发现、早期诊断、早期治疗方面有一定的作用。

二、反射性移动运动的原理

（一）概念

反射性移动运动（reflex-locomotion，RL）是通过压迫身体的一定部位（即诱发带）而产生的一种反射性的移动运动。

（二）分类

1. 反射性腹爬（reflex-kriechen，RK）　是在俯卧位上诱发的运动。

2. 反射性翻身（reflex-umdrechen，RU）　是在仰卧位和侧卧位上诱发的运动。

这些反射性的运动是在特定体位上，通过对特定诱发带的刺激，在整体运动中被反射性地诱发出来。人类在自发的运动中并不出现上述两种反射性运动所激发的肌肉活动。

（三）出发体位

在康复训练时，为了使运动障碍儿童的肌肉正常活动，治疗师必须保证在最稳

笔记

定的出发体位上进行康复训练。反射性腹爬的出发体位是俯卧位,反射性翻身的出发体位是仰卧位。在体位上诱发的反射性翻身及反射性腹爬的运动中,包含双足运动所必需的运动模式,也包含一些其他内容:如抓物、翻身、腹爬、四爬等动作中的肌肉活动。

(四)特点

1. 反射性移动是被诱发出来的运动模式,是一种相反性运动模式。

2. 反射性移动分为反射性翻身和反射性腹爬。

3. 反射性腹爬不能出现于自发运动中,但该运动模式可以在正常小儿的运动发育过程中见到。

4. 反射性移动具有移动运动的各种构成要素,可以通过诱发促进运动的构成要素的发育来治疗运动障碍。

5. 反射性移动包含双足运动中所必需的运动模式及相关的肌肉活动,这是治疗运动障碍的基础。

三、反射性移动的作用及适应证

(一)反射性移动在运动疗法中的作用

1. 促进原始反射消失。

2. 激活瘫痪肌肉。

3. 调节重心移动,促进肌肉收缩方向向支持点转移。

4. 反射性移动运动的出发体位使相关肌群处于向前伸展的状态,这有助于激活肌肉、抑制异常模式的发展。

5. 多个诱发带的刺激能产生时间、空间的积聚,加速肌肉激活速度。

6. 反射性移动运动模式可以形成正反馈机制,增进疗效。

7. 反射性移动运动模式能在中枢神经系统被活化、储存。

(二)反射性移动的适应证

1. 婴幼儿的运动障碍 婴幼儿发病早期应用反射性移动,对于运动障碍疗效明显。在1岁以前,婴幼儿的病理或代偿的运动模式尚未出现或即使出现也尚未稳定,易于出现反射性移动的运动,所以治疗效果较好。中枢性运动障碍的婴幼儿不能进行正常的运动发育,因此以异常的运动模式代替正常的运动动作。应用反射性的移动模式可以让患儿体验到正常运动模式。

2. 年长儿童的运动障碍 年长儿的运动障碍表现为固化、不协调、刻板、原始的运动模式,可以应用反射性移动。虽然患儿的运动模式已经固定,但通过反射性的移动运动模式能促进肌群分化,激活新的肌肉活动,出现自主运动。

四、Vojta 姿势反射

(一)Vojta 姿势反射的概念

Vojta 姿势反射指当婴儿的身体位置发生变化时,身体所采取的反应及目的动作。Vojta 姿势反射受到神经系统的控制,其中枢在中脑的红核、黑质及其周围的网状结构。大脑皮质、小脑及锥体外系可参与此反射的调节与控制,与中枢神经的其他部位起到相互协调与相互抑制的作用。

笔记

（二）拉起反射（traction reflex）

1. 出发姿势 小儿仰卧位，头正中位。

2. 诱发方法 检查者将拇指从小儿手掌的尺侧进入，其余四指握住小儿的腕关节，向上方牵拉小儿身体，使躯体与床面呈45°时观察头部、躯干及四肢的反应。

3. 正常反应

Ⅰ相（0~6周）：头、颈背屈，双下肢轻度外展、屈曲。

Ⅱa相（7周~3个月）：头、颈在躯干延长线上，双下肢稍向腹侧屈曲。

Ⅱb相（4~6个月）：头、颈前屈，下颌部可抵胸，下肢屈曲，大腿可抵腹。

Ⅲ相（7~9个月）：头前屈稍过脊柱延长线，躯干向上抬举，上肢屈曲，双膝移行于半伸展位。

Ⅳ相（9~12个月）：头、颈在躯干延长线上，小儿的上肢主动用力拉起自己身体，下肢外旋并伸展，足背屈，足跟着床，可支撑自己身体。

（三）俯卧位悬垂反射（Landau reflex）

1. 出发姿势 小儿悬空俯卧位。

2. 诱发方法 手掌托住小儿胸腹部，头居中，躯干保持水平位，观察头、颈、脊柱及四肢的反应。

3. 正常反应

Ⅰ相（0~6周）：头、颈、躯干、四肢呈屈曲。

Ⅱ相（7周~3个月）：颈部对称性伸展，颈部可达肩的高度，躯干、四肢轻度屈曲。

Ⅲ相（至6个月完成）：颈部对称性伸展，头部抬起。

（四）腋窝悬垂反射（axillare reflex）

1. 出发姿势 俯卧位，双足朝向检查者。

2. 诱发方法 两手握持小儿腋下的躯干侧壁，将小儿提至悬空，观察双下肢的反应。

3. 正常反应

Ⅰa相（0~3个月）：双下肢屈曲，半伸展。

Ⅰb相（4~7个月）：双下肢自动地向躯干牵拉。

Ⅱ相（从8个月开始）：双下肢半屈曲，半伸展。

（五）侧卧位悬垂反射（Vojta reflex）

1. 出发姿势 小儿俯卧位，足部朝向检查者。

2. 诱发方法 两手握住小儿的两胸腹侧壁，将小儿垂直提起，再倾斜至水平位，观察四肢的反应。

3. 正常反应

Ⅰ相（0~10周）：双上肢呈Moro样反应，手指张开。上侧下肢：髋、膝屈曲，足背屈、内旋、足趾张开。下侧下肢：髋、膝伸展，足背屈、足外旋，足趾屈曲。

第Ⅰ移行期（11~20周）：Moro样反应的上肢与下肢的屈曲结合，或者双上肢伸展与多种下肢姿势组合。

Ⅱ相（4、5~7个月）：四肢与躯干呈非强直性、对称性的屈曲，手张开。

第Ⅱ移行期（7、8~9个月）：双上肢轻度屈曲，两髋关节屈曲，膝关节伸展。

Ⅲ相（8、9个月~独立行走）：双侧上、下肢伸展，头超过水平线。

笔记

（六）Collis 水平反射（Collis horizontal reflex）

1. 出发姿势　小儿俯卧位或侧卧位。

2. 诱发方法　握住小儿一侧上、下肢并将小儿提起，观察自由侧上、下肢的反应。

3. 正常反应

Ⅰa 相（0~6 周）：上肢 Moro 样反应，下肢髋、膝、踝均屈曲。

Ⅰb 相（7 周~3 个月）：上、下肢呈屈曲状态，下肢有踢、蹬动作。

Ⅱ相（至 6 个月完成）：下肢逐渐变为伸展，前臂旋前，手指张开直至小指。

Ⅲ相（8、9 个月开始）：手与足均出现支撑，足的支撑开始时用足的外侧缘，后用全足支撑。

（七）倒位悬垂反射（Peier-Isbert 反射）

1. 出发姿势　小于 3 个月仰卧位，头部朝向检查者；大于 3 个月俯卧位，足部朝向检查者。

2. 诱发方法　双手握住小儿大腿，将小儿急速地倒位提起，然后使小儿面向检查者，在头下落的瞬间观察以下两个反应：①颈与背部的伸展状况；②上肢与体轴的角度。

3. 正常反应

Ⅰa 相（0~6 周）：上肢呈 Moro 样的拥抱动作。

Ⅰb 相（7 周~3 个月）：双上肢向侧方伸展，与躯干呈 90°，两手张开。头正中位，颈伸展，髋关节轻度屈曲。

Ⅱ相（4~6 个月）：上肢向头侧伸展，两手张开。躯干伸展至胸腰椎移行部，髋关节屈曲。

Ⅲ相（7~10 个月）：手张开，双上肢向头侧伸展，躯干伸展至骶椎移行部。

Ⅳ相（10~14 个月）：手主动去抓检查者的衣服，抬高身体似“下蹲状”。

（八）Collis 垂直反射（Collis vertical reflex）

1. 出发姿势　仰卧位，头向检查者。

2. 诱发方法　握住小儿一侧大腿，然后将小儿倒位提起，观察自由侧下肢的反应。

3. 正常反应

Ⅰ相（0~6 个月）：自由侧下肢的髋、膝、踝关节均屈曲。

Ⅱ相（从 6、7 个月开始）：自由侧下肢的髋关节屈曲，膝关节伸展。

五、反射性腹爬

（一）出发体位

反射性腹爬（RK）的出发体位是俯卧位，首先头居中且在脊柱的延长线上，两肩胛带与骨盆带保持水平位，然后按下述各项摆好每个部位的出发体位。

1. 头部向一侧旋转 30°，使后头部额结节着床，颈椎被动伸展。

2. 颜面侧上肢肩关节前屈 120°~135°，外展 30°，使肱骨内侧髁着床。肘关节屈曲 45°，腕关节的位置与肩关节、髋关节在同一直线上。前臂呈旋前位，手掌面着床。

3. 后头侧上肢肩关节内收、内旋，肩、肘关节均保持无活动位置，即完全伸展放于体侧，腕关节、手指关节自由位。

笔记

4. 颜面侧下肢髋关节屈曲 30°~40°,外展 60°,外旋约 40°,膝关节屈曲约 40°。踝关节在肩关节与髋关节的连线上。

5. 后头侧下肢与颜面侧下肢各关节屈曲角度相同,使股骨内上髁着床。

（二）诱发带的部位及刺激方向

诱发带分主诱发带和辅助诱发带,主诱发带分布于四肢,辅助诱发带分布于肩胛带与骨盆带上。主诱发带的刺激部位为骨膜,辅助诱发带是直接刺激肌肉的伸展,同时对骨膜的刺激相结合。对躯干上辅助诱发带的刺激是直接引起竖脊肌的反应。针对上述诱发带的刺激其实是对本体感受器的刺激。

操作时每一个诱发带的刺激方向都为三个向量,具体将在各个诱发带的刺激方向中叙述。

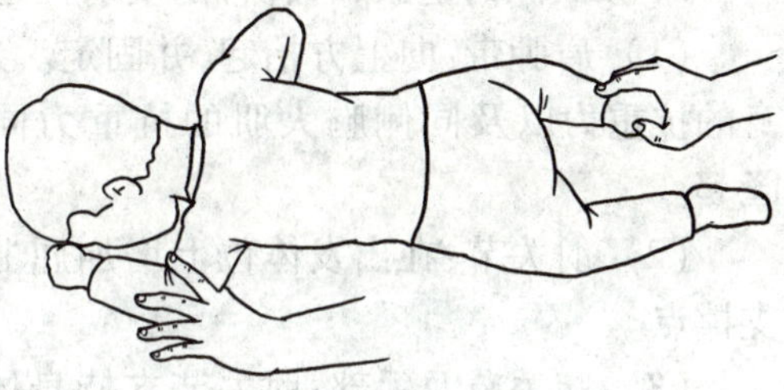
图 3-114　反射性腹爬主诱发带

1. 主诱发带

(1) 颜面侧上肢的诱发带

1) 部位:肱骨内上髁(图 3-114)。

2) 刺激方向:向背侧、尾侧、内侧(对躯干而言)方向压迫刺激,操作时以中指抵住肱骨内侧髁并向背侧顶压(背侧方向),以其余四指握住患儿肘部,将其上臂推向同侧肩关节方向。

(2) 后头侧上肢诱发带

1) 部位:桡骨茎突上方 1cm 处,或者桡骨远端。

2) 刺激方向:在上肢的纵轴上向背侧、外侧、头侧方向压迫刺激。

(3) 颜面侧下肢的诱发带

1) 部位:股骨内上髁。

2) 刺激方向:向背侧、内侧、头侧压迫刺激,即与髋关节内收的方向相对抗。

2. 辅助诱发带

(1) 头部的诱发带

1) 部位:后头侧的后头部和下颌部。

2) 刺激方向:与头向对侧回旋的力量相对抗。

(2) 躯干上的诱发带

1) 部位:后头侧肩胛骨下角处,竖脊肌的边缘。

2) 刺激方向:向腹侧及胸骨(内侧)方向,且向尾侧方向压迫刺激。当产生反射性运动在颜面侧上肢完全屈曲时,则向腹侧、内侧压迫,再向该侧的膝关节方向进行压迫刺激。

(3) 颜面侧肩胛带上诱发带

1) 部位:肩胛骨内侧缘下 1/3 处。

2) 刺激方向:①向外侧、头侧、腹侧压迫;②向支持点的肘部及腹侧方向压迫。

(4) 颜面侧骨盆带上的诱发带

1) 部位:髂前上棘。

2) 刺激方向:向背侧、尾侧、内侧按压刺激。

(5) 后头侧肩胛带上的诱发带

1）部位:肩峰的腹侧缘。

2）刺激方向:向背侧、内侧、尾侧压迫。

（6）后头侧骨盆带上的诱发带

1）部位:臀中肌筋膜的中 1/3 部位。

2）刺激方向:第 1、2 向量是向腹侧、尾侧方向按压刺激,第 3 向量的刺激方向依据颜面侧下肢运动形式的改变而改变。

（三）反射性运动

1. 颜面侧的上肢,肩胛带的反射性运动

（1）肩胛带:向上方抬起,并固定。这是因为颜面侧上肢的支持作用和肩胛带本身的抗重力以及同侧胸大肌的抗重力同时发挥作用而引起的,在局部为肩胛骨的隆起。

（2）肘关节:在出发体位上增加屈曲程度,同时有支撑动作,成为移动运动中的支撑点。

（3）腕关节及手部:肘关节支持身体,腕关节产生桡侧背屈,手指屈曲呈握拳状态,掌骨出现外展。

2. 后头侧上肢的反射性运动　①上臂与肩关节外展、外旋,并举向头侧;②肘关节前臂旋前;③腕关节桡侧背屈、掌骨外展。

3. 颜面侧下肢与骨盆的反射性运动

（1）颜面侧下肢由屈曲相移变为支持相:颜面侧下肢首先是屈曲相,其后由于诱发带的持续刺激,膝关节屈曲成支撑点。

（2）髋关节与骨盆的运动:髋关节出现屈曲,同时出现外旋、外展。其后骨盆被抬起,产生如下运动:①髋关节在矢状面上的伸展运动;②骨盆在额状面上向侧方运动,使之成为斜位;③骨盆在水平面上的回旋运动。

（3）踝关节与足的反射性运动:当颜面侧下肢在屈曲相上,踝关节呈最大跖屈位,足趾伸展,跖骨外展。当颜面侧下肢呈支持相,骨盆在大腿上抬起时,踝关节呈直角,距跟关节处于中间位。

4. 后头侧下肢与骨盆的反射性运动　①髋关节外旋、外展,骨盆抬起、伸展;②下肢伸展,由支持相移行为迈步相;③踝关节中间位,足外旋,足趾屈曲。

5. 头部的运动　由于颈部肌肉的运动,使头部从非对称的斜位向相反侧的斜位回旋,在回旋至正中位时,颈部出现伸展运动。

（四）操作方法

1. 反射性腹爬（RK）

（1）出发体位:与前述的出发体位相同。

（2）选择诱发带:常用以下三个诱发带:颜面侧肱骨内侧髁、后头侧跟骨、颜面侧肩胛骨内侧缘的下 1/3 处。

（3）操作方法:治疗师坐于患儿后头侧,用膝部顶住患儿后头部,用中指指腹顶住小儿颜面侧肱骨内侧髁,其余四指握住小儿肘部,将上臂推向同侧肩胛带。另一只手拇指压迫小儿颜面侧肩胛带内侧缘下 1/3 处,向头侧、腹侧、外侧进行压迫,另一治疗师对小儿后头侧足跟从外侧向床面及小儿身体内侧及头侧进行按压。

（4）观察反应:①颜面侧肩胛带与上肢的反应:肩胛带内收,肩胛骨向上方隆起,

笔记

肩胛带的局部肌肉收缩，肘关节出现以肱骨内侧髁为支持点的动作，颜面侧上肢在肘部为支点的状态下整体地做牵拉运动（图 3-115）；②颜面侧骨盆带与下肢：骨盆抬高，开始见下肢伸展-屈曲-伸展运动，其后维持膝关节的屈曲位，以股骨内上髁为中心点，起支持身体作用；③后头侧上、下肢：后头侧上肢向头侧牵拉，最后向头侧整体伸出，下肢由屈曲位开始，出现伸展。

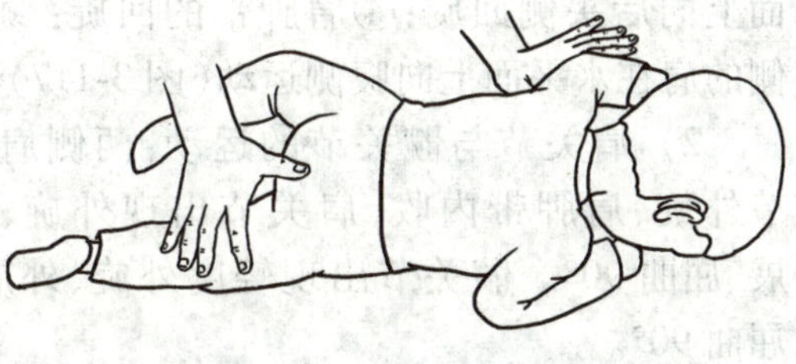
图 3-115　反射性腹爬

六、反射性翻身

（一）反射性翻身第 I 相（RU_1）

1. 出发体位　患儿仰卧位，头向一侧旋转 30°，非对称性紧张性颈反射存在的患儿呈颜面侧上、下肢伸展，后头侧上、下肢屈曲的肢位。而非对称性紧张性颈反射消失的患儿呈四肢对称的姿势，四肢放于床上。

2. 诱发带

（1）主诱发带

1）部位：从颜面侧乳头向下画一条与身体长轴平行的线，从横膈附着部画一水平线，两线交叉点即为主诱发带。也就是颜面侧的乳头下方二横指处。小婴儿可通过剑突画一条横线，再通过乳头画一竖线，两线交点处。更确切地说是在第 6 肋骨的高度上，即第 5 肋和第 6 肋之间或第 6 肋和第 7 肋之间(图 3-116)。

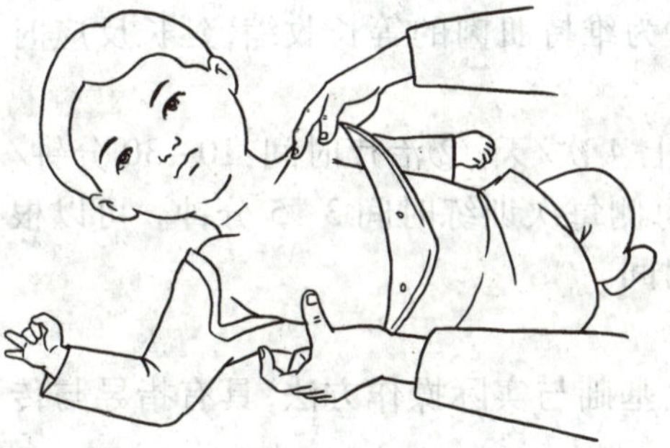
图 3-116　反射性翻身诱发带

2）刺激方向：向背侧、内侧、头侧方向压迫，即为斜向脊柱的方向。

（2）辅助诱发带

1）肩胛带的诱发带：①部位：后头侧肩峰；②刺激方向：向内侧、背侧、尾侧。

2）肩胛骨的诱发带：①部位：后头侧肩胛骨下角处；②刺激方向：向腹侧、内侧、头侧。

3）头部的诱发带：①部位：后头部；②刺激方向：与头部向正中位及后头侧旋转的方向对抗。

3. 反射性运动

（1）头部运动：对诱发带刺激后，使头部从出发体位回旋至正中位，头部、颈部可以保持在脊柱长轴的中间位上，最后，当骨盆至斜位时，头部向后头侧旋转约 30°。

（2）躯干的运动

1）躯干回旋运动：①骨盆伸展：身体的支持面移到胸、腰椎移行的部位，身体重心向头侧移动，骨盆成为活动点；②骨盆成斜位：骨盆完全伸展后，由于腰方肌和腹内斜肌的收缩，将颜面侧骨盆向头侧及身体内侧牵拉，使骨盆在额状面上成为斜位；③骨盆回旋：由于颜面侧腹内斜肌、腹横肌及后头侧腹外斜肌的共同收缩，使骨盆带在水平

笔记

面上向后头侧回旋；④肩胛带的回旋：颜面侧的肩在水平面上向腹侧运动（图 3-117）。

2）肩关节与髋关节的运动：两侧肩关节外旋、肩胛带内收，肩关节出现外旋、外展、屈曲 90°。髋关节出现轻度外旋、外展、屈曲 90°。

（3）下肢运动

1）在髋关节屈曲的同时，双膝关节屈曲成 90°，踝关节中立位，足趾也呈中间位。

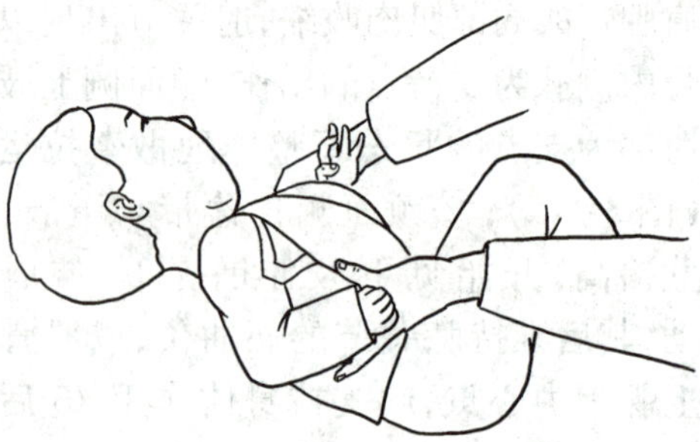

图 3-117 躯干回旋运动

2）当躯干发生回旋时，颜面侧和后头侧出现不同的运动形态。①颜面侧下肢：随着骨盆的回旋，进一步屈曲、内收。髋关节保持在中间位置，当躯干回旋至侧卧位时，下肢也不会向对侧落下。当身体转为俯卧位时，该侧出现膝的支撑动作。②后头侧下肢：躯干回旋运动中，出现髋关节的伸展、外旋，当身体回旋至侧卧位时，后头侧骨盆支持躯干的作用，此时膝关节伸展、踝关节背屈、足趾伸展。

（4）上肢的运动：在躯干回旋过程中，上肢呈现不同的运动模式。①颜面侧上肢：使上臂在回旋过程中及转至侧卧位时并不向胸壁落下，因此在转为俯卧位时，该侧上肢起支持身体的作用；②后头侧上肢：当躯干回旋，身体重心转移向后头侧肩时，后头侧肩胛带的内收肌成为伸张状态。

七、Vojta 法的操作原则、程序设定及注意事项

1. Vojta 法操作程序 ①正确摆放出发体位：为保持肌肉的前伸展状态，在刺激诱发带的过程中要维持出发体位不变。②选择正确的诱发带：为诱发出反射性运动，要按照规定的刺激方向准确地给予压迫刺激。③为维持肌肉的等长收缩，延长反应时间，要给予反射性运动以抵抗。

2. 治疗的次数与时间 ①治疗次数：原则上 4 次/天；②治疗时间：10～30 分钟/次；③反射性翻身运动与反射性腹爬运动均为每侧每次训练时间 3～5 分钟。可以根据患儿的适应情况、身体情况适当增加次数和时间。

3. 注意事项

（1）医生、康复治疗师需要 Vojta 法的理论基础与实际操作方法，具有指导与传授家长的能力。

（2）手法操作时，为保证正确选择诱发带和清楚地观察反应，患儿尽可能多地暴露肢体。

（3）患儿治疗前 1 小时，不要进食水和奶，治疗后及时补充水分。

（4）患儿重病、高热时应停止治疗。

（5）治疗时与治疗后短时间内不要洗浴。

（6）在实施 Vojta 法前，医生与康复治疗师要向患儿父母说明如下问题：①向患儿家长简单介绍 Vojta 法的原理、操作方法及注意事项等，解除由于治疗师对患儿的压迫与刺激造成患儿哭闹而导致家长的紧张情绪。②与其他疾病用药或手术一样，Vojta 法是治疗疾病的一种方法，需要取得家长的认可。③医生或治疗师要向家长说明治疗计划、治疗时间、治疗周期等，这样有助于获得家长的配合。

笔记

4. 治疗程序的相关问题 ①充分理解与领会移动运动的原理及反射性移动的特征；②熟练掌握反射性移动中，通过对诱发带的刺激应诱发出的各种反射性运动模式；③要从运动学的观点来观察、分析患儿的运动发育状态，以及移动运动中各要素的关系，不能单纯地只分析患儿是否会翻身、会爬等运动发育水平，同时要具体分析患儿的运动模式中，哪些是正常的，哪些是异常的。计划在应用 Vojta 法后，诱发哪些运动模式，通过应用哪一诱发带来达到预期的目的，等等。

第八节 感觉统合训练

感觉统合训练(sensory integration therapy，SIT)是一种改善大脑感觉加工能力的治疗方法。治疗人员基于感觉统合理论，为感觉统合失调的儿童组织有意义的治疗性活动，使其在获得所需要的感觉信息后做出适当反应。

一、概念

感觉统合(sensory integration，SI)是一个信息加工过程，是指大脑将环境中各种感觉器官传来的信息进行多次组织分析、综合处理、整合作用，作出适当的反应，使机体和谐有效地生活、学习。感觉统合是儿童发育的重要基础。只有经过感觉统合，神经系统的不同部分才能系统地进行整体工作，使个体顺利地与环境接触，使个体在外界环境的刺激中和谐有效地进行各种工作。感觉统合发育的关键期在 7 岁之前。

感觉统合失调(sensory integration dysfunction，SID)是指大脑不能有效组织处理从身体各种感觉器官传来的信息，导致机体不能和谐地运作，最终影响身心健康，出现一系列行为和功能障碍。所有感觉系统都可以发生感觉统合失调。

二、感觉统合层次

1. 感觉调节(sensory modulation) 是指大脑根据身体和环境需要，对所接受的感觉信息进行正确调节和组织，从而能以分级、恰当的行为方式作出适当的反应，即大脑将警觉的状态调整在理想的水平以应对日常生活的挑战。

2. 感觉辨别(sensory discrimination) 是指大脑利用前馈和反馈信息对所接受的感觉刺激的质和量进行分辨，以改变和调整运动计划，对外作出正确反应。正常的感觉辨别功能是身体构图充分发展的基础。触觉、本体觉、前庭觉系统的准确辨别，在姿势控制、双侧协调性和顺序性动作的发展中具有重要意义。

3. 感觉基础性运动(sensory-based praxis) 包括姿势性控制和动作运用，是指大脑对环境作出反应前进行的一系列动作计划、安排以及动作执行过程。动作运用需要三个步骤：动作概念的形成(知道要做什么)，动作计划(知道如何去做)，执行动作(将动作指令传达到身体的相应部位，完成动作)。

三、感觉统合失调

(一)病因

在孕育胎儿及儿童成长过程中，许多因素可能会导致出现感觉统合失调，主要有生物学因素、社会因素、教育因素和自然环境因素。

笔记

1. 生物学因素 一方面是由于家族遗传或者个体基因突变造成的;另一方面是生理、生化及代谢异常的原因。在孕妇妊娠期、分娩过程中及儿童生长过程中,多种因素可能导致儿童脑损伤或脑功能异常。而儿童自身的营养物质代谢失调、激素及递质代谢异常等也影响儿童的正常发育。此外,剖宫产、母亲大龄妊娠等因素也可引发儿童的感觉统合失调。

2. 社会因素 独生子女被溺爱;过度保护、抱得过多、缺少同伴玩耍;缺乏主动探索社会的机会;特殊家庭的子女缺乏良好的生活环境,容易被忽视、甚至被虐待。

3. 教育因素 目前,我国的家庭及学校教育存在一些不利于儿童发展的情况,可能导致儿童感觉统合失调、异常的心理及行为等问题。在家庭教育中缺乏爬行,缺少运动等可能导致感觉统合失调。学校教育中,学科设置、教师技能及学校资源方面的不足,均可能导致儿童感觉统合失调加重。

4. 自然环境 由于化学品、药物等的滥用造成从大环境到居家环境受到不同程度污染而影响儿童生长发育,也可能导致儿童感觉统合失调。

(二)分型

1. 感觉调节障碍(sensory modulation dysfunction, SMD) 分为3种情况:

(1) 感觉反应过激(sensory over-responsibility, SOR):又称感觉防御,是指机体对同一感觉刺激反应明显较正常人快速、强烈或持久,产生攻击或逃避刺激的行为。

(2) 感觉反应低下(sensory under-responsibility, SUR):即感觉迟钝,是指机体对同一感觉刺激的反应明显较正常人低下和缓慢,需要更大强度和更长时间的刺激行为才能发生反应。

(3) 感觉寻求(sensory seeking, SS):是指机体因不能满足感觉需要而不断地寻求更强或(和)更长时间的感觉体验,表现为自我刺激、爬上爬下、故意跌倒等。

2. 感觉辨别障碍(sensory discrimination disorder, SDD) 是因大脑不能正确诠释接收的感觉信息,或者处理信息时间过长,影响了机体对环境的反应。躯体感觉辨别障碍(触觉、本体觉、前庭觉)者无法完成分级、平滑、协调的运动。视、听觉辨别障碍者看不明、听不懂。

3. 感觉基础性运动障碍(sensory-based dyspraxia) 是指机体不能形成动作概念(缺乏活动动机),或者不能计划动作(想做而做不到),或者无法有效执行动作指令(适应性反应),包括姿势调节障碍和动作运用障碍两种类型。

四、治疗理论

美国加利福尼亚州立大学艾尔丝博士于1972年首次提出系统的感觉统合理论,目前该理论体系仍在演变发展中,一些学界资深人士正在大力倡导使用感觉处理障碍(sensory processing disorder, SPD)取代感觉统合失调,申请写入美国精神疾病分类系统(DMS-Ⅴ)中。

(一)理论假设

由于感觉统合无法被直接观察到,医生们通过观察行为缺陷及神经学的证据,假设感觉统合失调的存在与发生。它的假设理论有以下三个方面:

1. 大脑正确高效地加工和处理从感觉器官传入的信息,并依据此信息计划和组织自身行为,个体才能产生学习。

笔记

2. 大脑接收和加工处理感觉信息能力有缺陷，个体不能有效计划和组织自身行为，不能对外界作出适当反应，因而表现出行为、能力、日常生活、学习等方面的问题。

3. 大脑从个体有意义的活动中获得丰富感觉信息并进行正确加工处理，产生适当反应，借此提高感觉处理能力，促进个体学习和行为的发展。

（二）理论假设的依据

如同所有假设都有理论依据，感觉统合理论假设的依据与神经或行为基础相关。假设理论依据有如下 5 个方面：

1. 中枢神经系统具有可塑性　大脑的结构和功能具有终生可塑性，年龄越小，可塑性越强，尤其在 7 岁以前。感觉统合训练能促进大脑的改变是因为大脑具有可塑性。可塑性并非一定要有中枢神经系统结构上的变化。

2. 发育的连续性　儿童成长过程中每一阶段的行为表现，都为下一个阶段更高级的行为发育提供了基础，行为功能从低级向高级发展，感觉统合功能不断得以发育成熟。

3. 大脑的整体性及分工性　大脑是以整体、统一、系统性的方式来工作的。但是大脑的整体性依赖于感觉动作经验的不断获得和低级中枢的整合能力。大脑低级部分是高级部分的发育基础，大脑皮质的功能有赖于脑干提供充分的信息，大脑高低皮质之间是互动的关系。

4. 适应性反应　机体在接触外部环境后作出恰当的、以目标行为为导向的反应，从中学到新的经验。这种成功应对环境挑战的反应，即为适应性反应，有以下特点：个体主动参与下的自然、恰当的反应；反应带来成功的感觉；成功感对个体带来的正面影响促进儿童的全面发育。适应性反应有等级之分，最低级的反应是个体被动地接受刺激，最高级的反应是个体成功地应对各种环境的挑战。感觉统合是一种螺旋式过程。适应性的互动能力提升感觉统合，而适应性的互动能力也反映出感觉统合。

5. 内驱力　有感觉统合失调的孩子缺乏动机去主动参与、尝试新经验或接受新挑战，感觉统合治疗后所带来的进步是最先表现在个体对自己的能力更有信心，努力寻求自我实现或提升、成长的活动。

（三）感觉统合与皮亚杰的认知发育理论

感觉统合从低级到高级，从原始到成熟的逐步发展和演变的自然过程中，儿童各方面的能力也随之同步发展。根据感觉统合与儿童发育过程，可以分为四个阶段：

第一阶段，感觉通路的建立：个体具有正确接受、筛选、调整及封闭感觉刺激的功能。

第二阶段，感觉动作的发展：触觉、本体觉、前庭觉的整合，促进了身体形象感觉、双侧调节、动作计划和动作执行、肌张力、对地心引力的安全感、姿势控制、平衡等感觉动作的发展。皮亚杰指出："感知运动成熟与否，是以后智能学习成功与否的基础。缺乏这方面能力的孩子，即使能够用大脑做记忆性的学习，但在观察、组织、想象、推理等方面的功能，可能有应用上的困难"。

第三阶段，知觉动作技能的发展：三大主干感觉加上视觉或听觉信息的整合，对所见、所闻的事物赋予了意义，并将所获得的经验信息储存、累积于大脑，促进视感知、空间概念、手眼协调、有目的的精细活动、身体协调活动，以及听、说、模仿等知觉技能的发展。

第四阶段，认知学习的产生：所有感觉系统的信息整合形成了脑的整体功能，产生

笔记

了认知学习。视觉与听觉之间相互赋予意义，促进抽象思维和认知能力的发展。专注力和组织能力使个体可以接受入学教育。自尊、自制、自信的性格有利于个体建立良好的人际关系。

（四）感觉统合的过程

感觉统合是一个从感觉输入到行为输出、反复循环的信息加工过程。大脑在同一时间内接受来自身体及环境的多种感觉信息后（感觉输入），首先在脑干进行信息筛选、调整及封闭等处理（感觉调节），继之丘脑等边缘系统对所输入的感觉信息进行辨别（感觉分辨），大脑皮质进行行动的计划和安排、形成动作指令（动作运用），最后输出行为，完成指令（适应性反应）。大脑将接受到的新信息储存于记忆中，和以往经验信息进行比较，而行为输出中所产生的信息又会反馈给大脑，因此，大脑能正确地指挥身体做出合适的反应。感觉输入是大脑活动的原动力，行为输出是大脑接受感觉刺激作用的结果（图 3-118）。

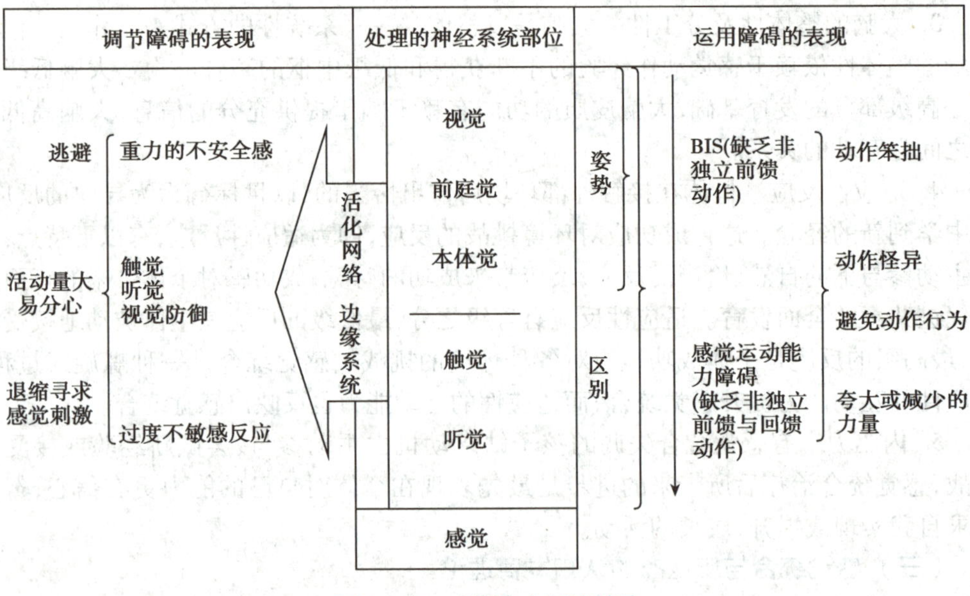

图 3-118　感觉统合理论基础

五、感觉统合系统

感觉统合包括触觉、本体觉、前庭觉、视觉、听觉、嗅觉、味觉等各种感觉的统合，其中触觉、本体觉、前庭觉三大感觉系统是生存所需要的最基本且最重要的三大主干感觉系统。

（一）感觉系统分类

1. 触觉系统　触觉感受器位于皮肤内。

（1）基本功能：防御性反应和辨别性反应是触觉的两大基本功能。防御性反应能保护自身免受伤害，本能地逃避刺激。辨别性反应有助于判断肢体位置及外部环境中物质的各种物理性质等，对动作运用能力的发展起重要作用。

（2）触觉失调类型：包括触觉反应过高、反应低下、触觉辨别障碍、动作运用障碍。

2. 本体觉系统　本体觉感受器位于肌肉、肌腱和关节内。

（1）基本功能：肌梭是本体觉的主要感受器。特别在受到有阻力的动作时会活化。本体觉系统能感知身体的位置、动作和力量，觉察身体，感知和辨别肌肉伸展或收缩时的张力，调节四肢活动的力度，控制关节位置、关节活动的方向和速度。另外，本体觉系统具有记忆能力，能增加运动反馈信息，调节大脑兴奋状态，平静情绪，增加安全感。前馈控制（中枢神经系统在动作发生之前产生的信息）也能提供本体觉。

（2）本体觉失调类型：包括本体觉防御（如扶站负重时，出现哭闹）、重力不安全感（前庭-本体觉失调）、本体觉反应低下、本体觉寻求、本体觉辨别障碍、动作运用障碍。

3. 前庭觉系统　前庭觉感受器位于内耳，包括三对互成直角的半规管，以及与之相通的球囊和椭圆囊（耳石），感觉头部位置变化。半规管是监测来自身体各个方向和姿势的快速或旋转运动，耳石负责监测慢速或直线运动。

（1）基本功能：前庭系统是个特殊的本体觉感受器，前庭系统提供头的方位信息，在潜意识中探测头部、身体、地心引力及周围的姿势和动作之间的关系，并在脑干部位统合各种系统的感觉信息，发挥多种神经系统功能，如调节眼球运动的活动，维持肌张力、姿势和平衡反应，分辨运动的方向和速度，建立重力安全感，稳定情绪，参与视觉-空间加工处理、听觉-语言加工处理等活动。

（2）前庭失调类型：包括前庭反应过高（前庭防御即重力不安全感、对运动厌恶反应）、前庭反应过低（前庭迟钝）；前庭分辨障碍；动作运用障碍。

4. 视觉系统　视觉感受器位于视网膜。

（1）基本功能：眼球基本运动技能（注意、注视、扫视、跟随、前庭-眼反射、调节与辐辏），视觉-动作整合（手眼协调、手部精细动作）、视觉分析技巧（图形分析、记忆、专注力等）、视觉-空间能力、帮助建立人际关系和沟通（如目光接触、情感表达等）。

（2）视觉障碍类型：包括视觉防御、视觉迟钝、视觉寻求、眼球运动技能障碍、视觉分辨障碍、大脑对视觉信息的解读障碍。

5. 听觉障碍　听觉感受器位于内耳的耳蜗。

（1）基本功能：包括分辨声音、记忆、对声音和语言的理解、空间定向、判断声源距离感等功能。

（2）听觉障碍类型：听觉反应过高、听觉反应低下、听觉寻求、听觉辨别障碍、听觉滤过能力障碍、听觉记忆能力障碍。

（二）临床表现

1. 感觉防御　在感觉调节障碍中最常见。对于光亮、无告知下的触摸、高频的噪音及某些视觉、嗅觉或味觉的过度反应，不愿意触碰特定的某种材料（如粗布料的衣服），相反对于某些材料（如柔软的衣服）特别喜欢；挑食；不喜欢被拥抱；喜欢自己玩；不喜欢洗澡、不爱剪指甲、洗脸等；不喜欢手工课。伴随感觉防御会有很多行为和情绪的反应，多表现为恐慌、逃走、打架、抵抗等。

2. 重力不安全感　指害怕地心引力所造成的感觉，对于速度（无论快慢）和头部与垂直角度有偏差的动作都会产生恐惧。临床上，有重力不安全感的患儿对要做出新的身体姿势或是头部动作都相当排斥，尤其是脚不能和地面接触的活动，例如简单的上下车、上下斜坡及上下楼梯等动作非常缓慢，依赖扶手，多伴有恐高。

3. 对运动厌恶反应　前庭觉处理障碍导致无法忍受的厌恶反应。对运动的厌恶造

笔记

成交感神经功能低下及副交感神经激活的现象。表现为：眩晕（自己在动的感觉）、冒冷汗、脸色苍白、恶心，逃避旋转运动或旋转运动后烦躁感增加也是一种轻度的厌恶反应。

4. 感觉反应不足　表现为懒惰或缺乏动机，注意力不集中，易跌倒。经常碰撞受伤，拿东西时容易失手掉落；参加活动时笨手笨脚，经常不能参与到跳绳、踢球或抛接球的游戏。有些患者是在反应不足及感觉防御之间快速转换，难以维持在理想的警醒状态及做出适当的反应。

5. 感觉辨别障碍　患儿在身体形象辨别上存在一定难度，不能迅速准确感知、指认身体各部位，动作感知困难，动作方向、力度、幅度、速度控制不好，经常与身边的物品相碰，上下楼梯困难，不能跨越障碍，不分左右，写字比例失调，字体间距、大小不一等。

6. 姿势控制障碍　前庭觉和本体觉障碍导致姿势控制问题。代表性的表现有：伸展肌群肌张力低、姿势不稳、平衡反应不足、不能维持趴的姿势、颈部屈肌张力低等。

7. 动作运用障碍　读写异常、数字排列异常、身体动作幅度大、执笔忽轻忽重，书写困难、容易折断铅笔、字迹浓淡不均，不会抛接球、不会跳格子、不会踢球及拍球等。

六、感觉统合评估

目前，用于儿童感觉统合失调的成熟专业评估工具有多种，但主要分为两类：一类是间接评估，多采用各种问卷评估，问卷是由亲人来填写的；另一类是直接评估，借助于专门的设备或有关正常儿童发展情况进行直接检查和测评。

（一）间接评估

目前较常用的主要有两类量表：儿童感觉统合发展评定量表和婴幼儿感觉能力测试量表。

1. 儿童感觉统合能力发展评定量表　当前，我国使用的中文版“儿童感觉统合能力发展评定量表”是在艾尔丝多个量表的基础上结合中国文化编制完成，由父母填写，按“从不、很少、有时候、常常、总是如此”5 级评分，“从不”为最高分，“总是如此”为最低分。量表由 58 个问题组成，分为前庭失衡、触觉功能不良、本体感觉失调、学习能力发展不足、大年龄儿童问题共 5 项。适用于 3~12 岁。通过量表评估，各项原始分算出后，根据儿童的年龄查表，得出标准的 T 分，低于 40 分说明感觉统合失调；30~40 分为轻度感觉统合失调；20~30 分为中度感觉统合失调；低于 20 分为重度感觉统合失调，可以准确判断孩子有无感觉统合失调及失调的程度和类型，并根据评估结果制订感觉统合训练方案。

2. 婴幼儿感觉能力测试量表　婴幼儿感觉统合功能测试量表（the test of sensory function in infants，TSFI），1989 年出版，设计者为 De Gangi，适用于 4~18 个月婴幼儿，有较好的信度和效度，但个别项目与评估经验关系较大。

（二）直接评估

直接评估的量表主要包括：感觉统合与运用能力测验、知觉-动作测验、感觉统合失调临床评估、视觉-动作统合发展测验以及前庭及小脑功能平衡等，这里主要讲述感觉统合与运用能力测验。

感觉统合与运用能力测验（sensory integration and praxis tests，SIPT）：SIPT 是一个用来评估某些感觉统合最广泛且具统计意义的测验，尤其是运用能力和触觉辨别。SIPT 是针对 4~8 岁伴随轻度至中度学习障碍或动作障碍的儿童设计。分为四个部

笔记

分:第一部分为形状空间知觉和视觉动作协调和构建性,分为 5 个分项目;第二部分为触觉辨别,分为 4 个分项目;第三部分为运用能力,分为 5 个分项目;第四部分为前庭觉和本体觉处理,分为 3 个分项目。通过测试得到标准分,将儿童的原始分输入电脑,电脑进行数据分析。

七、感觉统合治疗技术

(一)治疗原则

1. 以儿童为中心的原则　治疗师必须清楚活动目标,重点是提供适当的感觉刺激并控制感觉输入的量,给儿童做出适当反应的时间和机会,及时表扬;要依儿童的反应调整活动,尊重儿童,而非指导儿童如何做出反应;协助儿童建立自然的情绪以及自信心,用耐心培养儿童兴趣。

2. 针对性原则　治疗师通过详细评估确切掌握儿童的感觉统合问题、各方面发育水平、日常生活能力及学习能力,根据儿童的问题和能力,有的放矢地组织治疗性活动;感觉统合治疗器具要能提供多样性的刺激,能组合出不同的活动或在一个活动中提供多种刺激。

3. 成功、快乐的原则　活动的内容、时间、频度及难度必须能激发儿童兴趣,促使儿童自己主动尝试各种活动,让儿童成功地作出适应性的反应,享受成功带来的快乐,促进儿童发展。

4. 全面性治疗原则　动态与静态、粗大与精细活动互相搭配,既保存适当体力,又能接受全面刺激,使儿童的大脑组织获得丰富的感觉刺激信息,从而做出适合环境的反应。

(二)治疗流程

1. 分析感觉统合问题　逐项描述所存在的感觉统合问题,确定感觉统合失调的类型,理顺感觉统合失调与行为表现之间的关系。

2. 制订治疗计划　是感觉统合治疗实施的核心部分,直接关系到治疗效果。需根据评估结果制订治疗计划,根据治疗情况调整治疗计划。

(1) 制订原则

1) 个性化原则:从现实角度出发,根据每个儿童的功能水平、存在问题,制订有针对性的治疗计划。高估或低估儿童的功能水平,都将影响治疗效果。

2) 循序渐进原则:从小运动量、比较容易引起儿童兴趣的项目开始,逐渐增大运动量,提高动作难度。

3) 由量变到质变原则:要保证每次治疗时间、治疗频率及治疗周期,并按要求完成每次的治疗项目。

(2) 确定治疗策略:解决哪个感觉统合层面的问题(包括感觉调节层面、感觉分辨层面和动作运用层面)、运用哪个感觉刺激、设计哪些治疗性活动等,必须在实施治疗前做出决策。

(3) 治疗计划内容

1) 确定治疗目标:如减轻感觉防御、减少自我刺激、改善姿势控制和身体认知等,最终改善自理、学习、社交、游戏等功能。

2) 制订治疗方案:根据治疗目标确定具体的治疗方案,包括治疗目的、活动内

笔记

容、治疗时间、治疗频度和注意事项等。

（三）治疗效果评估

一般在进行 3 个月的治疗后，需进行再次评估，以了解治疗效果，提出下一步的治疗意见，及时调整治疗方案。

（四）感觉统合治疗器具

感觉统合治疗的各种器具都是经过特别设计的，感觉统合有效的实施必须依靠这些辅助器具（表 3-13）。

表 3-13　常用感觉统合治疗器具的作用与使用方法

器具	作用	感觉输入	使用方法
滑行类器具 滑板 滑梯	强化前庭系统；促进双侧统合，促进保护性伸展反应成熟；强化身体形象，利于注意力集中	前庭觉 本体觉 触觉 视觉	以卧、坐等姿势在滑板上进行各类活动（图 3-119），如：静态飞机、青蛙蹬、乌龟爬行（仰卧）、滑板投球、单（双）人牵引滑行、滑板过河、滑板水平推球等；俯卧（坐姿）滑滑梯。熟练后可配合推球、取（扔）物活动等
悬吊类器具 圆筒吊缆 横抱筒吊缆 方板秋千 船样秋千 游泳圈吊缆 网缆	提高前庭系统功能；纠正触觉防御；提高手眼协调和注意力；矫正重力平衡感，强化身体形象，促进身体协调；改善运动计划、平衡反应、视觉运动协调	前庭觉 本体觉 触觉 视觉	各种不同的姿势如俯卧、坐、站等在器材上训练（图 3-120），并结合手眼协调训练
触觉类器具 触觉步道 触觉球	提供丰富的触觉刺激，减轻触觉防御，提高触觉分辨能力，稳定情绪	触觉	赤足在触觉步道上行走（图 3-121）；触摸及感受触觉球；熟练后可配合取物、扔球、取物-扔球活动，或与其他器具联合使用
平衡类器具 平衡台 独脚椅 旋转浴盆 晃动平衡木	提高前庭觉功能，控制重力感，发展平衡能力；强化身体形象；提高视觉空间、眼动控制及视觉运动协调能力；建立身体协调及双侧统合，增强腰腹肌及下肢肌力	前庭觉 本体觉 触觉 视觉	静坐或跪立于摇晃平台上、双人扶持摇晃平衡台、站立摇晃平衡台（图 3-122）、俯卧位或仰卧位摇晃平衡台、匍匐摇晃平衡台、被动站立摇晃平衡台、平衡台上蹲起；坐独脚椅、独脚椅踢腿运动；俯卧、坐、蹲、站旋转浴盆
滚动类器具 彩虹筒	提高姿势控制及平衡能力；强化运动计划能力；促进身体协调，强化身体形象概念	前庭感觉 触觉 本体感觉	俯卧彩虹筒、桶内滚动
弹跳类器具 蹦床 羊角球 袋鼠跳袋	抑制感觉防御；矫治重力不安全感和运动计划不足；发展下肢力量及上下肢协调；锻炼跳跃能力、强化姿势控制和身体双侧统合；稳定情绪	前庭觉 触觉 本体觉	蹦床上双脚并拢跳，跳起时小腿后屈，足跟踢至臀部；双手抱球跳跃、与治疗师抛接球、投球入篮、打击目标等。坐在羊角球上双手紧握把手，身体自然屈曲，双脚蹬地，向前跳；站在袋中，双手提起袋边，双脚同时向前跳

笔记

续表

器具	作用	感觉输入	使用方法
重力类器具 重力背心 弹力背心 重力被	强化本体觉及触觉；稳定情绪；提高注意力	本体觉 前庭觉 触觉	每次 20 分钟左右，间隔两小时可重复使用
球类器材 大龙球 皮球	增强身体与地心引力之间的协调；提高运动计划能力；提高注视能力、手眼协调能力，强化身体形象；提高对移动物体的控制和运用能力	前庭觉 触觉 本体觉	仰（俯）卧大笼球；坐上大笼球；大笼球滚、压；俯卧大笼球抓物；趴地推球；对墙壁打球

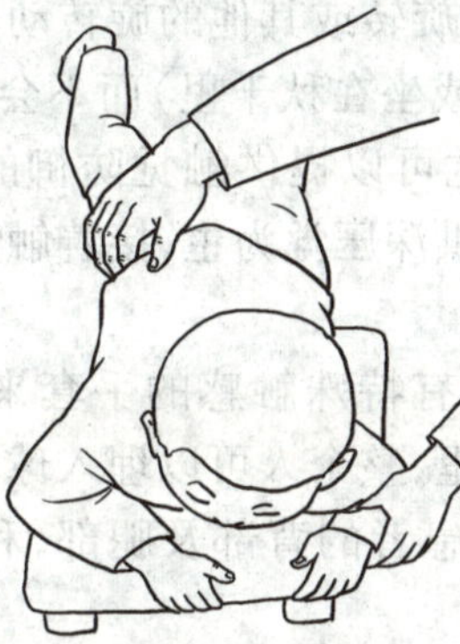

图 3-119　滑板车

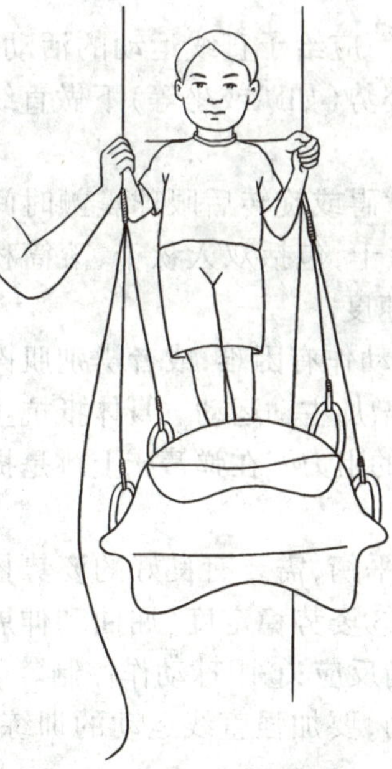

图 3-120　船样秋千

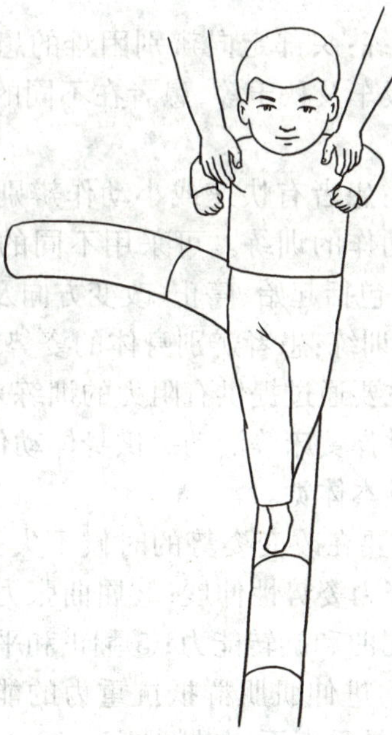

图 3-121　触觉步道

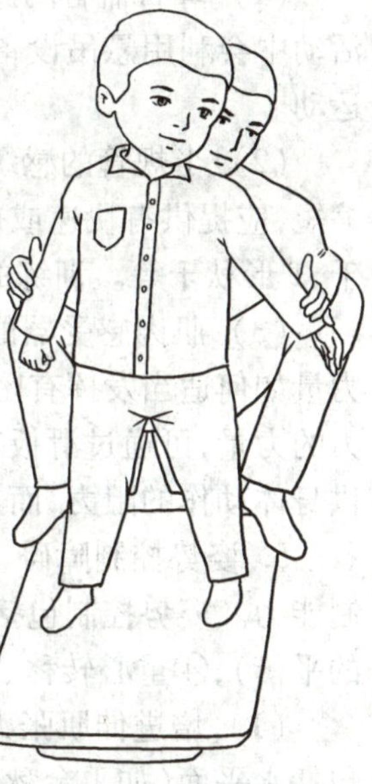

图 3-122　平衡台

（五）感觉统合的治疗

在感觉统合治疗中，一定要留心观察患者的反应。不同的感觉刺激会带来什么反应，因此只要目标明确，我们能依据感觉统合的理论知识设计出许多活动。

1. 重力不安全感　针对重力不安全感的训练，以加强本体感觉及直线前庭觉为主。在训练中要发展出身体概念和动作姿势相关的感觉辨别。

训练方法：让患儿走上或走下斜坡，在跳床、垫子、治疗球上加强前庭觉和本体觉。若患者不能弹跳，可以在医生的辅助下进行。对于刚开始治疗的患者，尽量提供一个可以稳定坐着的内胎或者能脚着地的秋千开始训练。应选择平台秋千或滚筒秋千，这样仅提供直线移动，可以避免患者害怕的旋转动作的发生。

2. 对运动的厌恶反应　提供直线运动（前庭觉）和有阻力的主动运动（本体觉）能降低厌恶反应。上述提高治疗重力不安全感的训练方法也能应用到运动厌恶反应上。治疗目标不是帮助患者能够忍受旋转或其他的旋转动作，而是协助患者忍受平常的动作经验（例如：弯腰系鞋带、坐车或坐在秋千里）而不会感到恶心或眩晕。

3. 触觉防御　深感觉及本体感觉可以提供触觉防御的治疗，也可以治疗其他感觉防御。下面列出一些活动，首先提供深压觉为主，接着触觉和本体感觉，最后给予本体觉训练。

常用的训练方法：①宽的刷子或有特殊触感的手套来刷或摩擦大面积的皮肤；②肢体周围缠绕绷带；③在海洋球池里，整个人可以埋入球堆里；④让患者躺在大枕头或垫子里面；⑤用大笼球稳稳地滚过患者的背部及腿部，和患者一起用力互推大球；⑥穿重力背心、背包或帽子。

4. 感觉辨别障碍　感觉辨别首先形成身体概念，然后形成运动能力。感觉辨别障碍会导致触觉、身体位置的空间或时间及动作的障碍。下面讲述前庭觉和本体觉区辨别障碍的治疗方法。

（1）耳石器官的感统训练：头部定向辨别困难的患者，应给予直线运动的活动。活动中会利用悬吊设备、滑板车及秋千等，患者在不同的姿势（如趴或坐等）下做直线运动。

（2）半规管的感统训练：患者有快速或小动作辨别障碍或旋转后眼球震颤时间缩短，应提供有快速或旋转动作的训练。可采用不同的秋千，包括双人秋千、滚筒秋千、T形秋千等。训练的内容包括起始、停止、改变方向及速度。

（3）肌肉感受器的感统训练：患者辨别身体的姿势或动作有困难，或者辨别肌肉力量如何适当发挥有困难，主要通过提供有阻力的训练来增加主动运动。身体抵抗重力的力量，可通过滑板车或跳弹簧床等活动提供身体动作的阻力。在弹簧床上跳是提供身体动作的阻力，而且提供本体觉。

5. 姿势控制障碍　患者要在改变姿势的时候不失去平衡，需要有良好的姿势控制能力。姿势控制包括：①张力姿势性伸展；②屈曲张力；③姿势稳定度（屈曲和伸展的平衡）；④重心转移、侧旁屈曲和旋转能力；⑤翻正和平衡反应；⑥眼球动作控制。

（1）增进伸肌张力：要增进伸肌肌群抵抗重力的能力，要加强直线运动的训练，包括水平面（如平台秋千）或是垂直面（如跳跳床）。

（2）增进屈曲张力：先给予头和上躯干屈曲的训练，同时使用前庭和本体刺激来促进颈部屈肌抗重力的能力，在这些活动中，连锁反应会使其他部位也呈现抵抗重力

笔记

的屈曲姿势。同样只是刺激下肢和下躯干屈曲的活动也会诱发屈曲姿势。

（3）联合屈曲和伸展：①增进外侧屈曲和旋转能力：在增进姿势性屈曲和伸展时会使用对称性动作的活动；②训练的活动：在中空的滚桶中滚动；坐在双秋千上或者网状秋千中，在晃动中伸手捡取软垫上的沙包，坐起，再将沙包丢向特定的目标活动。

（4）平衡屈曲和伸展：增进交替性动作，在屈曲和伸展的能力增加之后，再增加屈曲和伸展的交替性动作。标准的姿势是头部屈曲，而手臂、躯干和下肢则是相对伸展。但在训练中很难实现理想的训练，因此要适当调整训练难度以达到训练目的。

（5）增进翻正和平衡反应：平衡反应障碍时，可以利用不同的姿势（如趴、坐、站、跪等），结合移动性设备的互动或是伸手取物的互动活动。

（6）增进眼球动作控制：有感觉障碍的患者常无法分开进行头部和眼球的动作，这就导致患儿在接受视觉刺激时经常是转头而不是转动眼球。根据感觉统合原理，使用由视觉刺激来控制眼球动作的活动（如平稳追视以及快速定位），让头和眼部的动作可以分开进行（如朝一个不停移动的物体丢沙包）。

6. 动作运用障碍　改善运用能力，需要先从处理动作概念构成方面开始。

（1）发展动作概念构成：患儿因为不知道怎么去操作物品，有概念构成不良问题，这样可能没办法自我引导或自我开始动作。患者更没法察觉到“可能性”。通过认知的方法来帮助儿童增加操作物品的能力，通过活动来增加概念。治疗者提供足够暗示让患者整合自己的想法。如：“你想想看有几种方法可以荡秋千”的方式引导儿童思考新的想法。儿童越能整理新概念，就越能规划未来的计划。

（2）发展出协调性地使用身体两侧：即可以一手为主一手为辅，配合身体姿势在任何空间下操作物品。许多需要两侧协调的活动也需要具备动作计划及预计动作顺序的能力。儿童先发展分离的两侧动作，然后再发展顺序性的两侧运动。在顺序动作里面，对称动作比交替动作容易。

（3）跨身体中线：跨身体中线是身体活动重要的部分，经常伴随着重心的转移和躯干旋转。例如从身体一侧捡起物品，然后用成熟的姿势丢出或踢出。

（4）计划性动作顺序：实际上，所有感觉统合运用缺失的患者都有设计以及产生计划性动作顺序困难的情形。患者无法设计有效的起始动作来应对环境的改变。患者只有先控制好自己的动作，才有办法跟外界环境互动。例如可以通过接球、踢球、骑脚踏车绕障碍、跳绳及穿过拥挤的人群进行训练。

（5）增进顺序性的活动：在感统理论中提到的“顺序性”是指预测动作顺序。典型的障碍物课程会着重在需要顺畅地处理不同预测动作顺序间转移的困难。例如：从一个高起的地方开始玩小泰山秋千，跳下来穿过正在移动的内胎秋千到地垫上，侧身捡沙包，转身把沙包丢在正在转动的内胎秋千里，通过塑料锥形杯围城的迷宫跑回高起的地方，抓住小泰山秋千，重复开始新的活动。

（6）增进本体觉运用能力：因动作运用能力障碍的患者经常有本体觉处理不良的情形，治疗者应用抗阻力的动作增进身体概念。针对有肢体运用能力障碍的患者，训练的重点是全身性的活动，如用滑板车从斜坡上下来，然后撞倒积木建成的塔、双手双脚紧抱住滚筒秋千或跳进球池再爬出来，都会有帮助。

有动作运用能力障碍的患者通常也对整合一个动作计划有困难。治疗者用至少两种方式帮助患者整合技巧。首先，治疗者在设计新的活动当中，需要的动作和先前

笔记

活动有相似的地方。其次，治疗者要找出目前可以提供的活动，和患者需要精通或生活必需的活动中找到相似点。例如，患者坐秋千用脚和身体推进动作，和患儿坐在游乐场秋千的推进动作是相似的。

学习小结

1. 学习内容

神经生理及相关疗法

Bobath技术	Bobath技术的基本概念、在成人脑卒中及儿童脑瘫的应用
Brunnstrom技术	Brunnstrom技术在中枢神经系统损伤后评定以及在康复治疗中的运用
本体感觉神经肌肉促进技术	本体感觉神经肌肉促进技术的基本概念、治疗原理、基本手法、操作方法等
Rood技术	Rood技术的基础理论、诱发刺激、抑制刺激的手段,在治疗中的应用
运动再学习疗法	运动再学习疗法的原则和原理、方案
引导式教育	引导式教育的基本概念、基本原则、儿童的基本动作模式、临床应用、实施方法等
Vojta疗法	反射性移动的原理、作用和适应证、Vojta疗法的操作原则;熟悉Vojta姿势反射、反射性腹爬、反射性翻身
感觉统合训练	感觉统合发生的病因及感觉统合的治疗理论,熟悉感觉统合的概念、评定方法、康复治疗技术;掌握感觉统合的不同层次、分型、临床表现

2. 学习方法　结合实践操作，重点掌握 Bobath 技术、Brunnstrom 技术、本体感觉神经肌肉促进技术、Rood 技术、运动再学习疗法、引导式教育、Vojta 疗法、感觉统合训练等各项康复技术的基本概念、治疗作用、临床应用及操作程序相关知识。

（董赟、张国忠、杨晓莲、任亚锋、张春艳）

复习思考题

1. 简述 Bobath 疗法应用在脑卒中各个时期的方法。
2. 简述 Bobath 疗法治疗各型脑瘫的具体方法。
3. 简述 Brunnstrom 六阶段理论。
4. 什么是联合反应？
5. 什么是共同运动？
6. 简述本体感觉神经肌肉促进技术的基本概念。
7. 简述本体感觉神经肌肉促进技术的治疗原理。
8. 简述本体感觉神经肌肉促进技术的基本手法。

9. Rood 技术的治疗原则是什么？
10. 脑卒中患者步行时易出现的常见问题及代偿方法是什么？
11. 如何引发脑卒中患者上肢前伸肌群的活动和运动控制？
12. 引导式教育的康复目标是什么？
13. 引导式教育的治疗原则是什么？
14. 儿童的基本运动模式是什么？
15. 简述反射性腹爬的出发体位。
16. 简述反射性腹爬的操作方法。
17. 简述反射性翻身的主诱发带。
18. 简述感觉统合的层次。
19. 简述感觉统合的分型。
20. 简述感觉统合不同分型的临床表现。

笔记

第四章

物理因子疗法

学习目的

通过学习各种物理因子疗法（包括电疗法、光疗法、超声波疗法、传导热疗法、压力疗法、磁疗法、水疗法、冷疗法与冷冻疗法、生物反馈疗法、牵引疗法）的概念、物理特性、生理作用、治疗作用和临床应用等相关知识，为物理因子疗法在临床各种疾病中的应用提供治疗方法，并奠定相应的理论基础。

学习要点

电疗法、光疗法、超声波疗法、传导热疗法、压力疗法、磁疗法、水疗法、冷疗法与冷冻疗法、生物反馈疗法、牵引疗法的概念、治疗作用、适应证、禁忌证、操作方法及临床应用。

第一节 电 疗 法

一、直流电

（一）概述

直流电是电流方向不随时间变化的电流。直流电又分为电流强度恒定的平稳直流电、电流强度变化不规则的不规则直流电、方向不变而电流强度呈周期性规律改变的脉动直流电，以及通过周期性通电和断电可获得的断续直流电。应用直流电作用于机体以达到治疗疾病的方法称为直流电疗法（galvanization direct current therapy）。直流电疗法是应用低电压（30~80V）、小强度（小于 50mA）的平稳直流电作用于人体特定部位来治疗疾病的方法。这是应用最早的电疗之一，单独应用直流电治疗疾病已日渐减少。但近年来，由于发现直流电对静脉血栓、肿瘤、骨折愈合、陈旧性缺血性溃疡等疾病有明确疗效，这种疗法又重新引起了人们的重视。借助直流电将药物离子导入人体以治疗疾病的方法称为直流电药物离子导入疗法，或称直流电离子导入疗法、电离子导入疗法（iontophoresis）。

1. 直流电的生物学作用

（1）直流电对人体产生生物理化作用的基础：凡在水溶液中能够电离和导电的物质称为电解质，而在水溶液中不能够电离和导电的物质称为非电解质。含水分越多的组织，其导电性越好。人体体液是组织细胞进行各种代谢和功能活动的内在环境，体液中含有各种电解质。体液中的阳离子主要有 K^{+}、Na^{+}、Ca^{2+}、Mg^{2+} 等，而阴离子有

笔记

Cl^-、HCO_3^-、HPO_4^{2-}、SO_4^{2-}、有机酸离子和蛋白质等。它们对维持细胞内外液的容量和渗透压、酸碱平衡、神经肌肉兴奋性等具有重要作用。所以人体体液是电解质溶液，人体组织是电解质导体，能够导电。人体组织根据导电性质的不同可分为优良导体、良导体、不良导体、绝缘体（人体不同组织的导电性质参见表4-1）。直流电治疗时，两电极间存在着稳定不变的电势差，人体组织内各种离子向一定方向移动而形成电流。由于离子移动并引起体液中离子浓度对比的变化是直流电生物理化作用的基础。

表4-1　不同人体组织的导电性质

优良导体	脑脊液、血液、淋巴液、组织液
良导体	肌肉、肝脏、脑、肾
不良导体	结缔组织、干燥的皮肤、脂肪、骨等
绝缘体	头发、指甲

（2）电解及电解产物：电解质溶液导电时，溶液中离子发生迁移，在电极表面发生化学反应的过程，称为电解。电解质溶解在水中时，一部分解离成阳离子和阴离子，离子被一层水分子所包围，称为离子的水化。直流电通过电解质溶液时，阳离子移向阴极并在阴极上获得电子而还原成为原子或原子团，电子从外电路进入溶液；阴离子移向阳极并在阳极上放出电子而氧化为原子或原子团，电子离开溶液流入外电路。在电极上产生的这些原子或原子团，或者它们同溶剂进一步发生化学变化而产生的新物质，叫做电解产物。

现以NaCl溶液为例说明电解过程：

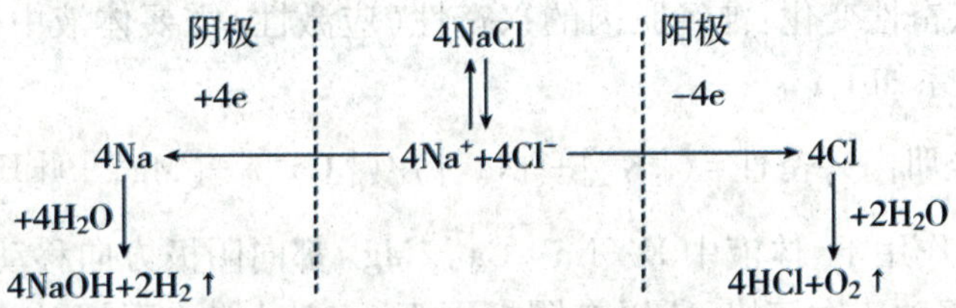

氯化钠溶液中，受水化作用自动解离成钠离子和氯离子。通电时，钠离子向阴极移动，从阴极上得到电子成为钠原子；氯离子向阳极移动，并在阳极上放出电子而变成氯原子。钠原子和氯原子同水发生化学反应，分别生成氢氧化钠和盐酸，并放出氢气和氧气，所以在阴极处产生碱性电解产物，而阳极产生酸性电解产物。

（3）电泳与电渗：这是胶体分散体系在直流电作用下同时出现的两种现象。蛋白质为两性电解质，在碱性溶液中，蛋白质的羧基解离出氢离子而带负电荷呈酸性；在酸性溶液中，蛋白质的氨基结合氢离子而带正电荷呈碱性。人体内血液、淋巴和脑脊液等体液，在正常情况下为弱碱性，因而蛋白表面带负电荷。正电荷离子被蛋白表面负电荷吸引而分布在蛋白周围，形成一种独特的电荷分布；蛋白表面负电荷和这些负电荷所吸引的少数正电荷构成吸附层，吸附层周围的正电荷构成扩散层。

直流电通过人体时，蛋白粒子及其吸附层向阳极移动，称为电泳；扩散层正离子连同其水化膜向阴极移动称为电渗。由于蛋白胶体的移动影响了蛋白的分布和密度，同时，由于电渗，使一极下的水分相对增多，而另一极则相对脱水，这些将对生理活动产

笔记

生影响。在达到某种酸碱度时,蛋白质分子羟基释放的 H^+ 相当于 NH_2^- 所释放的 H^+,即形成蛋白质($COOH^-/NH_3^+$),此时蛋白质正电荷(NH_3^+)和负电荷($COOH^-$)的数量相等,称为等电状态。而使蛋白质处于等电状态的那种酸碱度即为该蛋白质的等电点。在人体,由于人体体液 pH 偏碱性,故等电点偏酸。

(4) 酸碱度改变:在直流电作用下,金属离子 Na^+、K^+、Ca^{2+}、Mg^{2+} 等向阴极移动,而许多酸根和有机酸向阳极移动;同时由于阴极下产生碱性电解产物而阳极下产生酸性电解产物,所以在阴极下碱性升高,而阳极呈酸性。两极下的酸碱电解产物蓄积到很高浓度时,必须注意避免破坏组织而引起烧伤。但也可被用来拔除倒睫毛、破坏疣痣等。

(5) 改变组织含水量:在直流电作用下,由于发生电泳和电渗,阴极下水分子增加,蛋白分散度升高,组织膨胀松软而阳极下组织水分减少,蛋白质分散度降低,组织较干燥致密。例如,将蛙头切除,挂在木架上,两后掌各浸入装着自来水的杯中,两杯分别连阴极和阳极。通电 40~60 分钟,电流强度 10mA,断电后检查两后脚掌,可以发现阴极脚掌的皮肤附着一层黏液,肌肉肿胀松软,皮肤容易剥离;而阳极脚掌的皮肤较干燥、肌肉干瘪,皮肤不易剥离。

(6) 细胞膜通透性变化:蛋白质的稳定性与电荷、水化膜、酸碱度和电解质有密切关系。在直流电阳极下,由于脱水、偏酸性等特点,蛋白质分散度降低,易于聚集凝结。且阳极下 Ca^{2+} 浓度相对增高,细胞膜变得较致密,因此阳极使细胞膜通透性降低,物质经膜交换减慢。而阴极组织含水量增加,偏碱性,偏离蛋白质的等电点,蛋白质分子分散度升高,且阴极下 K^+ 浓度相对升高,细胞膜变疏松,通透性升高,物质经膜交换加速。

(7) 组织兴奋性变化:神经肌肉的兴奋性(应激性)需要体液中各种电解质维持一定比例。其关系如下:

$$\text{神经肌肉兴奋性}=([K^+]+[Na^+])/([Ca^{2+}]+[Mg^{2+}]+[H^+])$$

在直流电的作用下,体液中 K^+、Na^+、Ca^{2+}、Mg^{2+} 都向阴极方向移动,由于 K^+ 和 Na^+ 的水化膜较薄,移动速度较快,所以在阴极下 K^+ 和 Na^+ 的浓度相对升高,以及碱性升高、H^+ 浓度较低,所以阴极有提高组织兴奋性的作用;而阳极下 Ca^{2+} 和 Mg^{2+} 的浓度相对增加,H^+ 浓度较高,所以阳极有降低组织兴奋性的作用。直流电能改变细胞膜两侧原有的膜电位水平(或叫做改变膜的极化状态)。阴极使膜的两侧产生一个外负内正的电压降(电位差),这个电位差将使膜两侧原有的外正内负的膜电位数值减少,使膜处于一种低极化状态,因而应激性升高;而阳极下,由于在膜的两侧产生一个外正内负的电位差,它和膜两侧原有的电位差同方向,膜电位增高,就会处于一种超极化状态,因而应激性降低。

2. 直流电的生理作用

(1) 对血管的影响:直流电治疗后,可看到放电极部位皮肤充血潮红。在直流电治疗后,局部血液循环量可增加 140%左右,可持续 30~40 分钟以上。由于局部小血管扩张,血液循环改善,组织的营养加强,细胞的存储能力提高,代谢产物的排出加速,因而直流电有促进炎症消散、提高组织功能、促进再生过程等作用,这种作用在阴极下更明显。血管舒缩反应是机体对外界刺激最普遍的生理反应之一。直流电引起局部

笔记

组织内理化性质的变化,对神经末梢产生刺激,通过轴索反射和节段反射而引起小血管扩张。

（2）对神经系统的影响:直流电对神经系统功能有明显的影响。当通过弱或中等强度的直流电时,阳极下神经兴奋性降低而阴极下兴奋性升高;当通过的电流强度较大或通电时间较长时,阴极下会由兴奋性升高转向降低;如果电流强度进一步增大或者通电时间很长,阴极下兴奋性甚至可能完全消失,这称为阴极抑制。这是因为 K^+ 的浓度进一步增高时膜结构更加疏松,通透性过度增高,完全失去了对离子的选择性阻挡作用,不能维持正常的膜电位,从而失去了产生兴奋的基本条件。

（3）对伤口的影响:直流电阴极有促进伤口肉芽生长、软化瘢痕、松解粘连和促进炎症消散等作用;而阳极有减少渗出的作用。

（4）对静脉血栓的影响:在动物实验中观察到,在较强的直流电作用下,血栓先从阳极侧松脱,然后向阴极侧退缩,当退缩到一定程度时,血管重新开放。组织学观察发现,直流电作用 2 天后,成纤维细胞开始增殖,接着在内膜下形成肉芽,5 天后毛细血管和成纤维细胞自内膜长入血栓中,血栓机化,体积皱缩。临床上证明用大剂量直流电治疗血栓静脉炎有一定疗效。

（5）对骨骼的影响:经动物实验证明,10~20μA 直流电阴极有促进骨折愈合的作用。正常骨干骺后端带负电荷,骨折后负电荷的分布发生改变,如果在骨折区通以小剂量直流电可以促进骨折的愈合。

（6）对某些腺体的影响:当直流电通过唾液腺时,唾液的分泌量增加,而且在阳极部位唾液多更为明显。在直流电作用下,胃腺的分泌功能加强,阳极对胃腺的刺激作用比阴极明显。但是如果原来胃酸过高,通直流电后胃腺的分泌功能受到抑制,那么阳极对胃腺的抑制作用也较为明显。可见,直流电有调节某些腺体功能的作用。

3. 直流电的治疗作用

（1）促进骨折愈合:适量的直流电阴极刺激可促进骨再生和修复作用,其机制可能是:①阴极下耗氧增加,氧分压降低,低氧刺激静止的多能细胞分化成骨细胞和软骨母细胞。②阴极下产生 OH^- 使 pH 升高,pH 升高有利于钙盐从软骨细胞线粒体释放和钙化,也有利于 HPO_4^{3-}、$H_2PO_4^{2-}$ 在碱性环境下沉积在阴极附近,促进骨痂形成。

（2）消炎、促进肉芽组织的生长:阳极有脱水作用,可减轻组织水肿和渗出;阴极可治疗慢性炎症和久不愈合的溃疡。

（3）镇静和兴奋作用:全身治疗时,下行的电流起镇静作用,上行的电流起兴奋作用;对局部治疗而言,阳极周围组织兴奋性降低,阴极下兴奋性增高。

（4）对癌症的治疗:利用直流电电极下产生的强酸和强碱杀死癌细胞。

（5）对冠心病的治疗:微弱直流电很接近生物电的电流强度,刺激心血管反射区的皮肤感受器,反射性地对异常的冠状动脉舒缩功能进行调节。

（6）对静脉血栓的治疗:在较大强度直流电的作用下,静脉血栓从阳极一侧松脱,向阴极一侧退缩,血管逐渐开放。

（二）直流电疗法

1. 操作技术

（1）主电极和副电极的应用:在治疗过程中,因为电流方向和电极位置不同,可获得不同的治疗效果,电极的面积不同,同样也会产生不同的作用。

笔记

在做直流电治疗时，为了加强阴极或阳极的作用，可以选用两个面积大小不同的电极。其中，小电极的电流密度大，引起的反应强烈，称为主电极或刺激电极，一般放在治疗的局部；而大电极电流的密度小，引起的反应较弱，称为副电极或无刺激电极，一般放置在颈、背、腰骶、胸骨等平坦而电阻较小的皮肤上。如果主极是阴极，呈现阴极的治疗效果，称为阴极疗法；主极是阳极，呈现阳极的治疗效果，称为阳极疗法。有时两个电极的面积也可以相同。阴、阳极下分别产生碱性或酸性电解物，必须将电极置于与电极形状相似但稍大的吸水衬垫内，衬垫软绒布厚 1cm，使用前以温水将衬垫浸湿透。电极包裹衬垫的优点如下：①可吸收电极板下面的产物，以免化学灼烧；②使皮肤湿润；③电阻下降；④衬垫可使极板与体表紧密接触；⑤电流均匀分布。应注意将电极与衬垫固定稳妥，电极与导线不得直接接触皮肤，以免酸、碱性电解产物引起烧伤。

（2）电极的放置方法：①对置法：一个电极置于病灶一侧，另一个电极置于病灶对侧。适用于局部和病变部位较深的疾病的治疗。②并置法：两个电极置于患者身体的同一侧，适用于治疗周围神经、血管、长型肌肉的病变。

（3）治疗剂量与疗程：①治疗剂量：电流密度作为电流刺激强度的指标。电流密度即电极衬垫单位面积（每平方厘米）的电流强度，成人：0.05～0.1mA/cm^2，最高可达 0.5mA/cm^2；儿童：0.02～0.03mA/cm^2；老年人治疗时电流密度酌减。通电时电极下可有轻度的针刺感。②疗程：15～30 分/次，每日或隔日一次，10～20 次为 1 个疗程。

2. 治疗方法

（1）基本操作方法：①根据治疗部位选择金属板和衬垫。金属板要擦拭干净，并使之平坦。衬垫在使用前需洗涤煮沸，目的是消毒并清除与衬垫黏附的电解质，衬垫要微温而湿润。②检查患者皮肤有无知觉障碍或破损等情况。如有抓伤、擦伤，需贴以胶布或涂以凡士林；如有感觉迟钝或丧失，则不可以在此处治疗。③将衬垫紧贴皮肤，其上放金属极板，然后盖以胶布或塑料布，根据情况用沙袋、搭扣或用患者身体的重量将电极固定。④开机前向患者交代通电时产生的各种感觉，有轻微的针刺感和蚁行感是正常现象。⑤检查电疗机，各自整合输出按钮应在零位，转向开关指向正确，导线连接的极性正确无误，电表倍数开关所指的量程应适合治疗量的要求，然后开启电疗机。⑥先开总开关，再开分开关，然后徐徐转动电位器逐渐增加电流量，并根据患者的感觉开至接近处方规定的 2/3 电流强度处，过 1～2 分钟后调至规定的电流强度。⑦治疗完毕，缓慢向逆时针方向转动电位器，将电流调降到零位，再关闭开关取下电极板，检查皮肤有无异常。

（2）不同部位的治疗方法：①眼-枕法：圆形电极置于闭合的两眼上（先向眼内滴入药液），用分叉线连一极，另一极 6cm×10cm 置于枕项部位（如眼区接阳极，则阴极置于颈部）。电流量 2～5mA（图 4-1）。②额-枕法：两个 6cm×10cm 的电极分别置于额部和枕部，电流为 3～6mA（图 4-2）。③颞侧对置法：取两个 5cm×6cm 的电极于颞侧对置，电流量为

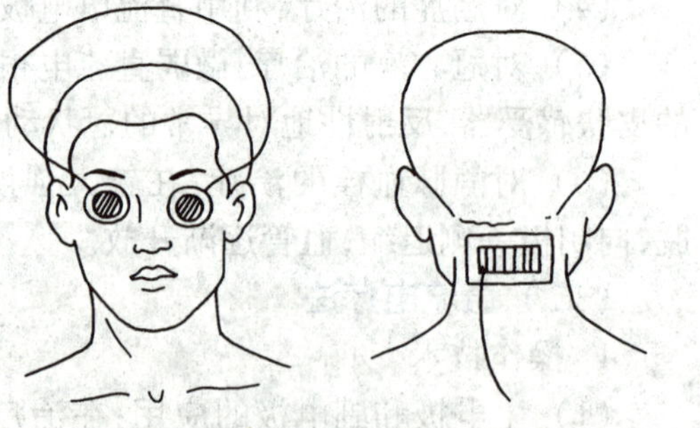
图 4-1　眼-枕法

笔记

2~3mA（图 4-3）。④面部治疗法：取面具型电极置于患侧面部，副电极 10cm×15cm 置于对侧上臂，或用 $300cm^2$ 置于肩胛部，电流量为 8~15mA（图 4-4）。⑤耳部治疗法：把湿棉条放入外耳道内，其末端置于耳前区上，其上再放置 5cm×6cm 的电极，副电极 8cm×10cm 放在对侧耳廓前面。若两侧患病，可以轮流治疗。电流量为 1~3mA（图 4-5）。⑥鼻黏膜疗法：将药液浸湿的棉条塞入鼻腔，使其紧贴鼻黏膜，在鼻唇沟处放一小块绝缘布，将露出鼻腔外的棉条置于其上，再放一个 1cm×3cm 的铅板电极，副电极 6cm×10cm 置于枕部。反射治疗时，电流强度从 0.5mA 开始，逐渐增加至 2~3mA。⑦咽部治疗法：取两个 5cm×6cm 或 4cm×5cm 的电极斜对于侧颈部，副电极 8cm×10cm 置于后颈部。电流量为 3~6mA（图 4-6）。⑧下颌关节治疗法：取两个 5cm×10cm 或 5cm×6cm 的电极对置于下颌关节，电流量为 3~5mA（图 4-7）。⑨颈交感神经节疗法：取两个 3cm×5cm 的电极分别置于两侧胸锁乳突肌前缘，副电极 6cm×8cm 置于枕

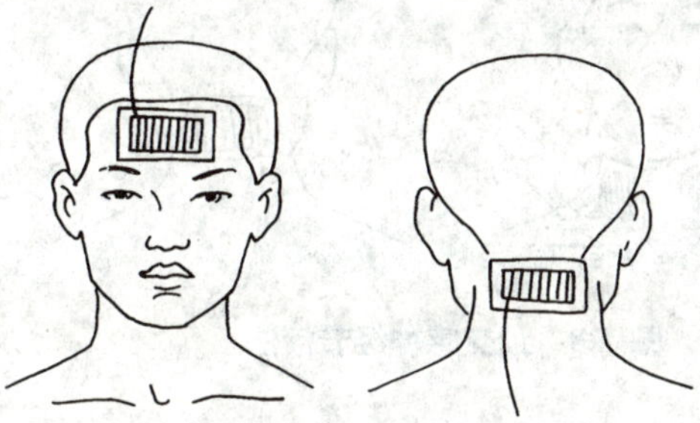

图 4-2　额-枕法

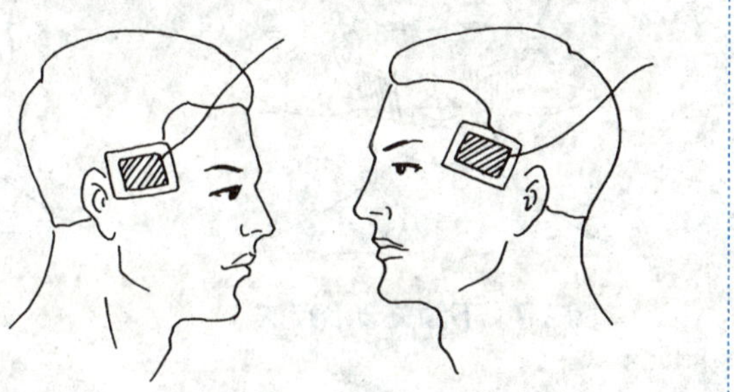

图 4-3　颞侧对置法

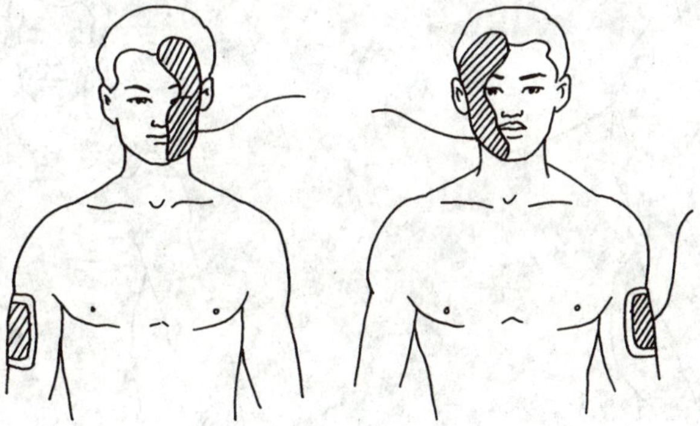

图 4-4　面部治疗法

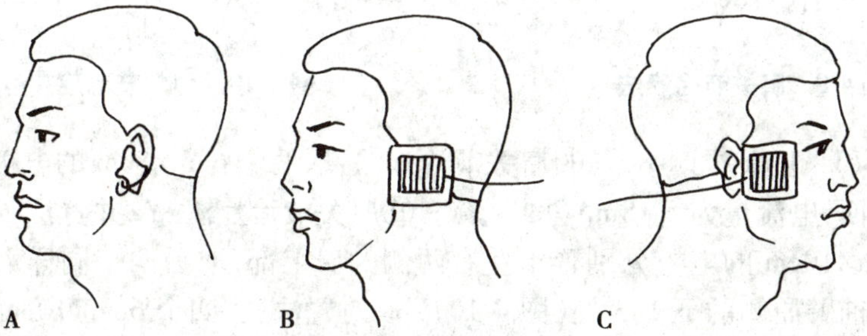

图 4-5　耳部治疗法

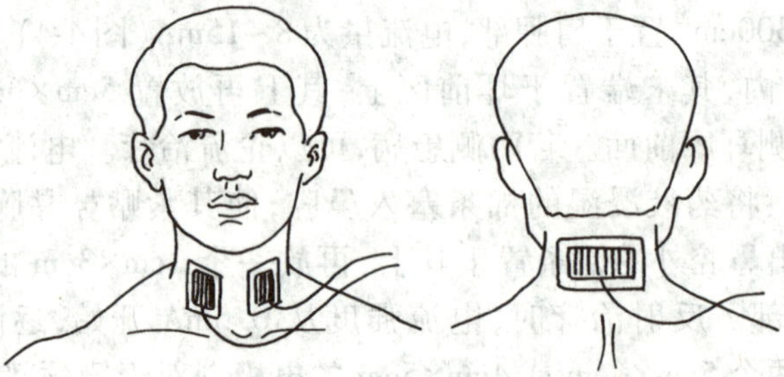

图 4-6　咽部治疗法

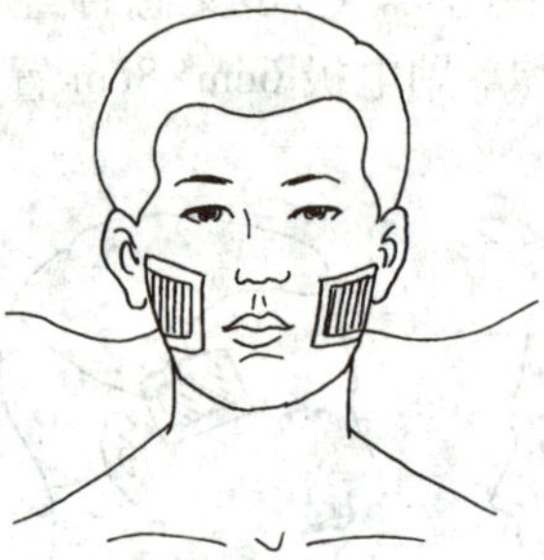

图 4-7　下颌关节治疗法

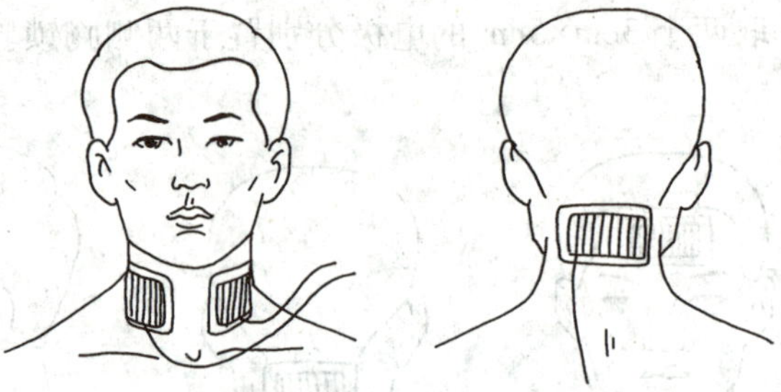

图 4-8　颈交感神经节疗法

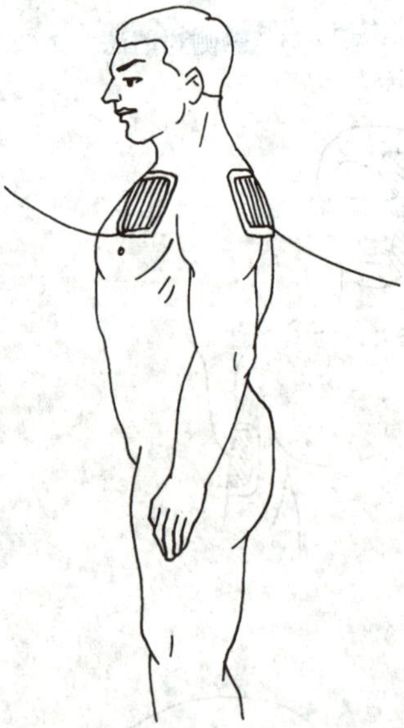

图 4-9　肩关节治疗法

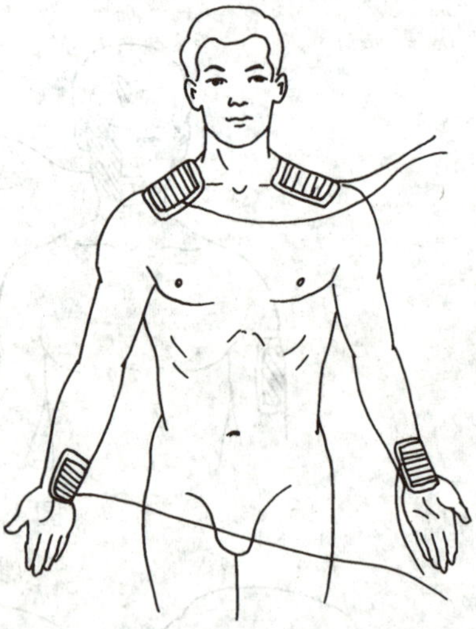

图 4-10　肘关节治疗并置法

部，电流量为 1~3mA（图 4-8）。⑩肩关节治疗法：取两个 6cm×8cm 的电极对置于肩关节前面和后面，电流量为 5~8mA（图 4-9）。⑪肘关节治疗法：a. 并置法：取两个 6cm×10cm 或 8cm×10cm 的电极分别置于左右两侧的肩上部，取另两个同样大小的电极分别置于左右前臂屈侧的下 1/3 处（图 4-10）；b. 对置法：将四个 6cm×10cm 的电极分别置于两侧肘关节的内侧和外侧。以上两法的电流量为 8~12mA（图 4-11）。⑫髋关节治疗法：a. 三极法：取两个 8cm×12cm 的电极，在其间连一条导线，将电极分别置于腹

笔记

股沟的上方和下方，另取一个 12cm×20cm 的电极放在臀部，电流量为 15～20mA；b. 双极法：取两个 10cm×15cm 的电极分别置于腹股沟及臀部，电流量为 12～15mA。⑬膝关节治疗法：a. 并置法：将两个宽 6～8cm 袖口形电极置于大腿中段 1/3 及小腿中段 1/3 处，电流量为 12～18mA（图 4-12）；b. 对置法：将两个 5cm×10cm 的电极分别置于膝关节的内侧和外侧。电流量为 6～10mA（图 4-13）。

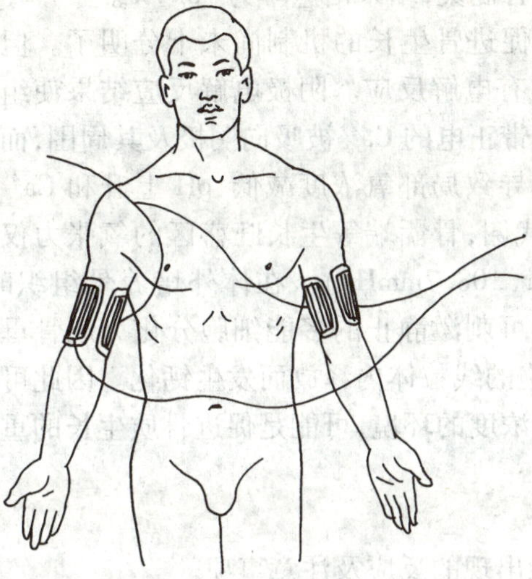

图 4-11　肘关节治疗对置法

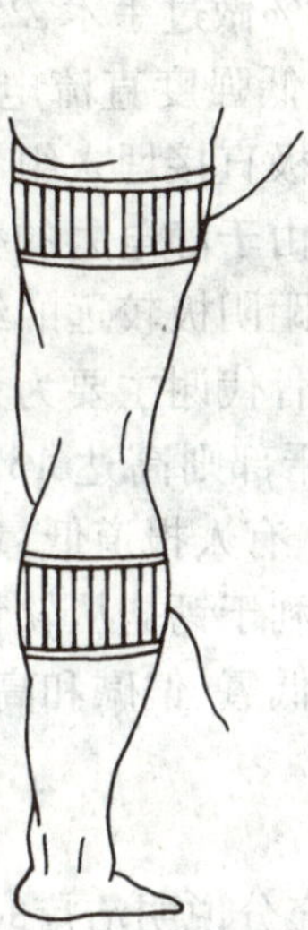

图 4-12　膝关节治疗并置法

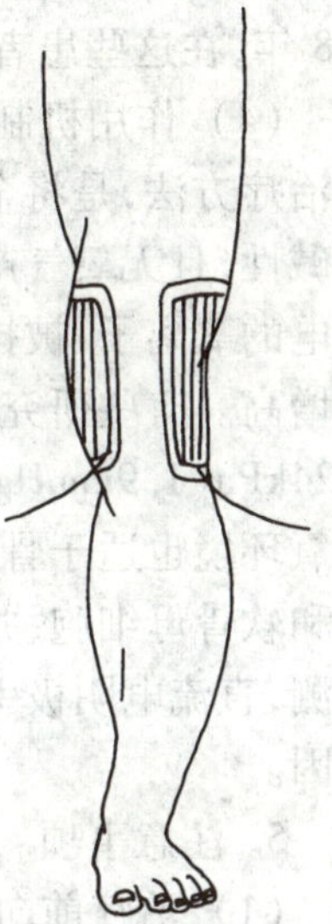

图 4-13　膝关节治疗对置法

3. 适应证和禁忌证

（1）适应证：①神经科疾病：偏头痛、三叉神经痛、坐骨神经痛、神经衰弱、癔症、自主神经失调、末梢神经炎、面神经麻痹。②内科疾病：慢性胃炎、胃肠痉挛、高血压、关节炎、关节痛。③外科疾病：淋巴结炎、淋巴管炎、慢性乳腺炎、术后粘连等。④妇产科疾病：闭经、功能性子宫出血、慢性附件炎等。⑤五官科疾病：角膜炎、结膜炎、鼻炎、慢性扁桃体炎、牙周炎、卡他性中耳炎等。⑥皮肤科疾病：皮肤溃疡、硬皮病、皮肤瘢痕等。

（2）禁忌证：恶性血液系统疾病、恶性肿瘤、急性湿疹以及对电流不能耐受者。对皮肤感觉障碍的患者，治疗时要慎重，避免烧伤。

4. 临床应用　以直流电对促进骨折的作用为例，说明其在临床上的应用。

（1）直流电对骨折的影响：近年来研究发现，长骨的骨髓端带负电，骨折后，电荷在骨上的分布发生显著变化；但到骨折愈合，电荷分布便又恢复常态。根据这些发现，人们研究了直流电对骨折愈合的影响，发现直流电的极性、电极的放置位置、电流强度等因素对骨折愈合均有影响。①极性：阴极直流电有促进骨折愈合的作用，而阳极则多无效。②电极放置：以阴极在骨折线之内的放置法效果最佳。③电流强度：当骨折局部通以 10μA 以下直流电时，对骨质生长无明显影响；通以 10～20μA 电流时，骨质生长旺盛；当电流大于 20μA 时，骨质生长又减少。④电极材料阴极使用不同金属有不同反应，电流量也因材料的不同而异。

（2）治疗方法：治疗时如有条件可用半埋入法，选直径大约为 1.2mm 的克氏针

笔记

作为阴极,除尖端1cm暴露外,余均用聚四氟乙烯涂布绝缘。在X线下,将消毒的针从皮、皮下和骨皮质斜穿入骨折部,如骨折不连结的部分小,用一银针(针刺用毫针)即可,不连结的部分可插入四根针。上述电极连阴极;阳极则是放在表皮上的一块电极板。除直流电疗仪和阳极外,其余设备均置于石膏内,患者可自由活动。所用电流视阴极的多少而定,一般每个阴极用20μA左右,治疗为连续性,一般治疗10~12周。

(3)治疗效果:有报道用类似半植入法治疗168例,患者的不愈合时间平均为2.8年,在这些患者中,72%做过手术,25%有骨髓炎,结果治愈率为78.4%。

(4)作用机制:关于低强度直流电阴极促进骨生长的机制尚未十分明了。但这种治疗方法,是将金属电极直接埋入组织,故有电解反应。阴极电解反应结果使组织偏碱性,且无氧气产生。由于静电力的关系,带正电的Ca^{2+}被吸向阴极及其周围,而带负电的氧离子,被排斥到距阴极较远的组织,导致局部氧浓度减低、pH上升和Ca^{2+}浓度增高。有些研究发现,骨代谢主要为无氧代谢,骨骺端等生长旺盛区的氧张力仅为0.24kPa(1.9mmHg),骨干部则高达13.4kPa(108.7mmHg)。在体外培养骨组织时,低氧环境也适于骨生长。有人报道低氧张力可刺激静止的多能细胞分化为成骨母细胞和软骨母细胞,并且有利于钙盐从软骨细胞的线粒体内释放而发生钙化。因此可以推测,直流电阴极引起的低氧、偏碱和高Ca^{2+}浓度的环境,可能是促进骨质生长的重要原因。

5. 注意事项

(1)治疗前向患者充分说明治疗时可能出现的反应及注意事项。

(2)治疗前去除治疗部位及附近的金属物,以防灼伤。

(3)拧干衬垫,不滴水。

(4)治疗时两极不能接触,以防短路。

(5)调节输出旋钮要缓慢,否则有电击感。

(6)治疗中改变电极板放置位置、切断电源、改变电流方向时应将输出旋转至0再行操作。

(7)治疗过程中,患者不能触摸治疗仪器或金属物,不能使电极与皮肤分离。

(8)多次治疗可有棕色斑丘疹,伴瘙痒,不要抓破,为减轻反应,可外涂50%甘油或其他止痒液。

(三)直流电离子导入疗法

利用直流电将药物离子通过皮肤、黏膜或伤口导入体内进行治疗人体疾病的方法,称为直流电离子导入疗法(electrophoresis),又称为直流电药物导入疗法。用直流电将附有电荷的胶体颗粒药物导入人体的方法称为电泳疗法。

1. 原理　在药物溶液中,一部分药物解离成离子,在直流电的作用下,阴离子和阳离子进行定向移动。如果阴极衬垫中含有带负电荷的药物离子或者阳极衬垫中含有带正电荷的药物离子,就会向人体方向移动而进入体内。

(1)直流电离子导入的特点:①根据同性电荷相斥、异性电荷相吸的原理,利用直流电能将药物离子经完整皮肤导入体内。②由直流电导入体内的药物保持原有的药理性质。③阳离子只能从阳极导入,阴离子只能从阴极导入。

(2)药物导入人体的途径、分布深度、数量和极性:①药物导入人体的途径、分布深度:已经证明,药物离子主要经过皮肤汗腺管口和毛孔进入皮内,或经过黏膜上皮细

笔记

胞间隙进入黏膜组织，深度最深可达 1cm 至真皮层。汗腺导管内径为 15~80μm，所以蛋白质(1~100μm)等大分子物质的离子也能经过汗孔导入体内，在电场中离子移动速度很慢。直流电直接导入离子直达皮内，主要堆积在表皮内形成“离子堆”，以后通过渗透作用逐渐进入淋巴和血液。进入血液循环后，有的药物选择性地停留在某器官组织内，如碘主要停留在甲状腺，磷蓄积在中枢神经系统和骨骼中等。②药物离子导入的数量与很多因素有关：在一定范围内，溶液浓度越大，导入数量越多，不溶解的药物就不能导入皮肤，只有溶解的作静脉注射用途的才能导入。根据法拉第第一定律，离子导入的数量与所使用的电流量成比例，在一般情况下，通电时间越长，导入量越多，电流强度大则导入药物多，即导入药物量在一定条件下与电流强度及通电时间成正比。不同部位导入的数量也有差别，以躯干导入最多，上肢次之，下肢特别是小腿最少。与皮肤状态也有关系：含水量越多，导入越多。所以相同条件下，儿童导入离子最多，青年次之，老年人导入量最少。于皮肤表面涂二甲基亚砜，药物导入量增多 1 倍。在一般情况下，导入的药物为衬垫中药物总量的 2%~10%。所以总的来说，导入体内的药量是很少的。③药物离子导入的极性：根据化学结构式可以判定有效离子导入的极性。通常，金属、生物碱带正电荷从阳极导入，非金属、酸根带负电荷从阴极导入。④离子导入用药的选择：用于离子导入疗法的药物应具有以下特点：易溶于水，易于电离、电解；明确其可导入的有效成分与极性；成分纯，不得同时应用几种药物，也不得应用单味、多味中草药煎剂，或阴、阳极交替导入；局部应用有明确效果。

2. 作用

(1) 直流电和药物的综合作用：直流电药物离子导入除药物作用外，同时有直流电的作用，两者互相加强，其疗效比单纯的药物或直流电的疗效好。目前很少单用直流电疗法，多用直流电药物导入疗法(表 4-2)。

表 4-2 直流电的两极对组织的影响

作用	阴极	阳极
离子浓度	K^+、Na^+ ↑	Ca^{2+}、Mg^{2+} 相对增加
电极下 pH 改变	碱	酸
细胞膜通透性	增强	减低
对 Pr 影响	使其分解	使其凝固
胆碱酯酶活性	降低	增高
组织兴奋性	提高	降低
对组织细胞影响	使其疏松	使其致密
对神经作用	镇静	镇静

(2) 神经反射治疗作用：直流电药物导入疗法可引起神经反射性的治疗作用。由于直流电引起组织内理化性质变化和药物在表层组织内存留，构成了对内外感受器的特殊刺激因子，通过反射途径引起机体的一定反应。

(3) 药物离子进入人体后的去向：直接与组织发生反应；在皮肤内形成离子堆；部分离子被血流带走。

笔记

(4) 离子导入的优缺点:①优点:可以把药物直接导入浅的病灶并在局部保持高的浓度;药物作用的持续时间由于离子堆的作用而显著延长;不损伤皮肤,亦无痛苦,不引起胃肠刺激副作用;兼有直流电的治疗作用;兼有神经反射的治疗作用。②缺点:作用表浅,只能适用于靠近于体表的疾病;导入药物量少且不能精确地控制;除了对局部有直接作用,对全身的作用效果较小,也较弱。

3. 治疗方法

(1) 衬垫法:治疗方法与直流电疗法基本相同,所不同者及注意事项如下:①与作用电极面积相同的滤纸或纱布用药液浸湿后,放在治疗部位的皮肤上,其上面再放衬垫和铅片;非作用电极下的滤纸或纱布用普通温水浸湿即可,导入的极性要正确。②尽量减少作用电极上的寄生离子。药物溶剂一般用蒸馏水、乙醇或葡萄糖溶液;每个衬垫(包括纱布)最好只供一种药物使用。③有的药物为防止被电解产物破坏,需采用非极化电极,即在用药液浸湿的纱布上面依次放置衬垫、缓冲液浸湿的滤纸、衬垫和铅片。青霉素导入前患者要做皮肤过敏试验。

(2) 电水浴法:用于四肢远端凹凸不平的部位。治疗使用陶瓷或塑料盆(槽)。碳棒电极或铅片电极置于盆壁,盆内盛温水。药物离子导入时,将药液放在水槽内,一般用炭质电极,治疗部位浸入槽内,非作用极用衬垫电极置于身体相应部位。单个肢体治疗时电流强度为10~15mA,两个肢体治疗时为15~20mA。也可将四肢远端分别浸入四个水槽内,根据导入药液性质分别连阴极或阳极,称为四槽浴直流电药物导入法。

(3) 体腔法:将药浸湿的棉花塞入(耳道、鼻腔等)或将特制的体腔电极插入治疗部位(阴道、直肠等),向电极内灌注药液,非作用电极置于邻近部位的皮肤上。常用的体腔法如下:①耳道药物离子导入法:用药液将棉条浸湿后塞入外耳道,若有鼓膜穿孔,可先滴入1ml药液。然后再塞入浸药液的棉条,棉条另一端露在外耳道口外,同金属电极连接,非作用极置于侧颊部,电流强度为1~2mA。②直肠前列腺离子导入法:用有机玻璃或硬橡胶制成的前列腺体腔电极,插入直肠内约10cm,非作用极150cm^{2}置于下腹部,电流强度6~10mA。③阴道离子导入法:用特制的阴道电极插入阴道,注入药液,另一极200cm^{2}置于下腹部或腰骶部。④创面离子导入法:创面离子导入法可使药物在伤口内的浓度增高,并可达到较深层组织,且有直流电的协同作用,疗效比其他投药法好。治疗时,应先将创面分泌物除去,然后用抗生素或其他药物浸湿的无菌纱布敷于创面或填入窦道内,再放置电极。非作用极置于创口对侧。例如用庆大霉素治疗铜绿假单胞菌感染的创面,用锌离子导入法治疗营养不良性溃疡等。⑤穴位药物离子导入疗法:穴位药物离子导入主要指的是中药离子导入疗法,是利用低压直流电的作用,将特选单味或复方中药的有效离子成分用直流电导入人体穴位内,以治疗疾病的一种方法。

4. 主要适应证和禁忌证

(1) 适应证:①神经科:末梢神经炎、三叉神经痛、坐骨神经痛、肋间神经痛、肌无力症、功能性头痛、偏头痛、神经衰弱。②内科:高血压、胃溃疡、胃炎、胃肠痉挛、关节炎。③外科:淋巴管炎、淋巴结炎、慢性静脉炎、肌炎、肌痛。④五官科:结膜炎、角膜炎、虹膜炎、慢性扁桃体炎、慢性咽炎、中耳炎、神经性耳聋。⑤妇产科:慢性附件炎、功能性子宫出血、闭经。⑥儿科:周围神经损伤留下的后遗症、手足抽搐症。⑦皮肤科:

笔记

皮肤瘢痕、皮肤溃疡、皮肤化脓性感染。

(2) 禁忌证:恶病质、急性湿疹、对直流电过敏、心力衰竭、出血倾向疾病等。

5. 临床应用

(1) 导入局部麻醉药作表浅麻醉。

(2) 治疗慢性骨髓炎:有银线电极法和银-尼龙电极法两种,后者对开放性骨髓炎效果更佳。

(3) 治疗烧伤焦痂下感染。

(4) 治疗顽固性胃溃疡。

6. 注意事项

(1) 禁用于导入药物过敏者,对可能发生过敏的药物做过敏试验,导入青霉素等需做皮试;做吸^{131}I 检查前 20 天,不能做碘离子导入。

(2) 配制导入药液的溶剂一般多采用蒸馏水、无离子水、乙醇、葡萄糖等。

(3) 配制的药液应放在玻璃瓶内保存,避光的药液应放在棕色的瓶内,瓶盖要盖严,导入的药液保存一般不超过 1 周。

(4) 由于本治疗直接通过皮肤起作用,因此在治疗时必须注意治疗部位皮肤的清洁护理,以利于治疗的连续性。

(5) 治疗操作前,检查治疗部位皮肤是否清洁完整,感觉是否正常。如有破损,贴以胶布或以小块塑料薄膜覆盖。

(6) 电流强度调节时应缓慢,避免产生过强刺激。

(7) 药物离子导入时,根据治疗的需要决定药物极性,仔细检查输出电极极性是否正确。

(8) 治疗中随时巡视患者的反应及观察机器的输出。

(9) 根据治疗部位选择适宜的电极,衬垫要分开消毒,单独使用,以免离子竞争导入。

(10) 多次直流电治疗后,由于电解产物的刺激,可出现局部瘙痒、小的皲裂及皮疹反应,嘱患者勿用手抓,注意保护局部,用热水清洗局部后,涂以 50%的甘油。

(11) 如对感染伤口做药物离子导入时,除衬垫要消毒外,电极板需用 75%乙醇浸泡,以免交叉感染。

(12) 严格操作,防化学灼伤。应特别注意:局部皮损,是否用绝缘物保护;金属物不可与皮肤直接接触;衬垫湿度不匀或太湿;衬垫太薄,不吸电解产物;衬垫不平整,与皮肤接触不均匀;绷带、沙袋压力不均匀;治疗中移动电极,或者变换体位。

(13) 如发生直流电灼伤,局部无须特殊处理,注意预防感染即可,如灼伤严重,给予涂 2%甲紫,也可用红斑量紫外线照射。

二、低频电疗法

(一) 概述

频率在 1000Hz 以下的电流称为低频电流,应用低频电流来防治疾病和促进机体康复的治疗方法称为低频电疗法(low frequency electrotherapy)。由于临床上常采用脉冲输出的方式,因此又叫做低频脉冲电疗法(low frequency impulse electrotherapy)。低频电流的频率之所以定在 1000Hz 以下,是由电流的生理学特征来决定的。对于运动神经,1～10Hz 的频率可以引起肌肉的单个收缩,20～30Hz 可以引起肌肉不完全的强直收缩,50Hz 可以引起肌肉完全的强直收缩。对于感觉神经,100Hz 左右的频率可以产生镇痛和中枢神经的镇静作用。对于自主神经,1～10Hz 的频率可以兴奋交感神经,10～50Hz 可以兴奋迷走神经。而哺乳类动物运动神经的绝对不应期多在 1 毫秒(ms)左右,为了引起肌肉收缩运动,只能每隔 1ms 给予一次刺激,也就是说频率不能大于 1000Hz,基于上述原因,把 1000Hz 以下定为低频电流。低频电流的特点是频率低、电流强度小、电解作用较直流电弱;对感觉神经和运动神经有较强的刺激作用;无明显热作用。

1. 低频脉冲电流的分类及基本参数

(1) 分类:低频脉冲电流一般分成三大类。

1) 按波形分类:常见低频电流波形包括方波、三角波和调制波,还有梯形波、正弦波等。方波常用于电诊断、电睡眠、超刺激和电兴奋等;三角波常用于电体操、电诊断等。

2) 按有无调制分类:用一种频率较低电流的幅度和频率的变化去调制一种频率较高电流的幅度和频率,使之随着低频电流的幅度和频率的变化而改变,这种方式称为调制。被调制的脉冲电流称为基本脉冲电流或被调制波;频率较低的控制者称为调制脉冲电流或调制波;被调制波的幅度随调制波幅度变化者称为调幅;被调制波的频率随调制波频率变化者称为调频。

3) 按电流方向分类:按电流方向不同分为单向和双向。单向脉冲电流含有直流电成分,有电解作用。双向脉冲电流无直流电成分,没有电解作用,可避免电极下的化学烧伤。双向脉冲波又根据其两侧波形、大小,分为对称、平衡不对称和不平衡不对称双向波。

(2) 基本参数

1) 频率(f):每秒内脉冲出现的次数,单位为赫兹(Hz)。由于哺乳类动物神经的绝对不应期在 1ms 左右,相隔 1ms 以上的电刺激都能引起一次兴奋,因此低频脉冲电流的每一次刺激都能引起运动神经一次兴奋。在临床上,低频脉冲电流多用于镇痛和兴奋神经肌肉组织,常用 100Hz 以下的频率。

2) 周期(T):一个脉冲波的起点到下一个脉冲波的起点相距的时间,单位为 ms 或 s。

3) 波宽:每个脉冲出现的时间,包括上升时间、下降时间等,单位为 ms 或 s。不同波形的波宽计算方法不一致。对双相波,波宽由正负相位宽度组成;对脉冲群,每个脉冲群持续的时间就是脉冲群宽度。波宽是一个非常重要的参数,要引起组织兴奋,脉冲电流必须达到一定宽度,神经组织和肌肉组织所需的最小脉冲宽度是不一样的,神经组织可以对 0.03ms(或 0.01ms)宽度的电流刺激有反应,而肌肉组织兴奋必须有更长的脉冲宽度和更大的电流强度,才能引起反应。

4) 波幅:由一种状态变到另一种状态的变化量,最大波幅(峰值)是从基线起到波的最高点之间的变化量。

5) 脉冲间歇时间:即脉冲停止的时间,等于脉冲周期减去脉冲宽度的时间,单位为 ms 或 s。

6) 通断比:是指脉冲电流的持续时间与脉冲间歇时间的比例。

笔记

7）占空因数：是指脉冲电流的持续时间与脉冲周期的比值，通常用百分比来表示。低频电流的基本参数见图 4-14。

2. 低频电流的生理和治疗作用

（1）兴奋神经肌肉组织：细胞或组织具有对外界刺激发生反应的能力，即具有兴奋性。细胞的兴奋与许多因素有关。常见的刺激因子有化学、机械、温度、电、光、磁等。任何刺激要引起组织兴奋，必须有一定的刺激强度、刺激持续时间和刺激强度的变化率，三者互相影响，组成了可兴奋组织的强度-时间曲线关系。引起组织兴奋所需的最小刺激强度（基强度）与刺激的持续时间呈反比关系，即当刺激较强时，只需较短的刺激时间就可引起兴奋；当刺激强度较弱时，需较长的刺激时间才能引起组织兴奋。但当刺激强度低于基强度时，无论刺激时间怎样延长，也不能引起组织兴奋；同样，当刺激时间短于某值时，无论怎样加大刺激强度，也不能引起组织兴奋。不同组织（如神经与肌肉组织）的基强度、最小刺激持续时间（脉冲宽度）也是不同的。

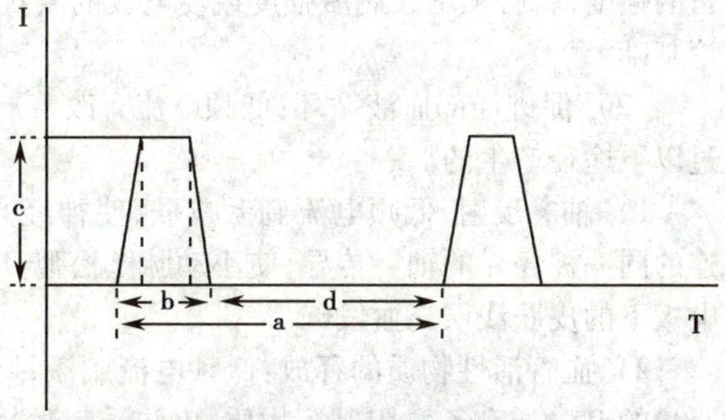

图 4-14　低频电流的基本参数

安静状况下，细胞的膜电位（静息电位）是膜外为正，膜内为负。当膜的极化状态受到破坏，并达到一定强度时，就会出现膜的去极化，去极化后产生膜电位的暂时倒转，使膜外电位低于邻近静息部位，而膜内电位高于邻近静息部位，于是形成兴奋区和静息区之间的局部电流，该电流使邻近静息区产生动作电位。而这一新动作电位又与邻近膜之间形成局部电流，依此类推，使兴奋逐渐向前传导。因此，兴奋的传导就是动作电位的扩散，包括神经细胞之间、神经细胞与肌肉细胞之间的传导。在肌肉纤维和无髓神经纤维中，兴奋传导是连续性的；而在有髓鞘神经纤维上，兴奋是从一个郎飞结跃到另一个郎飞结的跳跃式传导方式。神经肌肉接头的兴奋传导可简述为兴奋→突触小体→突触小体释放乙酰胆碱→乙酰胆碱与运动终板上的受体结合→终板电位→兴奋传到三联管系统→肌肉动作电位→整个肌肉纤维兴奋→肌丝滑行、肌小节变短→肌肉收缩。

当细胞处于兴奋状态时，在受刺激部位首先出现动作电位，而各种细胞的外部表现如肌肉收缩和腺体分泌等，都是由动作电位触发引起的。在细胞接受一次刺激而兴奋后的一个短时间内，其兴奋性产生明显的变化，即出现绝对不应期和相对不应期。在绝对不应期，无论刺激强度多大，细胞都不能再兴奋。不同组织的不应期有很大差异，如神经纤维的绝对不应期为 0.5ms，骨骼肌细胞为 2ms，心肌细胞更是高达 200～400ms。所以理论上神经纤维每秒内能产生和传导的动作电位数可达 2000 次，也就是说频率 2000Hz 以下的每个脉冲刺激均能使神经纤维产生一次兴奋。但实际上神经纤维在体内传导冲动的频率，低于理论上可能达到的最大值，一般认为每秒为 1000 次左右。因此 1000Hz 的频率是低、中频脉冲电流的分界线。当低频电流的阳极、阴极并置于神经干上方时，电流有两条通路。一是从阳极通过皮下组织到阴极，另一条是从阳极通过神经纤维再到阴极。当皮下组织的阻抗很小时（如两电极靠得太近时），电流

笔记

的大部分将通过阻抗最小的通路，即皮下组织。要使通过神经纤维的电流达到引起兴奋的强度，就必须增大刺激强度或使电极的放置合理。这些理论是我们临床治疗的理论基础。

（2）促进局部血液循环：低频电流有改善局部血液循环的作用，其作用可能是通过以下途径产生的。

1）轴突反射：低频电流刺激皮肤，使神经兴奋传入冲动同时沿着与小动脉壁相连的同一神经元的轴突传导，使小动脉壁松弛，局部血流量增加，出现治疗时和治疗后电极下的皮肤浅层充血发红。

2）血管活性物质的释放：低频电流刺激神经（尤其是感觉神经）后，使之释放出小量的P物质和乙酰胆碱等物质，皮肤受刺激释放出组胺，这些物质均可使毛细血管扩张，出现治疗后稍长时间的皮肤充血反应，使局部血量增加。

3）神经肌肉反应：电刺激可使肌肉产生节律性收缩，其活动后的代谢产物，如乳酸、ADP、ATP等有强烈的扩血管作用，能改善肌肉组织的血液循环。低频脉冲电流也可抑制交感神经而引起血管扩张。如间动电流作用于颈交感神经节，可使前臂血管扩张；干扰电流作用于高血压患者的颈交感神经节可使血压下降。

（3）镇痛：低频电流镇痛的理论机制是低频电流通过脊髓和大脑的中枢神经系统，以及神经-体液机制对痛觉进行调制和调节。

1）即时镇痛作用：是治疗中和治疗后数分钟至数小时内所发生的镇痛作用。其作用机制如下：①低频电流→兴奋粗纤维→SG（背角胶质层中间神经元）细胞兴奋→闸门关闭→痛觉传入减弱或受阻→镇痛；②低频电流→兴奋脊髓背角胶质区→GABA（γ-氨基丁酸）能神经元→释放GABA→C纤维末梢 Ca^{2+} 通道受阻→抑制痛觉的传入→镇痛；③低频电流→脑高级中枢内源性痛觉调制系统→释放5-HT（5-羟色胺）、阿片肽、GABA、NA（去甲肾上腺素）等递质→脊髓背外侧束→抑制脊髓背角神经元→镇痛；④低频电流刺激冲动→脊髓→皮质感觉区→干扰痛觉→镇痛；⑤低频电流→产生震颤感和肌肉颤动→兴奋粗纤维→疼痛的传导受干扰和受阻→镇痛。

2）累积性镇痛作用：多次治疗后的镇痛，与产生即时镇痛作用的各种因素和局部血液循环改善而带来的有利反应有关。局部血液循环的改善能减轻局部缺血、缓解酸中毒、加速致痛物质和有害病理产物的清除、减轻组织和神经纤维间水肿、改善局部营养代谢，从而消除或减弱了疼痛的刺激因素，达到镇痛效应。

（4）其他治疗作用：低频电疗法还具有促进伤口愈合、促进骨折愈合、消炎、镇静催眠的作用。以上作用的机制可能与低频电流促进局部血液循环、加速有害物质的清除、有利物质的释放有关。另外，还可能与神经肌肉的兴奋性变化有关系。

3. 低频电疗法的临床应用　临床常见的低频脉冲电疗法有感应电疗法（faradization）、功能性电刺激疗法（functional electrical stimulation，FES）、神经肌肉电刺激疗法（neuromuscular electrical stimulation，NMES）、间动电疗法（diadynamic therapy）、超刺激电疗法（ultrastimulating electrotherapy）、经皮神经电刺激疗法（transcutaneous electrical nerve stimulation，TENS）、高压低频脉冲电疗法（high voltage pulsed current stimulation，HVPC）、脊髓电刺激疗法（spinal cord stimulation，SCS）、直角脉冲脊髓通电疗法、电睡眠疗法（electrosleep therapy）、电兴奋疗法、电极植入式微电流刺激疗法、痉挛肌电刺激疗法等。按治疗作用和目的不同可分为以下几种：

笔记

（1）锻炼肌肉：主要包括感应电疗法（正常肌肉的低频脉冲电疗法）、功能性电刺激疗法（失神经支配肌肉的低频脉冲电疗法）、神经肌肉电刺激疗法。临床上可以应用于周围神经损伤、中枢神经损伤、失用性肌萎缩、部分失神经肌肉的恢复、上下运动神经元损伤肌肉的恢复、术后肠麻痹、尿潴留、尿失禁、声带麻痹、胃下垂（锻炼胃肠平滑肌）、脑血管意外、脑外伤、高位脊髓损伤所致的呼吸肌麻痹、特发性脊柱侧弯等。

（2）镇痛和促进血液循环：主要包括间动电疗法、超刺激电疗法、经皮神经电刺激疗法、高压低频脉冲电疗法、脊髓电刺激疗法。临床上可以应用于肩周炎、网球肘、盆腔炎、附件炎、慢性咽喉炎、扭伤、挫伤、肌筋膜炎、肌肉劳损、肩关节周围炎、颈椎病、腰椎间盘突出症、坐骨神经痛、肱骨外上髁炎、狭窄性腱鞘炎、退行性骨性关节病、关节纤维性挛缩、风湿性关节炎、类风湿关节炎、牙周炎、软组织损伤、非细菌性慢性前列腺炎、乳腺增生、乳痛症、便秘等。

（3）调整中枢神经系统的功能：主要包括电睡眠疗法、电兴奋疗法、直角脉冲脊髓通电疗法、脊髓电刺激疗法、功能性电刺激疗法等。临床上可以用于脑血管意外、脑外伤、脊髓损伤、脑性瘫痪、多发性硬化、脊髓炎、脊髓压迫症、假性延髓性麻痹、脊髓空洞症、脊髓灰质炎后遗症、肌萎缩性侧索硬化症等所引起的感觉与运动障碍。以及神经衰弱、抑郁或焦虑症、自主神经功能紊乱、脑震荡后遗症、溃疡病、妊娠中毒症、早期高血压、神经性皮炎、湿疹、支气管哮喘、偏头痛等。

（4）促进骨折和伤口愈合：主要包括电极植入式微电流刺激疗法、经皮神经电刺激疗法、高压低频脉冲电疗法。临床上可应用于术后伤口愈合、骨不连、骨关节炎、神经痛、面神经麻痹、颈椎病、腰腿痛、冻疮、慢性荨麻疹、扭挫伤、带状疱疹等。

4. 适应证和禁忌证

（1）适应证：以上临床应用中提到的疾患均为低频脉冲电疗法的适应证。但必须要结合不同患者、不同疾病选用恰当的诊疗方法，方能起到恰到好处的治疗作用。

（2）禁忌证：急性化脓性炎症、出血倾向、恶性肿瘤、血栓性静脉炎、活动性肺结核、植入心脏起搏器者、局部金属异物、心区、孕妇下腹部、对电流不能耐受者。以上禁忌证基本上可以适用于全部低频电疗法类型，但请注意结合临床。

（二）感应电疗法

1. 概述　感应电流是1831年由法拉第（Michael Faraday）发现的，又称为法拉第电流。应用感应电流来防治疾病和促进机体康复的治疗方法称为感应电疗法（faradization）。该疗法是最古老的一种低频电疗法，国内生产的感应电疗机都与直流电疗机合并在一台机器上，只是有不同的输出，可供单独使用。感应电流是用电磁感应原理产生的一种双向、不对称的低频脉冲电流，在现代新技术中，已能生产出单向尖波脉冲电流，又称新感应电。这种脉冲参数能兴奋运动神经与肌肉，引起横纹肌完全强直收缩。当采用间断的感应电流时，可引起节律性的强直收缩，促进肢体的静脉与淋巴回流，加强肌肉活动，增加组织间的相对运动，使轻度的粘连松解，病理产物吸收。

2. 物理特性　传统感应电流是用电磁感应原理产生的一种双向、不对称的低频脉冲电流（图4-15）。所谓双向，是指其在一个周期内有两个方向（一个负波、一个正波）。所谓不对称，是指其负波是低平的，正波是高尖的。它的频率在60~80Hz之间，

笔记

故属低频范围。其周期在 12.5～15.7ms 之间,其尖峰部分类似一狭窄的三角形电流,t有效(正向脉冲持续时间)为 1～2ms。峰值电压约 40～60V。感应电流的两相中,主要起作用的是高尖部分,其低平部分由于电压过低而常无生理的治疗作用。随着电子技术的发展,目前已用电子管或晶体管仪器产生出类似感应电流中的高尖部分而无低平部分的尖波电流,称为新感应电流,频率为 50～100Hz,有效波宽为 0.1～1ms(图 4-16)。

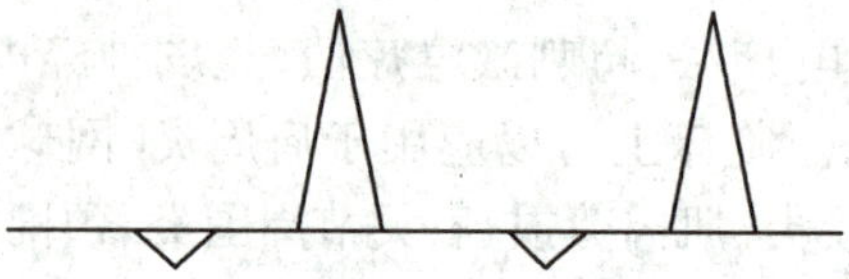

图 4-15　感应电流波

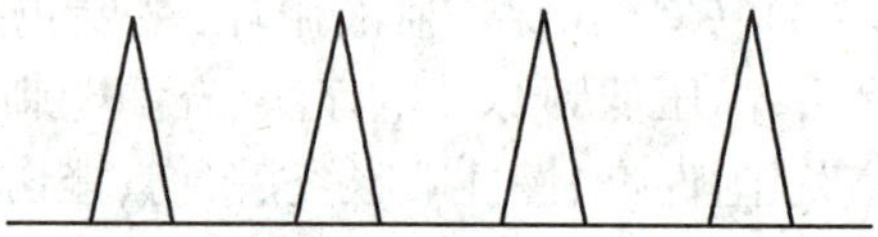

图 4-16　新感应电流波

3. 生理作用和治疗作用

(1) 生理作用:感应电有兴奋正常神经和肌肉的能力,为了兴奋正常运动神经和肌肉,除需要一定的电流强度外,尚需要一定的通电时间,脉冲持续时间(t 有效)应分别达到 0.03ms 和 1ms。感应电的高尖部分,除有足够的电压外,其 t 有效在 1ms 以上。因此,当电压(或电流)达到上述组织的兴奋阈时,就可以兴奋正常的运动神经或肌肉。在人体,当脉冲电流频率大于 20Hz 时,肌肉发生不完全强直性收缩,当频率上升到 50～60Hz 以上,肌肉即发生完全的强直性收缩。感应电流的频率在 60～80Hz 之间,所以当感应电连续作用于正常肌肉时,可引起完全强直性收缩。强直收缩的力量可以达到单收缩的 4 倍,所以这种收缩对肌肉锻炼是有益的。对完全失神经支配的肌肉,由于其时值较长,甚至高达正常值(1ms)的 50～200 倍,而感应电脉冲持续时间仅 1ms 左右,故感应电对完全失神经支配的肌肉无作用,对部分失神经支配的肌肉作用减弱。感应电流是双相的,通电时电场中组织内的离子呈两个方向来回移动,引起的电解远不如直流电明显,因此无电解烫伤的顾虑。

(2) 治疗作用

1) 防止肌萎缩:当神经损伤或受压迫时,神经冲动的传导受阻,使肌肉随意运动减弱或消失,导致肌肉萎缩。或因较长时间制动(如石膏绷带、夹板等)后出现的失用性肌萎缩等。因为神经和肌肉本身均无明显病变,可应用感应电流刺激这种暂时丧失运动的肌肉,使之发生被动收缩,从而防止肌萎缩的发生。

2) 肌肉功能重建:神经吻合修复术后或肌肉组织术后锻炼肌肉时结合感应电疗法,可促进神经肌肉功能的恢复,有助于肌肉功能重建,从而产生新的有目的的运动。

3) 促进循环和防治粘连:感应电刺激可加强肌肉活动,增加组织间的相对运动,可使轻度的粘连松解。当肌肉强烈收缩时,其中的静脉和淋巴管被挤压排空,肌肉松弛时,静脉和淋巴管随之扩张和充盈,因此用电刺激肌肉产生有节律的收缩,可改善血液和淋巴循环,促进静脉和淋巴回流,减轻局部水肿发生。

4) 止痛、镇静:感应电刺激穴位或病变部位,可降低神经兴奋性,使痛阈上升,产生镇痛效果。临床上用来治疗神经炎、神经痛和用作电针刺麻醉。感应电流和直流电流交替强刺激,引起高度兴奋后发生继发性抑制,以此来治疗兴奋型神经衰弱的患者,改善睡眠;腰肌扭伤或落枕后产生的反射性肌紧张,感应电流强烈刺激后使紧张的肌肉变松弛,从而达到解痉止痛的作用。

笔记

4. 治疗技术

（1）设备及器材

1）仪器：感应电疗机或直流感应电疗机，能输出双相不对称低频脉冲电流，其峰值电压 40~60V，频率 60~80Hz，周期 12.5~15.7ms，波形尖峰部分为高尖三角形，有效波宽 1.57~2.5ms，并有低平的负波；或能输出仅有高尖三角形的正波。频率 50~100Hz，有效波宽 0.1~1ms。

2）电极：可分为片状电极（多呈不同大小的矩形）、锤状电极（方形或圆形的带有手动断续器）、手柄电极（带有手动断续器）和滚式电极（又称碾式电极，呈圆柱状、横形，可以滚动）。为避免金属电极直接接触皮肤，产生电击伤或烫伤，在电极的外面要包裹 0.5~1.0cm 厚的棉质纱布。常用的手柄电极和滚式电极见图 4-17。

（2）治疗方法：感应电疗法不分正负极，有固定法、断续法、滚动法，具体操作如下：

1）固定法：①选好治疗所需的两个片状电极和衬垫，一般衬垫比电极的尺寸稍大，衬垫用温水浸透，拧干备用。②患者取舒适体位，暴露治疗部位，如皮肤有小破损，粘贴胶布保护。③将衬垫和电极对置或并置于治疗部位上，治疗肢体肌肉时可将一个电极放置于肌肉的一端，另一块电极置于肌肉的肌腹上。使衬垫紧贴皮肤，处于电极与皮肤之间，电极边缘不得突出电极之外，以沙袋、固定带固定电极。④检查直流感应电疗仪的输出旋钮是否在感应电的位置，以及指针是否处在零位。将电极导线接至治疗仪的输出插口，打开电源。⑤按顺时针方向旋转电位器，调节电流强度至治疗部位有麻刺感或肌肉收缩反应。⑥一般每次治疗 5~10 分钟，治疗完毕，将输出旋钮转至零位，关闭电源，取下电极和衬垫。

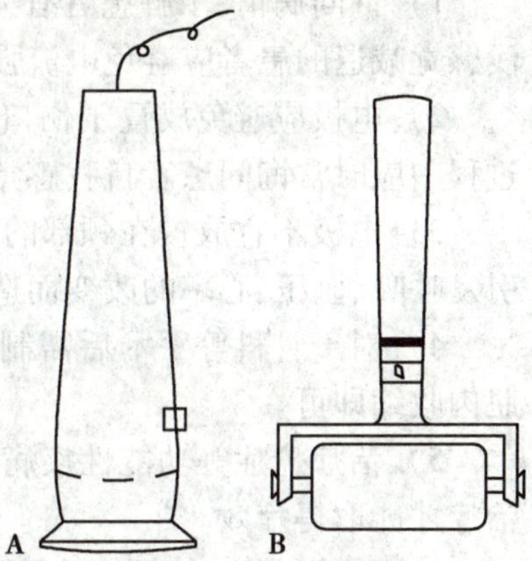

图 4-17　感应电极

A. 手柄电极；B. 滚式电极

2）断续法：①用双锤状电极或一个双极手柄电极作为治疗工具，电极表面以棉质纱布包裹作为衬垫，用温水浸透挤干或压干。②检查感应电疗仪的输出旋钮是否在零位，将电极导线接至治疗仪的输出插口。③患者取舒适体位，暴露治疗部位，将锤状电极放在治疗部位上，以不带断续器开关的电极作为副极放在肌肉的起点上，带断续器开关的电极作为主极放在患者肌肉的运动点上或移动锤状电极，以引起肌肉的收缩为限度。使用手柄电极时，操作者手握手柄电极，紧压在患者肌肉的运动点上。④以顺时针方向旋转电位器，调节电流强度至患肌有收缩反应。使用手柄电极时，操作者可用手指按压断续开关，进行断续性刺激，使患肌发生节律性收缩，以引起明显肌肉收缩为度。一般通电刺激为 1~2 秒，间歇 1~2 秒，反复刺激 30~60 次。⑤每次治疗 5~10 分钟，治疗完毕，将输出电流调至零位，关闭电源，取下电极和衬垫。

3）滚动法：①用滚式电极作为主极，100~150cm^2 的片状电极和衬垫作为辅极，衬垫以温水浸透拧干。②操作者手持滚式电极，紧压在治疗部位上。③调节电流强度至滚式电极下有肌肉收缩反应。操作者在治疗部位上或循经络走行方向缓慢地往返推动滚式电极，使治疗部位的肌肉依次收缩。④其余同断续法。

4）强度的选择：感应电流的治疗剂量不易精确计算，一般分强、中、弱三种。强

笔记

量肌肉出现强直收缩，中等量肌肉微弱收缩，弱量则无肌肉收缩，但患者有针刺的感觉。

5）疗程：感应电疗法一般为1次/天，每次5~10分钟，10~15次为1个疗程。

5. 临床应用

（1）适应证：失用性肌萎缩（如神经失用、术后制动、疼痛引起的反射性抑制肌肉收缩导致的失用性肌萎缩）、肌张力低下、软组织粘连、四肢血液循环障碍、肌肉扭伤（如腰扭伤后的肌肉紧张）、声嘶、便秘、尿潴留、癔症、神经炎、神经痛和针刺麻醉等。

（2）禁忌证：有出血倾向、急性化脓性炎症、痉挛性麻痹、感应电过敏、植入心脏起搏器、局部有金属内固定物、严重心力衰竭、皮肤破损者及孕妇腰骶部。

（3）注意事项

1）询问病情，了解患者有无理疗禁忌证，同时还应了解患者感觉功能状况，对于浅感觉减退的患者应避免电流强度过大，以免电灼伤。

2）电极应避免放置于伤口及瘢痕组织处，以免电流过于集中引起电灼伤；治疗过程中应时常询问患者自我感觉，以避免电灼伤。

3）电极不宜放置在颈部的颈动脉窦分布区域，电刺激可引起咽喉肌、膈肌痉挛，引发呼吸、血压、心率的改变而造成意外伤害。

4）对于骨科等手术后需制动的患者，在不引起关节活动的前提下，只需要引起肌肉收缩即可。

5）治疗癔症等功能性疾病时需采用肌肉明显收缩的电流强度为宜，并配合暗示治疗才能取得疗效。

6）治疗过程中，患者不可移动体位及接触金属物品。

（三）经皮神经电刺激疗法

1. 概述　经皮神经电刺激疗法（transcutaneous electrical nerve stimulation，TENS）也称为周围神经粗纤维电刺激疗法，是一种以一定技术参数的低频脉冲电流，经过皮肤输入人体，用于治疗急、慢性疼痛的方法。临床上应用经皮神经电刺激疗法来防治疾病和促进机体康复。1967年Shealy等人根据疼痛闸门控制学说，推出一种将电极植入脊柱椎管以脉冲电流刺激脊髓神经的方法，用来治疗顽固性头痛。虽然此方法效果较好，但因具有创伤性，致使患者难以接受。之后他们做出改进，将电极置于体表，在不引起损伤的前提下取得了同样效果。1972年Shealy等人正式发表论文，称之为经皮神经电刺激疗法。传统的电刺激主要是刺激运动纤维，而TENS则是刺激感觉纤维。

2. 物理特性

（1）波形：大部分TENS仪产生持续、不对称的平衡双相波形，形状一般为变形方波，没有直流成分，故没有极性，也无电解作用。但因为是不对称双相波，一个时相（相位）的作用可能比另一个时相强一些。此外，少数TENS仪器使用单相方波、调制波形等。

（2）频率：TENS的频率一般为1~150Hz可调。最常用的是用70~110Hz（常规TENS），其次是1~5Hz（针刺样TENS），120Hz以上的频率较少选用。

（3）脉冲宽度：一般为0.04~0.3ms可调。对于有脉冲群输出方式的仪器，脉冲群的宽度一般为100ms左右，每秒1~5个脉冲群，群内载波为100Hz的常规TENS波。

笔记

3. 治疗原理和作用

（1）治疗原理：在周围神经中，有直径粗细不同、传导速度不同、功能也不一致的纤维（表4-3）。TENS主要是刺激感觉纤维，其波宽和电流强度的选择主要是兴奋A类纤维，而不兴奋C类纤维，这样才有助于激活粗纤维、关闭疼痛闸门和释放内源性镇痛物质，从而缓解疼痛症状。频率100Hz左右、波宽0.1ms的方波，是兴奋粗纤维较适宜的刺激。一定的低频脉冲电流刺激，可激活脑内的内源性吗啡样多肽能神经元，引起吗啡样多肽释放而产生镇痛效果。

表4-3　神经纤维的种类及其特征

种类	来源	纤维类别	直径（μm）	传导速度（m/s）	髓鞘	刺激阈（V）
Aα	肌梭及肌腱的传入纤维	Ⅰ	15~20	80~120	厚	0.05以下
Aβ	皮肤的机械感受器传入纤维	Ⅱ	12~14	80~85	薄	0.05~0.3
Aδ	皮肤痛温觉传入纤维，肌肉的深感觉传入纤维	Ⅲ	1~9	20~30	薄	0.25~0.7
C	无髓的痛觉纤维，温度、机械感受器的传入纤维	Ⅳ	0.5~2	1~1.5	无	9~35

（2）镇痛作用：TENS是根据闸门控制学说而发展起来的。产生镇痛作用的TENS强度往往只兴奋A类纤维。在肌电图上使外周神经复合动作电位A波产生去同步，对传导伤害性信息的C波没有影响，但明显减弱甚至完全抑制A和C传入引起的背角神经元的反应，TENS治疗过程中和治疗后，背角神经元的自发性动作电位活动亦明显减少。

1）治疗急性疼痛：TENS对急性疼痛有很好的止痛效果，常用于软组织损伤、神经痛、手术后的止痛。①手术后切口痛：TENS用于治疗手术后切口痛，包括各种胸、腹部手术，关节手术等，效果非常好。虽然TENS止痛显效率（61%~64%）低于麻醉止痛药（75%~79%），但TENS的使用能减少止痛药物的摄入，减少手术后并发症（如肠麻痹、尿潴留、恶心呕吐等），并使患者能早期活动，从而缩短ICU或住院时间。一般患者在手术前就应使用一次TENS，以确定适合患者的参数值。手术结束前将一次性电极平行放置于切口两旁，伤口缝合后即开始通电治疗，通常持续48~72小时。②骨、关节和软组织疼痛：治疗急性关节扭伤、肩周炎、急性腰肌扭伤、运动创伤等也有很好的疗效。③妇产科疼痛：治疗痛经效果显著，有效率达到90%。方法为在平肚脐处采用三个电极呈倒三角形治疗。TENS对于产妇分娩引起的腰痛、骨盆疼痛也有良好疗效，并且尚未发现副作用。其中第一产程止痛效果最好，第二产程次之。不利之处是会偶尔干扰到胎儿监护仪。④其他急性疼痛：TENS在治疗颌面部疼痛、内脏疼痛等方面也取得了很好的临床疗效。

2）治疗慢性疼痛：①腰背痛：对控制慢性腰背痛有效，长期应用能减少止痛药的用量；②关节炎：对各种原因引起的关节炎如骨性关节炎、类风湿关节炎、痛风性关节炎、强直性脊柱炎等有良好疗效，其中镇痛作用最强，治疗停止后可持续数小时；③神经源性疼痛：对疱疹后神经痛、截肢后幻肢痛、周围神经变性、吉兰-巴雷综合征、三叉

笔记

神经痛均有不同程度镇痛效果；④头痛：对偏头痛和紧张性头痛有良好疗效。

3）改善周围血液循环：正常人用 TENS 刺激前臂后，手指皮温轻微升高 1～2.5℃，TENS 可能作用于交感神经系统，使周围血管扩张（包括颅内血管）。

4）促进骨折、伤口愈合：应用直流电以植入电极治疗骨不连接有公认的效果，但有侵入性感染和损伤的可能性。20 世纪 80 年代以来，用 TENS 治疗骨折后骨不连接获得成功。为了取得近似直流电的成骨效应，脉冲宽度应尽量大些，频率偏低，电流强度为保持患者稍有电感的最低水平。

5）治疗心绞痛：能减少心绞痛的发作次数以及对硝酸甘油的依赖。

4. 治疗技术

（1）设备及器材

1）仪器：一般为袖珍型电池供电的仪器。有单通道和双通道输出两种，每通道电流强度、脉冲宽度、频率都可调，可以随身携带。医院内一般使用大型 TENS 仪器，有 4～8 个以上通道输出。TENS 仪器必须具备以下条件：①频率较高：多在 2～160Hz 之间。②脉冲短或更短：一般脉冲宽度多在 9～350μs 之间。脉冲太宽，传递疼痛的纤维便被激活，电极下离子化增加。脂肪组织较多者，脉冲可宽一些。③强度适宜：采用使患者有一种舒适感、不出现肌肉收缩的阈下强度。这样 TENS 便可选择性地激发感觉传入神经纤维的反应，而不触动运动传出神经纤维的反应。④电流形态不统一：目前常用的有对称的双向方波，单向方波，被单向方波调制的中或高频电流，对称的双向脉冲和不对称的双向脉冲。

2）电极：大多数使用碳-硅材料电极，可裁剪成不同大小和形状。为了减少皮肤的刺激症状，电极面积不应小于 $4cm^2$。目前临床上常用的是自粘型电极。

（2）治疗方法

1）电极的放置：电极的放置比较灵活，一般于痛区、运动点、扳机点、穴位或循经络走行方向放置电极。病灶同节段的脊柱旁，沿着周围神经走向、病灶上方节段、病灶对侧同节段上；眼-枕经颅法；放在术后切口两旁；倒三角形放在肚脐处等。2 个电极或 2 组电极的放置方法有：并置、对置、近端-远端并置、交叉、V 形放置等。

2）参数的选择：目前将 TENS 治疗方式分为常规方式（conventional TENS）、针刺样方式（acupuncture like TENS）和短暂强刺激方式（brief intense TENS）三种。各种方式的治疗参数见表 4-4。频率选择多依患者感到能缓解症状为准。慢性痛宜用 14～60Hz；术后痛宜用 50～150Hz；疱疹性痛宜用 15～180Hz；周围神经损伤后宜用 30～120Hz 等。大多数患者适宜采用刺激频率 100Hz，脉冲宽度为 0.1～0.3ms。

表 4-4　TENS 的参数

方式	强度	脉冲频率	脉冲宽度	适应证
常规 TENS	舒适的麻颤感	75～100Hz	<0.2ms	急慢性疼痛；短期止痛
针刺样 TENS	运动阈上，一般为感觉阈的 2～4 倍	1～4Hz	0.2～0.3ms	急、慢性疼痛；周围循环障碍；长期止痛
短暂强刺激 TENS	肌肉强直或痉挛样收缩	150Hz	>0.3ms	用于小手术、致痛性操作过程中加强镇痛效果

笔记

3）电流强度：以引起明显的震颤感而不致痛为宜。一般为15～30mA，依患者耐受程度而定。

4）治疗时间：常规方式的治疗时间可从每天30～60分钟至持续36～48小时不等。针刺样方式能同时兴奋感觉神经和运动神经。根据受刺激肌肉的疲劳情况决定，治疗时间一般为45分钟。短暂强刺激方式的电流很大，肌肉易疲劳，一般每刺激15分钟左右后休息几分钟，再进行第二次治疗。

5）操作方法：治疗前先仔细询问患者有无禁忌证，向患者解释治疗中出现的麻颤感、震颤感或肌肉抽动感等应有的感觉，并嘱咐患者如有不良反应须及时告知。检查治疗部位皮肤有无破损、抓痕等，如有皮损应采取相应措施保护皮损处。然后打开电源，检查输出调节旋钮是否归"0"，按医嘱调节脉冲宽度、频率。让患者取舒适体位躺下，将消毒后的电极放置于相应部位，覆盖好塑料薄膜，用沙袋或绷带固定，将电极插入输出插口。启动定时按钮，按医嘱调节治疗时间。询问患者感觉，以调整到合适治疗剂量。治疗期间治疗师不能远离治疗场地，还应经常询问患者自我感觉情况，待治疗结束后，将输出旋钮调回"0"位，取下电极。

5. 临床应用

（1）适应证：各种急慢性疼痛，如神经痛、头痛、关节痛、腰背肌疼痛、术后伤口痛、分娩宫缩痛、癌痛、幻肢痛、心绞痛、骨折后骨连接不良、牙痛、腰痛、胃痛、痛经、软组织或关节急性扭伤、损伤所致的肿痛、术后痛、产痛、癌痛等。TENS对急、慢性和神经性疼痛均有效果，短期疗效较长期疗效好。

（2）禁忌证：戴有心脏起搏器者、颈动脉窦附近、孕妇的腹部和腰骶部、眼部、体腔内、颅部、有脑血管意外病史患者、有认知障碍的患者、对电过敏者等。

（3）注意事项

1）治疗部位：皮肤有瘢痕、溃疡或皮疹时，电极应避开这些部位，以免电流集中引起灼伤；电极部位保持清洁，便于通电；电极与皮肤应充分接触；治疗前后都需检查治疗部位皮肤状况。

2）对儿童进行治疗时，先施以弱电流消除恐惧，再将电流调到治疗量。

3）综合治疗时，先采用温热治疗法，再用TENS进行镇痛，可减少皮肤电阻，提高疗效。

4）终止治疗，经调整后患者仍感觉剂量过高过低或有刺痛感，治疗师应终止治疗。

（四）功能性电刺激疗法

1. 概述　神经肌肉电刺激疗法是指应用低频脉冲电流刺激神经或肌肉使其收缩，以恢复其运动功能的方法。功能性电刺激疗法（functional electrical stimulation，FES）属于神经肌肉电刺激疗法的范畴，是利用一定强度的低频脉冲电流，作用于已丧失功能或功能不正常的器官和肢体，以其产生的即时效应来替代或矫正器官及肢体已丧失的功能。临床上应用功能性电刺激来防治疾病和促进机体康复的治疗方法称为功能性电刺激疗法。该疗法于1961年由Liberson等发明。功能性电刺激已成为治疗脊髓、颅脑外伤和脑卒中所致的瘫痪以及其他上运动神经元疾病公认的治疗方法。它最早应用于脑卒中患者的足下垂治疗，随着医学生物工程的进展，FES在上运动神经元疾病的恢复期扮演着越来越重要的角色。

笔记

2. 物理特性 FES的应用范围非常广泛,所用的仪器和电流参数差异很大,常用的参数包括:频率、脉冲波宽(脉宽)、通电/断电比、波升/波降调节及电流强度,而波形,即脉冲的形态(双相方波、指数曲线、尖波等)在一般的治疗仪中固定不变。文献中常提到的功能性电刺激应该符合如下参数:

(1) 频率:理论上FES的频率为1~100Hz。较低频率(<20Hz)刺激所产生的效应虽然相应较小,但肌肉不易疲劳;较高频率(>50Hz)的刺激容易产生肌肉强直收缩,但肌肉易疲劳。理想的频率是根据各种肌肉类型及功能而定,常用的频率多在15~50Hz之间。

(2) 脉冲波宽:常在100~1000μs之间,多使用200~600μs。一般脉冲波宽在治疗中保持固定。

(3) 通电/断电比:通电与断电的时间比(on/off time)与肌肉的抗疲劳程度有关。肌肉在通电时收缩,断电时放松。通电时间愈长,断电时间愈短,肌肉愈易疲劳。一般来说通电/断电比大多为1∶1~1∶3之间。

(4) 波升/波降:波升是指达到最大电流所需的时间,一般为0.5~1.5s;波降是指从最大电流回落到断电时所需的时间,一般为0~1.0s。

(5) 电流强度:治疗时根据刺激目的及患者的耐受程度来调节。一般FES使用表面电极时,其电流强度在0~100mA之间。使用肌肉内电极时,其电流强度在0~20mA之间。

3. 治疗原理和治疗作用

(1) 治疗原理:通常认为FES系统是对肌肉的直接刺激,但从生理学角度而言,其工作原理是利用神经细胞的电兴奋性,通过刺激支配肌肉的神经使肌肉收缩。因此,它要求所刺激的肌肉必须有完整的神经支配。低频电流作用于神经细胞膜,能在神经元上产生动作电位,而能诱发动作电位产生的最小电流被称为阈电位。由电刺激所产生的动作电位与自然生理状态所产生的动作电位是一样的,具有"全或无"的特征。适当宽度和强度的刺激脉冲,输出足够的电荷刺激神经元,就能产生一个动作电位。当电刺激的脉冲波宽增加或电流强度增大时,刺激将从电极附着处向远处扩散,进而引起更多肌纤维收缩,这就是刺激的空间总和。FES正是利用神经细胞对电刺激的这种反应来传递外加的人工控制信号。通过外部电流作用,神经细胞能产生一个与自然激发所引起的动作电位完全一样的神经冲动,使其支配的肌肉纤维产生收缩,从而获得运动效果。FES主要侧重于肢体功能的重建,多用于上运动神经元引起的肢体功能障碍。当电刺激作用于周围神经时,兴奋经神经传至肌肉,引起肌肉收缩,诱发肌肉功能。同时,电刺激的信号及肌肉功能收缩信号可沿传入神经传入脊髓及大脑,在脊髓节段和脊髓以上水平,促进功能重建,建立再学习过程。

(2) 治疗作用

1) 代替或矫正肢体和器官已丧失的功能:如偏瘫患者足下垂、脊柱侧弯。

2) 功能重建:FES在刺激神经肌肉的同时,也刺激传入神经,加上不断重复的运动模式信息,传入中枢神经系统,在皮质形成兴奋痕迹,逐渐恢复原有的运动功能。

4. 治疗技术

(1) 设备及器材

1) 仪器:FES治疗仪多种多样。医疗机构使用的一般是大型精密的多通道仪器,

笔记

电极的放置和仪器操作较复杂。还有一种便携式机，一般为单通道或双通道输出，患者可以戴着仪器回家治疗，或一边工作一边治疗。

2）电极：作为外界与神经肌肉的衔接点，电极是 FES 系统中最关键的部分。刺激电极可分为三大类：表面电极、经皮电极和植入电极。各种电极都有其优缺点，并且技术要求不同，因此，根据实际需要选取电极是不可忽视的因素。①表面电极：到目前为止，表面电极还是应用最广泛的电极。它简便且易于更换，又不会造成任何创伤。但它的缺点也甚多，最主要的缺点是对单个肌肉刺激的选择性差，不能刺激较深部的肌肉，还有刺激反应变化大等缺点。②肌肉内经皮电极：由多股不锈钢丝绕成线圈，线圈端部的绝缘材料被剥去，形成电极部分，并在端部做一个倒钩，以便电极能牢牢地固定在肌肉内。它的优点是选择性和稳定性好，而缺点是在皮肤表面电极的出口有感染和断裂危险，电极的最长寿命也只有 2 年。③植入电极：与刺激器一起埋在体内，与体外控制系统通过高频无线电感应进行通信，它除了有经皮电极的优点外，同时不存在感染和断裂的问题。其缺点是植入电极需要高超的手术技巧，还存在造成神经永久性损伤的可能性。

（2）操作方法：不同的功能障碍采用不同的电极放置方法。

1）偏瘫：临床上常用表面电极。上肢应用时一般将一极置于桡骨小头处，另一极置于前臂伸腕肌群，以引起腕关节背伸。下肢应用时一般将一极置于腓骨小头处，另一极置于胫前肌群上，以引起踝关节背屈。功能替代时一般将刺激器系在腰骶部，刺激电极置于腓神经处，触发开关设在鞋底足跟部。患者足跟离地时，开关接通，刺激器发出低频脉冲电流，通过电极刺激腓神经，使足背伸。患者足跟再次着地，开关断开，刺激停止，如此重复上述动作。

2）脊柱侧弯：使用表面电极置于竖脊肌表面或置于一侧胸、腰侧弯部位上、下方。

3）呼吸功能障碍：将接收器植入皮下，环式电极经手术置于膈神经上，或将表面电极放在颈部膈神经的运动点（位于胸锁乳突肌外侧、锁骨上 2~3cm 处）上，进行功能性电刺激。

4）吞咽障碍：一般将电极并置于甲状软骨以上的颌下区，以引起肌肉收缩为宜。

5. 临床应用

（1）适应证

1）上运动神经元瘫痪：包括脑血管意外、脑外伤、脊髓损伤、脑性瘫痪、多发性硬化等。FES 治疗的目的是帮助患者完成某些功能活动，如步行、抓握、协调运动等，加速随意控制的恢复。①下肢功能重建：主要对象是 T_4 ~ T_{12} 损伤的截瘫和偏瘫患者。T_4 ~ T_{12} 损伤的截瘫患者可以借助助行器或拐杖支持上身，保持躯干稳定，下肢则可在电刺激的作用下，完成站立和行走动作。偏瘫患者采用一个拐杖可以支持上身，保持平衡。电刺激在偏瘫患者中的主要作用在于改进步态，使其行走更接近自然步态。②上肢功能重建：主要对象是 C_4 ~ C_6 损伤的高位截瘫患者。其主要目标是改善患者上肢运动和手的基本功能，如抓握、进食和饮水等。上肢的运动比下肢复杂许多。应用 4~8 通道的 FES 系统刺激手和前臂肌肉，可使患者完成各种抓握动作。

2）呼吸功能障碍：用于控制和调节呼吸运动的 FES 系统称为膈肌起搏器。一对植入电极埋入双侧膈神经上（亦可用体表电极置于双侧颈部膈神经运动点上），与固

笔记

定于胸壁上的信号接收器相连。控制器发出无线电脉冲信号,由接收器将其变为低频电流,经电极刺激膈神经,引起膈肌收缩。主要用于脑血管意外、脑外伤、高位脊髓损伤所致的呼吸肌麻痹。

3）排尿功能障碍:包括尿潴留和尿失禁。①尿潴留:骶髓排尿中枢遭到破坏或S_2~S_4神经根损伤后,膀胱逼尿肌麻痹,出现尿潴留。当损伤部位在骶髓以上,则出现反射性膀胱,排尿不能受意识控制。FES 对尿潴留的治疗都是采用植入式电极刺激逼尿肌,使其收缩,并达到一定强度,克服尿道括约肌的压力,使尿排出。电极植入的位置和刺激部位有几种:直接刺激逼尿肌;刺激脊髓排尿中枢;刺激单侧骶神经根;刺激骶神经根的部分分支。典型的刺激参数是频率 20Hz,脉冲宽度 1ms。②尿失禁:是由于下运动神经元损伤,尿道括约肌和盆底肌瘫痪,出现排尿淋漓不尽,或腹压轻微增高就排尿。FES 刺激尿道括约肌和盆底肌,增强其肌力。对男性患者可用体表电极或直肠电极;对女性患者可用阴道电极。阴道深部电极刺激引起尿道括约肌的收缩,产生闭尿。该电极靠阴道里端的间距较短,有利于使阴道深部形成主要刺激区,治疗的有效率很高。治疗尿失禁的刺激参数为频率 20~50Hz,波宽 0.1~5ms,通断比为 8∶15,波形为交变的单相方波或双相方波。

4）特发性脊柱侧弯:电极置于侧弯的两个曲线最高点的椎旁,刺激局部的肌肉,一般采用频率为 25Hz,脉冲波宽 0.2ms,通断比 6∶6,上升时间 1.5 秒,下降时间 0.8 秒,强度 60~80mA 的电流,治疗时间为 8~10 小时,连续 6~42 个月。

5）肩关节半脱位:用双相方波刺激冈上肌和三角肌后部。FES 频率为 20Hz,波宽 0.3ms,通断比 1∶3。逐渐增大电流强度和治疗时间,5 天后患者可以耐受连续 6~7 小时的刺激,以后再逐渐增加通电时间,减少断电时间。

6）吞咽障碍:各种原因所致的延髓麻痹也可采用 FES 疗法。一般将两片小电极置于甲状软骨以上的颌下区,电流采用的波形为双相指数波,波宽为 0.3~0.6ms,频率为 20~100Hz,脉冲宽度为 0.8~1.8s。每天 20 分钟,连续 2~3 个月。

7）感觉-认知障碍:FES 刺激脑卒中患者偏瘫侧肢体可以增加大脑局部的血流量,这些区域包括同侧感觉运动皮质、对侧运动代偿区、岛叶及顶叶等区域。

(2) 禁忌证:戴有心脏起搏器者、意识不清、肢体骨关节挛缩畸形、下运动神经元受损、神经应激性不正常者。

(3) 注意事项:此疗法必须与其他疗法,如运动训练、心理治疗相结合,才能取得很好的效果。操作前要做好细致的评价,以便选择适宜的治疗参数,才能达到最佳的临床效果。

三、中频电疗法

(一) 概述

应用频率为 1~100kHz 的脉冲电流治疗疾病的方法称为中频电疗法(medium frequency electrotherapy)。中频电疗法的历史较短,20 世纪 40 年代,Gleid Meister 首先提出中频电流的概念,20 世纪 50 年代,奥地利 Hans Nemec 发明了干扰电疗法;20 世纪 60 年代中期,前苏联研制成功正弦调制中频电疗法,之后我国引进了干扰电,并开展音频电疗法;20 世纪 70 年代后期,我国应用脉冲调制中频电疗法;到 20 世纪 80 年代,我国开始引进了立体动态干扰电疗法,并开展了音乐电疗法。临床上常用的中频电疗

笔记

法有等幅中频电疗法、干扰电疗法、调制中频电疗法和音乐电疗法。

1. 作用特点

(1) 阻抗明显下降:人体组织是导电体,在电学上具有电阻和电容特性。人体组织对不同频率电流的电阻不同,对低频电流的电阻较高。随着电流频率的增高,人体的电阻逐渐下降,因此中频电流较低频电流的阻抗低。此外,由于人体组织还具有电容的特性,频率较高的电流较容易通过,故中频电流更容易通过人体组织。中频电疗法所应用的电流强度较低频电流大,可达 $0.1 \sim 0.5 mA/cm^2$,所能达到人体组织的深度也较低频电流深。

(2) 无电解作用:中频电流是一种等幅正弦交流电,正向与负向交替变化较快的电流,作用于机体时无正负极之分,因此治疗时电极下不会产生电解反应,没有酸碱产物产生,电极下的皮肤也不会像直流电疗时那样受到酸碱产物的化学刺激而受损,有利于长期治疗。如果应用半波中频电流是有极性的,可产生电解作用。

(3) 对神经肌肉的作用:中频电流的频率大于 1kHz,脉冲周期小于 1ms,因此一个周期的电流不能引起神经兴奋和肌肉收缩。中频电流能够产生兴奋作用是综合多个周期的连续刺激,达到足够强度时才能引起一次强烈的肌肉收缩。对感应电已不能引起兴奋的变性的神经,中频电流仍可引出神经肌肉的兴奋反应。

(4) 低频调制的中频电流的特点:等幅中频电流的幅度无变化,易为人体所适应。为了克服中频电流的这一弱点,可以采用由低频调制的中频电流,即用 0~150Hz 的低频电流调制中频电流,使中频电流的幅度产生低频变化。这样的中频电流没有低频电的缺点(如作用表浅、有电解作用、对皮肤刺激大等),又兼具低、中频电流的优点,由于其波形、波幅、频率不断变化,人体不易产生适应性。

2. 治疗作用

(1) 镇痛作用:中频电的镇痛作用以低频调制的中频电流最为显著,治疗后使局部的痛阈增高。主要产生即时效应和长期效应:①即时效应:几种中频电流单次治疗时和停止治疗后都可以有不同程度的镇痛作用,这种即时的镇痛作用可持续数分钟到数小时。②长期效应:是产生即时镇痛等各种综合作用,以及改善局部血液循环的结果。

(2) 促进局部血液循环:中频电流单次作用时和停止作用即刻,局部皮肤充血反应不明显,停止治疗 10~15 分钟后比较明显。在几种中频电流中,以 50~100Hz 低频调制的中频电流作用较强。

(3) 消炎作用:中频电流对一些慢性非特异性炎症有较好的治疗作用。其机制主要是由于中频电流作用后,由于局部组织血液循环改善,减轻了组织水肿,使炎症产物的吸收和排出加速、局部组织的营养和代谢增强、免疫防御功能提高,使炎症得以消除。

(4) 软化瘢痕、松解粘连:其机制可能是由于中频电流刺激增大了细胞与组织间隙,使粘连的结缔组织纤维、肌纤维、神经纤维等通过活动而分离。此外,促进肌肉收缩、改善局部血液循环和代谢、促进水肿消散也有利于粘连的松解。

(5) 对骨骼肌的作用:中频电流通过刺激运动神经和肌肉引起正常骨骼肌和失神经肌肉收缩,具有锻炼骨骼肌肉、防止肌肉萎缩、提高平滑肌张力、调整自主神经功能等作用。

笔记

（6）对生物膜通透性的作用：在正弦中频电流的作用下，药物离子、分子透过活性生物膜的数量明显多于失去活性的生物膜数量，认为中频电流可以提高活性生物膜的通透性。

3. 中频电疗法的分类　中频电疗法所采用的电流频率多在2～8kHz之间。根据所采用中频电流的不同产生方式和波形与频率，临床上常用的中频电疗法可分为：

（1）等幅中频电疗法：音频电疗法、音频电磁场疗法、超音频电疗法。

（2）干扰电疗法：传统干扰电疗法、动态干扰电疗法、立体动态干扰电疗法。

（3）调制中频电疗法：正弦调制中频电疗法、脉冲调制中频电疗法。

（4）低、中频混合调制电疗法：音乐电疗法、波动电疗法。

4. 中频电疗法的安全要求和注意事项

（1）治疗设备的安全要求

1）中频电疗机特别是微机控制的治疗机，应与高频电疗机分开，分设于两室或至少将两者的电路分开，以免中频电疗机在工作时受到高频电磁波的干扰而影响治疗。

2）治疗床、治疗椅及附件最好是木质或非金属材料，治疗机外壳应接地线，使其远离暖气管和上下水管，暖气片应有木板遮盖。

3）进行中频电治疗时，使用前应检查治疗仪器是否正常工作，电极、导线等是否完好，导线插头、导线夹等是否牢固。

（2）注意事项

1）治疗前应告诉患者在治疗中该电流强度的感觉，消除患者顾虑，以便配合治疗，并询问或检查治疗部位皮肤有无感觉减退、瘢痕或破损等情况。

2）治疗时应除去治疗部位的金属物品，如手表、发夹、首饰等。体内有金属异物（如骨科金属固定物、气管金属插管、金属碎片、金属节育环等）的部位，应严格掌握电流强度，$<0.3mA/cm^2$ 方可避免组织损伤。

3）电极不能在心前区及其附近并置或对置治疗；心脏病患者电流不宜过强，并注意观察患者的反应，如有不良反应要立即停止治疗；植入心脏起搏器者、孕妇的腰腹部禁用中频电疗法治疗。

4）使用金属电极板（铅板、铜片）时，必须用电极衬垫（制成套状），但可不必很厚。治疗前将衬垫以温水浸透，将电极板插入衬垫套内，以免治疗时电极板滑脱而直接接触皮肤引起灼伤。使用橡胶电极时，在电极上涂导电乳胶即可。但是电极老化，在治疗中也可引起皮肤烫伤，所以电极必须勤换。

5）选择适合的电极、衬垫放置于治疗部位上，尽量使病灶位于两电极中间；电极和夹子不可接触皮肤，以免引起电击灼伤；电极板质地应柔软可塑，其弯度应与治疗部位的轮廓相一致，务必使电极板、衬垫与皮肤均匀接触。

6）治疗剂量的确定参考治疗要求和患者的感觉，一般以感觉和运动阈为准，电流密度通常为 $0.1 \sim 0.3mA/cm^2$，最大不宜超过 $0.5mA/cm^2$。瘢痕部位、浅感觉或血液循环不佳的部位治疗时，电流强度的调节不应以患者的感觉为准。

7）治疗中出现异常反应，如电极下出现疼痛，应告诉患者及时报告给治疗师。中止治疗时，应该先调小输出至“0”位，方可取下电极板，否则可导致瞬间的电流刺激反应而使患者受伤或发生意外。

（二）等幅正弦中频电疗法

1. 概述　应用频率为1～20kHz的等幅正弦交流电治疗疾病的方法称为等幅正弦中频电疗法，通常称为等幅中频电疗法（undamped medium frequency electrotherapy）。习惯称为“音频电疗法”。

2. 物理特性　等幅正弦中频电流（音频电流）的频率在1～5kHz之间，目前我国生产的音频电疗机多用2kHz，有些机器的频率可调。等幅正弦中频电是一种幅度、频率恒定不变，呈正弦波形的中频电流，具有典型中频电流的物理特征（图4-18）。

3. 治疗原理及治疗作用

（1）治疗原理

1）改善局部血液循环及营养：音频电流可改善微循环，使血管管径增大，血流明显增快。由于血液循环和局部营养得到改善，可起到镇痛、消炎、消肿，促进组织再生及神经功能恢复的作用。

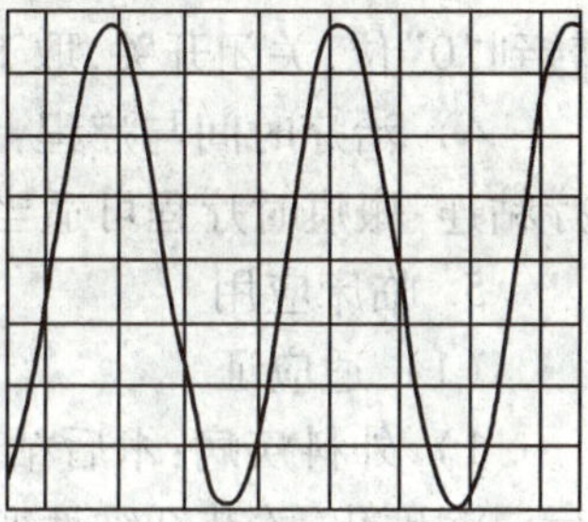

图4-18　等幅正弦波

2）提高细胞膜通透性：音频电流可提高活性生物膜的通透性。这一作用可促进药物分子由于浓度梯度而扩散透过生物膜。人体实验亦证明了中频交流电可使药物分子透入体内，在2kHz、4kHz的等幅正弦电流作用下，药物的pH及性质均无变化。

3）神经兴奋与调节作用：虽然音频电流的频率大于1kHz，且不是每次脉冲都可以引起神经兴奋，但是通过综合刺激的效果，音频电疗法依然可以有效地刺激神经，引起肌肉收缩，调节神经功能。

4）调节神经系统功能：音频电流作用于神经节段或反射区，可以促进汗腺、乳腺分泌，增进食欲，降低血压，增强全身状况，对自主神经及高级神经活动，均具有调节作用。

（2）治疗作用

1）镇痛、止痒：音频电流可使皮肤痛阈上升，故有明显的镇痛作用；音频电流还对烧伤和术后瘢痕有显著的止痒作用。

2）消炎、消肿：音频电流可改善微循环，使血管管径增大，血流明显增快；对外伤后血肿、瘢痕引起的肢端水肿亦有良好的效果。

3）软化瘢痕、松解粘连：音频电流刺激瘢痕或粘连组织，使之产生震动，使粘连松解和软化，治疗后可使瘢痕颜色变浅、质地变软、面积逐渐缩小与变平，并使粘连松动解离。术后肠粘连、肌腱粘连经音频电疗后也可以被松解或软化。

4. 治疗技术

（1）仪器设备

1）仪器：音频电疗仪或有音频电处方的电脑中频治疗仪，输出频率多为2～10kHz。

2）电极：由电极板（铅板、铜片和导电硅橡胶电极）及吸水衬垫组成，吸水衬垫要吸水性好的一层绒布制成套状，周边超出电极板1cm。

（2）治疗方法

1）电极放置方法：①并置法：电极于治疗部位上下或左右并置，适用于表浅病灶的治疗。②对置法：电极放置于治疗部位前后，适用于较深病灶的治疗，作为中频药物

笔记

透入疗法时，应尽量采用对置法，以加大药物的透入深度。

2）电流强度：一般以感觉阈或运动阈为准，以患者有明显震颤感、轻度的紧缩感为宜。

3）操作方法：①根据病变部位选择治疗需用的电极和衬垫。②患者取舒适体位，暴露治疗部位，检查皮肤情况。③衬垫用温水浸湿，然后将电极板装入衬垫套内，对置或并置于治疗部位，用沙袋或尼龙搭扣固定。④检查输出调节是否在“0”位，将电流开关打开，指示灯亮。缓慢调节输出，使电流表上电流量达到所需数值，并告诉患者治疗时电极下产生麻震感，以患者能耐受舒适为宜。⑤治疗完毕，将输出按钮缓慢转到“0”位，关闭开关，取下电极及衬垫，检查皮肤反应。

4）治疗时间与疗程：每次治疗 20~30 分钟，每日 1 次，15~20 次为 1 个疗程。治疗粘连、瘢痕时疗程可适当延长。

5. 临床应用

（1）适应证

1）外科疾病：术后粘连、瘢痕、术后肠麻痹、肠粘连、注射后硬结、血肿机化、炎症后浸润硬化、关节纤维性挛缩、狭窄性腱鞘炎、腰椎间盘突出症、肩关节周围炎、肱骨外上髁炎、术后尿潴留、阴茎海绵体硬结等。

2）内科疾病：类风湿关节炎、肌炎等。

3）神经科疾病：神经炎、神经痛、神经损伤等。

4）妇科疾病：盆腔炎性疾病后遗症、附件炎、绝育术后并发症等。

5）耳鼻咽喉科疾病：慢性咽喉炎、声带肥厚、术后声带麻痹等。

6）皮肤科疾病：带状疱疹、局限性硬皮病等。

（2）禁忌证：恶性肿瘤、急性化脓性炎症局部、出血性疾病、活动性肺结核、有严重心肺肾脏疾病者、局部有金属异物、心前区、植入心脏起搏器者、孕妇下腹部和腰骶部、对电流不能耐受者等。

（3）注意事项

1）等幅正弦中频电疗仪不应与高频电疗仪同放一室或同时工作，以免高频电疗仪对其干扰，患者可能出现“电击”样的不安全感。

2）严防将电极或导线夹和导线裸露部分直接接触皮肤，否则易引起灼伤。使用硅胶电极时必须将导线插头完全插入导线插孔。

3）衬布垫湿度要适中，太干、太湿均影响电流强度，并均匀地紧贴皮肤表面。

4）治疗前应告知患者治疗中电极下应有的麻刺感，治疗过程中患者不得任意变动体位，如电极下出现异常感觉要及时报告，减小电流强度或停止治疗，查明原因给予及时处理。

5）瘢痕部位有感觉障碍者，不应以患者感觉为准，应注意掌握电流强度。如治疗部位皮肤有破损，应避开或贴小胶布予以保护。电极不能在心前区并置或对置。

（三）干扰电疗法

1. 概述　将两组频率分别为 4000Hz 与（4000±100）Hz 的正弦交流电通过两组（4个）电极交叉输入人体，电流线在体内相互干扰，形成干扰场，产生差频为 0~100Hz 的低频调制的中频电流，应用这种具有内生性质的干扰电流治疗疾病的方法，称为干扰电疗法（interferential electrotherapy），又称静态干扰电或交叉电流疗法。这两路电流被

笔记

三角波调制，交叉作用于人体时称为动态干扰电疗法（dynamic interferential electrotherapy）。三路5000Hz交流电交叉作用于人体时，干扰电流受第三电场调制，称为立体动态干扰电疗法（stereo-dynamic interferential electrotherapy）。干扰电疗法起源于20世纪50年代，主要在欧美国家应用，20世纪60年代引入我国，20世纪80年代以来，人们在传统静态干扰电疗法的基础上又发展了动态干扰电疗法和立体动态干扰电疗法。

2. 物理特性

（1）干扰电流的产生原理

1）两种不同频率的等幅交流电同时交叉输入人体，就会产生干扰现象，产生一种不断变化的综合电流即为差拍，幅度变化的频率即为差频。

2）两组电流交叉形成的干扰电流不仅是幅度的变化，还有旋转向量的改变。因此，干扰电流作用的最大刺激范围并不是我们想象的那样为一方形区域，而是呈四叶形，不是在电极下而是在四个电极之间的中央。

3）动态干扰电与静态干扰电的主要区别在于，产生动态干扰电的两组中频电流的幅度自动变化（动态），其电流幅度变化的相位也发生变化。因此动态干扰电在治疗时，同时具有内源性刺激和外源性刺激。而静态干扰电仅为内源性刺激，所以动态干扰电的刺激作用和范围超过静态干扰电。立体动态干扰电则为三组幅度、相位变化的正弦中频电流。

（2）电流特点

1）干扰电流既有中频电流的成分，又有低频电流的成分，所以可同时发挥低频电和中频电的治疗作用。

2）治疗通过4个电极，将两组相差100Hz的中频电流交叉输入人体，形成干扰电流（图4-19）。

3）在电极下起作用的是等幅中频电流，在深部治疗部位和电流交叉处起主要治疗作用的是干扰电流，即0~100Hz的低频调制中频电流。这种电流不是体外输入的，而是体内产生的，这种"内生"电流是干扰电疗法最突出的特点。

4）皮肤电阻明显下降，增加了作用深度，而且可以采用较大的电流强度。

5）差频在一定范围内变动可避免机体产生适应性。

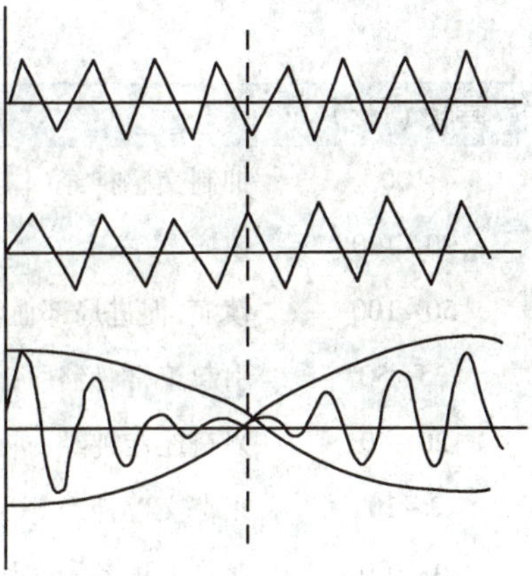

图4-19 干扰电的形成

3. 治疗原理及治疗作用

（1）治疗原理：干扰电流兼有低频电流与中频电流的特点，最大的电场强度发生于体内电流交叉处，作用深、范围大。不同差频干扰电流的治疗作用有所不同。

（2）治疗作用

1）镇痛作用：干扰电流可以抑制感觉神经，90~100Hz的差频电流作用后可抑制感觉神经，使皮肤痛阈明显升高，具有良好的镇痛作用。

2）促使血液循环：干扰电流有明显的促进局部血液循环作用，50~100Hz差频电流可使毛细血管与小动脉持续扩张，改善血液循环，有促进渗出、水肿、血肿吸收的作用。

3）锻炼骨骼肌、提高平滑肌张力：10~50Hz 差频电流可引起骨骼肌强直收缩，改善肌肉血液循环，锻炼骨骼肌；也可以提高平滑肌张力，增强血液循环，改善内脏功能。

4）对自主神经的调节作用：干扰电流作用于交感神经节，对自主神经有一定的调整作用。不同差额对自主神经的作用不同，100Hz 能抑制交感神经，1~10Hz 兴奋交感神经，而 20~40Hz 能兴奋迷走神经。

5）加速骨折愈合：干扰电能促进骨折愈合，可治疗骨不连、延迟连结等。

4. 治疗技术

（1）仪器设备

1）静态干扰电疗仪与动态干扰电疗仪：可输出两组差频为 0~100Hz 等幅中频正弦交流电的干扰电疗仪，两对输出导线，4 个铅板电极或导电橡胶电极、衬垫、固定带等。有的治疗机配有一种四联电极、手套电极、产生负压的装置和专门的抽吸电极。

2）立体动态干扰电疗仪：立体动态干扰电疗机、2 对不同大小的星状电极，每次治疗采用 1 对电极。每个星状电极上有排列成三角形的 3 个小电极，每对星状电极的左右 2 对小电极的方向是相反的。每对星状电极相反方向的 3 对小电极分成 3 组，每组 2 个小电极，连接治疗仪的一路输出，3 对小电极可同时输出三路电流。

（2）治疗方法

1）电极放置方法：①固定法：治疗时电极的位置固定不动。用一般电极或四联电极，电极放置时应尽量使两路电流在病变处交叉。②移动法：用手套电极在治疗部位移动或固定治疗，作痛点治疗时，可用指尖压紧痛点。③抽吸法：使用抽吸式电极，通过负压将电极固定于身体上，因此兼有负压按摩的作用。

2）差频的选择：具体见表 4-5。

表 4-5 差频的选择与作用

差频（Hz）	作用
100	抑制交感神经（作用于交感神经节时）
90~100	镇痛
50~100	镇痛，促进局部血液循环，促进渗出物吸收，缓解肌紧张
25~50	引起正常骨骼肌强直收缩，促进局部血液循环
20~40	兴奋迷走神经，扩张局部动脉，引起骨骼肌不完全性强直收缩
1~10	兴奋交感神经，引起正常骨骼肌收缩，引起失神经肌肉收缩，引起平滑肌收缩
0~100	兼具上述各种作用，但因各种频率出现时间过短，针对性不强

3）电流强度：治疗电流的强度一般在 50mA 以内，可根据患者的感觉或肌肉收缩的强度，分别将治疗剂量分为：

感觉阈下：刚有电感时再稍调小至感觉消失，但电流表有指示。

感觉阈：刚有电感或麻颤感。

感觉阈上：有明显电感或麻颤感。

运动阈下：电流表有指示，但无肌肉收缩反应。

运动阈：刚引起肌肉收缩反应。

笔记

运动阈上:有明显肌肉收缩反应。

耐受阈:患者所能耐受最大限度的电流强度。

4）操作方法:①患者取舒适体位,暴露治疗部位。②遵医嘱将选择好的两组电极固定于治疗部位,使两组电流交叉在病变部位。按治疗要求选用电极种类。③按治疗需要选择差频范围,分为定额输出(用固定的某一差频)及变频输出(用0~100Hz内任意变化的差频)两种。④检查两组输出旋钮是否在"0"位,将差频范围调节至所需位置,然后接通电源,分别调整两组输出,达所需电流强度。⑤电流强度以患者感觉阈、运动阈或耐受量为准。使用负压抽吸装置时,吸盘下有抽吸按摩感。⑥每次治疗先后选用1~3组差频,治疗时如要改变差频范围可以直接调整,不必将电流输出调回"0"位。⑦动态干扰电、立体动态干扰电的操作与静态干扰电基本相同。

5）治疗时间与疗程:可选用1~2种或更多的差频,每种差频治疗5~10分钟不等,总治疗时间为15~30分钟。每日或隔日1次,20次为1个疗程。

5. 临床应用

(1）适应证

1）骨关节与软组织伤病:肩周炎、骨关节炎、腰椎间盘突出症、软组织扭挫伤、肌筋膜炎、肌肉劳损、狭窄性腱鞘炎、注射后硬结、手术或外伤后软组织粘连、缺血性肌痉挛、骨折延迟愈合等。

2）神经系统疾病:周围神经损伤或炎症引起的神经麻痹和肌肉萎缩等。

3）消化系统疾病:术后肠粘连、术后肠麻痹、内脏平滑肌张力低下(胃下垂、弛缓性便秘)、胃肠功能紊乱等。

4）泌尿系统疾病:儿童遗尿症、尿潴留等。

5）循环系统疾病:雷诺病、闭塞性动脉内膜炎、肢端发绀症等。

6）妇科疾病:盆腔炎性疾病后遗症、附件炎等。

(2）禁忌证:同等幅正弦中频电疗法。

(3）注意事项

1）电极放置的原则是两组电流一定要在病变部位交叉。同组电极不得互相接触。

2）在调节电流强度时必须两组电流同时调,速度一致,强度相同。

3）使用抽吸电极时,要注意时间不宜太长,一般每组频率不超过10分钟,以免发生局部淤血而影响治疗。有出血倾向者不得使用此法。

4）治疗时注意星状电极的各个小极应与皮肤接触良好,以使三路电流都能充分进入人体。

5）电流不可穿过心脏、脑、孕妇下腹部及体内有金属物的部位。

6）其他注意事项与等幅正弦中频电疗法相同。

(四)调制中频电疗法

1. 概述　由低频电流调制的中频电流,称为调制中频电流。应用这种电流治疗疾病的方法称为调制中频电疗法(modulated medium frequency electrotherapy),又称脉冲中频电疗法。以低频正弦波调制的中频电流称为正弦调制中频电流;以低频脉冲电流调制的中频电流称为脉冲调制中频电流。低频调制波频率多为1~150Hz,波形有正弦波、方波、三角波、梯形波等;中频载波频率多为2~8kHz,电流的波形、幅度、频

笔记

率、调制方式变化多样(图 4-20)。

2. 物理特性

(1) 电流类型

1) 调制方式:不同调制方式所产生的调幅波的形式也不同。在调制中频电疗法中,通常采用四种不同调制方式的调制波(调幅波):①连续调制波:简称连调波,在这种调制方式中,调幅波连续出现。②间歇调制波:简称间调波,在这种调制方式中,等幅波与断电交替出现,断续出现调幅波。③断续调制波:简称断调波,在这种调制方式中,调制波与等幅波交替出现,即调制波断续出现。④变频调制波:简称变调波,在这种调制方式中,两种不同频率的调幅波交替出现。是一种频率交变的调幅波。

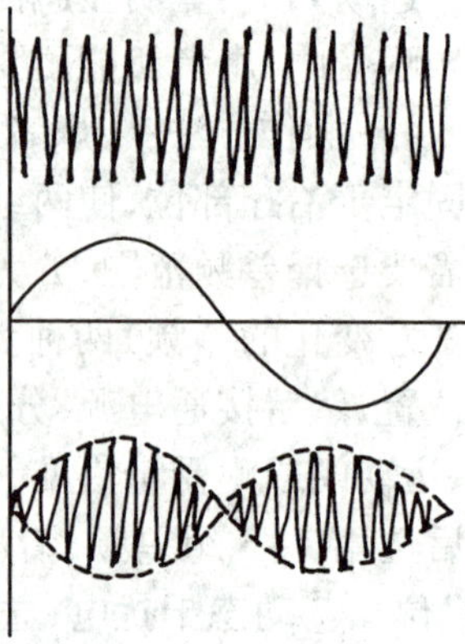

图 4-20 低频调制中频电流

2) 输出方式:以上四种波形可分别以全波、正半波或负半波输出,半波输出有极性。

3) 调幅度:调幅是用一种低频电流来控制中频电流的振幅,使中频电流的振幅随低频电流作相应的变化。各种调幅电流有不同的调幅度,调幅度的深浅表示低频成分的大小。调幅度为 0 时,中频电流没有调制,为等幅中频电流,没有低频成分,刺激作用不明显。逐渐增加调幅度时,调制中频电流的低频电成分逐渐增大,刺激作用逐渐增强。

3. 治疗原理及治疗作用

(1) 治疗原理

1) 兼具中频、低频特点:调制中频电流含有中频电流成分,因此具有中频电流的特点。人体对其阻抗较低,作用较深,可采用较强电流;无电解作用,对皮肤无刺激,能充分发挥中频正弦电流所特有的生理、治疗作用。调制中频电流的同时含有低频电流成分,因此同时具有低频电流特点,可发挥低频电流的生理、治疗作用。在调制中频电流中,低频成分所起的治疗作用主要与电流频率、频率交替变换及不同波形特异性等三个因素相关。

2) 电学参数多变:调制中频电流有四种波形和不同的调制频率、调制幅度,由于其波形、幅度和频率不断变换,人体不易对其产生适应性。断调波作用于肌肉时,调幅波的刺激可引起肌肉收缩反应,在其后的断电时间内肌肉可以得到休息,有利于再次收缩反应。调节中频电流幅度,调节低频成分的多少和振幅的大小即可改变刺激强度,可以适应不同的治疗需要。半波形的调制中频电有类似于间动电流、脉动直流电的作用。

(2) 治疗作用

1) 止痛作用:调制中频电有显著的止痛效果,其止痛持续时间可达数小时,调制中频电流的止痛效果来源于低频和中频电流的综合结果,而且由于频率多变、机体组织不易适应、作用深等特点,而较普通的中频或低频电流止痛效果更好。以间调波、变调波组的止痛作用最显著。

2) 促进局部血液循环和淋巴回流:在调制中频电流作用下,局部血管、淋巴管扩张,循环加快,有利于炎症消散,同时有提高组织通透性,改善局部组织营养的作用。

笔记

以断调波和连调波的作用较为明显。

3）对神经肌肉的作用：调制中频电流断调波作用于肌肉，可引起正常肌肉及失神经肌肉收缩，肌力增强，改善肌肉组织营养代谢，有助于预防和减轻肌肉萎缩和骨质疏松，优于低频电流和其他中频电流。

4）提高平滑肌张力：调制中频电流的连调波、断调波能提高胃肠道、胆囊、膀胱等内脏平滑肌张力，增强其蠕动收缩能力，使其运动功能正常化。

5）调节自主神经功能：调制中频电流作用于神经节或神经节段时可产生区域作用、反射作用，调节自主神经功能；作用于颈交感神经节，因影响大脑血管紧张度，可改善脑血流图；通过改变上肢的血液循环，降低血压。

6）消炎作用：调制中频电流可促进局部血液循环、加速炎性渗出物和水肿吸收，故对非化脓性炎症有一定的消散作用。

4. 治疗技术

（1）仪器设备

1）仪器：①参数可调的调制中频电疗仪：可以自行设置相关参数，包括载波类型、调制波参数、调幅度等。设置好相关参数后，其他操作程序同普通中频电疗法。②电脑调制中频治疗仪：此类仪器可以输出按不同病种需要编制的多步程序电流处方，处方内综合了所需要的各种治疗参数，治疗时可根据患者疾病选用不同的电流处方。因此电脑调制中频电疗机具有操作简便、治疗电流多样化、患者不易产生适应、治疗时间准确等优点。有的治疗机还保留了自选电流种类和参数的功能，可由使用者按需调配。

2）电极：电极为导电橡胶板，呈不同大小的矩形，另外还有导线、衬垫、沙袋、固定带等。

（2）治疗方法

1）电流强度：治疗时电极下产生可耐受的麻刺、震颤、抽动、肌肉收缩感，可参考患者感觉与耐受度调节电流量。正弦调制中频电疗法的调幅度依据病情决定，病情越急，调幅度越小。

2）操作方法：①患者取舒适体位，暴露治疗部位。②选用治疗需要的电极、电流的各个参数和处方。

3）治疗时间与疗程：每次治疗15~20分钟，每日或隔日1次，10~15次为1个疗程。

5. 临床应用

（1）适应证

1）骨关节疾病：肩周炎、颈椎病、骨性关节炎、肱骨外上髁炎、类风湿关节炎等。

2）软组织疾病：肌肉扭伤、肌纤维组织炎、腱鞘炎、滑囊炎、注射后硬结、血肿机化等。

3）泌尿系统疾病：张力性尿失禁、尿潴留、尿路结石、前列腺炎等。

4）神经系统疾病：神经炎、周围神经损伤、坐骨神经病、中枢性瘫痪等。

5）消化系统疾病：胃十二指肠溃疡、不完全性肠梗阻、术后肠麻痹、习惯性便秘、慢性胆囊炎等。

6）妇产科疾病：盆腔炎性疾病后遗症、附件炎、宫缩无力等。

笔记

7）五官科疾病：角膜薄翳、巩膜炎、虹膜睫状体炎、慢性鼻窦炎、慢性咽喉炎、声带麻痹等。

（2）禁忌证：局部有恶性肿瘤、活动性肺结核、急性化脓性感染、出血性疾患，局部有金属固定物、植入心脏起搏器者，有严重心肺、肾脏疾病者等。

（3）注意事项

1）连续采用两个治疗处方或使用一个治疗处方而需更改电流处方前，应先将电流输出调回"0"位，不要在治疗中途更换电流处方。

2）其他注意事项与等幅中频电疗法相同。

（五）音乐电疗法

1. 概述 将音乐的音调及节奏转变为波动的低、中频电流，用于治疗疾病的方法称为音乐电疗法（music electrotherapy）。我国在20世纪70年代开始推广应用音乐疗法，20世纪80年代初又在音乐疗法的基础上，将音乐与由音乐信号转换成的同步电流结合治疗疾病，取得了成效。

2. 物理特性

（1）音乐电流的产生：音乐电疗仪是由磁带录放仪、功率放大器及声频分配器（包括耳机）三部分组成。录音磁带输出的音乐信号，经过放大，转换成电流，即音乐电流。输出功率10W，音乐电压峰值为0~80V，音频电流为0~50mA。

（2）音乐电流的特点：人耳能听到的声音，频率为20~20 000Hz。常见乐器和人声的音频范围是27~40 000Hz，转换成同步音乐电流的频率为30~18 000Hz。音乐电流是有一定节律、频率和幅度不断变化的不规则正弦电流，以低频为主，中频为辅，因此兼有低频电流和中频电流的作用。音乐信号是多源、多种信号，因此所产生的音乐电流也就不是单一的，而是多源、多种电流同时出现。

3. 治疗原理及治疗作用

（1）治疗原理：人体接受音乐电流刺激时，每个脉冲电流都能成为新刺激，从而克服普通电流所产生的适应性。音乐电流的正弦波电流，其波形、波幅和频率变化较一般脉冲电流复杂而多变。而普通脉冲电流是单个周期重复，其波幅与频率是相对固定的，有一定的节律性，作用于人体一段时间，很容易产生适应性。

（2）治疗作用

1）锻炼肌肉：音乐电流可引起明显的肌肉收缩，增强肌力、防止肌肉萎缩。但电极下无明显低频电刺激的不适感。应用旋律热情、节奏激烈、速度快、力度强的音乐所转换成的音乐电流，震动感和肌肉收缩更为明显。

2）促进局部血液循环：音乐电流可以引起较持久的血管扩张，局部血流量明显增加。

3）镇痛：音乐电流作用于皮肤后，局部痛阈和耐痛阈增高，且出现迅速，镇痛作用明显，持续时间长。

4）神经节段反射作用：音乐电流作用于交感神经节可以调节血压；作用于领区或头部可以缓解头痛、调整大脑的兴奋或抑制过程。

5）对穴位和经络的作用：音乐电针疗法是将音乐电流作用于穴位，通过经络发生复杂的生理和治疗作用，如镇痛，活血化瘀，促进组织修复，调整内脏、内分泌功能，抗过敏及增强免疫等作用。

笔记

4. 治疗技术

（1）仪器设备：音乐电疗机一般配有多种录音盒、放音装置、耳机、电极板或毫针。仪器配备的音乐大致可以分为以下6组：

A组：音乐旋律舒缓、柔和，速度、力度适中。

B组：音乐旋律低沉，节奏平稳，速度缓慢，力度较弱。

C组：旋律轻快活泼，速度较快，力度变化较大。

D组：旋律热情、强烈，节奏激烈，速度快，力度强。

E组：旋律雄壮，节奏平稳有力，速度慢，力度较强。

F组：旋律节奏平稳、松散，调性模糊、游离，速度慢，力度较弱。

（2）治疗方法

1）电流强度：电流强度的指标一般用以下四种阈值：

感觉阈下：稍有电刺激感。

感觉阈：有明显电刺激感。

运动阈：有电刺激感的同时，肌肉有颤动感。

运动阈上：有电刺激感的同时，肌肉颤动感明显。

2）操作方法：根据患者的病情需要（需要镇静者可选择柔和的音乐，需要兴奋神经、肌肉时选择激昂的音乐）和兴趣爱好，选用合适的音乐、歌曲或戏曲录音磁带，放入音乐电疗仪的录音磁带盒内。①电极法：铅板或导电胶电极，外包以温水浸湿的绒布衬垫，采用对置法或并置法置于治疗部位。电极不分正负，治疗中一般不产生电灼伤。患者戴上耳机，或用音箱收听，调好音量和电流强度。②音乐电针法：穴位通电法：进针及取穴同普通针灸，可以两穴位间或多穴位间通电，电流强度及通电时间应视病情而定；刺激神经法：可按神经节段分布取穴或按周围神经支配取穴。

3）治疗时间与疗程：每次治疗20~30分钟（半面磁带），每日或隔日1次，15~20次为1个疗程。间隔1周，可行下1个疗程。电针法所需的电流强度比电极法小，一般多选用C组或D组音乐。

5. 临床应用

（1）适应证

1）神经系统功能性疾病：神经衰弱、失眠、血管性头痛、情绪不安、精神抑郁症、孤僻症等。选用旋律优美、速度和力度适中的乐曲，电极采用额-枕对置法，能缓解头痛、头昏，改善睡眠、缓解焦虑和忧郁症状。

2）内科疾病：高血压、胃肠功能紊乱、胃溃疡等。选用放松性乐曲，用电极法或在有关穴位上以电针法治疗，能改善上述症状。

3）软组织损伤：软组织扭挫伤、肌纤维组织炎等。选用节奏强、旋律轻快活泼的乐曲。

4）骨关节疾病；扭挫伤、颈椎病、骨性关节炎等。选用节奏快、力度大的乐曲，电极置于患处或穴位上，可以减轻疼痛、改善关节活动度。

（2）禁忌证：肌肉痉挛时慎用，余同等幅中频电疗法。

（3）注意事项

1）治疗前向患者说明治疗时的感觉及治疗意义，了解患者的兴趣爱好，选好录音磁带。治疗中要求患者集中注意力，静听音乐，尽快进入“乐”境。

笔记

2）室内要求舒适安静。

3）其他注意事项与等幅中频电疗法相同。

四、高频电疗法

（一）概述

应用频率为100kHz～300 000MHz的高频电流作用于人体以治疗疾病的方法，称为高频电疗法（high frequency electrotherapy）。高频电疗法的发展已有近百年的历史。19世纪末出现了高频电疗法的共鸣火花疗法，至20世纪上半叶，中波、短波、超短波、微波等高频电疗法相继出现。近40年来，长波、中波疗法的应用逐渐减少，短波、超短波、微波等疗法得到广泛的研究和应用。高频电疗法所具有的热效应、非热效应被广泛地用于各科疾病的治疗中，成为临床治疗的重要手段之一。

1. 物理学基础

（1）高频电磁场的产生：任何电场的变化都会在其周围的空间产生磁场，而任何磁场的变化也会在其周围的空间产生电场。如果电场（或磁场）的变化是不均匀的，则在邻近产生的磁场（或电场）也是不稳定的。只要每次产生的电场或磁场是变化的，那么电场和磁场就永久共同存在、相互转变，并越来越广地向空间传播，使整个空间同时充满着不均匀的、变化的电场和磁场。这样变化的电场和磁场是永远不可分割的整体，即电磁场。电场（或磁场）的变化越快，产生的磁场（或电场）越强，具有的能量也就越多。所以为了获得足够能量的电磁场，就必须用高频率交变电流。

（2）作用特点

1）无电解作用：高频电流属正弦交流电，用于治疗时，无论是连续波、脉冲波，还是等幅震荡波、减幅震荡波，它们的基本波形都是正弦波。正弦交流电无电解作用。高频电流在治疗中是以全波形式出现的正弦交流电，因此高频电无电解作用。

2）对神经、肌肉无兴奋作用：当高频电流作用于人体神经、肌肉时，不能引起神经、肌肉的兴奋，人体组织电阻率低，引起神经、肌肉兴奋的电刺激脉冲持续时间必须>0. 01ms，而100kHz以上的高频电流的脉冲周期时间<0. 01ms。无论多大的刺激强度也不能引起神经、肌肉兴奋，即使连续多个周期的刺激也不会引起肌肉的兴奋收缩反应。

3）治疗时电极可不接触皮肤：高频电流离开皮肤时，皮肤与电极之间的空气间隙构成了一个电容，高频电可以通过电容作用于人体。因此治疗时，电极（辐射器）可以不接触皮肤，但在低、中频电疗时，治疗电极必须紧贴皮肤，否则不能导电。

（3）高频电流作用下人体组织的电磁学特性：人体组织对高频电流的作用可表现为导体、电介质、导磁体、线圈等特性，但人体组织成分复杂，同一组织往往兼有多种电磁学性能。因此高频电的作用变化较为复杂。

2. 高频电的生物物理学效应　高频电作用于人体可引起多种生物学效应，但基本上可分为热效应与非热效应，这两种基本效应引起一系列的生理治疗作用。

（1）热效应：任何形式的电能都可以转变为热能。由电能转变为热能，这种热称为内源热，它有别于外源热，不是由外界直接辐射或传导的，而是通过电能作用被组织吸收后而产生的。高频电作用组织转变为热的机制有三种可能：欧姆耗损产热、介质

笔记

耗损产热及共振吸收产热。高频振荡电流在一定频率范围内，频率愈高，热作用愈大。但由于频率过高，组织中的偶极子等仅发生振动。因此当频率高到一定范围后，组织生热就逐渐下降。高频电流所产生的热，具有下列治疗作用：

1）改善局部血液循环：高频热能使局部血管扩张，血液循环明显增强，其作用原理与一般温热疗法相似。①温热作用于血管周围的间质神经网，直接或通过轴突反射而使血管扩张；②温热刺激作用于皮肤传入神经纤维，通过轴突反射而使血管扩张；③温热还能引起局部组织蛋白的微量变性，形成组胺、血管活性肽等血管扩张性物质，使毛细血管扩张。

2）止痛：高频电流具有一定的止痛作用，可以通过多种途径使各种原因引起的疼痛减轻或消失。①神经痛：高频热可以降低感觉神经的兴奋性，干扰疼痛冲动的传入而止痛；②肌肉痉挛性痛：高频热可以缓解肌肉痉挛，促进血液循环，从而减轻痉挛性疼痛；③肿胀的张力性痛：高频热能改善局部血液循环，加强静脉与淋巴回流，促进渗出液的吸收，使组织张力降低，因而能缓解或消除因肿胀而引起的张力性疼痛；④缺血性痛：高频热可改善血液循环，促进致痛物质的排出，减轻缺血性疼痛；⑤炎症性痛：适当的热作用，有助于炎症的吸收与消散，消除肿胀，因血液循环的改善，加速了致痛物质的排出，而起到了止痛作用。

3）消炎：适度的高频热具有良好的消炎作用，尤以超短波与微波最为明显。其抗感染的机制如下：①高频热能改善局部组织供氧和营养供给，使病理产物和细菌分泌的毒素得以清除，肿胀消退，炎症病灶局限化；②高频热还能加强网状内皮系统功能，吞噬细胞增多，增强机体免疫防疫功能，有利于控制和消除炎症。

（2）非热效应：又称为特殊作用和热外效应。当频率较高的电流（超短波、微波）作用于人体时，使其处于无温热感觉的情况下，其生物学作用仍然存在，这种作用称为非热效应。此时无组织温度的明显增高却有较明显的生物学效应，如白细胞吞噬活动加强，急性化脓性炎症发展受阻，以控制早期急性炎症；神经纤维、肉芽组织再生加速；中枢神经系统功能发生变化，神经系统的兴奋性增高；条件反射活动受到限制等。这些现象不能用温热效应加以解释。一般来说，频率越高，非热作用越显著，但热作用会掩盖非热作用，即热作用明显时非热作用受到抑制。临床上应用非热效应治疗急性炎症收到了良好的治疗效果。

高频电流的频率明显高于低、中频电流，对人体的作用亦明显不同（表 4-6）。

3. 高频电疗的分类

（1）按波长分类：目前高频电疗法习惯按波长（频率）分类，以此作为高频电疗法的名称，分为长波疗法（共鸣火花疗法）、中波疗法、短波疗法、超短波疗法、微波疗法，微波疗法又分为分米波、厘米波、毫米波疗法。

（2）按波形分类

1）减幅正弦波：振荡的幅度依次递减至零。临床上共鸣火花疗法即采用这种电流（图 4-21）。

2）等幅正弦波（连续波）：振荡的幅度不变，是高频电疗最常用的波形。临床上中波疗法、短波疗法、超短波疗法、微波疗法均采用这种电流（图 4-22）。

3）脉冲正弦波：等幅正弦电流以脉冲的形式出现，通电时间短，断电时间长。临床上脉冲短波疗法、脉冲超短波疗法、脉冲微波疗法均采用这种电流（图 4-23）。

笔记

表4-6 高频电与低、中频电对人体作用的比较

	低频电流	中频电流	高频电流
电流频率	<1kHz	1~100kHz	100kHz~300 000MHz
作用特点	每个脉冲可引起神经肌肉一次兴奋	综合多个脉冲才能引起神经肌肉一次兴奋	热效应与非热效应
作用深度	表浅,达到皮下	较深,可达到皮下及浅层肌肉	共鸣火花、毫米波只达表皮,短波、分米波、厘米波可达肌肉,超短波可达深部肌肉与骨骼
温热效应	无	无	短波、超短波、分米波、厘米波中等剂量时产生温热效应,小剂量及脉冲波治疗产生非热效应
人体电阻	大	中	小
电解作用	明显	不明显	无
治疗方式	电极接触皮肤,电极下用厚衬垫,以电流作用于人体	电极接触皮肤,电极下用薄衬垫,以电流作用于人体	长波、中波电极接触皮肤,短波、超短波、微波电极可不接触皮肤,以电容场、电感场、辐射场作用于人体
对皮肤的刺激	明显	不明显	无,过热可引起皮肤烫伤
作用机制	电解质电离为离子,向异名极移动	离子在正负半周内做不同方向的移动	离子高速振荡产生传导电流,偶极子高速旋转产生位移电流

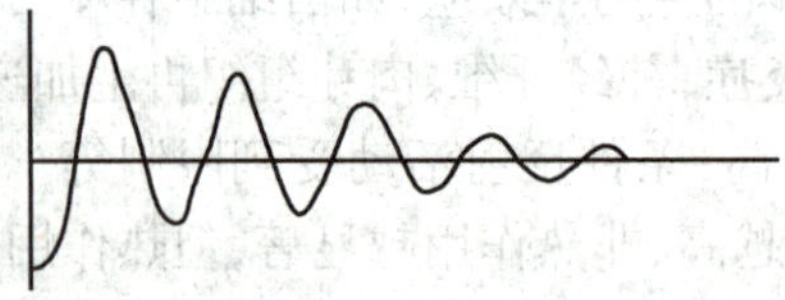

图4-21 减幅正弦波

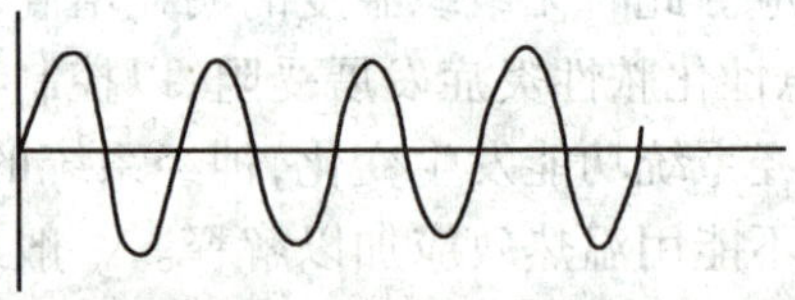

图4-22 等幅正弦波

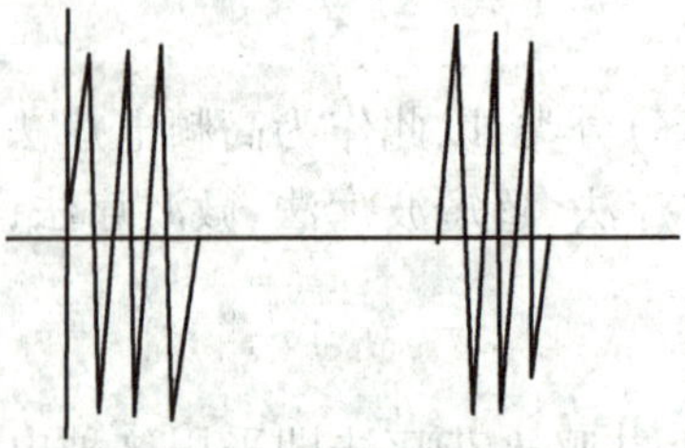

图4-23 脉冲正弦波

(3) 按作用方式分类

1) 火花放电法:治疗时玻璃电极与体表距离0.2~0.5mm,利用玻璃电极与体表间的高电压产生火花放电,刺激体表感受器以治疗疾病,如共鸣火花疗法。

2) 直接接触法:治疗时电流直接与人体皮肤或黏膜接触,多用在频率较低的高频电流疗法,如中波疗法。

3) 电容场法:治疗时电极与人体相距一定距离,整个人体和电极与人体间的空气(或棉毛织品)作为一种介质放在两个电极之间,形成一个电容,人体在此电容中接受电场作用,称为电容场法。由于这种电容量小、容抗较大,因此只有频率较高的高频电流才能通过,如短波疗法、超短波疗法采用电极板治疗。

笔记

4）电感法：用一根电缆将人体或肢体围绕数圈，通过高频电流，由于电磁感应在电缆圈内产生磁场，随之引起人体内产生涡电流，起到各种生理治疗作用，如短波电感法。

5）电磁波辐射法：当高频电流的频率很高时，其波长接近光波，很多物理特征与光相似。在其发射电磁波的无线装置周围，装一个类似灯罩状的辐射器，使电磁波像光一样经辐射器作用到人体，如微波疗法。

4. 高频电的安全要求及注意事项

（1）治疗设备的安全要求

1）治疗室的地面应是木板或铺橡皮板，室内接地面金属物品（水管、暖气管等）须加绝缘材料覆盖，以防触电。

2）治疗室的各种电源开关、插座、电源线、地线必须按安全用电的要求进行设计、安装，并设有总电闸。

3）高频电疗机与办公桌要保持一定距离，小功率治疗机（如 50W 五官科超短波治疗机、毫米波治疗机）距办公桌 1m 以上即可。大功率治疗机与办公桌的距离应在 3m 以上，或在中间加金属屏蔽网。室内有多台高频电疗机时，布局不宜过密，各机之间要保持一定距离。

4）使用新的治疗机前，应先进行安全检查，使用中也要定期做安全检查。治疗机外壳应接地线，使治疗机的漏电流向地下。漏电的治疗机不得用于治疗。每次使用治疗机前应检查治疗功能是否正常工作，电极、电缆、辐射器有否破损，开关、调节器是否故障，接头是否牢固，不得将有故障、破损、接触不良、输出不正常的治疗机或其附件用于治疗。

5）高频电疗机不得与低、中频电疗机放在同一治疗室内，或至少不得使用同一条电路，或两者不同时工作，以免高频电场干扰低、中频电疗机的工作。

6）治疗机或电源的故障应由专业训练的维修人员负责检查、修理、安装、改装，未经专业训练的人员不得进行这方面的操作。

（2）注意事项

1）操作者和患者的衣服及皮肤应保持干燥，穿不含金属且吸汗的衣服。操作者手湿时不得进行治疗操作。患者的治疗部位有汗水时应予擦干，有湿敷料时应予撤换。昏迷或有感觉障碍的患者治疗时应防止尿液流到治疗部位，以免发生烫伤。

2）植入心脏起搏器者不得进入高频电疗室或接近高频电疗机，更不得接受高频电治疗，以免高频电磁波干扰起搏器的工作而发生意外。

3）患者治疗部位及其附近的金属物品（如手表、发夹、首饰、别针、钥匙等）应予去除，患者体内有金属物（如骨科固定钢针、气管金属插管、金属节育环、金属碎片等）的部位不宜进行高频电疗，以免烫伤。患者必须在金属床上治疗时，应在患者身体、电缆与金属床或金属物品之间用棉被、毡垫或橡皮布隔开。

4）治疗时两条输出电缆应尽可能保持平行，不得交叉，也不得与患者肢体接触，以免形成短路而减弱其远端的输出，或使电缆烧毁。治疗时输出电缆不得打圈，否则会产生电感而影响输出功率。

5）治疗时应把机器调整在谐振状态，治疗中患者不得随意挪动体位，变动体位会使机器失谐，操作者应随时观察，及时调谐。

笔记

6）两下肢同时治疗时，膝、踝骨突起部位相互接触处应以棉垫或毡垫予以分离，以免电力线集中该处而造成烫伤。头部一般不宜进行大功率（200W 以上）温热量及热量治疗，以免高频热作用引起颅内血管扩张、充血或刺激半规管而发生头晕等不适反应，或损伤晶状体、视网膜。

7）在患者治疗过程中，操作者应注意询问患者的感觉，检查治疗机的输出。治疗前应检查皮肤有无破损，有皮肤感觉障碍者不应以患者的感觉作为调节治疗剂量的依据，应细心操作和观察。对眼部、睾丸、卵巢、骨骺等敏感部位治疗时应慎重，一般不用温热量。

8）婴幼儿治疗时应有专人看护，防止其乱抓电缆、插座、接头，避免其泪水、汗水、尿液流至治疗部位。哭闹不合作的婴儿应在入睡、安静后治疗。

9）术前 1~2 日和局部穿刺部位当日，不用温热量治疗。做 X 线造影时，患者当日不做高频电疗。打雷时应立即关闭机器，停止治疗。

（二）短波疗法

1. 概述 应用波长 100~10m 的短波电流作用于人体以治疗疾病的方法称为短波疗法（short wave therapy）。治疗时主要利用高频交变电磁场通过导体组织时感应产生涡电流，从而引起组织产热，故又称为感应透热疗法、短波透热疗法（图 4-24）。

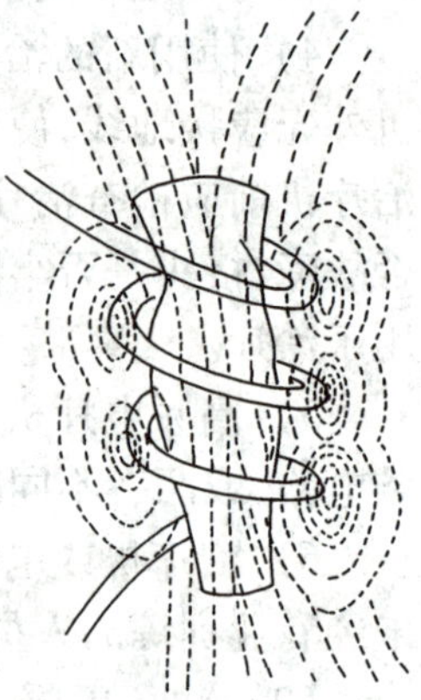

图 4-24 短波透热疗法的涡电流

2. 物理学和生物物理学特性

（1）物理学特性：①波长（频率）：常用 22.12m（13.56MHz）、11.06m（27.12MHz）。②波形：等幅正弦连续波和等幅正弦脉冲波。③输出功率：常规短波电疗机最大输出功率为 250~300W；治疗恶性肿瘤的大功率短波电疗机最大输出功率为 1500~2000W。④作用方式：电磁感应、电容场法。

（2）生物物理学特性

1）治疗时电极可以离开皮肤：当短波疗法采用电感法线圈电极时，高频电流通过线圈产生交变电磁场，使组织导体感应产生涡流而起作用，所以电极可以不紧贴皮肤。采用电容场法时，电极也可以离开皮肤进行治疗。因短波疗法的频率在 10MHz 以上，电极与皮肤之间的容抗约数十甚至数百欧姆，短波段的高频电流较容易通过。

2）热分布比较均匀：与低频电、中波比较，短波频率较高，能顺利通过电解质及电介质结构，故短波疗法无论采用电感法还是电容场法治疗，在组织中的热分布都比较均匀。

3）易出现脂肪过热现象：采用波长 22.12m 短波电容场法进行治疗时，因脂肪的介电常数、电导率较低，而这决定了脂肪组织对短波电场能量吸收率较高，体表皮下脂肪最先吸收电场能量，加之皮下脂肪血液循环较差，脂肪组织比肌肉产热量明显增高，出现短波深部透热的“热屏障”，若增大短波作用功率可产生脂肪过热。如果采用电感法治疗则可以避免皮下脂肪过热。

3. 生理作用和治疗作用 短波电疗法主要采用波长 22.12m 电感法治疗，因此它的一系列治疗作用是以热效应为基础产生的。短波疗法的作用机制，除深部产热作用外,还存在特殊的高频振荡效应,组织吸收的能量越大,热的形成越多。热作用越大,振荡效应就越小。

(1) 热效应

1) 消炎、消肿:短波电疗有消炎(亚急性和慢性炎症)、促进组织炎性病理产物吸收的作用。

2) 镇静、止痛:短波可降低神经的兴奋性,故有镇静、止痛作用。短波还可以缓解平滑肌及横纹肌的痉挛。

3) 增强免疫功能:短波能增强白细胞吞噬功能,激活酶的活性,提高人体免疫功能。

4) 改善内脏功能:短波小剂量作用于胸部,可促进肺慢性炎症性病灶的消散,改善肺的换气功能;短波电流作用于肾区,可改善肾功能,促进排尿,还可加强肾上腺皮质功能;作用于肝胆区,可使肝脏的解毒功能增强,胆汁分泌增加;作用于胃区,可改善胃黏膜营养,加强胃肠道的吸收和分泌功能。

5) 促进组织修复:短波电流作用于骨折部或受损的周围神经,可促使组织修复愈合。

(2) 非热效应:11.06m(27.12MHz)频率的脉冲式短波(无热量)治疗炎症性疾病有显著作用,提示11.06m短波有明显的非热效应。

(3) 治癌作用:大剂量短波电流可以杀灭肿瘤细胞或抑制肿瘤细胞增殖,用于癌瘤的治疗,常与放疗结合。

4. 治疗技术

(1) 仪器设备

1) 仪器:目前常用的短波治疗机,输出波长22.12m、频率13.56MHz,或波长11.06m、频率27.12MHz。连续短波输出电压100~150V,功率250~300W,脉冲短波的峰功率为100~1000W。短波肿瘤治疗仪的功率达500~1000W。

2) 电极:短波治疗机的电极有3种:①电缆电极是一条柔软的粗电缆,其长度应与治疗机输出电流的波长相匹配,相当于其波长的1/4或1/2;②电容电极,电极为圆形(橡皮板式或玻璃罩式)或矩形(橡皮板式);③涡流电极为较新型的电极,多用于波长11.06m的短波治疗机。

(2) 治疗方法

1) 电缆电极法:是短波疗法最常用的方法。根据不同治疗要求将长约3m的电缆根据治疗要求绕成各种形状,如饼形、袢形、栅形、螺旋形等,将这些电缆电极置于患者的治疗部位,或将电缆电极绕于肢体上(图4-25~图4-29)。

2) 涡流电极与盘状电极法:涡流电极是由金属导线绕成螺旋形线圈,线圈两端接一个电容器,线圈固定在绝缘的胶木盒内。盘状电极由金属导线平绕成钟表发条样线圈固定在绝缘的胶木盒内构成,治疗时将盘状电极置于治疗部位(图4-30、图4-31)。

3) 电容电极法:用于较大、较深部位的治疗仪功率250~300W,附有矩形或圆形电容电极。用于五官或较小、较表浅部位的治疗仪功率50~80W,附有圆形电容电极。电容电极的放置方法有三种:①对置法:将两电极分别置于治疗部位两侧,电场线贯穿组织,作用较深。适用于治疗深部组织及内脏器官。②并置法:将两电极分别置于治

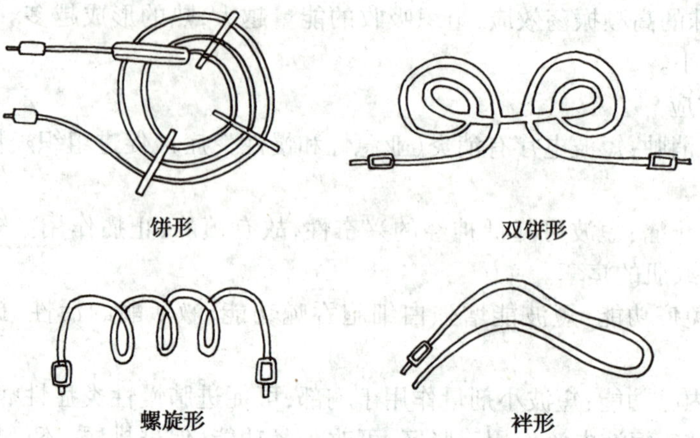

图 4-25　电缆电极的各种形状

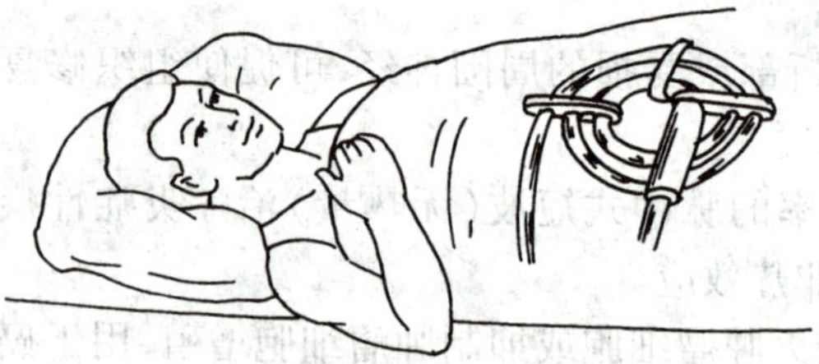

图 4-26　腹部电缆电极治疗

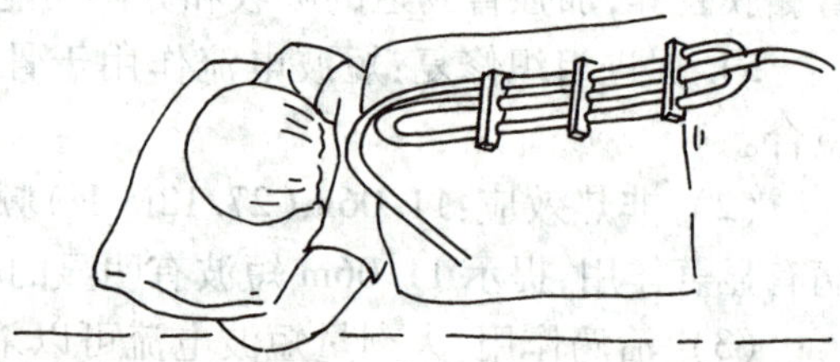

图 4-27　脊柱电缆电极治疗

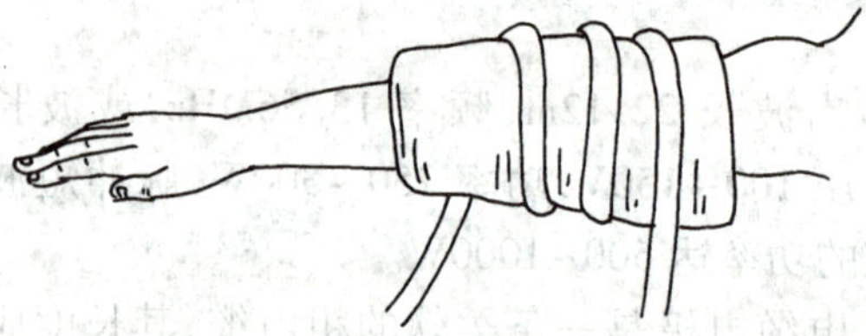

图 4-28　上肢电缆电极治疗

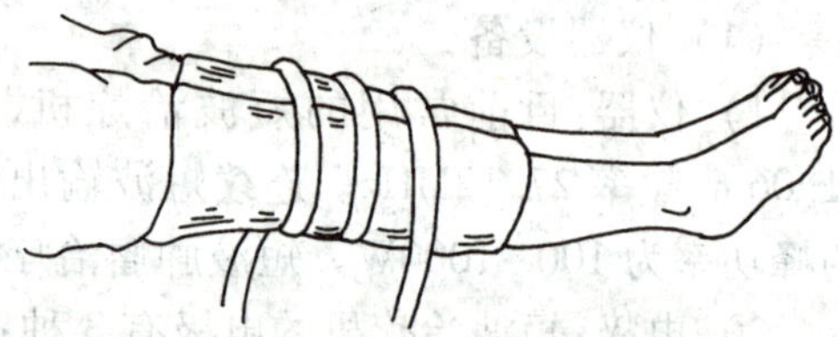

图 4-29　膝部电缆电极治疗

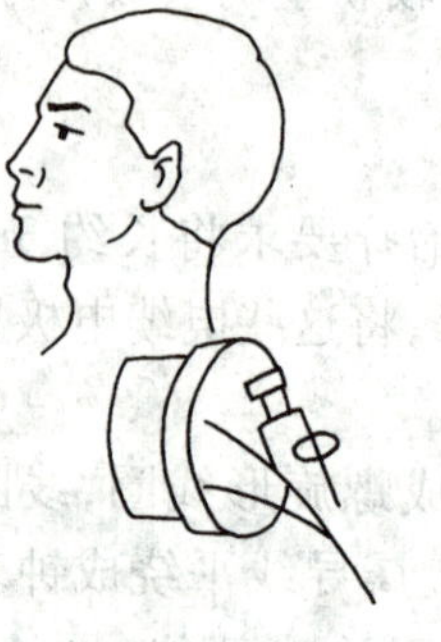

图 4-30　肩背部涡流电极治疗

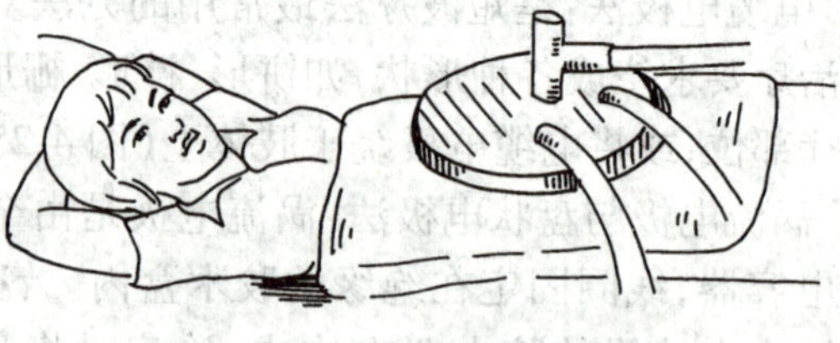

图 4-31　腹部盘状电极治疗

疗部位的同一侧，两电极的最近距离应大于两电极与体表间隙之和。适用于皮下及脂肪组织等表浅组织病变。③单极法：将电极置于治疗部位上，另一极接地或置于远离治疗区之外。

4）治疗剂量：短波治疗的具体剂量尚无准确的客观指标，目前采用的剂量指标主要依据患者感觉分为4级，可用空气间隙的大小或衬垫的厚度获得不同剂量。急性病变宜用脉冲式，无热量；慢性病变宜用微热-温热量；肿瘤宜用热量。

Ⅰ级：无热量，患者无温热感。

Ⅱ级：微热量，患者有微弱的温热感。

Ⅲ级：温热量，患者有明显的温热感。

Ⅳ级：热量，患者有强烈热感。

5）操作方法：①取下患者身上所有的金属物品，选择合适体位，治疗部位可不裸露。②根据病情选择电极：较深的病灶，宜采用玻璃电极或板状电极；腰、腹、背、胸等面积大而平坦的部位可采用方形橡皮板式电极和盘状电极；肢体、脊柱等长度大的部位，可用电缆电极；急性炎症、化脓性感染、开放性伤口、溃疡及不宜直接接触和加压的病灶，可采用有空气间隙的电极；头、鼻、耳等不平的部位及面积小的病灶，可用涡流电极。③检查仪器面板各项仪表处于未治疗时的起始位，接通电源，将输出旋钮调至"预热"挡1~3分钟。④选择脉冲式连续输出方式，脉冲法时先选定输出频率挡，调节输出旋钮至治疗挡，调谐至谐振态，使电流表指针升至最高处计时。⑤治疗时在治疗仪输出谐振（输出电源最大、测试氖光灯最亮）的情况下，调节电极与皮肤之间的间隙。大功率治疗仪治疗时电极间隙较大，小功率治疗时电极间隙较小；病灶较深时间隙宜适当加大，较浅时间隙较小；无热量治疗时间隙大于微热量、温热量治疗。⑥治疗结束，按相反顺序关闭电源，取下电极。

6）治疗时间与疗程：根据剂量分级要求，每次5~20分钟。急性病变宜用脉冲式无热量治疗，可每日1~2次，短时间。如为慢性病通常每日或隔日1次，10~20次为1个疗程。

5. 临床应用

（1）适应证

1）亚急性、慢性炎症：胃炎、溃疡病、结肠炎、胆囊炎、肝炎、肺炎、支气管哮喘、支气管炎、膀胱炎、肾盂肾炎、前列腺炎、盆腔炎、附件炎、子宫发育不全等。

2）痉挛性疾病：胃肠痉挛、内脏平滑肌痉挛、血管痉挛性疾病（雷诺病以及闭塞性动脉内膜炎）等。

3）骨关节疾病：骨性关节病、肩周炎、关节积液、骨折延期愈合等。

4）风湿性疾病：类风湿关节炎等。

5）肿瘤：短波高热疗法配合放疗、化疗，可用于较深部肿瘤的治疗。

6）其他：神经痛、周围神经损伤、血栓性静脉炎恢复期、血肿等。

（2）禁忌证：恶性肿瘤（一般剂量时）、出血倾向、结核病、妊娠、严重心肺功能不全、局部金属异物、植入心脏起搏器者。

（3）注意事项

1）治疗室需用木地板、木制床椅，暖气片等金属制品要加隔离罩，治疗仪必须接地线。各种设施应符合电疗技术安全要求。

2）机器的输出电缆不能交叉，否则交叉点会发生短路，导致电缆烧毁。电缆不能打圈（线圈电极除外），电缆打圈对高频电产生感抗会减弱线圈电极的磁场强度。

3）治疗部位应保持干燥，除去潮湿的衣服、伤口的湿敷料，擦干净汗液和伤口的分泌物。患者肢体戴有石膏绷带时，要除去湿敷料。

笔记

4）治疗时患者采取舒适体位，对治疗不平整的局部应适当加大治疗间隙。对于骨性突出部位（如肩关节、膝关节、踝关节）治疗时，宜置衬垫于其间，以免电场线集中于突起处，保证电力线的均匀。

5）除去患者身上所有金属物（包括金属织物），禁止在身体有金属异物的局部治疗。

6）治疗中患者不能触摸仪器及其他物品，并经常询问患者的感觉，尤其对有痛、温觉障碍的患者治疗时应慎重，以免发生烫伤。

7）当日进行过 X 线诊断或治疗的部位，不宜进行短波治疗。因 X 线可使细胞发生一定损伤，若进行治疗可能会加重损伤。

（三）超短波疗法

1. 概述　应用波长 10～1m（频率 30～300MHz）超短波电流作用于人体以治疗疾病的方法称为超短波疗法（ultrashort wave therapy）。由于治疗时采用电容式电极，所产生的是超高频电场作用，故又称为超高频电场疗法。超短波电流很容易通过人体，在高频电场的作用下产生热效应和非热效应。

2. 物理学和生物物理学特性

（1）物理学特性：①波长（频率）：分为 7.37m（40.68MHz）和 6m（50MHz）两种。②输出功率：大功率 200～300W，小功率 40W。③电流波形：等幅连续正弦波（连续超短波），等幅脉冲正弦波（脉冲超短波）。④作用方式：电容场法。

（2）生物物理学特性

1）电磁振荡效应高：超短波电流由于频率高、容抗小，故电流很容易通过组织，甚至骨等具有介质性质的组织也能被通过，电力线分布比较均匀。治疗时采用电容场法，主要以位移电流为主的方式通过机体组织，对人体的作用除热效应以外，高频电磁振荡效应（非热效应）比短波更显著。

2）存在脂肪过热现象：在超短波电容场治疗时，由于皮下脂肪接近体表，其介电常数、导电率都低于邻近组织，血管分布也不丰富，散热差，所产生的热量不易散发。脂肪比肌肉的温度明显升高。

3）非热效应：在超短波的治疗中占有重要地位，虽然产生的机制还不太清楚，但很多实验及临床治疗均证明非热效应确实存在。例如对某些急性化脓性炎症疾病的治疗，采用无热量有显著的效果，而采用温热量则使炎症恶化。

3. 生理作用及治疗作用

（1）对神经系统的作用：神经系统对超短波电流的作用很敏感，中、小剂量的超短波电流可以加速神经纤维的再生，使传导速度提高，过大剂量则抑制其再生。中、小剂量作用于头部时，常出现嗜睡等中枢神经系统抑制现象，大剂量则使脑脊髓膜血管通透性增高，可使颅内压增高。

（2）对心血管系统的作用：超短波电流对血管系统的作用，除通过对神经反射和体液作用影响血管系统的功能外，同时对血管感受器和血管平滑肌有直接作用。超短波电流（中等剂量）作用于血管时，发现血管短时间收缩后扩张，其特点是深部小动脉扩张明显，电场作用停止后，小动脉扩张可持续数小时至 3 天。

（3）对内分泌系统的作用：治疗剂量的超短波作用于肾上腺区，可使肾上腺皮质的功能增强，皮质类固醇的合成增加，周围血液中可的松类激素增加；作用于脑垂体

笔记

时，可刺激肾上腺皮质功能，血清11-羟皮质酮增高，短时间内血糖浓度增高，其后迅速下降；超短波电流对性腺的作用较敏感，小剂量有促进其功能的作用，大剂量有抑制作用。

（4）对消化系统的作用：超短波电流作用于胃肠，可缓解胃肠平滑肌的痉挛，增强黏膜的血流，改善吸收和分泌的功能；作用于肝脏，可增强其解毒功能和胆汁的分泌。

（5）对血液和免疫系统的作用：动物实验发现，无热量和微热量超短波电流作用后血细胞总数增加，骨髓造血功能增强。血清总蛋白稍增高，白蛋白降低，α、β、γ球蛋白升高，体内抗体和协同抗体杀菌或溶解细菌的补体增加。大剂量长时间治疗作用则相反。

（6）对结缔组织的作用：超短波电流有促进肉芽组织和结缔组织再生的作用。小剂量超短波电流可促进术后伤口愈合，大剂量长时间作用则可使伤口及周围结缔组织过度增生，形成瘢痕脱水老化、坚硬，反而影响伤口愈合。

（7）对肾脏的作用：超短波电流作用于肾区可使肾血管扩张，血流增强，尿的分泌增多，有明显的利尿作用，对急性肾炎有良好的疗效。较大功率的超短波作用于肾区可治疗急性肾衰竭。

（8）对炎症过程的作用：超短波的非热效应对急性炎症有良好的治疗作用。可改善神经功能，使炎症病灶兴奋性降低；增强免疫系统功能，抑制炎症组织中细菌生长；改变炎症组织的pH，消除局部酸中毒，利于炎症逆转；促进肉芽组织和结缔组织生长，加速伤口愈合；使炎症组织中钙离子增加、钾离子减少，降低炎症组织的兴奋性，使炎症渗出液减少。超短波电流对亚急性、慢性炎症采用微热量或温热量治疗，有促进炎症消散吸收的作用。

4. 治疗技术

（1）仪器设备

1）连续超短波电疗机：又称超短波电疗机，输出的高频电磁波为等幅正弦波。目前常用波长有6m、7.37m两种。根据机器输出功率不同，分为小型机器（又称为五官科超短波治疗机）和大型机器（分台式和落地式两种），前者功率50~80W，用于五官或较小、较浅表部位伤病的治疗；后者功率250~300W，用于较大、较深部位伤病的治疗。

2）脉冲超短波电疗机：输出的高频电磁波为等幅脉冲正弦波，波形特点是瞬间脉冲峰值高（脉冲功率可达10 000W），脉冲持续时间短（以微秒计），间歇时间长。

3）电极：超短波疗法主要采用电容场法治疗，电容电极按照其形状可分为：板状电极（长方形、正方形、长条形）、圆形电极和体腔电极三种。

（2）治疗方法

1）电极的放置方法：①对置法：两个电极相对放置，电场线集中于两极之间，作用较深。放置两极时应注意两个电极之间的距离不应小于一个电极的直径。两肢体同时治疗时，应于两肢体骨突出部位（如膝、踝内侧）垫以衬垫，以免该处烫伤。②并置法：两个电极并列放置，电场线分散，多用于表浅组织的病变。放置电极时应注意两点：电极与皮肤之间的间隙不宜过大；两极之间的距离不应大于电极直径，且不小于3cm。电极间距离过大，电场线分散；电场线过于集中，则容易引起皮肤烫伤，两者均

笔记

影响疗效。适用于皮下及脂肪组织等表浅组织病变。③单极法:治疗时只使用一个电极,一般只用于小功率治疗仪,而且另一个不使用的电极应远离而且相背而置,否则会使电场线大量散发至四周空间,易造成电磁污染。④交叉法:垂直方向上的2次对置法,使病变部位得到更均匀、更充分的治疗。⑤体腔法:将消毒的体腔电极置于阴道或直肠内,另一电极置于相应的腹部或腰骶部(图4-32)。

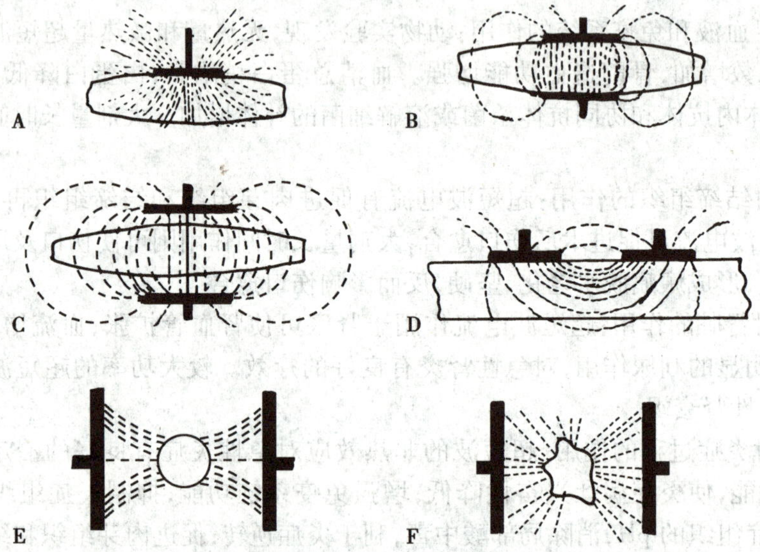

图4-32 电极放置方法与电场线分布示意图

A.单极法;B.无空气间隙对置法;C.有空气间隙对置法;D.并置法;E.小而圆形物体在电场中;F.小而不规则物体在电场中

2)治疗剂量:基本同短波疗法。

3)操作方法:检查机器各旋钮是否处于"0"位。接通电源,待灯丝预热3~5分钟后,调节调谐旋钮,使机器处于谐振状态。余同短波疗法。

4)治疗时间、疗程:急性炎症早期、水肿严重时应用无热量,每次5~10分钟,水肿减轻时改用微热量,每次8~12分钟。亚急性炎症一般用微热量,每次10~15分钟。慢性炎症和其他疾病一般用微热量或温热量,每次15~20分钟。急性肾衰竭用温热量,每次20~30分钟,每日1~2次。恶性肿瘤的治疗用热量,每次40~60分钟,每周1次。

5. 临床应用

(1)适应证

1)炎症性疾病:疖、痈、脓肿、蜂窝织炎、淋巴结炎、乳腺炎、阑尾炎、切口感染、神经炎、骨髓炎、睑板腺炎、鼻窦炎、中耳炎等。

2)疼痛性疾病:周围神经损伤、神经痛、肌痛、幻痛、坐骨神经痛、偏头痛等。

3)血管和自主神经功能紊乱:闭塞性脉管炎、雷诺病、痔疮、深静脉炎、血栓性脉管炎等。

4)呼吸系统疾病:气管炎、支气管炎、肺炎、胸膜炎等。

5)消化系统疾病:胃肠功能低下、胃炎、胃肠痉挛、胆囊炎、慢性溃疡性结肠炎、过敏性结肠炎等。

6）泌尿生殖系统疾病：膀胱炎、前列腺炎、前列腺肥大、急性肾炎、急性肾衰竭、附睾炎、盆腔炎、附件炎等。

7）运动系统疾病：软组织扭挫伤、肌肉劳损、肩关节周围炎、颈椎病、腰椎间盘突出症、骨性关节炎、骨折愈合迟缓、关节积血、关节积液等。

8）其他：烧伤、冻伤、血肿、溃疡等。

（2）禁忌证：恶性肿瘤（一般剂量时）、出血倾向、活动性结核、妊娠、严重心肺功能不全、局部金属异物、植入心脏起搏器者、颅内压增高、青光眼等。

（3）注意事项

1）大功率超短波治疗不宜采用单极法。头部及小儿和老年人的心区不宜进行大功率超短波治疗。

2）治疗前应检查治疗部位有无皮肤破损或感觉障碍，过热可引起损伤，故不宜采用大剂量治疗。治疗局部伤口分泌物较多时，应进行清洗后再做治疗。治疗局部有汗液应擦干。

3）患者治疗中不要随便移动体位，不可触及其他导体，电缆、电极下方垫以棉垫或橡胶布。治疗时两电缆不能交叉或打圈，以免引起短路。

4）小儿骨骺、眼、睾丸、心脏、神经节、神经丛对超短波敏感，不宜采用大剂量。妇女孕期、月经期应避免进行下腹部治疗。

5）慢性炎症、慢性伤口及粘连患者不宜进行过长疗程的超短波治疗，以免引起结缔组织增生过度而使局部组织变硬、粘连加重。

6）脂肪层厚的部位进行电容场法热量级剂量治疗时，有的患者会因脂肪过热而引起皮下痛性硬结，停止治疗后可自行消失。

7）治疗中要经常询问、观察患者的反应，如发现患者有过热、心慌等不适症状出现时，应立即停止治疗并给予及时处理。

（四）微波疗法

应用波长 1m～1mm，频率 300～300 000MHz 的特高电磁波治疗疾病的方法称为微波疗法（microwave therapy），包括分米波、厘米波及毫米波三个波段。

1. 分米波与厘米波疗法

（1）概述：分米波波长 1m～10cm，频率 300～3000MHz，应用分米波治疗疾病的方法称为分米波疗法（decimeter wave therapy）。厘米波波长 10～1cm，频率 3000～30 000MHz，应用厘米波治疗疾病的方法称为厘米波疗法（centimeter wave therapy）。医疗上常用的波长 12.24cm、频率 2450MHz 的电磁波虽属分米波范围，但在习惯上被列入厘米波。

（2）物理学和生物物理学特性

1）物理学特性：分米波波长 1m～10cm，频率 300～3000MHz；厘米波波长 10～1cm，频率 3000～30 000MHz。微波的波长介于超短波与红外线之间，具有无线电波的特性，也有类似光波的特性。

2）生物物理学特性：①微波作用于人体时，不同波长的穿透能力不同，其作用深度也不同，分米波为 7～9cm，可达深层肌肉；厘米波为 3～5cm，只达浅层肌肉。②分米波易被含水多的组织吸收，故肌肉组织产热多，“脂肪过热”现象不明显；厘米波波长较分米波短，脂肪产热较分米波多，与浅肌肉的产热接近。③厘米波的非热效应较分

笔记

米波明显，脉冲厘米波主要产生非热效应。

(3) 生理作用和治疗作用：分米波和厘米波疗法的治疗作用与超短波疗法相类似，温热作用可使组织血管扩张、改善血液循环、镇痛、消散急性或亚急性炎症、促进组织细胞再生修复、缓解骨骼肌和平滑肌痉挛、调节神经功能。高热可杀灭或抑制癌细胞。

(4) 治疗技术

1) 仪器设备：①分米波电疗仪：采用输出波长 33cm、频率 915MHz，或波长 69cm、频率 434MHz 的分米波治疗仪，功率分别为 300W 和 700W（用于肿瘤治疗）。②厘米波电疗仪：采用输出波长 12.24cm、频率 2450MHz 的厘米波治疗仪（习惯上将波长 30cm 以下的微波划为厘米波），功率 200W。③辐射器：非接触式体表辐射器：有圆形、长形、凹槽形、马蹄形体表辐射器；接触式辐射器：有耳辐射器、聚焦辐射器、体腔辐射器。

2) 治疗方法：①体表、体腔照射：体表治疗时一般将辐射器与皮肤保持 3~10cm 距离，有冷却装置时可将辐射器直接接触皮肤进行治疗。体腔内治疗时将辐射器套以清洁乳胶套，外涂液状石蜡后插入体腔内进行治疗。②微波组织凝固疗法：是利用微波点状高热使组织凝固的微波外科治疗。治疗采用可输出波长 12.24cm、频率 2450MHz 的厘米波治疗仪，治疗仪带有针形、叉形、铲形小天线。治疗时将合适的小天线直接接触体表病患区或插入体表赘生物内，或经内镜将小天线插入体腔内进行治疗，辐射功率为 70~100W，每点点凝数秒，使病变组织止血、变白、萎缩、脱落，较大肿物或病变需分次治疗，2~6 次，每周 1 次。③治疗剂量：据患者主观温热感将剂量分为四级（同短波疗法）。④操作方法：治疗前，患者除去身上的金属物品，取舒适体位，治疗部位可不裸露，穿单层薄棉织品衣服进行治疗；选用治疗需要的辐射器，安装于治疗仪器的支臂上，移动支臂，使辐射器对准治疗部位并接上输出电缆。接通电源，使治疗仪预热 3 分钟；调节输出旋钮，达到治疗要求的剂量。

3) 治疗时间与疗程：每次 5~20 分钟，每日或隔日治疗 1 次。急性病 3~6 次，慢性病 10~20 次为 1 个疗程。

(5) 临床应用

1) 适应证：软组织、内脏、骨关节的亚急性、慢性炎症，伤口愈合迟缓、慢性溃疡、坐骨神经痛、扭挫伤、冻伤、颈椎病、腰椎间盘突出症、肩关节周围炎、网球肘、溃疡病等。分米波、厘米波高热疗法与放疗、化疗联合应用可治疗皮肤癌、乳癌、淋巴结转移癌、甲状腺癌、食管癌、胃癌、直肠癌、骨肿瘤、宫颈癌、前列腺癌等。

2) 禁忌证：避免在眼、睾丸、小儿骨骺部位进行治疗。余同短波、超短波疗法。

3) 注意事项：①仪器启动前，辐射器必须与电缆紧密连接，电缆未接辐射器时或辐射器未调整好治疗位置前不得调整输出，禁止空载辐射器或将辐射器对准治疗人员及周围空间。②治疗时皮肤不必裸露，但必须去除潮湿的衣服、湿敷料、易燃的衣服、局部油药膏等，避免灼伤。③治疗操作时需注意保护工作人员及患者眼部，避免微波直接辐射眼部或由金属物反射至眼部，应戴微波专用防护眼镜，以免引起白内障。④治疗区域及附近不应有金属物品，当体内有金属固定钉、片等存留又必须治疗时，应用很小的剂量照射。⑤眼部、睾丸区禁止微波辐射；头面部治疗时，患者需戴专用的微波防护眼镜或 40 目铜网，以保护眼睛；下腹、腹股沟、大腿上部治疗时，应用防护罩或

笔记

40目铜网保护阴囊、睾丸。⑥严格遵照各辐射器的距离、剂量要求，切勿过量。在感觉障碍或血液循环障碍的部位治疗时，不应依靠患者的感觉来调节剂量，治疗剂量宜稍小。小儿慎用微波电疗法，尤其骨骺部位更应避免。⑦治疗过程中应注意询问患者的感觉，注意温度监测记录，以便及时调节输出。如患者感觉过热、烫痛，应停止治疗。检查治疗部位有否烧伤，如有烧伤应及时处理。

2. 毫米波疗法

（1）概述：毫米波波长10~1mm，频率30~300GHz，为微波的高频段。应用毫米波治疗疾病的方法称为毫米波疗法（millimeter wave therapy）。

（2）物理学和生物物理学特性

1）物理学特性：毫米波的波长范围为10~1mm，频率范围为30 000~300 000MHz（30~300GHz）。多采用连续波。有的采用脉冲调制波。毫米波在高频电磁波谱中处于波长最短的一段，更接近于红外线波段，因此更明显地兼具无线电波与光波的物理特性，为直线传播，可发生反射、折射及吸收。

2）生物物理学特性：毫米波辐射于人体时被水分所吸收，不产生温热效应，对组织的穿透能力很弱，只达表皮。但其极高频振荡可产生非热效应，能量通过人体内DNA、RNA、蛋白质等大分子发生相干振荡谐振，呈现远位的非热效应。

（3）生理作用和治疗作用

1）改善组织微循环，促进水肿吸收，炎症消散。

2）促进上皮生长，加速伤口溃疡愈合，加速神经再生、骨折愈合。

3）降低神经兴奋性，有较好的镇痛作用。

4）增强免疫功能。

5）作用于神经节段可调节相应区域的神经、血管或器官的功能。

6）保护骨髓造血功能，增强骨髓增殖活动。

7）抑制肿瘤细胞的生长。

（4）治疗技术

1）仪器设备：①仪器：多采用输出8mm波段的毫米波治疗仪，输出功率密度为5~10mW/cm^2。②辐射器：由电源和控制器以及辐射器两部分组成。辐射器为治疗仪的主要结构，呈圆柱形，直径2~6cm，内有毫米波发生器和辐射天线等部件。多数治疗采用体表辐射器，有的治疗仪有阴道、直肠腔内辐射器。

2）治疗方法：①治疗剂量：因多数毫米波治疗仪的输出功率不可调，治疗时不必调节剂量。②操作方法：患者取坐位或卧位，裸露治疗部位，也可穿单薄衣服或覆盖一块干纱布（伤口治疗时）；将辐射器移至治疗部位上方，紧贴皮肤，也可间隔1~2mm空气距离，使辐射器的电场方向（电缆指引的方向）与神经、血管或经络走行的方向一致；接通电源与输出，治疗仪有设定处方时则需调节处方号；毫米波治疗时患部一般无任何感觉；治疗结束时，关闭输出与电源，移开辐射器。③治疗时间与疗程：每个部位治疗15~30分钟，穴位治疗时每个穴位5~10分钟。每日或隔日治疗1次，5~15次为1个疗程。

（5）临床应用

1）适应证：胃及十二指肠溃疡、高血压、冠心病、慢性阻塞性肺疾病、颈椎病、面神经炎、关节炎、骨折、扭挫伤、伤口愈合迟缓、烧伤、软组织炎症、淋巴结炎、肾盂肾炎、

笔记

前列腺炎、盆腔炎、颞颌关节紊乱、放化疗后白细胞减少等。

2）禁忌证：局部金属物、妊娠、植入心脏起搏器者。避免眼及睾丸部治疗。

3）注意事项：①治疗前检查治疗仪各部件能否正常工作，支臂是否松动，辐射器电缆是否完好。②辐射器有输出时不得空载，更不能朝向四周空间，尤其不能朝向金属物与人的眼部。有输出的辐射器只能朝向患者的治疗部位或盛有水的塑料盆。③头、面、颈部治疗时，辐射器必须紧贴皮肤，以免毫米波散射损伤眼睛。④治疗时治疗部位体表要保持干燥，伤口的湿敷料及油膏应予除去，避免毫米波被体表水分吸收而不能进入人体。⑤感觉障碍或血液循环障碍的部位治疗时，不应依靠患者的感觉来调节剂量，治疗剂量宜稍小。⑥手表、手机、收录机、电视机、精密电子仪器必须远离治疗仪，以免发生干扰。⑦鉴于毫米波治疗时无任何感觉，故经常以毫米波辐射强度测试仪测试辐射器的输出，以确保有效治疗。⑧辐射器是发生毫米波的主要部件，不得受撞击或掉落地上。

第二节 光 疗 法

一、概述

光疗法（light therapy）是利用人工光源或自然光源防治疾病和促进机体康复的治疗方法。光疗法主要有紫外线疗法、可见光疗法、红外线疗法和激光疗法，是物理因子治疗的常用方法。我国早在公元前 490 年《墨子》一书中就对光疗做了精练的描述，是世界上最早的光疗理论著作。希波克拉底第一个将日光应用于救人，1800 年赫歇尔发现了红外线，1901 年利特尔发现了紫外线，1960 年美国人梅曼制成了一台红宝石激光器，使得光疗法进入了一个崭新的阶段。

（一）物理特性

1. 光的性质　按照光波波长的排列，光谱可依次分为红外线、可见光、紫外线三部分。波长的计量单位为微米（μm）与纳米（nm）。1mm＝1000μm，1μm＝1000nm。光疗法在疾病的临床治疗中应用广泛。光在空气中的传播速度为 3×10^8m/s，光的波长与频率成反比，波长＝速度/频率。光是一种电磁波，光的频率 f 数值很大，使用不方便，因此通常采用波长 λ 来表示光线的代号。同时光是一种以光速移动的带有不同能量的粒子，被称为光子或光量子。光子能量 E＝h（普朗克常数）×C（光速）/λ（光的波长），其中 h 是普朗克（Plank）常数，等于 6.62×10^{-27} 尔格/秒或 4.13×10^{-15} 电子伏特/秒，其能量 E 与光的频率 f 成正比，与波长 λ 成反比，因此波长 λ 越大，光子的能量越小，光波频率愈高（波长越短），光子的能量愈大。如远红外线的光子能量比较小，表现得比较温和，没有穿透力，只能温热人的体表皮肤；紫外线的光子能量比较大，表现得比较厉害，能够杀菌。波长在 0.6～1.6μm 范围内的光线能穿透皮肤与皮下软组织，最深可达 10mm，主要包含橙色光线、红色光线、近红外线。临床常用的光源按发光机制分类，第一类是热辐射光源，包括白炽灯、碘钨灯、烤灯、远红外线治疗仪等；第二类是气体放电辐射光源，包括日光灯、各种气体灯，特别是紫外线光源；第三类是受激辐射的光源，即激光器。

2. 光谱　光谱是复色光经过色散系统（如棱镜、光栅）分光后，被色散开的单色

笔记

光，按波长（或频率）大小而依次排列的图案，全称为光学频谱。可见光谱是电磁波谱中人眼可见的一部分，在这个波长范围内的电磁辐射被称作可见光。光谱是电磁谱的一部分，它包括可见光和不可见光两部分。不可见光包括红外线和紫外线，肉眼看得见的是电磁波中很短的一段，400~760nm 这部分称为可见光。可见光经棱镜分光后，成为一条由红、橙、黄、绿、蓝、靛、紫七种颜色组成的光带，这条光带称为可见光光谱。其中红光波长最长，紫光波长最短，其他各色光的波长则依次介于其间。波长长于红色光（>0. 76μm），位于红光之外的称红外线，波长短于紫色光（<0. 4μm），位于紫光之外的称紫外线（图 4-33）。

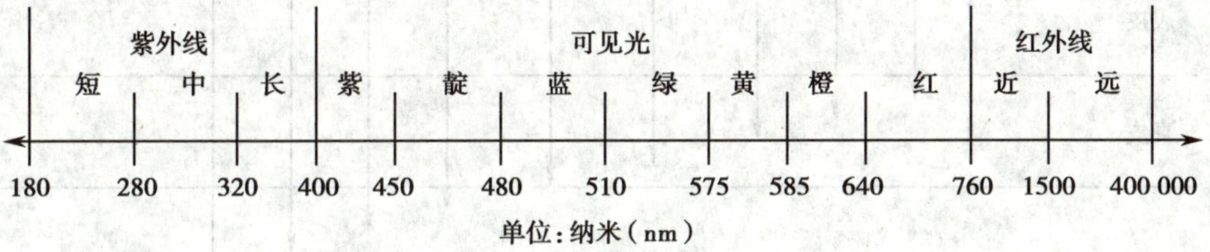

图 4-33 光谱

3. 光的基本理化学效应 各种物质对光能的吸收和蓄积必然伴随其运动形式的某种变化，从而产生各种理化学效应。

（1）光热效应：当吸收波长较长的光线（红外线和可见光的长波部分）时，由于这部分光线的光子能量较小，不能引起电子的激发，只能引起分子的振动，主要是使受照射物质的分子或原子核的运动速度加快，因而产生热效应。

（2）光电效应：光照射到某些物质上，引起物质的电性质发生变化，也就是光能量转换成电能，这种光致电变的现象称为光电效应（photoelectric effect）。紫外线及可见光线的短波部分照射物体时可引起光电效应。产生光电效应的基本条件是每个光子的能量必须足以使电子从电子轨道上逸出。所以，红外线无论照射强度多大，因其光子的能量小，均不能引起光电效应。实验证明，紫外线及可见光线的短波部分照射人体、动植物、金属和某些化学物质时，均可产生光电效应。

（3）光化学效应：物质吸收光子后，可发生各种化学反应。如果光子能量很大，超过原子或基团之间的键能，使化学键断开，激出电子（光电效应），使原子变成带正电荷的离子，电子跃迁到能量级高的轨道，处于受激状态，使原子或分子获得附加能量，继而发生光化学反应。光化学效应是光生物学作用的重要基础和原发性反应的一个重要环节。光化学反应可有同质异构化、分解、置换、化合、敏化、聚合六种类型。

（4）荧光和磷光：某些物质吸收了波长较短的光能后可发出波长较长的光能，即继发的光能量低于原照射的光能量。荧光是外界光线停止照射后，该物质所发的光也随之消失；磷光是外界光线停止照射后，该物质所发的光还持续一定时间。荧光和磷光主要是由于短波光线如紫光、紫外线、X 线等照射引起的。

（5）光的照射深度：皮肤被覆体表，光照时首先作用于皮肤，因此皮肤是光作用的靶器官。皮肤各层对于不同波长光线的吸收能力不同，被吸收得越多，穿透的就越少。总的来说，穿透深度的大小依次为：短波红外线、可见光里的红、橙、黄（穿透真皮层达皮下筋膜）>长波紫外线，可见光里的蓝紫光（可穿透表皮到达真皮）>中波紫外线

（穿透到达表皮深层）>短波紫外线和长波红外线（穿透仅达表皮浅层）（图 4-34）。

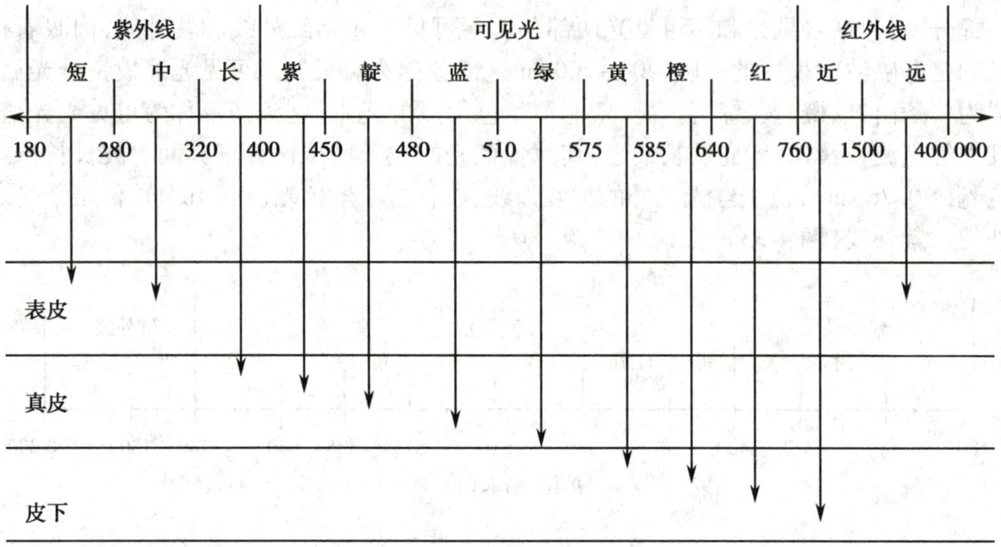

图 4-34　光线穿透人体皮肤的深度

（二）光疗的分类

1. 红外线疗法　在光谱中，应用波长在 760~400 000nm 的红外线治疗疾病的方法称为红外线疗法。红外线以热辐射形式作用于人体，受热后局部循环改善，水肿吸收，疼痛减轻，组织修复，临床上常用来治疗软组织损伤、劳损、骨性关节炎等。其作用机制是热效应，因此有热射线之称。

2. 可见光疗法　在光谱中，应用波长在 400~760nm 的可见光治疗疾病的方法称为可见光疗法。可见光中，红光用于中枢神经兴奋；蓝光、绿光用于镇静；蓝紫光对新生儿胆红素性脑病有疗效。其作用机制是热效应和光化学效应。

3. 紫外线疗法　在光谱中，应用波长在 180~400nm 的紫外线治疗疾病的方法称为紫外线疗法。紫外线作用于人体，引起一系列化学反应，有消炎、止痛、抗佝偻病的作用，常用于治疗皮肤化脓性炎症、银屑病及玫瑰糠疹等皮肤病、各种疼痛性疾病和软骨病等。其作用机制主要是光化学效应，因此又有光化学线之称。

4. 激光疗法　受激辐射光称为激光，以各种形式的激光治疗某些疾病的方法，称为激光疗法。激光的主要特征有高方向性、高亮度、单色性好、相干性好等优点。激光的生物学效应有热效应、压力效应、光化学效应、电磁效应等。激光的治疗作用依其能量的大小而不同，低能量的激光主要有抗炎和促进上皮生长的作用，高能量激光因其对组织的破坏作用，可用于切割、烧灼或焊接组织，因此又有光针之称。

二、红外线疗法

（一）概述

红外线在电磁光谱中的位置介于无线电波和可见光之间，因红外线是不可见光线，在光谱中位于红光之外，波长（760~400 000nm）长于红光，故称红外线。红外线是不可见光线，应用红外线防治疾病和促进机体康复的治疗方法称为红外线疗法（infra-

笔记

red radiation therapy)。所有高于绝对零度(-273℃)的物质都可以产生红外线,现代物理学称之为热射线,医用红外线可分为近红外线(短波红外线,波长为760nm~1500nm)与远红外线(长波红外线,波长为1500~15 000nm)。

(二) 物理特性

远红外线,或称长波红外线(波长1.5~400μm)照射时,绝大部分被反射或为浅层皮肤组织吸收,穿透皮肤的深度仅达0.05~2mm,因而只能作用到皮肤的表层组织;近红外线或称短波红外线(波长0.76~1.5μm)以及红色光的近红外线部分透入组织最深,穿透深度约5~10mm,能直接作用到皮肤的血管、淋巴管、神经末梢及其他皮下组织。红外线位于光谱的可见光红光之外,故称红外线。不能引起视觉效应,其光子能量小,被组织吸收后不能引起光化学反应和光电效应,只能引起分子的振动而产生热效应,使组织温度升高。

(三) 治疗原理及治疗作用

1. 生化作用　足够强度的红外线照射皮肤时,可出现红外线红斑,红斑颜色为浅红色或鲜红色,呈斑纹状或网状,与未照射区无明显界限。停止照射不久红斑即消失。大剂量红外线多次照射皮肤时,可产生褐色大理石样的色素沉着,这与热作用加强了血管壁基底细胞层中黑色素细胞的色素形成有关。

2. 生理作用

(1) 人体对红外线的反射和吸收:人体不断向外周辐射红外线,同时吸收来自外界的红外线。红外线照射体表后,一部分被反射,另一部分被皮肤吸收。皮肤对红外线的反射程度与色素沉着的状况有关,用波长0.9μm的红外线照射时,无色素沉着的皮肤反射其能量约60%,而有色素沉着的皮肤反射其能量约40%。

(2) 红外线穿透人体的深度:不同波长的红外线穿透人体的深度不同。有效穿透深度是指能量被吸收50%时的进入深度。长波红外线照射时,绝大部分被反射和为浅层皮肤组织吸收,穿透皮肤的深度仅达0.05~2mm,因而只能作用到皮肤的表层组织;短波红外线以及红色光的近红外线部分透入组织最深,穿透深度可达10mm,能直接作用到皮肤的血管、淋巴管、神经末梢及其他皮下组织(表4-7)。

表4-7　皮肤对红外线的透过率

波长(μm)	2.0	1.5	1.2	1.0	0.8	0.7	0.6	0.57	0.54
透过率(%)	16	39	40	40	40	37	37	32	16

(3) 温热效应:红外线照射下,皮肤内的热感受器以及血管壁的自主神经末梢受刺激,通过反射途径引起或造成血管扩张。强烈的热刺激可引起组织蛋白变性,产生组胺类物质,也可使血管扩张,出现主动性充血反应,使皮温升高。

(4) 器官系统的变化:应用大剂量红外线照射体表后,可使心率、呼吸加速,排汗能力增强;改善肾脏的血液循环,尿量增加;另外,全身体温升高,对心血管系统、神经系统都有一定的调节作用。

3. 治疗作用　红外线作用于人体组织,使细胞分子运动加速,局部组织温度升高,其对机体的作用主要是热作用,所有治疗作用都是建立在此基础上。热可使血管反射性扩张充血,血流加快,血液循环得到明显改善,物质代谢增强和营养状态改善,

笔记

免疫功能得到提高。不同组织吸收红外线的能力不同，其产生的热效应亦不同，从而产生一系列治疗作用。

（1）缓解肌肉痉挛：红外线照射可以降低骨骼肌和胃肠道平滑肌的肌张力。因红外线使皮肤温度升高，可使骨骼肌肌梭中的γ传出神经兴奋性降低，牵张反射减弱，致使肌张力降低，肌肉松弛。同时，红外线照射腹壁浅层时，皮肤温度升高，通过反射作用使胃肠道平滑肌松弛、蠕动减弱。用于治疗肌肉痉挛、劳损和胃肠道痉挛等病症。

（2）镇痛作用：对多种原因所致疼痛，红外线均有一定的镇痛作用，其作用机制是多方面的，如对于组织张力增加所致肿胀性疼痛，红外线可通过促进局部渗出物吸收、减轻肿胀而镇痛；对于肌痉挛性或缺血性痛，可通过缓解肌肉痉挛，改善局部血液循环，降低肌张力而止痛；对于神经痛，可通过降低感觉神经兴奋性，提高痛阈和耐痛阈而镇痛。

（3）改善局部血液循环，促进炎症消散：红外线照射可改善血液循环和组织营养，促进局部渗出物的吸收，提高吞噬细胞的吞噬能力，增强人体免疫功能，有利于慢性炎症的吸收及消散，因此具有消炎、消肿作用。适用于治疗各种类型的慢性炎症。

（4）促进组织再生：红外线照射损伤局部，通过改善血液循环，增强物质代谢，使纤维细胞和成纤维细胞的再生增强，促进肉芽组织和上皮细胞的生长，增强组织的修复功能和再生功能，加速伤口、溃疡的愈合。

（5）减轻术后粘连，软化瘢痕：红外线照射能减少烧伤创面或压疮的渗出，减轻术后粘连，促进瘢痕软化，减轻瘢痕挛缩，还能促进组织肿胀和血肿的消散，用于治疗扭挫伤。

（6）红外线对眼的作用：由于眼球含有较多的液体，对红外线吸收较强，因而一定强度的红外线直接照射眼睛时可引起白内障。白内障的产生与短波红外线的作用有关，而波长大于1.5μm的红外线不引起白内障。

（四）治疗技术

1. 设备与器材

（1）红外线辐射器：将电阻丝缠在瓷棒上，通电后电阻丝产热，使罩在电阻丝外的碳棒温度升高（一般不超过500℃），主要发射长波红外线。红外线辐射器有立地式和手提式两种。立地式红外线辐射器的功率可达600～1000W或更大。临床上常用的有周林频谱仪、桥式远红外线等。

（2）白炽灯：在医疗中广泛应用各种不同功率的白炽灯泡作为红外线光源。灯泡内的钨丝通电后温度可达2000～2500℃。白炽灯用于光疗时有以下几种形式：①立地式白炽灯，通常称为太阳灯，用功率为250～1000W的白炽灯泡，在反射罩间装一金属网，作为防护；②手提式白炽灯，用功率多为200W以下的白炽灯泡，安在一个小的反射罩内，反射罩固定在小的支架上。

（3）光热复合治疗机：在半圆形的辐射器上安装20～35W的冷反射定向照明卤素灯泡32～48个不等，主要发出近红外线，目前在临床上应用比较广泛。

2. 治疗方法　红外线治疗剂量的大小，主要根据病变的特点、部位、患者年龄及机体的功能状态等而定。红外线正常照射时患者有舒适的温热感，皮肤可出现淡红色均匀的红斑，如出现大理石状的红斑则为过热表现。皮温以不超过45℃为准，否则可致烫伤。

（1）患者取适当体位，充分裸露照射部位，检查照射部位的温度觉是否正常，对于存在感觉障碍的患者，应仔细询问病史。

（2）将灯移至照射部位的上方或侧方，距离一般如下：功率 500W 以上，灯距应在 50~60cm；功率 250~300W，灯距在 30~40cm；功率 200W 以下，灯距在 20cm 左右。以患者自觉舒适为准。

（3）每次照射 15~30 分钟，每日 1~2 次，15~20 次为 1 个疗程，治疗前需要预热红外线灯泡以达到稳定温度。

（4）治疗结束时，将照射部位的汗液擦干，患者应在室内休息 10~15 分钟后方可离开，以免着凉。

（五）临床应用

1. 适应证　慢性炎症，如慢性淋巴结炎、慢性静脉炎、皮肤溃疡、外伤感染的创面、慢性不愈的伤口、压疮、湿疹；神经性皮炎、神经根炎、周围神经损伤、多发性末梢神经炎、痉挛性或弛缓性麻痹；各种原因所致的骨性关节炎，如老年性骨关节炎、风湿性关节炎、类风湿关节炎；扭挫伤、软组织损伤的恢复期；术后粘连、注射后硬结、瘢痕挛缩；慢性支气管炎、胸膜炎；慢性胃炎、慢性肠炎；产后缺乳、乳头裂、外阴炎、宫颈炎、慢性盆腔炎等。

2. 应用举例

（1）伤口的治疗：功率为 250~500W，照射强度为 $32mW/cm^2$，预热后与创面的中心距离 30~50cm 垂直照射，以局部温热、舒适感为宜，2 次/天，30 分/次，照射间歇时间为 12 小时，14 天为 1 个疗程。

（2）软组织损伤的治疗：在急性损伤 48 小时后方可采用红外线疗法，红外线照射患处 2~3 次/天，20~30 分/次，照射距离 30~50cm，治疗间隔 4 小时以上。局部用药后加用红外线照射，使给药部位温度升高，有利于药物经皮扩散。

（3）关节炎的治疗：红外线照射膝关节，每日 1 次，时间 20~30 分钟。

（4）面神经炎的治疗：红外线治疗机对准患侧面部及耳后进行照射，距离患者皮肤 25cm 左右，以患者感觉舒适为宜，时间 30 分钟。

3. 禁忌证　皮肤对温度感觉缺失、有出血倾向、高热、活动性肺结核、肿瘤所致的体质消耗、重度动脉硬化、闭塞性脉管炎、炎症的急性期、烧伤后的瘢痕、系统性红斑狼疮、带状疱疹急性期等。

4. 注意事项

（1）治疗时患者不得移动体位，以防止烫伤，照射过程中如有感觉过热、心慌、头晕等反应时，需立即告知工作人员。

（2）照射部位接近眼或光线可射及眼时，应用盐水纱布遮盖双眼，由于眼球含有较多液体，对红外线吸收较强，因而一定强度的红外线直接照射眼睛时可引起白内障。

（3）患部有温热感觉障碍或照射新鲜的瘢痕、植皮部位时，应用小剂量，并密切观察局部反应，以免发生灼伤。肢体动脉栓塞性疾病，较明显的血管扩张部位一般不用红外线照射。

（4）急性扭挫伤的早期（48 小时内）不宜用红外线照射，而应采用冰敷 10~15 分钟。超过 15 分钟则引起继发性血管扩张，渗出增多，肿胀加重。

笔记

三、可见光疗法

（一）概述

可见光疗法(visible light therapy)是指利用波长在400~760nm范围内的光线防治疾病和促进机体康复的治疗方法。

（二）物理特性

可见光线为能引起视网膜光感的辐射线，波长范围为400~760nm，不同波长可见光线的光子能量不等，因此具有不同的治疗作用。可见光对组织的穿透能力以红光最强，其他光线随其波长缩短穿透能力依次减弱，紫光仅为表皮所吸收。可见光的光谱位于红外线和紫外线之间，因此其生物学作用既有红外线的温热效应，又有紫外线的光化学作用，波长长的以红外线作用为主，波长短的以紫外线作用为主。

（三）治疗原理及治疗作用

1. 生化作用

（1）可见光线通过视觉器官对机体的作用：视觉器官接受可见光线的作用后，产生的神经冲动经间脑可达脑垂体及其他内分泌腺，这些内分泌腺产生的激素进入血流，从而影响其他组织器官和整个机体的功能。长期不接受光线对眼睛的作用可严重破坏性腺的正常功能活动。可见光线通过视觉器官可影响代谢过程，加强氧的吸收和二氧化碳的排泄。红色、橙色、黄色可引起呼吸加快、加深及脉率增加，绿色、蓝色、紫色可引起相反的改变，紫光和蓝光照射可降低神经的兴奋性，红光可明显提高神经的兴奋性，黄光和绿光则没有明显影响。可见光线可提高皮肤的感受性，影响人的神经精神活动性；蓝光、绿光，特别是紫光可明显减缓精神的反应过程，而红光可使精神振奋。

（2）降低胆红素的作用：对患核黄疸的新生儿用蓝紫光照射其皮肤时，血清中胆红素含量下降，皮肤退黄。胆红素对光线吸收最佳的部分波长为420~460nm，即蓝紫光。其吸收蓝紫光后，通过一系列的光化学变化，最后形成一种水溶性低分子量的产物，由尿排出体外。

2. 生理作用

（1）对代谢的影响：人和动物活动性的昼夜节律，以及一系列的生理功能节律，与自然界的照明节律(日夜交替)有密切联系，因此，可见光线对有生命的机体是极其重要的。细胞中线粒体对红光的吸收最大，在红光照射后，线粒体的过氧化氢酶活性增加，这样可以增加细胞的新陈代谢，使糖原含量增加、蛋白合成增加和三磷酸腺苷的分解增加，从而加强细胞更新，可见光线可影响代谢过程，加强氧的吸收和二氧化碳的排出。

（2）对神经系统的影响：可见光能调整高级神经活动的兴奋过程，紫光和蓝光照射可降低神经的兴奋性，红光可明显提高神经的兴奋性。高血压患者在暗室待1小时后，可见血压下降和心率减慢。舞蹈病患儿居于暗室，不自主运动可明显减少。癫痫患者强光照射后可引起发作。

（3）对免疫功能的影响：可见光增加白细胞的吞噬作用，提高机体的免疫功能。将致死量的破伤风毒素注入家兔体内，可见光组和居住在暗室组比较，生存率较高。可见光照射接种疫苗的动物或人体抗体生成较快。

笔记

(4) 温热效应:可见光被组织吸收后可产生温热效应,组织充血,增强血液循环,改善组织营养,具有促进炎症吸收的作用。

3. 治疗作用

(1) 红光疗法:红光的波长靠近红外线,因此,其生物学作用主要以温热效应为主,红光穿透组织较深,可使深部组织血管扩张,组织充血,血液循环增强,改善组织营养,具有促进炎症吸收消散、镇痛、缓解肌肉痉挛与促进组织愈合和周围神经再生的作用。

(2) 蓝紫光疗法:蓝紫光的波长靠近紫外线,因此,其生物学作用主要以光化作用为主,蓝紫光照射于皮肤黏膜后进入人体,使浅层血管扩张,血液中的胆红素吸收波长 400~500nm 的光,其中对 420~460nm 的蓝紫色吸收最强。胆红素在光与氧的作用下产生一系列光化学效应,转变为水溶性、低分子量、易于排泄的无毒胆绿素,经胆汁,再由尿液和粪便排出体外,使血液中过高的胆红素浓度降低,用于治疗新生儿高胆红素血症。

(四) 治疗技术

1. 设备　最常用的人工可见光线的光源是白炽灯,如果加不同颜色的滤光片后即获得各色的可见光线,如红光、蓝光、紫光等。利用不同的荧光物质制成的荧光灯也可发出各色的可见光线,国内比较常用的是颜色光光子治疗仪。

(1) 红光治疗仪:是一种新型的可以应用于医院、家庭的光疗设备,它基本原理是通过特殊的滤光片得到 600~700nm 为主的红色可见光波段,该波段对人体穿透深,疗效更好。整机输出功率高(相当于 He-Ne 激光的百倍以上),光斑大(相当于 He-Ne 激光的数百倍),为治疗一些大面积的病症提供更好的治疗方法,光输出分为“强”和“弱”挡,以适应不同体质的患者。

(2) 蓝、紫光治疗仪:以 10 支 20W 的蓝光荧光灯,按半月形悬挂在距治疗床 70cm 的高度,灯管长轴与床的长轴平行。蓝、紫光治疗仪用于治疗新生儿核黄疸。

(3) 颜色光光子治疗仪:是一种新型理疗仪器,能满足颜色疗法的要求,可以输出红、橙、黄、绿、蓝、紫六种颜色光光子能量,供治疗者根据不同病种和病情需要选用,利用其中一种或两种颜色光光子能量照射病变部位或穴位,对患者进行治疗。

2. 治疗方法

(1) 有色光的一般治疗方法:在临床治疗中多用红光或蓝光治疗一些疾病,光源采用白炽灯加红色或蓝色滤板即可。照射距离视灯的功率大小而定,若在 200W 以下,红光照射距离在 20cm 以内,蓝光在 10cm 以内。

(2) 蓝、紫光治疗新生儿黄疸:以 10 支 20W 的蓝光荧光灯按半月形悬挂在距治疗床 70cm 的高度,灯管长轴与床的长轴平行。照射可分为四区:①以婴儿胸骨柄为中心;②以双膝关节前部为中心;③以背部为中心;④以双膝关节窝为中心进行照射。照射 6~12 小时,停照 2~4 小时,灯管的总功率不得超过 200W。照射时应保护眼睛,并常翻身,患儿体温应保持在 37.5~37.7℃以下。如照射总时间达 24 小时后仍不退黄,且症状不缓解,则需改用其他疗法。

(五) 临床应用

1. 适应证

(1) 红光治疗仪

1) 皮肤科:带状疱疹、斑秃、下肢溃疡、压疮、静脉炎、丹毒、皮炎、毛囊炎、痤疮、

笔记

甲沟炎、酒渣鼻、肛门瘙痒、冻疮和各种湿疹等。

2）外科：伤口感染、脓肿、溃疡、前列腺炎、腰肌劳损、肛裂、肩周炎、软组织挫伤、烫伤、注射后硬结、烧伤及手术后愈合等。

3）妇科：慢性盆腔炎、附件炎、宫颈糜烂、外阴白斑、阴部瘙痒、乳腺囊性增生症、急性乳腺炎、乳头糜烂、产后感染和手术后恢复等。

4）内科：小儿腹泻、缺血性心脏病、慢性胃炎、小儿肺炎、神经痛、面神经炎的急性期。

5）耳鼻咽喉科：慢性鼻炎、扁桃体炎、外耳道炎、喉炎。

（2）蓝、紫光治疗仪：蓝、紫光照射可治疗新生儿黄疸。蓝光照射可用于治疗急性湿疹、急性皮炎、灼性神经痛、三叉神经痛、皮肤感觉过敏等。

（3）颜色光光子治疗仪：临床实践证明其对软组织损伤、带状疱疹、结节性红斑、静脉炎、疖肿、毛囊炎、慢性溃疡、术后切口感染等多种疾病有很好的疗效，总有效率在94%以上。

2. 禁忌证　炎症的急性期、有出血倾向、高热、肿瘤所致的体质消耗、严重的免疫系统疾病如红斑狼疮、血管闭塞性脉管炎、带状疱疹急性期等。

3. 注意事项

（1）照射部位接近眼或光线可射及眼时，应用盐水纱布遮盖双眼，由于眼球含有较多的液体，对可见光吸收较强，可引起白内障。

（2）急性扭挫伤的早期不用红光照射，而应采用冰敷5~10分钟，超过10分钟则引起继发性血管扩张，渗出增多，肿胀加重。

四、紫外线疗法

（一）概述

紫外线在日光中虽只占1%，但它是一种非常重要的自然界物理因子，是各种生物维持正常新陈代谢所不可缺少的。1901年德国物理学家利特尔发现，在日光光谱的紫光外侧一段能够使含有溴化银的照相底片感光，因而发现了紫外线的存在。紫外线的光谱范围为180~400nm，因其位于可见光的紫光之外，故名紫外线。应用紫外线防治疾病和促进机体康复的治疗方法称为紫外线疗法（ultraviolet radiation therapy）。

（二）物理特性

临床上将紫外线光谱分为三个波段：短波紫外线（UVC）、中波紫外线（UVB）和长波紫外线（UVA）。短波紫外线（UVC）波长180~280nm，红斑反应的作用明显，对细菌和病毒有明显杀灭和抑制作用。中波紫外线（UVB）波长280~320nm，是紫外线生物学效应最活跃的部分。红斑反应的作用很强，能使维生素D原转化为维生素D，促进上皮细胞生长和黑色素产生以及抑制变态反应等。中波紫外线又被称作紫外线的晒伤（红）段，是应重点预防的紫外线波段。长波紫外线（UVA）波长320~400nm，其生物学作用较弱，有明显的色素沉着作用，引起红斑反应的作用很弱，可引起一些物质（荧光素钠、四环素、硫酸奎宁、血卟啉、铜绿假单胞菌的绿脓素和某些真菌产生的物质等）产生荧光反应，还可引起光毒反应和光变态反应等。长波紫外线对衣物和人体皮肤的穿透性远比中波紫外线要强，可达到真皮深处，并可对表皮部位的黑色素起作用，从而引起皮肤黑色素沉着，使皮肤变黑，起到防御紫外线、保护皮肤的作用，因而长波紫外线也被称做“晒黑段”。长波紫外线虽不会引起皮肤急性炎症，但对皮肤的作用缓慢，可长期积累，是导致皮肤老化和严重损害的原因之一。紫外线的各种生物学作用都有一定的光谱特点，从而可描绘出一定的曲线，即紫外线生物学作用的光谱曲线：①紫外线杀菌作用曲线：在短波部分，杀菌作用最强的部分为250~260nm，而接近可见光线的长波紫外线几乎无杀菌作用；②紫外线的维生素D形成作用曲线：高峰值位于波长280nm处；③紫外线的红斑形成曲线：有两个高峰值，第一个波峰位于297nm处，第二个波峰位于250~260nm处。

（三）治疗原理及治疗作用

1. 生化作用　紫外线的生物学作用很复杂，包括对细胞代谢、酶系统、活性递质、细胞膜、机体免疫功能和遗传物质等的直接和间接作用。这是因为这部分光线的光子能量较大，能使某些化学键断开，因此能引起一系列的光学反应，如光分解效应、光化合效应、光聚合作用和光敏作用，从而产生复杂的生物学效应。当紫外线的照射达到一定剂量时，可引起蛋白质发生光解或核酸变性，细胞损伤后影响溶酶体的稳定性，释放溶酶体酶，产生组胺、血管活性肽、前列腺素等体液因子，通过神经反射与神经体液机制引起全身的一系列代谢变化。经过一定时间，照射区皮肤出现红斑，它有明显的界线，是一种非特异性炎症反应。紫外线可促进肠道对钙磷的吸收，促进钙在骨基质中沉积，并与体内调节钙代谢的其他因子协同作用，使钙磷在体内保持正常水平。

2. 生理作用

（1）生物剂量（MED）：又称最小红斑量，即根据人体的一定部位对紫外线照射后的反应程度而确定的剂量，它以出现最弱红斑反应后所需时间为标准。即某一部位，使用一定波长的紫外线灯管，在一定灯距下，照射后局部出现肉眼能见的最弱红斑的照射时间，为一个生物剂量，其剂量单位为秒。

（2）红斑反应：紫外线照射皮肤或黏膜后，经2~6小时的潜伏期，局部出现界线清楚的红斑。由于照射剂量不同，红斑反应强度也不同，弱红斑持续十余小时，强红斑可持续数日，红斑消退后，皮肤可有脱屑现象和遗留色素沉着。紫外线红斑是一种非特异性急性炎症反应。紫外线照射引起皮肤组织的明显变化，中、短波紫外线引起表皮的变化比真皮的变化明显，而长波紫外线则能引起真皮的明显变化。只有用大剂量紫外线才可能引起对结缔组织的作用。紫外线红斑的分级由于紫外线剂量不同，可引起不同程度的红斑反应。紫外线红斑分级及其特征见表4-8。

1）紫外线红斑反应的机制：紫外线照射皮肤后，大部分被表皮所吸收而发生一系列光化学反应，引起蛋白分子变性分解，从而产生多种活性递质。其中包括组胺、血管舒缓素和激肽、白细胞介素-1、花生四烯酸、前列腺素E1、E2等，组胺和前列腺素为细胞的内源性炎性递质。另外，皮肤内的自由基增加，损伤类脂膜，使溶酶体膜不稳定，随之溶酶体内多种酶释放，这将影响皮肤组织的代谢。以上为体液因素，神经系统的功能状态也是重要的因素之一，当神经损伤、神经炎以及中枢神经系统病变时，红斑反应明显减弱，可见紫外线红斑反应与神经和体液因素有关。

2）影响红斑强度的因素：人体不同部位皮肤对紫外线敏感性的基本规律是：躯干>上肢>下肢，屈侧>伸侧，四肢近端>远端。所以胸腹部最敏感，而手背、脚背部皮肤很不敏感，需用大剂量才能引起红斑反应。黏膜对紫外线照射的反应与皮肤不同，由于黏膜无角质层与棘细胞层，故在紫外线照射后产生的组胺类物质少，又因黏膜的血

笔记

表 4-8 皮肤紫外线红斑的分级

红斑等级	生物剂量	红斑颜色及其持续时间	自觉症状	皮肤脱屑	色素沉着
亚红斑	<1	无红斑反应	无	无	无
阈红斑	1	微红,12 小时内消退	较大面积照射时可有轻微灼热感	无	无
弱红斑量(1 级红斑)	2~4	淡红,界限明显,24 小时左右消退	灼热感、痒感,偶有微痛	轻微	无,或多次照射时可微有
中度红斑(2 级红斑)	5~6	鲜红,界限明显伴皮肤微肿,3 天内可消退	刺痛、明显灼热感	轻度	轻度
强红斑(3 级红斑)	7~10	暗红伴皮肤水肿,4~5 天后逐渐消退	较重度的刺痛和灼热感,可有全身性反应	明显脱屑	明显
超强红斑(4 级红斑)	>10	暗红伴有皮肤水疱,5~7 天后逐渐消退	重度刺痛及灼热感,伴全身反应	大片脱屑	明显

管丰富,易随循环将组胺类物质消散,故黏膜出现红斑快、消失也快。另外还有生理因素:①年龄:新生儿和老年人对紫外线的敏感性低,2 岁以内的幼儿和处于青春发育期的青年对紫外线的敏感性较高。②性别:一般认为男性较女性敏感,妇女在经期、经前期或妊娠期对紫外线的敏感性升高,经后期则敏感性降低。③皮肤颜色:临床上观察黑皮肤的患者耐受紫外线的能力比较强,皮肤经常受到日光照射的人对紫外线的敏感性低。④病理因素:患病的机体对紫外线的敏感性发生改变,如甲状腺功能亢进、艾迪生病、痛风、高血压、血中胆红素升高者、风湿性关节炎急性期、活动性肺结核、白血病、恶性贫血、食物中毒、光敏性皮炎、湿疹、雷诺病、闭塞性动脉内膜炎、多发性硬化等病症的患者皮肤对紫外线的敏感性升高。糙皮病、表皮硬化症、重症冻疮、急性重度传染病、疾病后全身衰竭、丹毒、气性坏疽、广泛的软组织损伤、慢性溃疡、慢性化脓性伤口等病症对紫外线的敏感性降低。失神经分布区内红斑反应减弱,当神经损伤恢复时红斑反应增强。因此在临床工作中,已将测定紫外线红斑反应作为判断机体生理和病理状况的客观指标,以协助临床诊治。⑤药物:碘制剂、磺胺制剂、四环素、多西环素、灰黄霉素、保泰松、水杨酸、奎宁、荧光素、铋制剂、异丙嗪、氯丙嗪、氯磺丙脲、甲基多巴、氢氯噻嗪、磺脲降糖药、氟喹诺酮类等药物长期、大剂量使用可使皮肤的紫外线敏感性升高;一些麻醉剂、钙制剂、溴制剂、胰岛素、硫代硫酸钠等药物可降低皮肤的紫外线敏感性。

(3) 色素沉着:紫外线大剂量照射或小剂量多次照射,可使局部皮肤产生色素沉着,变成黑色。长波紫外线的色素沉着作用强,短波紫外线的色素沉着作用弱,色素沉着分直接色素沉着和间接色素沉着两种类型。

1) 直接色素沉着:皮肤在紫外线照射后数分钟内即呈现褐黑色,照射后 1~2 小时达高峰,之后逐渐消退,一般在照射后 6~8 小时皮肤完全恢复正常。以波长 340nm(属于长波的范畴)最有效。直接色素沉着主要是因为光照引起处于还原状态的颜色

笔记

较淡的黑色素，经氧化作用后转变为呈氧化状态的颜色较深的黑色素，在角质细胞中重新分配所引起的。

2）间接色素沉着：照射后 1 天内出现，3～4 天达到高峰，2～3 周内逐渐消退，主要由波长 254nm（属于短波的范畴）的紫外线引起。其机制主要是光照引起黑色素细胞体积增大、树状突延长、黑色素小体和黑色素增多，且照射剂量必须达到阈红斑量才能引起色素沉着。

（4）促进维生素 D 生成：维生素 D 的化学本质是类固醇衍生物，有维生素 D_2 和维生素 D_3 两种。维生素 D_2 又称钙化醇，它是由麦角固醇经紫外线照射而转变生成的；维生素 D_3 又称胆钙化醇，它是由 7-脱氢胆固醇经紫外线照射而转变生成。两种维生素 D 具有同样的生理作用。人体主要从动物性食品中获取一定量的维生素 D_3，而植物中的麦角固醇除非经过紫外线照射转变为维生素 D_2，否则很难被人体吸收利用。然而，正常人所需要的维生素 D 主要来源于 7-脱氢胆固醇的转变。7-脱氢胆固醇存在于皮肤内，可由胆固醇脱氢产生，也可直接由乙酰辅酶 A 合成。

（5）对细胞的影响：细胞内含有核糖核酸（RNA）和脱氧核糖核酸（DNA），细胞的分裂与增殖均与 DNA 密切相关，DNA 和 RNA 对波长 250～260nm 的紫外线有强烈的吸收作用，尤其是 DNA 吸收更多（253.7nm 为最大吸收光谱）。因此，紫外线可影响细胞的生命活动。小剂量紫外线照射可刺激细胞 DNA 和 RNA 的合成，促进上皮生长，从而促进伤口的愈合，较大剂量的紫外线照射可使细胞的 DNA 和 RNA 发生改变，导致细胞的生长繁殖呈现先抑制后兴奋的过程；大剂量紫外线照射可使细胞的 DNA 和 RNA 破坏，蛋白质变性及酶灭活，导致细胞死亡，这正是紫外线杀菌的作用机制。

（6）对免疫功能的影响：紫外线照射后，皮肤及皮下组织的离子平衡发生改变，蛋白质变性，免疫细胞数量增多，提高吞噬细胞功能，使防御机制得到加强。据研究表明，紫外线照射皮肤后，可以激活人体的 T 细胞免疫功能，尤其是白细胞介素-1 的含量明显增多，这是一种重要的细胞因子，在免疫反应和炎症反应中起着传递信息、促进细胞生长分化等作用。

（7）抑制变态反应：红斑量紫外线照射，有抑制Ⅰ、Ⅳ型变态反应的作用。Ⅰ型变态反应同肥大细胞和嗜碱性粒细胞脱粒释放大量组胺等活性递质有关。红斑量紫外线照射在皮肤内产生的组胺同细胞膜上 H_2 和 H_1 受体发生特异性结合，使细胞膜上的腺苷酸环化酶被激活和鸟苷酸环化酶活性受抑制，因而胞质环磷酸腺苷（cAMP）含量增加和环磷酸鸟苷（cGMP）含量降低，肥大细胞和嗜碱性粒细胞的胞膜和胞质趋于稳定，嗜碱颗粒脱失减少，组胺等递质的释放也减少。前列腺素和肾上腺素、氨茶碱一样都是属于刺激腺苷酸环化酶活性的物质，也有使 cAMP 浓度升高的作用。前列腺素和免疫应答反应有密切关系，其中特别是 PGE_2 具有明显的免疫调节作用。因此，紫外线的脱敏作用，可能还同紫外线照射皮肤内多种前列腺素含量明显升高有关。

（8）光敏反应

1）光毒反应：呋喃香豆素类、煤焦油、四环素族和汞制剂等药物与紫外线照射同时应用，可增强机体对紫外线的敏感性，产生较强的皮肤反应，临床上用以提高紫外线治疗某些皮肤病的疗效。

2）光变态反应：少数人单受日光（或人工紫外线）照射，或同时有已知外源光敏剂存在时，可能发生日光荨麻疹或接触性光过敏性皮炎，此类光敏反应与免疫反应有

笔记

密切关系。引起光变态反应的抗原是由于光的照射而发生变化的皮肤蛋白或核酸，或是由于外源光敏剂吸收光能发生变化并同蛋白载体一起形成的复合物。引起光变态反应的光波主要在长波紫外线范围。

（9）荧光反应：许多荧光物在紫外线的照射下，产生一定颜色的可见光，因此临床上利用荧光反应来诊断疾病。临床上可利用它检测肿瘤组织和某些皮肤病。

（10）对器官系统的影响

1）对循环系统的影响：红斑量紫外线照射后，心率增加，心搏出量增加；可缓解冠状血管的痉挛；对于高血压的患者，照射后可使收缩压一过性升高，然后暂时性下降，继而稳定性降低的变化规律。

2）对消化系统的影响：紫外线照射皮肤对胃分泌功能的影响与胃的功能状态密切相关，对分泌功能亢进患者可起到抑制的作用，对分泌功能低下患者可起到促进的作用。适量的紫外线照射皮肤可促进胰腺功能，大剂量则抑制其功能。

3）对内分泌系统的影响：用4个生物剂量（4MED）照射大鼠的肾上腺投影区，可使皮质类固醇分泌增加，小于4个生物剂量无此作用。红斑量紫外线照射可加强甲状腺功能，抑制甲状旁腺功能。

4）对血液系统的影响：对于继发性贫血的患者，小剂量紫外线照射后可加快红细胞的生成，使红细胞数量增加。大剂量紫外线照射后则作用相反。

5）对物质代谢的影响：红斑量紫外线照射局部或亚红斑量照射全身后，可使糖尿病患者血糖降低，酮症患者的血乳酸和尿酮体降低，大剂量紫外线照射时，蛋白质分解增加，氮、磷、硫排出增加，脂肪分解增加、血脂降低。紫外线可加强嘌呤代谢，促进尿酸排泄，有助于痛风患者的康复。

3. 治疗作用

（1）消炎：临床实践证明，红斑量局部照射对各种皮肤和黏膜炎症性疾病都有良好的治疗效果。中、短波紫外线的消炎作用强于长波。紫外线抗炎症作用的机制与下列因素有关：

1）红斑区血管扩张，局部皮肤组织供血量增加，改善病灶血液循环，促进代谢产物和病理产物排出。

2）刺激与加强机体的防御免疫功能，从而使炎症局限、消散。

3）对深部组织脏器的炎症亦可通过反射机制发挥其抗炎作用。

（2）镇痛：紫外线红斑量照射可解除各种浅表性疼痛，对较深层组织病变所致疼痛也有一定的缓解作用，但对癌性疼痛应避免采用紫外线照射。中、长波段具有明显的止痛作用，短波段止痛效果较弱，无红斑量则无止痛效果。紫外线的止痛机制可能与以下因素有关：

1）紫外线照射区血液循环增加，致痛物质清除加快。

2）强红斑在大脑皮质形成的强势兴奋灶可干扰、抑制疼痛在大脑皮质的兴奋灶，有较好的镇痛作用。5MED 和 10MED 紫外线照射，能使皮肤感觉时值延长1~3倍。

3）同时紫外线可使感觉神经末梢发生可逆的变性，抑制痛觉传入，从而缓解疼痛。

（3）杀菌：大剂量紫外线照射后可引起DNA、RNA破坏，蛋白质分解变性而致细

笔记

菌死亡。紫外线可以杀灭各种细菌或病毒，主要是因为细菌或病毒的蛋白质和核酸能强烈吸收相应波长的紫外线，而使蛋白质发生变性解离，核酸中形成胸腺嘧啶二聚体，DNA 结构和功能受损害，从而导致细菌和病毒死亡。不同波长紫外线的杀菌效果不同，波长 220~300nm 杀菌作用较强，其中波长 254~257nm 最强，随着波长的增加，紫外线杀菌效果减弱，且日光中的紫外线在 300nm 以上，故其杀菌作用弱，因此多用人工紫外线进行杀菌。

（4）抗佝偻病和骨软化症：婴幼儿体内由于维生素 D 类缺乏，可造成体内钙磷代谢障碍而致佝偻病，成人可致软骨病。参与人体钙、磷代谢的维生素 D_3 可由皮肤中的 7-脱氢胆固醇经紫外线照射转化而来。用波长在 272~297nm 的紫外线以亚红斑量照射皮肤，可使人体皮肤内的 7-脱氢胆固醇变为胆钙化醇，再经肝和肾的羟化作用而转化为维生素 D_3，而维生素 D_3 可促进肠道对钙磷的吸收及肾小管对钙磷的重吸收，保持血液中钙磷比例平衡，促使骨内钙沉着，起到预防、治疗佝偻病和软骨病的作用。

（5）脱敏：紫外线在所有物理因子治疗中脱敏作用最强，但必须经多次红斑量的照射，才具有脱敏作用。在紫外线照射下，机体产生少量组胺，从皮肤中不断进入血液，刺激组胺酶产生，当体内组胺酶达到足够量时就能分解过敏时所造成的过量组胺，从而起到脱敏作用。另外维生素 D 增多，随之钙离子增多，从而降低血管渗透性和神经兴奋性的作用，也起到协同脱敏作用。

（6）促进伤口愈合：小剂量紫外线照射可刺激 DNA 的合成和细胞分裂，促进肉芽组织及上皮生长，加速伤口愈合。大剂量紫外线则破坏 DNA 的合成，抑制细胞分裂，促使细胞死亡，促进坏死组织的大片脱落。

（7）调节机体免疫功能：机体长期缺乏紫外线照射，可致免疫功能低下，对各种病原微生物的抵抗力减弱，故易患各种传染病。紫外线照射可激活人体细胞免疫功能，8MED 剂量，每间隔三日照射一次，可使吞噬细胞吞噬能力明显增强；另有紫外线作用下，机体内补体、凝集素等都有增加。

（8）光敏作用：又称光动力学反应，紫外线与光敏剂 8-甲氧基补骨脂素（8-MOP）合用可产生光加成反应。采用 8-MOP 为光敏剂，用长波紫外线照射后能抑制病灶区表皮细胞内 DNA 的复制，从而抑制上皮细胞的生长，用于治疗银屑病；激活休止期黑色素细胞，促进皮肤细胞合成黑色素，用于治疗白癜风。

（9）改善局部血液循环：紫外线照射通过直接作用于血管内皮细胞，破坏溶酶体释放出多种酶，引起前列腺素活动等多方面因素，导致血管扩张，表现为红斑形成，客观上改变了局部的血液循环。

（四）治疗技术

1. 仪器设备

（1）高压水银石英灯：又称氩水银石英灯，灯管内汞蒸气在 0.3~3 个大气压，温度可达 500℃，故又有热水银灯之称，是最常用的人工紫外线光源，有立地式和台式两种类型，用于全身或局部照射。高压水银石英灯的辐射成分约含 45%~50%的可见光线（主要是绿色部分），50%~55%的紫外线，主要是 A、B 波段，其中辐射最强的在 365nm 和 313nm。

（2）低压水银石英灯：灯管内汞蒸气在 0.005~0.01 个大气压，温度可在 30~40℃，温度不高，故又有冷光紫外线之称，辐射的光线中约 85%为波长 254nm 的紫外

笔记

线,属于短波范畴,有明显的杀菌作用,常用于体腔黏膜及小面积皮肤的直接接触或近距离照射。有手提式盘状和石英导子两种类型,石英导子主要用于体腔照射。

2. 治疗方法

(1) 生物剂量测定法:由于不同的个体对紫外线敏感性不同,存在明显的个体差异,所以用生物剂量作为紫外线照射治疗的剂量单位。所谓一个生物剂量也就是最小红斑量(MED),即紫外线灯管在一定距离内(常用 50cm),垂直照射下引起最弱红斑反应(阈红斑反应)所需要的照射时间。可供参考的是 2.5MED 造成持续数天的发红和疼痛;5MED 产生局部的红肿、疼痛及脱屑;10MED 以上将导致水疱。

1) 生物剂量测定器:长方形不透光的硬布料做成的带状盲袋,中间挖 8 个长方形孔,每孔为 2.0cm×0.5cm,孔距 1cm,盲袋内置一个可将各孔遮盖及暴露的活动板,测量时将其放在身体对紫外线比较敏感的部位上,用布巾遮盖周围(图 4-35)。

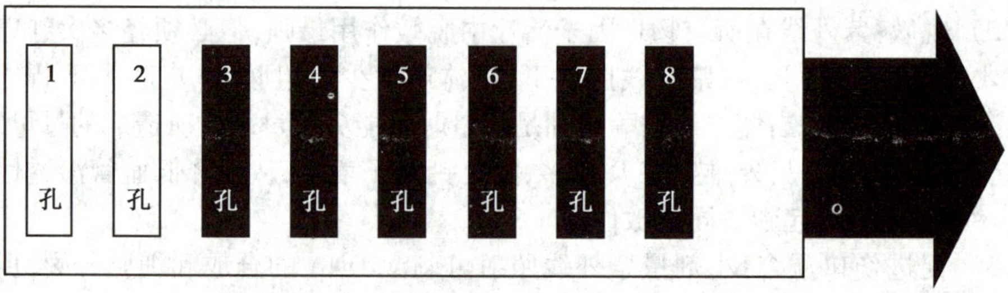

图 4-35　紫外线生物剂量测定

2) 测定部位:一般多选对紫外线较敏感的区域,如胸部两侧、腹部两侧、肩胛间、上臂内侧、大腿内侧等。

3) 测定方法:将生物剂量测定器固定于裸露局部,用笔画上标记,并将插板推上,遮盖全部窗孔。置紫外线灯于垂直的正上方,灯距通常为 50cm,待灯(电流电压)稳定后,拉动推板,以 5 秒照射一个窗孔的速度逐个暴露全部窗孔。

4) 阈红斑反应的观察:原则上对紫外线照射后的红斑反应做动态观察,即在照射后 6、8、10、12、24 小时观察红斑反应。由于紫外线红斑的潜伏期一般为 6~8 小时,所以照射后 8 小时可观察判定结果,最佳观察时间为照射后 12 小时。临床上应用最多的方法是:照射完 24 小时后,将所见到的最弱红斑的后一小孔照射时间定为阈红斑量(一个生物剂量);或将 24 小时所观测的生物剂量时间减少 30%~50%;若第 4 孔出现最弱红斑量,那么就把第 5 孔的照射时间作为本人的生物剂量(MED);如果全部孔皆出现明显红斑或皆无红斑反应发生,则需缩短或延长照射时间重新测定。

5) 平均生物剂量测定:即测定 10~20 名正常人生物剂量的平均值。当患者使用平均生物剂量照射时,照射一次后,根据红斑反应情况酌情调节。

(2) 各种局部照射法

1) 病变部照射:患者取合适体位,照射病变区及其周围健康皮肤约 5~6cm,8~10MED 开始,每日或隔日照射 1 次,1 个疗程照射 6~8 次。

2) 节段部照射法:照射躯体的相应节段,反射性地引起该节段支配的某些内脏器官功能变化,如领区照射法可用于调节中枢神经系统功能;照射乳腺区可用于反射性治疗盆腔疾患等。一般照射从 3~4MED 开始，之后根据病情斟酌增减剂量，每日或隔日照射 1 次，1 个疗程照射 10~15 次。

3）分区照射法：将治疗部位分成数区，依次进行，常在照射面积超过 600~800cm² 时采用此法，如坐骨神经痛，用紫外线照射腰、骶神经丛分布区，分四区照射，第一区为全部腰骶区，6~8MED 开始；第二区为臀部，8~10MED 开始；第三区为大腿后部，8~10MED 开始；第四区为小腿后部，8~12MED 开始。以后根据病情增减剂量，每日或隔日照射 1 次，1 个疗程照射 10~15 次。

4）中心叠加照射法：应用大剂量紫外线（超红斑量）照射病灶局部，然后用适当红斑量照射病灶周围 5~10cm 范围的健康皮肤。创面感染控制后，可减少紫外线的剂量。此法多用于治疗难愈的压疮和慢性溃疡（图 4-36）。

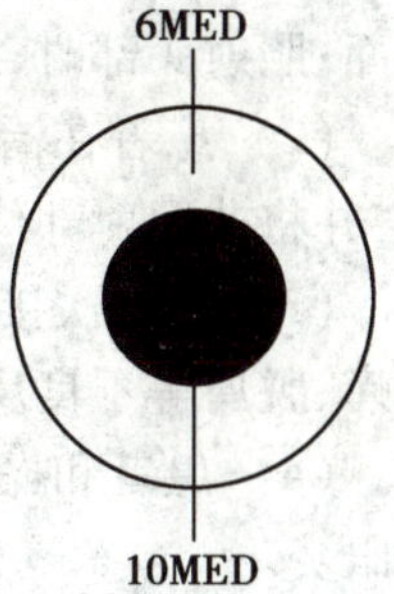

图 4-36　紫外线中心叠加照射法

5）筛网照射法：又称多孔照射法，用 900cm² 的白布，制成 150~200 个面积为 1cm² 的圆孔、孔间距离为 1cm 的筛网状多孔巾，小儿用的多孔巾面积、孔数、孔径均应适当缩减。将多孔巾置于局部进行照射，成人自 4~6MED 开始，小儿自 3~4MED 开始，可每日或隔 1~2 日照射 1 次，以后根据病情增减剂量。再次照射，应更换照孔部位，共照射 10~15 次。临床常用来治疗带状疱疹后遗痛、大面积的肌筋膜炎等病症。

6）穴位照射法：需制备孔洞直径约为 1.5cm 的孔巾，孔的位置及数目可根据照射不同部位而设计，自 4~6MED 开始，每日或隔日照射一次，每穴可照射 4~6 次。

7）体腔照射法：通常采用水冷式高压汞灯或冷光低压汞石英灯，根据病情接以合适的体腔石英导子。照射剂量的掌握原则与体表照射相同，黏膜对紫外线的敏感性较皮肤低，照射剂量应加大，其生物剂量是皮肤的 1.5 倍。一般以 30 秒开始，每次递增 10~20 秒，每日或隔 2~3 日照射 1 次，5~10 次为 1 个疗程。

（3）全身照射法：照射前必须先测定患者的生物剂量。采用落地式大功率紫外线灯，开启电源开关，启动高压水银石英灯需预热 10~15 分钟，低压水银石英灯需 5~10 分钟。照射距离为 50~100cm，要求患者全身裸露，戴好防护目镜。成人分四区照射，患者取合适卧位，紫外线灯管中心依次对准双乳头之间、膝前部、背部中央、膝后上部这四个部位，照射灯距为 100cm，首次照射剂量为亚红斑量，每日 1 次，逐渐增加剂量至 5~6MED，10~20 次为 1 个疗程。儿童分身体前后两区照射，灯头中心在胸腹间和腰背部，照射灯距为 50cm，从 1/2MED 开始，以后逐渐加量达到 2~3MED，每日或隔日 1 次，10~20 次为 1 个疗程。成年人逐次照射的剂量进度有一般剂量增加法（每次增加 1~2MED）、加速剂量增加法（每次增加 2~4MED）和缓慢剂量增加法（每次增加 0.5~1MED）三种。临床上多采用一般剂量增加法，体弱者或紫外线敏感性升高者，常用缓慢剂量增加法；对于体质较好或为了预防性照射者，可用加速剂量增加法。不同年龄的小儿，其照射剂量也不同。

（4）全身紫外线治疗仓：光源采用 40 只 100W 的特种紫外线灯管，多种组合方式供选择，具有稳定性高、寿命长等特点。UVA 和 UVB 剂量输入独立进行，也可混合同时工作，主要用于治疗全身的银屑病、玫瑰糠疹等病症。

笔记

（五）临床应用

1. 适应证　各种开放和闭合的皮肤创伤、局部化脓性感染、静脉炎、肋软骨炎、急性神经痛、急性关节炎、伤口愈合不良、佝偻病、软骨病、银屑病、白癜风、免疫功能障碍性疾病、变态反应性疾病、带状疱疹等。

2. 禁忌证　恶性肿瘤、出血倾向、脏器衰竭、活动性肺结核、甲亢、严重的动脉硬化、系统性红斑狼疮、急性湿疹、光敏性疾病、应用光过敏药的患者。

3. 注意事项

（1）紫外线辐射可使空气产生臭氧，因而治疗室应通风良好。照射部位涂有药物时，应先清除，以免发生光敏反应；照射创面有坏死组织及脓性分泌物时，应先清洁创面；照射头部时，应把头发剃光。

（2）患者在治疗过程中，需用同一灯管照射。采取合适体位，充分暴露照射部位，并将非照射部位用不透光的布巾遮盖，加以防护。

（3）对初次接受治疗者，事先应说明照射后的反应，告知照射后局部可有发红、刺痒、脱屑等不良反应，不要沾水和用手挠。

（4）患者和操作者均需戴防护眼镜或患者用盐水纱布遮盖眼部，以免发生电光性眼炎。

（5）应预约患者统一时间照射，以减少开闭灯管的次数。电压波动可影响紫外线强度和灯管使用寿命，所以应配稳压器。

（6）灯管置于照射部位的垂直位置，准确测量灯管与被照射部位的距离。用秒表准确掌握照射时间。照射完毕，将灯头移到另一适当位置后，再打开布巾，嘱患者离开。

（7）注意保持灯管清洁，防止灰尘积存，勿用手摸灯管壁，以免污染管壁影响紫外线透过，每日使用前应用95%乙醇棉签或干细绒布擦拭管壁一次。应经常检查水冷式体腔紫外线灯的水冷系统是否良好，如有故障不得开灯。定期测定灯管平均生物剂量，一般为6个月左右。

五、激光疗法

（一）概述

在治疗方面，激光有气化、凝固、烧灼、焊接、照射等治疗应用，目前还利用激光治疗心血管疾病，激光配合各种内镜进行腔内肿瘤的诊治技术也已日臻完善。在诊断和基础理论研究方面，也出现了许多新技术，如激光荧光显微检查、激光微束照射单细胞显微检查技术、激光显微光谱分析、生物全息摄影及细胞或分子水平的激光检测等，充分显示了激光独特的性能。

激光最早的定义是由英语“Lightwave Amplification by Stimulated Emission of Radiation”翻译过来的，其首写字母的缩写为Laser。激光是光波受激辐射而产生的光。应用激光技术防治疾病和促进机体康复的治疗方法称为激光疗法（Laser therapy）。

（二）物理特性

激光本质上和普通光线没有什么区别，它也受光的反射、折射、吸收、透射等物理规律的制约。但是由于激光的产生形式不同于一般光线，故激光具有一些本身固有的特点。原子的能级结构是发光现象的物质基础。激光的产生，需通过激发、辐射、粒子数反转和激光的形成、光学共振腔几个步骤，其物理特性如下：

1. 高亮度性　光源在单位面积上向某一方向的单位立体角内发射的功率，就称为光源在该方向上的亮度。激光亮度取决于它的发射角和相干性。激光在亮度上的提高主要是靠光线在发射方向上的高度集中。激光的发射角极小，一般用毫弧度表示，它几乎是高度平等准直的光束，因此能实现定向集中发射，所以，激光有高亮度性。另外，激光的亮度也是相干光叠加效应的结果。一束激光经过聚焦后，由于其高亮度性的特点，能产生强烈的热效应，其焦点范围内的温度可达数千至数万摄氏度，能熔化甚至气化对激光有吸收能力的生物组织或非生物材料。医学用光刀切割组织、气化表浅肿瘤以及显微光谱分析等这些新技术都是利用激光的高亮度性所产生的高温效应。激光功率密度的单位为 mW/cm^2 或 W/cm^2，能量密度为 J/cm^2。

2. 高单色性　临床上所谓的单色光也并非单一波长的光，而是有一定波长的谱线。波长范围越小，谱线宽度越窄，其单色性也越好。因此，谱线的宽度是衡量光线单色性好坏的标志。激光是物质中原子（或分子、离子）受激辐射产生的光子流，它依靠发光物质内部的规律性，使光能在光谱上高度地集中起来。在激光的发光形式中，可以得到单一能级间所产生的辐射能，因此，这种光是同波长（或频率）的单色光。光谱高度集中时，其纯度甚至接近单一波长的光线，例如氦-氖激光就是波长为 632. 8nm 的单色红光。

3. 高方向性　激光的定向性取决于散射角。激光的散射角非常小，通常以毫弧度计算。例如红宝石激光的散射角是 0. 18°，氦-氖激光只有 1 毫弧度。因此，激光几乎是平直的光束，在其传播的进程中有高度的方向性。手电筒照明时，由于光的散射角大，远达数十米后，光散开并形成大而暗淡的光盘。激光由于散射角小，可以准直地射向远距离目的物。由于激光的单色性和方向性好，通过透镜可以把光束聚焦到非常小的面积上，焦点的直径甚至可以接近激光本身的波长，这是普通光源所不及的。另外，从普通光源中发射出来的光含有很多波长不等的光成分，当通过透镜时，由于不同波长光的折射率不同，所以不同波长光的焦点不在一个平面上。只有激光才能辐射出几乎是平行的光束，并且波长一致，因此可以聚焦成为很小的光点。聚焦激光光束的能量密度可以达到很高的程度，这种特点是临床外科和细胞外科使用光刀的决定条件。

4. 相干性好　相干性是一切波动现象的属性。光有波动性，因此也有相干性。根据波的叠加原理，如果两列波同时作用于某一点上，则该点的振动等于每列波单独作用时所引起的振动的代数和。因此，相干光的合成波就是叠加效应的结果。合成波的相位、波长、传播方向皆不改变，只是振幅急剧地增加了。因此，通过叠加后的光色不变，只是光的强度极大地增加了。

（三）治疗原理及治疗作用

1. 生化作用　激光照射生物组织所引起的生化作用主要取决于组织对于不同波长激光的透过系数 T 和吸收系数 A 的乘积。T×A 的积愈大，则此种激光对该组织的光效应也愈大。例如：用于视网膜凝固，波长为 694. 3nm 的红宝石激光作用于视网膜时，T×A = 71%，这个数值比较大，故光凝固效果好。组织吸收了激光的量子之后可产生光化学反应、光电效应、电子跃迁、继发其他波长的辐射（如荧光）、热能、自由基等一系列变化，可造成组织分解和电离，最终影响受照射组织的结构和功能，甚至导致损

笔记

伤。光化学反应可影响核酸的合成、酶的活性改变，最终可改变受辐射的组织结构和功能而发挥临床治疗作用。

2. 生理作用

（1）热效应：激光的本质是电磁波，若其传播的频率与组织分子的振动频率相等或相近，就将增强其振动，这是激光产生热效应的原理。在一定条件下，作用于组织的激光能量多转变为热能，故热效应是激光对组织的最基本作用。产生分子热运动的光主要在红外线波段附近，因此二氧化碳激光器输出的红外激光对组织的热作用很强烈，一定类型和功率的激光照射生物组织时，在几毫秒内可产生 200～1000℃以上的高温。

（2）压强效应：当一束光照射到某一物体时，在物体上产生辐射压力，激光比普通光的辐射压力强得多。若焦点处的能量密度为 $10^8W/cm^2$，其压力为 $40g/cm^2$；当激光束聚焦到 0.2mm 以下的光点时，压力可达 $200g/cm^2$；用 10^7W 巨脉冲红宝石激光照射人体或动物的皮肤标本时，产生的压力实际测定为 $175.8kg/cm^2$。当激光束照射活体组织时，由于压强很大，组织上辐射的部分激光能量转变为机械能，形成第一次压强。同时，因组织的热膨胀而在组织内形成的压力以及反冲压向其他部位传播，产生第二次压强。这一系列的反应均可造成组织损伤。

（3）电磁场效应：只有当激光能级强度较大时，电磁场效应才较明显。将激光聚焦后，焦点上的光能量密度达 $10^6W/cm^2$，相当于 $10^5V/cm^2$ 的电场强度。电磁场效应可引起生物组织分子及原子的量子化运动，可使体内的原子、分子、分子集团等产生激发、振荡、热效应、电离，对生化反应有催化作用，生成自由基，破坏细胞，改变组织的电化学特性等。

（4）激光对器官系统的影响：取决于激光的种类、强度、输出方式和器官组织本身的生物学特性，小功率的激光照射具有明显的生物刺激作用和调节作用，目前认为治疗作用基础不是温热效应，而是光的生物化学反应。高能量的激光会对组织和器官起到破坏作用，使组织烧灼、凝固、气化。

3. 治疗作用

（1）生物刺激和调节作用

1）促进代谢和组织修复：小功率的激光照射可影响细胞膜的通透性，促进局部血液循环，加速代谢产物的排出；促进蛋白合成和胶原纤维、成纤维细胞的形成；增强酶的活性，促进组织代谢与生物合成，加速线粒体合成 ATP，加速组织修复。因此，激光有利于伤口、溃疡的修复和愈合，促进毛发和断离神经再生，促进骨折愈合。

2）抗炎：小功率的激光照射虽然不能直接杀灭细菌，但可加强机体的细胞和体液免疫功能，使白细胞吞噬能力增强，免疫球蛋白增加，补体滴度增加，肾上腺皮质功能加强，并能够增加机体免疫功能，提高局部抗感染能力，有明显的消炎作用。

3）镇痛：低强度激光对组织产生刺激、激活、光化作用，可改善组织血液循环，加速代谢产物和致痛物质的排出。通过抑制致痛物质的合成，提高痛阈，达到镇痛效果。

4）调节血液和内分泌功能：小功率激光血管内照射，可产生降低血液黏稠度、降低血脂等作用。小功率激光照射甲状腺、肾上腺等可影响内分泌腺的功能，因而可调节整个体内的代谢过程，改善全身状况。

5）调节神经功能：用小功率的激光照射神经节段、交感神经节等不同部位，在某

笔记

些局部症状改善的同时，可改善全身状况，如精神好转、全身乏力减轻、食欲增加等。

6）光针的作用：小功率的激光照射穴位或循经络照射时，通过对经络的影响，改善脏腑功能，从而起到治疗作用。

（2）激光手术：激光手术是用一束细而准直的大能量激光束，经聚焦后，利用焦点的高能、高温、高压的电磁场作用和烧灼作用，对病变组织进行切割、黏合、气化。只要功率掌握适当，软硬组织均可切割，在一般情况下使用时，激光的功率宜在 80W 以上。激光手术具有出血量少、术后感染率低、组织损伤小、疼痛较轻的优点。

1）激光在心血管疾病方面的应用：激光可用于治疗周围血管、冠状动脉粥样硬化、心脏异位节律点的消融，进而治疗难治、危重的心律失常，心瓣膜粘连等疾病；激光心肌打孔，则是用 CO_2 激光从心包面向心内膜面击穿许多微孔，使心腔与心壁肌肉间有微血窦相通，因而能直接改善心肌供血；激光血管吻合则使得血管吻合比以前快速、可靠，在许多外科手术中有着重要意义。

2）激光在外科以及耳鼻咽喉科方面的应用：利用腹腔镜配合激光可以做胆囊切开术、激光胆道吻合术，开腹手术中利用激光热止血效应，对肝癌等容易出血的肝组织做激光切除。用激光治疗耳硬化症、喉头癌、呼吸睡眠暂停综合征等疾病，以及在镫骨切除后行激光固定修复术。

3）激光在口腔科的应用：激光在口腔科的应用非常广泛，用激光做口腔肿瘤切除术，治疗牙体、牙髓、牙周病，激光使龋齿釉质发光而早期诊断并及时控制龋齿，激光能融合固定义齿上的金属及正常牙的矫正器等。

4）激光在眼科的应用：用于眼科的红宝石视网膜凝结机是世界上第一台激光医疗器械。激光在眼科疾病治疗方面已积累了较成熟的经验，形成了独特的激光眼科学科。目前激光对眼病的治疗应用主要有用红宝石激光或氩离子激光在视网膜剥离时做激光凝结、虹膜切除、眼底血管瘤激光凝固，用氦氖激光治疗中心性视网膜脉络膜炎；用二氧化碳激光治疗眼睑结膜上的色素痣、小赘生物等。

5）激光在神经外科方面的应用：用 CO_2 激光、氩离子激光、Nd-YAG 激光治疗脑及脊髓肿瘤，主要是利用激光热作用气化肿瘤，比手术刀切除脑组织方便、出血少。激光神经吻合术是采用低中功率聚焦后微束 CO_2 激光、Nd-YAG 激光等在神经断面对接良好的情况下进行，对神经再生具有对位好、恢复快、不产生吻合处神经纤维瘤等特点。

6）激光在妇科的应用：CO_2 激光、Nd-YAG 激光及光动力学疗法（PDT）治疗外阴及宫颈病变。另外，在妇科肿瘤的早期诊断方面也发挥了重要作用。在腹腔镜的直视下，用 CO_2 激光、Nd-YAG 激光可做卵巢囊肿、肿瘤、子宫内膜异位、子宫肌瘤的切除，输卵管粘连的解除，输卵管吻合等手术，具有经济、简便、痛苦少的优点，患者易于接受。

（四）治疗技术

1. 仪器设备

（1）低、中能量激光：采用氦-氖（He-Ne）激光器，输出红光激光。近年还采用砷化镓（AsGa）与镓铝砷（Ga-Al-As）半导体激光器，输出红光、红外激光。

（2）高能量激光：采用二氧化碳（CO_2）激光器、掺钕钇铝石榴石（Nd-YAG）激光器，输出红外激光。

笔记

2. 治疗方法 临床上的激光器种类繁多,操作方法各异,在康复医学科目前常用的是氦氖(He-Ne)激光、砷化镓(AsGa)和二氧化碳(CO_2)激光治疗器。

(1) 低、中能量激光疗法:这些激光器的功率均为毫瓦级,可直接或通过光导纤维照射,每次15~20分钟,穴位或伤口照射时每部位3~5分钟,每日或隔日一次,10~15次为1个疗程。具体操作方法如下:

1) 接通电源,激光管点燃后调整电流至激光管最佳工作电流量,使激光管发光稳定。

2) 照射创面或穴位前,需用生理盐水将要照射的部位清洗干净。

3) 照射距离一般视病情及激光器功率而定,照射距离30~100cm不等;激光束与被照射部位呈垂直照射,使光点准确照射在病变部位或穴位上。

4) 照射剂量尚无统一标准,小功率氦氖激光输出功率在10mW下,每次可照射10~15分钟,每日照射1~2次。

5) 不便直接照射的部位,如耳、鼻、喉、口腔、阴道和窦道等部位可通过导光纤维照射到治疗部位。

6) 激光器一般可连续工作4小时以上,连续治疗时,不必关机。

(2) 高能量激光疗法:这些激光器的功率均为瓦级。进行激光外科治疗时,将聚焦光束对准病患部位,瞬间产生组织凝固、炭化、气化,较小病灶可一次消除,较大病灶可分次处理,也可以通过内镜进行体腔内治疗。具体操作方法如下:

1) 首先打开水循环系统,并检查水流是否通畅,水循环系统如有故障时,不得开机工作。

2) 检查各机钮是否在零位后,接通电源,依次开启低压及高压开关,并调至激光器最佳工作电流,缓慢调整激光器,以聚焦光束照射治疗部位。

3) 患者取合适的舒适体位,充分暴露治疗部位。聚焦烧灼或气化时治疗部位应常规消毒,必要时做局部麻醉,然后用脚踏板控制输出。治疗结束后,治疗局部应涂抹烫伤膏或绿药膏。

4) 照射距离,一般为150~200cm,以局部有舒适的微热感为宜。勿过热,以免烫伤。每次治疗10~15分钟,每日1次,15次为1个疗程。

5) 治疗结束,按与开机相反顺序关闭各组机钮,关闭机钮15分钟之内勿关闭水循环。

(3) 光动力疗法(photodynamic therapy,PDT):又称光敏疗法、光化学疗法。其原理是利用光敏剂选择性聚集在靶组织中,然后用特定波长的光线激发光敏剂,使其发生光化学反应来治疗疾病的方法。由于它的诸多优点,尤其是在肿瘤治疗方面,有人称它为继放疗、化疗、手术治疗三大疗法之后的第四种疗法。光敏疗法必须具备三个条件:光源、光敏剂、靶组织。光源常用的有可见光、紫外线及激光。光敏剂是可吸收一定波长的光并能被其所激活的物质。常用的有煤焦油、呋喃香豆精、8-甲氧基补骨脂素、卟啉类、光敏药物、酞氰化合物类。靶组织有皮肤、血液、骨髓、肿瘤和其他组织。

1) 生物学效应及临床应用:①皮肤光敏疗法:为加强长波紫外线(UVA)对某种疾病如银屑病或白癜风的治疗作用。临床上常采用某些光敏物质的口服或局部外用,如呋喃香豆精、8-甲氧基补骨脂素,外用如煤焦油,以加强紫外线抑制DNA合成作用,从而发挥皮肤紫外光光敏疗法对表皮细胞生长的抑制作用。另外,用红光等可见光配

笔记

合某些光敏物质治疗皮肤癌。②骨髓光敏疗法：紫外线或红光配合酞箐类光敏剂用于杀伤骨髓组织中残留的白血病细胞，治疗白血病。③血液光敏疗法：紫外线或红光配合酞氰化合物类光敏剂用于各种血液制品的消毒、白血病和某些难治性疾病，如寻常天疱疮、系统性红斑狼疮、重症肌无力、风湿性疾病等自身免疫性疾病。④肿瘤光敏疗法：PDT 的应用是传统癌症治疗理念上又一项突破性成就，它给患者带来极大的益处：由于光敏制剂只被肿瘤细胞吸收并保留，无全身毒性；作用光波不为正常组织吸收，所以治疗只针对病变组织而保证正常组织细胞无损，因此具有选择性。由于治疗过程基于较强的药物定位效应，毒化学作用自动产生于所有肿瘤和癌变细胞，并能同时增强机体免疫系统对肿瘤的抵抗力，所以治疗比较彻底，复发率低，对多数较早期癌症可完全治愈，因此具有有效性。由于制剂本身无毒，机体不会对光敏制剂产生耐药性，光动力疗法可以反复应用，因此具有可重复性。由于光动力疗法不受其他治疗方法的限制，可以完全独立使用，也可以配合其他疗法作为辅助手段，因此具有灵活性。治疗无需手术，主体部分仅需配合内镜操作。治疗耗时短、相对创伤小，对患者而言痛苦也少，因此具有微创性。不良反应主要为光过敏反应，可能会出现皮疹、水疱、色素沉着，严重时会皮肤溃烂，4~6 周内需避太阳光直接照射，戴墨镜、避免眼科检查及拔牙等，其他不良反应视肿瘤部位的不同而不同。

2）临床治疗操作技术：光源一般采用对人体组织具有穿透能力较深的激光、红光、紫光、紫外线，并配合口服、静脉注射或体表应用光敏剂的方法。根据不同疾病选用不同的光源进行体表或腔内照射达到治疗疾病目的。①治疗银屑病、白癜风的方法：先口服 8-甲氧基补骨脂素（8-MOP）20~30mg，2 小时后进行全身长波紫外线照射。治疗局限性银屑病、白癜风时将 0.15%~0.5%的 8-MOP 酊剂涂于患处皮肤，40 分钟后进行长波紫外线（UVA）照射。隔日照射 1 次，20~30 次为 1 个疗程。②光动力疗法（PDT）治疗恶性肿瘤操作方法：给血卟啉类药物前，先在患者前臂皮肤划痕做过敏试验，结果阴性者，按 2.5~5mg/kg 的剂量给药，将药物溶于 250ml 生理盐水中静脉滴注；一般在给药后 48~72 小时开始照光，光源可以用氩离子激光或其他大功率 630nm 红光激光局部照射 20~30 分钟。治疗体表恶性肿瘤可进行体表局部直接照射；治疗口腔、食管、胃、膀胱等体腔内肿瘤可以内镜、光导纤维进行体腔内照射。一般在治疗后 24 小时肿瘤变黑坏死，1 周后形成黑痂，2~3 周后脱落，若再次照射应间隔一周后进行。

（五）临床应用

1. 适应证

（1）低、中能量激光治疗器：氦-氖（He-Ne）激光器、砷化镓（AsGa）与镓铝砷（Ga-Al-As）半导体激光器、氮分子激光器、氩离子激光器、氦镉激光器等。

1）内科疾病：原发性高血压、低血压、哮喘、肺炎、支气管炎、胃肠功能失调、肝炎、类风湿关节炎、肿瘤患者放疗或化疗反应、白细胞减少症、神经衰弱、脑震荡后遗症、神经性头痛、神经根炎、脊髓空洞症、面神经炎、三叉神经痛、小儿脑性麻痹、遗尿症。

2）外科疾病：慢性伤口、慢性溃疡、压疮、烧伤疮面、甲沟炎、疖、痈、淋巴结炎、静脉炎、血管闭塞性脉管炎、腱鞘炎、滑囊炎、肩周炎、肱骨外上髁炎、软组织挫伤、扭伤、瘘管、前列腺炎、耳软骨膜炎、慢性鼻炎、过敏性鼻炎、萎缩性鼻炎、咽炎、扁桃体炎、喉

笔记

炎、睑腺炎、病毒性角膜炎、中心性视网膜炎、耳聋、耳鸣。

3）妇科疾病：痛经、附件炎、卵巢功能紊乱、外阴炎、阴道炎、宫颈炎、盆腔炎。

4）皮肤科疾病：湿疹、皮炎、斑秃、带状疱疹、皮肤瘙痒症、神经皮炎、单纯疱疹。

5）口腔科疾病：慢性唇炎、地图舌、舌炎、舌乳头剥脱、创伤性口腔溃疡、复发性口疮、药物过敏性口炎、疱疹性口炎、颞颌关节功能紊乱综合征；照射牙齿表面釉质，可增强抗脱钙能力，具有防龋齿的作用。

6）低能量激光穴位照射：根据不同病种，选用相应穴位，采用不足以破坏局部组织的低功率密度激光，直接用原光束对准需要治疗的穴位呈垂直照射。一般距离30~100cm，每次选用主配穴3~5个，每穴3~5分钟，每日1次，10~12次1个疗程，对某些照射不便的穴位可用纤维导光管照射。

（2）高强能量激光治疗器：采用二氧化碳激光器、掺钕钇铝石榴石（Nd-YAG）激光器、红宝石激光器，这些激光器的功率均为数十至数百瓦级。

1）输出功率10~30W，如为急性疾患多用10W以内，慢性疾患可用20W左右，治疗的疾病如下：感染伤口、慢性溃疡、压疮、肌纤维组织炎、肩周炎、腱鞘炎、滑囊炎、肱骨外上髁炎、扭伤、慢性腹泻、慢性风湿性关节炎、神经性皮炎、硬皮症、结节性痒疹、湿疹、手癣、面神经炎、颞颌关节功能紊乱、牙质过敏、单纯性鼻炎、外阴瘙痒症、附件炎、盆腔炎、宫颈炎、遗尿症等。

2）输出功率30~80W，治疗的疾病有：色素痣、黑色素瘤、血管瘤、鲜红斑痣、疣状痣、乳头状瘤、寻常疣、老年角化、鸡眼、皮肤原位癌、基底细胞癌、鳞状细胞癌、唇癌、舌癌、唇黏液囊肿、肥厚性鼻炎、鼻出血、子宫颈糜烂、宫颈癌等。红宝石激光主要用于治疗眼科疾病。应用脉冲式输出的红宝石激光，功率在0.1~0.5J，封闭视网膜裂孔，用以治疗黄斑部和后极部无积液的视网膜脱离、封闭孔洞，疗效达90%以上，具有显著的效果；应用1.0~2.0J的红宝石激光做虹膜切除术，治疗瞳孔膜闭和继发性青光眼，去除晶状体前囊色素组织、先天性核性和绕核性白内障、先天性永存瞳孔膜、外伤或手术后瞳孔移位、虹膜囊肿、结膜色素症、原发性闭角青光眼等均有良效。

3）输出功率100~300W，聚焦后作为"光刀"施行手术，临床上已用二氧化碳"光刀"做了颈部、胸腔、四肢、体表等部位的手术，其中较多用于切除肿瘤；在耳鼻咽喉科用于做扁桃体切除术、全上颌骨切除术等；在烧伤方面用于痂皮或瘢痕的切除。应用输出功率在100J以上的红宝石激光可治疗色素痣、皮脂腺痣、疣状痣、浅表毛细血管扩张等。

2. 禁忌证　恶性肿瘤（光敏治疗除外）、皮肤结核、活动性出血、内脏功能衰竭（心力衰竭、肺衰竭、肾衰竭）等；癫痫病、糖尿病、有出血倾向的患者；严重的心脏病、高血压患者，孕妇；皮肤癌患者，与黑色素瘤有关的皮肤病变；瘢痕体质；光敏性皮肤或正在服用光敏性药物；凝血功能障碍或正在服用抗凝剂。

3. 注意事项

（1）了解激光仪的性能，特别要了解其功率大小，熟悉操作规程。光导纤维不得挤压、弯曲，防止折断。

（2）照射伤口前需用生理盐水或3%硼酸水清除表面分泌物和坏死组织。治疗过程中，应随时询问患者感觉，以舒适温度为宜，并根据患者感觉随时调整照射距离。患者不得随意变换体位，或移动激光管。每3~6个月定时检测激光器的输出强度，强

笔记

度过弱时应停止使用,更换灯管。

(3) 激光治疗室用黑色颜料粉刷四壁为宜,因为它可以最大限度地吸收射向它的各色激光。激光器须合理放置,避免激光束射向人员走动频繁的区域,在激光辐射的方向上应安置必要的遮光板或屏风。

(4) 室内灯光应充分明亮,因光线较暗时瞳孔散大,受激光照射进入眼内的光能增多,由于眼球的高倍聚光作用,对眼的损伤加重。无关人员不准进入激光室,更不得直视激光束。

(5) 因激光烧灼治疗时产生异味,治疗室应安装通风、抽气设备,以防止污染的空气对人员的伤害。

(6) 门窗玻璃应采用黑色幕布遮蔽,或涂色,或换有色玻璃。操作人员须穿白色工作服,戴白色工作帽。操作人员与接受面部治疗的患者应注意保护眼睛,戴相应种类防护眼镜或用盐水布巾遮盖眼部,避免激光直接照射。

(7) 光敏治疗者于注射药物 1 个月内居住暗室,严禁日光直晒,以免引起全身性光敏反应。操作人员应做定期健康检查,特别是眼底视网膜检查。

第三节　超声波疗法

一、概述

(一) 定义

机械振动在弹性介质中的传播称为机械波。声波属于机械波,是发声体的振动在空气或其他物质中的传播。耳朵能听到的频率在 20Hz~20kHz 之间的声波,称为声音,频率高于 20kHz 超出人耳听觉界限的声波称为超声波(ultrasonic waves)。超声波疗法(ultrasonic therapy)是指将超声波作用于人体,利用超声波的生物物理特性治疗疾病的一种物理治疗方法。

(二) 物理特性

1. 超声波的传播

(1) 传播介质与波形:超声波的传播必须依靠介质,超声不能在真空中传播。超声波在介质中传播时,产生一种疏密交替的与声波振荡方向一致的弹性纵波,可以聚集成狭小的发射线束而成束状直线播散,具有一定的方向性。

(2) 传播速度:超声波的传播速度取决于介质的特性,与频率无关。如声波在空气中的传播速度为 340 米/秒;在水中为 1400 米/秒。

(3) 传播距离:超声波的传播距离与介质和其自身频率有关。不同频率超声波在同一介质中传播时,频率愈高,传播距离愈短,频率愈低则传播距离愈长。同一频率的超声波作用于不同介质,其穿透深度亦不同:如频率为 1000kHz 的超声波能穿透水 300cm、血浆 150cm、血液 50cm、脂肪 8cm、肝脏 6cm、肌肉 4.5cm。

(4) 散射与束射:当声波在传播过程中遇到线度远远小于声波波长的微小粒子时,微粒吸收能量后会向四周各个方向辐射声波形成球面波,这种现象称为散射。但是,当声源的直径大于波长时,声波即呈直线传播,声波频率愈高,愈集中成束射。医用超声的声头直径一般为其波长的 6 倍以上,愈接近声头的中心,声束的强度愈强,并

笔记

形成束射。

（5）反射、折射与聚焦：声波传播与光波一样，当射到不同介质的分界面时，会发生反射与折射，即一部分声波在界面处反射回到第一种介质中，称为反射；其余透过界面进入第二种介质，传播方向发生一定角度的偏转，称为折射（图 4-37）。利用声波的反射、折射特性，通过透镜和弧面反射，能将声束聚焦于某一焦点产生强大的能量，称为聚焦。

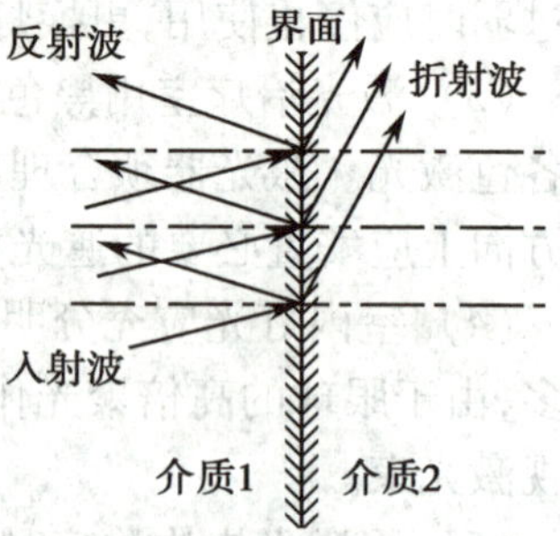

图 4-37　超声的反射与折射

声波在界面被反射的程度取决于两种介质的声阻。声阻相差愈大，反射程度也愈大；反之则愈小（表 4-9）。

表 4-9　几种介质的声速、密度和声阻

介质	声速（m/s）	密度（g/cm^2）	声阻（10^5rayls）
空气	340	0. 00129	0. 00043
水	1480	0. 997	1. 47
液状石蜡	1420	0. 835	1. 18
人体软组织	1500	1. 060	1. 59
脂肪	1476	0. 995	1. 41
肌肉	1568	1. 074	1. 68
骨骼	3380	1. 800	6. 18

由于空气相对于液体或固体声阻差较大，声波很难由空气进入液体或固体，也很难由液体或固体进入空气，因此使用超声波治疗时，声头与人体之间仅 1/100mm 厚的空气也能使超声波全部反射，而不能进入人体内。因此，在声头与体表之间必须加上接触剂，以使声头与治疗部位紧密接触。

2. 超声波的声场　超声波在介质中传播的空间范围称为超声声场。超声波接近声头的一段为平行的射束，称为近场区；随后射束开始扩散，称之为远场区。描述声场的主要物理参量有声压和声强。

（1）声压：即声能的压力，指介质中有声波传播时的压强与没有声波传播时的静压强之差。

（2）声强：声强代表单位时间内声能的强度，即在每秒内垂直通过介质中 $1cm^2$ 面积的能量。超声声头以每秒辐射总能量表示其总功率，单位为 W（瓦特），用 W/cm^2（瓦/平方厘米）作为超声治疗剂量单位。声强与声压的平方成正比，亦与频率的平方、振幅的平方和介质密度的乘积成正比。因此声波频率愈大，声能愈强。临床常用超声治疗剂量为 0. 1~2. 5W/cm^2。

3. 超声波的吸收与穿透　超声在介质中传播时，部分声波被介质吸收转变为热能，强度随其传播距离逐渐减弱，称为超声的吸收，又称为超声的衰减。影响超声吸收与穿透的因素主要有以下几个方面：

（1）介质：超声的吸收与介质的密度、黏滞性、导热性等有关。超声在气体中被吸收最多，其次是液体，在固体中被吸收最少。超声在空气中衰减剧烈，所以声头下应

笔记

避免有任何极小的空气泡。对机体组织而言，含水量较多、固体成分较少的组织（如血液）吸收系数较低，超声穿透力强，反之则穿透力弱（表4-10），不同组织对超声的平均吸收值由大到小排列为：肺>骨>肌腱>肾>肝>神经组织>脂肪>血液>血清。

表4-10　超声波在各种生物组织中吸收系数与穿透深度

介质	吸收系数（cm^{-1}）	穿透深度（cm）
水	0.0003	3300
血浆	0.007	140
血液	0.02	50
脂肪	0.13	8
肝脏	0.17	6
肌肉	0.20~0.25	4~5
肾脏	0.22	5

半吸收层（半价层）：半吸收层是指超声波在某种介质中衰减到原能量一半时的厚度，通常用来表示介质对超声波的吸收能力或超声波在介质中的穿透能力。例如一个开始具有10W/cm^2的束射超声波，在通过3.6cm厚的肌肉后将减低为5W/cm^2，在经过7.2cm后将减低为2.5W/cm^2。半吸收层厚度大，表明介质吸收弱，超声波穿透力强；半吸收层厚度小，则相反（表4-11）。

表4-11　不同生物组织的半吸收层厚度

频率（MHz）	组织	半吸收层厚度（cm）
0.09	软组织	10
0.8	肌肉	3.6
0.8	脂肪	6.8
0.8	脂肪+肌肉	4.9
2.4	脂肪+肌肉	1.5
2.5	肌肉	0.5

（2）超声频率：同一生物组织对不同频率的超声波吸收不同，其吸收系数与超声波频率的平方成正比，即超声频率愈高，在同一生物组织中传播时吸收愈多，半吸收层愈小，穿透能力愈弱，反之则吸收愈少，穿透能力愈强。临床常用于物理治疗的超声波频率为800~1000kHz，穿透深度约为5cm。

二、治疗作用

（一）生物学效应

超声波的生物学作用机制，一般认为与其所具有的三个主要作用密切相关，即超声机械作用、温热作用和理化作用。

1. 机械作用　超声波是机械波，机械作用是超声波最基本的原发效应，不管超声强度大小均会产生此种效应。热效应和理化效应都是机械作用产生的。超声波产生的机械效应有两种：行波场中的机械效应和驻波场中的机械效应。

（1）机械作用对组织的影响：行波场中的机械效应是以超声波传播过程中能量

笔记

转变成介质的运动能为特征的效应，即由于介质中各点的正压和负压在超声振动的影响下不断变化而产生的压力能。组织交替地压缩和伸张产生正压和负压的波动（即压力差），使组织细胞发生容积运动变化，这种微细的变化被称为超声波对组织的“细胞按摩”或“微细按摩”。而驻波场中的机械效应是由前进波和反射波的波干涉所形成的，可影响人体组织张力、压力，使机体质点获得更为巨大的加速度，使解离的液体内不同质量的质子（离子）获得不同的运动速度。质量大的质子落后于质量小的质子，便发生相对运动，产生摩擦而形成能量。

（2）生物效应：超声波在行波场中因压力变化所产生的细微按摩作用可以使细胞的通透性增强，使离子弥散过程加速，从而影响细胞的物质代谢，加速代谢产物的排出，改善细胞缺血、缺氧状态，加强局部血液循环、改善组织的营养状态，提高细胞组织的再生能力。超声波在驻波中因质点摩擦所产生的能量还可引起细胞质的运动，原浆颗粒旋转，从而改变细胞内结构，引起细胞活动能力的变化。超声波的机械作用还可以使坚硬的结缔组织延长变软，粘连的组织松解，也可促进组织和血管再生。所以超声波在修复伤口、软化瘢痕、松解粘连、增加渗透、促进组织代谢、改善血液循环和刺激神经系统功能等方面具有重要的治疗意义。

2. 温热作用

（1）温热作用对组织的影响：超声波产热是超声波在介质中传播时机械能转换成热能的过程。这种“内生热”主要来源于四个方面，即超声波通过组织时，①声能被组织吸收转变成热能。②正负压力的变化产生热能。③在不同组织界面，因波的反射、干涉、驻波的形成而产生的热；液体因空化作用而产生的热。影响超声产热量大小的因素与超声剂量、频率及介质都有关系。声强越大，受作用生物组织内的产热量越大；超声频率愈高，穿透愈浅，吸收愈多，产热亦愈多；生物组织的动力学黏滞性愈高，吸收能量愈多，产热亦愈多。同种剂量下，骨与结缔组织产热最多，脂肪与血液最少。

（2）生物效应：超声波的热作用能引起血管功能及代谢过程的变化，可增强局部血液循环、营养代谢，降低肌肉和结缔组织张力及感觉神经兴奋性，缓解痉挛及疼痛，超声的温热作用有以下特点：

1）产热不均匀：在两种不同组织的界面上产热较多。如：在肌腱、韧带附着处，关节软骨面、骨皮质、骨膜等处产热较多；接近骨组织、远离声头的软组织，比远离骨组织、接近声头的软组织产热更多。

2）血液循环影响局部升温：超声波产生的热有79%~82%经血液循环带走，18%~21%的热由邻近组织的热传导散热。因此，当超声波作用于缺少血液循环的组织时，如角膜、晶状体、玻璃体、睾丸等应十分注意，以免过热而发生损害。

3. 理化作用　超声波的机械作用和温热作用，可引发一些物理化学变化。

（1）空化作用：是指超声所致介质中气体或充气空隙形成、发展和波动的动力学过程。又分为稳态空化与瞬间空化，瞬间空化易使处于空化附近的细胞等生物体受到严重损伤。空化作用需要高声强及较低频率的超声产生。

（2）氢离子浓度的改变：超声波作用可使组织pH向碱性方面转化，可缓解组织局部的酸中毒，减轻疼痛，有利于炎症修复。超声波还可使细胞通透性增加，促进药物解聚，因此在超声作用下药物易透入机体。

（3）对酶活性、蛋白质合成的影响：超声波能使复杂的蛋白质较快地解聚为普通

笔记

的有机分子,影响许多酶的活性,例如可使关节内还原酶、水解酶活性增强。此外,超声还可影响蛋白质的合成,刺激细胞生长,促进物质代谢。

(4) 对自由基的影响:在高强度的超声波作用下,组织内可生成许多活性高的自由基,加速体内氧化还原过程;还可破坏氨基酸、凝固蛋白质等,这在超声治癌中有重要意义。

(二) 对组织器官的影响

1. 对神经系统的影响　神经系统对超声波非常敏感,且中枢神经敏感性高于周围神经,神经元的敏感性高于神经纤维和胶质细胞,大剂量的超声波能引起中枢神经和周围神经不可逆的损伤。

(1) 周围神经:治疗剂量的超声波作用能使神经兴奋性降低、神经传导速度减慢,对神经炎、神经痛等周围神经疾患有明显的镇痛作用。

(2) 中枢神经:在一定治疗剂量内,超声波能刺激脑细胞的能量代谢,引起脑血管扩张,血流加快,加速建立侧支循环,恢复脑细胞功能;超声波作用于脊髓可改变感觉、运动神经的传导;作用于间脑可使心跳加快、血压升高。超声波对脑卒中、脑外伤及其他神经系统疾病有一定疗效。

(3) 自主神经:超声对自主神经有明显的作用,可影响血液循环和皮肤温度。用 $1W/cm^2$ 超声波作用于星状神经节,手指皮温可上升 3℃;作用于腰交感神经节,可使同侧下肢远端的血液循环加快、皮温升高。

2. 对心脏的作用　房室束对超声波的作用非常敏感,小剂量超声波对心电图无影响,用 $0.75\sim1.25W/cm^2$ 的脉冲超声移动法作用于心前区,可扩张冠心病患者的冠状动脉,并有解除血管痉挛的作用。大剂量超声波可诱发心绞痛,严重时引发心律失常,导致心搏骤停。因此,在心前区应用超声治疗应谨慎。

3. 对骨骼的作用　在超声波作用下,骨膜部位由于界面反射会聚积较大能量,剂量过大时可引起骨膜疼痛。小剂量超声波(连续式 $0.1\sim0.4W/cm^2$、脉冲式 $0.4\sim1W/cm^2$)可促进骨痂生长。中等剂量超声波($1\sim2W/cm^2$)可引起骨发育不全,因此,幼儿骨骺处禁用超声;大剂量超声波将导致骨愈合迟缓,并损害骨髓。

4. 对肌肉及结缔组织的作用　横纹肌对超声波较敏感,治疗剂量的超声波可降低挛缩肌肉的张力,解除痉挛。结缔组织对超声波敏感性较差,小剂量超声波有刺激结缔组织增生的作用,中等剂量的超声波有软化消散瘢痕的作用。

5. 对皮肤的作用　超声波可改善皮肤营养、促进真皮再生,使汗腺分泌增强,但也有少数汗腺分泌不变或减弱。疼痛是超声波治疗剂量超过阈值的标志,可引起表皮或真皮坏死,对皮肤感觉障碍者,应注意观察,避免皮肤灼伤。

6. 对眼的作用　眼对超声波的作用敏感,容易产生热积聚而致损伤。小剂量超声波(脉冲式 $0.1\sim0.6W/cm^2$,3~6 分钟)可改善血液循环,促进炎症吸收和组织修复,刺激角膜再生,对视网膜炎、玻璃体混浊、眼内出血、外伤性白内障等眼科疾病有较好疗效。大剂量超声波可引起结膜充血、角膜水肿、晶状体损害性白内障、眼底变性等损伤。

7. 对生殖系统的作用　小剂量超声波可刺激卵巢功能,促进卵泡形成,子宫内膜蜕变周期提前;还可防止盆腔附件组织内渗出物机化,减少粘连,软化瘢痕,促进输卵管通畅;可增加精子活动性,有利于增加受孕率,故可用于治疗由上述原因引起的不孕

笔记

症。大剂量超声波则可损害卵巢及睾丸。超声对染色体、胚胎发育亦有影响，可以造成流产和胎儿畸形，因此对孕妇不宜做腹部治疗。

8. 对其他系统的作用　适量超声作用下，能引起胃肠分泌和蠕动增强；作用于甲状腺区，可影响甲状腺吸收碘的功能。

三、治疗技术及应用

（一）设备

1. 主要结构原理　超声波治疗机由高频振荡发生器和输出声头（超声换能器）两部分组成。常用频率有 0.8MHz、1MHz、3.2MHz；声头直径有 1cm、2cm、3cm 等多种。

2. 输出形式

（1）连续超声波：在治疗过程中，声头连续不断地辐射出声能作用于机体，此作用均匀，产热效应较大。

（2）脉冲超声波：在治疗过程中，声头间断地辐射出声能作用于机体，此作用产热效应较小。

3. 耦合剂　是用于声头与皮肤之间，以填塞空隙，既防止空气层产生的界面反射，又有利于超声能量通过的一种液体，又称接触剂。常用耦合剂有煮沸过的水、液状石蜡、甘油、凡士林、蓖麻油，还有按一定比例配制的各种复合乳剂（水、油、胶的混合物）、液体凝胶等。

4. 辅助设备　是为超声波的特殊治疗或操作方便而配备的附件，如水槽、水枕、水袋、水漏斗、反射器等。

（二）治疗方法

超声波疗法常用频率为 800~1000kHz，有常规剂量治疗法、综合治疗法和大剂量治疗法三种。康复医学中常用的是前两种。

1. 常规剂量治疗法　常规治疗强度一般小于 3W/cm^2，其中 0.1~1W/cm^2 为小剂量；1~2W/cm^2 为中等剂量；2~3W/cm^2 为大剂量；在实际应用中多采用低、中等剂量，脉冲法、水下法、水枕法时剂量可稍大（表 4-12）。主要治疗方法有直接治疗法和间接治疗法。

表 4-12　超声强度等级表

治疗方法 强度等级	固定法			移动法		
	低	中	高	低	中	高
连续式 W/cm^2	0.1~0.2	0.3~0.4	0.5~0.6	0.5~0.8	1.0~1.2	1.2~2.0
脉冲式 W/cm^2	0.3~0.4	0.5~0.7	0.8~1.0	1.0~1.5	1.5~2.0	2.0~2.5

（1）直接治疗法：指将声头直接压在治疗部位进行治疗，又分为移动法和固定法两种。

1）移动法：是最为常用的方法。①先在治疗部位涂上耦合剂，声头轻压接触身体；②接通电源、调节治疗时间及输出剂量后，在治疗部位做缓慢往返或回旋移动；③治疗结束时，将超声输出调回“0”位，关闭电源，取出声头。常用强度为 0.5~2.5W/cm^2，头部可选用脉冲超声，输出强度由 0.75~1W/cm^2 逐渐增至 1.5W/cm^2，眼部治疗

笔记

用脉冲超声，输出强度为 0.5~0.75W/cm²。每次治疗时间为 5~10 分钟，大面积移动时可适当延长至 10~20 分钟。每日或隔日一次，一般 6~10 次为 1 个疗程，慢性病 10~15 次为 1 个疗程。应注意，治疗时勿停止不动，以免引起疼痛反应。

2）固定法：此法用于痛点、穴位、神经根和病变很小部位的超声治疗。①在治疗部位涂抹耦合剂，声头以适当压力固定于治疗部位；②治疗剂量宜小，常用超声强度为 0.1~0.5W/cm²，其最大量约为移动法的 1/3；③每次治疗时间为 3~5 分钟；④开通、关闭电源顺序及治疗疗程与移动法相同；⑤治疗时，如果出现治疗部位过热或疼痛，应移动声头或降低强度，避免发生灼伤。

（2）间接治疗法：指声头通过水、水袋等介质或辅助器，间接作用于治疗部位的方法，又分为水下法和辅助器治疗法两种。

1）水下法：此法的优点是通过水使超声波传导完善，声波既能垂直，又能倾斜成束状辐射到治疗部位，常用以治疗表面形状不规则、有局部剧痛、不能直接接触治疗的部位，如四肢的开放性创伤、溃疡等。

治疗方法：①将声头与患者手足等治疗部位浸入 36~38℃温开水中，声头距治疗部位 1~5cm；②接通电源，调节治疗时间及输出剂量，声头固定或做缓慢移动；③治疗剂量、时间、疗程、关闭电源顺序与直接治疗法的移动法相同（图 4-38）。应注意避免水中及皮肤上有气泡。

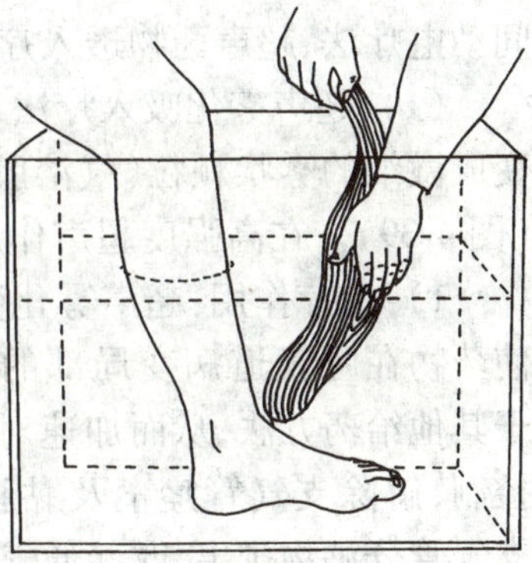
图 4-38　水下超声

2）辅助器治疗法：对于如眼、面部、颈部、脊柱、关节、阴道、牙齿等不平之处，需要借用水枕、水袋等辅助器与治疗部位紧密接触，使治疗部位上所有不平之处均能得到超声治疗。

治疗方法：①在水枕或水袋与皮肤及声头之间均涂以耦合剂；②将声头以适当压力置于水枕或水袋上，接通电源，调节治疗时间及输出剂量；③治疗剂量、时间、疗程、关闭电源顺序与直接治疗法的固定法相同。

（3）穴位治疗法：是应用特制的超声声头作用于人体穴位以治疗疾病的方法，称为超声穴位疗法。超声作用于穴位，可引起皮肤电阻降低、皮温平均升高 1.5℃，并可持续 2 小时之久，同时还能影响同经其他穴位，具有循经传导的特点。

治疗方法：①声头涂以耦合剂，用适当压力置于穴位上；②通常采用连续超声波，强度 0.25~0.5W/cm²，每穴 0.5~2 分钟；或采用脉冲超声波，强度 0.5~1.5W/cm²，每穴 2~3 分钟。每次 2~6 穴为宜，每日 1~2 次，7~12 次为 1 个疗程。

（4）临床应用

1）适应证：①软组织扭挫伤、血肿机化、腱鞘炎、瘢痕组织、肌肉劳损、注射后硬结、冻伤、冻疮；②三叉神经痛、坐骨神经痛、肋间神经痛、幻肢痛；③肩周炎、颈椎病、强直性脊柱炎、四肢慢性关节炎、骨折、腰椎间盘突出症、半月板损伤、髌骨软化症、颞颌关节功能紊乱；④尿路结石、尿潴留、前列腺炎、附睾淤积症、阴茎硬结、慢性盆腔炎、输卵管闭塞等；⑤脑卒中、脑外伤后遗症、冠心病；⑥睑板腺囊肿、外伤性白内障、中心性视网膜炎、玻璃体混浊等；⑦带状疱疹、雷诺病、肢体溃疡等。

2）禁忌证：①心绞痛，心力衰竭，安装心脏起搏器、心脏支架者，严重心脏病的心

笔记

区、交感神经节及迷走神经部位；②活动性肺结核，严重支气管扩张，出血倾向，消化道大面积溃疡；③化脓性炎症，急性败血症，持续性高热；④多发性血管硬化，血栓性静脉炎；⑤恶性肿瘤（超声治癌技术除外）；⑥孕妇的下腹部、小儿骨骺部禁用；⑦高度近视患者的眼部及邻近部位；⑧放射线或放射性核素治疗期间及治疗后半年内。

3）注意事项：①定期测定超声治疗仪输出强度，确保治疗的剂量准确。②治疗时必须通过接触剂紧密接触治疗部位或浸入水中，切忌声头空载与碰撞，以防晶体过热损坏或破裂。③治疗中声头应紧贴皮肤，不得留有任何细微空隙，并在治疗中及时补充接触剂。④治疗过程中密切观察患者反应以及仪器的工作状态，如治疗部位过热或疼痛，应暂停治疗，找出原因，予以处理。⑤进行胃肠治疗时，治疗前患者应饮温开水 300ml 左右，取坐位治疗。⑥治疗过程中不得卷曲或扭转仪器导线；注意仪器和声头的散热，如有过热应先停机一段时间，再继续使用。⑦治疗结束时，将超声输出调回"0"位，关闭电源后方可移开声头。⑧应注意不能用增大强度来缩短治疗时间，也不能用延长时间来降低治疗强度。⑨头部、眼、生殖器等部位治疗时，剂量应严格把握。

2. 超声综合治疗法　将超声治疗与其他物理因子或化学治疗技术相结合，共同作用于机体以治疗疾病的方法称为超声综合治疗法。包括超声雾化吸入疗法、超声-间动电疗法、超声药物透入疗法。

（1）超声雾化吸入疗法：是利用超声的空化作用，使液体在气相中分散，将药液变成微细的雾状颗粒（气溶胶），通过呼吸道吸入，直接作用于呼吸道病灶的治疗方法（图 4-39）。在高强度超声作用下，液体能被分裂成直径约 1~8μm 的微小雾粒。

1）治疗作用：超声雾化微粒的吸入，使药物在呼吸道病变局部的浓度远远高于其他给药方法，从而加速对炎症过程的控制，解除支气管痉挛及黏膜水肿，促进支气管分泌物排出，改善通气功能。

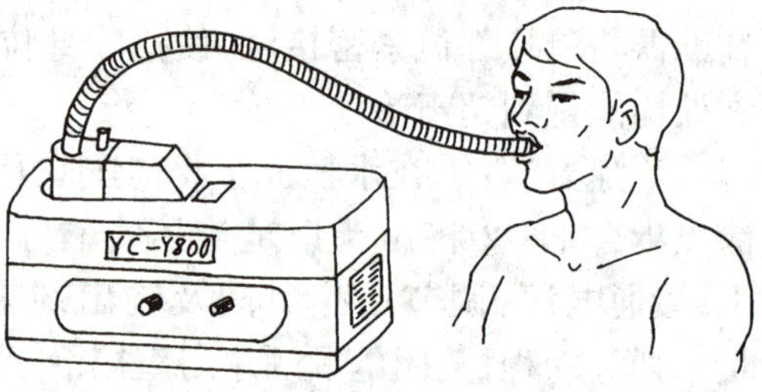

图 4-39　超声雾化吸入疗法

2）治疗设备：①超声雾化器——由高频振荡器、超声换能器、水槽、雾化罐构成，常用频率为 1.3~2.5MHz；②雾化液——由药物加生理盐水 20~30ml 稀释而成，常用的雾化药物有化痰剂、平喘剂、激素、抗生素等。

3）治疗方法：①将冷蒸馏水 250ml 加入雾化器水槽内，检查超声雾化器各部位连接是否良好，给多个患者连续治疗时注意槽中水位，并及时添加；②将所需吸入的雾化液放入雾化罐中，一般成人约为 30ml，儿童约为 15~20ml；③给患者接上面罩或口含管，嘱患者做慢而深的呼吸；④每次治疗 10~20 分钟，治疗中应密切观察患者有无呛咳、支气管痉挛等不适反应。治疗每日 1~3 次，7~10 天为 1 个疗程。雾化量：如以开放式面罩计，耗水量为 1~3ml/min，幼儿不超过 1ml/min。

4）适应证：咽喉炎、扁桃体炎、气管炎、支气管炎、肺炎等；支气管哮喘，胸、肺部手术后并发症；痰液黏稠、排痰不畅、痉挛性咳嗽、呼吸道湿化不足等对症治疗。

5）禁忌证：自发性气胸、重度肺囊肿或肺大疱、大量咯血、严重心血管疾病等，以及不能耐受此治疗的患者。

6）注意事项：①事先应了解患者有无药物过敏史，对吸入的药物按医疗常规做

笔记

药物过敏试验；②雾化液必须当日新鲜配制；③饭后或体力劳动后 1.5 小时内一般不宜做超声波雾化吸入治疗；④治疗前后均应鼓励患者咳嗽排痰，治疗结束后应稍作休息。

（2）超声-间动电疗法：是指将超声与间动电联合作用于人体，以治疗疾病的方法。

1）治疗作用：超声-间动电疗法的治疗作用由超声波的机械振动对组织产生的微细按摩、温热作用及 pH 改变而引起的止痛效应，与间动电的扩张血管、改善血液循环及止痛作用叠加而成。

2）治疗设备：①超声-间动电治疗仪，能同时或分别输出超声与间动电，超声强度一般为 0.5W/cm^2，脉冲频率 50Hz，通断比 1∶1；②附件：声头、电极、导电接触剂、固定带、软纸以及 75%的乙醇。

3）治疗方法：①协助患者暴露治疗部位，涂以耦合剂。②接通电源，超声声头接阴极（作用极）；间动电阳极（非作用极）固定在机体的相应部位，一般治疗上肢时置于肩胛间区，治疗下肢时置于腰骶区。③先将声头紧贴于治疗部位，调节超声输出强度：固定法<0.5W/cm^2，移动法为 0.5~1.5W/cm^2；再调节间动电输出至合适剂量，一般治疗 5~10 分钟。除超声-间动电疗法外，还有超声脉冲电疗法、超声中频疗法等。

4）适应证：神经炎、神经性疼痛、偏头痛、落枕、肱骨外上髁炎、颈椎病、肩周炎、关节炎、腰痛、瘢痕、注射后硬结、运动创伤等。

5）禁忌证：参考本章“常规治疗”。

6）注意事项：操作人员不得直接手持声头，声头握柄上应有绝缘材料保护。

（3）超声药物透入疗法：又称声透疗法，是将药物加入接触剂中，利用超声波把药物经体表透入体内的治疗方法，此法兼有超声和药物的综合作用。

1）治疗作用：超声可使药物解聚，提高药物的弥散作用和组织渗透性，使药物易于通过皮肤或黏膜而进入体内。声透疗法具有以下特点：①不仅能将药物透入体内，还能保持原有的药物性能，超声波和药物的综合作用使治疗效果得到加强；②可将整个药物分子透入体内，所用药源较广，不限于电离和水溶物质；③声透疗法与直流电导入不同，不存在极化问题，无电刺激现象，不发生电灼伤。

2）治疗方法：①声透疗法与一般的超声疗法相同，所不同的是把药物加入耦合剂中（水剂、乳剂或油膏等）；②治疗时多采用直接接触法。超声强度：固定法<0.5W/cm^2，移动法为 0.5~1.5W/cm^2；治疗时间为 5~10 分钟。

3）适应证：应将超声波疗法本身的适应证和药物作用的适应证结合起来考虑。

4）禁忌证：参考本章“常规治疗”。

5）注意事项：慎用对皮肤有刺激的药物，禁用患者过敏的药物。

3. 大剂量治疗法　应用损伤性的大剂量超声波作用于机体，以治疗疾病的一类方法。其主要应用有超声治癌、超声碎石、超声手术刀等。

1）超声治癌：超声波可增强 X 线和化学药物对肿瘤细胞的杀伤力，高强度超声波可直接杀死癌细胞。

2）超声碎石：利用大功率超声波作用于人体，把体内结石（如肾、输尿管、膀胱及胆囊结石等）粉碎后，使结石碎粒排出体外的治疗方法，为超声波碎石疗法。

笔记

第四节　传导热疗法

一、概述

传导热疗法(conductive heat therapy)是相对于电疗的电磁热及光疗的辐射热而言的,是指以各种热源为介体,将热直接传导给机体,而达到治疗疾病目的的一种治疗方法。传导热疗法的种类主要有石蜡疗法、温热敷疗法、蒸汽疗法、泥疗、地蜡疗法、沙疗等。传导热刺激是其最重要的和共同的作用因素,除此之外,某些介体尚有机械和化学刺激作用。

传导热的生物学效应和治疗作用:各种热疗法的共同治疗作用为温热效应,可改善局部血液循环,促进炎症吸收及消散,从而起到镇痛、消炎、解痉、加速组织修复生长、松解粘连等作用。

(一)基本概念

1. 热与内能

(1) 热:是分子、原子、电子等物质微粒的一种无规则运动状态。

(2) 内能:是物体的动能与势能之和。动能由分子的无规则运动产生,势能由分子之间的相对位置所决定。

热与内能有着不可分割的联系,物体变热表示其内能在增加,变冷表示其内能在减少;对物体加热,表示用热传递的方式使其内能增加。

2. 热的传递方式

(1) 传导:两种不同温度的物质接触时,热能由高温部分传至低温部分的方式。传导是固体物质热能传递的唯一方式。热传导的速度和传递热能的总量受到多种因素的影响:两种物质的温差越大,热量传递的速度越快;物质的导热性越强,热量传递的速度越快;两种物质的接触面积越大,所传递热能的总量越大。石蜡疗法属于传导热疗法。

(2) 对流:是一种循环物质与另一种不同温度的循环物质直接接触而传递热能的方式。是液体或气体物质传播内能的方式。在同样的时间内,热对流所传递的热能多于热传导。热空气疗法属于对流热疗法。

(3) 辐射:是热能未经直接接触,从温度较高的物质向温度较低的物质传递的方式,物体发热的能量以光的速度沿直线向周围传播。红外线疗法属于辐射热疗法。

在实际过程中,传热介体的热传递可同时兼有这三种方式。

3. 热量、热容量与比热

(1) 热量:指由温差所引起的内能转移的量度,热量单位为J(焦耳)。

(2) 热容量:单位质量物体改变单位温度时吸收或放出的热量。通常热容量是指使物体温度升高(或降低)1℃所需要吸收(或释放)的热量。

(3) 比热:指单位质量的物质,温度变化1℃时吸收或放出的热量。比热的常用单位为kcal/(kg·℃),1cal(卡)= 4.184J。

4. 热平衡　温度不同的物质相互接触时,会发生内能从高温物体向低温物体的传递,且内能的总和保持不变,即高温物体放出的热量等于低温物体吸收的能量,这种

笔记

现象称为热平衡。

5. 熔解与凝固

（1）熔解：指物质从固态变成液态的过程，晶体只有达到一定温度才能熔解，这个温度称为熔点。

（2）凝固：指物质从液态变成固态的过程，液体只有达到一定的温度才能凝固，这个温度称为凝固点。同一物体的凝固点与熔点相同。

（3）熔解热：指单位质量的固体在熔点变成同一温度的液体时所吸收的热量，单位为 J/kg。

（4）凝固热：指单位质量的液体在凝固点变成同一温度的固体时所释放的热量，单位为 J/kg。

6. 汽化与液化

（1）汽化：指物质从液态变成气态的现象。汽化有两种方式：蒸发和沸腾；蒸发是指仅在液体表面进行的汽化过程，沸腾是指在液体内部和表面同时进行的汽化过程。

（2）液化：指物质从气态变成液态的现象。

（3）汽化热：指单位质量的液体变成同一温度的气体时所吸收的热量，单位为 J/kg。

（二）生物学效应和治疗作用

传热介体对皮肤的温热感受器、压力感受器、化学感受器具有综合性的作用，其治疗作用的大小取决于介体温度的高低、治疗面积的大小和持续时间的长短。传导热疗法对机体的生物学效应及治疗作用主要有以下几方面。

1. 对神经系统的影响

（1）传热介体对皮肤的温热感受器、压力感受器、化学感受器具有综合性的作用。此治疗作用的大小取决于热刺激的强弱、介体温度的高低、治疗面积的大小和持续时间的长短。

（2）当皮肤局部感受到热刺激时，可影响局部自主神经纤维和躯体神经纤维的传导速度，还能影响脊髓上下段的自主神经中枢，甚至脑皮质的功能，引起复杂的脊髓相应节段反应和全身反应，降低肌张力，从而减轻因肌紧张而导致的疼痛。

2. 对血液循环的影响

（1）在热刺激作用下，通过局部皮肤温热感受器中的神经轴突反射释放组胺、前列腺素、血管舒缓素，使毛细血管扩张、血流加快，改善局部血液及淋巴循环，因而有助于水肿消散，加强组织再生过程。

（2）一些具有压缩作用的传热介体，能防止组织内淋巴液和血液的渗出，减轻表层组织肿胀，防止出血，促进渗出液的吸收，因而可治疗扭伤初期的局部软组织肿胀。

（3）当身体大范围皮肤受到温热作用时，外周血管扩张，除心、肾血管以外的内脏血管收缩，心率增快，全身血液循环加速，但对血压影响不明显。

3. 对皮肤及软组织的影响

（1）一些油质的传热介体经温热后冷却凝固时，可对皮肤产生压力作用、润滑作用，使皮肤保持柔软及弹性，防止皮肤过度松弛而形成皱褶；并可软化松解瘢痕组织、肌腱挛缩，缓解因瘢痕挛缩所致的疼痛。

笔记

(2) 热刺激可影响上皮组织的再生过程,改善皮肤营养,刺激上皮生长;热作用于体表创口时,大量浆液性渗出物增多能协助清除病理产物及清洗创口,并可防止细菌繁殖,促进创面的愈合。

(3) 热刺激配合牵拉可使结缔组织弹性、塑性增加。如使局部组织温度升高到40~45℃时,进行按摩和适当的牵拉,可改善挛缩关节的活动度,促进关节功能的恢复。

4. 对组织代谢和炎症的影响

(1) 热刺激能加强组织代谢过程,使皮肤、体温及深部组织温度升高,从而增加组织摄氧量,改善组织营养,促进组织代谢和愈合。

(2) 热刺激可加剧急性炎症反应,对慢性炎症则有明显的治疗作用。

(3) 热刺激能增强组胺、缓激肽、前列腺素、白细胞趋化因子等化学介质对炎症反应的作用,并使周围血液中的白细胞总数增加和核左移,促进单核巨噬细胞系统的吞噬功能;此外,由于热刺激使血管扩张、血管通透性增强,有利于组织代谢产物的排出和对营养物质的吸收,从而起到抑制炎症发展、促进组织愈合的作用。

二、石蜡疗法

石蜡疗法(paraffinotherapy)是利用加热熔解的石蜡作为传导热的介质,将热能传至机体,达到治疗作用的方法。

(一)石蜡的物理化学特性

1. 石蜡是一种白色或淡黄色半透明无臭、无味的固体,由高分子碳氢化合物所构成,其化学结构式为 C_nH_{2n+2},含有16~35个碳原子的正烷烃,有少量的异构烷烃和环烷烃。

2. 石蜡呈中性反应,不易与酸、碱发生反应,在一般情况下不与氧化物发生反应。不溶于水,微溶于乙醇,易溶于乙醚、汽油、苯、煤油、氯仿等。

3. 医用的高纯度石蜡,含油量为0.8%~0.9%,熔点为50~56℃,沸点为110~120℃。在与空气充分接触的情况下,当石蜡加温到110℃以上时,容易被氧化变质。

4. 石蜡的比热为0.5~0.78cal/(g·℃),热容量大,故是良好的带热体。导热性小(导热系数0.00059),易被人体所接受。由于石蜡不含水分,且气体和水分不能透过,使热不能对流、热量不易向四周扩散,因而其蓄热性能大。

5. 加热的石蜡冷却时,能放出大量热能。每千克石蜡熔解或凝固时,吸收或放出的热(熔解热或凝固热)平均为39cal,蜡层愈厚,熔解石蜡的温度愈高,由液态变为固态的过程就愈慢,保存温热的能力也就越高。

6. 石蜡具有良好的可塑性、黏滞性和延展性。常温下为固体,加热到熔点时即变为液体,再冷却到一定温度时便凝固成半固体。凝固后的石蜡能在70~80分钟内保持40~48℃,且能随意伸缩变形紧贴于体表各部。石蜡向人体的热传导是缓慢进行的,蜡疗时可使局部皮肤温度升高,并保持在40~45℃。

(二)石蜡疗法的基本原理及治疗作用

1. 基本原理

(1) 温热作用:石蜡的热容量大、蓄热性能高、导热性小,能使皮肤耐受较高温度(55~60℃)的温热作用,且保持较长时间。石蜡的温热作用较深,可达皮下0.2~

笔记

1cm。治疗后局部温度很快升高8～12℃，经过5～12分钟后皮温缓慢下降，在30～60分钟内保持较高的温度。

（2）机械作用：石蜡具有良好的可塑性与黏滞性，能与皮肤紧密接触，同时随着温度降低、冷却凝固、体积缩小（体积可缩小10%～20%），产生对组织轻微的挤压，促进温热向深部组织传递，从而产生一种机械压迫作用。

（3）化学作用：石蜡对人体的化学作用很小，并且其化学作用取决于石蜡中矿物油的含量和成分。医用高纯度石蜡，含油量0.8%～0.9%，对皮肤、瘢痕有润泽作用，可使之柔软、富有弹性。如向石蜡中加入某种化学或油类物质，用于治疗时能产生相应的化学作用。

2. 治疗作用

（1）改善局部血液循环，促进水肿、炎症消散

1）蜡疗的温热作用使局部毛细血管扩张、血流加快，改善局部血液及淋巴循环，有利于组织代谢产物的排出和对营养物质的吸收，从而起到抑制炎症发展、促进组织愈合的作用。

2）其机械压迫作用也可使皮肤毛细血管轻度受压，能防止组织内淋巴液和血液的渗出。用于治疗急性扭挫伤，可减轻软组织肿胀，促进炎性浸润消散吸收，并有良好的止痛作用。

（2）促进上皮组织生长、创面愈合，软化松解瘢痕组织及肌腱挛缩

1）石蜡本身的油质和其冷却凝固时对皮肤的压缩，可使皮肤保持柔软、富有弹性，防止皮肤过度松弛和形成皱褶，提高皮肤紧张度。对瘢痕、肌腱挛缩等有软化及松解作用，并可减轻因瘢痕挛缩引起的疼痛。

2）蜡疗可使局部皮肤代谢增高，营养改善。石蜡中的某些碳氢化合物能刺激上皮生长，加速表皮再生过程和真皮结缔组织增生过程，故能促进创面愈合。

3）石蜡治疗的压迫作用对新鲜创面有止血作用，长时间的蜡敷可促进溃疡及骨痂愈合。

（三）治疗设备与操作技术

1. 治疗设备

（1）熔点为50～56℃的白色医用石蜡。

（2）电热熔蜡槽，上层为蜡液，底层为水，在槽底以电热法加热熔蜡。也可以采用双层套锅（槽）隔水加热熔蜡。

（3）其他用品有耐高温塑料布、木盘或搪瓷盘、铝盘、搪瓷筒、搪瓷盆、铝勺、排笔、保温棉垫、0～100℃温度计、刮蜡小铲刀、毛巾等。

2. 操作技术

（1）选蜡：蜡疗用的是医用高纯度石蜡，外观洁白、无杂质，pH为中性，不含有水溶性酸碱，含油量不大于0.9%，黏稠性良好。熔点在54～56℃，最适宜蜡饼治疗，蜡浴用的蜡熔点要稍低。

（2）石蜡加热法

1）加热熔解石蜡一般采用水浴加热法。如隔水加热法，将石蜡加热熔化到60～65℃。应注意避免水浴锅中的水或锅内蒸汽所凝结的水滴入蜡中，由于水的导热性比蜡大，当同样温度的水和石蜡同时作用于皮肤时，就会因水滴而引起烫伤。

笔记

2）不可将熔蜡锅直接放在炉上加热，因为此法不仅能将底层石蜡烧焦变味，甚至可引起燃烧，还会影响石蜡的可塑性与黏滞性，并刺激皮肤引起皮炎。

3）每次熔解的石蜡量，根据不同的蜡疗方法和部位的需要而定，一般按每次治疗用蜡300~500g计算。

（3）石蜡的重复使用与清洁：用过的石蜡可重复使用，每次蜡疗的损失量约为5%~10%，一般每1~3个月加入一次15%~25%的新石蜡，重复使用的次数，一般不要超过5~7次。应用在创面、溃疡面及体腔部的污染石蜡不可重复使用。

石蜡反复使用后，会有汗液、皮屑、尘埃等杂质混入蜡中，从而降低蜡的热容量、导热性、可塑性及黏滞性，影响蜡疗的治疗作用，所以必须清除其中的杂质，一般每周或每半月清洁一次。常用的石蜡清洁方法有以下几种：

1）沉淀清洁法：用几层纱布或细孔筛等对熔化的石蜡进行过滤，将过滤后的石蜡静置冷却；或将蜡熔解后搅拌使污物下沉，上层为清洁的石蜡，凝固后切除沉积于石蜡底部比重较大的杂质。

2）水煮清洁法：加等量水于石蜡内煮沸30分钟，使蜡中杂质溶于水中沉淀于蜡底层，冷却凝固后将污蜡切去。

3）白陶土清洁法：向熔解的石蜡中加白陶土或白土2%~3%，加热到90℃并搅拌30分钟，蜡内污物杂质即被吸附并沉积于底部，凝固后将污蜡切去。

4）滑石粉清洁法：向熔解的石蜡中加滑石粉2%~3%，静置后将澄清的蜡液倒出或等蜡液凝固后将下层污蜡切除。

5）清洗法：每次治疗后，将取下的蜡立即用急流水冲洗，以清除黏附在蜡表面的汗液、皮屑等污物杂质。

（4）石蜡的消毒：将石蜡加热到100℃，经15分钟即可达消毒目的。

3. 操作常规

（1）蜡饼法：适用于较大面积的治疗，蜡饼面积的大小，根据治疗部位而定，一般用于大腿和脊柱部的蜡饼为50cm×30cm；腰、腹部为40cm×20cm；关节部位可小一些。

1）将加热后完全熔化的蜡液倒入铺有塑料布或橡胶布的搪瓷盘或铝盘中，使蜡液厚2~3cm，自然冷却至石蜡初步凝结成块（表面45~50℃）。

2）患者取舒适体位，暴露治疗部位，下垫棉垫与塑料布。

3）将蜡块取出，敷于治疗部位，外包塑料布与棉垫保温。

4）每次治疗20~30分钟。治疗完毕，将取下的蜡块立即用急流水冲洗后，放回蜡槽内。

5）每日或隔日治疗1次，15~20次为1个疗程。

（2）刷蜡法：应用刷蜡法多为加强石蜡的机械压迫作用。如治疗亚急性挫伤、扭伤等，适用于四肢的治疗，操作较为方便。

1）将熔蜡槽内的蜡熔化，并恒温在55~60℃。

2）患者取舒适体位，暴露治疗部位。

3）用排笔浸蘸蜡液后，在治疗部位迅速而均匀地涂抹，使蜡液在皮肤表面冷却，形成一层导热性低的蜡膜保护层。再在保护层外反复涂刷，直至蜡厚1~2cm时，外面再包一块热蜡饼，然后用塑料布、棉垫包裹保温。每次刷蜡层的边缘不要超过第一层，以免烫伤。

4）每次治疗20~30分钟。治疗完毕，将蜡块取下、蜡膜层剥下，清洁患者皮肤及蜡块，把蜡块放回蜡槽内。

5）每日或隔日治疗1次，10~20次为1个疗程。

（3）浸蜡法：浸蜡法的优点是保温时间长，主要用于手或足部的治疗。

1）将熔蜡槽内的蜡熔化并恒温在55~60℃。

2）患者取舒适体位，先将需治疗的手或足按刷蜡法涂抹形成一层蜡膜保护层后，再浸入蜡液并立即提出，反复浸入、提出多次，直到体表的蜡层厚达0.5~1cm，成为手套或袜套样，然后再持续浸于蜡液中。注意再次浸蜡时，蜡的边缘不可超过第一层蜡膜边缘，以免烫伤。

3）每次治疗20~30分钟。治疗完毕，患者将手或足从蜡液中提出，将蜡膜层剥下放回蜡槽内。

4）每日或隔日治疗1次，10~20次为1个疗程。

（4）蜡袋法：优点是温热作用比蜡饼法强，操作简单易行，容易保持蜡的清洁，并易于携带，且不浪费石蜡。其缺点是不能够充分发挥石蜡的理化特性，如机械压迫作用和润泽作用等。

1）用厚0.3~0.5mm的透明聚乙烯薄膜压制成大小不等的口袋，倒入占塑料袋容积1/3的溶解石蜡，排出袋内空气，封口备用。

2）治疗时将蜡袋放入热水中加热，使蜡吸收热量至60℃熔解，水温不要超过100℃，取出后放于治疗部位，可替代蜡饼。

3）每次治疗20~30分钟。治疗完毕，患者将蜡袋平整摆放备用。

4）每日或隔日治疗1次，10~20次为1个疗程。

4. 注意事项

（1）加热时的注意事项：①不得直接加热熔解，以免石蜡烧焦、变质；②石蜡易燃，保存及加热时应注意防火；③定期检查加热仪器及电线，恒温器失灵及电线老化时应及时更换，以免过热引起燃烧；④反复使用的石蜡，应定时清洁、消毒、加新蜡，以保证蜡质。

（2）治疗时的注意事项：①根据不同治疗部位，使患者取卧位或坐位；②治疗部位要清洗干净，如有长毛发可涂凡士林，必要时可剃去；③治疗时准确掌握蜡的温度，严格执行操作常规，防止烫伤；④患者不得任意活动治疗部位，以防止蜡块或蜡膜破裂后蜡液流出而致烫伤；⑤治疗时要注意观察患者反应，患者如感觉过烫应及时中止治疗，检查原因并予处理；⑥在皮肤感觉障碍、血液循环障碍等部位蜡疗时蜡温宜稍低，骨突部位可垫小块胶布，以防止烫伤；⑦少数患者蜡疗后治疗部位可能出现皮疹、瘙痒等过敏反应，应立即停止蜡疗，休息观察15分钟左右，并对症处理。

（四）临床应用

1. 适应证　软组织扭挫伤、腱鞘炎、滑囊炎、腰背肌筋膜炎、肩周炎；术后、烧伤、冻伤后软组织粘连、瘢痕及关节挛缩，关节纤维性强直；颈椎病、腰椎间盘突出症、慢性关节炎、外伤性关节疾病；周围神经外伤、神经炎、神经痛、神经性皮炎；慢性肝炎、慢性胆囊炎、慢性胃肠炎、胃或十二指肠溃疡、慢性盆腔炎。

2. 禁忌证　皮肤对蜡疗过敏者；高热、急性化脓性炎症、厌氧菌感染；妊娠、肿瘤、结核病、出血倾向、心力衰竭、肾衰竭；温热感觉障碍者、1岁以下的婴儿。

笔记

三、湿热袋敷疗法

湿热袋敷疗法是利用热袋中的硅胶加热后散发出的热和水蒸气作用于机体局部的一种物理治疗，也称热袋法。该治疗具有较好的保温和深层热疗作用，治疗方法简单易行。

（一）治疗作用

湿热袋中硅胶颗粒中含有许多微孔，在水箱中加热时，会吸收大量的热和水分，治疗时再缓慢释放出热和水蒸气，其主要治疗作用为温热作用：

1. 使局部血管扩张，血液循环加强，促进物质代谢，改善组织营养。
2. 使毛细血管通透性增高，促进渗出液的吸收，消除局部组织水肿。
3. 降低末梢神经的兴奋性，降低肌张力，缓解疼痛。
4. 软化、松解瘢痕组织和肌腱挛缩。

（二）仪器设备与操作常规

1. 仪器设备

（1）用粗帆布或亚麻布制成大小不同的方形、矩形、长带形的湿热袋，内装二氧化硅凝胶颗粒。

（2）专用恒温水箱。

2. 操作程序

（1）向恒温水箱放水至水箱的3/4容量，加热至80℃，保持恒温。

（2）将湿热袋放入恒温水箱，浸入水中加热20~30分钟。

（3）患者取舒适位，暴露治疗部位并覆盖数层清洁毛巾。

（4）取出湿热袋，拧出多余水分（以热袋不滴水为度），将热袋置于治疗部位的毛巾上，再盖以毛毯保温。

（5）随着湿热袋温度的下降，逐步抽出所垫的毛巾。

（6）每次治疗20~30分钟，治疗完毕，从患者身上取下毛毯、热袋、毛巾。

（7）每日或隔日治疗1次，或每日2次；15~20次为1个疗程。

3. 注意事项

（1）加热前检查恒温水箱内的水量，避免干烧；注意检查恒温器是否正常工作，不能使用失灵的水箱，以保证准确的恒温。

（2）加热前先检查湿热袋是否有裂口，以免加热后硅胶颗粒漏出引起烫伤。

（3）对老年人及局部有感觉障碍、血液循环障碍的患者不宜使用温度过高的热袋。

（4）治疗过程中注意观察、询问患者反应；过热时，在湿热袋与患者体表间加垫毛巾。

（5）勿将湿热袋压在患者身体下面进行治疗，以免挤压出袋内水分而引起烫伤。

（6）湿热袋可反复多次加热使用，直至硅胶失效不能加热为止。

（7）对意识不清的患者，慎用湿热袋敷治疗。

（三）临床应用

1. 适应证　软组织扭挫伤恢复期、肌纤维织炎、肩关节周围炎、慢性关节炎、关节挛缩僵硬、坐骨神经痛等。

2. 禁忌证　同本节“石蜡疗法”中的“禁忌证”。

四、蒸汽疗法

蒸汽疗法是利用蒸汽作用于身体来防治疾病和促进康复的一种物理治疗。常用的方法主要有局部熏疗法、全身蒸汽浴。

（一）治疗作用

1. 热传导作用

（1）使局部毛细血管扩张、血液循环加速、细胞的通透性加强，从而有利于血肿吸收，加速水肿的消散。

（2）促进新陈代谢，加强巨噬细胞的吞噬能力，具有消炎作用。

2. 气流颗粒运动的作用

（1）气流中微小的固体颗粒对患处起到按摩、刺激、摩擦等机械治疗作用。

（2）可软化、松解瘢痕组织和肌腱挛缩。

（3）可降低末梢神经的兴奋性，降低肌张力，具有解痉、镇痛作用。

3. 药物治疗作用　根据病情可选择不同的药物配方进行治疗，以达到消炎、消肿、镇痛等治疗作用。

（二）治疗方法与操作技术

1. 局部熏疗法　利用蒸汽或药物蒸汽作局部熏法，以治疗局部病变。药物蒸汽兼有热和药物两种作用，药物通过温热作用渗入局部，有利于药物的吸收，优于单纯的蒸汽热疗法。

（1）蒸熏法：将配好的药物放入熏蒸仪的药槽中，加水煮沸30分钟后，将需治疗部位直接在蒸汽上熏。腰腿痛或肢体活动不便的患者可采取卧位治疗，每次治疗时间为20~40分钟，每日1次。急性炎症及扭挫伤等患者治疗3~7次为1个疗程，慢性炎症、腰腿痛等患者治疗15~20次为1个疗程。

（2）喷熏法：将药物蒸汽直接对准患部体表喷熏20分钟，治疗疗程同蒸熏法。

2. 全身药蒸汽浴疗法

（1）设备装置：蒸疗室包括全身熏蒸仪、洗浴室、休息室。

（2）操作方法：将配好的药物放入熏蒸仪的药槽中，加水煮沸30分钟后，嘱患者仅着内衣躺入熏蒸仪内，头部需暴露。蒸汽温度在40℃左右，一般每次治疗时间为20~40分钟，治疗后立即进入洗浴室，用温水淋浴后，入休息室休息10~20分钟；治疗每日或隔日一次，10~15次为1个疗程，休息2周后可进行第2疗程。

（三）临床应用

1. 适应证　风湿性关节炎、急性支气管炎、感冒、高血压、神经衰弱、营养性水肿病、皮肤瘙痒症、结节性红斑、荨麻疹、慢性盆腔炎、功能性闭经、肌筋膜炎、扭挫伤、瘢痕挛缩等。

2. 禁忌证　严重心血管疾病、孕妇、恶性贫血、月经期、活动性肺结核、高热患者。年老、体弱者慎用。

（四）注意事项

1. 治疗前仔细阅读熏蒸仪使用说明书，严格按其要求进行操作。

2. 治疗体位应舒适，治疗前调整好蒸汽的温度，以适宜为度，以免过热引起烫伤。

笔记

3. 对初治患者治疗前须说明注意事项，治疗中应随时观察询问患者反应，如有心慌、头昏、恶心等不能耐受者，应立即停止蒸汽疗法，给予静卧等对症处理。

4. 急性扭伤有出血倾向时，最好在24小时后再做治疗；急性炎症已化脓者不宜进行，以免炎症扩散。

5. 严格掌握蒸汽疗法适应证，治疗室需备有急救药品，以防治休克、虚脱等意外。

6. 洗浴室和休息室温度必须适宜，治疗后应注意保温，以防感冒。

五、其他传导热疗法

（一）地蜡疗法

1. 地蜡的理化特性　地蜡是由石油中分离出的蜡状固态或液态的混合物。由纯地蜡（40%~60%）、石蜡（3%~7%）、矿物油固体碳氢化合物（45%~60%）、树脂（6%~10%）、沥青（1%~2%）和少量甲烷、乙烷、硫化氢、铁、钾、钠、硫、氮等构成，导热性较小，并由于其中含有特殊的化学物质，因而是传导热疗法中较好的一种治疗方法。医疗所用地蜡须去除其中的矿物油、水分、酸碱等精制而成。

地蜡的熔点为52~68℃，燃点为220℃，导热系数为0.0004，热容量为0.797cal，蓄热能为1875s，其温热效能优于淤泥和石蜡。地蜡有良好的可塑性，加热熔解的地蜡冷却凝固后能使体积缩小15%。地蜡能溶解于煤油、石油、松节油和氯仿中。

2. 治疗作用　与石蜡相同，地蜡以其温热性能、冷却时体积缩小的机械特性和其含有的化学物质共同作用于人体，从而起到综合的治疗作用。

（1）改善局部血液循环，促进水肿、炎症消散，解痉止痛。地蜡的温热作用因其导热性小，故而人体皮肤耐受地蜡治疗的温度较高，可达60~70℃，直接作用于局部，治疗慢性或亚急性炎症。

（2）促进上皮组织生长、创面愈合，软化松解瘢痕组织及肌腱挛缩。地蜡有着良好的可塑性与黏滞性，能与皮肤紧密接触，促进温热向深部组织传递；同时随着温度降低、冷却凝固，体积缩小15%，并逐渐加强对治疗部位的压力，治疗外伤后瘢痕形成、肌腱挛缩，并减轻因瘢痕挛缩引起的疼痛。

3. 治疗方法　除了地蜡需加热至70~80℃外，地蜡的加热、清洁、消毒、重复使用与石蜡疗法基本相同。医用地蜡不应有水分，如熔化时出现噼啪声和形成泡沫，表明蜡中有水分，需进行脱水处理，即将地蜡加热至100℃以上时进行搅拌至泡沫消失。

4. 适应证与禁忌证　主要用于治疗皮肤疾病，并可治疗痉挛性结肠炎、血管痉挛以及其他痉挛性疾病。地蜡治疗的其他适应证和禁忌证与石蜡疗法相同。

（二）泥疗法

采用各种泥类物质加热后作为介体，涂敷在人体一定部位上，将热传至体内，以达到治疗作用的方法称为泥疗法（mud therapy）。治疗泥的分类有淤泥、泥煤、腐殖土、黏土和人工泥等。近年来在拥有大量优质泥源的疗养地，泥疗主要用于保健和一些慢性病的治疗。

1. 泥的理化性质

（1）矿物质：主要为矽酸盐及无机矽酸，还含有大量氧化物、磷酸、氯、氟、硫、氮、氨等无机物质。

（2）有机物质：主要有蛋白质、氮化合物及脂类。

(3) 泥浆:占泥重的35%~97%,主要由溶于泥浆中的矿物盐、胶体及氧、二氧化碳、氯、氮等气体构成。

(4) 微生物:起主要作用的有硫化氢弧菌、脱硫螺菌和各型白硫菌属等。

(5) 其他:某些治疗泥中尚含有维生素、激素、氨基酸、抗生素、噬菌体和放射性物质等。

2. 泥疗的治疗作用　与石蜡等传导热疗法相同,泥疗主要含有温热作用、机械作用、化学作用这三种作用因素,从而产生相应的治疗作用。

(1) 使局部毛细血管扩张、血液循环加速、细胞的通透性加强,从而有利于血肿的吸收,加速水肿消散。

(2) 促进新陈代谢,加强巨噬细胞的吞噬能力,具有消炎作用。

(3) 改善组织营养、促进组织再生,软化、松解瘢痕组织和肌腱挛缩。

(4) 降低末梢神经的兴奋性,减低肌张力,具有解痉、镇痛作用。

3. 操作常规

(1) 治疗泥的选择:要求无致病菌及感染性,并具有良好的可塑性、黏稠性和腐败分解度(50%~60%)。

(2) 加热方法:①天然加热法:利用日光将泥加热到38~45℃;②人工加热法:利用特殊装置,用水浴、蒸汽、电热使治疗泥加温到40~55℃。

(3) 治疗方法:①全身泥疗法:分泥浴与泥敷两种,泥浴温度为34~43℃,泥敷温度为37~42℃;治疗时胸部和头部需暴露,治疗时间15~20分钟,全身治疗结束后,用温水洗净,卧床休息30~60分钟。②局部泥疗法:包括局部泥敷、泥浴、泥罨包和间接泥疗等。治疗时间20~30分钟,治疗结束后,用35~37℃温水冲洗治疗部位,冲洗后卧床休息30~40分钟。③电泥疗法:在应用泥疗时配合使用电疗(直流电或中频电),使泥中的钙、镁、铁、氯、碘等离子在直流电作用下,导入人体内。电泥疗法有泥疗和电疗的双重作用。

4. 注意事项

(1) 对治疗用泥的质量应进行鉴别,选择所要求的各项指标均合格的泥。

(2) 测泥温时应准确、均匀,严格掌握泥疗的温度和时间。

(3) 治疗时应随时观察患者反应,如发现大量出汗、头昏、心悸等不良反应时,应立即停止治疗并对症处理。

(4) 泥疗后应注意休息,不要做日光浴、游泳及长时间散步。

5. 适应证和禁忌证

(1) 适应证:关节炎、软组织扭挫伤、肌肉劳损、神经炎、神经痛、烧伤后遗症、冻伤、水肿、外伤后的瘢痕、术后粘连、胃炎、慢性肝炎、慢性附件炎、盆腔炎等。

(2) 禁忌证:与石蜡疗法的"禁忌证"相同。

(三)沙浴疗法

将清洁的干海沙、河沙作为介质,加热后作用于机体以达到治疗目的的方法,称为沙浴疗法。被广泛应用于位于海滨和有沙地条件的疗养地。

1. 沙的理化特性　沙由二氧化矽、三氧化二铁、三氧化二铝、氧化钙、氧化镁、钠盐、镁盐等物质组成。热容量为0.22~0.32cal,导热系数约为0.3097~0.3218,比重为2.67。由于海沙中含钠盐、镁盐较多,因而吸湿性较大,干燥的时间较长。

笔记

2. 对机体的作用 沙浴治疗具有温热和机械的综合作用，能增强机体的代谢过程，促进排汗、加快呼吸和脉搏、加速骨骼生长等作用。

3. 治疗方法

(1) 选沙：用筛子筛选出直径在 0.25mm 左右的沙粒，使用前洗净、晾干备用。这样的沙粒既能避免微小颗粒形成的灰尘，又能防止沙粒太大引起的皮肤损伤。

(2) 沙的加热方法：①天然加热法：利用日光将沙加热到 40~45℃，在夏天日光充足、无云的情况下可用这种方法加热；②人工加热法：利用特殊装置，用热水、蒸汽或锅使沙加温到 40~55℃。

(3) 沙浴方法：①全身沙浴治疗法：使患者躺在加热后的沙上进行治疗。治疗时胸部和头部需暴露，每次治疗时间 30~90 分钟。沙浴后进行温水浴，于阴影处休息 20~30 分钟再离去。②局部沙浴法：将治疗部位置于加热过的沙上，沙温不超过 52~55℃，每次 30~60 分钟，治疗结束后用温水冲洗。

4. 适应证和禁忌证

(1) 适应证：关节损伤、关节炎、软组织扭伤及撕裂伤、神经炎、神经痛、骨折、慢性盆腔炎、慢性肾炎、肥胖病等。

(2) 禁忌证：急性炎症、高热、肿瘤、心力衰竭、活动性结核及出血倾向等患者禁用，体质虚弱者慎用。

（四）坎离砂疗法

坎离砂疗法是利用氧化铁与醋酸作用生成醋酸铁时所放出的热能作为热源，以达到治疗作用的方法。

1. 坎离砂的理化特性 坎离砂的制备是将铁末烧红后倒入中药煎液及少量醋中而成。使用时将坎离砂用 2%冰醋酸或食醋调拌后，最高产热温度在 87~92℃，热作用持续时间长，温度在 70℃以上的时间长达 98~145 分钟。坎离砂一般可以重复用 10~12 次，其热作用特点是温度逐渐升高、达最高点后缓慢下降，机体对这种温度变化较易适应。

2. 对机体的作用 坎离砂的主要作用是热作用加药物作用。

(1) 使局部皮肤温度显著升高，促进汗液大量分泌、毛细血管显著扩张、血流量增加，从而改善局部血液循环及营养。

(2) 降低末梢神经的兴奋性，具有消炎和镇痛作用。

(3) 治疗后，局部可有红斑形成，30 分钟后开始消退，2~2.5 小时后完全消退，可引起皮肤色素沉着。

3. 操作方法

(1) 将坎离砂倒入盆中，按每 750g 坎离砂加 2%冰醋酸或醋 40ml 拌匀，使其潮湿即可，然后按治疗部位不同分别装于大小不同的布袋中，用浴巾或毛毯包好。

(2) 待坎离砂温度升至 60℃以上时，在治疗部位先放置棉垫或纱布垫，再在其上放置坎离砂布袋，然后用毛巾或毛毯包好。

(3) 每日或隔日 1 次，每次 40~60 分钟，每疗程 15 次。

4. 注意事项

(1) 防止坎离砂潮湿失效，最高温度如达不到 70℃，就不宜应用，否则热作用时间太短。

笔记

（2）坎离砂可重复应用10~15次，随使用次数的增加，产生热效应的时间延长，可合理安排患者，提高利用率。

（3）治疗前须检查皮肤有无破损、感觉有无异常，治疗过程中应询问患者有无不适感，以免灼伤。

（4）治疗时患者和工作人员须戴口罩，防止吸入金属灰尘。

5. 适应证和禁忌证

（1）适应证：主要治疗关节、肌肉及韧带扭挫伤、慢性风湿性关节炎、腰椎间盘突出症、腰肌劳损、肌纤维织炎、关节手术后功能障碍、肩关节周围炎、慢性肠炎、肥大性脊柱炎等。

（2）禁忌证：与沙浴的禁忌证相同。

第五节　压 力 疗 法

一、概述

（一）定义

压力疗法（compression therapy）是指对机体局部施加压力，以达到治疗疾病目的的一种方法。应用压力疗法治疗时，可以是增加压力，也可以是减少压力或两者交替。

（二）分类

如果将正常环境下的大气压设为“零”，则高于环境大气压的压力称为正压，低于环境大气压的压力称为负压。依据治疗时所使用压力的不同，压力疗法可分为正压疗法、负压疗法及两种压力交替的正负压疗法。

1. 正压作用　当正压作用于局部肢体时，毛细血管和静脉中的血液以及淋巴管中的淋巴液受到挤压，会流向压力小的肢体部位，如果这种压力梯度是从远心端向近心端依次进行，即可使外周淤积的血液、淋巴液向中心回流，随着局部毛细血管和淋巴管的排空，引起组织水肿的液体回流到血管淋巴管的数量相对增加，使局部水肿减轻。

2. 负压作用　当负压作用于局部肢体时，由于肢体外部的压力低于体内压力，血管被动扩张，同时沿动脉血流方向的压力梯度较正常状态明显增大，肢体产生被动充血，流入微循环的动脉血相对增加，使肢体的营养和能量供应得以改善，有利于组织修复和循环重建。中医的拔罐疗法也可以看作为一种局部的负压疗法。

二、正压疗法

（一）正压顺序循环疗法

1. 概述　采用气袋式加压装置，按照从远心端至近心端的顺序对肢体进行加压，从而使肢体组织间隙积聚的液体受到挤压进入静脉及淋巴管，达到促进肢体血液及淋巴回流的目的。

2. 设备　正压顺序循环治疗设备由主机（气泵和控制系统）、导气管道和上下肢气囊三部分组成。根据型号不同，目前生产的有4~12腔不等的气袋治疗设备，每腔压力为0~180mmHg可调，采用梯度加压的工作方式，可作用于上、下肢。腔的数量越多，分级加压层次越多，对于逐级加压越有利。

笔记

3. 治疗作用

（1）提高组织液静水压，促进静脉血和淋巴液回流：人体组织液静水压正常约为1.33kPa，肢体加压时，经组织间压力传导，组织液静水压可提高到6.67kPa以上，从而产生克服毛细血管内压及组织间胶体渗透压的作用，促进组织间液向静脉及淋巴管内回流。同时套在肢体上的气囊由远端向近端序贯充气及排气，可产生挤压、放松的效果，形成梯度式的压力差，以促使静脉血和淋巴回流，有利于肢体水肿的消退。

（2）增加纤溶系统的活性：研究表明正压顺序循环治疗可增加纤溶系统的活性，刺激内源性纤维蛋白溶解酶的活性。

4. 操作常规　患者取坐位或仰卧位，将大小合适的气囊套在患肢上，并拉好拉链。将导气管按顺序插在气囊接口上，接通电源，设定治疗模式、治疗压力及时间，按下启动按钮即可开始治疗。气囊末端压力可设定在100～130mmHg（13.3～17.3kPa）之间，其他各节段压力可由电脑控制相应递减，或人为手动调节。每次治疗20～30分钟，每日1次或2次，6～10次为1个疗程。

5. 临床应用

（1）适应证：肢体创伤后水肿；淋巴回流障碍性水肿；截肢后残端肿胀；复杂性区域性疼痛综合征（如神经反射性水肿、脑血管意外后偏瘫肢体水肿）；静脉淤滞性溃疡；对长期卧床或手术被动体位者可预防下肢深静脉血栓形成。

（2）禁忌证：肢体严重感染未得到有效控制；近期下肢深静脉血栓形成；大面积溃疡性皮疹。

（3）注意事项

1）治疗前：检查设备是否完好和患者有无出血倾向；向患者说明治疗作用，解除其顾虑，鼓励患者配合治疗；每次治疗前应检查患肢皮肤，若有未结痂的溃疡或压疮，应加以隔离保护后再行治疗，若有新鲜出血伤口应暂缓治疗。

2）治疗中：治疗应在患者清醒的状态下进行，患肢应无感觉障碍；治疗过程中要注意观察患肢肤色变化情况，并询问患者感觉，根据情况及时调整治疗方案。

3）对老年、血管弹性差者，治疗压力宜从低值开始，治疗几次后再逐渐增加至所需的治疗压力。

（二）体外反搏疗法

1. 定义　体外反搏疗法（external counterpulsation，ECP）是以心电R波作为触发信号，在心脏进入舒张早期时，向扎于四肢及臀部的气囊充气，并由远心端向近心端依次快速加压，迫使主动脉流向四肢的血流受阻，并产生逆向压力波，提高主动脉的舒张压，从而增加冠状动脉、脑动脉及肾动脉的血流量，起到辅助循环的一种治疗方法。

增强型体外反搏（enhanced external counterpulsation，EECP）在心室舒张期，通过对小腿、大腿及臀部的序贯加压，能使舒张期反搏波压力升高至20.0～22.6kPa，在治疗冠心病中取得了显著疗效。目前国内外不同生产厂家研制开发的ECP装置，多属于增强型，故EECP即泛指"体外反搏"。

2. 治疗原理　体外反搏技术始于20世纪60年代，由美国哈佛大学Soroff教授等设计和研制，主要用于治疗冠心病。早期体外反搏的作用机制被认为是通过提高动脉舒张压及促进侧支循环的建立，达到改善组织器官缺血的作用。近年来研究表明，体外反搏在增加器官组织血流灌注的同时，还能促进动脉血流加速，提高血流切应力，从

笔记

而促进血管新生，并能保护血管内膜，促进损伤血管内皮细胞结构与功能的修复，以发挥抗动脉粥样硬化的作用。

3. 治疗作用

（1）提高主动脉舒张压，增加冠状动脉灌注压：冠状动脉供血的 70%～80% 是在心脏的舒张期。冠状动脉的血流量主要与冠状动脉的管径及舒张期灌注压有关，并主要取决于舒张期主动脉内压与心室壁压力之间的压差大小。在反搏时，四肢动脉内血液被挤向主动脉，此时主动脉已关闭，造成主动脉内压力明显升高，使冠状动脉口的灌注压亦明显增加，从而增加了冠状动脉灌注量，提高了心肌供血量。同时，主动脉内压力升高还可提高脑及内脏的血流量，这是体外反搏治疗冠心病和其他缺血性血管疾病的基本原理。

（2）促进侧支循环的建立，改善血液黏度：体外反搏增加了冠状动脉健支的灌注压，增大了冠状动脉正常主支与病变支之间的压力差，使吻合支开放增加，从而促使病变组织侧支循环建立增加，这种作用被认为是体外反搏后期效应的产生机制。

4. 操作常规　目前，国内多数医院使用的体外反搏仪为单纯正压型和正压、负压双向型，两种型号均为四肢序贯式充排气反搏器。

（1）治疗前准备

1）向患者说明治疗时的正常感觉，如肢体紧束感及跳动感，避免因患者紧张造成的心率变化影响到治疗效果。

2）患者仰卧于反搏床上，连接心电电极，红色正极置于心尖部，白色负极置于胸骨右缘第 2 或第 3 肋间，黑色地线置于剑突下方。用胶布固定相应电极，防止在治疗中松动而影响触发反应。

3）使用前检查各接头连接是否正确和牢固，将充排气开关置于“0”位，并将心电模拟开关置于“模拟位”。

4）打开监控系统电源，调整相关旋钮，使心电波、充排气信号、脉搏波在示波荧光屏上的亮度及位置适宜。

5）根据患者体形选择合适的气囊套，包扎于四肢及臀部，患者应穿棉质柔软衣裤，注意包扎时拉平衣裤，以防止打褶处摩擦损害皮肤。气囊套松紧要适度，一般以在气囊套与肢体间能插入两指为宜。气囊套连接软管不能扭曲，并有适当的余量。

6）将心电开关置于“心电位”，开启导联开关后，在示波屏上显示心电波，推动充气调节旋钮的位置使充气信号落在 T 波顶峰处，推动排气旋钮，使排气信号在下一个 QRS 波之前 50ms 结束，心率较慢者可根据情况提早排气。

（2）开机步骤及监控

1）如果患者心率正常，反搏比率开关可置于“1∶1”挡位，即反搏次数与心率次数一致，如患者心率过快，可置于“1∶2”挡，即 2 次心搏进行一次反搏。

2）开启充排气开关，可听到电磁阀启动声响，将调节阀旋转至起始端，防止开泵时充气压力突然上升。

3）开启气泵开关，旋转调压阀使充气压力逐渐上升，治疗充气压应维持在 0.035～0.042MPa，气囊序贯时限为 40～50ms。

4）将脉搏传感器耳夹夹于患者耳垂，开启脉搏观察开关，在荧光屏上观察脉搏曲线。通过调整充气钮（调整充气时限）和调压阀，使反搏波起始于主波峰值之后约

笔记

50ms 处或于重搏波起始切迹处。一般认为反搏波波峰略高于主波峰约 20%或至少与主波峰持平，效果较好。

5）反搏气压应尽量保持相对恒定，充气压以压力表指针摆至最大时读数为准，当患者心率发生变化时，需调整调压阀，避免压力过高或过低。

6）当控制系统发生故障，或患者出现心律失常时，应立即关闭气泵，排除故障或心率正常后再重新开启仪器。

（3）关机步骤

1）首先旋转调压阀，使压力下降，再关闭气泵。

2）先关闭全部充气开关，然后关闭排气开关。

3）关闭脉搏传感器开关，取下脉搏传感器、心区皮肤表面电极，解除全部气囊，将各开关、旋钮调回到“0”位或原位。关闭监控系统电源（新型设备为按键式调节控制钮）。

EECP 的标准疗程是 36 小时，每天可治疗 1～2 小时，一般持续 7～8 周。早期推荐患者每年接受两个标准疗程的治疗量（上、下半年各一次），但最佳疗程如何确定，目前还缺乏确凿的临床研究资料。

5. 临床应用

（1）适应证：冠心病、病态窦房结综合征（心率在 40 次/分以上）、心肌炎恢复期、结节性大动脉炎、高血压、血栓闭塞性脉管炎、脑血管病（缺血性脑血管意外、短暂脑缺血发作、腔隙性脑梗死、脑血管栓塞、椎-基底动脉供血不足）、抗血小板治疗、抗凝治疗、心房纤颤等。突发性耳聋、视网膜中央动脉栓塞等在应用 EECP 治疗中也取得了一定疗效。

（2）禁忌证：高血压（血压>179/110mmHg），频发性期前收缩或心率>140 次/分，主动脉瓣关闭不全，大动脉病变（如夹层动脉瘤）、肺梗死、肺心病，梗阻型心肌病、二尖瓣狭窄，脑水肿及有发生脑水肿趋势的情况，下肢感染、皮炎、静脉炎及新近静脉血栓形成，全身或局部出血倾向，或 INR≥3.0 并服用华法林者，妊娠。

（3）注意事项

1）反搏前：保证室温舒适，嘱患者排尿及排便，检查并记录心率、血压，必要时记录心电图。

2）下列情况须立即停止反搏：①监控系统工作不正常；②气泵故障或管道漏气，反搏压达不到 0.035MPa；③充排气系统发生故障；④治疗中出现心律失常，心电极脱落，或患者自诉明显不适而不能坚持治疗时。

3）脉搏曲线的反搏波幅和时限不符合要求时，应及时查找原因并作出调整，以保证反搏效果。

大部分进行体外反搏的患者不会发生严重的不适或并发症，最常见的不良反应为轻微头疼、头晕、身体乏力或肌肉酸痛。小部分患者可能在气囊充气的位置略感不适，包括疼痛、皮肤压痕、淤伤或水疱，治疗中配合适当的软垫可缓解这些不适。

（三）皮肤表面加压疗法

1. 定义　皮肤表面加压疗法是指通过对人体体表施加适当压力，以预防或抑制皮肤瘢痕增生，防治肢体肿胀的治疗方法。皮肤表面加压疗法具有悠久的历史，早在 1607 年，Fabricrine 就提出持续对手瘢痕加压促进手功能的恢复，1968 年 Larson 等开始应用该疗法治疗烧伤后瘢痕，取得良好的临床效果。从此以后，皮肤表面加压疗法

笔记

作为一种简单有效的瘢痕治疗方法，被临床广泛应用。

2. 治疗作用及机制 压力疗法对瘢痕治疗作用的关键在于持续加压，使局部毛细血管受压萎缩、数量减少、内皮细胞破碎等，从而造成瘢痕组织的局部缺血、缺氧。缺血、缺氧又可导致以下一系列变化：

（1）细胞内线粒体形态改变，如肿胀、空泡变性等，功能减退甚至消失，导致成纤维细胞增殖及合成胶原等细胞外基质障碍。

（2）肌成纤维细胞发生退行性变，释放出的溶酶体酶水解包绕在胶原结节外的异常黏多糖，促进胶原酶水解胶原结节，从而使螺旋状胶原变为平行排列。

（3）缺血缺氧使局部 a_2-M 球蛋白减少，对胶原酶的抑制作用减弱。

（4）合成黏多糖所需的酶减少，使胶原纤维生成减少。

（5）加压减轻了局部的水肿，减弱了葡萄糖氨基淀粉酶的水合作用，减少了黏多糖的沉积与合成，从而抑制瘢痕增生。

3. 治疗形式

（1）弹性绷带压迫法：弹性绷带是一种纤维织物或包以橡皮筋的纤维织物，有一定的弹性和张力，适用于身体各个部位。创面位于四肢时，包扎应从远端正常皮肤开始，露出手指或足趾以观察血运。

（2）弹力套压迫法：压力套呈筒状，套在创面上，容易使初愈娇嫩的创面损伤。可做成片状，分别在两边缘缝以尼龙搭扣，量体裁剪，缝制成适于身体各部位的弹力套，如手套、袜套、背心、裤子等，穿戴十分方便。应用弹力套时，在娇嫩的创面上先放置 2 层纱布，再将弹力套置于其上，尼龙搭扣黏合加压。

（3）压力衣治疗：根据瘢痕所处的部位及范围不同，制成不同的压力衣，如上衣、上肢袖套、长裤、短裤、下肢袖套、背心、颈围、头围、面罩等。由于体表形态特点不同，压力衣施加于体表的压力就有所差异。压力大小与受压面积呈反比，如肢体近端面积大，受压力相对较小；肢体远端面积小，受压力相对较大。一般情况下，胸部和中、下腹部均可获得较高压力，上腹部表面较凹陷，所获压力就比较低，压力不足时需要填加海绵垫，可将海绵垫放置在剑突部位，使压力增高。其他凹凸不平的部位，如鼻周、唇周即乳房周围，可使用可塑性材料，塑造出体表形态，再穿压力衣加压治疗。

4. 操作常规

（1）使用时机：皮肤表面加压疗法应在创面愈合后，瘢痕形成之前就开始应用，疗效较好，待瘢痕形成后再应用疗效则较差。初愈的创面皮肤较嫩，易起水疱，因此，内层应敷两层纱布再戴弹力套，平铺后用尼龙搭扣黏合加压。

（2）压力适当：在不影响肢体远端血运及患者可耐受的情况下，应有足够、适当的压力，一般压力应维持在 10~25mmHg。压力过低疗效不明显，过高易引起患者不适，重则会造成局部静脉淤血，组织水肿甚至发生缺血坏死。

（3）持续加压：每天最好加压 24 小时，若需间断时每次不超过半小时；最少 3~6 个月。

（4）特殊部位处理：皮肤薄嫩处或骨突处应加软衬垫，以防止皮肤破溃；皮肤凹陷处应予以必要的充填，使压力均匀地达到各处；对于中空或易变形的部位，如鼻背瘢痕和外耳瘢痕，加压时应给予必要的支撑和充填，以免造成或加重畸形。

（5）保证疗程：压力治疗需要较长时间，患者容易失去耐心和信心，因此要做好

笔记

充足的解释、说明工作，以提高其信心。

5. 临床应用

（1）适应证：主要适用于增生性瘢痕的治疗，如手术后的瘢痕和烧伤后增生性瘢痕；瘢痕疙瘩手术或放疗后的辅助治疗。

（2）禁忌证：治疗部位有感染性创面、脉管炎急性发作、近期下肢深静脉血栓形成。

三、负压疗法

（一）概述

负压疗法包括全身负压疗法和局部负压疗法两种。目前仅局部负压用于临床治疗，局部负压有腹部负压、股部负压、下半体负压、肢体负压和拔火罐等。目前常用的是肢体负压疗法，主要用于动脉硬化性闭塞、血栓闭塞性脉管炎及雷诺综合征等。一般认为凡肢体缺血性疾病，若患者不宜或不愿手术，均可应用负压治疗。此处主要介绍肢体负压疗法。

（二）治疗作用及机制

负压疗法主要对循环系统具有改善作用，但机制尚不十分清楚，可能与下列因素有关：

1. 负压下血管被动扩张，血管跨壁压增高，血流量增加。

2. 可改善微循环，通过对肢体甲皱微循环的观察，治疗后93%得到改善。

3. 促进侧支循环建立，负压疗法可促进早期病变血管的扩张，晚期周边血管扩张代偿。

4. 抗缺血肢体自由基损伤。

（三）操作常规

1. 设备　负压疗法设备为专用的负压舱。可将治疗的肢体单独放入舱内，出入口处有专用的垫圈封闭，用空压机抽取舱内空气以产生负压。

2. 操作方法

（1）患者取坐位或仰卧位。

（2）调整压力舱的高度和倾斜角度，使患者在治疗过程中体位舒适以利于治疗。如患肢水肿，可采取水平位；如有动脉循环障碍而无水肿，可稍向下倾斜。压力舱底部垫数层大毛巾。

（3）裸露患肢并伸入舱内，用与患肢周径相符的柔软、弹性垫圈，使之在压力舱口处固定，并密封舱口。

（4）适当移动治疗仪，使舱口尽量靠近患肢根部，再将患者的坐椅或床与仪器用皮带固定。

（5）设定所需的负压值，上肢压力范围为-65～-100mmHg（-8.6～-13.3kPa），一般为-80mmHg（-10.7kPa）；下肢压力-80～-130mmHg（-10.7～-17.3kPa），一般为-100mmHg（-13.3kPa）。

（6）打开电源开关，舱内压力从“0”开始缓慢下降至设定值，开始计时。

（7）每次治疗10～15分钟，每日1次，10～20次为1个疗程。

（四）临床应用

1. 适应证　雷诺现象（雷诺病）、血栓闭塞性脉管炎、糖尿病足及下肢坏疽等。

笔记

2. 禁忌证 出血倾向、静脉栓塞早期、动脉瘤、大面积坏疽、血管手术后、治疗部位有感染灶、治疗部位有恶性肿瘤、近期有外伤史。

3. 注意事项

(1) 治疗前应检查设备是否完好,检查患者有无出血倾向、患肢是否有尚未结痂的溃疡灶或压疮,若有应加以隔离保护后再治疗,若有新鲜出血伤口应暂缓治疗。

(2) 向患者说明治疗作用,解除其顾虑,鼓励患者积极参与并配合治疗。

(3) 治疗应在患者清醒的状态下进行,患肢应无感觉障碍。

(4) 治疗过程中应注意观察患肢的肤色变化情况,并询问患者的感觉,根据情况及时对治疗剂量进行调整。

(5) 负压过大时,患者会出现胀感,因此应根据患者耐受情况,逐渐将压力调到适宜强度。但首次治疗时压力应从低值开始,酌情逐渐增加,以有轻度胀感为宜。

(6) 负压治疗肢体出现淤血是正常反应,淤血在停止治疗 2 小时后即可恢复,但应防止肢体出血,若有明显出血情况应停止治疗。

(7) 高龄或体弱患者采取卧位治疗为宜。

(8) 治疗中患者如出现头晕、恶心、心慌、气短、出汗等症状时,应立即暂停治疗。

四、正负压疗法

(一) 概述

正负压疗法是利用高于或低于大气压的压力交替作用于人体局部以促进血液循环的治疗方法。正负压疗法目前主要用于人体四肢,通过改变肢体外部的压力,以增加血管跨壁压力来促进肢体血液循环。不仅可以治疗肢体血管疾病,还可应用于由血液循环障碍引起的各种疾病的治疗。

(二) 治疗作用及机制

当施予高于大气压的压力时,肢体毛细血管、静脉及淋巴管内的液体受到挤压,向压力小(即处于常压下)的肢体近心端流动,促使外周淤积的血液加速进入血液循环。随着毛细血管的排空,组织间水肿的液体将易于回到血管中,有利于水肿的消退。当负压作用于肢体时,由于外部压力低于体内压力,血管被动扩张,沿动脉血流方向的压力下降梯度增大,肢体被动充血,促使大量动脉血流入,改善组织血液循环,增加了肢体营养和能量供给,有利于组织的修复和侧支循环的建立。

(三) 操作常规

1. 设备 多为电脑调控舱或压力治疗舱,可单纯进行负压治疗,也可单纯进行正压治疗,还可进行正负压交替治疗。舱式正负压治疗仪主要由透明筒状压力舱,及密封肢体固定装置、操作控制系统、压力表等组成。

2. 操作方法

(1) 患者取坐位或仰卧位。

(2) 调整压力舱的高度和倾斜角度,使患者在治疗过程中体位舒适以利于治疗。如患肢水肿,可采取水平位;如有动脉循环障碍而无水肿,可稍向下倾斜。压力舱底部垫数层大毛巾。

(3) 裸露患肢并伸入舱内,用与患肢周径相符的柔软而有弹性的垫圈,使之在压力舱口处固定,并密封舱口。

(4) 适当移动治疗仪,使舱口尽量靠近患肢根部,再将患者的坐椅或床与仪器用

笔记

皮带固定。

（5）设定所需的正、负压力值，通常设定在-50mmHg（-6.67kPa）~+100mmHg（13.3kPa）较合适。治疗时宜从正压向开始，使四肢淤血排出后，再给予负压使之充血。

（6）设置持续时间：打开电源开关，舱内压力从“0”开始缓慢增高，达到设定的正压值后维持一段时间，缓慢下降至负压设定值，保持一段时间后，再缓慢回升，每1周期时间为90秒或更长时间。

（7）单侧肢体每次治疗30~60分钟，若双侧均需治疗，则每一肢体治疗45分钟；若病情较重，患肢可治疗1.5小时，另一肢体治疗30分钟。

（8）病情极重者可每日治疗数次，但1次治疗时间不宜过长。病情重者可每日一次，或每周治疗5次或6次，如病情有所减轻，可减至每周治疗3次。20~30次为1个疗程。

（四）临床应用

1. 适应证

（1）单纯性静脉曲张、静脉炎早期和病情已经稳定的动脉栓塞引起的循环障碍。

（2）四肢动脉粥样硬化、动脉中层硬化、血栓闭塞性脉管炎。

（3）周围血液循环障碍，包括雷诺现象（雷诺病）、外伤后血管痉挛、弛缓性瘫痪合并循环障碍（如复合性区域性疼痛综合征）。

（4）免疫性疾病引起的血管病变，如多发动脉炎、硬皮病、类风湿关节炎合并脉管炎、系统性红斑狼疮。

（5）糖尿病性血管病变。

（6）局部循环障碍引起的皮肤溃疡、压疮、组织坏死等。

（7）非禁忌病症引起的血液循环障碍，如真性红细胞增多症早期。

（8）淋巴水肿，如乳腺癌术后术侧上肢淋巴性水肿。

（9）冻伤。

（10）预防术后下肢深静脉血栓形成。

2. 禁忌证　同“负压疗法”。

3. 注意事项

（1）治疗前应检查设备是否完好，检查患者有无出血倾向、患肢是否有尚未结痂的溃疡灶或压疮，若有应加以隔离保护后再治疗，若有新鲜出血伤口应暂缓治疗。

（2）治疗前向患者说明治疗作用，以解除其顾虑；鼓励患者积极配合治疗。

（3）治疗时，应在患者清醒状态下进行，有感觉障碍者慎用。

（4）治疗过程中，应注意观察患肢的颜色变化，并及时询问患者感觉，根据情况及时调整治疗剂量。

第六节　磁　疗　法

一、概述

磁疗法是利用磁场作用于人体穴位、患处或全身，以达到治疗目的的方法。磁场能影响人体电流分布、电荷运动、肠系膜的通透性和生物大分子的磁矩取向，并能吸引

笔记

人体内的含铁体液，对各种炎症、感染和溃疡以及肠道、子宫等疾病的治疗非常有益。

（一）物理特性

磁场是一种看不见、摸不着的特殊物质。磁场的基本特性是能对其中的运动电荷施加作用力。

1. 磁体与磁极　能够吸附铁、钢、镍、钴等金属的物质叫做磁体。磁体吸铁的性质叫做磁性。磁性保持时间久，不易消失的磁体叫做永磁体。永磁体分天然永磁体和人工永磁体。天然永磁体是四氧化三铁，也称天然磁石，其磁性差，磁场强度低。人工永磁体的材料是稀土合金，如钐镅铜、钕铁硼，人工永磁体的磁性好，磁场强度高，广泛应用于临床。

2. 磁化与磁感应　被磁体吸引的物体，离开磁体后也具有磁性，这种原来没有磁性的物体在磁场的作用下变为有磁性物体的过程叫做磁化。能够被磁化的物质叫做铁磁物质或磁性物质，如铁、镍、钴。磁化过程不是通过与磁体直接接触产生，而是隔着其他物体，如玻璃、纸张、空气等，叫做磁感应。

3. 磁场与磁力线　在磁体周围空间，存在着一种具有磁力作用的特殊的场，叫做磁场。磁场是存在于运动电荷或电流周围的一种特殊物质。在磁场中画一些曲线，使这些曲线上任何一点的切线都在该点的磁场方向上，这些曲线称为磁力线。磁力线从磁体的 N 极发出，通过空间进入磁体的 S 极，形成封闭的曲线。磁力线的走行遵循同名相斥、异名相吸的原则（图 4-40）。

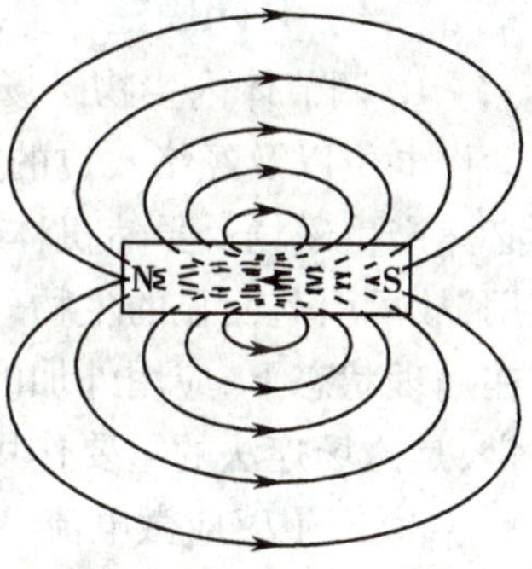

图 4-40　磁场和磁力线

4. 磁场强度和磁感应强度　磁场的强弱用磁场强度（H）表示，磁场强度的单位是安培/米（A/m）。磁体内部或磁体表面的磁场强度叫做磁感应强度（B），磁感应强度的单位是特斯拉（T）。磁场强度与磁感应强度的关系为：$B \approx \mu H$。当介质为空气时，磁导率 μ 近似于 1，因此 $B \approx H$。在讨论计量时一般不细分两者的差别，只是简单的称磁场强度，单位是特斯拉（T）。

5. 磁电关系　利用磁场来产生电流的现象叫做电磁感应现象，这样产生的电流叫做感应电流。通过电流作用产生的磁体叫做电磁体。电磁体的磁性是暂时的，当停止通电时，其磁性消失。

（二）磁场分类

根据磁场强度和方向的变化，磁场可分为恒定磁场、交变磁场、脉冲磁场及脉动磁场（图 4-41）。

1. 恒定磁场　磁场的大小和方向不随时间变化而变化的叫恒定磁场，即静磁场。如磁片和电磁铁通以直流电产生的磁场。

2. 交变磁场　磁场的大小和方向随时间变化而变化的叫交变磁场，如电磁疗机和异名极旋转磁疗器产生的磁场。

3. 脉冲磁场　用间歇振荡器产生脉冲电流，将这种脉冲电流通入电磁铁线圈可产生各种形状的脉冲磁场，特点是磁场间歇性出现，磁场的变化频率、波形和峰值可根据需要进行调节。

4. 脉动磁场　磁场强度有规律变化而磁场方向不变的磁场，如同名极旋转磁疗

笔记

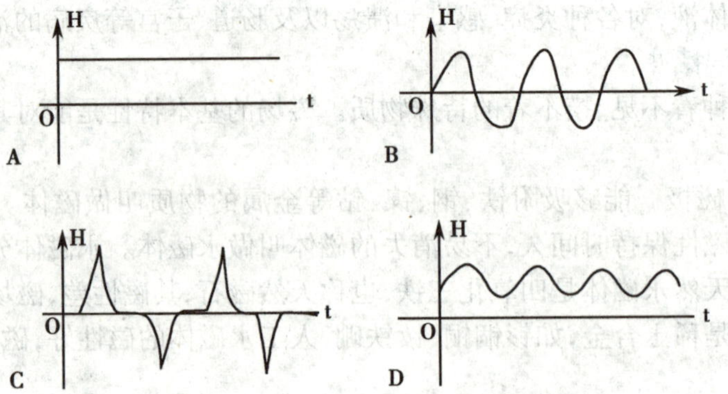

图 4-41 磁场分类

A. 恒定磁场；B. 交变磁场；C. 脉冲磁场；D. 脉动磁场

机、通以脉冲直流电的电磁铁产生的磁场。交变磁场、脉冲磁场和脉动磁场都属于动磁场。

二、治疗作用

（一）作用原理

1. 调节体内生物磁场　人体内有各种生物电流，如肌电流、脑电流、心电流、神经动作电位以及经络穴位的生物电流等，在人体，从细胞到组织器官由于生物电的传输必然产生磁场。虽然机体内的磁场极弱，但磁场对生物细胞的分裂和生长呈正反馈作用，故可引起明显的生物效应。生理情况和病理情况下人体内的生物磁场是不同的。在病理状态下，应用外加的磁场对体内的生物磁场进行调节，使体内生物磁场趋向正常，是磁场疗法的重要作用原理。

2. 产生感应微电流　血液可以视作一个导电体，由于血管的舒缩运动和血流运动，在磁场中对磁力线进行切割，在体内产生感应微电流，由于这种电流的强度很弱，所以叫做微电流。微电流的产生可对体内生物电活动产生影响，进而影响各器官组织的代谢和功能。如在微电流的作用下，钠、钾、氯等离子的活动能力加强，改变了膜电位、增强细胞膜的通透性，促进细胞内外物质的交换。微电流也可刺激神经末梢，影响神经功能。

3. 局部作用和神经体液的作用

（1）神经反射作用：当磁场作用于人体一定部位时，可刺激感受器，通过神经反射影响局部直至整个机体的功能状态。在局部可产生反射性的血管扩张，血流加快，对大脑皮质可起到抑制作用。

（2）体液作用：磁场对体液的影响是使血管扩张，血流加快，各种致痛物质迅速被稀释和排出，使疼痛得以缓解。在磁场作用下，各种内分泌素和酶的含量和活性发生变化，通过这些变化可达到治疗效果，如脑垂体和丘脑下部脑啡肽含量明显增高而通过体液循环达到镇痛效果，体液中钾、钠、钙、铁、铜、锌等离子也发生变化而达到治疗效果。

（3）经穴作用：在局部作用中，磁疗对经络穴位的作用效果尤为明显。经络穴位具有电磁学特性，穴位是人体电磁的最活跃点。磁场作用于人体穴位，可以出现类似

笔记

针刺穴位的感觉，即凉感、热感和麻感等，这种感觉还可沿着经络循行方向传导。

4. 改变细胞膜的通透性 细胞膜中含有大量的酶和神经递质受体。在磁场的作用下，细胞膜的膜蛋白分子出现重排现象，干扰了膜的特性与功能，使细胞膜的通透性发生改变，引起生物学效应，可以达到治疗疾病的效果。

（二）生理效应

1. 对心血管系统的影响 磁场可使乙酰胆碱降低心率的作用减轻，亦可对抗阿托品引起的心率加快作用。磁场既能改善血管舒缩功能，又可以改善血液循环。磁场还有降低全血黏稠度的作用。

2. 对代谢的影响 磁场可使尿中 K^+、Na^+ 含量增多，促进血中脂类物质的代谢，降低血脂。在一定的磁场作用下，可增强胃肠生物电活动，加快胃肠蠕动，促进胃肠吸收。磁场可激活多种酶的活性，还可加速天门冬氨酰胺酶催化反应，抑制组胺酶催化反应。

3. 对内分泌免疫系统的影响 磁场可激活下丘脑-垂体-肾上腺系统，使皮质醇含量增高。磁场还能提高正常机体免疫功能，提高 E 花环形成率、白细胞吞噬率和提高部分补体（CH_{50}）水平。

（三）治疗作用

1. 消炎、消肿 磁场可使炎症部位血液循环加强，组织通透性增高，使炎性产物及时排出，水肿减轻，并能改善组织酸中毒状态。磁场还能提高一些酶（组胺酶、缓激肽酶、乙酰胆碱酯酶等）的活性，降低致炎物质浓度，提高机体的非特异性免疫能力等而起到消散炎症的作用。

2. 止痛 磁场可降低末梢神经的兴奋性，阻滞感觉神经的传导，从而提高痛阈，并能改善血液循环和组织营养，纠正缺血、缺氧、水肿及致痛物质聚集等导致的疼痛。磁场能提高致痛物质水解酶的活性，使缓激肽、组胺、5-羟色胺等致痛物质水解或转化，达到止痛目的。动磁场的止痛作用较静磁场快，但不如静磁场持久。磁疗对定位明确的浅表部位疼痛的止痛效果较好，对定位不明确的某些内脏痛和牵涉痛有一定疗效，对灼性神经痛疗效较差。

3. 镇静 磁场对中枢神经的作用主要为增强抑制过程，改善睡眠状态，延长睡眠时间。此外，磁场还可调节自主神经功能，缓解肌肉痉挛，达到镇静效果。

4. 降血压 磁场可通过穴位，调整中枢神经和自主神经功能，降低其兴奋性，增加抑制功能，减轻毛细血管痉挛，降低外周阻力，达到降压效果。

5. 止泻 在磁场作用下，ATP 酶活性增强，小肠的吸收功能加强；胆碱酯酶活性增强，肠道分泌减少、蠕动减慢，有利于水分和其他营养物质在肠黏膜的吸收；磁场抗渗出的作用也有利于止泻。

6. 促进创面愈合 在磁场作用下，血管扩张、血流加快，血液循环改善，为创面愈合提供了更多的血液和营养物质，有利于加速创面愈合。

7. 软化瘢痕 在磁场作用下，可改善血液循环，加速渗出物吸收和消散，为减少瘢痕形成创造了条件；磁场还可使成纤维细胞内水分和盐类物质增加，分泌功能障碍，成纤维细胞内溶酶体增加，促进细胞吞噬作用，阻止瘢痕形成。

8. 促进骨折愈合 磁场可改善骨折部位的血液循环，改善局部营养和氧供，有利于骨组织细胞的新生，从而有利于骨折的愈合。此外，磁场产生的微电流对软骨细胞

笔记

有直接促进生长的作用，可加速骨折愈合。

9. 对良性肿瘤的作用　磁疗可使一些良性肿瘤缩小或消失，其作用机制为：异名磁极相吸产生的压力作用，使肿物缩小或消失；通过减少渗出，消炎消肿，使肿物缩小或消失；通过肿瘤内的血管血栓形成，以阻断肿瘤血供，使肿瘤缩小或消失。

三、操作技术

（一）静磁场疗法

利用恒定磁场进行磁疗的方法称为静磁场疗法。常用的静磁场疗法包括直接或间接贴敷法、耳穴贴磁法、磁针法、磁电法等。选用的治疗磁体有各种磁片、磁针、磁珠、永磁吸取器等。

1. 直接贴敷法　将磁片或磁珠直接贴敷于穴位、痛点和病灶处进行刺激的一种方法。其操作方法为：先以75%的乙醇消毒待贴敷的皮肤区域，待干燥后放置磁片或磁珠，胶布予以固定。根据病情，直接贴敷法连续贴敷3～5天，也可连续贴敷3～4周或2～3个月。直接贴敷法依据使用的磁片数目分为单磁片法、双磁片法和多磁片法。

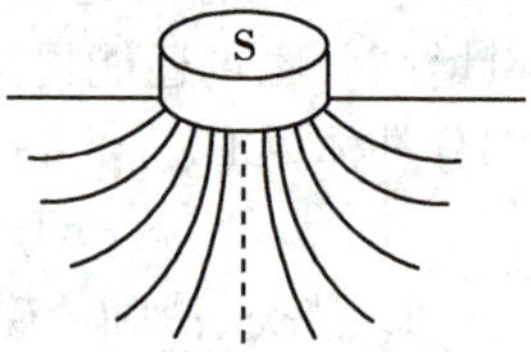

图 4-42　单磁片法磁力线分布示意图

（1）单磁片法：适用于病变范围小或表浅的部位。磁力线分布主要集中于磁片下的组织，接触皮肤的磁片极性一般没有规律性，可以任意放置（图 4-42）。

（2）双磁片法：适用于病变范围较大且部位较深的情况。双磁片法包括并置贴敷（图 4-43）和对置贴敷（图 4-44）两种形式。并置贴敷可分为同名极并置贴敷和异名极并置贴敷，同名极并置适用于病变较深的患区，异名极并置适用于病变较大而表浅的患区（图 4-43）。

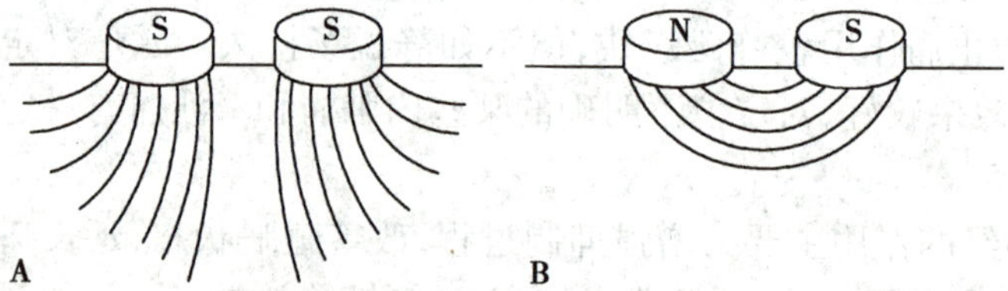

图 4-43　双磁片并置贴敷磁力线分布示意图
A. 同名极并置贴敷；B. 异名极并置贴敷

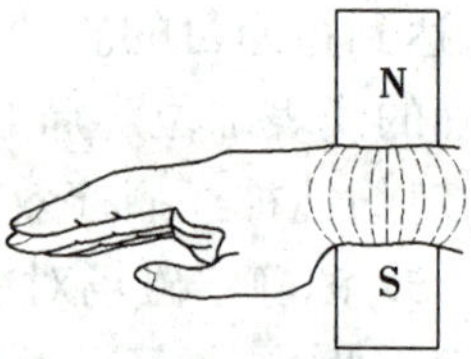

图 4-44　双磁片异名极对置贴敷磁力线分布示意图

对置贴敷是在患部的两侧贴敷磁片，多采用异名极对置贴敷，使两磁片的磁力线于患部相互贯通。此法多用于组织部位较薄的贴敷治疗，如腕关节、踝关节和肘关节。

（3）多磁片法：适用于病变范围较大的情况，如末梢神经病变、外周血管疾病等。磁极放置多采用同名极并置贴敷法。

2. 间接贴敷法　是将磁片缝在布料里，根据磁片多少、贴敷位置的距离，缝制固定器，以便使磁场能准确地作用于治疗部位。间接贴敷法适用于皮肤对胶布过敏，不能采用直接贴敷法的患者，或病变部位较大，或关节附近胶布不易固定，或需要较长时间治疗的慢性疾病等。常用的间接贴敷磁有磁腰带、磁护膝等。

3. 耳穴贴磁法　又称耳磁法，是在耳廓穴位上贴敷磁珠的磁疗法。磁场强度一般为0.02～0.05T或0.1T以上，磁珠的直径一般为3～8mm。每次贴敷的穴位2～4

笔记

个，不宜过多，以免磁场互相干扰。耳磁法的选穴原则与耳针疗法相同。

4. 磁针法　以永磁体为主，使用时操作者手持磁针，将磁针的针尖对准穴位或治疗部位，给予一定压力，使患者能耐受为度。磁针法主要用于一些疼痛性疾病的治疗。

5. 磁电法　较常用的是将1500高斯（1特斯拉=10 000高斯）以上的磁片两片，固定于电针仪的电极片上，置于治疗部位，再通以脉冲电流。电流强度由小逐渐增大，以患者可耐受为度。波形可用连续波或疏密波。每次治疗20~30分钟，每日或隔日治疗1次。

（二）动磁场疗法

动磁场疗法是利用动磁场进行治疗的方法。将高磁场强度的磁体安置在一个动力机械上，使磁片随之转动而产生脉动磁场或交变磁场，又称旋磁法。另一种形式是用铁芯线圈，通以交流电或直流电而产生交变磁场或脉动磁场，又称电磁场疗法。常用的仪器设备有旋转磁疗机、低频交变磁场磁疗机、脉动磁场治疗机、脉冲磁场治疗机等。

1. 旋磁法　将旋转磁疗机机头直接对准患区或穴位。为了使磁片转动后有较强的磁场作用，其距离应尽量缩短，以不触及皮肤为限。组织浅薄部位，如腕、肘、踝关节及手、足等，可以像贴敷法那样，采用双机头对置法，将治疗部位置于两个机头之间，两个机头的极性分别为南极与北极，使磁场穿透治疗部位。磁场强度根据治疗部位及患者情况而定，四肢及躯干的远心端，宜用较高磁场强度，胸背部及上腹部宜用较低磁场强度，老人、小孩及体弱患者宜用较低磁场强度。

2. 电磁法

（1）低频交变磁疗法：将低频交变磁场磁疗机磁头的开放面与治疗部位皮肤密切接触。如果磁头与皮肤之间有空隙，会增加磁场的衰减而影响治疗效果。由于磁头面积较大，原则上采取病变局部治疗。

（2）脉冲磁疗法：应用脉冲磁场治疗，称为脉冲磁疗法。脉冲频率为40~100次/分，磁场强度为0.15~0.8T。

（三）磁处理水疗法

利用经磁场处理过的水治疗疾病的方法，称为磁处理水疗法，又称磁化水疗法。一般以永磁铁氧体制成，制作方法包括静态法和动态法，静态法即将普通水置于磁水器中，经一定时间后制成；动态法即以普通水通过细乳胶管，流经磁场制成。当天制作的磁处理水应当天服用，每天服2000~3000ml，儿童酌减。加热磁化水时应以初沸为度，不宜久煮，一般2~3个月为1个疗程，或更长。磁处理水法可用于治疗尿路结石、胆结石、萎缩性胃炎等。

四、磁场疗法的剂量

（一）剂量分级

1. 小剂量（弱磁场）　磁场强度为0.01~0.05T。
2. 中剂量（中磁场）　磁场强度为0.05~0.2T。
3. 大剂量（强磁场）　磁场强度为0.2~0.3T。

（二）剂量选择

1. 急性疼痛或癌性疼痛宜用大剂量。

笔记

2. 神经衰弱、高血压者宜用小剂量。

3. 年老、年幼、体弱者宜用小剂量。

4. 头、颈、胸宜用小剂量，背、腰、腹和四肢宜用中剂量，臀、股宜用大剂量。

五、临床应用

（一）适应证

磁疗法适用于软组织挫伤、外伤性血肿、颈椎病、腱鞘囊肿、风湿性关节炎、类风湿关节炎、骨关节炎、肌纤维组织炎、颞颌关节综合征、耳廓浆液性软骨膜炎、前列腺炎、尿路结石、支气管炎、三叉神经痛、神经性头痛、胆石症、婴幼儿腹泻、高血压、血管瘤、术后痛等。

（二）禁忌证

磁疗法尚无绝对禁忌证，但对以下情况可不用或慎用，如严重的心、肺、肝及血液疾病，体质极度衰弱，副作用明显者或孕妇的下腹部。

（三）注意事项

1. 掌握好剂量　年老、体弱或幼儿患者，宜从小剂量开始。病程短，病变浅的用小剂量，对恶性肿瘤引起的剧烈疼痛可用大剂量。

2. 正确使用　磁片之间不要相互碰击，不要加热。不同磁场强度的磁片要分类保管。皮肤溃破、出血的局部不宜直接贴敷，应隔有纱布再贴敷。

3. 注意不良反应　治疗后如血压波动、头晕、恶心、嗜睡或严重失眠应停止治疗。白细胞较低的患者定期做白细胞检查。

此外，磁疗时不要戴机械手表，以免损坏。

第七节　水　疗　法

一、概述

（一）定义

水疗法是以水为媒介，利用不同温度、压力、成分的水，以不同形式作用于人体，以防治疾病、提高康复效果的方法。

（二）水的物理特性

水由两个氢原子和一个氧原子组成，化学分子式为 H_2O。水的物理特性使其有以下治疗功效：

1. 热熔性　水比其他任何物质都能吸收更多的热量，几乎是乙醇或石蜡的 2 倍，铜或铁的 10 倍以上。

2. 溶解性　水是一种很好的溶剂，可溶解多种化学物质。水中加入某种药物或气体时，能使机体产生相应的反应，使其能够作用于水疗过程中，如浴疗等。

3. 无毒性　水的无毒性使其既能内服亦能外用。

4. 物理性状的可变性　在液体状态，水可以被用作填充剂、浴用剂、喷雾剂、冲洗液以及敷料，并且有理想的压力和温度。同时水的导热性较强，约为空气的 33 倍，且具有蒸发、对流等特性，静止的水通过传导传递热，流动的水通过对流传递热。在固体状态,冰是一种非常有效的冷却剂。在气化状态,可用做蒸汽浴或吸入剂的热导体。

5. 水的密度　接近于人体,因此可以作为瘫痪、炎症或肌肉萎缩患者训练时的介质。躯体浸没在水中,流体静水压作用于身体表面,可以促进外周静脉和淋巴液的回流及尿液的排泄。

(三)水疗法的作用原理

水疗对人体作用的实质,是以水这个媒介物,作为一种外因刺激来改变外界环境,并通过神经-体液调节机制,引起体内器官功能变化。

1. 温度刺激作用　温度的变化,可引起不同质的反应。人体对寒冷刺激的反应迅速、激烈,而对温热刺激反应则较为缓慢。水温和体温的差异较大时,被作用的面积愈大,刺激愈强。根据刺激温度的不同,水疗法分为温水浴、热水浴、不感温水浴、冷水浴、凉水浴。温水浴与热水浴可使血管扩张、充血,促进血液循环和新陈代谢,降低神经的兴奋性,缓解痉挛、减轻疼痛,热水浴还有明显的发汗作用。不感温水浴的镇静作用明显。冷水浴、凉水浴可使血管收缩、神经兴奋性增高,肌张力提高。

2. 机械效应　水疗通过水的冲洗、摩擦、喷雾、涡流等碰撞身体表面产生机械效应。

(1) 静水压力作用:在普通的静水浴时,静水压力为40~60g/cm^2。这种静水压力可压迫胸廓、腹部,使呼吸有某种程度的阻力,患者需要用力呼吸来代偿,这就加强了呼吸运动和气体的代谢。同时,静水压力还可压迫体表的静脉和淋巴管,使体液回流量增加,促进血液和淋巴循环,有利于减轻水肿。还可以利用静水压减轻身体或局部压力,利于创面的血液循环,促进愈合。

(2) 浮力作用:水的浮力可使浸入水中的躯干、肢体、骨关节受到向上的力的支托而漂浮起来,从而减轻躯干、肢体和关节负荷,便于活动和进行运动功能的训练。

(3) 水流冲击作用:用2~3个标准大气压的定向水流冲击身体所产生的机械作用,能引起周围神经兴奋,并有扩张周围血管的作用。

3. 化学作用　在施行水疗时,可以加入各种矿物盐类、药物和气体。这些化学物质的刺激可加强水疗法的作用,并能使机体获得特殊反应,从而提高疗效。

(四)水疗法的分类

1. 按作用部位分类　①局部水疗法:包括局部冲洗浴、局部擦浴、手浴、足浴、坐浴、半身浴等;②全身水疗法:包括全身擦浴、全身冲洗浴、全身浸浴、全身淋浴、全身湿布包裹疗法等。

2. 按治疗作用分类　包括镇静、兴奋、退热、发汗、强烈刺激、柔和刺激及锻炼等。

3. 按温度分类　包括冷水浴(低于25℃)、低温水浴(25~32℃)、不感温水浴(33~35℃)、温水浴(36~38℃)、热水浴(38℃以上)。

4. 按水的压力分类　包括:①低压淋浴:一个大气压以下;②中压淋浴:1~2个大气压力;③高压淋浴:2~4个大气压力。

5. 按水的成分分类　包括温泉浴、淡水浴、海水浴、药物浴(西药浴及中药浴)、矿泉浴、气水浴。

6. 按水的形态分类　包括水浴、汽浴。

7. 按水疗的方法分类　①温热疗法:包括温敷布、包裹浴、渐温部分浴、交替浴、全身浴;②机械疗法:包括涡流浴、气泡沸腾浴、水中按摩、水中冲洗;③化学疗法:包括

笔记

各种温泉浴、药物浴等；④运动疗法：包括运动用大槽浴、运动用池浴；⑤其他疗法：包括喷淋、冲洗、气泡浴、人工碳酸浴、沙浴、药浴、肠洗浴、刷洗浴、电水浴、蒸汽浴、蒸汽喷淋等。

二、治疗作用

1. 对皮肤的影响　皮肤受到温度、机械和化学的刺激作用，除了影响体温调节、新陈代谢、心血管和呼吸系统外，还可影响内分泌及免疫功能等变化。温度刺激后皮肤会出现不同的反应，受到冷的刺激后，血管收缩，局部缺血，皮肤苍白；受到热的刺激后，皮肤血管扩张，营养和代谢增强，促进皮肤伤口和溃疡愈合，软化瘢痕，改善皮肤功能。

2. 对循环系统的影响　水疗法对心血管系统的影响，取决于水的温度与持续作用时间。当在心脏部位施行冷敷时，心搏次数减少，但收缩力量增强、脉搏有力、血压下降。心脏部位施行热敷时，心搏加快，可增强心肌张力。当施行全身冷水浴时，初期毛细血管收缩、心搏加速、血压上升，但不久又出现血管扩张、心搏变慢、血压降低，可减轻心脏负担。因此，人们认为寒冷能提高心肌能力，使心搏变慢，改善心肌营养。

3. 对泌尿系统的影响　温热刺激能引起肾脏血管扩张而增加尿量，冷刺激则使尿量减少。但在实际工作中，热水沐浴时由于大量出汗，排尿量则相对减少；冷水沐浴时出汗少，排尿量会相对增多。一般在施行水疗的情况下，一昼夜之间并不能看到排尿量有什么显著变化。几乎同没有水疗的作用一样，仅仅在长时间温水浴作用下，才能使一昼夜的尿量、钠盐和尿素的排出量增加。这种排出量的增加，是血液循环显著改善的结果。

4. 对肌肉系统的影响　一般认为短时间冷刺激可提高肌肉的应激能力，增加肌力，减少疲劳，尤其在伴有机械作用时明显，但长时间作用会引起组织内温度降低，使肌肉发生僵直，造成运动困难。热刺激能使肌肉血液循环改善、代谢改善、乳酸被充分氧化，使正常的肌肉从疲劳中迅速恢复。热刺激还能缓解病理性的肌肉痉挛，通过温热对疼痛的抑制，来缓解疼痛引起的肌紧张和肌痉挛。短时间的温热刺激，可使胃肠道平滑肌蠕动增强；长时间作用则使蠕动减弱和肌张力下降，有缓解和消除痉挛的作用。

5. 对汗腺分泌的影响　在热水浴作用下，汗腺分泌功能增强，排出大量汗液，有害代谢产物及毒素也随之排出。由于体液丢失、血液浓缩，组织内的水分进入血管，所以能促进渗出液的吸收。但大量出汗也损失大量氯化钠，使身体有虚弱的感觉，因此，水疗时如出汗过多，应饮用一些盐水以补偿损耗。

6. 对呼吸系统的影响　水疗法可影响呼吸的节律和深度，这是通过神经性反射实现的。瞬间的冷刺激使吸气加深，甚至有短暂的呼吸停止或深呼吸，温度越低，刺激越突然，呼吸停止得越快越急剧，继之从一系列深呼吸运动变为呼吸节律更快、更深的呼吸运动。受到热刺激时，情况与冷刺激一样，但不十分急剧，呼吸节律变快，而且较为浅表。呼吸加快是由于糖和脂肪代谢增快、二氧化碳积累的结果。长时间的温水浴使呼吸减慢。

7. 对神经系统的影响　全身水疗法对神经系统的影响，因温度不同而有差别。

笔记

适当的冷水淋浴，能兴奋神经。多次施行不感温水沐浴，能使从外周传入大脑皮质的冲动减少，神经兴奋性降低，加强大脑皮质抑制功能，起镇静催眠的作用。40℃以上热水沐浴，先是兴奋，继而则出现疲劳、软弱、欲睡。

三、操作技术

（一）水中运动疗法

水中运动疗法是在水中进行各种运动训练的方法。它主要是利用水疗的温度作用和机械作用使人体产生一系列反应，以利于身体运动、增强肌力、提高稳定性与平衡、帮助放松与缓解疼痛。水中运动疗法给许多患者提供了适当的运动环境，而在陆地上这些运动受到限制。它对肢体运动功能障碍、关节挛缩、肌张力增高的患者较为适宜。

1. 固定体位　治疗师通过器械或特别的固定装置使患者肢体固定。患者躺在水中治疗床或治疗托板上，抓住栏杆、池边或池中固定器材如平行杠等物体。

2. 利用器械辅助训练　利用水中步行训练平行杠可以练习站立平衡和行走；利用水中肋木可训练肩和肘关节活动功能；利用水球做游戏，可训练上肢的推力；利用某些器械，如胶皮手掌或脚掌，可增加水的阻力。

3. 水中步行训练　水中步行在地面步行训练之前进行，如果患者平衡功能好，在水中步行时，因有水的帮助，比在地面上容易。训练方法是：让患者进入水中，站在平行杠内，水面达颈部，双手抓杠练习行走。在水中，因浮力而大大减低了下肢承受的体重，即使对于肌力比较弱的患者，亦有可能支撑起身体行走。对于负重关节有疼痛的骨性关节病患者或下肢骨折恢复期患者，训练时均会发现在水中站立和行走较在地面上容易得多，而且感到舒适或疼痛明显减轻。

4. 水中平衡训练　让患者站在平行杠内，水深以患者能站稳为度，然后治疗师从不同方向推水浪或用水流冲击患者身体，使其身体能够保持平衡。

5. 水中协调性训练　水中最好的协调性训练是游泳。开始可先让患者在一个固定位置进行原地游泳动作，以后逐渐过渡到患者能完全独立进行游泳运动。

6. Bad Ragaz 训练法　亦称救生圈训练法，从瑞士 Bad Ragaz 地区兴起，训练方法如下：

（1）肩关节训练：患者仰卧位（可佩戴救生圈使身体浮起），右上肢尽量舒适外展，肘关节、腕关节和手指伸展。治疗师位于患者右上方，将右手放于患者的手掌部，令患者握手；左手置于患者右肩背部扶托患者，再让患者上肢主动内收，使上肢靠近躯干。治疗师身体后仰保持稳定，患者重复进行上肢弧形运动。

（2）上肢训练：患者俯卧位，由躯干圈和双踝关节周围的小浮圈支托。治疗师面向患者，站在其头侧左边。患者左肩屈曲（抬高），治疗师将左手放在患者的左手掌中，令患者保持肘关节伸展，握紧治疗师的手并拉向外下方。与此同时，患者右手划水，身体在水中向前移动。当运动达到最大限度时，其左肩向前超过治疗师左肩的位置（注意肘关节在整个运动过程中必须保持伸展）。必要时，治疗师可用右手诱导患者进行水中运动。

（3）躯干部训练：患者仰卧位，由颈圈和躯干圈支托。治疗师在患者足侧，背靠池壁站立，尽可能使自己的身体保持稳定，然后双手握住患者的双足背部，令患者足上

笔记

抬，屈髋，将双膝转向右方，并抬头看足。当达到充分屈曲后，治疗师将双足放于水中，双手握住患者足背部，令患者将双膝再转向左方，头部后仰。达到最大伸展后再重复屈曲，稍停顿后，再改变旋转方向，即患者膝部转向右方时，躯干屈曲，转向左方时躯干伸展。

（4）髋关节训练：治疗师站在患者足端，双手握住患者足跟后外侧。患者仰卧位，双膝关节伸展，髋关节外旋。令患者双足跟向下外方用力蹬。治疗师对这一运动施加阻力，并将双手向下方和侧方移动。当患者在水中向治疗师靠近时，躯干向后仰，训练髋关节屈伸。

（5）下肢训练：患者仰卧位，治疗师站在患者足侧，将右手放于患者左足跖侧，用力将足拉向下方，使髋关节呈伸展、外展和内旋位。左手放在患者右足背侧，首先指示患者左下肢向下外方用力，并克服治疗师的阻力保持这一肢位。在保持左下肢等长运动的同时，令患者右下肢髋关节屈曲、内收和外旋，膝屈曲，足背伸内翻，运动达终点时，放松下肢，然后返回至起始位，反复进行这一运动。固定侧的下肢可以在屈曲或伸展共同运动中进行等长收缩运动。

7. Halliwiek 法　根据流体力学和运动学原理，研究脑瘫和其他患者游泳的训练方法。这种方法不借助任何器具，由治疗师和患者进行一对一训练，最终目标是使患者在水中能完全独立地进行游泳活动。

8. 水中运动用浴槽　是为了进行简单水中运动疗法而制造，供个人全身使用的各种形状的（如葫芦状）金属制浴槽，又称为哈伯式槽（Hubbard tank）。其特点是治疗师站在池边不必下水，方便对患者进行浴槽中的治疗操作。此浴槽比运动池省水，电热费与水中运动池相比也较便宜。身体活动不便的患者可以通过手动、电动、油压升降机等方法进入浴槽。此外，浴槽还装配有多种附属装置，可产生气泡和涡流，具有水中按摩、喷浴的优点。

9. 步行浴　是步行训练的理想方法。训练时需应用一种步行浴槽，浴槽由不锈钢制成，有浴槽和油压升降机两个部分。立面是个透明的观察窗，通过观察窗能对患者训练情况进行观察、拍照和记录。升降机可将患者从坐位或卧位送入水槽中治疗，通过电钮操纵，可使治疗椅（担架）停在任何一个治疗需要的适宜高度。治疗前先检查升降机等设备是否完好，然后在浴槽内放入 2/3 容量的水，温度 38～39℃，便可对患者进行训练。训练方法如下：

（1）仰卧位训练：患者送入水中后，使其头部抬高，浮在水面，身体浸入水中，让患者借助水的浮力，进行移动体位、翻身和伸展四肢的训练。

（2）坐位训练：让患者坐在浴槽的浅水处，或使用水中的椅子，借助水的浮力，做坐位状态下的肢体活动训练。

（3）起立训练：患者送入水中之后，调节升降机或治疗椅高度，让患者在浅水中依托升降机或椅子进行起立训练。

（4）站立平衡训练：在大约 1m 深的步行浴槽内调节扶手，让患者进行站立、交替踏步的平衡运动训练。

（5）步行训练：在站立平衡训练的基础上，可进行步行训练。开始时偏瘫患者先迈出患肢，后迈出健肢。截肢患者可依托上肢和扶手的支撑练习步行。治疗时间每次 15～20 分钟，每日 1 次，20～30 次为 1 个疗程。

笔记

（二）水浴疗法

水浴疗法简称浴疗，是将躯体的局部或全部浸没到不同温度的水中。浴水可以添加盐、矿物质、草药或药物，也可以是搅动状态如涡流浴。浴疗方法包括浸浴、淋浴、坐浴、涡流浴等。浸浴分局部浸浴、全身浸浴、热水浸浴、冷水浸浴等。其中较常用的为涡流浴。

1. 涡流浴

（1）治疗作用：涡流的按摩作用可以缓解躯体六个部位（颈部、肩部、胸背部、腰骶部、大腿部及足部）的肌张力。涡流浴有 3 个作用：热效应、浮力以及按摩作用。

1）热效应：浸泡在热水中可以增加体温和扩张血管，以加快血液循环。

2）浮力作用：水的浮力作用可以缓解关节和肌肉压力，产生失重的松弛感觉。

3）按摩作用：通过喷射出温热的水气混合物，起到放松作用。这种能够供给能量的水流可放松紧张的肌肉，刺激躯体镇痛因子的释放。涡流浴不仅能够提供很好的水疗按摩，而且浸泡在回荡的热水中，能够得到心理和情绪上的放松。

（2）涡流浴设备：现代的涡流浴槽多用不锈钢或塑料制成，水的温度、涡流刺激作用的强弱和治疗时间，均能自动控制调节。

1）上肢涡流装置：浴槽容量较大，槽内有一个喷水嘴，浴槽能容纳一只或两只手臂。

2）下肢涡流装置：浴槽容量较大，槽内有喷嘴，适合于下肢治疗。

2. 浸浴

（1）局部浸浴：即将身体的某一部分浸浴在不同温度的水中，由冷/热水的直接刺激，引起局部或全身产生一系列生理性改变，从而达到治疗目的。治疗时患部脱去外衣、鞋袜等，将治疗部位置于水中，每次 5~20 分钟，每天一次，10 次为 1 个疗程。浴后擦干皮肤，进行保温，并令患者休息。

（2）全身浸浴：患者的全身浸入水中进行治疗的方法称为全身浸浴，全身浸浴时盆内注入 2/3 水量，患者半卧于浴盆中，头、颈、胸部在水面之上（图 4-45）。

（3）热水浸浴：热水浸浴的温度范围为 37.8~41.1℃，持续 20 分钟。短时间的热水浸浴可以通过扩张周围血管，促进热量的丢失以降低体温。长时间的热水盆浴对于高龄老人或幼儿、衰弱或贫血、有严重器质性疾病或有出血倾向的患者是绝对不合适的。

（4）冷水浸浴：水温低于 20℃，时间为 3~5 分钟或更短，每天 1 次，10 次为 1 个疗程。冷水浸浴后，可用浴巾进行摩擦。此种治疗有兴奋神经、强化心血管功能及提高肌张力作用。

（5）不感温水浸浴：又称平温浴，水温通常与皮肤温度相同，为 33.3~35.0℃，时间 10~15 分钟。接受浴疗的患者既不感觉到暖又不感觉到凉，持续 15 分钟到 4 个小时，如果浴疗的时间超过 20 分钟，有必要添加热水以维持温度。不感温浴的主要作用是产生一种兴奋性减低的状态，如对神经系统的镇静

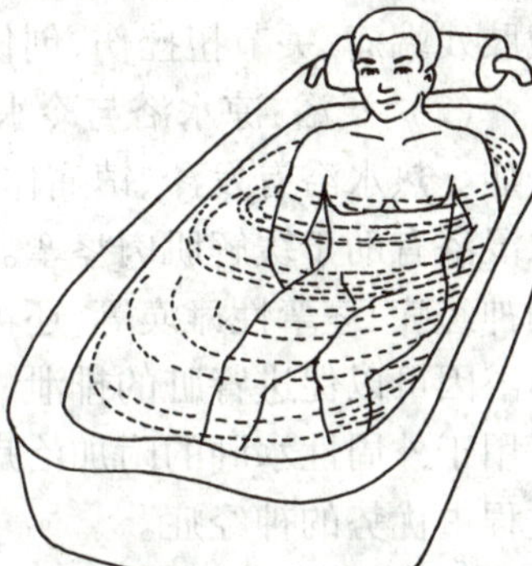

图 4-45　全身浸浴

作用。

3. 其他水浴疗法

(1) 淋浴是以各种形式的水流或水射流,在一定压力下喷射于人体的治疗方法。

(2) 坐浴是骨盆区域的局部浸浴。坐浴可以采用热水浴、不感温浴、冷水浴或交替冷热水浴。

(三) 擦浴

擦浴是一种用不同温度的水浸湿毛巾或布料,对皮肤进行摩擦,达到机械刺激为主的简便治疗方法,擦浴分为冷摩擦与清洗。

1. 冷摩擦 它不同于海绵擦浴法,是使用更粗糙的材料,更用力地进行操作。常用毛织的擦浴手套,也可以使用粗的毛巾或丝瓜绒。治疗师用擦浴手套蘸取凉水或冷水用力摩擦患者躯体的一个部位,直至摩擦部位发红;依据需要达到的冷却反应,擦浴手套的干湿度比摩擦更重要。冷摩擦主要起增强作用,因此可用于需要补益的情况,如疾病、手术或热敷(如桑拿浴、涡流浴或热水浴)后的疲劳。

2. 清洗 患者脱衣直立,用温度相差1℃的两种水,先用温度高的水冲洗,再用温度低的水冲洗,使缓慢的水流从颈部、肩部均匀地流向整个身体,治疗时间2~3分钟,每天一次,治疗操作要迅速。

(四) 湿布包裹

湿布包裹是最有用的水疗操作之一。如果提供足够的指导,这种治疗既可以在医院也可以在家中进行。依据患者情况,每次治疗1~3小时。湿布包裹分四个阶段起作用:增强或冷却期、不感温期、加热期、作用消退期。根据预期效果,治疗师可以延长任何一个治疗阶段。

四、临床应用

(一) 适应证

1. 水中运动疗法 水中运动疗法具有改善血液循环、缓解疼痛、消除痉挛,增强肌力等作用,适用于骨折后遗症、骨关节炎、强直性脊柱炎、类风湿关节炎、不完全性脊髓损伤、肌营养不良、脑卒中偏瘫、颅脑外伤偏瘫、肩手综合征、小儿脑瘫、共济失调、帕金森病等疾病的治疗。

2. 水浴疗法

(1) 涡流浴:适用于肢体运动障碍、血液循环障碍、糖尿病足、上下肢慢性溃疡、截肢残端痛、关节扭挫伤、创伤后手足肿痛、神经炎、雷诺病、骨关节炎、疲劳综合征等。

(2) 浸浴:凉水浴与冷水浴有提高神经兴奋性作用,适用于抑制过程占优势的神经症。热水浴有发汗、镇痛作用,局部热水浸浴适用于多发性关节炎、肌炎等;全身热水浸浴有助于缓解肌肉痉挛。温水浴与不感温浴有镇静作用,适用于兴奋过程占优势的神经症、痉挛性瘫痪等,还可用于治疗失眠、焦虑、神经激惹、衰弱或慢性疼痛;不感温浴因可以促进肾脏的排泄,有利于促进乙醇、烟草或咖啡等有毒物质的解毒处理,或者用于外周性水肿的附加治疗。凉水浴与冷水浴有提高神经兴奋性作用,适用于抑制过程占优势的神经症。

(二) 禁忌证

1. 绝对禁忌证 精神意识紊乱或失定向力、恐水症、皮肤传染性疾病、严重心功

笔记

能不全、严重的动脉硬化、心肾功能代偿不全、频发癫痫、活动性肺结核、癌症及恶病质、身体极度衰弱及各种出血倾向者。此外,妊娠、月经期、过度疲劳者等禁忌全身浸浴。

2. 相对禁忌证　血压过高或过低患者,大小便失禁者。

(三)注意事项

1. 水疗前患者应进行必要检查,排除传染病、心肺和肝肾功能不全、重症动脉硬化、皮肤破损感染、出血、妊娠等禁忌证,检查患者是否有大小便失禁等。

2. 每次应用水疗法前应测量体温、脉搏、血压、体重等。

3. 不得在饥饿时或饱餐后 1 小时内进行水疗。

4. 感冒、发热、炎症、呼吸道感染等不宜进行水疗。

5. 膀胱、直肠功能紊乱者,应排空小便、大便,方可入浴槽进行治疗。

6. 治疗中,如患者出现头晕、心慌、恶心、气短、面色苍白、全身乏力、疲倦不适等症状时应立即停止治疗,给予对症处理。

7. 每次治疗结束后,应在池旁休息室内卧位休息 30~60 分钟,并测脉搏、血压,无不良反应方可离去。

8. 浴槽用后必须清洗消毒。

第八节　冷疗法与冷冻疗法

一、冷疗法

(一)概述

冷疗法(cold therapy)是指应用比人体温度低的物理因子(冷水、冰等)刺激皮肤或黏膜,以治疗疾病的一种物理治疗方法。冷疗法所用的温度一般高于 0℃、低于体温,通过寒冷刺激引起机体发生一系列功能改变,来达到治疗疾病的目的。

(二)治疗作用

1. 对皮肤及组织代谢的影响

(1) 降低皮肤温度:局部冷刺激首先引起皮肤、肌肉和关节等组织的温度降低。温度继续降低,皮肤组织则出现苍白坚硬并轻度隆起,这种现象称为凝冻。短暂的皮肤凝冻后可恢复正常,严重的则发生水疱等损伤。

(2) 影响组织代谢:冷疗局部组织温度降低,可使组织代谢率下降,耗氧量减少,炎性介质活性降低,代谢性酸中毒减轻;而低温冷水浴,则可使基础代谢率增高,增加脂肪和蛋白质的代谢。

2. 对循环系统的影响

(1) 对周围血管的作用:冷疗对周围血管具有促进和抑制双重作用,一方面短时间的冷刺激后,受刺激部位的血液循环得到改善,出现反应性充血、皮肤发红、皮温升高,可防止局部组织因缺血而导致损伤;另一方面,当冷疗时间超过 15~30 分钟、皮肤冷却到 8~15℃时,血管的舒缩力消失,小静脉及毛细血管扩张,外周血流量明显减少,皮肤发绀变冷。

(2) 对心血管的作用:对心脏局部进行冷敷可使迷走神经兴奋性增强,心率减

笔记

慢,心排出量减少,从而引起血压下降。心肌炎、心内膜炎、早期冠状动脉供血不足的患者可以采用,局部或全身冷疗可使外周血管收缩,血压升高;对血压正常者,血压升高不超过 10mmHg;对高血压患者的血压影响较大,甚至会导致病情加重。

3. 对神经系统的影响

(1) 兴奋作用:瞬间的冷刺激可使神经兴奋性增高。例如用冷水喷面,能促进昏迷患者苏醒;常用冷水冲浴可以起到强健身体的作用。

(2) 抑制作用:持续的冷刺激主要使神经的兴奋性降低,感觉神经和运动神经的传导速度减慢,从而起到镇痛、解除痉挛、麻醉等作用。

4. 对炎症和免疫反应的影响

(1) 影响炎症反应:冷疗可以促进局部组织血管收缩,降低组织代谢,抑制血管的炎性渗出和出血。因此,冷疗对急性炎症性水肿、创伤性水肿及血肿的消退疗效较好。

(2) 影响免疫反应:局部冷疗可以降低炎性介质的活性,对类风湿关节炎、寒冷性荨麻疹等有一定的疗效。但是,对免疫系统功能的作用机制有待深入研究。

5. 对肌肉的作用

(1) 兴奋作用:几秒至几分钟的短时间冷刺激,对肌肉组织有兴奋作用,可促进骨骼肌收缩。

(2) 抑制作用:长时间的冷刺激,可使肌梭传入纤维、α 运动神经元、γ 运动神经元的活动受到抑制,使骨骼肌的收缩期、舒张期及潜伏期延长,降低肌肉收缩、舒张的速度和兴奋性,因而可以缓解肌肉痉挛。

6. 对消化系统的作用

(1) 促进作用:对腹部进行短时间冷敷后,会引起胃及大部分胃肠道反射性的活动增强,胃液及胃酸分泌增多。

(2) 抑制作用:饮用冷水或使胃冷却时,胃血流量降低,胃酸、胃液分泌减少,胃的蠕动减少,胃排空时间延长。

(三) 治疗技术

1. 仪器设备　常用的有浴桶、浴盆、毛巾、水袋、冰水、冰块、冰敷袋、冰箱、制冰机等,以及进行冷疗所需要的冷疗仪器和冷疗制剂。

2. 治疗方法

(1) 冷敷法

1) 冰袋法:在冰袋中放入捣碎的冰块或灌入冰水混合液体,敷于患部,治疗时间根据病情而定,一般同一部位以 15~20 分钟为宜,最长不超过 24~48 小时,例如对持续高热患者可以进行冰敷降温。

2) 冷湿敷布法:将毛巾或敷垫放入混有冰块的冷水中完全浸透,然后取出拧去多余的水分,再将毛巾或敷垫敷于患处,每 2~3 分钟更换一次,全部治疗时间为 20~30 分钟,此方法适用于大面积受累的痉挛或疼痛性肌肉痉挛。

3) 冰贴法:分为间接冰贴、直接冰贴和冰块按摩三种方法。间接冰贴法是将冰块隔着衬垫放在治疗部位,可避免冰冻的骤然刺激,使皮温缓慢下降,治疗时间一般为 20~30 分钟;直接冰贴法是将冰块直接放在治疗部位,冰块按摩法是用冰块在治疗部位来回移动,由于后两种治疗方法刺激强烈,因此每次治疗的时间不宜太长,一般 5~

笔记

10分钟即可；进行以上治疗时要注意观察患者皮肤，以免引起皮肤的凝冻，此法适用于小范围的疼痛性痉挛或急性损伤，以减轻疼痛、水肿或出血。

4）循环冷疗法：是用循环冷却装置进行冷疗的方法，包括体外法和体腔法两种。体外法是指用金属或塑料小管制成盘或鼓状置于体表，冷水或冷却剂在管内循环而达到制冷目的；体腔法是指用大小合适的管子连接一球囊，置于体腔内，再从管子中通以冷水而达到冷疗的目的，如胃肠道的局部冷疗。

（2）冷水浴

1）局部冷水浴：将所需治疗的病变部位直接浸泡于0~5℃冷水中，刚开始治疗时患者可以有痛感，首次浸入时间为2~3秒，后将患肢从水中取出擦干，并进行主动或被动活动，待复温后再浸入冷水中，浸入时间逐渐增加至20~30秒，反复进行，总的治疗时间一般为4~5分钟。局部冷水浴能减轻疼痛，缓解痉挛，恢复肢体的运动功能，主要适用于指、手、肘、足等关节病变和偏瘫肢体肌肉痉挛等的治疗；对蛇咬伤、虫咬伤的治疗时间需延长至12~36小时，治疗热烧伤需1~5小时。

2）全身冷水浴：患者在冷水中（4~13℃）短暂浸泡，浸泡时间以出现冷反应（如寒战等）为准。首次浸泡时间一般在1分钟左右，以后逐渐增加浸泡时间（3~10分钟）。主要适用于全身性肌肉痉挛的患者，浴后可以缓解痉挛，有利于进行主动运动和被动活动；还可用于无力性便秘、肥胖症或强壮疗法。

（3）喷射法：是利用喷射装置将冷冻剂或冷空气直接喷射于病变部位，使局部组织温度降低的一种治疗方法。喷射范围根据治疗部位而定，特别适用于表面凹凸不平和范围较大的病变部位，如四肢关节、烧伤创面等。喷射时间因病情而异，最短20~30秒，最长可以持续15分钟；治疗时注意观察皮肤反应。

（4）灌注法：是指用冷水灌入体腔内，如冰水灌肠、冰水冲洗阴道等。

（四）临床应用

1. 适应证

（1）疼痛和痉挛性疾病：如落枕、急性腰扭伤、肩痛、颈椎病、残肢痛、瘢痕痛、痛经、偏头痛、偏瘫或截瘫后肌痉挛等。

（2）软组织损伤：用于运动损伤早期血肿、水肿的急救处理、止痛等，如韧带、肌肉、关节扭挫伤、纤维织炎、肌腱炎、滑囊炎等，在软组织损伤早期及时应用，一般要持续24~48小时。

（3）内脏出血：肺、食管、胃十二指肠出血等，用体腔循环冷敷法对出血部位进行局部冷疗，可以有效地控制出血；脑卒中患者急性期头部冷敷，可以减少颅脑损伤等。

（4）烧烫伤急救治疗：适用于面积在20%以下、Ⅰ~Ⅲ度热烧伤，四肢部位的烧、烫伤应用冷疗效果更好，可在损伤早期冰水浸泡损伤部位直至疼痛消失。

（5）其他：高热、中暑的物理降温；扁桃体术后局部出血水肿；由冷刺激诱发的支气管哮喘、寒冷性荨麻疹等可用冷疗行脱敏治疗；早期蛇咬伤辅助治疗等。

2. 禁忌证

（1）血栓闭塞性脉管炎，雷诺病，高血压，心、肺、肾功能不全，动脉硬化等。

（2）冷变态反应者，对冷过敏者，致冷血红蛋白尿患者。

（3）局部血液循环障碍，皮肤感觉障碍，言语、认知功能障碍者慎用。

笔记

3. 注意事项

(1) 治疗前需对患者说明治疗的正常感觉和可能出现的不良反应。

(2) 严格掌握冷疗的温度和时间,防止过冷引起损伤。

(3) 冷疗时要注意非治疗部位的保暖,防止患者受凉感冒。

(4) 喷射法禁用于头面部,以免造成眼、鼻、呼吸道的损伤。

(5) 冷过敏反应及相应处理办法:少数患者冷疗时会出现头晕、恶心、面色苍白、出汗、血压下降甚至休克等情况,这种现象称为冷过敏反应。患者一旦出现冷过敏反应,应立即停止冷疗,平卧休息,并在身体其他部位加以温热治疗;冷疗有时会引起局部疼痛,一般不需特别处理;但对反应强烈,甚至由于疼痛而致休克的患者,需立即停止冷疗,并卧床休息,全身复温,喝热饮料等。

二、冷冻疗法

(一) 概述

冷冻疗法(cryotherapy)是应用致冷物质和冷冻器械产生的0℃以下低温作用于人体局部组织,以达到治疗疾病的一种方法。冷冻疗法是在冷疗的基础上发展起来的。

(二) 治疗作用

冷冻对组织的作用效果与冷冻温度、冻融速度、冷冻时间、次数、局部血液供应、组织对冷冻的敏感性等有关,一般情况下,致冷物质的温度越低、冻融速度越快、冷冻时间越长对组织破坏越大,多次冻融对组织破坏的深度及范围较一次为甚,在冷冻治疗时,施加一定压力,减少局部血流,可增加冷冻强度。其作用特点如下:

1. 组织破坏的均一性　冷冻使组织坏死的临界温度为-20～-40℃。组织冷冻后,局部毛细血管堵塞,数小时至24小时后组织发生坏死,组织破坏的均一性是冷冻坏死的一大特点。

2. 冷冻坏死的范围　冷冻坏死灶与周围正常组织界限清楚,修复力强,生理愈合较快,炎性反应较轻。

3. 冷冻坏死的恢复过程　冷冻坏死的修复需经过水肿期、坏死期和恢复期。冷冻后,皮肤上首先形成水疱,数小时后局部组织发生坏死;数天至数周后,局部肉芽组织增生,然后结痂脱落、组织上皮化。

(三) 治疗技术

1. 常用设备　有冷疗机、冷气雾喷射器、液态氮装置等。

2. 治疗方法

(1) 点冻法:是用棉棒或棉球蘸少许液氮直接点在病灶上进行冷冻的一种治疗方法。此法对深部组织破坏力较差,只适用于治疗面部雀斑等表浅而局限的病变。

(2) 接触冷冻法:是指把冷冻头直接接触病变部位进行冷冻的一种治疗方法,适用于范围较小的病变。接触冷冻法又分为冷头、热头接触法两种,冷头接触法是指先降温,后接触病灶;热头接触法是先接触病灶,后启动机器降温冷冻病灶。因冷冻头面积相对局限,故只适用于较小范围的病变。

(3) 喷射冷冻法:是将制冷物质经特制的喷雾头,直接喷射至病变部位进行冷冻的一种治疗方法,适用于凹凸不平和范围较大的病变部位。

(4) 倾注冷冻法:是将液态制冷剂直接倾注于病变部位进行冷冻的一种治疗方

笔记

法，适用于范围大、局部不规则、浸入程度深的恶性病变。治疗前，先用凡士林纱布或泡沫塑料保护病变周围正常组织，在病变处覆盖消毒棉球，再将液态制冷剂倾注到棉球处，持续 2~3 分钟。

（5）插入冷冻法：是将针状或棒状冷冻头插入深部病变组织或瘘管内进行冷冻的一种治疗方法。主要用于破坏深部组织病变，可配合麻醉；对于较大病灶，可少量多次进行治疗。

冷冻治疗时间的长短需根据病变情况来决定，以病变部位完全冻结，形成冰球，而不损伤正常组织为宜。对于表浅病变（厚度<1mm），一般 1 分钟左右；对较深的病变（厚度>3mm），需 3 分钟左右；治疗表浅肿瘤约 3~5 分钟。一次治疗常应用 2~3 个冻融周期；较轻的病变经一次冷冻治疗即可痊愈，范围较大或较深的病变如需两次以上治疗，需在上次冷冻治疗局部完全脱痂后进行。

（四）临床应用

1. 适应证

（1）皮肤疾病：恶性肿瘤，如鳞状上皮癌、基底细胞癌、皮肤附件癌、恶性黑色素瘤等；良性皮肤疾病，如色素痣、雀斑、寻常疣、扁平疣、胼胝、单纯性血管瘤、良性表浅肿瘤、鸡眼等。

（2）妇科疾病：子宫原位癌、宫颈癌等肿瘤；慢性宫颈炎、宫颈糜烂、宫颈息肉、宫颈间 1~2 级尖锐湿疣、宫颈黏膜白斑、宫颈腺囊肿、棘皮症、外阴白斑、外阴血管瘤及外阴神经性皮炎等。

（3）五官疾病：牙龈癌、舌癌、鼻咽癌、睑板腺癌等。白内障、视网膜剥离、睑缘疣、耳廓软骨膜炎、过敏性鼻炎、鼻出血、鼻前庭和咽部乳头状瘤、慢性咽炎、喉部血管瘤、口腔白斑、口腔黏膜囊肿、舌下囊肿及舌血管瘤等。

（4）外科疾病：颅脑肿瘤、肺癌、肝癌、直肠癌、软骨肉瘤、巨细胞瘤、阴茎癌等。内外痔、肛门湿疹、肛门溃疡、肛门脓肿及直肠息肉。腋臭、尿道肉阜、尿道口囊肿等。

2. 禁忌证　同“冷疗法”。

3. 注意事项

（1）治疗前应对患者说明治疗的正常反应和可能出现的不良反应，治疗中不得随意变换体位和触摸冷冻机器。

（2）治疗时注意保护非治疗部位，避免制冷剂外漏，溅洒在正常组织和衣物上。

（3）喷射法禁用于头面部，以免造成眼、鼻、呼吸道的损伤。眼部治疗时，注意防止制冷剂损伤角膜。

（4）加压冷冻治疗时，皮下脂肪较少的部位不宜加压过重，并应避开主要神经分布区，以免损伤神经。

（5）冷冻治疗后 3~5 天保持创面清洁、干燥，结痂后让其自然脱落。

4. 常见并发症及处理

（1）局部创面感染：冷冻治疗本身对局部创面有灭菌作用，如创口已发生感染，给予抗生素治疗，并进行伤口换药。

（2）出血：是较常见的并发症。对于局部小出血灶，可采用止血剂或压迫止血；如出现搏动性出血或出血较多，应采用结扎止血或堵塞止血。

（3）水肿：病变组织在冷冻后出现局部水肿是正常现象，一般术后 1 周左右可自

笔记

行消退。但是,对咽喉部病变进行冷冻治疗后,需常规应用糖皮质激素等药物雾化吸入或肌内注射,以防止局部水肿反应严重而影响呼吸道通畅。

(4) 疼痛:冷冻治疗后出现的短暂疼痛,一般不需作任何处理。如患者对疼痛耐受较差或疼痛持续较久时,酌情给予止痛剂以缓解疼痛。

(5) 神经损伤:冷冻损伤感觉神经,表现为神经支配区域麻木;损伤运动神经,则出现神经所支配的肌肉麻痹。一般这种神经损伤是可逆的,多在给予常规治疗后3个月左右恢复功能。

第九节　生物反馈疗法

一、概述

(一) 概念

生物反馈疗法(biofeedback therapy,BF)　是利用现代电子学仪器,将与心理生理过程有关的人体功能活动的某些正常意识不到的生物学信息,如肌电活动、脑电活动、皮肤温度、心率、血压等,加以转变、处理、放大为人们能够感受和理解的信号,如视觉或听觉信息,使机体得以了解自身的功能状态,并在一定范围内通过意识调控自身的心理生理活动,从而达到调整机体功能和防病治病的目的。

(二) 发展简况

生物反馈疗法是20世纪60年代末,随行为主义理论的建立,控制论、系统论和信息论的兴起而出现的一种认知行为疗法(cognitive behavioral therapy)。

1969年美国成立了生物反馈研究协会(Biofeedback Research Society),后更名为美国生物反馈协会(Biofeedback Society of America)。1977年Miller通过生物反馈训练患者控制心率和心律,成功完成了室性期前收缩的治疗。1983年黄枫林等首先在国内报道利用肌电生物反馈成功地治疗脑卒中肢体瘫痪。之后还用于治疗头痛、神经症、面神经瘫痪等病变,以及心身疾病,如原发性高血压、冠心病、心律失常、糖尿病等。

(三) 作用原理

生物反馈作用原理,在于通过反馈仪的信息反馈,获得机体对自身内脏活动的信息感知,以自身的主观努力去改善内脏活动信息,通过反复学习与训练,学会有意识地控制、调整自身的生理、心理活动,改变不良的生理、心理模式,起到调节机体功能、缓解紧张情绪、提高应激能力等作用,从而达到防病治病的目的。

1. 自我调节　人类外环境是自然与社会,内环境是身体各种细胞直接接触的液体环境。内、外环境保持相对稳定,是维持正常生命活动的重要因素,外环境可以通过人们的心理、生理调节活动去适应;内环境则要维持在相对平衡和稳定状态。这种稳态的维持,依靠机体内部精确的功能调节系统。

(1) 神经调节:神经调节是人体的主要调节方式。中枢神经系统通过传入神经纤维与外感受器连接,通过传出神经纤维与骨骼肌、内脏器官连接。例如,进食引起消化腺体分泌,疼痛导致局部肢体回缩,强光照射使瞳孔缩小,环境温度升高使皮肤血管扩张和出汗,运动后心率和呼吸频率加快等。说明在中枢神经参与下,机体对内、外环境刺激产生自我调节和适应性反应,这种神经调节过程即为反射(reflex),包括条件反

笔记

射和非条件反射。

（2）体液调节：人体内分泌腺体能分泌多种激素，通过血液循环输往全身，调节人体新陈代谢、生长、发育、生殖等重要功能。血液激素的浓度维持在相对恒定的水平，激素过多或不足，都会引起功能紊乱。神经体液调节，相辅相成，在整个机体的调节作用中，神经调节占主导地位。

（3）器官组织自我调节：所谓器官组织自我调节，是指身体内外环境发生变化时，器官和组织不依赖神经体液调节而产生的适应性反应。如心肌收缩产生的能量与收缩前心肌纤维长度成正比，收缩前心肌纤维越长，收缩时释放的能量越多。

2. 生物反馈与控制论　从控制论的观点看，人体维持平衡调节机制，依靠反馈信息的调节作用。中枢神经系统为控制部分，被调节器官可视为被控制部分，在控制部分和被控制部分之间，通过各种不同的方式进行着信息传递。这些信息，一方面有控制部分发往被控制部分的信息；另一方面也有被控制部分发回到控制部分的反馈信息。控制部分则是根据反馈信息，来实现对被控制部分的调节和控制作用。人体效应器官大都有多种神经感受器，如骨骼肌中有肌梭，感知肌张力的变化，并将这种信息反馈到中枢神经系统，使中枢神经系统对肌肉活动的控制更加精确。生物反馈的概念是基于控制论的自身系统理论。生物反馈疗法是控制论反馈原理在人体的应用，它是通过学习或训练来调整人体的内环境、改善身体内部调节机制的一种治疗方法。

3. 经典条件反射与操作条件反射　按照条件反射理论，把建立的学习或训练分为经典条件反射和操作条件反射，后者要通过一定的操作或使用工具，并通过尝试错误的过程。操作条件反射受意志控制，是一种比较复杂和高级的学习。

4. 生物反馈疗法形成的基本条件　生物反馈疗法多与内脏和自主神经的操作条件反射有关。生物反馈疗法在形成操作条件反射时，往往需要以下几个基本条件：

（1）靶反应（target response，R）：R 是实验者和受试者均希望得到的一种特异反应，又叫主体反应，即由被训练的患者体内引出来的一种自主而持续的信息。这种信息与治疗训练直接相关，它是由患者体内某一器官或组织生理活动所产生的。例如肌电、脑电、心电、血压、心率、皮肤温度以及皮肤电位等。

（2）强化刺激（reinforcing stimulus，S）：强化刺激是由生物反馈仪在主体反应出现时立即显示出来的各种信号。这些信号作为一种刺激不断地通过患者感觉器官反馈给患者，使其了解自身体内的功能活动状态。例如声音、光线、曲线及仪表的读数等。

（3）工具（instrument）：工具是指各种类型的生物反馈电子仪器。其功能是通过放置在患者体表或体内的各种功能传感器，将接受的主体信号输入仪器中，经过仪器放大处理将其转换成声、光等信号，通过显示系统反馈给患者，以便使其认识和控制自身某些非随意功能。

强化刺激最好只在正确的靶反应出现时才给予，通过多次结合，患者就能学会控制自身某种非随意化功能。经过指导和反复训练后，即使不使用仪器，也可以达到控制自身某些不随意活动的能力。

完成生物反馈治疗，建立技术性条件反射必须经过三个阶段：第一阶段，运用生物反馈治疗仪引出主体反应的某种特殊信息，并及时给予强化刺激；第二阶段，反复训练患者，建立技术性条件反射，使其能自主地控制主体反应；第三阶段，患者在脱离仪器

笔记

的条件下自行训练，以期能随意控制上述主体反应。

5. 生物反馈作用原理 生物反馈作用原理是受大脑皮质与脊髓控制的随意活动领域，称为意识上水平；受皮质下和自主神经系统控制的不随意活动领域，称为意识下水平。人对外界刺激的感知，通过①→②→③→④，引起应激生理反应。再通过反馈仪⑤，使人间接感知体内信息变化，经有意识的学习或训练⑥，形成⑦→③→④的新变化，达到应激反应的修正。这个控制环路，在随意控制下，维持着体内环境的平衡。另外，机体内还可通过⑨→⑩→⑦的内部信息反馈环路，调节机体的生理反应（图4-46）。

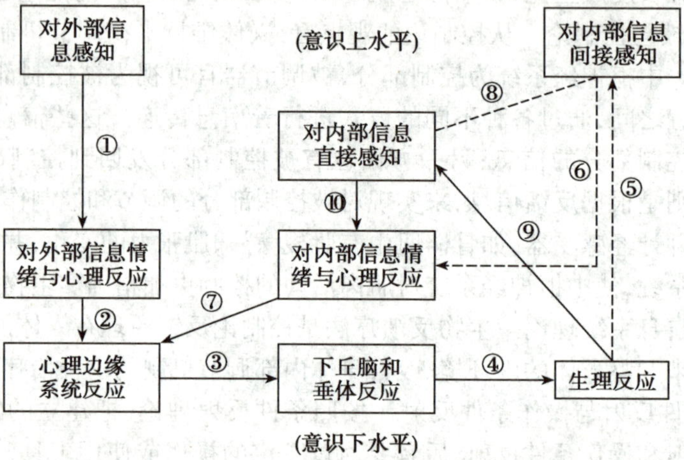

图4-46 生物反馈作用原理

生物反馈训练能加强机体对体内信息的直接感知，提高敏感度，使间接感知转化为直接感知。例如，用肌电生物反馈治疗头痛，可以测得额部肌电信号。肌电幅值降低，反映肌肉紧张度减低，因此头痛减轻。肌电信号经过处理后，可以变换为声音，肌电信号弱则声音低，肌电信号强则声音高，患者由感知声音高低，得知肌肉紧张度的变化。这样患者便可通过意识，导致肌电反馈信号声音的改变，使肌肉放松。患者在肌电信号的引导下，通过学习和训练，逐步掌握控制主观意识，达到放松和缓解头痛的目的。当患者经过反复训练，通过⑧的联系，改变对内部信息的感知，在放弃使用生物反馈仪的情况下，亦能保持对生理过程的调节和控制。生物反馈仪是学习和训练工具，不是一个单纯治疗仪。利用生物反馈仪进行训练的目的，即在增强患者对机体内部自我感知能力，达到由意识控制内环境、调节机体和治疗疾病的目的。

二、治疗技术和方法

（一）仪器及电极

1. 生物反馈仪 有多种技术指标，一般从下列参数进行分析：

（1）工作范围：仪器的工作范围，是指输入信号的幅度和频率范围。不同的生物反馈仪，有不同的工作范围。对肌电生物反馈仪来说，其信号幅度约为1~250μV。

（2）灵敏度：生物反馈仪的灵敏度，是指该仪器所能测得的最小信号变化。一般仪器均具有可调灵敏度的开关和放大增益控制。灵敏度直接决定仪器的分辨率。灵敏度越高，分辨率越高，能测得的最小信号变化值就越精确。但太高的灵敏度，又可导

笔记

致生物反馈治疗仪不稳定。

(3) 线性度:仪器的线性度,是指仪器输出随输入成正比例变化的一个技术指标。这个指标,用非线性百分数表示。对一个线性系统而言,无论是高端、中间或低端,其灵敏度都是相同的,即非线性灵敏度为零。一般来说,仪器总会存在非线性情况,只要是仪器主要的工作范围,非线性比较小,就可称是线性的。

(4) 频响与带宽:频响即频率响应,它是描述仪器对被测信号的各个频率成分具有不同灵敏度响应的一个参数。实际上,生物信号总是多种频率组合的复杂形式,要想通过仪器输出,真实地复现生物波形,必然要求仪器对生物信号所有频率成分的灵敏度都一样。带宽是表示频率响应的一个重要参数。仪器带宽应该覆盖被测信号的主要频率成分。从综合信号大小和波形这两种因素考虑,在肌电生物反馈仪设计时,选择 30~1000Hz 频率带宽较为理想。

(5) 信噪比:信号噪声比,简称信噪比,是指信号大小与各种噪声干扰总和的相对比值。信噪比越大,仪器性能越好。所谓噪声干扰,是泛指肌电以外的其他信号,它既来自仪器本身(包括电极),也来自某些生理因素(运动、动脉波动、出汗潮湿、脑电、心电等)。

(6) 稳定性:稳定性是指肌电生物反馈仪在干扰震动等不良条件下,能维持仪器本身的稳定工作状态,使之不致失控而发生振荡的能力。

(7) 隔离度:隔离度是指仪器在使用过程中,被测部位、仪器与交流电的隔离程度。这个指标是从安全角度考虑的。一般要求人体、仪器地线与交流电源没有直接电联系,要做到安全隔离。有些生物反馈仪采取电池供电,这就保证了安全的基本要求。

(8) 反馈方式:多利用视觉和听觉信息来反馈。

1) 视觉信息:视觉信息是人体获得外界信息的主要方式,生物反馈治疗仪通常有表式指针、数字、有色光标、曲线和图形显示等方式。这些反馈方式以图形或曲线显示最优,数字读数次之,表式更次之。

2) 听觉信息:外界信息还可以通过听觉被人体感知,生物反馈治疗仪可有声音频率、节拍和音调变化等,音调以柔和、动听为佳。

2. 电极　凡能把生物体中离子电势转换成电子电势的装置统称为传感器。在生物反馈中习惯把传感器称为电极。电极是用来测量和记录生物体现象的,主要分为微电极、表面电极和针状电极。

(二) 训练前准备

1. 了解病情　生物反馈训练前,要与患者交谈,掌握患者心理状况,对患者进行全面检查。要了解疾病性质、病残情况及可能恢复的程度;对患者的智力、视听能力、注意力和自我调节能力等做出全面评估。

2. 训练环境　训练场所要安静、舒适、空气清新,室温 18~25℃,光线偏暗,陈设整洁,尽量减少谈话和人员走动。如有条件,应在一个单独的、与周围环境隔绝的房间中进行训练,以免受外界环境干扰。

3. 心理准备　生物反馈训练前,患者的心理准备很重要。要有针对性地消除患者的顾虑,如向患者说明生物反馈是否有效、是否安全,告知生物反馈仪是一种治疗工具,从仪器上出现反馈信号,能使患者进一步了解病残状况。

4. 生理准备　训练应在餐后半小时进行,排空二便,安静休息 15~20 分钟,力求

笔记

排除杂念和各种干扰。

5. 仔细观察 治疗师要熟练掌握仪器的使用和操作常规，检查在安静状态下患者的脉搏、呼吸、血压、肌力、肌张力。医生要制定生物反馈治疗观察表格，认真总结经验，反复实践，逐步提高。

（三）训练方法和技巧

1. 一般性训练

（1）训练体位：无论取何种训练体位，都要力求自然、放松、舒适，训练中若有不适，应随时调整。

（2）皮肤清洁：一般先用肥皂水清洗，再用75%乙醇脱脂。对角质层较厚的皮肤，还要用砂纸轻轻摩擦，以保证良好的导电性。

（3）电极放置：肌电生物反馈疗法电极放置部位可因人而异。一般认为额肌的紧张和松弛可代表全身肌肉紧张与放松的程度。因此，大多把电极放置在额肌上。每个患者在训练前均要测定额肌电数值，以便制定目标及对照；做上肢单侧肌电记录，两个记录电极置于一侧前臂上，地极置于两个记录电极之间，可反映指、腕、肘和前臂肌电活动水平；做上肢双侧记录时，两个记录电极分别放置于两前臂上，地极置于胸部，可反映双臂、肩、躯干上部肌电活动水平。做放松训练时，可用双通道肌电生物反馈仪同时监测一个肢体伸肌和屈肌，分别判断其放松水平，以利进行有针对性的训练。

（4）训练步骤：在治疗室中的训练，一般需4~8周或更长时间，每周训练2~3次，每次1小时左右。

1）训练前准备：裸露治疗部位，用细砂纸轻擦电极放置处皮肤，清洁局部皮肤，再用75%乙醇脱脂。于电极的金属面涂抹导电胶，固定电极。将电极插入仪器输出孔，然后，测定肌电基线，注意量程选择和细调旋钮，每次均要从大端调至小端，否则易损坏仪器。

2）教会患者训练方法：放松性训练时，让患者根据仪器发出的声、光或仪表读数等反馈信号，努力放松，把电压降到目标电压之下，放松身体各部依次进行，要逐渐增加训练内容，最后达到全身整体放松。兴奋性训练时，则要求患者根据反馈信号加强肌肉收缩，使肌电电压超过目标电压。一般每次训练5分钟，肌肉收缩要求达到75~100次，休息3分钟，重复训练4次。同时配合家庭训练，1~2次/日。经过反复训练，逐渐撤掉生物反馈仪进行训练。

3）重视第一次训练：应针对患者具体病情、文化程度、暗示性及基线数值，尽可能给予说明和帮助，使其尽快掌握这种训练方法。尤其是要体会到信号变化与自身的关系。

4）做好记录：对每个患者的训练情况均要详细记录，以便总结、评估。

2. 技巧性训练

（1）施加强化刺激：强化刺激是指患者在出现预期反应时，生物反馈仪所提供的反馈信号。欲取得生物反馈疗效，就必须不断反复施加强化刺激，强化患者对反馈信息的认识和记忆，这是一个非常重要的环节。

（2）体会肌感：所谓肌感，就是让患者仔细体会肌紧张和放松的感觉，可以采取渐进放松法培养患者肌感。

（3）全神贯注：无论是肌肉放松训练，还是皮温、皮电和脑电反馈训练，均需要进

笔记

行主动性“全神贯注”训练。其表现为注意力开放，头脑一片空白，没有思维活动，犹如临睡前瞬间的心理状态：朦胧、漂浮和自由流动。反馈信号向放松方向发展。

（4）技能转换：生物反馈训练技能转换一般包括两个内容：其一，有意识地将有反馈信号和无反馈信号训练交替进行，即在有反馈信号训练时，中断5分钟反馈信号，使患者体会放松时的感觉，目的在于除去反馈信号时，仍能保持像有反馈信号时那样的感觉，以利于延续放松效果；其二，就是生物反馈训练中进行体位变换，即由卧位逐渐变为坐位、直立位，这也是一种技能转换。技能转换有助于使患者注意力集中，提高训练效果。

（5）认知放松：人们的感知、思维和情绪对肌紧张都有重要影响。如焦虑、压抑、生气、悲伤、恐惧等，即使是一闪念，都会引起肌电活动的变化。应当让患者学会控制情绪，调节心理状态，从而达到认知放松。

（6）塑造技术：即治疗者利用一定方法，逐渐扩大生物反馈训练效果。具体做法是，当患者通过训练达到一定程度放松时，反馈信号维持在一定水平上，如再次提高放松训练效果，可将仪器灵敏度降低，减小反馈信号放大倍数，使放松提高到一个新水平。

（7）温暖训练：进行温度生物反馈训练时，对于手温升高困难的患者，可应用手温双向变化训练。方法是先让患者想象手触摸冰冷水管的感觉，或手被扎伤后的刺痛感，这样手温便会下降；然后再想象躺在灼热的沙滩上，站在炉火旁，手浸在热水中等温暖感觉。这样可以增强血管舒缩功能，引起手指温度变化。

3. 家庭训练　家庭训练是指不在治疗室中，脱离生物反馈仪的情况下进行自我训练。要求患者把治疗室内学会放松训练的感受，脱离开仪器独自训练2~3次，每次20分钟左右，目的在于强化条件刺激，巩固治疗效果。

（四）注意事项

1. 治疗室保持安静、舒适，光线稍暗，将外界干扰降到最低。

2. 治疗前向患者解释该疗法的原理、方法以及要求达到的目的，解除疑虑，取得患者合作。

3. 治疗前要找好最合适的测试记录类别和电极放置部位。治疗后在皮肤上做好记号，以便提高以后治疗的效果。

4. 治疗训练时要让患者注意力集中，努力配合治疗师的指导和仪器显示。

5. 治疗师用指导语引导时，其速度、声调、音调要适宜，也可采用播放录音带的方式进行，待患者熟悉指导语后，可让患者默诵指导语。

6. 治疗过程中，要有医务人员陪伴，及时给患者以指导和鼓励，帮助患者树立信心，并可同时施行心理治疗。训练中注意不能使患者有疲劳和疼痛的感觉。

7. 根据患者情况，可每日进行生物反馈训练一次，有的也可每天训练数次。每次5、15、30分钟不等，一般10~20次为1个疗程。有些疾病常需连续训练数周乃至数月。

三、分类及其应用

从生物反馈疗法原理讲，各种生物信息都可以用于生物反馈疗法。

（一）肌电生物反馈

肌电生物反馈所用的反馈信息是肌电信号。原理是将所采得的肌电信号，经过放

笔记

大、滤波、双向整流、积分等作用，转换成显示屏上可以直接观察到的信号(比如曲线、声音响度或指示灯颜色)。由于肌电的高低与肌紧张呈正比关系，借此能直接观察到肌紧张或松弛水平。按照治疗目的的不同，可将肌电生物反馈疗法分为以下两种：

1. 放松性肌电生物反馈疗法　该方法主要是针对局部持续紧张或痉挛的肌肉进行治疗。治疗时依病情选择相应的肌肉，将肌电生物反馈仪的皮肤电极安放在肌张力过高的肌肉肌腹部位，治疗开始，先在10分钟的安静状态下，测量出该肌的基准肌电电位数值，并记录下仪器发出的声音响度以及指示灯显示的颜色，使患者能够清楚地看到和听到仪器上显示的这些信号。然后训练患者主动设法降低该肌张力，同时注意仪器荧光屏上肌电电位μV数值的下降、声音响度和指示灯颜色的变化。训练者要不断地启发患者努力通过主观意念去放松肌肉，以使病肌肌张力下降。为使患者对仪器上的信号变化易于认识，可先将电极置于健侧的正常肌肉上，通过肌肉活动来熟悉信号的变化，然后再用同法对病侧进行训练。常用于以下疾病：

(1) 紧张性头痛：由于精神紧张、焦虑而引起的发作性头痛称作紧张性头痛，是一种常见类型的头痛。发作时，头颈部肌肉痉挛。一般采用额肌肌电反馈训练，即借助仪器让患者努力减小仪表的读数和声调，首次训练30分钟，以后每次20分钟，每周2~3次。

(2) 支气管哮喘：常见的发作性肺部过敏性疾病，发作时由于支气管平滑肌痉挛、黏膜肿胀致管腔狭窄，加之分泌物积滞而致气急、哮喘、咳嗽等症状。而外来刺激和呼吸道过敏是引起哮喘的主要因素，精神因素对哮喘发作起重要作用，长期反复发作，使患者出现焦虑、抑郁、沮丧。针对这些原因，生物反馈放松训练通过调节自主神经功能，消除患者的焦虑等不良情绪，可收到明显疗效。

(3) 其他：本法也可治疗功能性结肠炎、胃及十二指肠溃疡病等。

2. 增强性肌电生物反馈疗法　通过强化训练使患者自主提高病肌的肌张力，增强肌肉的收缩功能，预防肌肉萎缩，恢复肌力。脊髓或周围神经损伤后，相应肢体的肌肉由于失神经支配而发生迟缓性麻痹，或因脑血管意外后遗症而致足下垂、伸腕、伸指困难等，均可通过肌电生物反馈训练增强病肌功能，改善症状。

(二) 血压生物反馈

1. 血压生物反馈　是向患者显示自己动脉血压的瞬息改变，作为临床治疗，降低血压训练的生物反馈仪器主要有两种，由自动充气袖带和电子听诊器组成的治疗仪或是自动测血压计，治疗时根据仪器声音的改变或是观察仪器上显示的血压数值，指导患者通过主观意念调节血压的变化。

2. 血压生物反馈疗法的应用　原发性高血压与遗传、饮食、体重及精神、情绪持续紧张等因素有关。生物反馈训练，能降低交感神经兴奋性，使血中儿茶酚胺含量下降，周围血管扩张。

(三) 手指皮肤温度生物反馈

1. 手指皮肤温度生物反馈　指尖温度与肢体血液循环有密切关系，可反映血流动力学改变，当人体处于应激状态时外周血管阻力加大，血流减少，手指温度降低；反之在情绪状态良好时，手指温度升高。这种温度的变化可用温度传感器装置进行检测。通过训练使患者能随意地降低交感神经兴奋性，从而缓解小动脉痉挛，改善局部血液循环，使皮肤温度升高。

笔记

2. 皮温生物反馈疗法的应用

(1) 高血压及紧张焦虑引起的胸闷、胸痛和雷诺病、脉管炎、偏头痛等。

(2) 雷诺病:雷诺病是因血管运动神经功能紊乱而引起的肢端小动脉痉挛。治疗时一方面放松训练对抗焦虑;另一方面学会升高局部温度。治疗开始时记录手指温度 10 分钟,然后训练 10~15 分钟,每日数次。

(四) 心率生物反馈

通过训练逐步建立操作条件反射后,患者可以达到在一定程度上随意调节心率的快慢。心率生物反馈是以脉搏的幅度和速度,通过声音和屏幕图像进行反馈。

1. 治疗原理　生物反馈可以控制心理障碍引起的心律失常。由于情绪、睡眠得到改善,神经系统调节功能增强,冠状血管、外周血管得到扩张,从而减轻心肌缺血状态而改善心律失常,尤其是对伴有心理障碍的患者有较好的疗效。此法常用于治疗室性期前收缩、心动过速、心房颤动以及预激综合征等。

2. 临床应用　治疗时通过电极将患者的心电引入生物反馈仪中。仪器以红、绿、黄三种指示灯的颜色来显示心率的快慢。当红灯亮时,表示心率较正常快,要告知患者设法减慢心率;当绿灯亮时,表示心率较正常慢,令患者设法加快心率;黄灯亮则表示心率正常或控制成功。仪器上的仪表刻度(0~100)用于表示训练成功的程度。患者根据指示灯的颜色变化调节自身心率,一般在训练开始可先让患者学会通过意念增快心率,然后再学会减慢心率。每 4 分钟交替一次。经反复训练,力求达到脱离仪器而自主地控制和调节心率的目的。

(五) 脑电生物反馈

脑电图有 α、β、δ 和 θ 四种基本波形。目前脑电生物反馈常用 α 波和 θ 波作为反馈信息,治疗时用声、光等反馈信息诱发 α 波,让患者认识信号特征,并努力增加 α 波的成分。θ 波脑电生物反馈是把增加波的分量作为训练目标。

1. 治疗方法　治疗时,将电极置于头部并让患者注意仪器显示的声、光反馈信号变化,一旦特定的脑电节律出现即告知患者认清并记住当时反馈信号的特征。要求患者努力寻求发出这种信号时,大脑和身体所有表现的活动状态,逐渐诱导产生这种信号的方法。该方法常用于精神抑郁、神经衰弱、失眠、癫痫等症。

2. 临床应用　癫痫,多采用加强感觉运动节律的方法。感觉运动节律是由大脑中央回诱发出来的脑电波,其频率为 12~15Hz,不具有 4~7Hz 的高幅 θ 波成分。感觉运动节律的出现,意味着运动系统受到抑制。训练时要求患者必须注意仪器发出的反馈信号,一旦感觉运动节律出现,即刻让患者记住当时的信号特征,然后要求患者通过主观意念去寻求产生这种信号的状态和方法。通过训练,使患者脑电的感觉运动节律得到加强,同时使频率为 4~7Hz 的脑电波受到抑制,从而使癫痫发作得到缓解。

(六) 皮肤电生物反馈

1. 治疗原理　皮肤电阻与皮肤血管舒张和汗腺分泌有密切关系。在精神紧张和交感神经兴奋时,手心或足心出汗。皮肤表面汗液中水分和氯化钠,可使皮肤电阻值降低。因此,应用皮肤电生物反馈能调节情绪、血压和周围血管张力,治疗交感神经兴奋性增高的疾病。皮肤电生物反馈是测量皮肤两个受试点之间的导电性,借此反映交感神经功能。

2. 治疗方法　将两电极固定在中指和无名指末节指腹,开启仪器后,让患者观察仪

笔记

表读数和听音响变化，以认识交感神经兴奋性状态，并寻求降低交感神经兴奋性的方法。

3. 临床应用 常用来治疗由于交感神经兴奋性增高而引起的各种综合征。还用来改善受自主神经支配的胃肠道功能。

四、临床应用

（一）偏瘫

在脑卒中患者治疗中，肌电生物反馈是一种主要应用手段。采用生物反馈治疗的最佳时间和其他康复治疗一样，以早为好。影响生物反馈疗法应用的因素有：①生物反馈训练开始前有随意的动作电位存在；②动机和合作程度很重要；③不能服从命令或感觉性失语患者不能进行生物反馈训练；④严重本体感觉障碍、明显痉挛和肢体不能随意运动等，都将导致肢体功能减退。

在实践中发现，下肢运动功能的改善优于上肢，对足下垂有较好改善。如轻度偏瘫患者，进行臂功能肌电生物反馈再训练，可帮助患者建立辅助能力和实际抓握能力。对偏瘫上肢伸腕困难者，着重训练前臂伸肌；对足背屈困难者，则着重训练胫前肌。每周治疗 2 次，每次 1~1.5 小时。20 次治疗后，患者走路、写字和生活自理能力均见改善。

（二）脊髓损伤

将肌电生物反馈应用于脊髓损伤患者的最初目的，很大程度上与脑卒中患者相同。首先试图减少过强运动反应以诱导痉挛肌肉的长度改变。痉挛肌肉的过于活跃行为，可发生在上肢或下肢对可能触知的刺激发生反应时，也可发生在自发阵挛时，或诱导阵挛性的发作时。

一旦患者在仰卧、坐位和最终的站立位姿势可减少这些反应，用力可直接增加无力肌肉的募集，在治疗截瘫患者时通常需要减少股内收肌和小腿三头肌的复合运动。肌电生物反馈治疗四肢轻瘫患者，能减少自发性或诱发肌阵挛，患者不再靠抗痉挛药物，而是靠意志消除肌阵挛发作。

（三）脑瘫

国外报道用松弛法肌电生物反馈治疗痉挛性脑瘫，每日 2 次，连续 10 个月治疗后，患者踝关节活动度增大为原来的 15~22 倍，半数患者疗效维持 4~9 周。有人曾用额肌松弛法肌电生物反馈治疗小儿痉挛性脑瘫，治疗 12 次后患者言语、运动均有改善。追踪 6 周，发现额肌肌电数值又复升高，再次治疗后重新好转。

（四）多发性硬化

肌电生物反馈技术可应用于多发性硬化所致的痉挛性截瘫患者。在选择患者方面对轻度痉挛和一般的紧张肌肉放松也许有用，对中度和明显的痉挛，肌电生物反馈无作用，最好选用一种特别的抗痉挛药物。

（五）痉挛性斜颈

痉挛性斜颈主要由于胸锁乳突肌痉挛引起，治疗时将表面电极放在患者较弱一侧的胸锁乳突肌上，让患者进行增强肌力训练。此时，令患者向健侧转头。不能转动时，由术者协助。待能转动时，再让患者做抗阻力收缩。

（六）周围神经失神经支配

对面神经损伤后的面瘫患者，有报道将 11 或 12 对脑神经的部分与面神经的末端

笔记

吻合，经肌电生物反馈训练后，在面神经对称和随意运动功能方面有实质性的改善。

（七）骨骼软组织损伤

生物反馈已经成功地应用于手指及其运动神经损伤修复术后的手功能再训练，主动的 ROM 练习及相关的活动是重要的手段，应用渐进性用力诱导改变限制腕和手功能的各种软组织。对患者应用关节角反馈，当他们运动时能够帮助其与治疗师协调。为了达到这种目的，已经制成反馈测角器，且能在手的运动和治疗训练中穿戴。当达到预定的关节角时，这些设备提供一个阈反馈信号。临床试验显示许多患者手外伤或矫形手术后的综合康复，如果应用反馈测角器训练将改善主动的 ROM。骨骼肌系统的其他部分也可使用肌电生物反馈，如膝关节前十字韧带术后伸展力矩的恢复，单独使用生物反馈的对照研究比单独电刺激更有效。

（八）腰背痛

训练目的在于：①掌握焦虑-紧张-疼痛之间的规律性联系。②使腰背疼痛缓解，能耐受持续 60 分钟的坐位姿势。③达到心理、生理放松。当患者做到全身放松时，原来所诉部位的疼痛也随之消失。开始训练，应着眼于全身肌肉放松，而不是疼痛部位的局部放松。放松的程度可以通过肌电监测。

五、适应证和禁忌证

（一）适应证

1. 健康人　对健康人训练能增强体质、陶冶性情，达到防病健身的目的；对运动员、飞行员、演员等训练可稳定情绪，提高自控能力，以适应专业需要。

2. 临床医学　临床上主要用于治疗神经症和各种心身疾病，如高血压、冠心病、溃疡、偏头痛、紧张性头痛、哮喘、糖尿病、书写痉挛、神经性皮炎、皮肤瘙痒症、痤疮、失眠、磨牙、脑卒中偏瘫、脑性瘫痪、脊髓损伤、腰背痛等。

3. 康复医学　主要用于上运动神经元的损害：如脑血管意外、脊髓不全性损伤、脑性瘫痪；下运动神经元损害：主要是周围神经损伤和中毒引起的神经疾患；癔症性瘫痪；原因不明的肌肉痉挛，冻结肩、急性腰背痛、痉挛性斜颈、肌腱移植固定术、义肢活动的功能训练等。

（二）禁忌证

1. 不愿接受训练者，变态人格不能合作者。

2. 5 岁以下儿童，智力缺陷者，精神分裂急性期。

3. 严重心脏病患者，心肌梗死前期或发作期间，复杂的心律失常者。

4. 青光眼或治疗中出现眼压升高者。

5. 训练中出现血压升高、头痛、头晕、恶心、呕吐、失眠、妄想或具有精神症状时也应停止治疗。

6. 感觉性失语的患者。

第十节　牵引疗法

牵引疗法是一种传统的治疗方法，经过现代医学的发展，特别是脊柱解剖、生理、生物力学的发展以及牵引设备的更新，目前已成为现代康复治疗技术中的基本技能之

笔记

一。近年来,牵引技术的发展,从较原始的自重牵引逐步发展形成重锤牵引、机械牵引和电动牵引。

一、概述

(一)定义与分类

1. 定义 牵引(traction)疗法是指运用作用力与反作用力的力学原理,通过手法、器械或电动装置产生的外力,作用于人体脊柱或四肢关节,使关节发生一定的分离,关节周围软组织得到适当牵伸,从而达到治疗目的的一种方法。作用于脊柱(颈椎或腰椎)的力为人体轴向牵引力,而四肢关节一般为切线牵引力。牵引治疗的效果与牵引角度、重量、时间即力学基本三要素密切相关。

2. 分类 根据治疗部位分为:脊柱牵引(颈椎牵引、腰椎牵引)、四肢关节牵引(包括皮牵引、骨牵引);根据牵引时患者体位分为:坐位牵引、卧位牵引(仰卧位牵引、俯卧位牵引);根据牵引时患者身体的垂直方向分为:水平位牵引、斜位牵引、垂直位牵引;根据牵引重量来源分为滑车-重锤牵引、身体自重牵引、徒手牵引、电动牵引;根据牵引的时间长短分为:长时间牵引、短时间牵引;根据牵引力作用的时间分为:持续牵引、连续牵引和间歇牵引。临床常用的牵引治疗有颈椎牵引、腰椎牵引和四肢关节牵引。

3. 发展简史 早在公元前4世纪,古希腊 Hippocrates 的著作中就有应用牵引治疗腰痛的记载,在牵引的同时还可在牵伸的脊柱上施以按压或踩跷手法。在当时还有将患者倒立悬挂在梯子上,并剧烈震动梯子来治疗腰腿痛的方法。中国古代医学文献中也有"导引按跷""摇筋骨,动支节"和"引挽腰体,动诸关节"治病的记载,可视为牵引疗法发展的雏形。近年来,牵引重力来源由简单的人工或机械装置逐渐被微电脑控制的电子机械装置所代替。使单一不变的牵引角度、重量、时间参数组合变成数码调节的多种多维参数组合。有各种各样的电动和数码控制的牵引装置,特别是电脑三维电动牵引系统投入临床应用,在人体轴向牵引的基础上模拟传统手法操作,并增添了成角、旋转等功能,拓宽了牵引治疗临床应用范围,提高了牵引治疗的效果。

(二)治疗作用

1. 加大椎间隙、椎间孔和增加椎管容积,减轻对神经根的压迫。
2. 纠正椎间小关节的紊乱,恢复脊柱的正常排序。
3. 解除肌肉痉挛,缓解疼痛,促进炎症消退,有利于病损组织的修复。
4. 增加关节活动范围,调节和恢复已破坏的颈椎和腰椎平衡。
5. 牵伸挛缩的关节囊和韧带,松解粘连的软组织,改善脊柱和四肢关节的活动范围。
6. 脊柱外伤时的早期制动和复位作用。

二、颈椎牵引

(一)颈椎牵引作用

1. 增大椎间隙 颈椎牵引通过牵引带沿身体纵轴方向对颈椎施加拉力,以对抗体重而加大椎间隙,使椎间盘产生负压,促进突出物的回纳复位,缓解椎间盘组织向周缘的外突压力;同时使后纵韧带紧张并起到向前推压作用,有利于改变突出物(椎间

笔记

盘)或骨赘(骨质增生)与周围组织的相互关系,缓解神经根受压。颈椎活动最大部位是 $C_{5\sim6}$,其次是 $C_{4\sim5}$、$C_{6\sim7}$,都是病变的好发部位。

2. 牵伸挛缩组织,改善脊柱的正常生理功能 颈椎疾病常引起疼痛和颈椎关节活动受限,从而使其周围肌群发生继发性痉挛(对慢性肌肉劳损患者,则可发生原发性肌痉挛)。肌痉挛可以进一步产生压迫症状,同时造成关节活动减少,血液循环障碍,从而又加重症状。牵引可以牵张挛缩的关节囊、韧带和周围的肌群,使处于痉挛状态的肌肉放松,减少颈椎应力,阻断上述恶性循环,从而缓解症状,改善或恢复脊柱的正常生理功能。

3. 纠正椎间小关节的紊乱,恢复脊柱的正常排序 颈椎退变、椎间盘突出时可继发小关节功能紊乱或半脱位,滑膜嵌顿。牵引治疗可在缓解肌肉痉挛的基础上,解除嵌顿的小关节囊,恢复小关节的正常对合关系,调整错位关节和椎体滑脱及恢复正常的生理弧度。

4. 扩大椎间孔,减轻神经根压迫症状 神经根型颈椎病可因椎间孔变窄,再加上继发性因素如外伤、受凉等而导致局部充血、水肿,使神经根受压加重。颈椎牵引可扩大椎间孔,使椎间孔中的神经根和动、静脉所受的压迫、刺激得以缓解,甚至神经根轴和关节囊之间的粘连也有可能得以松解;从而有利于消除水肿,减轻压迫症状,改善局部血液循环,有利于损伤的软组织修复。

5. 恢复颈椎的正常排序 对颈椎骨折、脱位又无法承受大重量牵引的患者,可行颈椎的小重量持续牵引,限制颈椎活动,在脊柱外伤的早期牵引制动有固定和复位作用,有助于理顺和恢复颈椎的正常排序。

(二)适应证

1. 各型颈椎病,包括神经根型、椎动脉型、轻度脊髓型但脊髓受压症状不明显。
2. 颈椎关节功能紊乱、颈椎侧弯、后突畸形、颈椎骨折、脱位的固定。
3. 颈部肌肉痉挛、颈椎退行性疾病、肌筋膜炎等引起的严重颈肩痛。
4. 儿童的自发性寰枢关节半脱位。

(三)禁忌证

1. 颈椎结构完整性受损害 如颈椎及其邻近组织的肿瘤、结核等疾病;颈椎邻近有血管损害性疾病;颈内动脉严重狭窄有斑块形成。

2. 颈椎禁止活动的疾病 如颈椎严重失稳、颈椎椎体骨折、颈脊髓明显受压、颈椎突出的椎间盘破碎、陈旧性颈椎外伤未愈者、椎动脉瘤等。

3. 牵引治疗后症状(疼痛)易加重的疾病 如颈部肌肉等周围软组织急性拉伤、扭伤、急性炎症等;严重的骨质疏松、强直性脊柱炎、类风湿关节炎、先天性脊柱畸形、妇女月经期、妊娠期等。

4. 相对禁忌证 如椎动脉硬化、畸形,心肌梗死恢复期,脑动脉硬化,高血压和心脏病患者。脊髓型颈椎病脊髓受压较明显者应慎用或不主张采取牵引治疗。

(四)颈椎牵引方法

颈椎牵引方法有坐位重锤牵引、卧位重锤牵引、卧位斜面自重牵引、电动牵引、家庭门框牵引、充气式气囊牵引和自我牵引等。

1. 坐位牵引操作程序 坐位牵引不需要很大空间和复杂的设备,简便易行,易于调整牵引重量、角度。便于在牵引状态下施行手法或配合其他物理因子治疗。但坐位

笔记

牵引需要较大的牵引重量,才能克服地球引力达到椎间隙分离的目的。

(1) 牵引体位:患者取坐位,根据牵引的目的和要求不同,调整牵引角度,使颈椎处于中立位、前屈位或后伸位牵引(图 4-47)。椅子高度以患者坐位双脚平放地面为宜。用枕颌套托住下颌和枕部,枕颌套的松紧度调节以患者舒适为准。

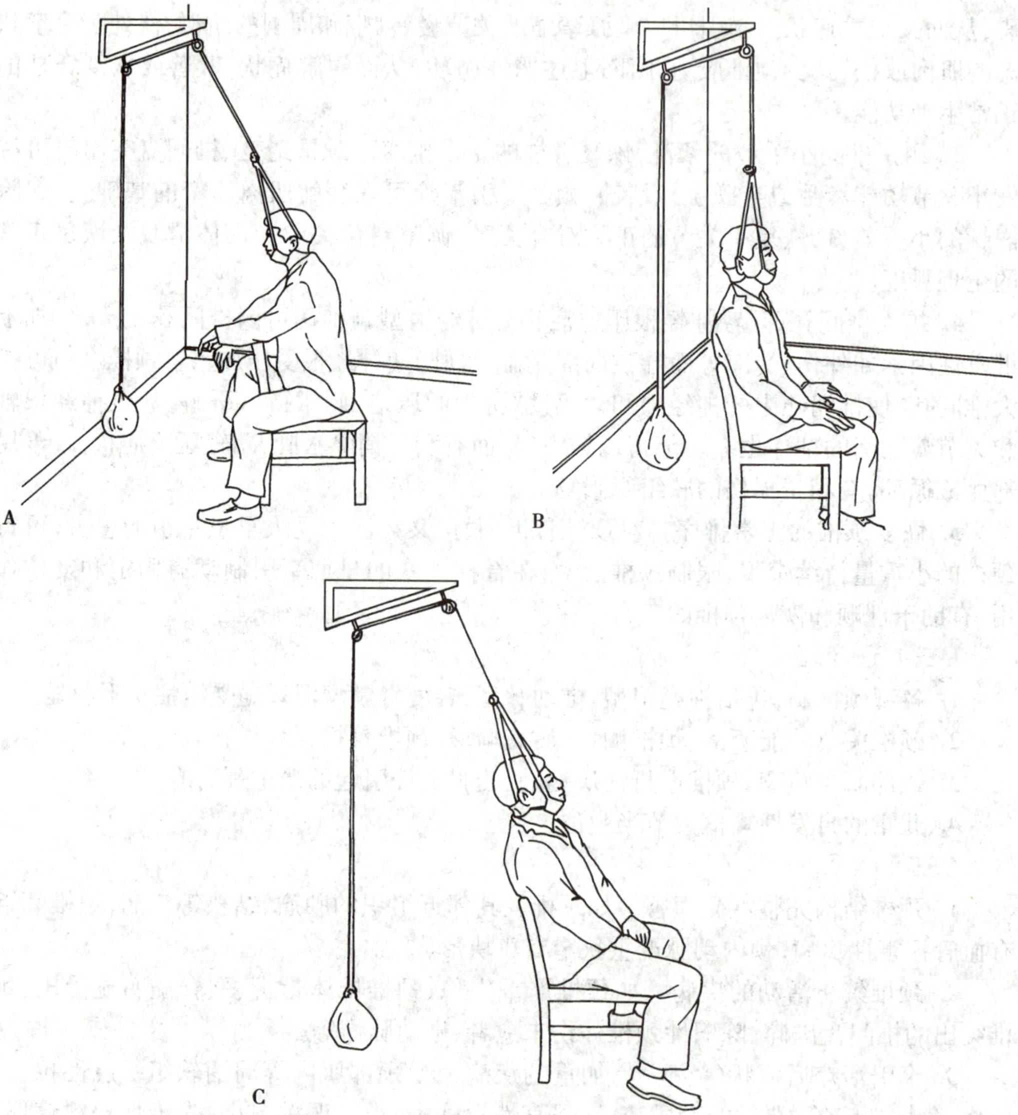

图 4-47　颈椎坐位重锤牵引

A. 前屈位;B. 中立位;C. 后伸位

(2) 牵引参数:牵引治疗的效果与牵引三要素(即牵引角度、重量、时间)相关,此三要素就是颈椎牵引参数。

1) 牵引角度:指牵引作用力的方向,即沿身体纵轴的牵引力与重锤之间的夹角。力学研究表明,牵引角度的大小直接与牵引应力的位置有关,角度小时最大应力位置靠近颈椎上段;随着牵引角度的增大,最大应力的位置逐渐下移。①前屈位颈椎牵引:颈椎前屈 10°~30°可使颈椎间隙显著增宽。前屈位颈椎牵引更接近人类日常生理运动范围，临床应用最广泛。前屈0°～5°牵引时，最大应力作用于$C_{4\sim5}$；10°～15°牵引时，可以使$C_{5\sim6}$椎间隙和椎间孔产生最大的分离，使前屈牵引力与颈椎运动轴心一致；20°～25°时作用于$C_{6\sim7}$；25°～30°时在$C_7\sim T_1$椎间隙。颈椎前屈24°时达到颈椎生理曲度变直而不出现反弓的平衡点。如前屈位超过30°，其向上的作用力减少，水平方向的力增加，难以维持颈椎生理平衡。临床可根据颈椎病的分型和颈椎X线片表现来决定牵引角度，如神经根型颈椎病采用前屈20°～30°，颈型前屈15°～20°，椎动脉型前屈>5°；X线片病变在上颈段时采用小角度前屈或中立位牵引，病变在颈段中部采用10°～20°，下颈段病变时采用15°～30°。②中立位（垂直位）颈椎牵引：中立位（前屈0°～5°）牵引可使颈部肌肉获得较好的放松，使颈椎生理弧度逐渐消失、变直，使扭曲的椎动脉舒展、伸直，血液通畅，改善脑组织血液供应。同时还可以避免因脊柱前屈或后伸运动导致脊髓与椎管的异常摩擦。常用于椎动脉型和脊髓型颈椎病。中立位牵引的缺点是牵引力不容易达到椎体后缘，特别是下颈段的椎体后缘，对神经根型颈椎病的疗效较差。③后伸位颈椎牵引：后伸位（5°～10°）牵引可以防止寰椎向前滑动，加强寰枢关节的稳定性。主要应用于寰枢关节半脱位和颈椎生理曲度变直或反弓状态的颈椎病。后伸位牵引可使椎间隙后部变窄和椎管前后径变小，导致椎管相对狭窄；还有增加颈椎平面关节不稳和椎-基底动脉供血不足的危险性，在牵引过程中要特别注意。

2）牵引重量：约相当于正常成年人体重的10%，年老体弱者为体重的5%。首次牵引从3～6kg或从体重的1/15开始；每2天增加重量1kg，直到症状缓解，牵引最大重量不得超过20kg。由于颈项部周围韧带薄弱、肌肉短小密集，牵引重量过大，容易造成肌肉、韧带、关节囊的损伤。

3）牵引时间：每次牵引时间为10～30分钟。超过30分钟的牵引是没有必要的，尤其是体弱、骨质疏松的老年人，还容易引起医源性损伤（软组织过度牵引后松弛，引起颈椎不稳）。颈椎牵引时间与牵引重量之间存在密切关系，牵引重量大则牵引时间可缩短；牵引重量轻则牵引时间可延长。门诊患者一般牵引1次/天，住院患者可牵引2次/天。10次为1个疗程，一般需要2～3个疗程。

（3）临床应用：坐位重锤牵引适合于各型颈椎病，但是椎动脉型、交感型颈椎病的急性发作期以及神经根型颈椎病的急性神经根水肿期暂缓牵引。脊髓型颈椎病有硬膜囊受压时谨慎牵引，如有脊髓严重受压则禁忌牵引。牵引治疗一周症状无改善则需重新评估调整牵引治疗参数。

（4）注意事项：颈椎牵引有预防颈椎病复发的作用，但是，过长疗程或常年在家自行牵引有可能导致颈椎关节不稳。

2. 卧位牵引操作程序　卧位牵引有床上重锤持续牵引（又称床头牵引）和床上斜面自重牵引两种。床头牵引指利用枕颌套通过床头滑轮直接悬挂重量进行牵引的方法。卧位牵引与坐位牵引相比，肌肉易放松、较小的牵引重量就可克服肌肉张力，达到牵引目的。床上斜面自重牵引指利用自身体重作为对抗牵引重量达到治疗目的的方法。

（1）牵引体位：患者取仰卧位，颈部垫一个普通枕头，将患者头颈置于颈椎前屈20°～30°舒适的角度；固定好枕颌牵引套，利用枕头调整牵引角度，使颈部保持在正常生理弧度或自然、舒适的前屈位下做持续或连续牵引。

笔记

（2）牵引参数：持续牵引重量为体重的5%～10%，每次20～30分钟，1～2次/天。首次牵引重量从6kg开始，待患者适应后，以每天1kg的速度逐渐增加至最大重量20kg。维持牵引一段时间后，根据患者的治疗反应适当调整牵引重量。

连续牵引重量从2～3kg开始，逐渐增加至4～5kg。牵引时间为6小时/天以上，每2小时需休息10～15分钟，牵引治疗2～3天或症状缓解后，可逐渐减少重量至2～3kg并缩短牵引时间，维持牵引以巩固疗效。

3. 电动颈椎牵引操作程序　由电动牵引装置提供颈椎牵引动力。近年来常用微电脑控制的电动牵引装置，参数调节精确、操作方便。可做持续牵引和间歇牵引，根据个体差异可进行不同重量和时间的多种组合（图4-48）。

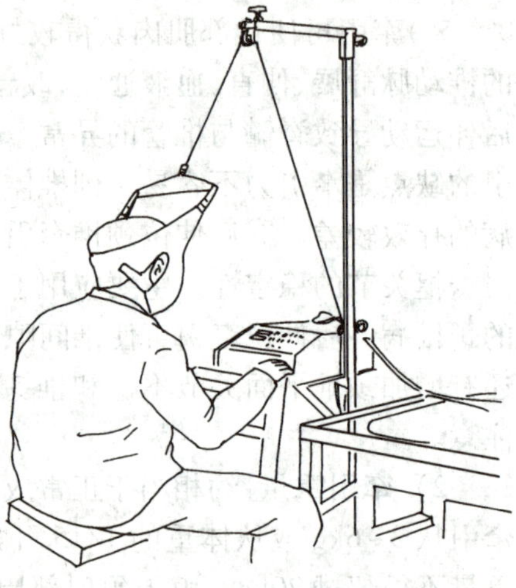

图4-48　电动颈椎牵引

（1）牵引参数：患者坐位或仰卧位，可选择持续牵引或间歇牵引。牵引角度、重量和时间参数设置原则参照坐位牵引和卧位牵引。

1）持续牵引重量和时间：重量约相当于患者体重的10%。时间无论是持续牵引或间歇牵引均在10～30分钟以内选择。一般是15～20分钟，因为椎体后方伸肌群多为抗重力的慢反应红肌，虽然有较好的耐力，但过长时间牵引造成的高张力状态，会通过累积效应产生血供不良和代谢产物堆积，引起循环障碍。

2）间歇牵引重量和时间：间歇牵引重量可稍加大，可从10kg左右开始，如患者无不适反应，以后可每天1kg递增，最大不能超过20kg，当症状减轻后维持或逐渐减少重量。牵引时间和间歇时间比例按3∶1或4∶1的原则设定，一般是牵引30秒、间歇10秒。牵引治疗15～20分钟。

（2）临床应用：持续牵引适用于脊髓型颈椎病之外的各型颈椎病患者。急性颈椎小关节紊乱，对松动术无效的上颈段疾患，退行性颈部疾患伴有老年骨质疏松者，应采用小重量牵引。间歇牵引适用于颈部有显著改变的退行性疾患和颈部运动明显受限者；有明确的神经根受损体征，但无神经根性水肿、炎症的患者。间歇牵引有按摩作用，使颈部肌肉紧张、松弛交替出现的运动符合肌肉收缩与松弛交替进行的生理功能，使扭曲的椎动脉伸展，有利于改善大脑和肌肉的血液循环。

（3）注意事项：由于电动牵引的特殊性，所以必须注意以下几点。

1）熟悉牵引装置，了解牵引装置的性能、限制和有关参数的调节范围。

2）在启动牵引装置前，牵引力、牵引时间和间歇时间等所有控制参数在显示器上应为“0”，若不为“0”，则必须回零。关机时应逐渐降低牵引力量，使牵引绳完全放松，显示器上所有控制参数显示为“0”，再关机。从牵引弓上卸下牵引套。

3）根据患者的临床诊断、分型、影像学结果及体重设定牵引参数。

4）治疗师对患者进行颈椎技术和安全指导，除去耳机、眼镜等易影响牵引带放置的物品；并告知牵引过程中可能出现的不良反应。

5）在牵引治疗过程中，治疗师应密切观察患者的治疗反应，一旦出现异常反应

笔记

或症状加重，需立即停止治疗，应指导患者使用应急开关停机。

6）询问患者对牵引治疗的反应，记录牵引重量、时间、体位等相关数据，作为下一次牵引治疗调整牵引参数或终止治疗的依据。如果牵引 1 周后，症状体征无改善，则牵引治疗无效，应重新评估并改用其他方法治疗。

4. 颈椎徒手牵引疗法　用治疗师的双手对患者颈部进行牵伸达到治疗目的的一种治疗方法。分为徒手坐位牵引和徒手卧位牵引两种。

（1）徒手坐位牵引：患者取坐位，治疗师站立于患者后侧，前方上肢屈肘托住患者下颌部，后方手固定在其后枕部，双手同时发力支持患者头部重量，将患者头沿身体纵轴方向向上拔伸，并维持 20~30 秒，操作方法类似于临床检查颈部的提颈试验。

（2）徒手卧位牵引方法：①患者仰卧于治疗床，头颈部稍前屈。②治疗师立于治疗床头或坐位，用双手支持患者头部重量。上方手掌置于患者前额，下方手托住患者枕后部。治疗师双臂采用等长收缩的方式施加牵引力量。要求治疗师站立姿势和手法必须稳定，然后逐渐地、有控制地将重心向后倾倒，以此牵引患者颈椎。牵引三要素通常受到治疗师的手臂力量和耐力的控制，主要的牵引力量可集中于特定的关节突关节，无论哪一种手法均以患者感觉舒适为原则。间歇牵引时治疗师可使用平稳、渐增的牵引力持续 30 秒，以同样平稳、逐渐放松的方法解除牵引力，休息 10 秒，如此反复 5 次。

临床适用于各型颈椎病，尤其是脊髓型颈椎病在治疗时牵引参数很容易控制。而且在牵引过程中，被牵引的颈椎节段以上和对侧关节突关节活动较小或是没有伸展。对患者颞颌关节处无压力，不会引起颞颌关节的疼痛。以上两种方法可作为颈椎牵引的预试验，特别是机械牵引前的尝试性牵引。

5. 简易家庭颈椎牵引疗法

（1）种类：可自行制作家庭枕颌牵引装置，市场上还有各种各样的成品颈椎牵引装置可供选购，如牛皮或人造革牵引头套、悬挂于门框的简易牵引装置、充气式气囊颈椎牵引装置等。

（2）临床应用：适合于轻度颈椎病，又没有时间去医院治疗的患者，颈椎小关节急性损伤、功能紊乱需要固定的患者。治疗时应充分保持颈部放松，增强牵引效果。充气时必须依循序渐进的原则，充气压力适中，以不引起呼吸不适、头晕、肩痛为度。一旦发生不适情况时应及时就诊和处理。治疗前必须经过专科医生指导方可自行进行颈椎充气颈围牵引，防止出现意外。

（3）注意事项：家庭牵引操作简单、方便、实用。但是在家庭进行牵引之前，必须经过专科医师的明确诊断和治疗师的技术指导，了解安全性能。

（五）注意事项

1. 治疗师应该熟悉牵引技术和牵引装置。根据患者病情和个体差异选择牵引方式并设置牵引参数。向患者阐明牵引治疗目的、注意事项、可能出现的不良反应及预防方法。

2. 调整好枕颌牵引套的松紧度，两侧悬吊带要等长，作用力要相等。枕带的受力部位应集中在枕骨粗隆中下部，颌带应兜住下颌正下方。枕颌带的摆放位置，要注意避开颈动脉窦和喉部，防止压迫颈动脉窦引起晕厥或发生意外。

笔记

3. 牵引时患者体位应舒适。要解开衣领，自然放松颈部肌肉，除去耳机、眼镜等影响放置牵引带的物品。患者坐位牵引时应全身放松，双上肢自然下垂。

4. 牵引中或牵引后，患者若头晕、心慌、四肢麻木、无力加重、出冷汗应立即停止牵引，检查并寻找诱发原因。经检查如无重要器质性疾病，次日可在严密观察下调整牵引角度和重量后试行短时间牵引。

5. 坐位牵引结束时，应逐渐地减轻重量，再取下牵引套。休息1～2分钟，同时缓慢、轻柔地活动颈部数次，再离开治疗室。避免突然解除重量站立，可能会引起头痛或头晕等不适反应。

三、腰椎牵引

腰椎牵引又称骨盆牵引，是用骨盆带固定腹部和骨盆，胸肋部反向牵引带固定于季肋部，利用牵引床和牵引装置沿腰段脊柱纵轴施加牵引力，以达到缓解神经根性疼痛的治疗方法。临床常用的牵引床有机械式、电动式和三维牵引等类型。

（一）腰椎牵引的作用

1. 增大椎体间隙　沿腰椎轴向施加牵引作用力，可使椎间隙加宽，降低椎间盘内压，尤其是仰卧位牵引，甚至产生负压，有利于轻度向外周膨隆的椎间盘回缩复位，对于比较严重的椎间盘突出，虽不能使其完全回纳，但可改变其与神经根的相对位置关系，减轻其对周围神经组织的压迫和刺激。

2. 增加后纵韧带张力　轴向牵引力可使后纵韧带张力明显加大，对突出物产生向前的推力，特别是中央型突出物受到向腹侧的压力，促进突出椎间盘还纳复位。

3. 扩大椎管容积　可使与突出椎间盘相应水平的椎管横截面积增大，从而使椎管容积增加，减轻对椎管内神经根的压力。

4. 增加侧隐窝的容积　牵引可伸展黄韧带，改善黄韧带的血液循环，增加椎间盘与黄韧带之间的间隙及侧隐窝容积，神经通道变宽，使神经根避开突出物的挤压。

5. 纠正腰椎小关节紊乱　椎间盘突出后多继发小关节倾斜和不稳、滑膜嵌顿，使脊柱的稳定性受到影响。沿脊柱轴向的牵引可使关节囊受到牵伸，关节突上下滑动，关节间隙增宽。屈曲旋转牵引时，旋转侧小关节做切面旋转滑动，对侧小关节间隙增大，有利于矫正小关节功能紊乱（半脱位或关节滑膜嵌顿）。

6. 预防、松解神经根粘连　腰椎间盘突出症急性期牵引可防止神经根与突出物挤压在一起引起粘连，慢性期可在一定程度上松解已形成的粘连，从而改善感觉与运动功能。快速牵引松解粘连效果明显，特别是向健侧旋转时。慢速牵引对于术后神经根粘连产生的临床症状有较好疗效。

7. 解除肌肉痉挛疼痛　可使病变周围肌肉痉挛，关节活动受限。牵引能缓解肌肉痉挛，使紧张的肌肉得到舒张和放松。慢速牵引可持续对肌肉进行牵伸。间歇牵引快速伸展腰部肌肉，出现反射性松弛。矫正前屈、侧弯等继发性腰椎畸形，持续牵引作用更明显。

8. 促进炎症消退　椎间盘突出时，病变椎间关节和周围韧带、肌肉以及神经根充血水肿，出现炎症。牵引治疗可限制腰椎活动，减少运动刺激，有利于神经根、肌肉筋膜、韧带等软组织炎症、水肿的消退和吸收。

（二）适应证

1. 腰椎间盘突出症、腰椎管狭窄症、腰椎小关节紊乱、腰椎小关节滑膜嵌顿、腰椎退行性疾患、腰椎滑脱、无并发症的腰椎压缩性骨折、早期强直性脊柱炎等。

2. 脊柱前凸、侧弯、后凸畸形。

3. 腰扭伤、腰肌劳损、腰背肌筋膜炎。

（三）禁忌证

脊髓疾病、腰椎结核、肿瘤、有马尾神经综合征表现的腰椎管狭窄症、椎板骨折、重度骨质疏松、严重高血压、心脏病、出血倾向等。

（四）牵引方法

1. 骨盆重锤牵引

（1）牵引体位：患者仰卧于硬板床（可利用普通病床），小腿处垫高，呈屈髋屈膝约90°，骨盆牵引带固定于腰部（髂嵴上方），牵引带两端连接牵引绳分别通过安装在足端床头的滑轮装置悬挂重量。两个滑轮的高度约距床面15~20cm，间距与人体宽度相近。该方法适用于需要长时间持续牵引的绝对卧床患者，可以在病房、家庭或缺乏牵引设备的环境下使用。

（2）牵引重量：一般为每侧10~15kg。首次牵引从每侧5kg开始，两侧共10kg；以后根据患者的治疗反应每1~3天增加1~2kg，最后达到合适的重量。

（3）牵引时间：每牵引1小时，休息20分钟。待患者适应后逐渐延长牵引持续时间。夜间停止牵引，以利睡眠。

（4）临床应用：适合于较轻的腰椎疾患。要根据病情不同和个体差异，选择不同的牵引重量和时间组合。通过调节滑轮与床面的高度，可调节牵引作用力的角度。绝对卧床患者的长时间牵引，要防止压疮形成，牵引时双侧髂前上棘、股骨大粗隆处放置棉垫以保护皮肤。

2. 斜位自重牵引　利用患者自身腰部以下或以上的体重进行牵引，方法简便，易于掌握。

（1）头高脚低位牵引：患者仰卧于倾斜的床板上，胸腰部用胸肋牵引带固定于床头两侧，腰部及下肢不固定，利用腰部以下的自身重量进行牵引。初次牵引时从床面与水平面夹角30°开始，以后每天增加5°，一般8~10天倾角可达70°~90°。牵引时间一般比较长，每日牵引4小时。该方法仅适合于不方便去医院治疗的患者家庭牵引。

（2）头低脚高位牵引：患者头低脚高位俯卧于倾斜的床板上，双踝固定于斜板上端，利用腰部以上自身重量对腰椎进行牵引（图4-49）。牵引可从床面与水平面夹角30°开始，逐渐增加至70°~90°。每日一次，每次30~60分钟。牵引过程中还可用双手支撑，做腰部旋转、后伸屈曲等动作，以增强牵引效果。该方法多在医院治疗室或有治疗师在场的情况下进行。老年人或伴有心、脑血管疾病的患者慎用此法，避免

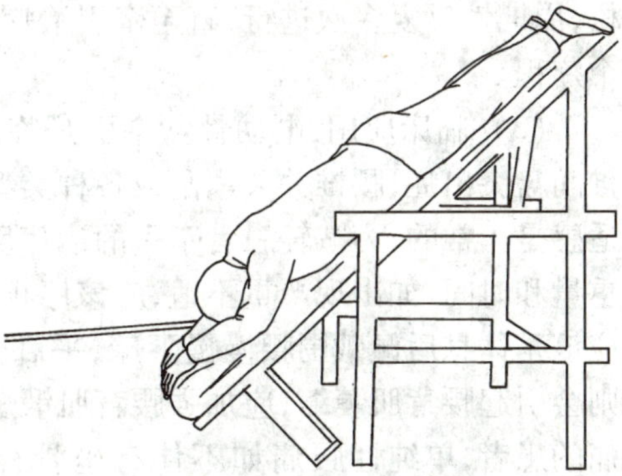

图4-49　头低脚高位牵引

发生意外。

3. 电动骨盆牵引　以电动牵引装置提供牵引动力替代重锤进行腰椎牵引。电动牵引装置由牵引床、牵引动力源及电动控制盘、胸背板和可滑动的臀腿板组成。电动控制盘可预先设定牵引参数。可精确地设定重量和时间组合，做持续或间歇的腰椎牵引。患者可取仰卧或俯卧位，无论哪个体位，均要使腰椎处于伸展状态，即保持生理前凸的重要位置。一般选择使髋关节与膝关节分别屈曲约 70°，使腰大肌松弛。

（1）牵引体位与角度：患者可取仰卧位或俯卧位，胸肋带和骨盆带分别固定于季肋部和骨盆髂嵴上方，通过调整骨盆牵引带两侧牵引绳位置来调节腰椎牵引作用力的角度。如牵引力点靠近腹侧则骨盆倾角减小，而使腰椎曲度加大；力点靠近腰背侧则骨盆倾角加大，腰椎曲度变小。俯卧位牵引时，牵引力点稍偏向于臀部（背侧），有助于腰椎的充分伸展，减小腰椎生理曲度，扩大椎间孔。

1）仰卧位牵引：双下肢伸直平卧，牵引使腰椎伸展，有利于牵引力更好地作用于腰椎上段病变部位。而屈髋、屈膝 90°时使腰椎前凸变平处于中立位，牵引力主要作用于腰椎下段，在此体位下的牵引可更充分地放松腰部肌肉，使腰椎生理曲度变平，牵引力更容易作用于椎体后侧的病变部位，产生更好的治疗效果。

2）俯卧位牵引：俯卧位牵引使腰椎伸展，腹部垫枕使腰椎前凸变平，通过所垫枕头的高低来调节腰椎屈曲的大小。疼痛导致伸展活动受限时，可选择使腰椎生理前凸变平的体位进行牵引；而伸展运动使疼痛缓解时，可选择伸展位牵引。在俯卧位牵引下，可同时实施脊柱按压或踩跷等操作手法。

（2）牵引参数

1）牵引重量：为自身体重的 30%~80%，可逐渐增加至 100%，最大不能超过体重。持续牵引重量可从 10~20kg 开始，间歇牵引重量可从体重的 80%开始，一般每 3~5 天可以增加 3~5kg，但首次牵引时可用轻重量短时牵引，一般认为当牵引力超过体重的 25%时即可有效地增宽椎间隙，而治疗量应至少大于体重的 50%。待患者适应后可逐渐增加重量和时间，当症状改善时，以此重量维持牵引。

2）牵引时间：一次 20~30 分钟，轻重量牵引时，持续时间可适当延长，大重量牵引时持续时间可酌情缩短。有研究显示，牵引一开始均导致肌电活动增加，但 7 分钟后，肌电活动可恢复至近乎休息水平，足够的牵引时间是疗效的保证。间歇牵引的牵引力、牵引时间、间断时间可预先设置，如牵引 1~3 分钟，间歇 30 秒，节律性牵拉、放松，周期性反复多次进行，直至牵引治疗结束；1~2 次/天，10 次为 1 个疗程，一般 1~2 个疗程。

（3）临床应用：电动骨盆牵引是临床最常用的腰椎牵引方式。主要用于急性腰椎间盘突出症、腰椎关节紊乱或各种类型的急慢性腰痛。牵引后在 2 小时内腰部有不适感是正常的，为减轻患者牵引的治疗反应，应随时观察患者的反应并适时调整姿势、重量和时间，如出现严重不适，应该停止治疗并给予相应处理。牵引后不要马上站立，应该稍休息后佩戴围腰慢慢下床，平卧休息 2 小时以上（提醒围腰不能长期使用，否则会引起腰背肌萎缩，应加强腰背肌锻炼进行预防）。骨盆牵引适合于有神经根性腰痛的患者，单纯性腰痛如不伴有坐骨神经痛，则不建议牵引，因为牵引后还会引起腰痛。

4. 三维多功能牵引 又称屈曲旋转快速牵引，在沿脊柱轴向牵引力的基础上，增加了屈曲、旋转动作瞬间同时完成，是近年来发展起来的一种有别于传统牵引的方法。微电脑控制高亮数码管显示牵引力、牵引时间、松弛力、牵引步数、牵引周期数等。三维牵引床由微电脑控制部分和床体部分组成，三维旋转可在-30°~30°间连续摇摆或任意位置牵引，可自动复位至水平状态。控制箱将输入的参数传递给治疗床，由液压传动装置控制，使床体完成各种设定动作。床体的胸腰板可向头端移动，臀腿板可以屈曲和旋转。牵引力可随牵引时受到的阻力（来自患者腰部肌肉和韧带的抵抗力）而自动调节，这样既可达到规定的分离距离，又不会出现牵伸过度。

（1）牵引体位：患者俯卧在牵引床上，暴露腰部，使腰部病变部位与两板之间的间隙相对应，胸部和臀部分别固定于牵引床的胸背板和臀腿板（图 4-50）。

（2）牵引参数

1）牵引参数：依据患者性别、年龄、身体状况、症状、体征及影像学检查结果设定牵引参数。患者俯卧位，一般腰椎前屈 10°~16°，旋转 12°~15°。治疗师站立于患者患侧，用手指或手掌根按压于患部上一棘突，另一手叠压其上，使力的作用点更加集中于治疗部位。准备好后，脚踏控制开关，启动牵引治疗程序。牵引时多向患侧旋转，可先向患侧旋转，再向健侧旋转。治疗过程中治疗师可同时按压突出部位，可重复 1~2 次。

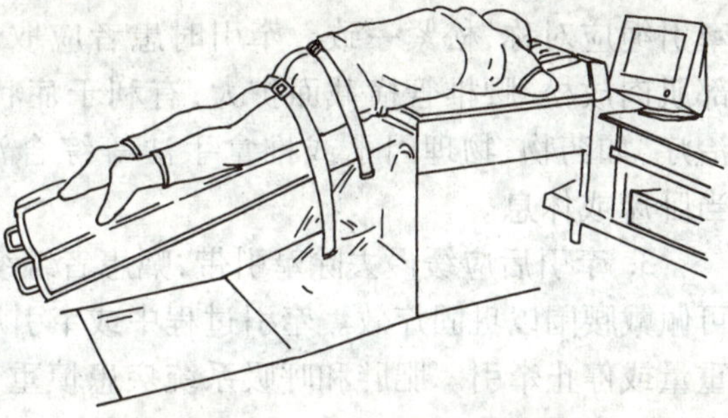

图 4-50 腰椎三维牵引

2）牵引后处理：牵引后患者平卧硬板床 3 天，腰部用腰围制动。3 天后重新评估，根据需要可配合物理因子或推拿治疗，以巩固疗效。

（3）与传统牵引区别：三维多功能牵引时，患者虽然也是俯卧位，但腰椎处于前屈体位，牵引时除了轴向牵引力外，增加了旋转、斜扳的作用力，将中医学三种传统手法连贯起来，牵引在瞬间同时完成。使脊柱在三维空间达到新的平衡状态。三维多功能牵引具有定时、定量、定角度等优点，可以解决人工复位和轴向牵引不能解决的难题，从而提高了非手术治疗腰椎间盘突出症的治愈率；但是必须严格掌握适应证和禁忌证。治疗膨隆型腰椎间盘突出症效果较好，但需要配合休息、避免弯腰并增强腰背肌力量以减少复发。对突出较大、边界不清或已有髓核游离者慎用，防止出现马尾综合征。对老年人和骨质疏松的患者用轻重量的电动牵引为宜。

5. 其他腰椎牵引方法

（1）徒手腰椎牵引：患者取俯卧位，一般由 2~3 位治疗师同时操作。治疗时一人立于患者头侧，双手握持患者腋下，另一人立于患者足端，握住患者的双侧踝部，两人同时缓慢发力沿患者身体纵轴进行对抗牵引。在牵引的同时还可由第 3 人在患者腰部病变部位进行按压或做相关复位手法。一次牵引约维持 15~30 秒，重复 1~2 次，每周 1~2 次。治疗后患者要卧床休息，同时应用药物辅助治疗。

（2）肋木悬垂自我牵引：患者双手悬吊于肋木或门框横头使身体悬空，双足离

笔记

开地面或足尖点地，同时做双下肢的前后、左右或旋转摆动。利用自身重量进行牵引。每次悬吊数秒至数分钟，重复进行2~3次，隔日一次。适用于轻度腰椎间盘突出症、体质较好的青壮年患者。也可用于牵引后期的巩固治疗，常与功能训练同时进行。

（五）腰椎牵引注意事项

1. 牵引前向患者做好解释工作，消除患者紧张情绪，嘱其牵引时不要屏气或用力对抗。对进行屈曲旋转快速牵引者，需详细了解患者病情，最好与医生共同制订治疗方案，以免造成损伤。高龄或体质虚弱者以电动牵引床轻度牵引为宜。牵引前可进行腰部热疗，有助于放松腰部肌肉，避免拉伤。

2. 牵引中胸肋固定带和骨盆固定带要扎紧，但胸肋固定带安放的位置和松紧以不妨碍患者正常呼吸为度，同时应防止卡压腋窝，以免造成臂丛神经损伤。两侧牵引绳应对称，松紧一致。牵引时患者应取屈髋、屈膝卧位，以减少腰椎前突，使腰部肌肉放松，腰椎管横截面扩大，有利于症状的缓解。牵引中或牵引后可配合其他治疗，如药物、物理因子或推拿手法等综合治疗，以增强疗效。牵引治疗期间需适当卧床或休息。

3. 牵引后应缓慢去除牵引带，嘱患者继续平卧休息数分钟，再缓慢起身。必要时可佩戴腰围以巩固疗效。牵引过程中或牵引后，如果患者症状、体征加重，应减轻牵引重量或停止牵引。肥胖和呼吸系统疾患慎重使用牵引。孕妇、严重高血压、心脏病患者禁止牵引。

四、四肢关节功能牵引

（一）四肢关节牵引作用

1. 放松痉挛的肌肉，保持肌肉的休息态长度。

2. 利用牵引重力，使挛缩和粘连的纤维产生更多的塑性延长，从而使病损关节恢复到正常或接近正常的活动范围。

3. 治疗和预防肌肉、韧带和关节囊挛缩及粘连形成，恢复和保持关节的正常活动范围。

（二）适应证

1. 四肢骨折、脱位后关节功能障碍；肌肉韧带外伤手术后软组织挛缩。

2. 关节附近烧伤后瘢痕粘连；软组织损伤性骨化（骨化性肌炎）。

3. 前臂缺血性肌挛缩和小腿骨筋膜间室综合征的恢复期。

（三）禁忌证

骨性关节强直、新近骨折后、关节内及其周围的炎症或感染、关节运动或肌肉拉长时疼痛剧烈、有血肿或其他组织损伤征兆时。

（四）牵引器具及操作方法

四肢关节功能牵引是利用杠杆力学原理将病变关节（支点）的近端肢体（力臂）固定于特制的支架或四肢牵引装置，在远端肢体（动力臂）的远端按所需方向施加重量（作用力）进行牵引，从而达到牵伸关节或增大关节生理运动范围的治疗方法。根据病变关节部位不同，选择不同的专门关节牵引装置。

1. 关节牵引装置　主要有三种类型：

笔记

（1）机械式关节训练器：主要用于肌力训练，当肌肉放松时即可达到关节牵引目的。综合训练器可用于上肢和下肢各关节（图 4-51）。

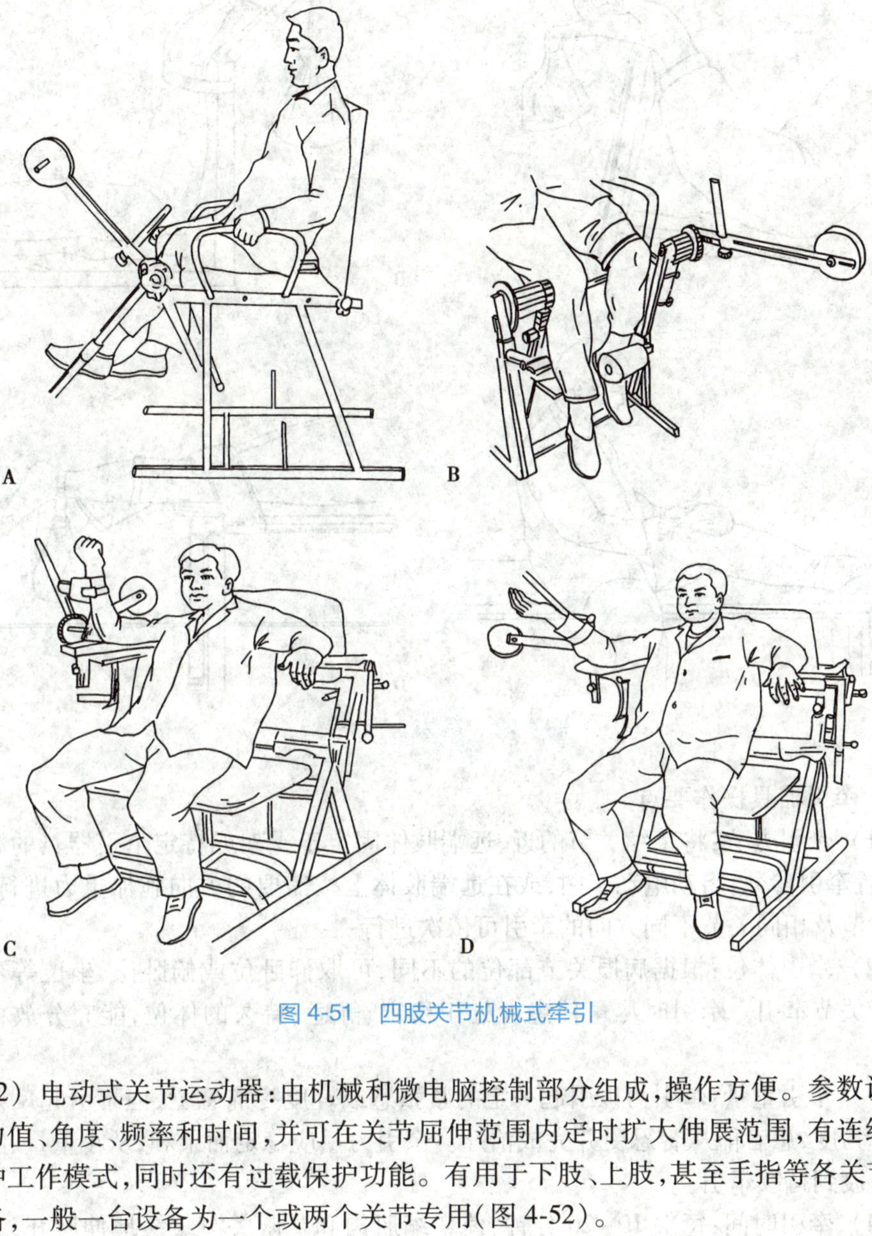

图 4-51　四肢关节机械式牵引

（2）电动式关节运动器：由机械和微电脑控制部分组成，操作方便。参数设置有牵引力值、角度、频率和时间，并可在关节屈伸范围内定时扩大伸展范围，有连续或间歇两种工作模式，同时还有过载保护功能。有用于下肢、上肢，甚至手指等各关节的专门设备，一般一台设备为一个或两个关节专用（图 4-52）。

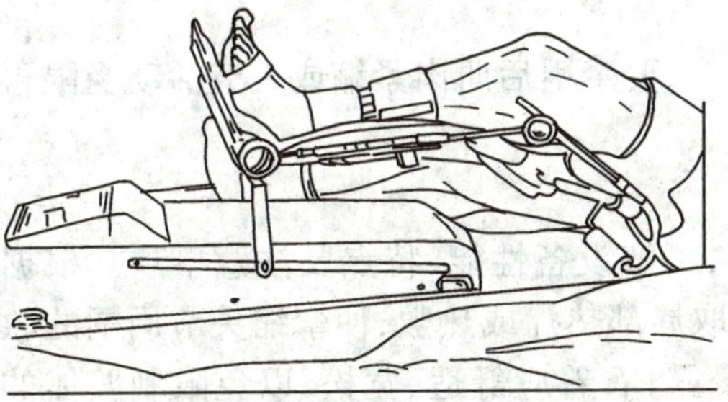

图 4-52　电动式关节牵引

（3）简易制作牵引架：在缺乏上述牵引设备的场合，可利用身边的材料，如滑轮、绳索、沙袋、哑铃或杠铃片、墙拉力器等，因陋就简地自制各种临床需要的牵引装置。在远端肢体上按需要方向施加重力进行牵引。亦可在罹患关节上直接放置重量（沙袋）进行牵引（图 4-53）。

笔记

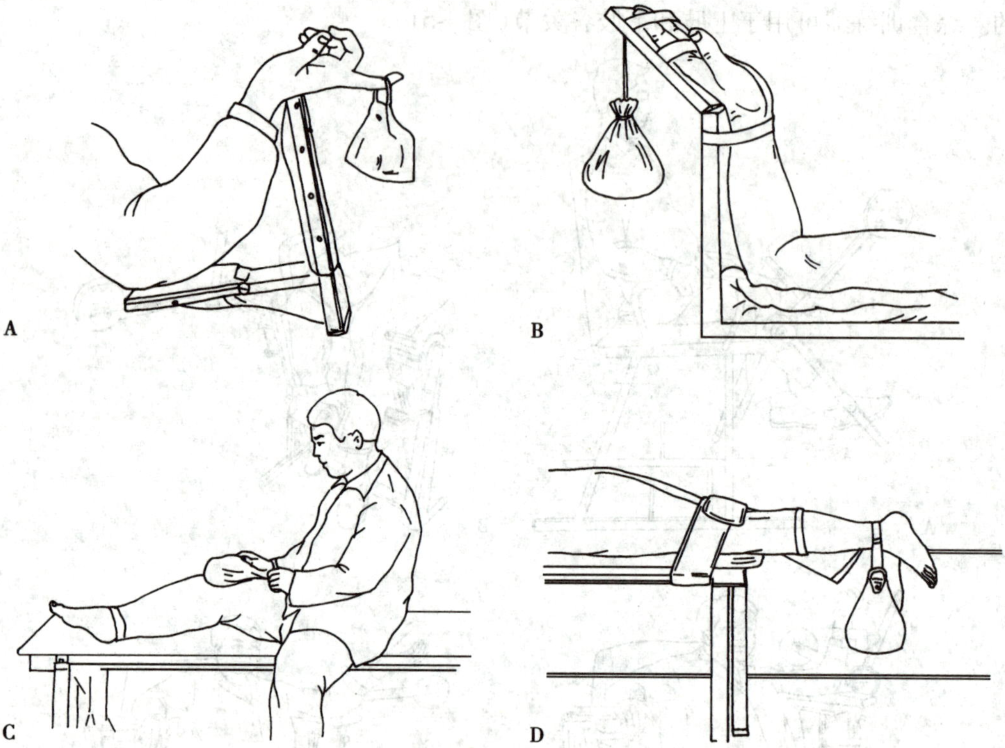

图 4-53　简易制作牵引架

2. 牵引器具操作要点

（1）牵引方法：将挛缩关节的近、远端肢体固定于支架或特定牵引器具的相应位置，设置牵引参数，启动电动牵引，或在远端肢体上按需要的方向施加重力进行牵引。不同关节及相同关节不同方向的牵引可依次进行。

（2）牵引体位：根据病损关节部位的不同，可取仰卧位或俯卧位、坐位等不同体位进行关节牵引。牵引时尽量使患者处于稳定、舒适、持久的体位，能充分放松局部肌肉。

（3）牵引重量：牵引力以引起一定的紧张感或轻度疼痛感觉，但不引起反射性肌肉痉挛为度，患者能从容忍受并完成治疗。牵引力量应稳定而柔和，从小重量、间歇性牵引过渡到持续牵引。

（4）牵引时间：每次 10~20 分钟，使挛缩肌肉和受限关节缓缓地伸展开，每日至少 1~2 次，有条件者还可增加次数。

（5）牵引疗程：取决于每次牵引的效果，只要牵引后肌肉紧缩或关节活动受限再现，则均可考虑再行牵引。

（五）注意事项

1. 牵引前详细阅读牵引设备操作手册，了解设备性能、特点及注意事项。根据患者个体情况设定牵引参数。牵引前先采取局部热疗或热敷，使挛缩关节周围的软组织放松，提高牵引效果。牵引局部需要暴露，衣着应舒适、宽松，以免限制肢体的牵引。

笔记

2. 牵引中患者局部应尽量放松，避免和牵引力对抗。牵引力不能强迫关节超过其正常的关节活动度，避免用较大力量牵引长期制动的肌肉和结缔组织。发生运动的关节之间要加以固定保护，对存在骨质疏松的患者操作要小心。牵引时受力部位应有衬垫保护，以免出现压疮。避免牵引水肿组织和过度牵引无力的肌肉。

3. 牵引治疗后要询问、观察患者反应，如出现疼痛、肿胀加重，特别是关节周围温度增高，要及时减轻牵引重量，预防过度牵引而导致骨化性肌炎的发生。关节功能牵引亦可作为关节主动运动、被动运动等功能训练的准备。当挛缩或缩短的软组织替代正常结构对关节起稳定作用时，或当挛缩或缩短的软组织有增大功能能力作用时（尤其是瘫痪或严重肌无力患者），关节牵引必须慎重。

五、持续皮肤牵引和持续骨牵引

皮肤牵引和骨牵引又称持续牵引，两种方法临床应用目的相同，只是牵引方法和临床应用场合不同。

（一）持续皮肤牵引

简称皮牵引，是利用粘贴在患肢皮肤上的宽胶布条或乳胶海绵条，通过滑轮装置，施加持续牵引力来对抗患肢肌肉的力量，以达到治疗目的。实施皮牵引前应清洁患部皮肤，将胶布条反折呈 U 形，两端剪开，呈扇形平贴于患肢两侧，外加绷带包扎。在胶布条中心部位应事先安置方形的扩张板，牵引绳固定在扩张板上，通过滑轮施加牵引力。对胶布过敏的患者可用乳胶海绵条替代胶布条。

皮牵引可同时应用于相邻肢体不同方向的牵引。如股骨、胫骨同时骨折可在屈膝的体位下分别牵引，既保证股骨、胫骨的有效牵引力，又能保护膝关节。皮牵引还可在肩外展支架固定的同时做上臂的持续牵引。牵引重量一般不超过 5kg，时间一般为 2~3 周。

（二）持续骨牵引

持续骨牵引是通过贯穿骨端松质骨内的骨圆钉、不锈钢针或手巾钳，经过滑车装置，在肢体的远端施加持续牵引，以对抗患肢肌肉的牵拉力。骨牵引操作一般在骨科病房进行，术后转入康复病房。牵引重量和时间：闭合性股骨干骨折在胫骨结节处做持续骨牵引时，一般用体重 1/8~1/7 的重量作牵引力；老年人股骨颈骨折一般需牵引 6~8 周。

（三）临床应用

皮牵引和骨牵引常与牵引支架同时使用，牵引可使患肢各关节处于肌松弛位，除复位作用外，还可防止骨折复位再发生成角、旋转和缩短等移位，并因骨折周围的肌肉被牵紧，形成围绕在骨折四周的压力，使碎骨片靠拢，从而达到固定目的。有时需辅以手法以矫治残存移位。一般不需其他外固定，仅在股骨干骨折还有较多的侧方移位时，需再加小夹板固定。

对新鲜、闭合性股骨干骨折也可先行手法复位、小夹板固定，再做持续牵引。股骨、胫骨开放性骨折于清创术后，用持续骨牵引做复位与固定，有利于观察创口和换药,便于关节功能锻炼。持续牵引的缺点是不能及早离床活动。应用持续牵引时,必须注意按患者的年龄、性别、肌肉发达程度和软组织损伤的情况,随时调整牵引重量。如牵引重量太大,可引起过度牵引,使骨折端发生分离移位;牵引力太小,则不能达到复位和固定目的,而致骨折畸形愈合。

在持续牵引过程中,要鼓励患者进行患肢肌肉等长收缩,固定其他肢体的主动运动,保持关节活动度。患者可取半卧位,同时进行呼吸功能训练,维持心肺功能正常。

学习小结

1. 学习内容

物理因子疗法		
	电疗法	直流电疗法、低频电疗法、中频电疗法、高频电疗法的概念、治疗作用、操作方法及临床应用
	光疗法	光疗法的分类、概念、治疗作用及适应证和禁忌证。光疗法常用设备的临床操作方法
	超声波疗法	超声波及超声波疗法的概念、治疗作用、临床应用、适应证与禁忌证、操作方法及注意事项
	传导热疗法	石蜡疗法、湿热袋敷疗法、蒸汽疗法的治疗技术及临床应用
	压力疗法	压力疗法的种类、治疗作用、操作技术和方法、临床应用
	磁疗法	磁疗法的种类、治疗作用及作用原理、操作方法、临床应用
	水疗法	水疗法的种类、治疗作用、操作技术和方法、临床应用
	冷疗法与冷冻疗法	冷疗法常用治疗方法、适应证、治疗注意事项:冷冻疗法的基本概念、治疗方法及常见并发症的处理
	生物反馈疗法	生物反馈疗法的概念、治疗技术和方法、临床分类及应用、在康复临床中的应用,适应证、禁忌证及注意事项
	牵引疗法	牵引疗法的基本概念、治疗作用、颈椎牵引和腰椎牵引的适应证与禁忌证、操作方法及注意事项等。

2. 学习方法 本章应掌握电疗法、光疗法、超声波疗法、传导热疗法、压力疗法、磁疗法、水疗法、冷疗法与冷冻疗法、生物反馈疗法、牵引疗法的概念、治疗作用、适应证、禁忌证、操作方法及临床应用。

(姜贵云、吴军、刘忠良、邱继文、郑洁、王传英)

复习思考题

1. 中频电流的作用特点有哪些?

2. 音频电疗法的治疗作用有哪些?

3. 干扰电疗法在操作时的注意事项有哪些?

4. 病例分析:李某,女,35 岁,会计,右肩疼痛伴活动障碍 3 天。患者因长期伏案工作,3 天前出现左肩疼痛伴活动障碍,夜间加剧。查体:痛苦面容,左肩活动受限,上举 15°,外展 20°,叉腰试验不能做,右肱二头肌长头肌附着处压痛明显,喙突下压痛明显,斜方肌有压痛。请问该患者的初步诊断是什么? 进一步辅助检查及治疗方案是什么?

5. 紫外线的治疗作用主要包括哪些?

6. 可见光的生理作用包括哪些?

7. 请简述激光的治疗作用。

8. 请利用所学知识解释,超声波治疗疾病时为何必须通过接触剂紧密接触治疗部位方能发挥治疗作用。

9. 超声波治疗疼痛的主要作用机制是什么?

10. 试述超声药物透入疗法与直流电离子导入疗法的区别。

11. 试述湿热袋敷疗法的操作。

12. 试述蜡饼法的操作过程。

13. 简述蒸汽疗法的适应证。

14. 举例说明正压顺序循环疗法在康复临床中的应用。

15. 弹性绷带压迫法在康复临床中的应用有哪些?

16. 糖尿病性血管病变可应用哪种压力治疗方法?

17. 肠炎可选用哪些磁场疗法?

18. 踝关节扭伤可选用哪些磁场疗法?

19. 神经衰弱如何用磁疗法治疗?

20. 试述水疗法在脊柱疾病及脊髓损伤康复中的应用。

21. 水疗在脑卒中偏瘫康复中的应用有哪些?

22. 步行浴可适用于哪些伤病?

23. 冷疗法主要适用于哪些疾病?

24. 在临床治疗中,冷冻疗法的常见并发症及处理措施有哪些?

25. 冷疗法在临床中的应用非常广泛,在具体应用中应注意什么?

26. 生物反馈疗法的概念是什么? 常用的生物反馈疗法有哪些?

27. 试述生物反馈疗法的注意事项。

28. 影响生物反馈疗法应用的因素有哪些?

29. 牵引疗法是治疗脊柱和四肢关节疾患的重要方法,在临床医疗中常与物理因子、运动疗法、关节松动术等结合应用,与其他疗法比较,牵引疗法的主要治疗作用有哪些?

30. 腰椎牵引治疗适用于哪些患者? 其主要治疗作用是什么?

31. 病例分析:患者刘某,女性,46 岁,主诉:颈肩疼痛伴右手麻木 20 余天。查体:

笔记

颈部前屈时右侧肩背疼痛加重，C_{6-7} 右侧棘突旁压痛(+)，右侧臂丛神经牵拉试验(+)，颈椎拔伸试验(+)。颈椎 X 线片示：颈椎曲度消失，右侧 C_{5-6}、C_{6-7} 椎间孔变形严重。余无明显异常。

(1) 请问该患者的初步诊断是什么？

(2) 能否进行牵引治疗？如果能牵引，牵引的角度、力量、时间如何设定？

(3) 如果采用电脑持续牵引，牵引操作时应该注意什么？

第五章

传统康复治疗技术

学习目的

通过学习本章所介绍的传统康复治疗技术，掌握其基本原理、操作方法、适应证、禁忌证及注意事项，为临床的具体应用提供理论依据和治疗方法。

学习要点

熟练掌握传统康复治疗技术的基本原理、操作方法，明确各项治疗技术的适应证、禁忌证及注意事项。

第一节 针 灸

一、概述

中国古代人民很早以前就采用针灸方法保健强身。在《黄帝内经》中，称掌握针灸保健技术的医生为“上工”，《灵枢·逆顺》中云：“上工刺其未生者也。”到了唐代，针灸保健已占有相当位置，如在《千金要方》中，就论述了许多针灸方面用以保健的材料。宋代王执中著的《针灸资生经》里，记载了用针灸预防多种疾病，如刺泻风门，背不发痈疽等。明代医家亦倡导针灸保健，高武在《针灸聚英》里说：“无病而先针灸曰逆，逆，未至而迎之也。”逆，即防病之义。

针灸的治疗作用主要有如下几个方面：

（一）调和阴阳

《灵枢·根结》说：“用针之要，在于知调阴与阳，调阴与阳，精气乃光，合形与气，使神内藏。”阐明了针灸治疗疾病具有调和阴阳的作用。而这种作用，是通过经穴配伍和针刺手法来完成的。例如：由肾阴不足，肝阳上亢而引起的头痛，治当育阴潜阳，可取足少阴经穴针以补法，配足厥阴经穴针以泻法。

（二）扶正祛邪

扶正，扶助抗病能力；祛邪，祛除致病因素。疾病的发生、发展及其转归的过程，即正气与邪气相互斗争的过程。《素问·刺法论》：“正气存内，邪不可干。”《素问·评热病论》：“邪之所凑，其气必虚。”说明疾病的发生，是正气处于相对劣势，邪气处于相对优势而形成的。如果正气旺盛，邪气就不足以致病；假使正气虚弱，邪气就会趁虚侵入

笔记

而致病。

针灸治病,就在于能够发挥其扶正祛邪的作用。大凡针刺补法和艾灸有扶正作用;针刺泻法和放血有祛邪作用,但在具体运用时,必须结合腧穴的特性来考虑。例如:膏肓、气海、命门等穴,多在扶正时用之;而十宣、中极、人中等穴,多于祛邪时用之。

(三)疏通经络

人体的经络"内属于脏腑,外络于肢节"。十二经脉的分布,阳经在四肢之表,属于六腑;阴经在四肢之里,属于五脏。并通过十五络的联系,沟通表里,组成了气血循环的通路,它们"内溉脏腑,外濡腠理",维持着正常的生理功能。

就病理而言,经络与脏腑之间也是息息相关的。病起于外者,经络先病而后可传于脏腑;病生于内者,脏腑先病而后可反映于经络。例如:太阳伤寒,首先出现头项腰背疼痛的经络证候,然后出现脏腑证候。

针灸治病,就是根据经络与脏腑在生理病理上相互影响的机制,在腧穴部位进行针刺或艾灸,取得"通其经脉,调其血气"的作用,从而排出病理因素,治愈疾病。

二、灸法

灸,灼烧的意思。灸法主要是借灸火的热力给人体以温热性刺激,通过经络腧穴的作用,以达到防治疾病目的的一种方法。《医学入门·针灸》载:"药之不及,针之不到,必须灸之。"说明灸法有其独特疗效。

(一)灸法的材料

施灸的原料很多,但以艾叶作为主要灸料。艾叶气味芳香,辛温味苦,容易燃烧,火力温和,故为施灸佳料。《名医别录》载:"艾味苦,微温,无毒,主灸百病。"选用干燥艾叶,捣制后除去杂质,即可制成纯净细软的艾绒,晒干贮藏,以备应用。此外,还有以白芥子、毛茛、灯心草等作为施灸材料。

(二)灸法的作用

1. 温经散寒　灸火的温和热力具有直接温通经络、祛散寒邪的功用,这正是寒者温之的具体运用。《素问·异法方宜论》说:"北方者,天地所闭藏之域也,其地高陵居,风寒冰冽……藏寒生满病,其治宜灸焫。"临床上可以治疗寒湿痹痛和寒邪为患之胃脘痛、腹痛、泄泻、痢疾等。

2. 扶阳固脱　灸火的热力具有扶助阳气、举陷固脱的功能,以治疗阳气下陷之脏器下垂和阳气虚脱之寒证、厥证、脱证等。《素问·生气通天论》说:"阳气者,若天与日,失其所,则折寿而不彰。"说明阳气之重要性。阳衰则阴盛,阴盛则为寒、为厥,甚则欲脱,当此之时,就可用艾条来温补,扶助虚脱之阳气,故《扁鹊心书》说:"真气虚则人病,真气脱则人死,保命之法,灼艾第一。"《伤寒论》也说:"下利,手足逆冷,无脉者,灸之。"可见阳气下陷或欲脱之危证,皆可用灸法。临床上常用于各种虚寒证、寒厥证、虚脱证,和中气不足、阳气下陷而引起的遗尿、脱肛、阴挺、崩漏、带下等病证。

3. 消瘀散结　灸火的温和热力具有行气活血、消瘀散结的作用。《灵枢·刺节真邪》说:"脉中之血,凝而留止,弗之火调,弗能取之。"气为血帅,血随气行,气得温则行,气行则血亦行。灸能使气机通调,营卫和畅,故瘀结自散。所以,临床常用于气血凝滞之疾病,如乳痈初起、瘰疬、瘿瘤等病证。

4. 防病保健　灸法可以激发人体正气,增强机体抗病能力。《备急千金要方·

笔记

灸例》云："凡入吴蜀地游宦，体上常须三两处灸之，勿令疮暂瘥，则瘴疠、瘟疟毒气不能着人也，故吴蜀多行灸法。"《扁鹊心书·须识扶阳》说："人于无病时，常灸关元、气海、命门、中脘，虽未得长生，亦可保百余年寿矣。"由此说明灸法可起防病保健的作用。

（三）灸法的种类及其运用

灸法种类很多，常用灸法见图5-1。

- 常用灸法
  - 艾灸
    - 艾炷灸
      - 直接灸
        - 瘢痕灸
        - 无瘢痕灸
      - 间接灸
        - 隔姜灸
        - 隔蒜灸
        - 隔盐灸
        - 隔附子饼灸
        - 隔豆豉饼灸
        - 隔胡椒饼灸
        - ……
    - 艾条灸
      - 悬起灸
        - 温和灸
        - 雀啄灸
        - 回旋灸
      - 实按灸
        - 太乙针灸
        - 雷火针灸
    - 温针灸
    - 温灸器灸
  - 其他灸法
    - 灯火灸
    - 天灸
      - 白芥子灸
      - 细辛灸
      - 天南星灸
      - 蒜泥灸
      - ……

图5-1　灸法种类

1. 艾炷灸　艾炷灸是将纯净的艾绒放在平板上，用手搓捏成大小不等的圆锥形艾炷，置于施灸部位点燃而防治疾病的方法。常用的艾炷或如麦粒，或如苍耳子，或如莲子，或如半截橄榄等。每燃烧完一个艾炷，称之为一壮。艾炷灸可分为直接灸和间接灸两种。

（1）直接灸：是将大小适宜的艾炷直接放在皮肤上施灸的方法。古代常以阳隧映日所点燃的火来点燃艾炷，此火称为明火，以此火点艾炷施灸称为明灸。因把艾炷直接放在腧穴所在的皮肤表面点燃施灸，故又称为着肤灸、着肉灸。根据灸后对皮肤刺激的程度不同，又分为瘢痕灸和无瘢痕灸两种。若施灸时需将皮肤烧伤化脓，愈后留有瘢痕者，称为瘢痕灸；若不使皮肤烧伤化脓，不留瘢痕者，称为无瘢痕灸。

1）瘢痕灸：又名化脓灸。施灸时先将所灸腧穴部位涂以少量大蒜汁，以增强黏附和刺激作用，然后将大小适宜的艾炷置于腧穴上，用火点燃艾炷施灸。每壮艾炷必须燃尽，除去灰烬后，方可继续易炷再灸，待规定壮数灸完为止。施灸时由于艾火烧灼皮肤，因此可产生剧痛，此时可用手在施灸腧穴四周轻轻拍打以减轻疼痛。灸毕，在施灸穴位上贴敷消炎药膏，大约1周可化脓形成灸疮，灸疮5~6周愈合，留有瘢痕，故称瘢痕灸。在灸疮化脓期间，需注意局部清洁，每天换膏药1次，以避免继发感染。《针灸资生经》说："凡着艾得灸疮，所患即瘥，若不发，其病不愈。"可见灸疮的发和不发，与疗效有密切关系。因此，应叮嘱患者多吃羊肉、豆腐等营养丰富的食物促使灸疮的透发。就灸疮而言，是局部组织经烫伤后产生的化脓现象，已对穴位局部产生一个持续的刺激，有治病保健作用。但对身体过于虚弱，或有糖尿病、皮肤病的患者不宜使用此法。临床常用于治疗哮喘、慢性胃肠病、瘰疬等，但由于这种方法灸后遗有瘢痕，故灸前必须征求患者的同意及合作。

2）无瘢痕灸：又称非化脓灸。施灸时先在所灸腧穴部位涂以少量凡士林，以使艾炷便于黏附，然后将大小适宜的艾炷，置于腧穴上点燃施灸，当艾炷燃剩2/5或1/4而患者感到微有灼痛时，即可易炷再灸，待将规定壮数灸完为止。一般应灸至局部皮肤出现红晕而不起疱为度。施灸后皮肤不致起疱，或起疱后亦不致形成灸疮。此法适用于慢性虚寒性疾病，如哮喘、眩晕、慢性腹泻、风寒湿痹和皮肤疣等。

（2）间接灸：是指用药物或其他材料将艾炷与施灸腧穴部位的皮肤隔开灸的方法，故又称隔物灸。

1）隔姜灸：将鲜生姜切成直径大约 2～3cm，厚约 0.2～0.3cm 的薄片，中间以针刺数孔，然后将姜片置于应灸的腧穴部位或患处，再将艾炷放在姜片上点燃施灸。当艾炷燃尽后，易炷再灸。灸完所规定的壮数，以皮肤红晕而不起疱为度。在施灸过程中，若患者感觉灼热不可忍受时，可将姜片向上提起，或缓慢移动姜片。此法应用很广，常用于因寒而致的呕吐、腹痛以及风寒湿痹等，有温胃止呕、散寒止痛的作用。

2）隔蒜灸：用鲜大蒜头，切成厚约 0.2～0.3cm 的薄片，中间以针刺数孔（捣蒜如泥亦可），置于应灸的腧穴部位或患处，然后将艾炷放在蒜片上，点燃施灸。待艾炷燃尽，易炷再灸，直至灸完所规定的壮数。因大蒜液对皮肤有刺激性，灸后容易起疱，若不使起疱，可将蒜片向上提起，或缓慢移动蒜片。此法多用于治疗瘰疬、肺痨及初起的肿疡等，有清热解毒、杀虫等作用。此外，尚有一种自大椎穴起至腰俞穴铺敷一层蒜泥的铺灸法（长蛇灸），可用于治疗虚劳、顽痹等证。

3）隔盐灸：因本法只用于脐部，又称神阙灸。用纯净干燥的精制食盐填敷于脐部，或于盐上再置一薄姜片，上置大艾炷施灸，如患者稍感灼痛，即更换艾炷。此法有回阳、救逆、固脱之功，但需连续施灸，不拘壮数，以待脉起、肢温、证候改善。临床上常用于治疗急性寒性腹痛、吐泻、痢疾、小便不利、中风脱证等。

4）隔附子饼灸：以附子片或附子药饼作间隔物。药饼的制法，是将附子研成细末，以黄酒调和，制成直径约 3cm、厚约 0.8cm 的附子饼，中间以针刺数孔，放在应灸腧穴或患处，上置艾炷，点燃施灸，直至灸完所规定的壮数为止。由于附子辛温大热，有温肾补阳的作用，故多用于治疗命门火衰而致的阳痿、早泄、遗精和疮疡久溃不敛等。

5）隔豆豉饼灸：用淡豆豉为细末，过筛，量疮之大小，以适量药末和入黄酒作饼，软硬适中，约厚 0.6cm，放于疮孔周围，上置艾炷灸之，勿使皮破，每日灸 1 次，以愈为度。豆豉味苦，性寒，功能解表发汗，除烦。本法对疮疽发背，恶疮肿硬不溃，不敛，疮色黑暗者最为有效，可促使疮口愈合。

6）隔胡椒饼灸：以白胡椒末适量，加面粉和水制成，厚约 0.5cm，直径约 2cm 的圆饼，使中央呈凹陷形，置适量药末（如丁香、麝香、肉桂等）于内填平，上置艾炷，点燃施灸。灸完所规定的壮数，以觉温热舒适为度。胡椒味辛性热，有温中散寒之功。主要用于治疗胃寒呕吐、腹痛泄泻、风寒湿痹和面部麻木等。

2. 艾条灸　即将艾绒制作成艾条进行施灸。艾条的制作方法是取纯净细软的艾绒 24g，平铺在 26cm 长，20cm 宽的细草纸上，将其卷成直径约 1.5cm 圆柱形的艾卷，要求卷紧，外裹以质地柔软疏松而又坚韧的桑皮纸，用胶水或糨糊封口而成。也有在艾绒中掺入肉桂、干姜、丁香、独活、细辛、白芷、雄黄、苍术、没药、乳香、川椒各等分的细末 6g，则成为药艾条。艾条灸可分为悬起灸和实按灸两种方式。

（1）悬起灸：施灸时，将艾条悬放在距离穴位一定高度上进行熏烤，不使艾条点燃端直接接触皮肤，称为悬起灸。悬起灸根据实际操作方法不同，分为温和灸、雀啄灸和回旋灸。

1）温和灸：施灸时将艾条的一端点燃，对准应灸的腧穴部位或患处，距离皮肤

笔记

2~3cm，进行熏烤，使患者局部有温热感而无灼痛为宜，一般每处灸 10~15 分钟，至皮肤出现红晕为度。对于昏厥、局部知觉减退的患者或小儿等，医者可将食、中两指，置于施灸部位两侧，这样可以通过医者手指的感觉来测知患者局部的受热程度，以便随时调节施灸时间和距离，防止烫伤。临床应用广泛，适用于一切灸法主治病症。

2）雀啄灸：施灸时，将艾条点燃的一端与施灸部位的皮肤并不固定在一定距离，而是像鸟雀啄食一样，一上一下活动地施灸。一般每穴灸 5 分钟。多用于昏厥急救、小儿疾患、胎位不正、无乳等。此法热感较强，注意防止烧伤皮肤。

3）回旋灸：施灸时，艾条点燃的一端与施灸部位的皮肤虽然保持一定距离，但不固定，而是向左右方向移动或反复旋转地施灸。使皮肤有温热感而不至于灼痛。一般每穴灸 10~15 分钟，移动范围在 3cm 左右。适用于风寒湿痹及瘫痪。

（2）实按灸：将点燃的艾条隔布或绵纸数层实按在穴位上，使热气透入皮肉深部，火灭热减后重新点火按灸，称为实按灸。施灸时，先在施灸腧穴部位或患处垫上布或纸数层，然后将药物艾卷的一端点燃，乘热按到施术部位上，稍停 1~2 秒钟，使热力透达深部，若艾火熄灭，再点再按；或者以布 6~7 层包裹艾火熨于穴位，若火熄灭，再点再熨。最常用的为太乙针灸和雷火针灸，适用于风寒湿痹、痿证和虚寒证。

3. 温针灸　温针灸是针刺与艾灸结合应用的一种方法，适用于既需要针刺留针而又适宜用艾灸的病证。操作方法是，将针刺入腧穴，得气后并给予适当补泻手法而留针时，将纯净细软的艾绒捏在针尾上，或用一段长约 2cm 的艾条插在针柄上，点燃施灸。待艾绒或艾条燃尽后，除去灰烬，将针取出。每穴每次可施灸 3~5 壮，施灸完毕再将针取出。此法是一种简便易行的针灸并用方法，其艾绒燃烧的热力可通过针身传入体内，使其发挥针和灸的作用，达到治疗目的。应用此法应注意防止灰火脱落烧伤皮肤。

4. 温灸器灸　温灸器是一种专门用于施灸的器具，用温灸器施灸的方法称温灸器灸，临床常用的有温灸盒和温灸筒。施灸时，将艾绒，或加掺药物，装入温灸器的小筒，点燃后，将温灸器的盖子扣好，即可置于腧穴或应灸部位，进行熨灸，熨灸时间为 15~20 分钟，直至所灸部位的皮肤红润为度。有调和气血、温中散寒的作用，一般需要灸治者均可采用，对小儿、妇女及畏惧灸治者最为适宜。

（四）灸法的注意事项

1. 施灸的先后顺序　《千金要方·针灸上》记载：“凡灸当先阳后阴，先上后下，先少后多”。临床上一般是先灸上部，后灸下部，先灸阳部，后灸阴部，壮数是先少后多，艾炷是先小后大。但在特殊情况下，则可酌情而施。如脱肛时，即可先灸长强以收肛，后灸百会以举陷。因此，不可过于拘泥。

2. 施灸的补泻方法　《灵枢·背腧》说：“以火补者，毋吹其火，须自灭也。以火泻者，疾吹其火，传其艾，须其火灭也。”这是古人对施灸补泻操作方法的具体载述。《针灸大成·艾灸补泻》也记载：“以火补者，毋吹其火，须待自灭，即按其穴。以火泻者，速吹其火，开其穴也。”在临床上可根据患者的具体情况，结合腧穴性能，酌情运用。

3. 施灸的禁忌　对实热证、阴虚发热者，一般不适宜灸疗；对颜面、五官和有大血管的部位以及关节活动部位，不宜采用瘢痕灸；孕妇的腹部和腰骶部也不宜施灸。

4. 灸后的处理　施灸后，局部皮肤出现微红灼热，属于正常现象，无需处理。如因施灸过量，时间过长，局部出现小水疱，只要注意不擦破，可任其自然吸收。如水疱较大，可用消毒的毫针刺破水疱，放出水液，或用注射针抽出水液，再涂以龙胆紫，并以

笔记

纱布包敷。如用化脓灸者，在灸疮化脓期间，要注意适当休息，加强营养，保持局部清洁，并可用敷料保护灸疮，以防污染，待其自然愈合。如处理不当，灸疮脓液呈黄绿色或有渗血现象者，可用消炎药膏或玉红膏涂敷。

三、耳穴

1. 耳与经络脏腑的联系　耳与经络之间有着密切的联系，手太阳、手足少阳、手阳明等经脉、经别都入耳中，足阳明、足太阳的经脉则分别上耳前、至耳上角。六阴经虽不直接入耳，但都通过经别与阳经相合，而与耳相联系。因此，十二经脉都直接或间接上达于耳。奇经八脉中阴跷、阳跷脉并入耳后，阳维脉循头入耳。所以《灵枢·口问》说："耳者，宗脉之所聚也"。

耳与脏腑的关系密切，如《灵枢·脉度》说："肾气通于耳，肾和则耳能闻五音矣。"《难经·四十难》说："肺主声，令耳闻声。"后世医家在论述耳与脏腑的关系时更为详细，如《证治准绳》说："肾为耳窍之主，心为耳窍之客。"《厘正按摩要述》曰："耳珠属肾，耳轮属脾，耳上轮属心，耳皮肉属肺，耳背玉楼属肝。"进一步将耳廓分为心、肝、脾、肺、肾五部，说明耳与脏腑在生理功能上是息息相关的。人体的内脏或躯体发病时，往往在耳廓的相应部位出现压痛敏感、皮肤电特异性改变，以及变形、变色等反应。参考这些现象来诊断疾病，并通过刺激这些部位可防治疾病。可见，耳不仅与脏腑的生理活动有关，而且与其病理变化也是不可分割的。

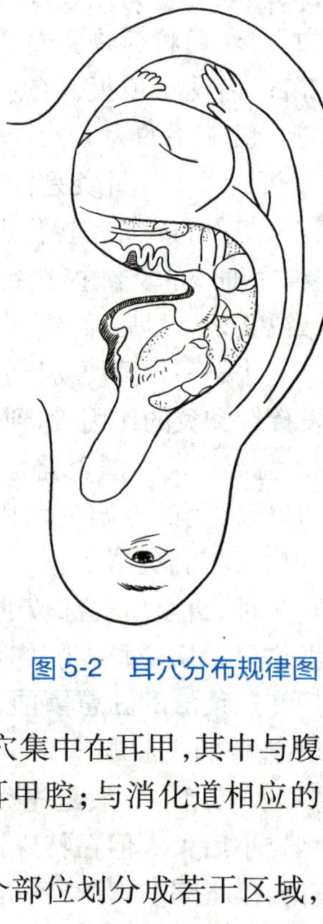

图 5-2　耳穴分布规律图

2. 耳穴的分布特点　耳穴是指分布在耳廓上的一些特定区域。耳穴在耳廓的分布犹如一个倒置在子宫的胎儿，头部朝下、臀部朝上。根据形如胚胎的耳穴分布图（图 5-2），可以看到：与头面相应的耳穴在耳垂和对耳屏；与上肢相应的耳穴居耳舟；与躯干和下肢相应的耳穴在对耳轮体部和对耳轮上、下脚；与内脏相应的耳穴集中在耳甲，其中与腹腔脏器相应的耳穴多在耳甲艇；与胸腔脏器相应的耳穴多在耳甲腔；与消化道相应的耳穴多在耳轮脚周围。

为了方便准确取穴，耳穴国家标准按耳的解剖将每个部位划分成若干区域，共计有 91 个穴位（图 5-3）。

耳穴压丸法为在耳穴表面贴敷压丸的一种简易疗法。此法既能持续刺激穴位，又安全无痛，无副作用，目前广泛应用于临床。

压丸所选材料就地取材，如王不留行籽、油菜子、小米、绿豆、白芥子以及磁珠等。临床现多用王不留行籽，因其表面光滑，大小和硬度适宜。应用前，用沸水烫洗 2 分钟，晒干装瓶备用。应用时，将王不留行籽贴附在 0.6cm×0.6cm 大小的胶布中央，用镊子夹住，贴敷在选用的耳穴上。每日自行按压 3~5 次，每次每穴按压 30~60 秒，3~5 日更换 1 次，双耳交替。刺激强度视患者情况而定，一般儿童、孕妇、年老体弱、神经衰弱者用轻刺激法，急性疼痛性病证宜用强刺激法。

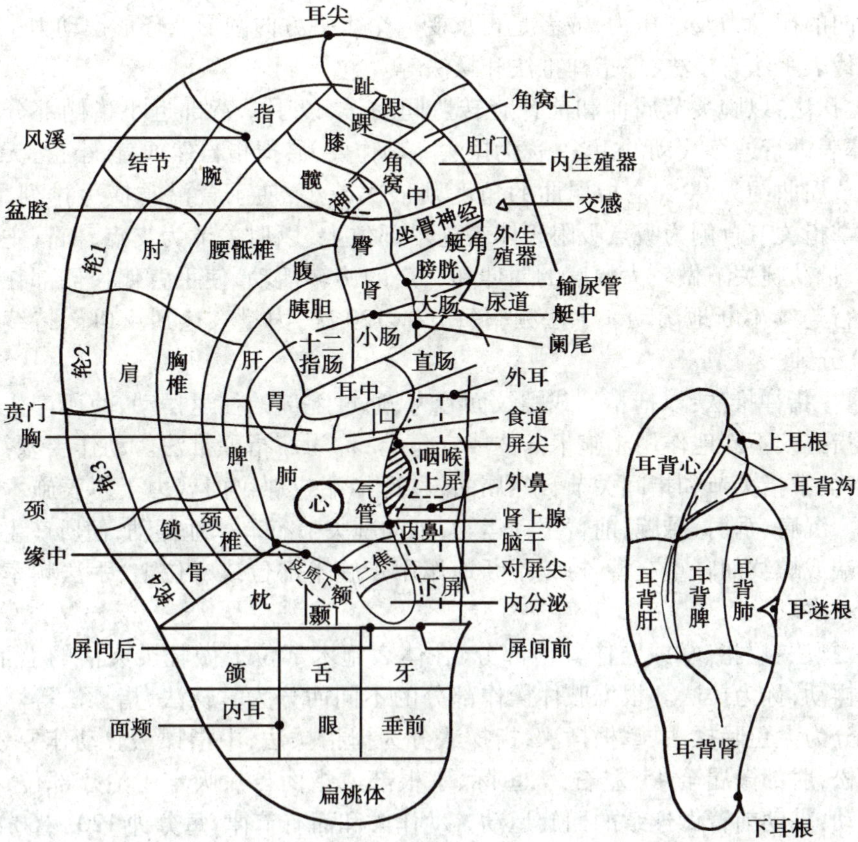

图 5-3　耳穴定位示意图

第二节　推拿疗法

一、概述

推拿疗法是中医临床学科中的一门外治法，历史悠久，是人类最早用于防治疾病的方法之一，是中医学重要的组成部分。因其有操作简便、适应广泛、疗效显著、施术安全、容易推广、保健强身等特点，故而得以广泛推广应用。

（一）基本概念

1. 定义　推拿疗法是以中医基本理论为指导，以各种手法为主，从体表施治或借助一定器具，刺激患者体表的经络、穴位或特定部位，加以特定的肢体活动，从而达到防治、康复疾病目的的一种治疗方法。

2. 手法分类　推拿基本手法按操作对象可分为成人推拿手法和小儿推拿手法，其中成人推拿单式手法按照动作类型的不同，分为摆动类、摩擦类、振动类、挤压类、叩击类和运动关节类手法。

（1）摆动类手法：以指、掌或腕关节做协调的连续摆动，使所产生的“波状”力沿着术手着力部位持续不断地作用于受术部位的一类操作手法。该类手法的特点是：在

笔记

受术体表承受一定垂直挤压力的基础上，再承受一个与受术体表相平行的左右方向或前后方向的摆动力及滚压力，或者是再承受一个水平方向圆形及环形摆动力。摆动类手法的代表手法有㨰法、一指禅推法和揉法等。

1）㨰法：以腕关节屈伸和前臂旋转协同动作，以手掌背部近小指侧部分为施力面，在体表进行连续滚动的手法，称为㨰法。动作要领：拇指自然伸直，小指、无名指的掌指关节屈曲约为 90°，余指屈曲的角度则依次减小，使手背沿掌横弓排列呈弧面。以第五掌指关节背侧为吸点吸附于体表施术部位上，以肘关节为支点，前臂主动做推旋运动，带动腕关节做较大幅度的屈伸和一定的旋转活动，使手背偏尺侧部在施术部位上进行连续不断地滚动。手法频率每分钟 120 次，力量宜达到 4.0kg，持续时间宜达到 10 分钟。

2）一指禅推法：以拇指端或螺纹面着力，通过腕部的往返摆动，使所产生的功力通过拇指持续不断地作用于施术部位或穴位上，称为一指禅推法。动作要领：拇指伸直，余指的掌指关节和指间关节自然屈曲，以拇指端或螺纹面着力于体表施术部位或穴位上。沉肩、垂肘、悬腕，前臂主动运动，带动腕关节有节律地摆动，使所产生的功力通过指端或螺纹面轻重交替，持续不断地作用于施术部位或穴位上，手法频率每分钟 120~160 次。

3）揉法：以指、掌或肢体其他部分，在体表施术部位上做轻柔灵活的上下、左右或环旋揉动，称为揉法。根据肢体操作部分的不同而分为掌揉法、指揉法等。其中掌揉法又分为大鱼际揉法、掌根揉法，指揉法分为拇指揉法、中指揉法。动作要领：肩及上肢放松，肘部微屈至 45°左右，大鱼际、掌根部或指面自然吸定于治疗部位，以腕关节为主动，带动前臂做连续的回旋运动。动作柔和而有节律，每分钟 120~160 次。

（2）摩擦类手法：以术者掌、指或肘等部位吸附于受术体表，做直线或弧线及环旋移动的一类操作手法，此类手法的特点是能使受术部位发热，舒筋活络，改善局部气血运行。摩擦类代表手法有摩法、擦法、推法、搓法、抹法等。

1）摩法：用指或掌在体表做环形或直线往返摩动，称为摩法。分为指摩法和掌摩法两种。动作要领：指、掌部自然伸直，示指、中指、无名指和小指并拢，腕关节略屈。以示指、中指、无名指及小指指面或手掌着力于施术部位，以肘关节为支点，前臂做主动运动，使指面或掌做环形或直线往返摩动。

2）推法：以指或掌、拳、肘等着力于施术部位上，做单向直线推动，称推法，又名平推法。推法一般分为指推法和掌推法两种。指推法动作要领：以拇指端着力于施术部位或穴位上，余四指置于对侧或相应的位置以固定助力，腕关节略屈并偏向尺侧。拇指及腕臂部主动施力，向拇指端方向呈短距离单向直线推进。掌推法动作要领：以掌根部着力于施术部位，腕关节背伸，肘关节伸直。以肩关节为支点，上臂部主动施力，通过前臂、腕关节，使掌根部向前做单向直线推进。

（3）振动类手法：以较高频率的节律性轻重交替刺激，持续作用于人体，使治疗部位产生振动效应的一类手法动作，其特点是小幅度的振动和颤动，能使受术部位产生较强的舒适感，代表手法有振法、抖法和颤法。

1）振法：以掌或指在体表施以振动的方法，称为振法。分为掌振法与指振法两种。动作要领：以掌面或食、中指螺纹面着力于施术部位或穴位上，注意力集中于掌部或指部。掌、指及前臂部静止性用力，产生较快速的振动波，使受术部位或穴位出现温

笔记

热感或疏松感。

2）抖法：以双手或单手握住受术者肢体远端，做小幅度的连续抖动，称为抖法，抖法常与牵引法结合应用而成“牵抖”复合手法。动作要领：以双手握住受术者上肢或下肢的远端，即上肢的腕部或下肢的足踝部，将被抖动的肢体抬高一定角度（上肢坐位情况下向前外抬高约60°，下肢在仰卧位情况下抬离床面约30°）。两前臂同时用力，做连续的上下抖动，使产生的抖动波似波浪般地由肢体远端传递到近端，被抖动的肢体、关节产生舒适感。

（4）挤压类手法：以指、掌或肢体其他部位按压或对称性挤压体表的一类手法，特点是紧贴皮肤、力量适中，具有活血止痛、松解肌肉痉挛的作用。挤压类的代表手法有按法、点法、拨法、拿法、掐法、捏法及踩跷法等。

1）按法：以指、掌等节律性地按压施术部位，称按法，一般以指按法与掌按法应用较多，常与揉法结合运用，组成“按揉”复合手法。指按法动作要领：以拇指端或螺纹面置于施术部位或穴位上，余四指张开，置于相应位置以支撑助力，腕关节悬屈并向尺侧偏斜。以腕关节为支点，掌指部主动施力，做与施术部位相垂直的按压。当按压力达到所需的力量后，要稍停片刻，即所谓的“按而留之”，然后松劲撤力，再做重复按压，使按压动作既平稳又有节奏性。掌按法动作要领：以单手或双手掌面置于施术部位。以肩关节为支点，利用身体上半部的重量，通过上臂、前臂及腕关节传至手掌部，垂直向下按压，施力原则同指按法。

2）拨法：以拇指深按于治疗部位，进行单向或往返的拨动，称为拨法。拨法又名“指拨法”“拨络法”。动作要领：拇指伸直，以指端着力于施术部位，余四指置于相应的位置以助力，拇指下压至一定深度，待有酸胀感时，再做与肌纤维或肌腱、韧带、经络成垂直方向的单向或来回拨动。若单手指力不足时，亦可以双手拇指重叠进行操作。

3）拿法：拇指与其余手指相对用力，提捏或揉捏肌肤或肢体，称为拿法。根据拇指与其他手指配合数量的多少而有三指拿法、五指拿法等称谓。拿法可单手操作，亦可双手同时操作。动作要领：以单手或双手的拇指与其他手指相配合，捏住施术部位的肌肤或肢体，腕关节适度放松。以拇指同其余手指的对合力进行轻重交替、连续不断的捏提并略含揉动。

（5）叩击类手法：以手掌、拳背、掌侧面、手指、桑枝棒等叩打体表的一类手法，常作为推拿结束手法和保健手法应用。代表手法有拍法、击法、弹法、啄法等。

1）拍法：用虚掌拍打体表，称拍法。拍法可单手操作，亦可双手同时操作。动作要领：五指并拢，掌指关节微屈，使掌心空虚。腕关节适度放松，前臂主动运动，上下挥臂，平稳而有节奏地用虚掌拍打施术部位。用双掌拍打时，宜交替操作。

2）击法：击打体表施术部位，称为击法。分为拳击法、掌击法、侧击法、指击法和棒击法等。动作要领：用拳背或掌根、掌侧小鱼际、指尖及桑枝等为着力面，以肘关节为支点，前臂主动运动，节律性击打施术部位。用拳击法时，腕关节可有一定活动度，以减缓刚力；指击法时，可用食、中、无名和小指端或螺纹面为击打着力面，腕关节充分放松；棒击法时，手握桑枝棒或光滑的圆木棒一端，以棒体的前1/3为击打着力面。

（6）运动关节类手法：对关节进行被动拉伸、旋转或屈伸活动的一类手法，其特点是操作幅度应在关节生理活动范围内进行，且力量不可过大。运动关节类手法主要包括摇法、拔伸法、扳法、背法和旋转手法等。龙氏正骨手法和脊柱短杠杆微调手法均

笔记

属于扳法的衍化手法，和背法、旋转手法等多用于脊柱相关疾病的治疗。

1）摇法：使关节或半关节做被动的环转运动，称摇法。包括颈项部、腰部和四肢关节摇法。如颈项部摇法动作要领：受术者坐位，颈项部放松，术者立于其背后或侧后方。以一手扶按其头顶后部，另一手扶托于下颌部，两手协调运动，反方向施力（扶按头顶后部的一手向远心端方向施力，而托于下颌部的另一手侧向近心端方向施力），令头部保持水平位运动，使颈椎做环形摇转运动。

2）拔伸法：固定关节或肢体的一端，牵拉另一端，应用对抗的力量使关节得到伸展，称为拔伸法。拔伸法为正骨推拿流派的常用手法之一，包括全身各部关节、半关节的拔伸牵引方法。如髋关节拔伸法操作要领：受术者仰卧位，术者立于其侧方，助手以双手按于其两髂前上棘以固定。使其一侧下肢屈髋屈膝，术者以一手扶于膝部，另一侧上肢屈肘以前臂部托住其腘窝部，胸胁部抵住其小腿。两手臂及身体协调施力，将其髋关节向上拔伸。

3）扳法：使关节做被动的旋转或屈伸、展收等运动形式，并施以"巧力寸劲"，使关节瞬间突然受力，称为扳法。扳法是正骨推拿流派的主要手法，如应用得当，效果立验。如腰部斜扳法动作要领：受术者侧卧位，在上一侧的下肢屈髋屈膝，在下一侧的下肢自然伸直。术者以一肘或手抵住其肩前部，另一肘或手抵于臀部。两肘或两手相反方向施力，先做数次腰部小幅度的扭转活动。即按于肩部的肘或手同按于臀部的另一肘或手同时施用较小的力，使肩部向前下方、臀部向后下方按压，压后即松，使腰部形成连续的小幅度扭转而放松。待腰部完全放松后，再使腰部扭转至有明显阻力位时，略停片刻，然后施以"巧力寸劲"，做一个突发的、增大幅度的快速扳动，常可闻及"喀"的弹响声。

3. 基本治法　推拿治法，是在治则指导下，根据辨病辨证结果确立的治疗大法，常因病证、施用手法的性质、作用，以及施术部位和穴位的不同而有不同的治法，概括起来主要有温、通、补、泻、汗、和、散、清八法。

（1）温法：即温热之法，具有温经散寒、补益阳气的作用，适用于虚寒证，使用摆动、摩擦、挤压类手法，缓慢、深沉、柔和而有节律的较长时间操作。推拿手法产热最强的应属擦法。如擦肾俞、擦命门、摩丹田、擦八髎、推脊柱等。

（2）通法：即疏通之法，具有祛除病邪壅滞的作用。临床治疗中，四肢多用推、拿、搓、揉、点、按、掐等手法疏通经络腧穴，如点按背俞穴、掐人中、拿肩井、推五经、揉大椎等。

（3）补法：即滋补之法，具有补益气血津液，增强脏腑功能的作用，多用于虚证，以摆动、摩擦类手法为主，操作需轻柔，不宜过重刺激。如摩揉中脘、按揉膻中、摩腹、揉脐、点按足三里等。

（4）泻法：即泻下之法，可用于下焦实热证。由于结滞实热，食积火盛，引起下腹胀满或胀痛、二便不通等，皆可用本法治疗。临床一般多用摆动、摩擦、挤压类手法，手法力量稍重，频率由慢渐快，操作方法与补法相反。如揉天枢、摩腹、揉脐、揉内劳宫、揉列缺、揉大椎等。

（5）汗法：即发汗、发散之法，可使病邪从汗而解，多用于治疗表证。推拿汗法主要适用于风寒外感和风热外感两类病证。对外感风寒，可用先轻后重的拿法加强刺激，步步深入，使汗逐渐透出，达到祛风散寒解表的目的。一般多运用一指禅推法、拿法、按法等挤压类和摆动类手法。如一指禅推风池、按拿合谷、按揉大椎、揉肺俞、拿肩井等。

（6）和法：即和解、调和之法，凡病在半表半里，不宜汗、吐、下的情况下，均可运用和解之法。手法应平稳柔和，频率稍慢，多运用振、摩、推、擦等振动类、摩擦类手法，如推揉膀胱经背俞穴、揉中脘、擦八髎、小儿捏脊等。

（7）散法：即消散、疏散之法，能使结聚疏通，适用于脏腑之结聚、气血之瘀滞、痰食之积滞。一般以一指禅推法、揉法、擦法、摩法等摆动类和摩擦类手法为主，操作要求轻快柔和，频率由慢渐快。如气郁胀满可用一指禅推、摩法散之；肝气郁滞所致胁肋疼痛，可用抹两胁肋之法散之；有形之凝滞积聚，可用一指禅推、摩、揉、搓等手法散之。

（8）清法：即清除热邪之法，具有清热泻火、清热祛暑、清热除烦、清热养阴、清热凉血等作用。一般用摩、擦、推等摩擦类手法，操作时频率宜高、施力宜重且具有爆发力，但要刚中有柔。如开天门、推膀胱经背俞穴、揉大椎、推脊柱、擦命门、擦八髎等。

（二）治疗作用

推拿疗法是在中医基础理论指导下实施康复临床应用的，其治疗作用与中医学一脉相承。推拿疗法具有调整脏腑、疏通经络、行气活血、理筋整复、滑利关节等方面的作用。

1. 调整脏腑　脏腑学说，是研究人体脏腑生理功能、病理变化及其相互关系的学说。认为脏腑是化生气血、通调经络、主持人体生命活动的主要器官。五脏生理功能之间的平衡协调，是维持机体内环境相对恒定的重要环节。内脏病变，往往通过经络反映到体表，即"有诸内必形于诸外"，而体表一些部位的按压刺激，也能通过经络传导到内脏及有关部位而产生治疗效应。根据这一理论，推拿主要是通过手法刺激体表相应的腧穴、痛点，从而通过经络发挥其调整脏腑功能的作用，如搓摩胁肋以疏肝、振拍胸廓以肃肺、心前区按压以救神、擦腰骶透热以补肾、顺逆时针摩腹以调肠等。

2. 疏通经络　经络，内属脏腑，外络肢节，贯穿上下，从而将人体各部分联系成一个有机整体。经络的生理功能主要表现在运行全身气血以营养脏腑组织，联络脏腑器官以沟通上下内外，感应传导信息以调节人体各部分功能使之协调平衡。经络通畅，则气血得以循行周身；经络不通，则气血运行不畅，导致五脏、六腑、皮肉、筋脉、关节等生理功能出现异常。因此在人体施行推拿手法时，多是针对不同症状，运用各种不同性质的手法对人体体表的经络、腧穴进行直接刺激，从而调整经络系统功能，恢复经络系统的阴阳平衡，最终在经络系统的调节下，促进气血运行。

3. 行气活血　行气活血是以行气导滞与活血化瘀二法并进，用于气滞血瘀之证。推拿手法力与能量的综合作用，可以提高局部组织温度，促使毛细血管扩张，改善血液和淋巴循环，使血液黏滞性降低，降低周围血管阻力，推动全身的气血运行。

4. 理筋整复　筋骨、关节是人体的运动器官。气血调和，经脉畅通，阴阳平衡，才能确保机体筋骨强健、关节滑利，从而维持正常的活动功能。筋骨关节受损，必累及气血，导致气滞血瘀，阻塞经络，为肿为痛，从而影响肢体关节的活动。因此，治疗的关键在于使经脉气血得以运行流畅。理筋整复是推拿治疗的特色所在，就是针对筋出槽、骨错缝而设，即纠正筋、骨的解剖位置异常。

5. 滑利关节　患者由于损伤产生疼痛，使其肢体多处于强迫体位；也因为神经的保护性反射，机体软组织处于紧张痉挛状态，肢体关节的活动度也会减小。如果长时

笔记

间失治或误治，在痉挛处形成粘连，将进一步影响肢体关节活动，轻者关节不利，重者完全粘连畸形或痿废不用。滑利关节是推拿之所长，即增加关节活动幅度和灵敏度的方法。

（三）经络腧穴

经络腧穴是中医整体观念理论的主要结构基础，是推拿学的重要组成部分，推拿疗法针对病位，讲究点线面结合运用，点即指相应腧穴，线指相应经络，而面便指相应的经筋及皮部。

经络是人体结构的重要组成部分，具有联络脏腑器官，沟通上下内外，运行气血，协调阴阳，调节功能活动的作用。经络系统是由经脉和络脉组成，经脉是经络系统的纵行干线，包括十二经脉和奇经八脉，以及附属于十二经脉的十二经别、十二经筋、十二皮部等；络脉是经脉的分支，纵横交织，网络全身，无处不至，络脉包括十五络、浮络、孙络等。人体通过经络系统有规律的循行和错综复杂的联络交会，把五脏六腑、四肢百骸、五官九窍、皮肉筋脉等组织器官联结成一个有机的统一整体。腧穴是人体脏腑、经络之气输注于体表的部位。

人体的经络和腧穴是密切相连的，腧穴通过经络与脏腑相互联系，使腧穴、经络、脏腑成为一个不可分割的整体。当人体的脏腑发生病理改变时，在人体的相应腧穴上就会有一定的反应；同样，通过推拿手法刺激人体的腧穴，使其信息通过经络传导到相应的脏腑，就可以改变脏腑的病理状态，达到治疗作用。推拿临床证明：当患者在接受推拿治疗时，不同手法在一定的穴位治疗常会使患者出现酸、胀、麻、痛、蚁行或流水等不同感觉，沿经络进行传导。

推拿疗法的常用穴位和部位主要分三类，即十四经穴、经外奇穴和推拿特定穴。推拿特定穴的应用是推拿疗法的重要特点，特定穴是指小儿推拿特有的穴位，在分布形态上与十四经穴和经外奇穴有所不同，除了点状穴位外，还有线状和面状穴位，体现了推拿疗法法推点、走线、带面的特点。

（四）临床应用

1. 适应证　推拿疗法主要适用于骨伤科疾病，如颈椎病、肩关节周围炎、急性腰扭伤、腰椎间盘突出症、慢性腰肌劳损、四肢关节扭挫伤等，也适用于内外妇儿及五官科疾病，如中风后遗症、高血压、慢性胃炎、面神经瘫痪、腹部手术后肠粘连、下肢静脉曲张、月经不调、痛经、慢性盆腔炎、小儿发热、小儿腹泻、小儿肌性斜颈、鼻炎、牙痛等。

2. 禁忌证　严重心、脑、肺疾患的患者；体质过于虚弱、饥饿、过度疲劳及酒后者。诊断不明确的急性脊柱损伤或伴有脊髓症状的患者；各种骨折、骨关节结核、骨髓炎、骨肿瘤及严重的老年性骨质疏松症患者。开放性损伤患者；急性软组织损伤并且局部肿胀严重的患者；各种急性传染病、胃或十二指肠溃疡病急性穿孔患者。有出血倾向或有血液病的患者；妇女月经期、妊娠期，腹部、腰骶部不适宜推拿。手法施术部位有严重皮肤破损或皮肤病患者；精神病患者若不能配合治疗师操作，亦为推拿疗法之禁忌证。

（五）操作程序

手法是推拿治疗的主要手段，此处分别选取头面部、颈项部、腰背部、胸腹部、上肢部、下肢部的常用操作程序作一介绍。

1. 头面部推拿操作程序（仰卧位）

笔记

（1）开天门：术者坐于受术者头端（下同），双手拇指指腹用力交替推抹其印堂至神庭，反复操作 8~10 次。

（2）分推印堂至太阳：术者双手拇指指腹沿受术者前额中线由前向后逐步移动，分推印堂至太阳，反复操作 8~10 次。

（3）大鱼际揉前额：术者四指微微张开，用手掌大鱼际从受术者前额中线向两侧推揉至太阳穴，反复操作 8~10 次。

（4）揉印堂穴：术者一手扶住受术者头部，另一手拇指（或中指）指腹在其印堂穴处按顺时针方向轻轻揉动 8~10 秒。

（5）按揉太阳穴：术者两手四指微微张开固定受术者头部，用双手拇指指腹按揉其太阳穴，反复操作 8~10 次。

（6）点按眼周穴位：术者双手拇指指腹对称点按受术者攒竹、鱼腰、丝竹空、承泣、四白等穴位，每穴 5~8 秒。

（7）推抹鼻翼至颧髎：术者双手拇指指腹自受术者鼻翼、迎香向下推抹至颧髎，反复 3~5 遍。

（8）推抹水沟至地仓：术者双手拇指指腹自受术者水沟穴推抹至地仓穴，反复 3~5 次。

（9）拿揉五经：术者一手扶持受术者头部，另一手用五指指腹由受术者前发际拿揉至枕部后发际，反复操作 3~5 次。

（10）揉捏耳廓：术者用双手拇指和示指，自耳尖到耳垂揉捏受术者两侧耳廓，往返操作 3~5 次。

2. 颈项部推拿操作程序（端坐位）

（1）一指禅推项部：术者立于受术者侧后方（下同），以一指禅推法沿其风池到大杼单向或往返移动，反复操作 3~5 分钟。

（2）拿揉颈项部：术者一手扶住受术者头部，另一手拇指与其余四指相对，拿揉其颈项部肌肉，上下往返操作 5~8 次。

（3）㨰项肩部：术者一手扶住受术者一侧肩部，另一手㨰该侧项肩部 3~5 分钟。

（4）弹拨颈项部：术者一手扶住受术者前额，另一手虎口撑开，四指扶持于其颈侧，以拇指指腹弹拨两侧颈肌，并上下单向或往返移动，反复操作 3~5 分钟。

（5）点揉棘突两侧：术者立于受术者后方，用双手拇指指腹分别置于其颈部棘突两侧，自上而下点揉每一节段 3~5 次。

（6）推桥弓：术者以拇指指腹自翳风穴沿胸锁乳突肌肌腹向下推至缺盆穴，左右交替各推 50 次左右。

（7）拿颈项部：术者一手扶住受术者前额，另一拇指和其余四指夹持并拿揉两侧颈肌，并上下往返移动，反复操作 3~5 分钟。

（8）拿肩井：术者立于受术者后方，拇指在后、四指在前，双手对称或一上一下交替提拿其肩井部肌筋，反复操作 3~5 分钟。

（9）摇颈椎：术者一手扶住受术者头顶后上部，另一手托其下颏部，双手协同使头部做顺时针或逆时针方向转动，反复操作 3~5 次。

（10）斜扳颈椎：受术者颈部略前屈，术者一手掌托其下颏，另一手扶持其枕部，两手协同用轻巧的闪动力斜扳颈椎，一般可闻及关节弹响声。

笔记

3. 腰背部推拿操作程序（俯卧位）

（1）分推腰背部：术者立于受术者体侧（下同），用双手掌置于其肩胛内侧，均匀向两胁分推，并逐渐向腰部移动，反复操作3~5次。

（2）按揉腰背部：术者用双手叠掌，自上而下按揉受术者背腰部3~5分钟。

（3）㨰背腰肌：术者用单手自上而下㨰其两侧腰肌，并做与脊柱平行的单向或往返移动，两侧各反复操作2~3分钟。

（4）拨揉夹脊穴：术者用双手拇指重叠从大椎下沿脊柱旁拨揉夹脊穴，反复操作3~5次。

（5）叩击背腰部：术者用双手空掌或空拳自上而下叩击其腰背部1~2分钟。

（6）点按肾俞：术者用双手拇指指腹相对用力点按其肾俞1~2分钟。

（7）捏脊：术者用双手拇指指腹相对用力，自下而上捏脊3~5遍。

（8）直推背腰部：术者用双手掌置于受术者肩胛内侧，自上而下直推至腰骶部3~5次。

（9）斜扳腰椎：受术者取右侧卧位，右腿自然伸直，左腿屈髋屈膝。术者面对受术者而立，左手掌固定其肩前部，右手用肘部（或手掌）按住其臀部，旋转其腰部至最大限度后，双手协同，用闪动力做腰椎斜扳法，一般可闻及关节弹响声。

（10）擦腰背部：术者单掌置于受术者腰骶部，迅速横擦8~10次，以透热为度。

4. 胸腹部推拿操作程序（仰卧位）

（1）按压双肩：术者立于受术者头端，双手掌根置于其双肩前侧，垂直向下缓慢用力按压5~8次。

（2）分推胸部：术者立于受术者一侧（下同），双手手掌平放于其胸部中央，紧贴胸部自上而下向两侧胁肋部分推3~5次。

（3）按揉中府：术者双手拇指对称用力反复按揉受术者中府穴5~8次。

（4）点揉期门、章门、京门：术者双手拇指指腹对称点揉期门、章门、京门等穴各5~8次。

（5）点揉上脘、中脘、下脘：术者双手拇指指腹自上而下对称点揉上脘、中脘、下脘各6~8次。

（6）点按天枢、气海、关元：术者用一手拇指和中指指腹点按受术者两侧天枢，另一手示指、中指指腹点按气海、关元，四个穴位同时先点按后按揉。反复操作5~8秒。

（7）拿捏腹直肌：术者双手拇指指腹置于受术者腹肌一侧，其余四指置于腹肌另一侧，自上而下拿捏腹肌3~5次。

（8）全掌揉腹：术者单手或双手掌重叠置于受术者脐部，分别沿顺时针或逆时针方向缓慢按揉全腹1~2分钟。

（9）全掌摩腹：术者单手或双手掌置于受术者腹部表面轻轻摩擦，顺时针、逆时针方向各操作1~2分钟。

5. 上肢部推拿操作程序（仰卧位）

（1）推上肢：术者立于受术者一侧（下同），用一侧手掌沿其上肢前侧从肩前向下直推至腕关节，再分别沿上肢内侧、外侧向下直推至腕关节，反复操作3~5次。

（2）拿揉上肢：术者用一手拇指和其余四指相对用力，从上至下拿揉受术者上肢肌肉，先外侧后内侧，反复操作3~5次。

（3）按揉腕关节：术者用双手握住受术者一手的大小鱼际，用双拇指指腹交替按揉其腕关节5~8次。

（4）点揉上肢穴位：术者一手托住受术者肘部，另一手拇指指腹分别点揉其曲池、手三里、内关、合谷、劳宫各3~5次。

（5）推揉掌心：术者双手握住受术者腕关节，拇指置于其掌心，其余四指置于其手背部，用拇指推揉掌心8~10次。

（6）摇手腕：术者一手握住受术者手腕部，另一手五指与其五指交错，掌心相对，稍加拔伸并摇动腕关节3~5次。

（7）拔伸指关节：术者拇指和示指相对，逐个捻搓受术者手指。再用示指和中指夹住其手指，自指根向指尖勒动，可发出“哒”的弹响声。

（8）抖上肢：术者双手拇指指腹握住受术者腕关节，在稍加牵引力时抖动其上肢，操作8~10秒。

（9）摇肩关节：术者一手托受术者肘部，另一手握住其腕关节，先顺时针后逆时针，分别环转摇动肩关节5~8圈。

6. 下肢部推拿操作程序

（1）㨰下肢：受术者仰卧位（下同），术者一手扶住受术者髋部，另一手用小鱼际从其髋部㨰至膝关节，分别沿大腿前侧、内侧、外侧三条线反复操作3~5分钟。

（2）按揉下肢：术者双手掌交替从上到下按揉受术者下肢前侧、内侧、外侧部5~8次。

（3）抱揉膝关节：术者用双手抱握受术者膝关节两侧，交替揉动1~2分钟。

（4）按压下肢穴位：术者拇指重叠，分别按压足三里、血海、三阴交各5~8次。

（5）推下肢：受术者俯卧位（下同），术者一手扶住受术者臀部，另一手掌面贴在下肢后部，自臀部最高点向下直推至脚踝3~5次。

（6）按揉臀部及下肢后侧：术者双掌重叠，紧贴受术者臀部，自上而下缓慢按揉，力度均匀，反复操作3~5次。

（7）㨰臀部及下肢后侧：术者一手扶住受术者骶部，另一手先在臀部施㨰法，再沿臀部㨰至踝关节，反复操作3~5次。

（8）叩击臀部及下肢后侧：术者双手握空拳有节奏地叩击受术者臀部及下肢后侧部，力量稍重，反复操作3~5遍。

（9）按压下肢穴位：术者以肘尖或拇指指腹按压受术者环跳、承扶、殷门、委中、承山，每穴按压半分钟。

（10）弹拨下肢后侧：术者双手拇指重叠，弹拨受术者下肢外侧、后侧肌群，反复操作3~5遍。

（11）抱揉下肢后侧：术者双手掌心相对环握受术者下肢后侧肌肉，稍用力抱紧，自上而下抱揉，反复操作3~5遍。

（12）摇膝关节：受术者屈膝成直角，术者右手按于其膝部，左手托其足跟部，做双向回旋摇动，反复操作5~8次。

二、龙氏正骨手法

龙氏正骨手法，又称龙氏治脊疗法，是由著名骨科专家魏征教授及其夫人龙层花

笔记

教授经数十年研究总结，提出了脊柱相关病因理论，并在此理论基础上创立了龙氏治脊手法，学术界称“脊椎病因治疗学”。该手法是以中国传统的伤科正骨、内科推拿法为基础，结合现代脊柱生理解剖学、生物力学，根据脊椎小关节错位的病理变化，研究出的治疗脊柱关节错位、椎间软组织劳损、关节滑膜嵌顿和椎间盘突出等病症的有效方法，具有准确、轻巧、无痛、安全及高效的特点。和其他流派手法相比，具有“三步定位”和“正骨四步十法”两个特色。

1. 三步定位诊断法　三步定位诊断法重视临床体格检查，强调第一步神经定位诊断，作出脊柱发病范围的初步判断，第二步触诊检查定位，与第一步判断相符者，证明判断正确；第三步 X 线照片定位诊断，与第一、二步吻合者，即可作出最后定位诊断，倘若有疑问时，再进一步用 CT、MRI 或邀请各专科会诊确定病变的节段。

2. 正骨四步十法　第一步放松手法，第二步正骨手法，第三步强壮手法，第四步痛区手法。病情较轻者，只需做第一、二步手法即可。无关节错位者，或关节错位、椎间盘突出已复位回纳者，可不做第二步正骨手法。急性期以第一、二、四步手法为重点，恢复期以第二、三步手法为重点。放松手法是为正骨手法做准备，目的在于将患部紧张挛缩的软组织充分放松，保证正骨手法顺利进行而避免发生副损伤。其核心要领在于第二步“正骨手法”，其他手法可随症变通选用。在治疗时间的分配上，正骨手法短而快速，放松手法缓而柔和，是贯穿整个治疗过程中主要的两个步骤，其中揉法可作为主要的调理手法使用。

三、脊柱短杠杆微调手法

脊柱短杠杆微调手法是由上海中医药大学附属岳阳中西医结合医院推拿科沈国权教授在 20 世纪 90 年代所创，经不断完善，已形成独具一格的流派。该手法是根据脊柱生物力学原理而设计的一种能有效对阶段运动幅度精确控制的手法，优于长杠杆多链传递距离手法。最终目的在于将椎体的相对位置调整到相对合适的位置，即“中和”状态。

短杠杆手法是指直接施力于病变节段的手法，通常以组成该节段上下两椎的棘突或横突为骨杠杆。与长杠杆手法相比，在手法的可控制性方面，较长杠杆手法更为准确。以弥补长杠杆手法通过“多应力传递链节实现关节整复”的缺陷，提高临床上推拿手法的可选择性。以脊柱运动生理学理论和关节被动运动手法的阻力理论来指导手法操作，使“以巧代力”具有现实可行性；以节段微调取代解剖整复，使脊柱或节段的被动运动幅度降至最小；以手法前后临床体征的变化为判断手法操作成功的客观依据，而不以手法操作过程中是否发出弹响声及棘突偏凸是否消失作为评判手法的依据。脊柱短杠杆微调手法以脊柱生物力学研究成果为理论依据，相继发展了颈椎、胸椎及骶髂关节的短杠杆微调手法系列，使得中医推拿临床的手法内容更为丰富，开拓了脊柱手法向科学化和精细化发展的道路。

第三节　功法导引训练

一、概述

我国许多古老的养生健身功法都是传统康复功能锻炼及康复治疗技术的重要组

笔记

成部分，它们历史悠久，源远流长，其中功法导引训练是传统养生康复锻炼中最典型的方法。功法导引训练以养生保健和“治未病”的医疗预防观点为理论基础，以我国传统的功法导引训练作为自我锻炼和康复手段，主要是以肢体运动为主，并与意识、呼吸、自我按摩密切结合的养生锻炼方式。

功法导引训练，古代称“导引按跷”，是我国古代劳动人民在长期与衰老及疾病做斗争的实践过程中，逐渐认识、创造和总结的自我身心锻炼的健身方法，迄今已有5000多年的悠久历史。“导引”一词最早见于《庄子·刻意》：“吹呴呼吸，吐故纳新，熊经鸟伸，为寿而已矣。此导引之士，养形之人，彭祖寿考者之所好也。”隋代巢元方《诸病源候论》将导引解释为“呼吸运动”。《素问·异法方宜论篇》：“其民食杂而不劳，故其病多痿厥寒热，其治宜导引按跷”。导引又作“道引”。《黄帝内经·素问》唐代王冰为之作注说：“导引，谓摇筋骨，动支（肢）节”，将导引解释为肢体动作。还有的认为导引包括呼吸运动和肢体运动，如《庄子·刻意》李颐注：“导气令和，引体令柔。”而从马王堆汉墓《导引图》来看，该图中不仅有模仿“熊经鸟伸”的动作及其他类型的肢体活动，还有多种呼吸运动，并且还有些图形做瞑目存想状。这些解释，虽然侧重点各不相同，但都把导引看做是一种主动性的对身心进行自我调节和自我补益的锻炼手段或康复方法，对防治疾病、锻炼身体、延年益寿及功能康复，都有积极促进作用。

二、理论基础

功法导引训练有着坚实的康复理论基础，它以深厚的自然哲学和医学为背景，受道家、易学和医学三大学派思想及理论的影响，从宏观上提示了人类生命运动与宇宙天地相参应，以及人体自身的生命运动规律。它主要以传统中医理论为基础，阐述功法导引训练的功理功法，指导实践应用，进而探讨其治疗及康复机制。其内容主要包括：脏象理论、经络理论、阴阳五行理论、“三调”理论、精气神理论、太极理论等。这些传统理论类似于现代科学中的理论模型，从不同角度分门别类地对人体生理病理、生命现象，乃至自然宇宙的形式进行了描述。

三、临床作用

功法导引训练通过多种形式的身体锻炼，内养精气神，外练筋骨皮，促进了身体新陈代谢的过程，有着调和气血、疏通经络、调和脏腑、平衡阴阳、宁神定志、培植真气、扶正祛邪、强筋健骨的作用，可总结为以下几个方面：

1. 恢复肢体功能　功法导引训练通过患肢或全身的功能锻炼，达到疏通经络，调和气血，强筋健骨，推动周身血液循环，加强骨骼和肌肉的营养作用，这正是“气血流通便是补”的道理。同时，运动可以增加滑液分泌，改善软骨功能，并牵伸挛缩和粘连组织，从而维持其正常形态。正如张隐庵注《内经》说：“导引，谓摇筋骨，动肢体以行气血也……病在肢体，故用此法”。因此，恢复肢体功能是功法导引训练康复的重要作用之一。

2. 促进功能代偿　病伤和残疾使机体功能活动发生障碍，在病侧功能恢复无望的前提下，尚可依靠代偿机制，尽量使整个机体恢复协调，维持正常的整体功能。进行功法导引训练可以最大限度地发挥机体的代偿能力。在康复医疗中，脏器和肢体受到部分破坏的患者，可以通过残存部分的运动锻炼来得到一定的代偿功能。如《石室秘录》所说："始成偏废，久则不仁之症成也。成则双足麻木，乘其尚可动之机，因而活动之。从来足必动而治，血始活"。功法导引训练可以通过功能代偿的作用减轻功能障碍程度，最大限度发挥机体的整体功能。

3. 调节情志　当人生遭遇重大的疾病和功能障碍时，往往会产生应激性的心理和情绪改变。这种不良的精神状态不仅是疾病在心理上的反映，反过来又会影响机体的康复。功法导引训练可以"移情易性"，运动可以疏调气机，来宣泄不良的情志因素，改善精神内环境；同时，功法导引训练的疗效能够以最切实的亲身感受来增强患者的康复信心，更加积极主动地参与到健身康复的过程中。

4. 协调脏腑功能　中医脏象理论认为脏与脏、脏与腑及腑与腑之间，在生理上是相互协调、相互促进的，在病理上则相互影响、相互关联。脏腑功能活动的稳定协调是人体生命活动得以正常运行的重要保证。功法导引训练通过多种形式的活动锻炼来协调脏腑功能，以维护其系统的稳定，从而避免和纠正脏腑功能太过或不及的病理状态。在功法导引训练的临床康复运用中，许多练习者都在练习之后感到心情舒畅，食欲改善，睡眠改善，容光焕发，形体健美，动作灵活，身体强健等，这些都是脏腑功能协调改善的综合表现。

四、训练原则

功法导引训练强调动静结合、形神共养、刚柔相济、意气相随、内外兼修、身心并重。虽然功法导引训练的名目和方法繁多，但各种功法都有一定的内在联系，有共同的原则和要领。

1. 松静自然　松静自然是练功的最基本要求，也是在练功中始终都要遵守的最基本原则。松，指练功时精神不紧张，肢体放松。静，指练功时保持情绪安静，排除杂念。自然，是指法归自然，即意念、呼吸、肢体的活动等都要符合生理的自然。松静自然是初学者入门的基本功，是练好各种功法导引训练的基础。

2. 动静结合　导引术有动功和静功两大类。一般来说，动功多借助肢体的运动来导引内气运行，而静功多借助意念的作用，使气聚丹田。所以在练功安排上应使静功与动功密切配合。

3. 练养相兼　练，是指在意识作用下调整身体。摆好姿势，集中注意，排除杂念。养，是指经过有意识的锻炼后所出现的身体轻松舒适，呼吸柔和绵绵、心神宁静的静养状态。练养相兼是指练功和合理修养、调养并重，即练中有养，又练又养，这对于体质较差及慢性病患者尤为重要。只有练养结合才能更好地调形、调神，发挥功法导引训练的康复疗效。

4. 意气相随　意，指功法导引训练的意念活动。气，指呼吸之气和练功中的内气感觉。意气相随是指练功者能用自己的意念去影响、锻炼自己的呼吸和内气运动，使意念活动与气息运动结合起来，故又称"意气合一"。

5. 准确柔和　功法导引训练在做外部肢体动作时，要注意使动作合乎规范，姿势正确。练功动作姿势的准确，并非死板地模仿，而是在保证形式上不走样的同时，做到不僵、不滞，举止柔和，动作的高低起落、轻重虚实、部位手法、用意呼吸等都要按照规定去做，且动作要灵活柔和，恰到好处。

笔记

6. 循序渐进　功法导引训练需要在康复医师的指导下，按照内容由少到多，程度由易到难，运动量由小到大的顺序，有步骤分阶段的实施，切不可急于求成，否则欲速而不达，尤其是年老体弱或神经系统的病损，更需要经过一定时期才能显效，练功的过程中，要求康复医师和患者都要行之有素，持之以恒。

7. 三因制宜　中国功法导引训练方法甚多，应用亦广，其流派、功法及功用特点各异，因此，练功过程中必须遵循因人、因时、因地的原则，即三因制宜。功法导引训练强调人体是一个有机整体，与自然和社会密切相关。练功必须从整体着眼，注意全面锻炼才能收到预期的康复疗效。

五、注意事项

功法导引训练前后需做好情绪和身体上的准备工作，练功时可根据自身的具体情况随时做一些调整。练功之后注意做好自身的防护工作。它们能起到衔接日常生活状态和功法导引训练状态的过渡作用。

（一）练功前注宜事项

1. 练功前半小时，应停止较剧烈的体力和脑力活动，使全身肌肉放松，心平气和，以利于调整呼吸和意守入静。

2. 应心情愉悦，情绪稳定，呼吸保持稳慢状态。若遇不快之事难以摆脱，应暂不练功。

3. 尽量选择安静场所，周围无巨大声响或刺激性强的异常气味。光线适宜，空气新鲜，风景宜人。若遇雷、雨、风暴等，可暂时不练或选择其他合适地点。

4. 练功前应排解大小便，除去饰物、眼镜等物。尽量保持内衣宽松合体，使呼吸和血液循环通畅。

5. 如感身体不适或疲乏，可先行自我按摩，解除不适和疲劳后再行练功。

6. 禁房事过度。饮食清淡，戒食烟酒。妇女月经期应停练或少练。

（二）练功中注意事项

1. 确定练功方位、练功姿态、功法功种。初练者不可乱用未经实践证明有效的功法和练功口诀。忌朝学夕改。

2. 深呼吸数次，体松心宽，排除杂念。

3. 体姿不舒时应随时加以调整。对局部冷、热、触、痒等感觉可不理会，任其自然缓解。

4. 练功中出现唾液增多，可将唾液分三次咽下，切勿外吐。

5. 练功中如遇突然重大刺激，不要惊慌，可先调整呼吸，以意领气归丹田。

6. 练功时要顺应自然，循序渐进，按照正确方法练功自可入静。练功时间初期一般为20~30分钟，随着功力加深，可逐渐延长。

（三）练功结束后注意事项

1. 练功完毕，将气引归丹田。练功出汗可用干毛巾擦干，切忌当风吹或立即洗浴。

2. 练静动，气引丹田后应做头面部按摩，使身体由静逐渐转为动，切勿收功太急或立即活动。练动功，气归丹田后可静养片刻，深呼吸数次，舒展后再行其他活动。

笔记

六、常用功法导引训练

功法导引训练内容丰富，形式方法多样，按照功能可分为两类：第一类为祛病导引训练，用于防治疾病，相当于现代的医疗体育。第二类为健身导引训练，用于强身健体，相当于现代的健身康复体操，如古代流传的五禽戏、八段锦、易筋经、太极拳等。

（一）八段锦

八段锦是八节运动肢体的动功，是由古代导引总结而成，可谓古代医疗保健体操。动作简单易行，作用明确，效果显著，一直流行于民间，深受人们欢迎。八段锦的运动强度和动作的编排次序符合运动学和生理学规律，属于有氧运动，安全可靠。研究认为，这套功法能改善神经体液调节功能，加强血液循环，对腹腔脏器有柔和的按摩作用，激发各系统器官的功能，纠正机体异常反应，所以对多种疾病都有医疗康复作用。

（二）易筋经

易筋经，原为西竺达摩祖师著。本功法在元以前仅流传于少林寺僧众之中，自明清以来，才日益流行，且演变为不同流派。内练曰洗髓，外练曰易筋，所以说，洗髓易筋经是内外兼修、动静结合的气功强身法。内练为内功，可养精气神；外练为外功，可壮筋骨皮。外功分十二势，每势都要力贯全臂，精神内守，默数呼吸。吸气时，暗示有气从下丹田而起，以意领气缓缓上升至胸，直上咽喉。然后呼气，自觉此气由咽喉经胸腹降至下丹田，如此一呼一吸为一个字，每势可练 6～16 个字，即 6～16 次呼吸。呼吸要均匀，细缓无声最妙，犹如抽丝一般。切不可用力鼓腹憋气，否则不但无益，且易出偏。姿势摆正后，必须灌劲于手臂，意想气贯两手，否则效验不显。手臂虽用力，但却要平心静气地运气。

（三）五禽戏

五禽戏是一套动功保健疗法，通过模仿动物的动作和神态，达到强身防病的目的。五禽戏又称“五禽操”“五禽气功”“百步汗戏”等。最早记载“五禽戏”名目的是南北朝陶弘景的《养性延命录》。将五禽戏整理总结成一种疗法的是我国古代著名医家华佗。《三国志·华佗传》记载：“吾有一术，名五禽之戏，一曰虎，二曰鹿，三曰熊，四曰猿，五曰鸟。亦以除疾，兼利蹄足，以当导引。体有不快，起作一禽之戏，怡而汗出，因以着粉，身体轻便而欲食。”它是一种外动内静、动中求静、动静兼备、有刚有柔、刚柔并济、练内练外、内外兼练的仿生功法。五禽戏由 5 种动作组成，分别是虎戏、鹿戏、熊戏、猿戏和鸟戏，每种动作都是模仿相应的动物动作，左右对称地各做一次，并配合气息调理。

（四）六字诀

六字诀自先秦流传至今已两千多年，六字诀养生法为吐纳法，它是通过六种不同的口型、发音，使唇、舌、齿、喉产生不同的形状和变化，从而造成胸腹腔内产生不同的内压力，影响不同的脏腑。其特点是以默念：嘘（xu，音需）、呵（ke，音科）、呼（hu，音乎）、呬（si，音四）、吹（chui，音吹）、嘻（xi，音西）六字字音进行呼吸练习，用以调整内脏功能和通经活络。

六字诀养生法可以对不同证候的患者进行辨证施功。如对表现有胸胁胀满、阳气逆上、心烦易怒、小便癃闭、食欲不振者，可用“嘘字功”以平肝气；对表现有心火上炎、咽喉肿痛、口舌生疮、心烦不安、口渴尿赤、心悸失眠者，可用“呵字功”去心火、滋心

笔记

阴；对表现有四肢无力、浮肿、泄泻、呕吐腹胀、消化不良者，可用“呼字功”培补脾胃；对表现有咳喘、尿频、气短、肩背痛、怕冷者，则用“呬字功”以理肺气；对表现有腰膝酸软、脱发落齿、眼花、多梦、易惊、尿急、尿频、阳痿遗精、月经不调者，则用“吹字功”以强肾固精等。“嘻字功”治由三焦不畅而引起的眩晕、耳鸣、喉痛、胸腹胀闷、小便不利等疾患。也可在全面练习六字诀的基础上，对表现有不同证候的患者再加练其相应的某一个字，这样既表现了整体调理原则，又体现了辨证论治的特点。

（五）太极拳

太极拳运动中的立体螺旋运动模式与现代康复医学中 Bobath 技术、PNF 技术等训练中某些运动形式十分相似。在运用现代康复技术的基础上，太极拳广泛地运用于偏瘫等疾病的康复治疗中。太极拳的种类很多，其中流传较为广泛、特点较为显著的有以下五派，即：陈式太极拳、杨式太极拳、吴式太极拳、武式太极拳、孙氏太极拳等。近年国家为方便大家练习，综合上述五派特点先后创编了 24 式简化太极拳、48 式简化太极拳及 32 式简化太极拳。另外，有人近年根据有些患者及老年人不适宜练习复杂、过长的套路，创编了定式太极拳及各种站桩练习法。

第四节　中 医 理 疗

中医理疗是以中医基础理论为指导，利用人工或自然界物理因素作用于人体，通过刺激人体一定的部位，起到疏通经络、调节脏腑、行气活血的作用，以达到扶正祛邪、治疗疾病目的的一种外治法，是康复治疗的重要内容。中医理疗有自身独特的理论体系和技术操作手法，具有应用方便、疗效显著、经济安全、适应证广等特点，本节主要介绍药物熏洗疗法、拔罐疗法、刮痧疗法、药物贴敷疗法和火疗等。

一、药物熏洗疗法

（一）定义

药物熏洗疗法是以中医整体观念和辨证论治思想为指导，把中药煎煮后，先用蒸汽熏蒸，待温后再用药液淋洗、浸浴全身或局部患处，从而达到预防和治疗疾病目的，是一种中医常用的外治方法。

（二）作用机制

药物熏洗疗法是借温度、机械和药物作用，对机体发挥治疗作用的。温热刺激可引起皮肤和患处的血管扩张，促进局部和周身的血液循环及淋巴循环，使新陈代谢旺盛，改善局部组织营养和全身功能。药物直接作用于体表产生杀虫、杀菌、消炎、止痒、止痛等作用；药物经透皮吸收进入人体后，通过激动组织细胞的受体或参与调节新陈代谢等过程，发挥其防治作用。

1. 促进血液循环　药物熏洗的温热刺激使皮肤温度升高，引起周身体表毛细血管网充分扩张、开放，外周血容迅速增多，导致体内储血重新分布，加速全身血液循环，有利于血肿和水肿的消散。

2. 促进药物吸收　熏洗时皮肤角质层被充分水合，水合的角质层具有很好的亲水性和输运功能，使药物更容易透过皮肤、孔窍等部位进入血络经脉，输布全身，以发挥其药理作用。

笔记

3. 抗菌消炎 熏洗使药物作用于局部组织，使局部组织内的药物浓度高于其他部位，对真菌、细菌感染性疾病，能直接起到抑制和杀灭病菌的作用。

4. 止痛 药物熏洗是通过热与药的共同作用，加速血液、淋巴循环，加强代谢物的排泄，促进炎性致病因子的吸收与排泄，快速缓解肌肉及周围软组织紧张，加速人体对中药的吸收，使局部致痛物质迅速消失，从而缓解疼痛。

5. 止痒 药物熏洗使皮肤久浸于温热药汤中，能使角质层软化或膨胀，药物容易透过角质层而吸收，也可通过毛囊或腺管被吸收到体内发挥作用。

6. 增强免疫力 在中药熏洗温热作用下，可引起神经反射，激发机体自身调节作用，促进机体某些抗体的形成，增强人体体液免疫和细胞免疫能力，促进新陈代谢，达到调节脏腑功能、防病治病的作用。

（三）操作方法

本疗法分为全身熏洗和局部熏洗，局部熏洗又可根据部位分为头面熏洗、眼部熏洗、四肢熏洗及坐浴熏洗。临床上应根据患者的不同病情灵活选用，以便取得最佳的治疗效果。

1. 全身熏洗疗法 按病症配制处方，将煎煮后的药液倒入容器中，外罩塑料薄膜或布单，勿使热气外泄，使入浴者头部外露，进行熏疗。待药液不烫时，患者浸于药液内，再淋洗、浸渍全身，以汗出为度。熏洗次数及时间可视病情而定。时间一般为15~30分钟，最长不超过1小时。全身熏洗疗法主要用于内科疾病、广泛性皮肤病等。

2. 局部熏洗疗法

（1）头面熏洗：将药物煎液倒入清洁消毒的容器中，闭目，趁热熏蒸头面部，待药液温度适宜时，沐发、洗头、洗面。一般熏洗30分钟，每日2次。本法适用于头面部皮肤疾患、头痛、面部美容、美发等，头面部急性炎症渗出明显的皮肤病患者应慎用。

（2）眼部熏洗：将药物煎煮过滤后，倒入保温杯或洗眼杯中，先熏后洗患眼。洗眼时可用消毒纱布和棉球浸水，不断淋洗眼部。每次20~30分钟，每日2~3次。本法主要适用于外眼疾患，眼部有新鲜出血和恶疮者忌用此法。

（3）四肢熏洗：将药物煎煮过滤后，倒入瓮盆或木桶中，外罩布单，将患处与容器密封，趁热熏蒸，水温以50~60℃为宜。待药液温后（不宜超过45℃）浸洗四肢患处，洗足时可按摩双足的穴位。每次15~30分钟，每日1~3次。本法适用于手足部皮肤、外伤、骨关节病等疾患以及肢体关节肌肉的疾患。

（4）坐浴熏洗：将所需药物煎汤后，去渣，趁热将药液置盆中，先熏蒸，待药液温度适宜时，浸洗肛门或阴部，药液温度以40~50℃为宜，每次15~30分钟，每日2~3次。适用于肛肠疾患、外阴部疾患等。肛周脓肿已化脓者，则应先经手术切开引流后，再用此法熏洗。

（四）适应证与禁忌证

1. 适应证 药物熏洗疗法涉及内科、外科、儿科、妇科、皮肤科、五官科、骨伤科及肛肠科等数百种疾病，特别对于"病者衰老而不胜攻者；病者幼小而不宜表者；病邪郁伏而急难外达者；局部之疾药力不易到达者；上下交病不易合治者；内外合病势难兼护者；病起仓促不易急止者；既要去病，又怕药苦者"尤宜。

（1）内科疾病：风湿性关节炎、面神经麻痹、肢端动脉痉挛症等。

（2）外科疾病：疖、痈、丹毒、蜂窝织炎、急性淋巴管炎、化脓性指头炎、血栓性脉

笔记

管炎、慢性溃疡病、软组织损伤、痔、肛瘘、肛门直肠周围脓肿、象皮腿、脱肛等。

（3）妇科疾病：阴道炎、阴部瘙痒病、子宫脱垂等。

（4）皮肤科疾病：脓疱疮、毛囊炎、手足癣、股癣、神经性皮炎、湿疹、牛皮癣、寻常疣、脂溢性皮炎、接触性皮炎等。

（5）眼科疾病：睑腺炎、急性结膜炎、睑缘炎、沙眼急性发作等。

2. 禁忌证

（1）中医辨证属阴虚阳亢、邪实内闭及内热炽盛的患者。

（2）急性传染病、严重心脏病、高血压、严重肾脏病、重度贫血、主动脉瘤、恶性肿瘤、有出血倾向疾病的患者。

（3）妇女妊娠期和月经期。

（4）有开放性伤口、感染性病灶、年龄过大或体质特别虚弱者。

（5）有过敏性哮喘和对药物过敏的患者。

（五）注意事项

1. 熏蒸时要掌握好药液与所熏部位的距离，使蒸汽热度适中为宜，过近易于烫伤，过远达不到预计效果。所熏部位要用塑料薄膜或布罩罩住，使蒸汽集中在所熏部位上。

2. 熏洗时，药液温度要适中，不能过热和过凉。浸洗时间不可过短或过长，一般浸洗 15~30 分钟。

3. 饭前饭后 30 分钟内不宜熏洗，空腹熏洗易发生低血糖休克，过饱熏洗影响食物消化。

4. 熏洗时要注意保暖，避免受寒、吹风，洗浴完毕后及时拭干皮肤。

5. 所有熏洗药液应防止溅入口、眼、鼻内。

6. 老年人、儿童、病情重急者，熏洗时要有专人陪护，避免烫伤、着凉或发生意外事故。

（六）异常反应及处理

1. 晕厥　如果由于全身熏洗时间过长，导致大量出汗，体液丢失过多，加上皮肤血管扩张，循环血量减少，出现头晕、面色苍白、乏力甚至晕厥的，应立即停止熏洗，使患者卧床休息，或使患者饮少许温开水。

2. 烫伤　由于熏洗药液温度过高或距离太近引起烫伤的，应立即停止熏洗，烫伤处立即用大量冷水冲洗，冲洗后涂抹烫伤药，严重烫伤者，立即送往烧伤科治疗。

3. 过敏　在治疗前，应仔细询问患者是否有过敏史。治疗过程中，一旦发生了过敏反应，如皮肤感觉异常、恶心、呕吐、腹痛、腹泻、心律失常、呼吸困难、过敏性休克等，应该马上停止熏洗，并予抗过敏药物治疗。

二、拔罐疗法

（一）定义

拔罐疗法是以罐等为工具，利用燃烧、加热、抽吸等方法排出罐内空气，产生负压，使其吸附于腧穴或应拔部位的体表，产生刺激，使被拔部位的皮肤充血或瘀血，以达到调整机体功能，恢复生理状态，祛除疾病的一种外治法。

笔记

（二）作用机制

1. 机械作用　拔罐治疗时，由于罐内形成负压，使局部毛细血管充血，红细胞破裂，表面淤血，大量的血红蛋白释放，出现自身溶血现象，随即产生一种类组胺的物质，随体液周流全身，刺激各个器官，增强其功能活动，提高机体抵抗力。

2. 温热作用　拔罐疗法对局部皮肤有温热刺激作用，能使局部血管扩张，促进局部血液循环，加强新陈代谢，使机体内的废物、毒素加速排出，改变局部组织的营养状态，增强血管壁的通透性，增强白细胞及网状内皮细胞的吞噬能力，从而促进疾病好转。

3. 调节作用　拔罐疗法的机械刺激，可通过皮肤感受器和血管感受器的反射途径传到中枢神经系统，调节兴奋与抑制过程，使之趋于平衡，加强对身体各部分的调节，使与治疗部位皮肤相应的内脏及组织代谢旺盛，细胞吞噬活动增强，促进机体功能恢复。

（三）常用罐具

罐的种类很多，目前常有的罐有以下四种：

1. 竹罐　用直径3~5cm坚固无损的竹子，制成6~8cm或8~10cm长形如腰鼓的圆筒。用砂纸磨光，使罐口光滑平整。竹罐的优点是取材较容易，经济耐用，适于煎煮。缺点是易燥裂漏气，吸附力不大，不易观察皮肤的变化。

2. 陶瓷罐　用陶土烧制而成，其状如腰鼓，用于火力排气法。优点是价格低廉，吸附力大；缺点是罐具较重，易于摔碎、损坏，无法观察罐内皮肤变化。

3. 玻璃罐　玻璃罐是用耐热玻璃烧制而成，其形如球状，罐口平滑，分大、中、小三种型号，也可用广口罐头瓶代替。优点是质地透明，使用时可以观察所拔部位皮肤充血、瘀血程度，便于随时掌握情况，特别适用于刺络拔罐法。缺点是容易摔碎、损坏，导热快。

4. 抽气罐　以前用青、链霉素药瓶或类似的小药瓶，将瓶底切去磨平，切口需光滑，瓶口的橡胶塞需保留完整，以便于抽气时使用，但这种罐易破碎。近年来，有用透明塑料制成，上面加活塞，便于抽气。也有用特制的橡皮囊排气罐，其规格大小不同。新型的抽气罐使用方便，吸着力强，且较安全，不易破碎。

（四）操作规程

1. 材料制备

（1）燃料：火罐是以火热作为排气手段，常用的燃料有乙醇棉球和纸片。

1）乙醇棉球：常选用蘸有浓度为75%~95%乙醇溶液的棉球，在家庭拔罐无乙醇时，也可用高度数的白酒代替。乙醇作为燃料，具有热能高、火力旺，能迅速排出罐内空气，负压大，吸附力强等特点，当盖罐后火便速灭，不易烫伤皮肤。

2）纸片：在应用中应选择质薄易燃纸，不选用厚硬及带色纸，因其燃点低，热力不够，影响排气，如有不慎，还会出现结炭坠落而烫伤皮肤。

（2）消毒清洁用品：乙醇脱脂棉球是常用的消毒清洁用品。术前用以清洁皮肤、消毒罐具，拔罐时用以燃火、排气。在拔罐过程中，有时可因失误而烫伤皮肤，故在术前还需准备一些纱布敷料、医用胶布、烫伤药膏之类，以作应急之用。

（3）针具：在行针罐、刺血罐时，需要准备毫针、三棱针、皮肤针等。

（4）润滑剂：是接受治疗前涂在施术部位和罐口的一种油剂，以加强皮肤与罐口

笔记

的密度,保持罐具吸力。一般选用凡士林、液状石蜡、植物油等做润滑剂。有时用走罐为提高疗效,还选用具有药性的油剂,如红花油、松节油、按摩乳等,以增强活血功能。使用润滑剂不仅能提高治疗效果,还有保护皮肤、避免烫伤的作用。

2. 清理吸拔部位　若应拔部位皮下脂肪少、皮肤干燥,拔罐前宜用消毒的温湿毛巾擦拭,以减少漏气和烫伤;若应拔部位凹凸不平或有多头痈、溃疡等症,宜采用面垫法;若患部因疮疡而干硬者,宜预先用消毒湿毛巾浸软,可以避免拔罐时疼痛,而且能吸拔得深入、彻底。如果因治疗需要,必须在有毛发的地方或毛发附近处拔罐时,应预先剃除毛发,然后在应拔部位涂适量的凡士林或采用面垫;如患者不愿剃或不能剃时,也可试用热肥皂水将毛发、皮肤洗净后涂适量的凡士林或垫面垫拔罐。

3. 选择罐具　根据拔罐部位的大小及治疗需要,选择相应型号的罐具。若用闪火法,应当准备几个备用罐,以便在罐口烧热时能及时更换。此外,还应当准备排气所用的各种器具及辅助用具,以及治疗皮肤损伤、晕罐等意外情况的药品和器械。

4. 操作方法

(1) 罐的吸附方法(排气方法):是指排空罐内空气,使之产生负压而吸附在拔罐部位的方法,常用的有以下几种方法。

1) 火力排气法(火罐法):①投火法:用镊子夹住乙醇棉球,点燃后将乙醇棉球投入罐内,迅速将罐扣在应拔部位;也可选用软质纸稍折叠,或卷成纸卷(较罐的深度约长 2cm),点燃后烧去 3cm 左右时投入罐中,迅速将罐扣在应拔部位(图 5-4A)。②贴棉法:将蘸有乙醇的脱脂棉贴于罐壁中上段,将乙醇棉球点燃后,迅速将杯罐扣到应拔部位。③滴酒法:在罐内上中段滴入数滴乙醇,将罐横转 1~3 周,使乙醇附着于罐壁不滴落,点燃后迅速将杯罐扣到应拔部位。④闪火法:用止血钳或镊子夹住乙醇棉球或纸片,点燃后在罐内环绕数周后抽出,迅速将杯罐扣到应拔部位(图 5-4B)。本法适用于各种体位及罐法,尤其适用于需连续拔罐的情况,在临床中最为常用。

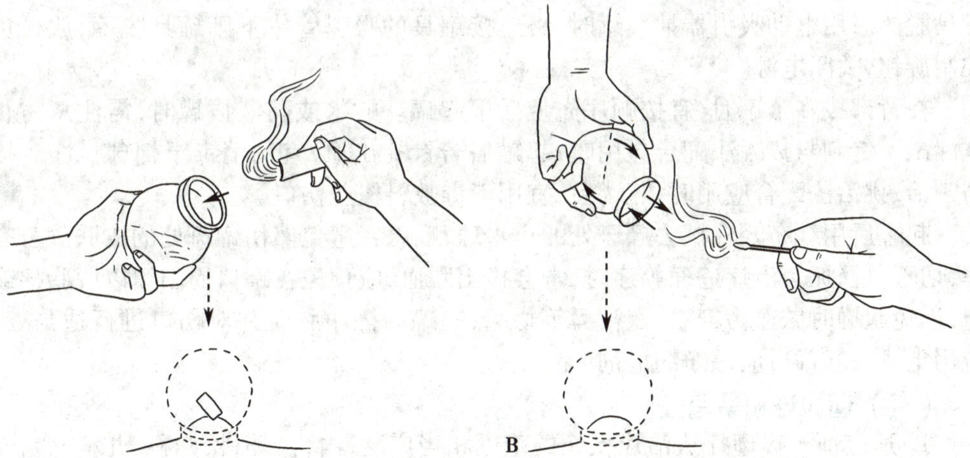

A　　B

图 5-4　火罐操作方法

A. 投火法;B. 闪火法

2) 水煮排气法(水罐法):是指用沸水煮罐以形成罐内负压的排气方法。先将竹罐在沸水中蒸煮 2~3 分钟后,用镊子将罐夹住,罐口朝下,使罐内的液体全部流出,用消毒毛巾擦净罐口的水液,迅速将竹罐扣到应拔部位,紧按杯罐约 1 分钟,使杯罐紧贴于皮肤上。

3）抽气排气法(抽气罐法):是直接抽出罐内空气,使罐内形成负压的拔罐方法。它的优点是可以避免烫伤,操作方法容易掌握,负压的大小可以调整。常用的有空气唧筒式排气法、橡皮球排气罐排气法、电动吸引器排气法等。

(2）拔罐方法

1）留罐法:留罐又称坐罐,即将罐吸附在体表后,使罐子吸拔留置于施术部位 10~15 分钟,然后将罐起下。此法是常用的一种方法,且单罐、多罐皆可应用。

2）闪罐法:闪罐即将罐拔住后,立即起下,如此反复多次地拔住起下,起下拔住,直至皮肤潮红、充血或瘀血为度。多用于局部皮肤麻木、疼痛或功能减退等疾患,尤其适用于不宜留罐的患者,如小儿、年轻女性的面部。

3）走罐法:走罐法亦称推罐法,即拔罐时先在所拔皮肤或罐口上涂一层凡士林等润滑剂,再将罐拔住,然后,医者用右手握住罐子,向上、下或左、右在需要拔的部位,往返推动,直至所拔部位皮肤红润、充血,甚或瘀血时,将罐起下。此法适宜于面积较大、肌肉丰厚部位,如脊背、腰臀、大腿等部位。要求手法要轻柔,过程要缓慢,不宜强行推移,每次推移距离不宜过长。

4）针罐法:即在针刺留针时,将罐拔在以针为中心的部位上,5~10 分钟,待皮肤潮红、充血或瘀血时,将罐轻轻起下,然后将针起出。此法能起到针罐配合,加强针刺效果的作用。

5）刺络拔罐法:即在应拔的部位消毒后,用三棱针点刺或用梅花针在局部叩刺,再行拔罐,以加强刺血治疗的作用。此法多用于治疗丹毒、乳痈、跌打损伤等。

(3）起罐法:起罐(又称脱罐)的常用方法是用一手轻按罐具向一侧倾斜,用另一手指按压罐口处的肌肉,使罐口与皮肤之间形成空隙,空气进入罐内则罐自落,不可硬拉或旋转罐具,以免损伤皮肤。用橡皮排气球抽气罐时,打开气门使空气进入罐内,则罐具脱落。用电动吸引器抽气罐时,将连接罐具的吸引管拔下则罐具脱落,放松负压控制旋钮,关闭电源。

在背部拔多个罐时,宜按顺序先上后下起罐。贮水或药液拔罐时,需注意防止液体漏出。针刺与拔罐法配合应用时,起罐后若针孔出血,宜用消毒干棉球拭净。拔罐与割治、挑治法配合应用时,起罐后,宜用消毒敷料覆盖伤口。

起罐后用纱布轻轻拭去罐斑处的小水珠,嘱患者避免擦伤罐斑处的皮肤。若有瘙痒,切不可搔抓。治疗疮痈等症时,常会拔出脓血,应预先在罐口周围填以脱脂棉或纱布,以免起罐时脓血污染衣服、被褥等物品;起罐后擦净脓血并对伤口进行适当处理。应用走罐法起罐后应擦净润滑剂。

(五）适应证和禁忌证

1. 适应证　拔罐疗法治疗疾病的范围相当广泛,内科、外科、妇科、儿科、骨伤科、皮肤科及五官科等各科诸多疾病均可治疗。

(1）内科、儿科病证:呼吸系统疾病如急性及慢性支气管炎、哮喘、肺水肿、肺炎、胸膜炎等,消化系统疾病如急性及慢性胃炎、胃神经痛、消化不良症、胃酸过多症、结肠易激综合征等,循环系统疾病如高血压、心律不齐、冠心病等,神经系统疾病如神经性头痛、枕神经痛、坐骨神经痛、肋间神经痛、颈肌痉挛、腓肠肌痉挛、面神经痉挛等,其他

笔记

如甲状腺功能亢进、风湿性关节炎和类风湿关节炎等。

（2）外科、骨伤科、妇产科病证：外科疾病如急性单纯性阑尾炎、单纯性胆囊炎、淋巴结炎、手术后腹胀等，骨伤科疾病如急性扭挫伤、肩关节周围炎、颈椎病、落枕、骨折迟缓愈合、腱鞘炎等，妇产科疾病如急性乳腺炎、产后尿潴留、月经不调、痛经、功能性子宫出血等。

（3）五官科、皮肤科病证：五官科疾病如鼻炎、耳鸣、神经性耳聋、视神经萎缩、近视等，皮肤科疾病如神经性皮炎、皮肤瘙痒症、脱发等。

2. 禁忌证　凡中度或重度心脏病、全身性水肿、有出血倾向（如血友病、紫癜、咯血等）、白血病、高热、全身剧烈抽搐或痉挛、高度神经质、活动性肺结核、妇女月经期、极度衰弱、醉酒、过度疲劳、过饥、过饱、过渴、皮肤高度过敏、皮肤有溃疡破裂、外伤骨折的局部及孕妇的腰骶及腹部，均不宜拔罐。

（六）注意事项

1. 拔罐时要选择适当体位和肌肉丰满的部位，避免移动。骨骼凹凸不平、毛发较多的部位，火罐容易脱落，均不适用。

2. 拔罐时要根据所拔部位的面积大小选择合适的罐。若应拔部位有皱纹，或火罐稍大，不易吸拔时，可作一薄面饼，置于所拔部位，以增加局部面积，即可拔住。操作时必须迅速，才能使罐拔紧，吸附有力。

3. 用火罐时应注意勿灼伤或烫伤皮肤。若不慎烫伤或留罐时间太长起水疱时，小的无需处理，仅敷以消毒纱布，防止擦破即可。水疱较大时，用消毒针刺破放出液体，再用消毒纱布包敷，以防感染。

4. 拔罐期间注意询问患者的感觉，患者有晕罐征兆，如头晕、恶心欲吐、面色苍白、四肢发凉、呼吸急促、脉细数等症状时，应及时取下罐具，使患者平卧，取头低脚高体位。轻者饮少许温开水，静卧片刻即可恢复；重者可针刺百会、人中、内关、合谷等穴；必要时应配合其他急救措施。

5. 针刺或刺络拔罐时，若用火力排气法，消毒后必须等碘伏溶液、乙醇溶液完全挥发后才能拔罐，以防灼伤皮肤。留针拔罐时，宜选用透明罐具，以便随时观察局部变化，防止因肌肉收缩发生弯针、折针现象。拔罐放血时，达到治疗所需的出血量即应起罐。出血量过多时，应立即起罐并按压止血。

三、刮痧疗法

（一）定义

刮痧疗法是运用刮痧器具刮拭皮表，使皮肤发红充血，达到疏通经络、治疗疾病的一种方法。

（二）作用机制

刮痧疗法是通过刮拭，对局部或对某些穴位进行一定程度的刺激，通过人体神经末梢或感受器官的传导和反射作用，促进大脑皮质的正常功能，从而调整各组织之生理功能而产生效应。

1. 消炎止痛　刮痧疗法可以通过对局部的刺激，消除肌紧张及疼痛，也可以扩张毛细血管，增加汗腺分泌，促进血液循环。当损伤局部经一定的刮拭治疗后，可驱散血肿，加快组织对瘀血的吸收，加快局部致痛物质的排泄，从而达到放松肌肉、消除疼痛的作用。

2. 排出毒素　刮痧过程可使局部组织形成高度充血，血管神经受到刺激使血管扩张，血流增快，吞噬作用及搬运力量加强，使体内废物、毒素加速排出，组织细胞得到营养，从而使血液得到净化，增加了机体抵抗力，可以减轻病情，促进康复。

（三）常用器具及介质

刮痧器具种类很多，常用的有苎麻、头发、小蚌壳、铜钱、牛角、药匙、瓷碗、瓷酒盅、瓷汤匙、嫩竹片、玻璃棍、木梳背等。介质有刮痧油、清水、香油、润肤乳、红花油等润滑剂。

（四）操作方法

1. 刮痧手法　根据操作手法不同，可以分为直接刮痧法和间接刮痧法。

（1）直接刮痧法：即施术者持刮痧器具在涂抹了刮痧介质的皮肤表面直接刮拭的一种方法。此法以受力重、见效快为特点。常见的手法有角揉法、边揉法、角推法、按法、点法、拍法。

1）角揉法：用刮痧板厚边棱角在人体体表穴位、病灶点附近进行回旋摆动运动，称为角揉法。

2）边揉法：用刮痧板厚边在施治皮肤上或病灶点附近，进行前后左右、内旋或外旋揉动的方法，称为边揉法。此法适用于全身各部位。

3）角推法：用刮痧板厚边棱角在人体肤表的一定部位（穴位或病灶点）稍施压力，做单方向直线推移运动，称为角推法。

4）按法：用刮痧板厚边棱角面侧着力于一定的腧穴或体表部位上，逐渐加大施力，按而留之，谓之按法。此法胸胁部一般禁用。

5）点法：用刮痧板棱角（厚面、薄面均可运用）着力于施治穴位或部位，用力按压深层组织的手法，称之为点法。本法刺激很强烈，操作中忌用暴力，应按压深沉，逐渐施力，再逐渐减力，反复操作。亦可在使用时略加颤动，以增加疗效。

6）拍法：以刮痧板面为工具拍击需施治穴位或部位，称为拍法。小儿及年老虚弱者慎用。此法常用于肩背部、腰部及上下肢，如肘窝和腘窝。

（2）间接刮法：即施术者在刮痧部位铺上薄布或薄纱，持刮痧器具在布上刮动，刮痧器具不直接接触患者皮肤的一种刮痧方法。此法以受力轻、动作柔为特点。由于薄布阻隔，影响直接观察皮肤变化，为避免刮伤或过刮，可每刮十余次即揭开薄布观察一次，当皮肤出现红、紫痧点时，停止刮拭。

2. 持板及运板方法　单手握板，将刮痧板放置掌心，由拇指和示指、中指夹住刮痧板，无名指和小指紧贴刮痧板边角，用三个角度固定刮痧板。刮痧时利用指力和腕力调整刮痧板角度，使刮痧板与皮肤之间夹角呈45°~90°，以肘关节为轴心，前臂做有规律的移动。

3. 刮痧次序　选择刮痧部位顺序的原则为先头面、后手足，先背腰、后胸腹，先上肢、后下肢，逐步按顺序刮痧。全身刮痧者，顺序为：头、颈、肩、背腰、上肢、胸腹及下肢；局部刮痧者，如颈部刮痧，顺序为头、颈、肩、上肢；肩部刮痧，顺序为头、颈、肩上、肩前、肩后、上肢；背腰部刮痧，顺序为背腰部正中、脊柱两侧、双下肢。

4. 刮痧方向　原则为由上向下、由内向外。颈、背、腹、上肢、下肢从上向下刮拭，胸部从内向外刮拭。头部两侧从太阳穴开始至风池穴；前头部从百会开始至前头发际，后头部从百会开始到后头发际；全头部以百会为中心呈放射状方式（图 5-5、图 5-6）。

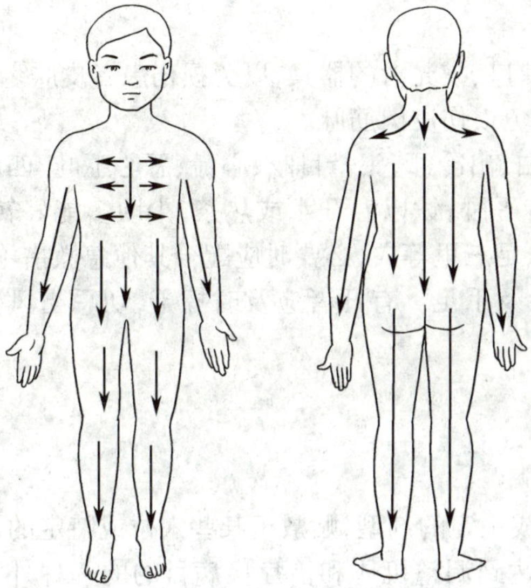

图 5-5　身体刮试方向

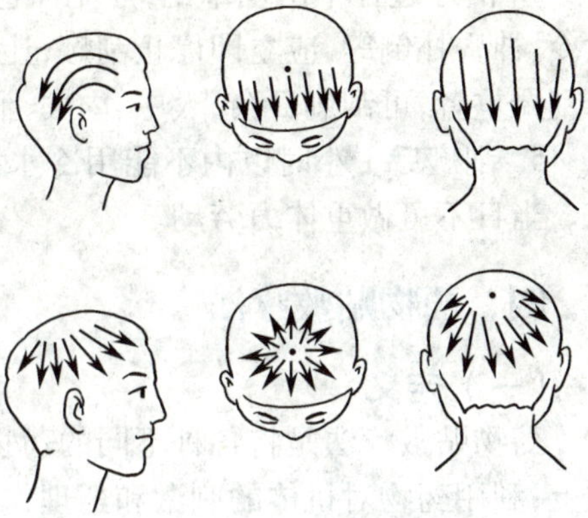

图 5-6　头部刮拭方向

5. 补泻方法　补法力度小、速度慢、刮磨时间长，适用于虚证；泻法力度大、速度快、刮磨时间短，适用于实证、急证及体实者；平补平泻法力度适中，适用于虚实兼证。

（五）适应证和禁忌证

1. 适应证　刮痧法的适用范围十分广泛，内科、皮肤科、妇科、儿科、骨科和耳鼻喉科等临床多种常见病和部分疑难病症均可治疗，而且都有较好的疗效。

（1）内科：呼吸系统疾病如感冒、发热咳嗽、风热喉痛、哮喘等，消化系统疾病如中暑、呕吐、腹痛、疳积、腹泻、胃痛、便秘等，神经系统疾病如头痛、眩晕、中风、神经衰弱、失眠多梦等，内分泌系统疾病如糖尿病、多汗、肥胖症等，循环系统疾病如高血压、高血脂、冠心病等。

（2）皮肤科：带状疱疹、荨麻疹、牛皮癣、睑腺炎等。

（3）妇科：月经不调、痛经、带下证、闭经、绝经期综合征等。

（4）儿科：小儿腹泻、小儿遗尿、厌食、消化不良等。

（5）骨科：颈椎病、落枕、肩周炎、网球肘、腰痛、膝关节疼痛、风湿性关节炎、足跟痛等。

（6）耳鼻喉科：过敏性鼻炎、耳鸣、耳聋、咽炎等。

2. 禁忌证

（1）破伤风、狂犬病、精神失常、精神病发作期。

（2）血小板减少症、活动性出血性疾病、血友病、白血病、有凝血障碍者。

（3）恶性肿瘤中晚期，有心、肺、肾功能衰竭者。

（4）饱食或饥饿者，对刮痧有恐惧或过敏者。

（5）身体极度消耗，或出现恶病质的患者。

（6）刮治部位的皮肤有溃烂、损伤、炎症者。

（7）妊娠妇女的腹部及双侧乳房部也不宜刮拭。

（六）注意事项

1. 注意清洁消毒，刮治前，施术者的双手、患者的刮拭部位、刮痧器具均应清洁干净或常规消毒，防止交叉感染。

2. 刮前需检查刮痧器具，不可使用有缺口、欠光滑的器具，以免损伤患者皮肤。

3. 手法不可忽轻忽重，或强力牵拉，避免损伤皮肉筋脉。

4. 治疗过程中出现晕刮，症见面色苍白、出冷汗、头晕目眩、心慌、恶心呕吐、四肢发冷、神昏扑倒等，应立即停止刮痧，让患者平卧，饮以温开水或热茶，少顷多能好转。晕刮严重者，可刮刺百会、人中、内关、涌泉、足三里等穴，必要时应配合其他急救措施。

5. 刮痧后1小时以内不能用冷水洗脸及手足。有汗者应及时擦干，切忌当风受凉。当日不可做重体力劳动。

四、药物贴敷疗法

（一）定义

药物贴敷疗法是将各种不同的药物制成一定的剂型，贴敷于某些穴位或特定的部位上，利用药物对机体的刺激和药理作用，达到调整机体和治疗疾病目的的一种外治方法。

（二）作用机制

1. 透皮吸收作用　药物可通过动脉通道、角质层转运和表皮深层转运而被吸收，进入人体血液循环。

2. 水合作用　中药外敷后，局部形成一种汗水难以蒸发扩散的密闭状态，使角质层含水量增加，角质层经水合作用后可膨胀成多孔状态，易于药物穿透。

3. 表面活性剂作用　中药中含有的表面活性剂，可促进被动扩散的吸收，增加表皮类脂膜对药物的透过率。

4. 促进吸收作用　贴敷药物中如冰片、麝香、沉香、檀香等，可使皮质类固醇透皮能力提高8~10倍。

5. 抗菌、抗病毒作用　通过对外用药进行药理分析证实，部分中药有抗菌、抗病毒的化学成分，因而对局部有良好的抗感染作用。同时部分药物还有抑制或杀灭真菌的作用。

6. 祛腐生肌作用　有些药物可促进细胞的增生分化与肉芽组织的增长速度，在一定程度上加速伤口愈合；并可促进巨噬细胞增生，提高局部抗感染能力；还可调节胶原代谢，改善创面血液循环，增加局部血氧供给，加速创面新陈代谢，促进创面愈合。

（三）常用器具

1. 粉碎器　用于研磨、捣烂、切制、碾压药物。

2. 粘贴剂　如胶布、网状绷带等，将药物固定于患处，防止脱落或移动。

3. 基质　也称为调合剂。常用基质有醋、酒、凡士林、菊花汁、蜂蜜、银花露、葱、姜、蛋清、油脂纱布等。除基质外，还经常加入促进药物向皮下渗透的促进物，可以提高药物疗效。

（四）常用剂型、制备与药物

1. 剂型及制备　贴敷膏药的剂型多种多样，常用的有鲜药泥剂、鲜药汁剂、药液剂、药糊剂、药膏剂和膏药等六种剂型。其制备方法有捣破法、压轧法、煎煮法、调和法和熬制法等。

（1）鲜药泥剂：鲜药泥剂是将新采集的鲜生药，用水洗净后，切碎放入碓臼中，用碓捶反复捣击，将药捣烂成为泥状制剂。此法制作简便，药量增减易于掌握。制剂呈泥状，易发生变质，一般要现制。具有消肿、泻热、拔毒的作用。

（2）鲜药汁剂：鲜药汁剂是将新采集的鲜生药，洗净后切碎，放入碓臼中捣烂成药泥状后，将药泥倒在纱布中，用纱布将药泥裹紧进行挤压，使药汁从药泥里排出，盛于器具内，制成药汁剂。制剂呈液状，易变质，要现制。具有消肿、泻热、解毒、祛瘀的作用。

（3）药液剂：药液剂是将药物放入锅内，加水浸没药料，用文火煎煮后，去渣取液，而制成药液剂。具有抗感染、消肿、止痒、保护创面的作用。

（4）药糊剂：药糊剂是将药物研成细末，在药粉末里加上调合剂，调和均匀制成糊状，或用鲜药汁与面粉调成糊状，而制成糊剂。具有抗感染止痒、吸水、保护创面的作用，对热证、肿毒、损伤等疗效显著。

（5）药膏剂：药膏剂是一种硬糊剂，是将药粉直接和油脂类（如猪油、羊油、松脂、麻油、黄白蜡、蛋清、饴糖、凡士林等）调和均匀，制成硬糊状。制剂柔软、滑润，穿透性强，涂展性好，对皮肤无刺激性，临床使用广泛，多用于干燥肥厚性皮肤病及少许湿润创面的治疗。

（6）膏药：膏药又称薄贴，是将药粉配合香油、黄丹或蜂蜡等基质炼制成的硬膏摊涂在一定规格的布、皮、桑皮纸等上面而成。膏药黏性较好，应用方便，药效持久，便于收藏携带。适合治疗多种疾病。

2. 常用药物　药物的选取应依据疾病的寒热而定，多选用气味俱厚、通经走窜、开窍活络的药物，如冰片、麝香、丁香、花椒、白芥子、姜、葱、蒜、肉桂、细辛、白芷、皂角、穿山甲、薄荷、丁香、乳香、没药、苏合香等，有时甚至选用力猛有毒的药物，如生南星、生半夏、川乌、草乌、巴豆、大黄、斑蝥、附子、大戟等。

（五）操作方法与贴敷时间

1. 操作方法

（1）体位选择：根据所选穴位，采取适当体位，使药物能敷贴稳妥。

（2）贴敷局部皮肤的准备：贴药前，定准穴位后，用温水将局部洗净，或用75%乙醇棉球行局部消毒，然后敷药。

（3）贴敷药物的固定：一般可直接用胶布固定，也可先将纱布或油纸覆盖其上，再用胶布固定。若贴敷在头面部，可外加绷带固定。如需换药，可用消毒干棉球蘸温水、各种植物油或石蜡轻轻拭去粘在皮肤上的药物，擦干后再敷药。

2. 贴敷时间

（1）刺激小的药物每次贴敷4~8小时，可每隔1~3天贴治一次。

（2）刺激性大的药物，应视患者反应和发疱程度确定贴敷时间，约数分钟至数小时不等（多在1~3小时）；如需再贴敷，应待局部皮肤愈后再敷药，或改用其他有效腧穴交替贴敷。

笔记

(3) 敷脐疗法每次贴敷的时间可以在3~24小时,隔日1次,所选药物不可为刺激性大及发疱之品。

(4) 冬病夏治腧穴贴敷从每年夏日的初伏到末伏,一般每7~10天贴1次,每次贴3~6小时,连续3年为一疗程。

(六)适应证和禁忌证

1. 适应证　药物贴敷疗法适应证广,可用于内、外、妇、儿、五官科等多种疾病。

(1) 内科:呼吸系统疾病如感冒、咳嗽、哮喘、过敏性鼻炎、气管炎、支气管炎等,消化系统疾病如胃脘痛、泄泻、呕吐、便秘、食积、黄疸等,心血管系统疾病如冠心病、心绞痛、高血压等。泌尿系统疾病如肾炎、水肿等,神经系统疾病如脑血管病、不寐、胁痛、头痛、眩晕等。

(2) 外科:疮疡肿毒、跌打损伤、前列腺炎、尿路结石、腱鞘炎、乳腺增生、急性乳腺炎等。

(3) 妇科:月经不调、痛经、子宫脱垂、带下病、妊娠呕吐、产后腹痛、恶露不绝等。

(4) 儿科:小儿发热、泄泻、夜啼、厌食、遗尿、流涎、肺炎、百日咳等。

2. 禁忌证

(1) 皮肤过敏者慎用。

(2) 疮疡已溃,形成瘘管,或已感染的皮肤不可贴敷。

(3) 危急重症慎用。

(七)注意事项

1. 贴敷温化类膏药时,应掌握好温度,以免烫伤或脱落。

2. 能引起皮肤发疱的药物不宜贴敷面部,以免影响容貌。

3. 刺激性强、毒性大的药物不可贴于眼部、乳头、肚脐、阴囊、会阴等部位。贴敷穴位不宜过多,面积不宜过大,时间不宜过长,以免发疱过大或发生药物中毒。

4. 对久病体弱消瘦以及有严重心脏病、肝脏病等的患者,使用药量不宜过大,贴敷时间不宜过久,并在贴敷期间注意病情变化和有无不良反应。

5. 孕妇、幼儿应避免贴敷刺激性强、毒性大的药物。

6. 对于残留在皮肤的药膏等,不可用汽油或肥皂等有刺激性物品擦洗。

(八)异常反应及处理

1. 疼痛　贴敷药物后,在敷药处出现热、凉、麻、痒、蚁行感或轻中度疼痛属正常现象,一般无需处理,待达到所要求的贴敷时间后除去药物即可。如贴敷处有烧灼或针刺样剧痛,患者无法忍受,可提前揭去药物。

2. 水疱　水疱较小者可任其自然吸收;水疱较大者可用消毒的三棱针从水疱下端挑破,排出水液,然后涂甲紫溶液,用消毒敷料覆盖。

3. 过敏　过敏是药物贴敷过程中常见的现象之一。轻者可见皮肤瘙痒、色红、丘疹、水疱等,重者可出现皮肤溃烂。对药物轻度过敏者可缩短每次贴敷时间或延长两次治疗的间歇时间,对胶布过敏者可改用纱布。

4. 感染　为防止感染发生,所选用药物须去除杂质,穴位严格消毒。夏季贴敷时间应相对缩短。贴敷后局部如有丘疹、水疱者,须保护好贴敷面,防止继发感染,一旦有感染发生,需对症处理。

学习小结

1. 学习内容

- 传统康复治疗技术
  - 针灸：针法、灸法、耳穴
  - 推拿：推拿学的概述、推拿疗法的治疗作用、推拿疗法的临床应用、推拿疗法的操作程序
  - 功法导引训练：功法导引的概述、功法导引训练的康复理论基础、功法导引训练在康复医学中的作用、练功原则、注意事项、常用的功法导引训练
  - 中医理疗：中医理疗的概念,药物熏洗疗法、拔罐疗法、刮痧疗法、药物贴敷疗法等各种技术操作方法、适应证、禁忌证及注意事项等

2. 学习方法 本章应结合实践操作,重点掌握各种传统康复治疗技术的操作方法,熟悉其基本原理、适应证、禁忌证及注意事项。

（刘春龙、牛坤、门志涛、陈改花）

复习思考题

1. 推拿疗法的治疗作用有哪些?
2. 功法导引训练的练功原则有哪些?

笔记

第六章

康复治疗新技术

学习目的

通过学习本章所介绍的康复治疗新技术，掌握其基本原理、操作方法、适应证、禁忌证及注意事项，为临床具体应用提供理论依据和治疗方法。

学习要点

熟练掌握康复治疗新技术的基本原理、操作方法，明确各项治疗技术的适应证、禁忌证及注意事项。

第一节 康复机器人技术

康复机器人是基于运动控制与运动再学习理论发展起来的新技术，是21世纪发展最为迅速的康复治疗领域之一。作为生物医学工程的分支领域，康复机器人融合了生命科学、工程学、计算机科学、心理学、康复医学等多个学科，已经成为机器人领域的一个研究热点。目前，康复机器人已经广泛地应用到康复治疗中，这不仅促进了康复医学的发展，也带动了相关新技术和新理论的发展。康复机器人领域的主要发展目标包括新的康复器械，及以此为依托的康复治疗技术、促进临床康复治疗效果、为患者的日常活动提供方便等。

一、概述

（一）基本概念

1. 定义　康复机器人是能自动执行任务的人造机器装置，用以取代或协助人体的某些功能，从而在康复医疗过程中发挥作用。

2. 康复机器人的分类　现有的康复机器人可以从不同角度进行分类。按照功能目的，可粗略地分为辅助/替代型和训练/治疗型等；按照其针对的躯体部位，可分为上肢机器人、下肢机器人和手部机器人；按照人机结合的方式，可分为外骨骼式和嵌合式；按照其移动方式，可分为固定式和移动式。

（二）不同类型的机器人

1. 辅助/替代型机器人　这一类型的机器人是通过辅助或者直接替代患肢的功能来帮助患者完成日常活动，其功能覆盖较广泛，包括进食、饮水、个人卫生、工作和娱

笔记

乐、行动、购物操作等。按照其载体的不同又可以分为:固定式机器人、移动式机器人以及智能假肢和支具。

2. 训练/治疗型机器人　机器人辅助下运动训练是近年来脑卒中康复领域发展速度最快的。康复训练机器人的应用旨在利用机器人原理,辅助或者替代患者的功能运动,通过千万次标准化的重复动作,促进神经功能重塑,从而恢复患者的运动及运动控制能力。

3. 穿戴式外骨骼机器人　穿戴式外骨骼机器人是指具有可穿戴的坚硬外部结构的机器人。从外骨骼机器人的结构上可以分为四类:全身外骨骼机器人、上肢外骨骼机器人、下肢外骨骼机器人以及用于训练和关节矫正的外骨骼机器人。随着科技的不断发展,外骨骼机器人的种类、功能及应用领域也呈现多样化,是近年来发展起来的一种新的针对运动神经系统损伤的康复治疗技术。患者通过穿戴外骨骼康复机器人,不但可以进行有效的功能康复训练,而且可以通过自身肌电信号控制帮助患者早期下地行走,达到促进中枢神经恢复、提高生活质量的目的。

二、上肢康复机器人

由于上肢和手是执行协调和精细动作的基础,在大脑皮质的投射区较大,脑卒中损伤之后的结构和功能重塑比下肢慢,成为康复训练的难点,常规康复训练提供的训练强度和方式较难满足上肢功能恢复的要求,而康复机器人属于无创性辅助系统,且在使用过程中可以联合运用其他技术提供集中、重复的运动学习,成为研究的热点之一。

(一)上肢康复机器人辅助训练发展概况

机器人辅助训练已经广泛应用于脑卒中后的功能障碍治疗中,越来越多的学者对其临床疗效和康复机制进行研究,尤其是上肢康复机器人受到更多的关注。根据机器人设备的机械特征不同,可以分为两大类:终末感受器机器人、外骨骼支架机器人。

1. 终末感受器机器人　仅在一个点和患者接触,一般是在前臂或手部接触的机器人。它不需要根据患者的体型进行调整,缺点在于无法控制上肢所有自由度,尤其是在肩关节和肩胛带处。

2. 外骨骼机器人　也被称为"可穿戴的机器人",融合了传感、控制、信息、移动计算等多项技术。外骨骼支架的设计与人类肢体关节相匹配,它们与上肢的各个节段吻合,能够独立控制上肢关节大部分自由度。其不足之处在于难以真实复制复合关节的自由度,无法与使用者的关节完全保持一致。

3. 融合其他治疗技术的机器人　将虚拟现实技术、表面肌电信号、脑机接口等技术与人的活动进行融合,实现康复机器人和使用者之间的信息互动及交互控制。利用虚拟现实技术训练的过程中,患者可以通过机器人触感系统主动控制虚拟场景中的物体,电脑系统记录动作的力度、速度、距离等参数,并以视觉或听觉的形式反馈给患者,指导患者不断调整动作。虚拟场景的取材源于生活,习得的运动技巧更容易类化到现实生活中。训练场景和任务内容可以根据患者的兴趣和治疗目标进行个性化设置,有助于患者对于康复治疗保持积极性和较高的兴趣。基于表面肌电信号定量辨识的康复机器人可以收集不同上肢动作模式的信号特征,从而控制上肢康复机器人的运动。使用脑机接口-上肢康复机器人时,使用者通过想象运动产生的脑电信号被信号采集

笔记

系统采集，经过信号识别系统处理后得到分类结果，分类结果转换为控制命令发送到机器人辅助设备中，实现对运动的控制。

（二）上肢康复机器人在脑卒中上肢功能康复中的作用

上肢康复机器人被广泛应用于脑卒中后上肢功能障碍康复治疗中，在急性期、恢复期和慢性期的使用都非常安全，容易被患者接受，且能改善上肢运动功能。部分随访研究表明上肢康复机器人对脑卒中患者上肢运动控制具有长期的持续疗效。尽管康复机器人对于脑卒中后运动功能障碍的恢复机制尚待进一步研究，但通过动物试验的研究结果，可以了解到重复的运动学习可以促进大脑皮质发生可塑性变化，这种变化包括运动神经元募集增多，损伤区血流的变化，损伤区域发生功能性的转换，转换到未受损区域或者其他相关区域。机器人辅助设备的应用可以提供触觉和压力反馈，增强传入通路的刺激，通过人机互动训练的方式改善技巧性运动能力。将情境训练整合到机器人辅助训练中，可以更好地促进运动学习，提升患者在实际生活中的功能性表现。

三、下肢康复机器人

下肢康复训练机器人是康复训练机器人中重要的一类，它可以模拟正常人的行走姿势，并且可以承担一部分人体的重量，对下肢有运动障碍的患者进行有效的康复训练。通过帮助患者模拟正常人的步行规律，锻炼下肢肌肉，恢复神经系统对行走功能的控制能力，达到恢复下肢运动功能的目的。下肢康复机器人疗法最初集中在肌肉的运动知觉反馈上，后来扩展到以功能性电刺激和虚拟现实为基础的治疗系统。

根据患者训练时的不同姿态，下肢康复训练机器人可分为站立式和坐卧式两种。下肢康复训练机器人的设计必须要符合人体运动学的基本规律。由于大多数患者的下肢功能较差，不能负载正常的体重，所以一般站立式下肢康复训练机器人都配有减重装置。站立式下肢康复训练机器人大多采用悬吊式减重，也有采用气囊式或者靠垫式减重的。站立式下肢康复训练机器人的典型结构有三种：①采用下肢外骨骼与医用跑台相结合协调带动患者的下肢进行步态训练；②采用控制脚踏板来带动整个下肢运动；③基于患者下肢肌电信号比例控制的气动下肢外骨骼康复训练机器人，目的是更加符合人体下肢的运动模式。坐卧式下肢康复训练机器人主要分为座椅式和床板式两种减重结构模式。机械结构的总体发展向精巧、易控、多功能方向发展。在功能方面，除了步行运动训练以外，单关节的肌力与活动度的训练，其他日常功能活动，例如踏台阶训练等也是目前康复机器人关注的重点。除此以外，训练的智能化、趣味化也是以后康复机器人总体发展的趋势。

下面以“全自动下肢机器人步态评估与训练系统”为例，简要介绍下肢康复机器人的原理及临床使用。

（一）基本原理

由于肢体运动系统失去了高位中枢神经的调控作用，原始的、被抑制的皮质下中枢运动反射得以释放，导致肢体肌群间协调功能紊乱，肌张力异常而出现运动功能障碍。表现为摆动相足下垂、足内翻、髋关节外旋的划圈步态，可能伴有足下垂、足趾卷曲等，支撑相膝过伸或膝屈曲等患肢单支撑相显著缩短，双支撑相延长，步宽加大，步长、步幅缩短，步频、步速降低。较之正常步态，偏瘫步态稳定性差，耗能增加，行走不对称，行走路径倾斜，容易摔倒，严重影响患者的步行速度和生活质量。因此，改善偏

笔记

瘫步态是偏瘫患者康复的重要目的。

传统行走训练方法，治疗师的劳动强度大，患者兴趣度不高，训练强度、持续性难以保证。全自动下肢机器人步态评估与训练系统在提供重复稳定的定量运动输入方面具有很大的优越性，不仅可从康复早期为患者提供康复辅助训练，更有利于大脑神经功能重组和代偿发生，而且可为患者提供多种训练模式、训练场景及运动效果反馈，满足康复训练，可作为康复中心使用的自动化步行康复训练设备，具有较高的实际应用价值和前景。

（二）临床使用概况

全自动下肢机器人步态评估与训练系统（图 6-1）主要用于辅助由于脑卒中、脑损伤等神经中枢受损造成的瘫痪行走功能障碍，主要用于患者急性期过后的运动康复训练。该系统由一套全自动的步态控制系统、可驱动的步态矫正器、动态减重系统、可调节式跑台、视觉反馈系统组成，由专业治疗师操作，为各种有步态异常的患者提供一个可视化、程序化的模拟生理步态环境，通过长时间反复的步行再学习的量化过程，以实现正常步行的自动化质变疗效。

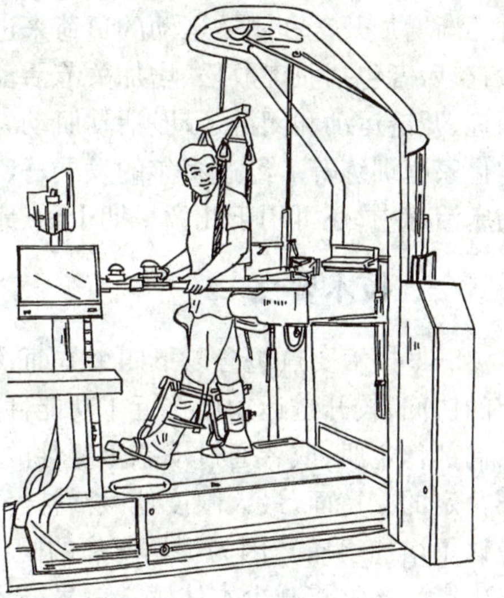

图 6-1　全自动下肢机器人步态评估与训练系统

1. 适应证　适用于因神经系统疾病和各种骨科相关疾病造成的步行障碍。常用于脑卒中、多发性硬化症、脑瘫、帕金森病、脊髓损伤、创伤性脑损伤、内用假体（如全髋关节置换术）、下肢退行性关节疾病（如膝关节退行性骨关节炎）、脊髓性肌萎缩症、缺乏运动而造成的肌肉无力等。

2. 禁忌证　非稳定性骨折、严重的持久性挛缩、下肢和躯干部位的外在皮肤损伤、严重的心脏疾患、严重的精神疾患、严重认知障碍、患者的双腿和（或）脊柱发育极其不对称（如骨或软骨发育不良）、严重的下肢血管疾病等。

3. 治疗特点

（1）有可驱动的机器人步态矫正器带动患者腿部在可调节的跑台上连续不断地行走，通过千万次标准化的重复动作，促进神经功能重塑，从而恢复患者的运动及运动控制能力，提高肌肉耐力和有氧运动能力。

（2）更长时间集中的步行训练，使其比其他传统减重步态训练系统进步更快。

（3）利用虚拟现实的情景反馈功能，使患者在最佳感觉刺激下走出比较符合生理模式的步伐，提高患者训练过程中的主动参与性、兴趣和动力。

（4）步行模式和引导力可以根据患者的病情需要将功能训练最优化，亦适用于早期加入正确的步行训练。

（5）定时定量的机器人步行训练可以使患者中枢神经系统获得功能重塑，帮助患者恢复肢体运动功能，从而对步态产生影响。同时应用机器人进行步行训练可以减

笔记

轻治疗师的劳动强度,可保证训练过程的一致性和持续性,实现训练方案及康复评估参数化,使康复治疗变得科学高效。

第二节 悬吊运动治疗技术

悬吊运动疗法(sling exercise therapy,SET)是以悬吊设备为平台的悬吊运动治疗技术,也称神经肌肉激活技术,是借助于悬吊设备,通过渐进性的闭链训练,恢复肌肉功能的技术体系。该技术旨在通过激活与增强肌肉链,重建正确的神经肌肉控制模式,以增强关节稳定性,使骨骼肌肉系统疾病得到持久的康复。目前该技术主要应用于骨骼肌系统的慢性疼痛及功能障碍的康复。SET 包括诊断及治疗两大系统:前者通过逐渐增加开链和闭链运动的负荷来进行肌肉耐力测定,并结合肌肉骨骼疾病的常规检查;后者包括肌肉放松、增加关节活动范围、牵引、训练稳定肌肉系统、感觉运动协调训练、开链运动和闭链运动、活动肌动力训练、健体运动、小组训练、伴有长期随访的个体化家庭训练等。经过多年的发展,SET 目前也已成功用于脑卒中及其他神经疾病的临床治疗中,还可用于儿童早期干预、康复训练以及健身运动等项目。

一、技术要点

SET 技术要点包含以下四个方面:①闭链运动,强调整个肌筋膜链上多肌群、多关节的协同,较开链运动更接近于功能性康复。②通过特殊体位下静态训练,更好地激活局部稳定肌;或者通过动态重复性的训练,重建正常的肌肉运动控制模式。③通过不稳定的支持面,最大限度地激活神经肌肉控制能力。④治疗中强调无痛原则(至少应该不增加疼痛),因为根据疼痛的闸门学说,疼痛与本体感觉信号有竞争关系,在治疗中产生痛觉将减少本体感觉信号输入,从而抑制神经肌肉控制,影响疗效甚至加重病情。

配件及使用要点:①支持带根据大小,可分为宽带、窄带与中分带,宽带一般用于肌肉比较丰厚的部位,如腰臀部,窄带一般用于四肢,中分带由于中间分开,故常用于头部支撑;②绳子根据弹性与否分为弹性绳与非弹性绳,支持带挂上弹性绳用于减重来减少动作的负荷,支持带挂上非弹性绳用于提供动作的支点。

二、弱链接测试与渐进性训练原则

1. 弱链接测试方法　所谓弱链接,是指在某一个动作中,当某块肌肉和其他肌肉一起工作时,由于该肌肉力量太弱而不能发挥其应有的那部分作用。弱链接的测试方法:在闭链运动中进行,在患者可以完成动作的最低水平上开始,缓慢增加负荷,直到患者在无法完成标准动作或者出现疼痛。根据以下评分标准,为患者该动作的难度水平评分。

0 分=使用弹性带帮助仍然无法完成正确动作;

1 分=使用弹性带帮助才能完成正确动作,或者在 2 分的级别能够完成动作但产生疼痛;

2 分=不用弹性带帮助即可完成正确动作(正确动作的标准参见每个动作的“判断标准和分级”);

3分、4分=具体判断标准参见每个动作的“判断标准和分级”。

对0分与1分的动作，标记为“弱链接测试阳性”，即该患者这个动作所涉及的肌筋膜链上存在弱链接。降低难度到患者能够完成动作的水平，进行1~2组的进阶训练，然后观察患者症状或体征是否改善，如果改善，则记录这个动作及患者无法完成该动作的难度水平，为制定训练方案提供依据。

2. 弱链接测试流程　任何部位（包括颈椎、外周关节）为主诉的患者，其弱链接测试均先从腰骨盆带的相关动作开始，逐步向目标部位延伸。如对颈椎病患者，应先从腰骨盆带的动作开始测试弱链接，接着是肩胛骨的相关测试，最后才是颈椎相关的测试。对测试所得的存在弱链接的肌筋膜链，做诊断性治疗，即两组的训练后观察患者功能是否改善，若改善则记录，作为训练方案的一部分。

3. 渐进性训练方案　在找到弱链接后，一般首先从患者能够完成的难度开始，进行等长收缩训练，训练量为每组维持30秒左右，组间休息60秒，每次做3~4组，通过减少弹性绳的减重辅助来逐渐增加难度。在患者能够基本完成2分的动作难度水平，即基本不用弹性绳或仅用很小的弹力辅助也能完成标准动作时，将静态训练（等长收缩）改为动态（等张训练）训练。训练量为每组重复4~5次，组间休息60秒，每次做3~4组。通过增加辅助动作或增加不对称性或增加支点的不稳定性（平衡软垫或气垫）来逐渐增加难度。

三、各部位弱链测试与训练要点

（一）腰骨盆与髋关节常用动作

1. 仰卧位腰椎中立位放置

（1）体位：患者仰卧位，宽带使用弹性绳置于骨盆处，窄带使用非弹性绳置于膝部，吊带套于踝部，升高吊带直到髋关节和膝关节至少屈曲45°以上，宽带、窄带均在中央点悬吊。

（2）动作要领：降低治疗台高度使患者悬空，弹性绳必须有足够的力量，使治疗师可用一个中指支撑起患者（图6-2）。治疗师一手放于骶尾骨部一手置于腹部，轻轻地用手将患者腰部向上抬大约2~5mm。缓慢移开手，嘱患者保持住这个位置。患者腰腹部外周大肌肉需放松。

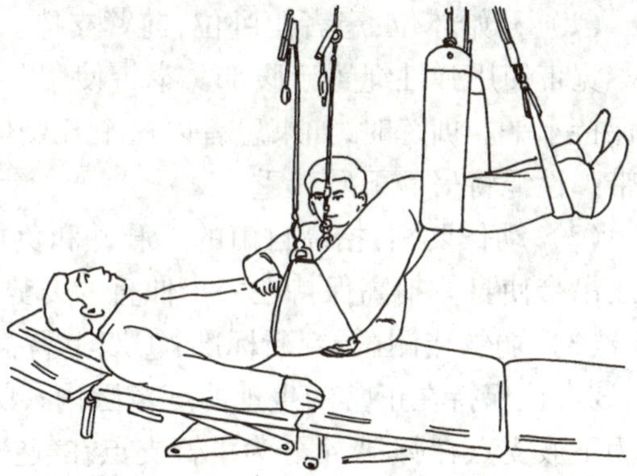

图6-2　仰卧位腰椎中立位放置

（3）测试保持的时间：记录患者能够保持这个姿势的时间直到患者腰部感觉到疲劳或患者需要休息。最大的保持时间是120秒。如果疼痛发生，这个测试需要停止。

（4）渐进性训练：该训练仅有静态训练，通过不断延长时间来增加难度，组数不限，直到患者不能增加持续的时间才停止。

2. 仰卧骨盆上抬

（1）体位：患者仰卧位，手放于身体两侧。窄带在一侧腘窝处，高度为保持膝关节屈曲 90°，宽带使用弹性绳置于骨盆处（图 6-3）。训练时，如果患者以这个开始体位做动作，无法完成或诱发疼痛，则使用窄带弹性绳将另一下肢减重。

（2）动作要领：窄带里的膝关节伸直（图 6-4）。悬空的另外一条腿抬高，并且与另外一腿保持平行。通过向下压吊带来抬高骨盆使身体伸直。

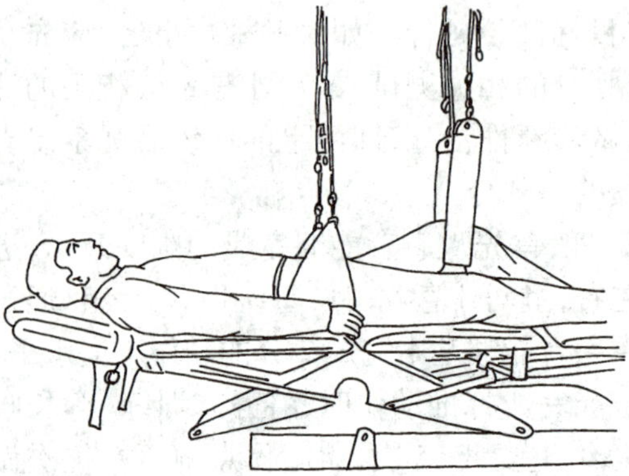

图 6-3　仰卧骨盆上抬开始体位

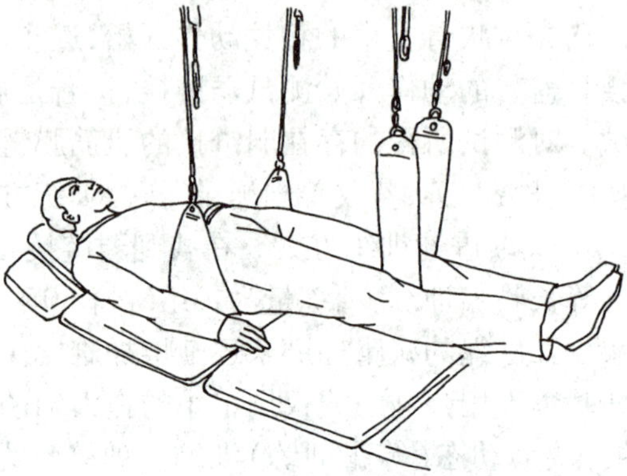

图 6-4　仰卧位骨盆上抬

（3）弱链接测试：判断标准：①双肩不离开床面；②骨盆保持在水平面上；③抬高时腰椎保持在正常的前凸位置上；④身体不发生旋转或者侧屈。分级标准：3 分为双手放胸前；4 分为气垫放在肩胛间。

（4）渐进性训练

等长收缩训练：①每组维持 30 秒左右，组间休息 30~60 秒；②难度进阶：通过减少弹性绳。

等张收缩训练：①每组重复 4~5 次，组间休息 30~60 秒；②难度进阶：通过增加支点的不稳定性（双手放胸前，或增加平衡软垫）、下肢支点向远端移动。

3. 俯卧搭桥

（1）开始体位：患者俯卧位，前臂支撑。在腹部下放气垫避免腰部脊柱的过度前凸。宽带使用弹性绳置于腹部。窄带使用非弹性绳置于一侧大腿远端，支点高度与肩部保持水平。训练时，如果患者以这个开始体位做动作无法完成或诱发疼痛，可使用窄带弹性绳将另一下肢减重。

（2）动作要领：抬高自由的下肢并和负重的腿保持平行（图 6-5）。通过负重腿往下压吊带使身体抬高保持在一个伸直的姿势。

（3）弱链接测试：判断标准：①双上臂需垂直于床面；②骨盆能够保持在水平面上；③脊柱保持在正常的生理曲度范围内；④身体不发生旋转或者侧屈。分级标准：3 分为下肢支点在脚踝，4 分为手臂支点在气垫上。

（4）渐进性训练

等长收缩训练：①每组维持 30 秒左右，组间休息 30~60 秒；②难度进阶：通过减少弹性绳。

等张收缩训练：①每组重复 4~5 次，组间休息 30~60 秒；②难度进阶：通过增加支点的不稳定性（增加平衡软垫）、下肢支点向远端移动或增加动作的不对称性。

4. 侧卧位髋关节外展

(1) 开始体位：患者侧卧位，头枕于枕头或者手臂上，另一手臂放于前胸处。宽带使用非弹性绳置于下方腿的大腿远端或膝关节，高度为使下面脚的脚踝和骨盆最上方水平。宽带使用弹性绳置于骨盆处。各悬吊带中央点悬吊。

(2) 动作要领：保持脊柱曲度正常，且下方的髋关节处于后伸位置，上方腿略抬高，下方腿下压（做髋的外展）来抬高骨盆（图 6-6）。

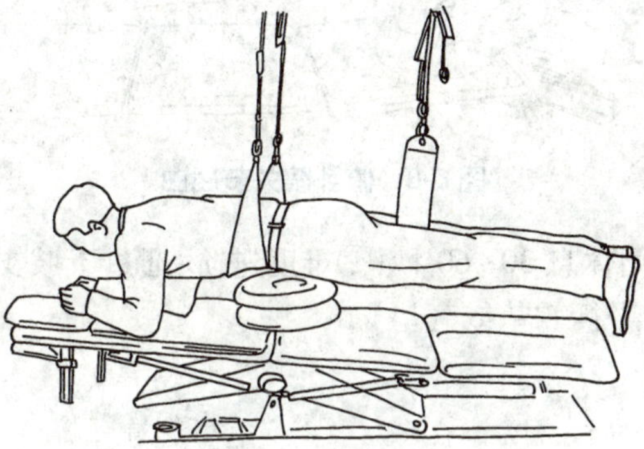

图 6-5　俯卧搭桥

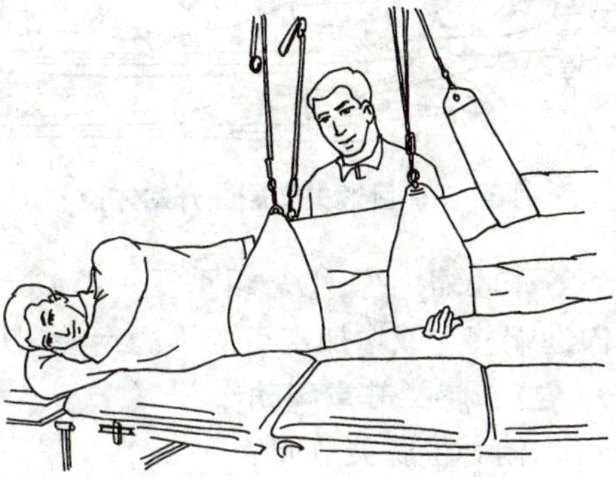

图 6-6　侧卧位髋关节外展

(3) 弱链接测试：判断标准：①抬高时身体保持伸直姿势，即：保持脊柱曲度正常，且下方的髋关节处于后伸位置；②身体成一条直线，不发生侧屈、旋转。分级标准：3 分为下肢支点放在脚踝，4 分为气垫放在肩部。

(4) 渐进性训练

等长收缩训练：①每组维持 30 秒左右，组间休息 30～60 秒；②难度进阶：通过减少骨盆处弹性绳与上方腿弹性绳。

等张收缩训练：①每组重复 4～5 次，组间休息 30～60 秒；②难度进阶：通过下肢支点向远端移动，或增加支点的不稳定性（双手放胸前，或肩部支点在平衡软垫/气垫上）。

5. 俯卧髋关节屈曲

(1) 开始体位：患者俯卧位，前臂支撑（图 6-7）。在腹部下放气垫避免腰部脊柱的过度前凸。宽带使用弹性绳置于腹部。窄带使用非弹性绳置于一侧膝关节下方，并略屈曲膝关节，支点高度与肩部保持水平。训练时，如果患者以这个开始体位做动作无法完成或诱发疼痛，可使用窄带弹性绳将另一下肢减重。

(2) 动作要领：抬高自由的下肢并和负重的腿保持平行（图 6-8）。通过负重腿往下压吊带使身体抬高保持在一个伸直的姿势。尽可能地把膝关节向胸部方向靠，抬高骨盆以及屈髋关节。

(3) 弱链接测试：判断标准：①双上臂需垂直于床面；②髋关节屈曲的度数（一般要大于 90°）；③骨盆能够保持在水平面上；④身体不发生旋转或者侧屈。分级标准：3 分为下肢支点在脚踝，4 分为手臂支点在气垫上。

(4) 渐进性训练

等长收缩训练：①每组维持 30 秒左右，组间休息 30～60 秒；②难度进阶：通过减少弹性绳。

笔记

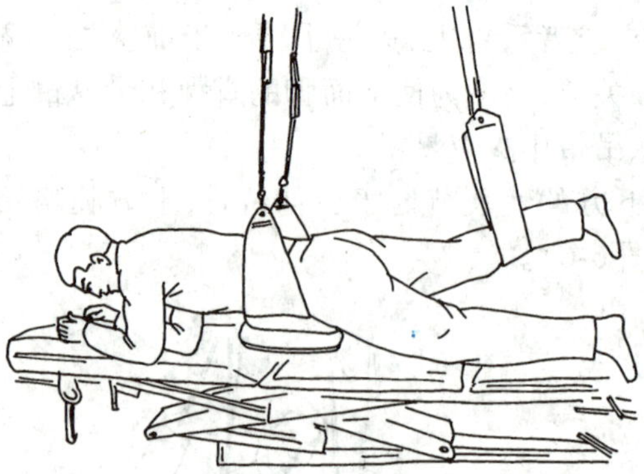

图 6-7 俯卧髋关节屈曲开始体位

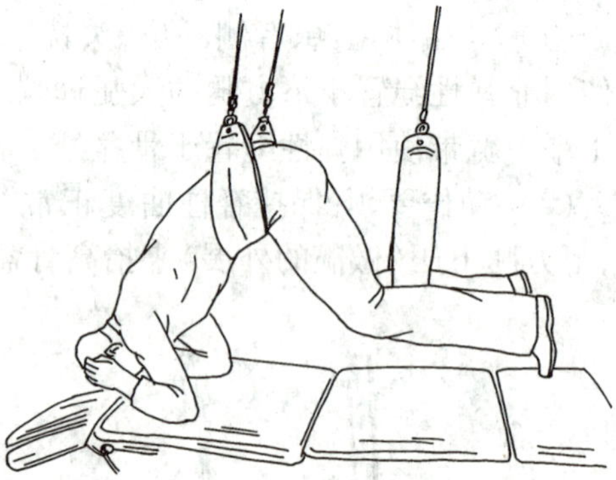

图 6-8 俯卧髋关节屈曲

等张收缩训练:①每组重复 4~5 次,组间休息 30~60 秒;②难度进阶:通过下肢支点向远端移动或增加支点的不稳定性(使用平衡软垫或气垫)。

(二)膝关节常用动作

1. 俯卧位膝关节伸展

(1)开始体位:患者俯卧位,前臂支撑(图 6-9)。在腹部下放气垫避免腰部脊柱的过度前凸。宽带使用弹性绳置于腹部,一腿屈膝 90°且踝关节在吊带里。各悬吊带中央点悬吊。训练时,如果患者以这个开始体位做动作无法完成或诱发疼痛,可使用窄带弹性绳将另一下肢减重。

(2)动作要领:通过伸展髋关节抬高不负重的下肢(图 6-10)。通过伸膝关节缓慢地抬高身体在一个伸直的姿势。

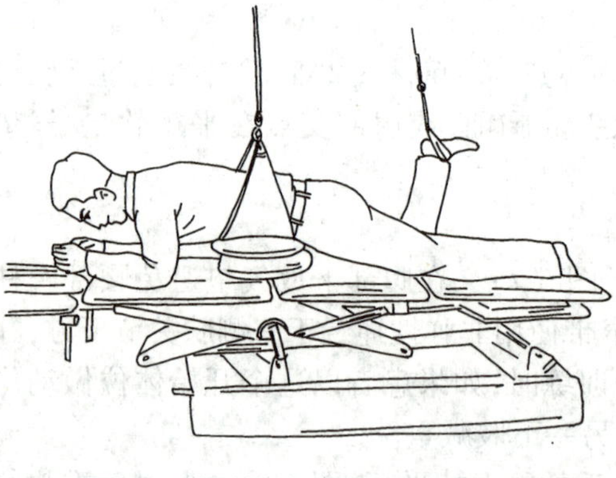

图 6-9 俯卧位膝关节伸展开始体位

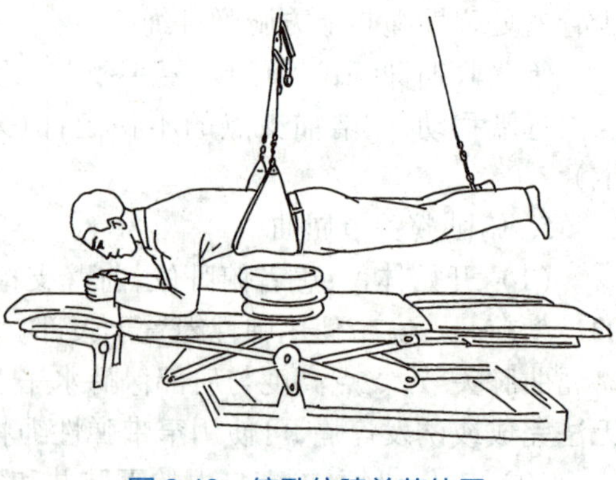

图 6-10 俯卧位膝关节伸展

(3)弱链接测试:判断标准:①双上臂需垂直于床面;②抬高时身体保持伸直姿势,即:保持脊柱曲度正常,髋关节完全伸展,负重膝关节的下肢完全伸直;③骨盆在水平面上;④身体不发生侧屈、旋转。分级标准:3 分为肘部放气垫上,4 分为手来支撑。

(4)渐进性训练

等长收缩训练:①每组维持 30 秒左右,组间休息 30~60 秒;②难度进阶:通过减少弹性绳。

等张收缩训练:①每组重复 4~5 次,组间休息 30~60 秒;②难度进阶:通过支点的不稳定性(平衡软垫)。

2. 仰卧位膝关节屈曲

(1) 开始体位:患者仰卧位,手放于身体两侧(图 6-11)。吊带系于脚跟处,使足跟离床面大约 30cm(略高于身体厚度),宽带使用弹性绳固定于骨盆处。

(2) 动作要领:将不负重的下肢抬高,与另外一侧下肢保持平行(图 6-12)。通过脚跟往下压吊带来抬高骨盆,使身体保持在伸直的姿势。膝关节屈曲尽可能地把脚跟往臀部方向拉。

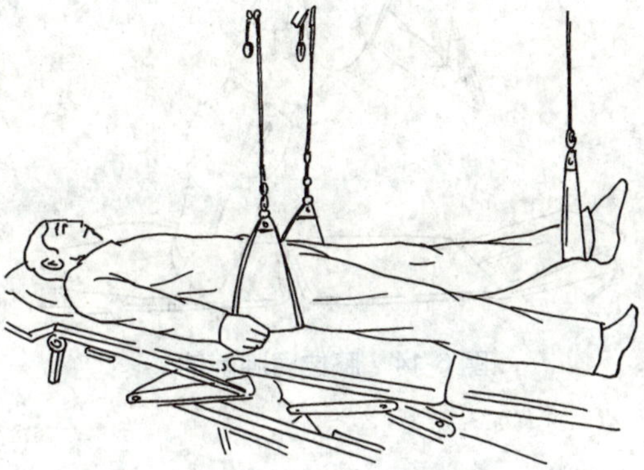

图 6-11　仰卧位膝关节屈曲开始体位

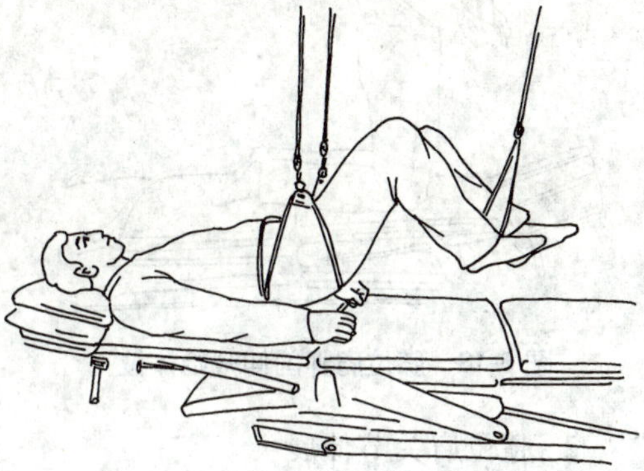

图 6-12　仰卧位膝关节屈曲

(3) 弱链接测试:判断标准:①膝关节屈曲的度数至少要大于 90°;②脊柱保持在正常的生理曲度范围内;③骨盆在水平面上;④双肩没有离开床面,身体不发生侧屈、旋转。分级标准:3 分为双手放胸前,4 分为气垫放两肩胛间。

(4) 渐进性训练

等长收缩训练:①每组维持 30 秒左右,组间休息 30~60 秒;②难度进阶:通过减少弹性绳。

等张收缩训练:①每组重复 4~5 次,组间休息 30~60 秒;②难度进阶:通过双手放胸前来增加支点的不稳定性。

(三) 肩关节常用动作

1. 膝位肩胛前伸

(1) 开始体位:患者跪于悬吊点正下方,双膝部与肩同宽(图 6-13)。手握悬吊带,吊带在髂前上棘水平。宽带使用弹性绳固定于腹部。如果腕部疼痛,可以将肘关节屈曲 90°,吊带置于前臂近肘关节处。

(2) 动作要领:保持肘关节伸直(图 6-14)。身体前倾直到肩屈曲至 90°。把身体的重量都放到其中一只手上,抬起另外一只手。

(3) 弱链接测试:判断标准:①双侧肩胛骨保持水平没有旋转或耸肩,且没有翼状肩胛;②上臂与肩部没有碰到绳子;③腰部保持直线,正常生理曲度;④身体没有旋转或者侧屈。分级标准:3 分为支撑位时悬吊带离床 10cm,绳子垂直床面,4 分为支撑位时足尖点床,绳子垂直床面。

(4) 渐进性训练:每组维持 30 秒左右,组间休息 30~60 秒。难度进阶:通过增加支点的不稳定性(膝关节在平衡软垫上)、减少弹性绳辅助,或降低悬吊带,或膝关节向后方移动。

笔记

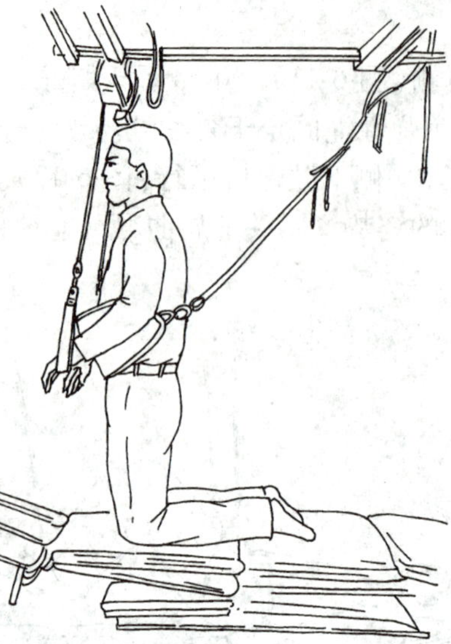

图 6-13　膝位肩胛前伸开始体位

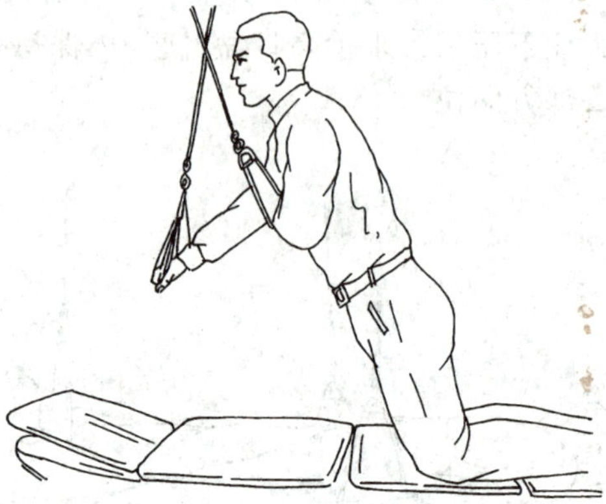

图 6-14　膝位肩胛前伸

2. 膝位肩关节伸展

（1）开始体位：患者跪于悬吊点正下方，双膝部与肩同宽（图 6-15）。手握悬吊带，保持肘关节伸直，吊带在肩关节水平。宽带使用弹性绳固定于腹部。

（2）动作要领：身体尽量前倾（图 6-16）。通过手向下压吊带使身体回到开始体位。

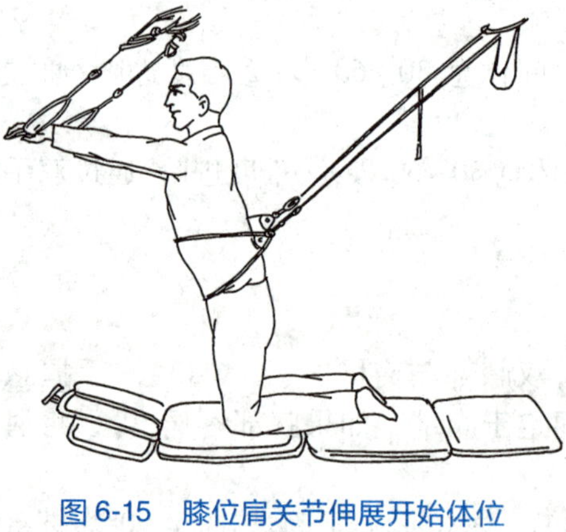

图 6-15　膝位肩关节伸展开始体位

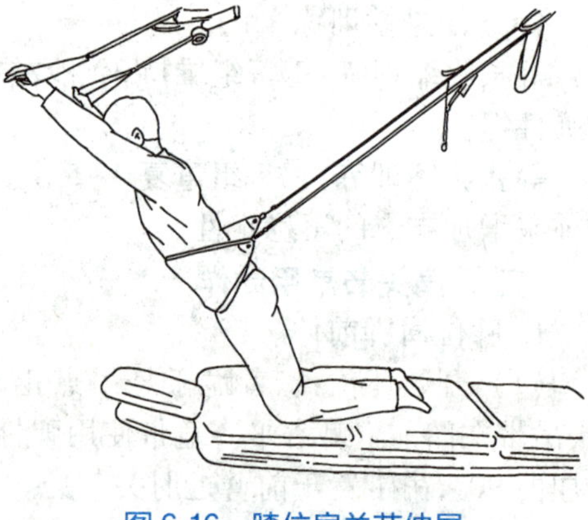

图 6-16　膝位肩关节伸展

（3）弱链接测试：判断标准：①手臂在肩的屈曲过程中保持伸直；②手臂跟身体尽可能达到 180°；③没有翼状肩胛；④身体保持直线，腰部维持正常生理曲度；⑤身体没有旋转或者侧屈。

（4）渐进性训练

等长收缩训练：①每组维持 30 秒左右，组间休息 30~60 秒；②难度进阶：通过减少弹性绳。

等张收缩训练：①每组重复 4~5 次，组间休息 30~60 秒；②难度进阶：通过增加支

笔记

点的不稳定性（膝关节在平衡软垫上），或降低悬吊带，或膝关节向后方移动。

3. 仰卧位肩关节外展

（1）开始体位：患者仰卧位，肩部正对着悬吊装置下（图 6-17）。手臂平行于身体两侧。吊带在上臂的远端（肘关节上缘），肩关节轻度屈曲。中分带使用弹性绳支撑于头部。宽带使用弹性绳固定于胸部。宽带使用弹性绳固定于骨盆处。腘窝处放个滚筒。

（2）动作要领：伸直髋关节、肘关节（图 6-18）。把手臂向下压吊带，抬高身体离开床面，嘱患者避免腹肌收缩做类似仰卧起坐的动作。保持身体在一个位置后，水平移动手臂向头部方向靠近，在外展 90°时外旋肩关节，之后继续外展，尽可能地把手臂向头部方向移动。

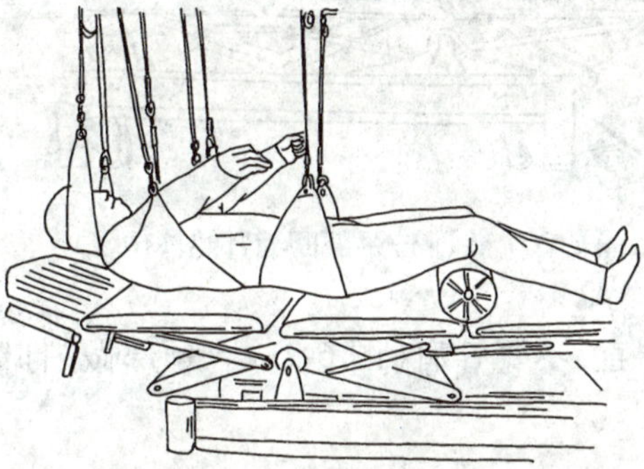

图 6-17　仰卧位肩关节外展开始体位

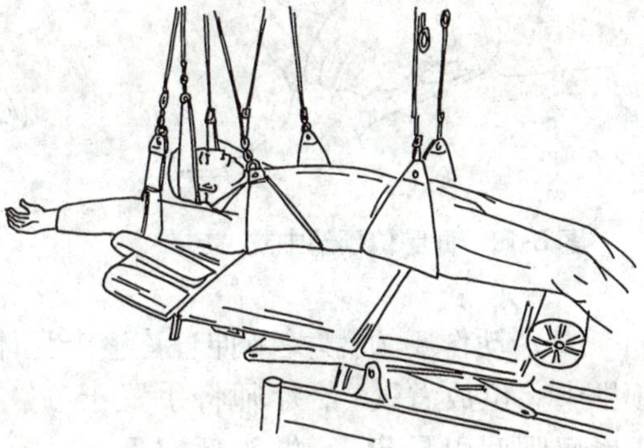

图 6-18　仰卧位肩关节外展

（3）弱链接测试：判断标准：①肩关节外展的关节活动度 180°；②没有翼状肩胛；③身体保持直线，腰部维持正常生理曲度；④身体没有旋转或者侧屈。

（4）渐进性训练：①每组重复 4～5 次，组间休息 30～60 秒；②难度进阶：通过滚筒向下肢远端移动，或上肢的支点向上肢远端移动。

（四）颈部常用动作

1. 仰卧位颈部中立位放置

（1）开始体位：患者仰卧位。膝关节下放一个滚筒以使患者放松。抬高患者的腿使其在最舒适的位置上。通过抬高下段治疗床或者用物体垫高腿部。中分带用非弹性绳固定支撑头部，中分带一边在枕骨处，另外一边在接近头顶。调整中分带的高度，使患者在最舒适的位置，这个位置要求患者的颈椎处于中立位。

（2）动作要领：治疗师一手的拇指和鱼际肌置于胸锁乳突肌，其余手指置于项部（图 6-19）。缓慢诱导下压颈椎中部，使颈椎前凸减少约 2mm。缓慢地移开手，告诉患者保持住姿势，且放松颈部外周大肌肉。

（3）测试保持的时间：记录患者能够保持这个姿势的时间，直到患者颈部感觉到疲劳或患者需要休息。最大的保持时间是 120 秒。如果疼痛发生，这个测试需要停止。

（4）渐进性训练：该训练仅有静态训练，通过不断延长时间来增加难度，组数不限，直到患者不能增加持续的时间才停止。

2. 仰卧位颈部回缩

（1）开始体位：患者仰卧位（图 6-20）。中分带用非弹性绳固定支撑头部，中分带一边在枕骨处，另外一边在接近头顶处。调整中分带的高度使患者颈椎在轻度屈曲的位置。宽带使用弹性绳固定于胸椎位置，弹性绳必须有足够的弹性，使治疗师只要使用一个中指就能轻松地托起患者。宽带使用弹性绳固定于骨盆处，弹性绳必须有足够的弹性，使治疗师只要使用一个中指就能轻松地托起患者。膝关节下放一个滚筒。

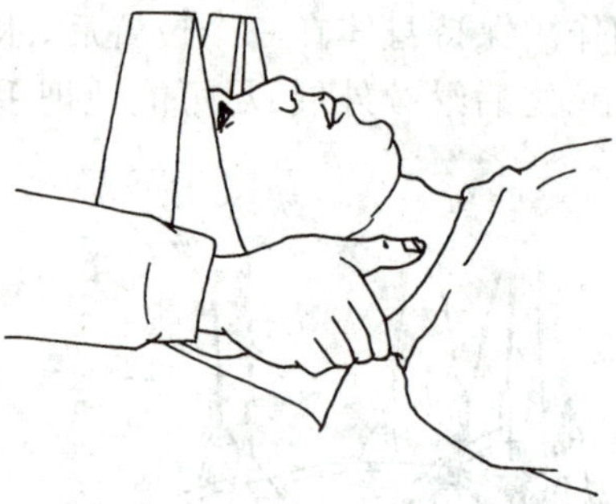

图 6-19　仰卧位颈部中立位放置

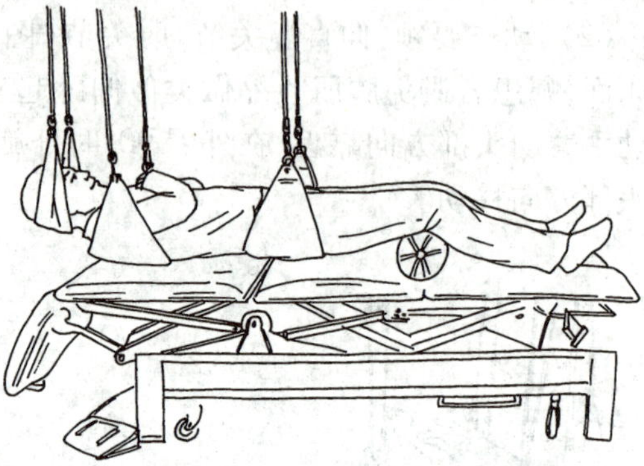

图 6-20　仰卧位颈部回缩开始体位

（2）动作要领：髋关节伸直让整个身体伸直，不要耸肩（图 6-21）。颈部做“仰卧颈椎中立位放置”。治疗师将手置于患者肩胛间引导患者，做头部向下压（而非抬头）让上半部身体及骨盆离开床面，如果诱发出疼痛，骨盆也可不离开床面。

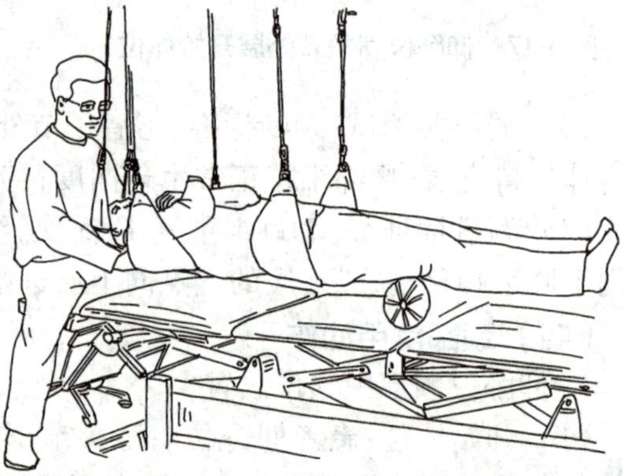

图 6-21　仰卧位颈部回缩

（3）弱链接测试：判断标准：①每个动作的质量；②身体保持直线，腰部维持正常生理曲度；③身体没有旋转或者侧屈。

（4）渐进性训练

等长收缩训练：①每组维持 30 秒左右，组间休息 30~60 秒；②难度进阶：通过减少背部的宽带弹性绳。

等张收缩训练：①每组重复 4~5 次，组间休息 30~60 秒；②难度进阶：通过减少背部的宽带弹性绳。

第三节　经颅磁刺激技术

经颅磁刺激（transcranial magnetic stimulation，TMS）技术是 20 世纪 80 年代中期发展起来的一种影响和改变大脑功能的无创生物刺激技术，既可用于诊断，也可用于治疗。近年来，TMS 在康复医学、精神医学、神经科学等领域日益受到人们的重视，在临床和科研方面得到越来越广泛的应用。

笔记

一、概述

（一）基本概念

1. 定义　TMS 技术是一种利用时变的脉冲磁场产生感应电场，引起生物电流在组织中传导，改变大脑皮质神经细胞的动作电位，影响脑内代谢和神经电活动，从而引起一系列生理生化反应的磁刺激技术。具有安全、无痛、无创等特点，可用于刺激脑神经、神经根及外周神经。

2. 分类　根据所采用的电流波形与频率，TMS 可分为五种主要的刺激模式：

（1）单脉冲经颅磁刺激（single-pulse TMS，spTMS）：spTMS 产生的弱电流场可以引起皮质的去极化。由手动控制不连续的无节律单脉冲输出，刺激较弱，安全性较高，可以激发多个刺激，但是刺激间隔时间较长，多用于常规电生理检查。

（2）成对经颅磁刺激（paired pulse TMS，ppTMS）：以极短的时间间隔在同一个刺激部位连续给予两个不同强度的刺激（第 1 个刺激引起神经元的活化后，可以降低或升高神经元对下一个刺激的反应阈），或者在两个不同的部位应用两个刺激仪，多用于研究神经的易化和抑制作用。

（3）重复经颅磁刺激（repetitive TMS，rTMS）：每次输出两个以上成串的有规律的重复 TMS，分为高频和低频两种。需要特殊的设备在同一个刺激部位给出慢节律低频（≤1Hz）TMS 或快节律高频（>1Hz）TMS。低频刺激会引起神经细胞发生超极化起到抑制作用，高频刺激则会刺激诱发神经细胞去极化起到兴奋作用，即 rTMS 可以模拟大脑神经兴奋或抑制的放电模式，长时间对皮质进行程序性刺激，能对皮质兴奋性起到调控作用。

（4）模式化重复刺激（patterned rTMS，prTMS）：prTMS 增加了各种爆发式簇状或丛状刺激模式，每一个丛、簇相当于常规 rTMS 中的一个脉冲，多个丛刺激组合在一起相当于常规 rTMS 的一个串刺激。丛状刺激模拟中枢神经系统生理性动作电位爆发性放电模式，现在常用的 TBS（theta burst stimulation）是一种混合型刺激模式，是 5Hz 的丛状刺激，每一丛内可有多个频率为 50Hz 左右的高频脉冲。连续（continuous）重复频率 5Hz 的丛状刺激称为 cTBS，能快速引出神经功能的抑制性作用；间歇性（intermittent）的 TBS 称为 iTBS，可诱导神经功能产生长时程兴奋性增加。TBS 比传统 rTMS 的刺激强度小，刺激时间短，但是对神经的调控效果明显，且其副作用更小，其临床治疗价值很大。

（5）成对关联刺激（paired associative TMS，paTMS）：为一种对大脑皮质和外周神经刺激的组合。一个刺激大脑皮质，一个刺激外周神经，或者磁刺激大脑，电刺激外周。刺激大脑和外周的先后顺序不同，产生的效应不同。根据正中神经体感诱发电位（SEP）的 N20 潜伏期计算两个刺激的间隔时间，当刺激间隔为 N20+2ms 时，为 LTP 效应；当刺激间隔为 N20－5ms 时，产生 LTD 效应。

（二）作用机制

磁刺激的工作原理基于法拉第电磁感应原理。在人体中，小到细胞，大到组织、器官都存在着非常微弱的磁场。当人体暴露于时变磁场中时，会产生感应电流或涡流。

笔记

TMS 技术通过放置在人体头部颅骨上方的通电线圈来刺激大脑皮质。在一组高压大容量的电容上充电，用电子开关向磁场刺激线圈放电，产生幅值大而时间短的脉冲电流，刺激线圈表面产生脉冲磁场。强大的瞬变磁场几乎不衰减地穿过颅骨、头皮等高阻抗组织。根据电磁感应原理，在线圈下的颅内大脑皮质会产生反向感应电流，当感应电流强度超过神经组织的兴奋阈值，就会引起一系列生理生化反应。这样，TMS 可以兴奋或抑制神经动作，并产生局部大脑的兴奋和皮下回路。

目前对于 rTMS 的作用机制研究较为深入，下面以 rTMS 为代表说明其作用机制，它与突触的可塑性、离子通道、膜电位等多种因素有关。

1. 突触的可塑性　神经系统的可塑性在不同层次有多种表现，最基本、最重要、最活跃的还是突触的可塑性。突触的可塑性与神经系统的发育、成熟、修复、学习、记忆等脑功能密切相关。广义的突触可塑性包括突触传递可塑性、突触发育可塑性和突触形态的可塑性。根据赫布理论，突触前后的神经元反复同步活动，就会加强此突触的连接，形成神经元的联合，总结为“兴奋在一起，连接在一起”，其主要表现形式为长时程增强（long term potentiation，LTP）和长时程抑制（long term depression，LTD）。而 rTMS 的作用机制之一是影响神经突触可塑性，rTMS 对皮质兴奋性的调节，诱发 LTP/LTD 样作用与突触可塑性极为相似，进而对神经元突触的重塑产生治疗作用。rTMS 对神经的调控作用有明显的频率依赖性，让人们很容易联想到突触可塑性的活动依赖性。

2. 离子通道　离子通道是神经细胞兴奋性的基础，它参与神经电信号的产生、神经递质的释放、信息传递、信号转导、维持细胞内环境的稳定。离子通道具有两个基本特性：对某种离子的特异性以及对调节的易感性。不同的离子通过不同的通道实现其跨膜流动，同时离子通道可以被各种不同的刺激调节，从而使神经信号的传送具有很大的灵活性。了解细胞离子通道的特性后，可以通过控制这些通道的开关来调节整个细胞的功能。

3. 阈上刺激反应　对阈上刺激的反应是使膜电位发生短暂的去极化达到阈电位，打开钠离子通道，产生动作电位的上升相。随后钾离子外流，产生动作电位复极化的缓慢下降。

4. 阈下刺激反应　阈下刺激虽不能引发动作电位，但能通过改变膜电位，引起少量钠离子内流，使受刺激部位的细胞膜较小幅度的去极化。

二、治疗作用

1. 影响神经可塑性　神经可塑性是中枢神经系统在形态结构和功能活动上的可修饰性。未成熟脑在发育过程中具有可塑性，发育成熟后，神经元虽然不能再生，但为了适应各种内外环境变化，如在神经系统遭受损伤或老龄化后，神经回路在整个生活过程中仍可变、可修饰或可塑。神经可塑性主要表现为突触可塑性。TMS 可影响大脑皮质的可塑性，主要影响神经系统对信息的处理过程。TMS 是一种无创性刺激神经的外因，必须通过大脑皮质神经元的内因而起作用。在高频 rTMS 刺激下可诱导 LTP，低频刺激引起 LTD 是突触功能可塑性的重要表现形式，也是 TMS 采用不同频率影响和调控神经功能可塑性、治疗各种不同疾病的主要方式。

2. 调控神经功能 TMS可以通过改变神经元兴奋性进而调节大脑皮质各区域的功能，采取不同的刺激模式，刺激不同的脑区，根据病情需要，利用TMS人为干预，直接诱导LTP或LTD的双向变化；从分子水平、细胞水平、神经网络水平，甚至大脑控制的行为学水平发挥神经可塑性调节。特别是rTMS不仅有在线调控功能，而且有明显的离线调控功能（刺激停止后仍有后作用）。

3. 同步振荡 脑电同步振荡是脑功能区域整合或绑定的表现。神经网络的同步振荡是一种自组织的有高度选择性的活动，涉及动态神经元集群的时空编码理论和绑定工作机制，神经同步振荡给神经元之间动态活动的相关性提供了一种时间结构。高级功能需要特定功能的多区域神经系统间进行不同层次的整合和协调来实现。

三、临床应用

（一）临床具体应用

现在操作的TMS一般都是手持刺激线圈或者用支架固定刺激线圈。刺激线圈在头颅表面的刺激部位、方向、角度对TMS的作用均有影响。

目前经颅磁刺激导航定位技术主要分两种：一是机械定位，通过触发患者运动诱发电位与机械定位工具配合使用来定位线圈，主要原理是首先通过运动诱发电位MEP，确定初级运动皮质（Primary Motor Cortex，M1），然后再根据经验与头部解剖标志点确定其他皮质的位置。另一种是基于图像的定位方法，一般需要利用磁共振图像信息和计算机视觉定位技术，使用被试者的磁共振头部扫描图像重建患者头部的三维模型，然后使用光学导航实时跟踪TMS刺激线圈的位置，从而实现TMS定位。

以经颅磁刺激目标部位为初级运动皮质为例，目前国际上存在各种不同的线圈定位方法，大致可以划分为以下五种。

1. 根据解剖部位定位 根据脑电国际标准导联10-20系统（10-20 EEG System）进行目标定位方法，可在刺激时佩戴一个有EEG电极位置分布记号的弹性帽子，对照记号刺激（图6-22）。

2. 根据标准功能区定位 依据能够被合理、方便确定位置的功能脑区，比如M1，定位与之有特定位置关系的其他脑区。以定位背外侧前额叶皮质为例，实践中先通过TMS测定运动诱发电位（Motor-evoked Potential，MEP）确定M1的中心位置，然后沿中轴线方向向前5cm即认定为背外侧前额叶皮质区域。

3. 根据磁共振结构像定位 这一类神经导航系统，事先采集被试者的头部结构影像，一般为磁共振高分辨率T1图像，利用外部近红外导航系统跟踪刺激线圈的位置。通过配准磁共振图像信息和计算机视觉图像，实现定位技术。

4. 根据功能反应定位 如刺激不同部位的运动皮质，在不同部位的靶肌上记录MEP，根据MEP幅度和阈值能够准确定位。刺激视觉皮质引起光幻觉、刺激语言中枢能引起说话停顿，都容易个体化定位，但是对刺激反应不明显的中枢部位，如记忆、情绪部位，无刺激效果参照，就无法根据功能定位。

5. 根据神经影像文献信息概率定位 该方法不进行功能磁共振实验，但是要采集被试者的磁共振T1结构图像。采用文献搜索FMR/PET研究结果，通过Meta分析确定特定人群、特定功能脑区的坐标，然后直接应用到根据被试者磁共振结构图像和计算机视觉图像重建的三维模型上，通过导航系统指导线圈定位。

笔记

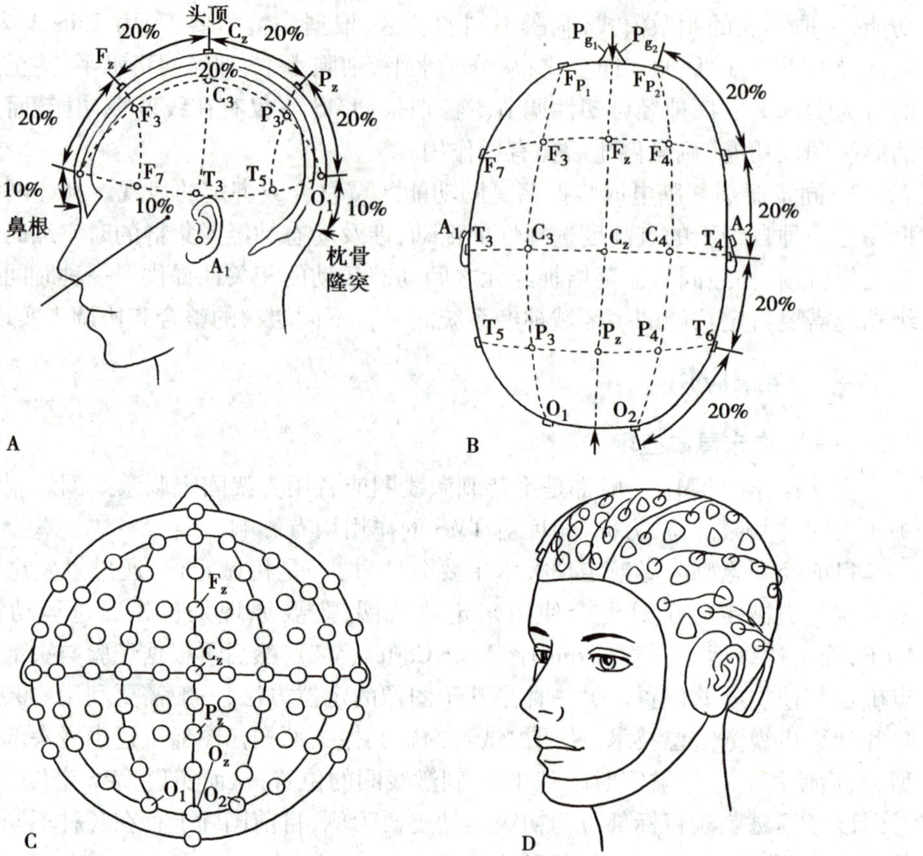

图 6-22 脑电 10-20 系统与帽子上的标记作为 TMS 线圈刺激定位参考

（二）适应证及具体处方

1. 适应证　从疾病来讲，主要包括以下方面：①精神疾病：抑郁症、躁狂症、精神分裂症、睡眠障碍等；②神经疾病：癫痫、帕金森病、阿尔茨海默病、运动神经元病、脑卒中、脊髓损伤、脑性瘫痪等；③其他：慢性疼痛、自闭症、尿失禁等。从功能来讲，主要包括以下功能障碍：运动功能障碍、认知功能障碍、言语功能障碍、吞咽功能障碍等。

2. 应用处方　下面以抑郁症、癫痫和脑卒中为例，阐述 rTMS 的具体应用，处方表见 6-1。

（三）禁忌证

1. 有癫痫发作史或强阳性癫痫家族史的患者，应禁忌进行高频 TMS。

2. 颅脑手术史者，脑内有金属植入物者。

3. 体内有心脏支架、起搏器、电子耳蜗等金属植入物者。

4. 严重心、肝、肾、内分泌和造血系统等疾病，或者有严重脏器功能衰竭者。

5. 严重酒精滥用者。

6. 妊娠者。

表 6-1　rTMS 应用处方

疾病名称	刺激部位	刺激频率	刺激强度	治疗时间	疗效评测
抑郁症	大脑左侧前额叶背外侧皮质	10Hz 和 20Hz 的高频刺激较多	80%～100% 运动阈值	2～10 周	汉密尔顿抑郁量表
癫痫	病变定位区域	以低频刺激为主，多采用 0.3Hz、0.5Hz 和 1Hz；也有高频刺激，如 20Hz 和 30Hz 等	90%～150% 运动阈值，或 40%～100% 的仪器最大输出强度	1 天～3 个月	癫痫发作频率
脑卒中	患侧中央前回 M1 区	3Hz～10Hz 的高频刺激	80%～120% 运动阈值	5～10 天	运动行为学指标及卒中临床量表

（四）不良反应及注意事项

1. 不良反应　①头晕；②头痛；③局部不适感；④听力损害；⑤癫痫发作；⑥晕厥；⑦其他：急性精神变化、认知和神经心理变化。其中，头痛和局部不适感最为常见，但通常较轻微并可耐受，可自然缓解，无需特殊治疗。听力损害也相对轻微，如佩戴耳塞，可以最低限度地降低潜在的听力损伤。癫痫发作和晕厥是 rTMS 治疗中最严重的不良反应。但只有极个别引发癫痫的病例，时间大都是在 1998 年 TMS 安全指南发布前。因为一般诱发的晕厥和癫痫发作时间很短，所以第一时间应积极预防并发症，而不是应用药物治疗，尽可能使患者躺下，最好侧卧，保持呼吸道通畅。

2. 注意事项

（1）不要使用任何新颖的未经过安全检验的刺激方案，如多线圈、多部位同时刺激等。

（2）常规 rTMS 的刺激参数（强度、频率、时间、串间歇）不应超过安全指南范围。

（3）治疗区域去除所有金属物品。

（4）不良反应轻者，无需停止磁疗，可调整治疗部位和剂量。副作用明显且持续存在者，应中断治疗。

第四节　基于镜像神经元系统理论的康复疗法

近年来镜像神经元以及镜像神经元系统是各学科研究的热点，而基于镜像神经元系统理论的各种康复疗法也成为康复过程中不可忽视的技术，包括动作观察疗法、运动想象疗法、镜像疗法和脑机接口技术等。当然，目前认为这些康复疗法的理论基础除了镜像神经元系统理论外，还存在其他方面的理论基础。

一、概述

（一）镜像神经元概念

1. 定义　镜像神经元是一类特殊的神经元，是指个体在执行某一行为以及观察其他个体执行相同或相似行为时均被激活的神经元。它的功能包括动作行为意图的理解、模仿、共情、动作想象等。研究表明镜像神经元存在于人类、猴类等灵长类动物

笔记

大脑不同的功能区域中,可以与其他神经元构成神经网络,是人类及其他灵长类动物大脑进化的特征性标志。

2. 镜像神经元的发现与研究过程

(1) 对猴子镜像神经元的研究:1996 年,意大利学者 Rizzolatti 等对恒河猴进行功能解剖学研究时发现,在用钨电极记录运动前皮质(F5 区)单神经元放电时,某些神经元不但在猴子执行特定动作时放电,在看到其他个体(猴或人)执行同一动作时也兴奋。实验人员注意到了这个不同寻常的现象并开展了进一步研究,并将这些像镜子一样可以映射其他个体动作的神经元命名为镜像神经元。

(2) 对人类镜像神经元的研究:自从 Rizzolatti 等在猴脑 F5 区发现镜像神经元后,考虑到 F5 区和人类大脑 Broca 区的同质性,研究者推断人脑中可能存在同样性质的镜像神经元。Mukamel 等通过 21 名患顽固性癫痫患者的大脑中获取数据,利用单细胞记录技术,在患者的杏仁核、海马、内嗅皮质、海马旁回、辅助运动区、前辅助运动区、前扣带回背侧和边缘位置均发现了具有镜像属性的神经元,并且探明了各皮质区域中所观察到的这些神经元的分布不是随机的。第一次在单一细胞水平上直接证实了人脑中存在具有镜像属性的神经元。

(二) 镜像神经元系统(mirror neurons system,MNS)

MNS 由分布于不同脑区的镜像神经元构成。顶额镜像系统和边缘镜像系统是人脑主要的镜像系统,前者由 Broca 区、运动前皮质腹侧、中央前回下部、额下回后部及顶下小叶嘴侧等构成,后者由脑岛、杏仁核、前额叶皮质等构成。研究表明,MNS 能很好地统一动作感知与动作执行的"观察-执行匹配机制",这种机制在动作理解、动作模仿、运动想象及运动学习等重要的神经生理学过程中起关键作用。而上述过程正是神经康复中动作观察疗法、运动想象疗法、镜像疗法和脑机接口技术等的重要理论基础。

(三) 镜像神经元功能的研究

1. 动作及行为意图理解 Rizzolatti 等人认为镜像神经元的首要作用在于理解他人行为。看到某一动作时,观察者大脑运动前皮质中参与执行该动作的神经元被激活,于是产生了所观察动作的内在体验,观察者知道自己执行该动作的结果和目的,从而能够理解所观察到的其他个体动作的意义。Kohler 等人的研究发现,除了视觉信息,和动作相联系的听觉信息同样可以激活镜像神经元。有专家发现,只要有足够的视觉信息(如事先让猴子知道挡板后有物品,伸手是要去拿起它)使猴子明白动作的意义,即使不让猴子看见动作的全过程,镜像神经元也会放电。

2. 模仿 心理学实验表明,在观察与自身动作记忆库中存储的动作有共同成分的动作时,人总会"情不自禁"地想去重复它,共同成分越多,就越想去模仿,镜像神经元的发现为这种被称为"居身模仿"的心理现象提供一种可能的神经机制。MNS 是人类模仿能力的基础,其核心特征是通过观察他人行为,激活自己大脑中负责编码及执行这些行为的皮质,从而进行"居身模仿"并完成动作的输出。

3. 共情 即使镜像神经系统的存在保证人们可以迅速地理解他人的动作及背后的意图,但是这并不能完整解释人类的社会认知功能。因为社会交往中情绪的重要性是显而易见的,所以共情的能力也是社会认知功能中不可或缺的一部分。研究表明,当观察他人的情绪表现时,镜像神经系统的参与也可以使得大脑激活被观察情绪的表

笔记

征，使得人们“感同身受”地获得对观察到的情绪的切身体验。

4. 运动想象　运动想象是个体想象自己在执行或观察特定动作而不产生任何运动或肌肉收缩的认知过程。大量脑成像研究显示，想象一个动作时激活的脑区与执行该动作时兴奋的脑区有大量重叠，如运动前皮质、前额叶皮质背外侧、顶下小叶、小脑和基底节等。显然，上述脑区中包含镜像神经元环路，可说明 MNS 很可能在运动想象过程中发挥重要作用。

二、基于 MNS 理论的康复疗法

（一）动作观察疗法

动作观察疗法（action observation therapy，AOT）是近年来康复学家根据 MNS 理论而提出的新的康复疗法，也是基于 MNS 理论中较为成熟、研究最多、最广泛的一种疗法，在不同疾病的康复中均有应用。

1. 原理　AOT 是直接由 MNS 理论所衍生出来的康复疗法，但是其具体作用机制尚不十分明确。在观察他人完成某一动作的过程中，观察者脑内被激活的区域与个体执行该动作的皮质运动区有大量重叠，而这被激活的神经元可能就是镜像神经元。另外，镜像神经元的激活需要观察者对动作或行为有目的的理解，而无意义的动作或行为不能激活镜像神经元。因此，当患者多次反复观察和执行某种动作时，可以不断激活该镜像神经元处于的大脑区域，从而促进该动作大脑皮质的重塑，促进该运动功能的重塑。

2. 操作方法　AOT 的操作核心是要求患者仔细观察动作，随后尽力去模仿所观察到的动作。

（1）经典的 AOT 操作方案要求患者放松地坐于电脑屏幕前，观察常见的日常生活动作视频或根据患者的康复需求进行设计的动作视频，例如伸肘取物、用杯子喝水、读报纸、清理桌面、开关瓶盖、用钥匙开门、用笔写字、端碗吃饭，等等。

（2）经典的 AOT 在真实镜像疗法模式、虚拟镜像疗法模式、多媒体模式下，可取得更显著的疗效。

治疗师应该根据不同的康复阶段，结合患者的功能障碍程度，设计不同难度的动作视频。而所提供的视频中，有目的的动作应尽可能地向患者详细地展示，比如从不同角度呈现，将其分解成数个基本动作供患者观察、理解和模仿。一般情况下，每次治疗时间在 30 分钟左右，一个治疗周期为 4 周，每周 3～5 次，但目前并无研究具体证明 AOT 的时间长短与其疗效之间的关系。

3. 临床应用　从理论上讲，该疗法可应用于人体任何动作的康复训练。如脑卒中患者上肢运动功能和日常生活能力的改善，脊髓损伤患者下肢运动功能的改善，小儿脑瘫患者上肢功能的改善，等等。另外，AOT 对各肢体的疼痛，和改善焦虑症或抑郁症患者的症状也可取得疗效。

4. 适应证和禁忌证

（1）适应证：适用于各种有动作障碍的疾病、焦虑症、抑郁症等。

（2）禁忌证：由于该疗法必须向患者呈现有意义的动作，并要求患者理解动作，故有严重的认知功能障碍者不适用此疗法。

笔记

（二）运动想象疗法

运动想象（motor imagery，MI）疗法是指为了提高运动功能而进行的反复 MI，期间没有任何运动输出，仅根据运动记忆激活大脑中某一活动相关的区域，从而达到提高运动功能的目的。

1. 原理 运动想象疗法可能的机制是 MI 与认知功能、运动功能使用了同样的神经网络，MI 可激活相应的皮质活动性，实现脑功能的重建。目前，MI 疗法是建立在“心理—神经—肌肉理论”上的。该理论认为个体中枢神经系统已经储存了运动计划或流程图，实际活动中所涉及的“流程图”与 MI 时所涉及的“流程图”是一样的，MI 有可能将患者受损的“流程图”强化和完善。通过想象可以完善运动技巧形成过程中的协同模式，并给予肌肉额外的技能训练机会，从而有助于学会技能或完成活动。

2. 操作步骤

（1）让患者了解 MI 疗法，向患者讲解运行想象技术。

（2）评估患者的 MI 能力：MI 能力的常用评估工具有三种，即 MI 问卷（movement imagery questionnaire，MIQ）、MI 清晰度问卷（the vividness of motor imagery questionnaire，KVIQ）、运动觉—视觉想象问卷（the kinesthetic and visual imagery questionnaire，KVIQ）。

（3）进行具体 MI 训练：让患者移至安静的房间听 10 分钟“MI”指导语录音带。①患者闭目仰卧于床上，用 2~3 分钟进行全身放松。指导患者想象其躺在一个温暖、放松的地方，让其先使脚部肌肉交替紧张、放松，随后是双腿，双上肢和手。②接着用 5~7 分钟提示患者进行间断的“MI”。③最后 2 分钟让患者把注意力重新集中于自己的身体和周围环境，告诉患者回到房间，让其体会身体的感受，然后让其注意听周围的声音，最后解说者倒数 10 至 1，让患者睁眼。治疗时间一般在每次的物理治疗训练后，12~15 分钟为宜。训练场地可在单独的房间或患者家中。

（4）评估“MI”过程是否有效：由于 MI 和运动实际执行时的心率和呼吸频率都是增加的，且正常情况下运动想象和实际运动所完成的时间也是非常接近，可用以下两种途径评估“MI”是否有效：①自主调节的改变情况：治疗师可以根据患者想象治疗时心率和呼吸频率的增加程度进行简单评估；②测时法：治疗师可以对比 MI 和运动实际完成的时间差进行评估。

3. 适应证和禁忌证

（1）适应证：脑损伤、脊髓损伤和截肢等各种运动功能障碍，并可用于康复的各个阶段。

（2）禁忌证：明显的智力障碍、感觉性失语及不能进行 MI（MIQ<25 分）的患者、依从性较差的患者等。

（三）镜像疗法

镜像疗法又称镜像视觉反馈疗法（mirror visual feedback，MVF）或平面镜疗法（mirror therapy）。此法最初用于治疗患肢痛和脑卒中后运动功能障碍，现在多应用于单侧肢体运动障碍的患者。MVF 利用平面镜成像原理，把健侧正常的运动复制到患侧，通过视错觉、视觉反馈以及虚拟现实，让患者想象患侧如同平面镜中的成像般运动着，结合康复训练项目而成的治疗方法。

1. 原理 MVF 由 Ramachandran 等于 1995 年提出，早于镜像神经元的发现，但该

笔记

疗法的作用原理仍是基于 MNS 理论的。MVF 可能的机制包括激活镜像神经元系统、视觉反馈-运动观察、运动神经通路易化和减轻习得性废用，增强患肢存在感。

2. 操作　患者取轻松体位，把镜子放于健侧的对面，用健侧辅助（或治疗师）把患侧置于镜子背面，患者注视着健侧与平面镜，让健侧进行活动，镜中健侧的成像可以让患者产生是患侧活动的视错觉。操作方法简单，在康复早期便可以使用，也可让患者在家中操作（图 6-23）。

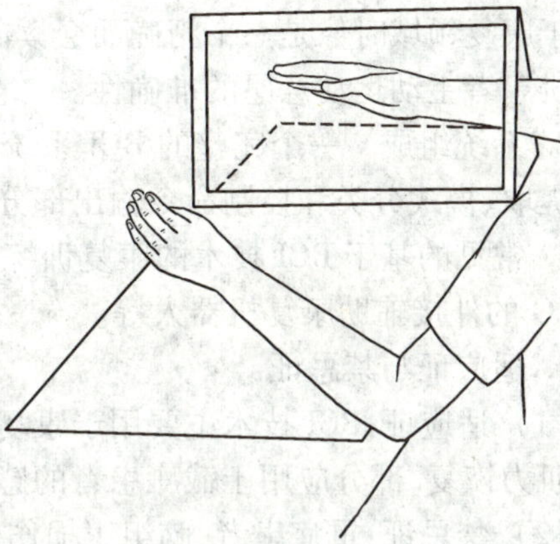

图 6-23　镜像疗法的操作

3. MVF 的临床应用

（1）脑卒中后的功能障碍：脑卒中的功能康复依赖于大脑功能的重塑，而 MVF 可以通过镜像神经系统的激活来促进大脑的重塑和功能重组，进而促进受损的运动功能恢复。临床上使用 MVF 对偏瘫患者肢体的运动功能和单侧忽略都有较好的疗效。但对患者日常生活能力的改善不显著。

（2）幻肢痛：幻肢痛可能与大脑皮质功能重组、大脑功能改变、脊髓功能改变及外周神经功能改变有关。在 MVF 中，患者在镜像中看到的是健侧肢体，从而产生了患侧仍在的视错觉，而患者对健侧的活动使得其主观感觉认为其对患侧有了控制，引发幻肢痛的脑部调节中心，从而减轻患侧疼痛。

（3）脑瘫：MVF 可以影响患儿的神经肌肉活动，可以降低患侧肘部向心收缩和离心收缩的持续时间。另外，镜像可以对患儿造成一种视错觉，提高视觉的感知度，改善痉挛型及偏瘫型脑瘫患者的双侧对称性运动。MVF 对脑瘫患儿运动功能的恢复有帮助，但对其痉挛程度的改善不明显。

（4）复杂性区域疼痛综合征（CRPS）：根据无或有明确的周围神经损伤，CRPS 可分为Ⅰ型和Ⅱ型。Ⅰ型 CRPS 的发生与中枢神经功能障碍有关，属于“习得性疼痛”，而 MVF 中健肢的运动视觉输入使患肢恢复感觉和运动的关系。

（5）Bell 麻痹：面瘫患者长期进行 MVF 可以有效地抑制面部肌肉的共同运动，MVF 可作为一项用于慢性面瘫伴有面肌痉挛的长期治疗方案。

（6）孤独症：在早期发育过程中，MNS 的功能异常可能导致级联式损伤，而这些损伤正是孤独症的特征。故 MNS 在某种程度可以解释孤独症患者的各种社会认知困难。MVF 可激活相关脑区，对孤独症患者症状的缓解和改善有一定作用。

4. 适应证与禁忌证　该疗法的适应证与禁忌证同 AOT 的一致。

（四）脑机接口技术

脑机接口（brain-computer interface，BCI）技术的研究始于 20 世纪 70 年代。BCI 技术是一种全新的传输通道，它不需要通过外围的肌肉和神经等传输通道进行信息传送，而是使得大脑直接与外部进行信息的交流。BCI 设计的目的是将人脑的信号“翻译”成不同的控制指令以实现对外部设备的控制。

1. 原理　BCI 技术能够建立不依赖于大脑外周神经与肌肉的通信控制系统，将 BCI 技术应用于患者的运动康复治疗，即采集并处理患者运动想象脑电信号，输出至

笔记

附着安装在患肢的外接康复辅助机器人上，进行精确控制并辅助肢体活动，通过智能反馈系统激发患者的主动运动意愿，同时，将患者运动想象与实际运动统一起来，通过减重系统、虚拟训练模式等功能训练，有助于改善康复疗效。在一定程度上，BCI 技术应用于康复领域时像是一个精确而会读心的康复治疗师，而技术成熟的标准是它采集及分辨患者主动运动意愿的准确性。

2. 系统组成　一个完整的 BCI 系统由以下几部分组成：脑电信号采集、预处理、特征提取、模式分类和控制命令输出部分。

3. 常见的基于 BCI 技术的康复训练系统　包括基于动作想象的虚拟打字机和基于 EEG 的外接辅助康复机器人等。

4. 适应证与禁忌证

（1）适应证：BCI 技术主要用于康复脑卒中后遗症肢体偏瘫的康复和软瘫期患者肢体肌力恢复，部分应用于截瘫患者的感觉与运动功能恢复。

（2）禁忌证：重症患者、脑组织损伤严重患者等慎用。

第五节　肌内效贴布技术

肌内效贴布（Kinesio）这个名词是来自于运动功能学。运动功能学（Kinesiology）是一门正确地将各种运动的基本原理与应用统合而形成的学问，以供体育及物理治疗从业人员参考运用，以达成良好的运动效率并且促使运动伤害部位早日恢复功能。肌内效贴技术也是康复治疗新技术中的重要技能之一。

一、概述

（一）基本概念

1. 定义　肌内效贴布技术是一种将肌内效胶布贴于体表以达到增进或保护肌肉骨骼系统，促进运动功能的非侵入性治疗技术。临床广泛应用于疼痛控制，协助无力的肌肉收缩，预防肌肉疲乏或痉挛，促进淋巴循环，消除肿胀，降低发炎反应，增进身体的运动觉，支持与固定，矫正关节问题等。具有适应性强，变化多样，皮肤耐受性高，使用安全等特点。

2. 肌内效贴的组成　肌内效贴布由三层组成，第一层是防水弹力棉布，第二层是医用压克力胶，第三层是保护胶水的背亲纸。每平方米的弹力棉布上涂 4~70g 的胶水，且胶面呈水波纹状，水波纹的宽度为 3.75px，间隙为 8.75px，波长 150px，振幅 40px。

3. 物理特性　肌内效贴的基本物理特性包括弹力、张力、应力、切力及黏着力等。弹力：为贴布被拉伸后本身具有的弹性回缩力，即向心力；张力：贴布受到外力作用时本身具有的延展性，即离心力；应力：软组织受到贴布的外力作用时所产生的对抗力或单位面积上受到的来自贴布的垂直力量；切力：为贴布单位面积上的横向力量，可以水平牵动皮肤皱褶走向；黏着力：贴布的粘胶附着在皮肤上的力量；贴布的伸缩能力：缩短 5%~10%，伸长 130%~150%。

4. 生理效应　通过粘贴时胶布的密度差，牵动皮肤走向，增加皮肤与肌肉之间的间隙，进而影响到皮下筋膜组织流向，让筋膜系统能够有足够的通透性与流通，促进淋

笔记

巴及血液循环。贴布张力可以减轻肌肉紧张及疲劳，支撑薄弱的肌肉组织。可以减轻疼痛、肿胀，促进康复功能及增进运动表现等效果（图6-24）。

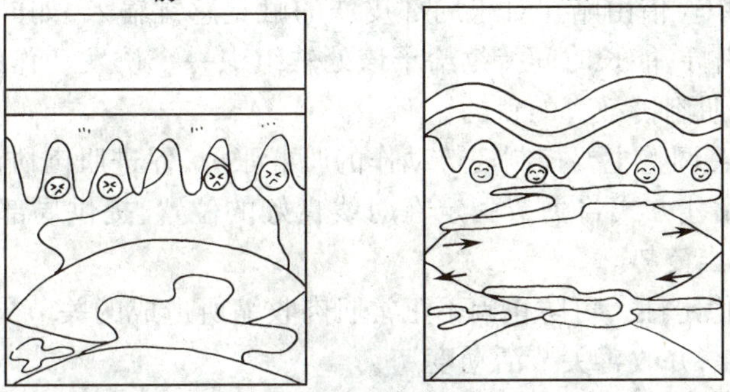

图6-24　生理效应

5. 专用术语　肌内效贴在长期临床贴扎实践中形成了一些专有的名词和术语，如锚、尾、延展方向、回缩方向等。

（1）锚：指贴扎起端，为最先贴扎端、固定端。

（2）尾：指固定端贴好后，远离固定端向外延伸的一端，或称尾端。

（3）延展方向：指锚固定后，尾端继续延展贴扎的方向。

（4）回缩方向：指贴布“尾”向“锚”弹性回缩的方向。

（5）自然拉力：指对贴布不施加任何外加拉力或仅施加<10%的拉力。一般来讲，淋巴贴布自然拉力为0～10%，肌肉贴布自然拉力为5%～10%。初学者开始应用时，一般采用自然拉力。

（6）中度拉力：指对贴布施加10%～30%的拉力。一般来讲，筋膜矫正10%～20%，软组织支持20%～30%，瘢痕塑形30%。

（7）极限拉力：指对贴布施加超过30%的拉力。一般用于关节矫正。

6. 与其他贴布区别　厚度适宜，透气性好，不易过敏，具有一定弹性，不仅满足了运动时对灵活度与舒适度的需求，还通过贴扎的方向和拉力，以及贴布在肢体运动过程中与软组织的交互作用，起到或支持或训练或放松组织的作用，同时还能减轻水肿、改善循环、减轻局部炎症反应、减轻疼痛等。

（二）治疗作用

1. 缓解疼痛　根据闸门控制理论，由于触觉传入神经的直径大于痛觉传入神经，在传导速度上也较快，因此增加触觉传入神经的感觉输入，能够抑制痛觉输入，从而减轻或消除疼痛。

2. 改善循环　当贴布与皮肤密合时会自然产生皱褶，这些皱褶具有方向性，可改变筋膜及组织液的流向趋势，有效改善局部血液循环。

3. 减轻水肿　借由散状型贴布产生的池穴效应，以及贴布皱褶产生的方向性将组织间液引导向最近的淋巴结，从而减轻水肿。

4. 支持软组织　当贴布的自然回缩方向与被贴扎的肌肉收缩方向同向时，也就是说，贴布的锚位于肌肉起点，其余贴布朝肌肉走向贴至肌肉终点位置，此时贴布协助肌肉收缩。

5. 放松软组织 当贴布的自然回缩方向与被贴扎的肌肉收缩方向相反时，也就是说贴布的锚位于肌肉的止点，其余贴布朝肌肉走向贴至肌肉起点位置，此时贴布能减缓肌肉紧绷或痉挛，适度放松被贴扎的肌肉与局部筋膜。

6. 训练软组织 借由贴扎对于局部皮肤的触觉感觉输入，如同专业治疗或训练人员的手部接触引导，能长时间持续给予该处软组织一个诱发动作的信息，能有效提升训练效果，达到肌肉再教育的目的。

7. 矫正姿势 调整主要控制姿势动作的肌群张力，促进肌肉协调能力，或进一步利用加大张力的贴扎方式将关节固定在对线良好的位置，提供局部关节本体感觉输入，能有效矫正不当姿势。

8. 增强关节稳定性 可防止因不正常肌肉收缩所造成的关节异常，能调整筋膜，使肌肉功能正常化，并改善关节活动度。

（三）适应证与禁忌证

1. 适应证 肌肉不平衡，姿势不适当，循环系统和淋巴系统功能障碍，韧带、肌腱和关节损伤，筋膜粘连和瘢痕，病理性运动模式，神经系统疾病等。

2. 禁忌证 恶性肿瘤，感染，蜂窝织炎，开放性伤口，深静脉血栓等。

3. 相对禁忌证 糖尿病肾病，充血性心力衰竭，颈动脉有杂音，皮肤病，怀孕等。如出现上述症状时请酌情使用。

（四）操作程序

1. 思考方式 治疗之前要有正确的思考方式和思路，要确定贴扎目的或对疾病进行评价，明确贴扎技术可以处理的问题与症状，如疼痛、水肿、功能障碍等。应用基础临床知识及专业的理论与技术，正确使用肌内效贴布技术完成治疗，再从整体临床问题思考，预期成效评估与贴扎方式修正，最终发挥贴布最佳疗效。

2. 治疗程序

（1）评价：确定疾病及贴扎目的，思考解决问题的治疗方法和手段，选择扎贴技巧。

（2）告知：确定有无禁忌证及相对禁忌证，向患者介绍治疗目的，解释治疗作用，提示注意事项。

（3）治疗：裁剪贴布及使用贴布进行治疗。

（4）配合：医疗上需配合其他康复技术，如理疗、手法和运动。体育上需配合其他绷带、手法和冷疗等。

3. 肌内效贴布的剪裁 根据贴扎目的及贴扎位置解剖特点的不同，肌内效贴布有多种剪裁方法，常见的有：

（1）I形：贴布不剪裁，依需求决定长度、宽度及锚的位置。当锚贴好后，其余贴布均朝同一方向回缩，此时贴布对于软组织提供单一方向的强大引导力量，可作为引导筋膜、促进肌肉收缩及支持软组织等应用。当锚位于贴布中点时，两端贴布向中间方向回缩，此时可针对痛点促进循环代谢；当锚位于贴布两端，此时贴布提供最大固定效果，依施予中段贴布的拉力不同，针对关节活动面或拉伤的软组织做不同程度的固定（图6-25A）。

（2）X形：贴布两端对半裁剪，中间不裁剪，四个分支的尾端贴布回缩朝向中间的锚，此时可促进锚位置的血液循环及新陈代谢，起到止痛效果，也称为“痛点提高贴

笔记

布”(图 6-25B)。

(3) Y 形:贴布一端对半裁剪,另一端不裁剪。此时两分支尾端贴布的长度及夹角会影响向固定端的回缩力。该型贴布可调整肌肉张力,促进血液循环代谢,适用于放松紧张肿胀的肌肉,或促进协同肌收缩,或包绕特殊结构时使用(图 6-25C)。

(4) 散状形:即爪形贴布,贴布剪裁为多支分支,借由较多分支贴布牵动皮肤所产生的池穴效应,以及贴布皱褶产生的方向性,将组织液引导向最近的淋巴结,用于消除肿胀,促进淋巴液、血液循环。尾端贴布需包覆水肿的肢体或局部,可以重叠交叉地网状贴扎强化引流效果(图 6-25D)。

(5) O 形:贴布两端不裁剪,中段对半裁剪,也就是两个 Y 形的合体,由于贴布两端均为固定端,故稳定效果良好,中段对半裁剪的贴布则能维持肌肉张力,促进循环代谢(图 6-25E)。

(6) 灯笼形:贴布两端不裁剪,中段裁剪为多个分支,也就是两个散状形的合体。由于贴布两端均为固定端,故稳定效果良好,中段散状形裁剪的贴布则能促进淋巴引流,有效改善局部水肿或瘀血(图 6-25F)。

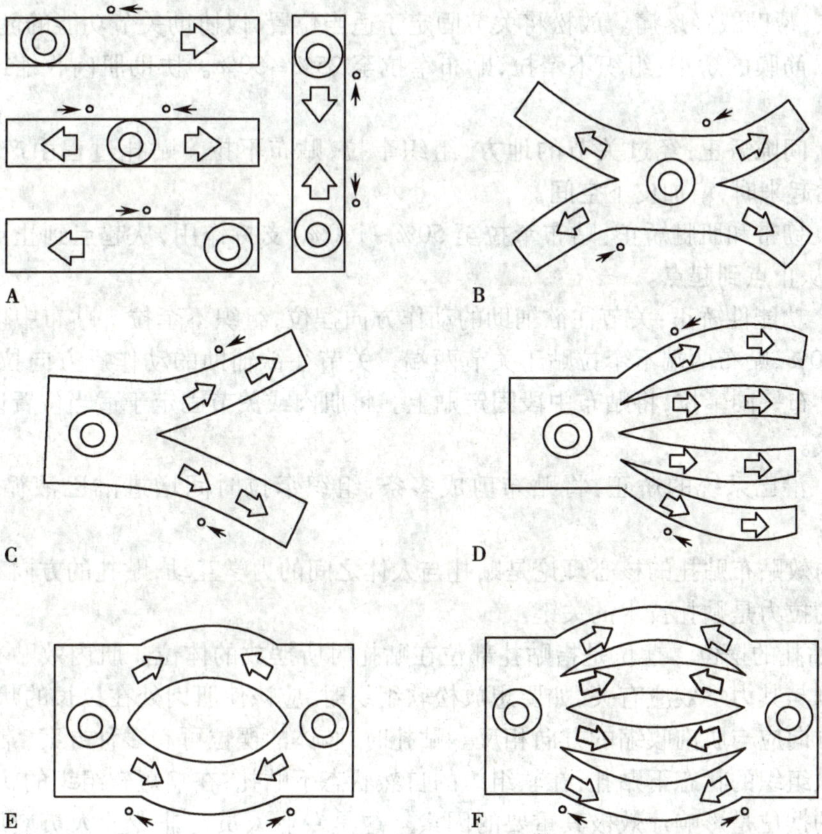

图 6-25　各种贴扎类型

注:◎为“锚,⇨为延展方向,➛∘为回缩方向

4. 贴布的方向　贴扎时要根据贴布回缩的方向及向量力学分析,绘出肌肉力量和贴布走向的力学分析。

肌肉力量向量
筋膜走向向量 } →计算出动作向量
贴布走向向量

（1）同方向：加强单一方向的引导力。

（2）反方向：在两侧均贴上（图 6-26）。

（3）交叉式重叠的力矩方向（图 6-27）。

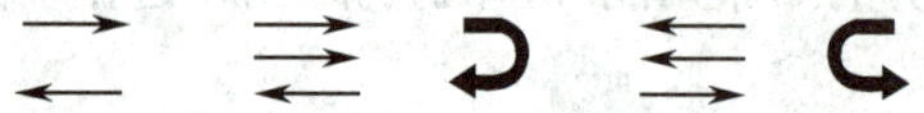

图 6-26　相反方向力

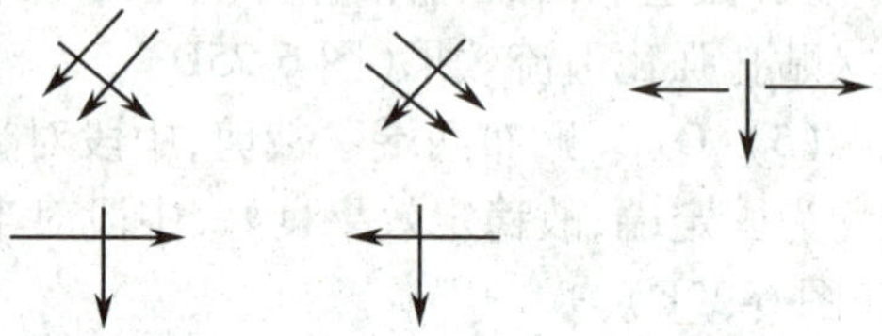

图 6-27　交叉式重叠的力矩方向

5. 贴扎手法

（1）力学上的矫正：组织不牵拉，贴布牵拉至 75%~100%。产生压力改变肌肉收缩的支点，帮助减轻疼痛。放松将关节固定于适当位置，以协助关节功能的健全。

（2）筋膜的矫正：组织不牵拉，贴布牵拉至 25%~50%。协助肌肉收缩或协助肌肉放松。

（3）间隙矫正：经过关节的地方，组织牵拉，贴布不拉。贴扎过程中产生张力。将皮肤抬起来时，增加皮下空间。

（4）韧带和肌腱矫正：贴布牵拉至 50%~100%，支持作用，从起点到止点。急性期康复，从止点到起点。

（5）功能性矫正：关节往欲辅助的动作方向摆位，组织不牵拉。贴布中段牵拉至 75%~100%，贴布两端不牵拉贴于关节两端。关节往欲辅助的动作反方向拉开到底，组织与贴布一同牵拉，将贴布中段固定贴上。将肌肉或关节固定于适当位置以协助动作的完成。

（6）淋巴系统的矫正：将贴布剪成多条，组织牵拉时间增进淋巴液循环，减轻水肿。

肌内效贴布贴扎的核心理论是贴扎与人体之间的力学互动，贴扎的方向和施加在贴布上的拉力是贴扎技术的关键。

6. 贴扎的摆位　摆位是指贴扎部位在贴扎时所摆放的体位。肌内效贴布贴扎的主要机制与其力学效应有关，如要想放松软组织时，应该使肌肉处在拉长的状态，贴布回缩的方向应与肌肉收缩的方向相反。贴扎时，肢体的摆位可有多种方案，常用的有：在拉伸软组织的状态下贴扎；在软组织的自然状态下贴扎；在缩短软组织的状态贴扎。贴扎时的摆位是影响疗效极其重要的因素。这是专业人员与非专业人员应用贴扎技术的差别所在，也是贴扎技巧极为重要的一环。

7. 贴扎时间　单次贴扎最长可达 5 天，一般持续贴扎 1~3 天，过久贴扎贴布弹性下降会导致作用减退，在夏季、大量出汗、对材料过敏或贴于暴露在外面的部位时，也应适当缩短更换的周期。有时出于特殊需要，贴扎时间可更短，如在竞技运动中，当场使用促进贴法，运动后即换成放松贴法。

笔记

二、临床应用

1. 缓解疼痛　以大腿内收肌拉伤为例，因运动过程中，加速启动或突然改变方向，大腿内收肌易拉伤，表现为疼痛及肌肉紧张。

体位：患者仰卧位，患侧大腿外展 30°，以不引起疼痛不适为度。

方法：消除疼痛采用 X 形贴布，自然拉力，“锚”固定于肌肉痛点中心，“尾”向两端延展。放松肌肉采用 I 形贴布，自然拉力，“锚”固定于股骨内上髁上方，“尾”沿大腿内侧缘向上延展，止于大腿内侧根部。

作用：消除疼痛，放松拉伤肌肉（图 6-28）。

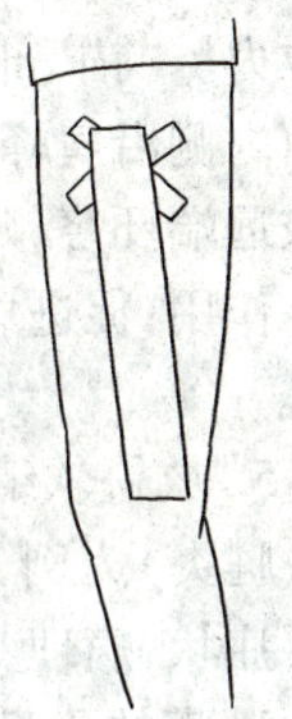
图 6-28　缓解疼痛

2. 改善循环　以腰椎间盘突出症为例，长期姿势不良会使腰椎负荷过大，易导致腰椎间盘退行性改变、突出，若伴突出常引发下腰痛或下肢神经根症状。

（1）方法一

体位：患者坐位，身体微前屈，双手可支撑于椅背或床面。

方法：I 形贴布横向贴扎，贴布中段以中度拉力固定于患者椎体两处，两“尾”以自然拉力向左右两端延展。I 形贴布纵向贴扎，贴布中段以中度拉力固定于患者椎体两处，两“尾”以自然拉力向上下两端延展。I 形贴布斜向交叉贴扎，贴布中段以中度拉力固定于患者椎体两处，两“尾”以自然拉力斜向两端延展，另一条贴布贴扎方向与其垂直，方法相同。

（2）方法二

体位：患者坐位，身体微前屈，双手可支撑于椅背或床面。

方法：I 形贴布纵向贴扎，三条 I 形贴布，一条“锚”固定于腰 1 棘突，“尾”以自然拉力向下延展至骶椎上方，另两条分别贴于脊柱两侧，“锚”固定于 12 肋骨位置，“尾”以自然拉力延展至髂骨边缘。此方法适用于急性损伤。

作用：支持腰部软组织，促进局部血液循环。

3. 减轻水肿　以胫腓骨骨折后肿胀为例，骨折后常伴随肢体肿胀、张力性水疱等。贴扎可早期介入，全程起效。

体位：患者仰卧位，小腿垫高，伸膝，足自然放松。

方法：爪形贴布两条，“锚”分别固定于小腿中上段后侧内外，“尾”向下方延展，止于足内外侧或足背。

作用：减轻肢体肿胀，避免张力性水疱产生（图 6-29）。

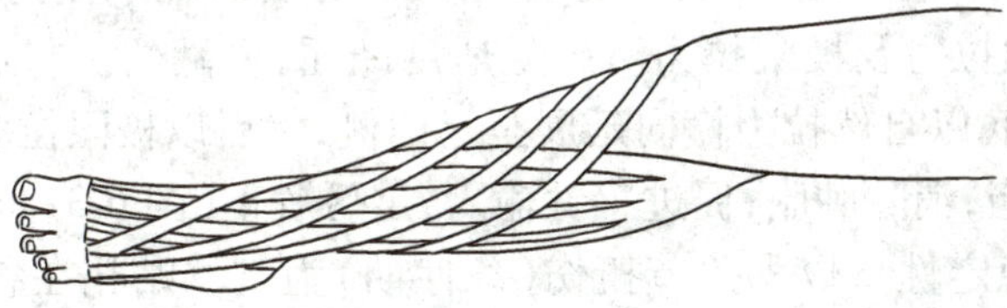
图 6-29　减轻水肿

4. 支持软组织　以肩关节半脱位为例，脑卒中患者肩部肌肉张力降低，上肢受重力作用，可导致肩关节半脱位。

体位：患者坐位，肩关节外展45°，患肢屈肘90°。

方法：促进肩关节收缩采用I形贴布，自然拉力。"锚"在肩胛上角内侧，"尾"沿冈上窝经肱骨大结节，延展于三角肌粗隆。引导肩关节上提，外旋增加感觉输入采用I形贴布，自然拉力。"锚"部分重叠于上一贴布，"尾"从肩胛上角内侧沿肩峰上方，向前包绕肩关节，并螺旋向患肢远端环绕，延展于上臂中下段。

作用：促进肩部肌肉收缩，支持肩关节（图6-30）。

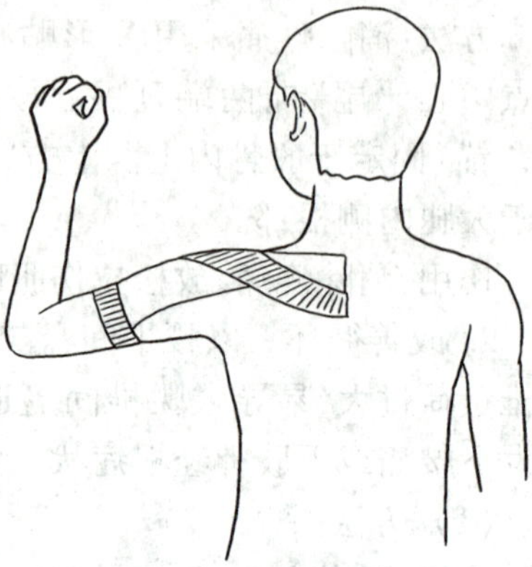

图6-30　支持软组织

5. 放松软组织　以肩关节周围炎（肱二头肌长头腱炎）为例，该病以肩关节疼痛和活动受限为主要症状，病理变化以肩关节囊及其周围韧带、肌腱和滑膜的无菌性炎症为主。贴扎可减轻由疼痛、无力造成的关节活动受限。

体位：患者仰卧位，肩部外展30°，肘关节伸直，手掌向上。

方法：减轻疼痛采用X形贴布，自然拉力。"锚"在肩关节疼痛点，"尾"向两端延展。放松肌肉采用Y形贴布，自然拉力。"锚"点在桡骨粗隆，"尾"沿肱二头肌长、短头延伸，分别止于喙突处及盂上结节。

作用：缓解疼痛，放松肌肉，帮助肩部活动。

6. 训练软组织　以腓总神经损伤为例，腓总神经损伤主要表现为足下垂，足背感觉减退或过敏。

体位：患者膝关节屈曲或伸直，辅助踝关节背屈位。

方法：促进胫骨前肌收缩，增加足背感觉输入，采用I形贴布，自然拉力。"锚"在胫骨外侧上1/3，向内外踝延展，"尾"在足背处。促进腓骨长短肌收缩采用I形贴布，自然拉力。"锚"靠近腓骨小头或略向下，"尾"沿腓骨长短肌肌腹向外踝上方延展。

作用：改善感觉输入，促进肌肉收缩。

7. 矫正姿势　以足底筋膜炎为例，筋膜炎引起足部疼痛、肿胀等不适。

体位：患者俯卧位，充分暴露患部。

方法：减轻疼痛用X形贴布，自然拉力。贴布中间"锚"固定于足底疼痛最明显处，"尾"向各端延展。消除肿胀，促进感觉输入用爪形贴布，自然拉力。患足尽量背屈。"锚"固定于足跟，多"尾"向足底远端延展。必要时辅以足弓贴法（以扁平足为例），I形贴布，自然拉力及极限拉力。患足适度跖屈，内翻位。"锚"固定于外踝或足背外侧，"尾"沿足底以自然拉力横向延展至足内侧，然后以极限拉力止于足背。

作用：减轻疼痛，消除肿胀，促进感觉输入，足弓矫正（图6-31）。

8. 增强关节稳定性　以踝关节扭伤（急性期）为例。贴扎在急慢性期均可介入，贴扎目的略有不同。

体位：患者舒适体位，患者足跖屈位，可内偏。

方法：减轻疼痛用X形贴布，自然拉力。中间"锚"固定于踝关节痛点，"尾"向各端

笔记

延展。消除肿胀采用爪形贴布，自然拉力。一条贴布，“锚”固定于外踝上方，多“尾”向远端患足肿胀处延展。另一条贴布，“锚”固定于内踝上方，多“尾”向远端患足肿胀处延展。两条贴布如双手交叉状包覆于肿胀处。稳定关节采用I形贴布，自然拉力及中度拉力。患足中立位，以外踝内翻型扭伤为例，“锚”固定于外踝上方，用自然拉力垂直向下延展，绕过足底后用中度拉力，止于内踝上方。足内踝外翻型患者与之相反。

作用：减轻局部疼痛，消除肿胀，稳定踝关节（图6-32）。

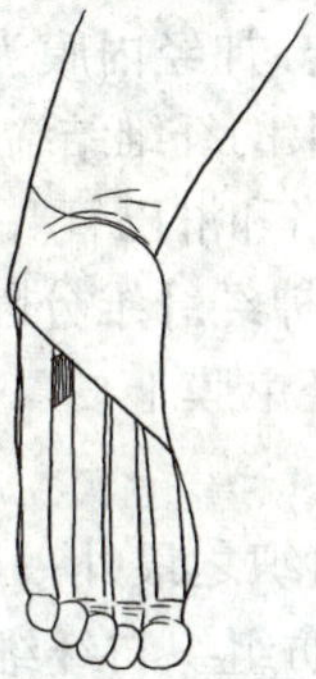

图6-31 矫正姿势

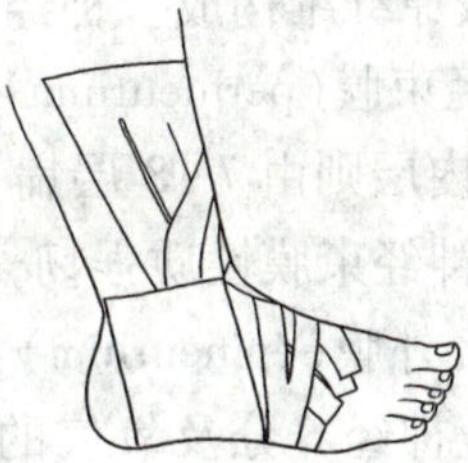

图6-32 增强关节稳定性

三、常见问题及处理

1. 洗澡与出汗问题 肌内效贴布有较好的防水性，洗澡时若水温不高、使用淋浴且时间较短，浴后可用毛巾、纸巾吸干表面水分，无碍贴布的正常使用。但出汗属于内生水，加上温度上升，容易导致凝胶变性和脱胶，故大量出汗后应及时更换贴布。

2. 贴布过敏性问题 贴布的过敏性与个体体质有关，也与贴扎部位、方法、贴扎时间与贴布的凝胶种类有关。如为过敏体质，建议贴扎层次不宜过密，单次贴扎以24小时为限，且使用低敏系列的贴布。如发生明显过敏应暂停使用。

3. 毛发过多问题 原则上在有毛发处贴扎时，应剃除毛发后再进行贴扎。

4. 贴布脱落的处理 将贴布两端剪成圆形可有效预防贴布角的掀起。若贴布尾端掀起，可将掀起部分剪掉，重新修剪尾端与皮肤贴合。若贴布的锚掀起，贴布失去力学固定点，应重新贴扎。

第六节 神经松动技术

神经松动技术（nerve mobilization technique）是针对神经组织导致的疼痛进行治疗的一种手法技术。其主要依据神经动力学检查阳性体征来进行判断，其理论依据在于肢体运动时，神经或神经外周组织产生的机械性与张力性的关系。神经松动技术是康复治疗新技术中的重要技能之一，对周围神经损伤具有独特疗效，尤其对于卡压类疼痛，常常具有立竿见影的效果。

一、概述

（一）基本概念

1. 定义 即神经张力手法（neural tension technique），利用神经走向，针对神经组织及其结缔组织，施以机械性拉力的治疗手法。其特点是以特定方向和特殊力道的伸展及放松手法，来增加神经组织的活动度，并促进血流进入神经组织，以达到减轻疼痛及促进组织复原的目的。在临床治疗中，主要用于促进神经组织的机械性与生理性功能，评估方面主要用于测试神经组织对机械性拉力的反应。

2. 周围神经的结构　周围神经是由神经纤维、结缔组织以及血管所组成的复杂组合结构。

（1）神经内膜（endoneurium）：一层精致的疏松结缔组织，具有支持、保护神经中的神经纤维之功能。此为神经中保护性结缔组织之最内层。神经内膜为从神经束膜向内延伸隔膜的延续，由一多糖网络作为基质，其中埋有细束的纤维结缔组织网络，主要由纵行的胶原纤维构成。神经内膜内有密集的微血管网络和淋巴管。

（2）神经束膜（perineurium）：为一光滑透明的薄膜，将神经纤维分隔成束。外层为结缔组织，内层则由 7~8 层扁平上皮细胞组成，称为神经束膜上皮（perineurial endothelium）。神经束膜性质强韧，不易被针穿透。

（3）神经外膜（epineurium）：是包覆神经周围的结缔组织之最外一层，神经外膜内包含了供应神经养分及氧气的纵行血管，神经外膜由脂肪组织与纤维胶原组织所组成。

周围神经系统中的神经胶质细胞，称为施万（Schwann）细胞，它沿神经元的突起分布。施万细胞包裹在神经纤维上，这种神经纤维叫作有髓神经纤维。有髓神经纤维和无髓神经纤维的施万细胞，其形态和功能有所差异，施万细胞的外表面有基膜，能分泌神经营养因子，促进受损神经元的存活及其轴突的再生，参与周围神经系统中神经纤维的构成（图 6-33）。

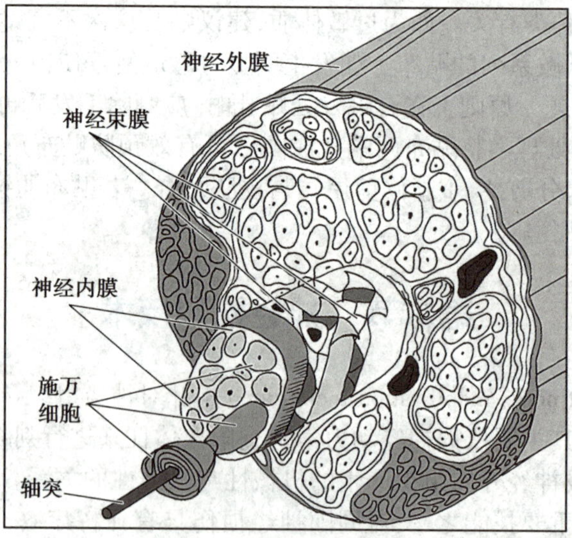

图 6-33　周围神经结构

（二）神经松动的基础

1. 神经系统是一个连续体　神经的结缔组织是延续的，单个轴突能与许多结缔组织联系在一起；神经元之间通过生物电相互联系，即使最远端（脚趾）的感觉信号也能被大脑接收到；神经系统通过轴突内细胞浆的外流进行化学连接，中枢神经和周围神经有相同的神经递质。

2. 神经系统对运动的适应　神经管的可延长性，例如：脊柱从伸到屈，椎管延长6~9cm，长度增加15%；周围神经的可延长性，例如伸肘伸腕时，正中神经比其屈曲时延长20%；自主神经系统的延长性，自主神经系统如果要发挥其功能也必须适应身体的运动。其神经轴以同样方式在躯体运动时表现出延长及紧张性的变化。

3. 神经活动的方式　神经结构可以舒展与松弛，在神经外膜，神经根处硬膜存在褶皱，构成可以延长的基础；神经结构的可滑动性，神经内（外）运动张力点（tension point）的治疗应用，包括 C_6 和 T_6 区，膝后区，肘前区；张力的产生或神经结构和组织内压力增加，以及它们相应的形态改变。

4. 病理神经动力学　包括发生于整个系统的复杂障碍，并区分影响系统本身的病理过程和影响靶组织的病理过程。任何部位的神经张力异常都将严重影响到神经系统的其他部位和部分。

（三）原理及作用

周围神经是由神经纤维、结缔组织以及血管所组成的复杂组合结构，神经纤维具有传递信号和在结构上连接神经细胞体与其传感器的功能，对张力及压力非常敏感，而神经内膜、神经束膜、神经外膜作为神经纤维外围连续的层状结缔组织，具有保护神经的连续性作用，周围神经的血供由节段性沿着神经走行进入的大血管提供，在神经外膜、神经内膜纵向走行，神经束膜斜向走形，血管之间相互吻合。由于此种结构，当做神经松动术时血液从大血管流到神经外膜，又到神经束膜，再到神经内膜，最后到达神经纤维，这样不仅能够促进血液循环，而且还能改善神经压力和张力，恢复神经的正常位置，减少神经粘连，促进轴浆运输，利于有害物质的排出，营养物质的输送，使其恢复正常的生理功能。

神经松动术主要有机械和生理两方面的作用，机械方面主要是改善神经张力，运动和挤压神经。生理方面主要在于促进神经内的血液流动，神经冲动的传导，轴浆的运输和降低炎性物质的敏感性。

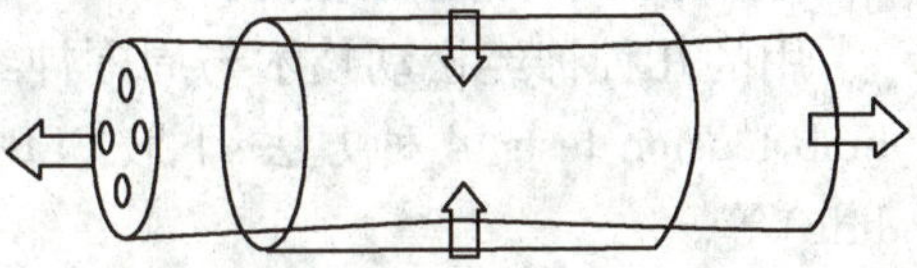
图6-34　滑动、加压、延展、张力变化

神经松动技术是依据神经的解剖结构，利用肢体的运动，是神经组织在神经外周的软组织中进行滑动、加压、延展、张力变化（图6-34），改善神经间的微循环、轴向传输和脉冲频率等。这同样也是运动神经动力学试验进行周围神经测试的原理。神经系统的主要功能是产生并传导神经冲动，这种功能不受各种运动和姿势的干扰。为使这种功能发挥正常作用，神经系统具有适应性地延长性质。尽管神经本身无弹性，但神经系统能够适应性地延长以适应身体的运动和姿势，并抵消牵拉损伤。所以通过对肌肉的牵拉可以使神经系统适应性地延长、改善神经血液供应、改善神经轴突轴浆流动、改善神经所受应力情况，从而可以改善神经系统的功能。

（四）操作手法及特点

1. 滑动（slider）手法　在中距（mid-range）的大幅度动作（单向滑动，主要产

笔记

生神经组织与其周边组织的相对活动,避免粘连)。手法主要产生较小的神经张力,且会有较大的神经纵轴移动来达到治疗目的(图 6-35)。适用于急性期症状。

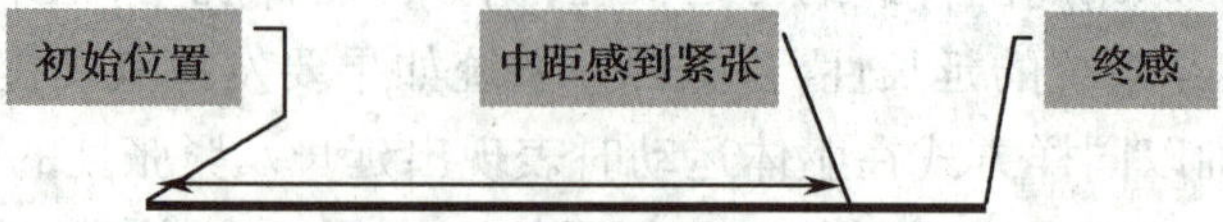

图 6-35　松动的形式

2. 张力(tensioner)手法　施术时要往终感(end-feel)牵拉(双向牵伸,内部张力作用明显,主要产生神经组织内的变化而改善症状)。手法是将神经的两头从起点到终点的拉扯动作,神经被拉紧。可减轻神经组织内的肿胀和增加循环。适用于亚急性期及慢性期症状。张力手法分为 3 级,1 级为终末感之前松动,2 级为终末感附近松动,3 级为突破终末感后松动。

3. 技术特点

(1) 基于神经系统生理特点:神经系统具有一定的连续性,神经自身有相应的血管供应,血管进入神经各层次的走行路径为:纵-横-纵。

(2) 可以通过松动身体的远端影响近端:以足治颈、以足治腰等。

(3) 神经松动的节奏:牵伸-放松-牵伸-放松……(交替改善纵-横-纵走行的神经血管)。

(4) 所有检查都可以作为治疗方法。

注意:治疗时间为 2~5 分钟,每治疗 10~15 秒要休息一下。施加神经松动术后的治疗痛必须于结束后数秒内消失,如果超过两小时依然存在,则可能产生神经损害。

4. 使用神经张力技术的时机　①症状是以神经组织为主;②之前治疗手法都没效;③产生了某种特定的不正常神经张力姿势与动作模式;④临床经验。

(五) 常用的神经松动技术

常用的几种神经松动技术与周围神经的特殊测试基本相同,包括:上肢 ULTT(upper limb tension tests)4 种方法,下肢 SLR(straight leg raising),下肢 PKB(passive knee bending)等。

1. 上肢 ULTT　作为周围神经的特殊测试,分别为测试正中神经的 ULTT1、ULTT2,测试桡神经的 ULTT3 和尺神经的 ULTT4。ULTT 试验执行时关节的摆放见表 6-2,进行神经松动技术时最终也需达到 ULTT 试验的终末位置。首先使用评估技巧对相应神经进行评估,找出疼痛或症状的位置;接着根据位置不同,选择近端关节活动或远端关节活动。手法治疗时一次只能对一个关节进行被动活动,进行手法操作时,需要时刻对患者进行评估,找到神经的受压迫点或张力最大的点。通常这种"终末感觉"是很柔软的,但患者会主诉平常痛(usual pain)或平常症状(usual symptom)。

2. 下肢周围神经松动技术　主要包括 SLR 试验和 PKB 试验。需要注意的是,通常进行神经松动技术时,SLR 髋关节屈曲角度不超过 70°,PKB 膝关节屈曲不宜超过 90°,并不宜做持续牵伸。同样,依据评估技巧找出神经近端或远端哪里出现问题,依次活动各个关节,具体见表 6-3 及表 6-4。

笔记

表 6-2 ULTT 试验执行时的关节摆放顺序

	ULTT1	ULTT2	ULTT3	ULTT4
肩关节	下压并外展(110°)	下压并外展(10°)	下压并外展(10°)	下压并外展(10°~90°),手触耳
肘关节	伸直	伸直	伸直	屈曲
前臂	旋后	旋后	旋前	旋后
腕关节	背伸	背伸	屈曲并尺偏	背伸并尺偏
手指和拇指	伸展	伸展	屈曲	伸展
肩关节	——	外旋	内旋	外旋
颈椎	对侧侧屈	对侧侧屈	对侧侧屈	对侧侧屈
神经支	正中神经,骨间前神经,C_5、C_6、C_7 神经根	正中神经,肌皮神经,腋神经	桡神经	尺神经,C_8、T_1 神经根

表 6-3 SLR 试验

	SLR 1	SLR 2	SLR 3	SLR 4	SLR 5
髋关节	屈曲并内收	屈曲	屈曲	屈曲并内旋	屈曲
膝关节	伸直	伸直	伸直	伸直	伸直
踝关节	背屈	背屈	背屈	跖屈	背屈
足	——	外翻	内翻	内翻	——
足趾	——	伸直	——	——	——
神经支	坐骨神经,胫神经	胫神经	腓肠神经	腓总神经	神经根(间盘脱出)

表 6-4 PKB 试验

	PKB 1	PKB 2	PKE
颈椎	旋转向测试一侧	旋转向测试一侧	——
胸、腰椎	中立位	中立位	中立位
髋关节	中立位	伸直,内收	伸直,外展,外旋
膝关节	屈曲	屈曲	伸直
踝关节	——	——	背屈
足	——	——	外翻
足趾	——	——	——
神经支	股神经,L_{2-4} 神经根	股外侧皮神经	隐神经

3. 脊髓、颈神经根、腰神经根松动技术 坍塌试验(slump test)主要是对脊髓、颈神经根、腰神经根进行松动。其关键在于体位的摆放,通常进行坐位治疗,根据颈椎、胸椎的侧屈、旋转进行调节不同位置的神经松动,见表 6-5。

笔记

表 6-5　坍塌试验

	slump test 1	slump test 2	slump test 3
颈椎	屈曲	屈曲	屈曲
胸、腰椎	屈曲	屈曲	屈曲
髋关节	屈曲（90°+）	屈曲（90°+）并外展	屈曲（20°）
膝关节	伸直	伸直	屈曲
踝关节	背屈	背屈	跖屈
足	——	——	——
足趾	——	——	——
神经支	脊髓，颈神经根，腰神经根，坐骨神经	闭孔神经	股神经

（六）操作中的注意事项

在操作过程中治疗师不要盲目追求麻木和疼痛效果，而不顾活动度是否过大；加强试验中，注意头侧屈是被动的，而不是主动的；观察肩外展或者肩胛骨下降的幅度是否足够；避免治疗师的体位错误，力度不当，动作及节律性难以控制；过多的牵伸肌腱而不是神经；不可动作过猛，时刻留意患者的感受。

（七）适应证与禁忌证

1. 适应证　神经活动障碍相关的都属于适应证范畴，包括异常的肌张力、异常姿势和对线不良、关节活动受限、失去选择性活动、身体局部的感觉障碍、不明原因的持续性疼痛（丘脑痛，中枢性中风后疼痛，交感性持续疼痛等）、肩痛和肩手综合征、自主神经系统障碍（循环障碍，眩晕，神经错配-抗重力运动时呕吐）等。

2. 禁忌证　骨折未愈合、关节不稳定、关节炎、神经支配皮肤创伤、神经松动后症状加重等。

二、治疗及操作方法

（一）上肢神经松动

1. 正中神经松动

体位：患者仰卧，稍靠近一侧床沿，治疗师在患侧。

操作：治疗师用一只手握住患手，逐渐做肩外展，然后加上肩外旋；注意观察患者有无不适表情，小心伸患肘并伴一定程度旋后，接着治疗师用另一只手向下压，以防止肩胛带因神经结构延长而上提；当肘伸直时，增加腕背屈（如果手屈肌张力过高，肘稍屈一些再背屈腕会更容易，然后在腕达到正确位置后再慢慢伸直肘）；如果腕背屈时，伸肘充分且无疼痛，治疗师将患者前臂旋后，然后背伸并外展患者手指；最后，患臂应保持在外展、伸直，甚至与对侧臂保持在同样体位，这进一步增高了水平的神经张力（图 6-36）。

作用：松动正中神经，改善正中神经的血液循环。

2. 桡神经松动

体位：患者仰卧，头和肩更靠近治疗床或床的一侧。

方法：治疗师站在患侧，用一只手支持屈曲的患肘，同时用另一只手稍屈曲患腕，注意握手方式；治疗师逐渐伸患肘伴其前臂旋前，用大腿靠住患肢的肩胛带，以防上提，然后大腿再次从下面支持患侧上臂，调节伸肩程度；治疗师内旋患肩，充分伸肘，增加腕和手指的屈曲；如果试验成分充分且无疼痛，治疗师移动患臂离开身体，以增加肩外展成分。加强试验：肩外展，肩胛带前伸伴治疗师大腿绷紧肩胛上神经，在肩胛带下压增高张力之前，把患者的头转向对侧（图 6-37）。

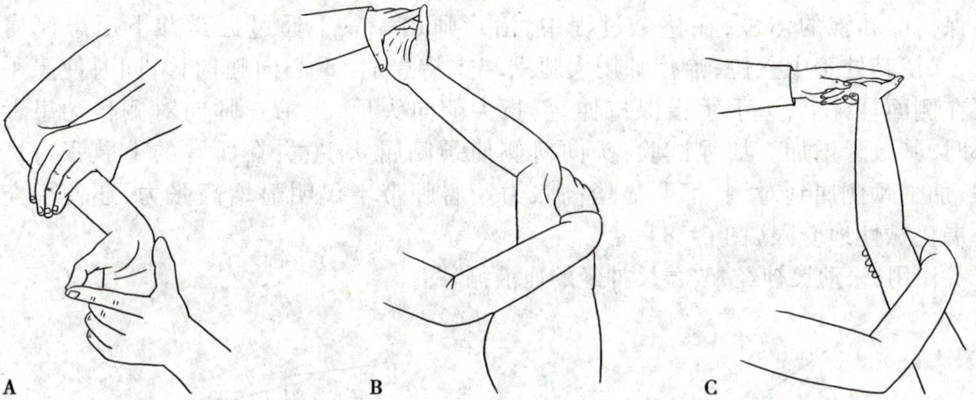

图 6-36　正中神经松动

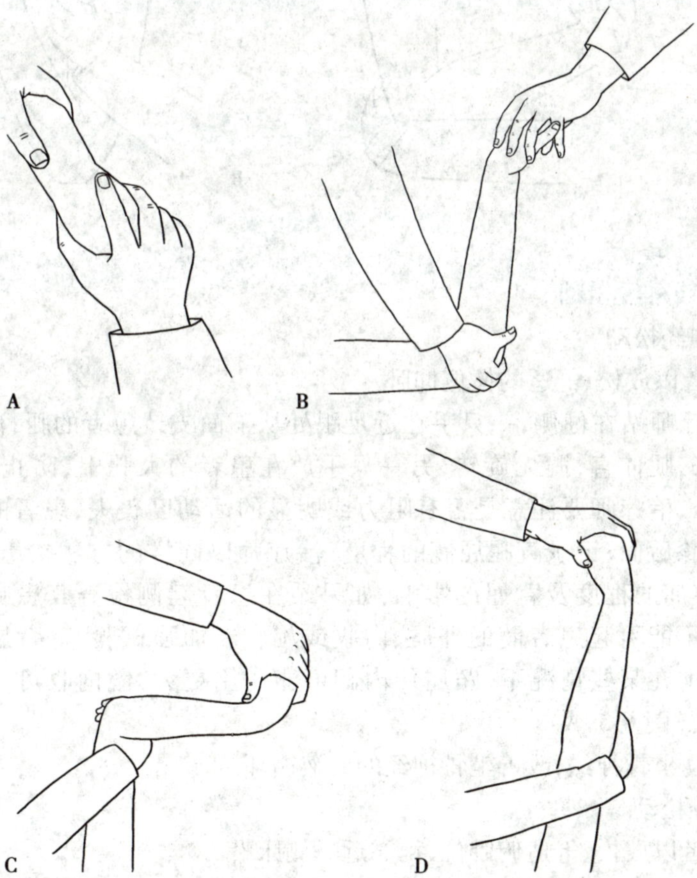

图 6-37　桡神经松动

笔记

作用:松动桡神经,改善桡神经的血液循环。

3. 尺神经松动

体位:患者仰卧。

操作:治疗师跨步站在患侧,患者屈曲的肘放在治疗床上,治疗师使其前臂旋后,腕背屈;当患者的手指能被动地伸直时,治疗师把患者的手向其头方向运动,同时保持肘和腕的体位,在整个过程中,治疗师用一只手通过握紧并下压患侧肩胛带,保持其处于中立位;治疗师用大腿上端支持患肘,重心向腿前移,同时使患手平压在侧面耳朵上,患手手指保持伸直,指尖朝向头顶,当治疗师向对侧移动患者头部时,其效果增加。加强试验:头向对侧使颈侧屈。注意:在所有的上肢张力试验中,加上颈侧屈到对侧,都明显增高张力。肩胛带不仅明显增高张力,还使肩充分外展机械性地受限(图 6-38)。

作用:松动尺神经,改善尺神经的血液循环。

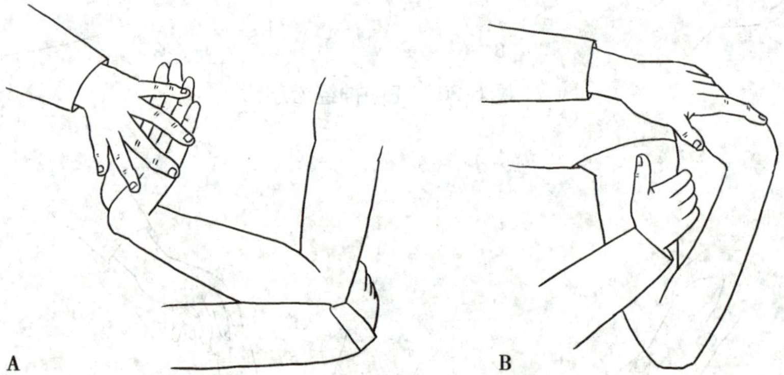

图 6-38　尺神经松动

(二)下肢神经松动

1. 坐骨神经松动

体位:患者以放松、舒适的体位仰卧。

操作:治疗师站在健侧,一只手在近足跟处从下面支持患者的腿;治疗师把患者健侧腿抬起来,腿伸直,髋无旋转,另一只手放在患者的大腿上,防止膝屈曲;要尽快把腿抬起来,治疗师要注意是否有阻力或明显的活动度丧失,患者的腿是否出现疼痛,通常在膝后面;记录直腿屈髋的程度;治疗师以同样的方法抬患腿,同时注意出现阻力或疼痛的程度及背屈的影响,如果站在患者健侧检查其患腿或相反的位置,必须注意不能引起患者髋的外展、内收或旋转。加强试验:踝背屈是增高张力的一种方式,但在某些情况下,跖屈伴内翻可能作用更大,髋内收可能是另一种增高张力的方法(图 6-39A)。

作用:松动坐骨神经,改善坐骨神经的血液循环。

2. 股神经松动

体位:患者以放松、舒适俯卧位,稍靠近一侧床沿。

操作:治疗师站在健侧,使患侧膝关节屈曲,一只手从患侧向下置于患者膝关节之下,调整患者患侧小腿位置使其处于中立位,将患者小腿与足部用前臂和肩部夹住,保持其稳定，用另一手下压患者患侧臀部，固定使其紧贴床面，牵拉患者大腿后伸，使其远离床面，注意观察患者有无不适表情，直至出现阻力或疼痛。注意治疗师固定患者臀部使其不能因代偿或疼痛移动，保持患侧小腿稳定，牵拉时注意力度和角度(图 6-39B)。

作用：松动股神经，改善股神经的血液循环。

3. 腓总神经松动

体位：患者仰卧位。

方法：治疗师站于患侧，一手环绕患侧膝部，固定膝关节使其保持伸直状态，另一手绕过足部，四指放在足背面夹住脚掌；治疗师将患侧腿伸膝位抬高，使患者患侧髋屈曲，双手向内侧推动使其患腿内收；治疗师固定膝关节，向内旋转患侧腿，髋关节内旋；另一只手夹住脚掌向内旋转，使患侧足内翻，最后下压使足跖屈，注意观察患者有无不适表情，牵拉时注意力度与角度(图 6-39C)。

作用：松动腓总神经，改善腓总神经的血液循环。

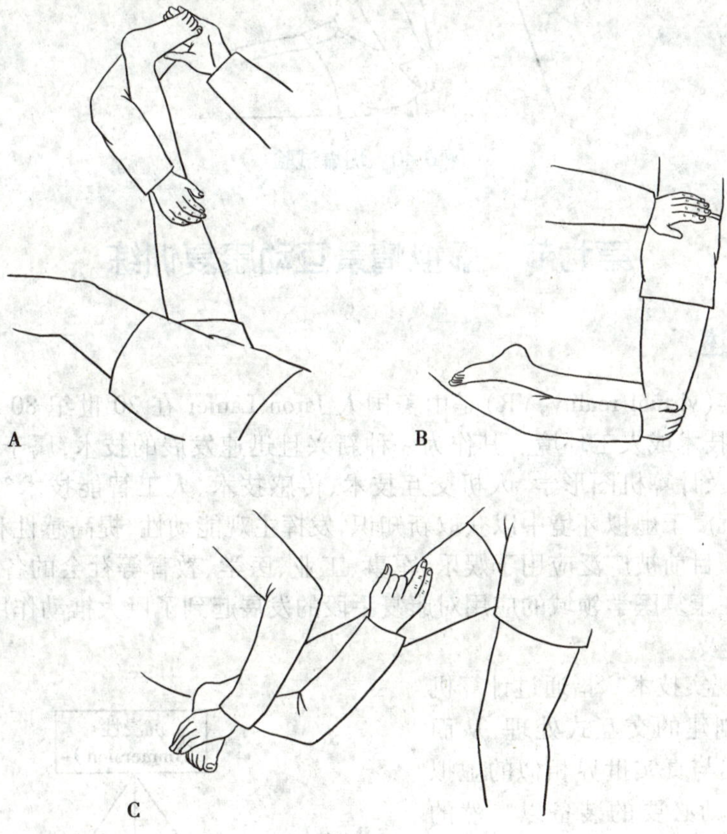

图 6-39　下肢神经松动

(三) 脊神经松动

坍塌试验：

体位：患者坐在治疗床上，大腿很好地支持在床面上，双膝并拢，患者尽可能向后坐，这样支持面的边缘能接触到小腿后面肌肉。

方法：治疗师站在患侧，让患者的躯干下垂或向下坍塌，用手固定患者头部，施加压力使颈椎屈曲，注意这样脊柱屈曲而不改变髋关节的角度；然后治疗师被动抬起患脚，使膝伸直或令患者主动伸膝，注意其髋和躯干位置的各种变化，患者足背屈；治疗师向前屈患者的躯干，直到患者感到疼痛或出现阻力。在张力增高时，治疗师控制患者大腿，以保持其伸膝（图 6-40）。

作用：松动脊神经，改善脊神经的血液循环。

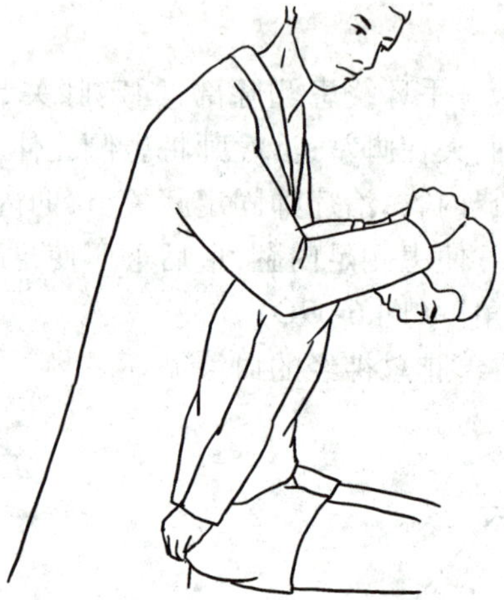

图 6-40　坍塌试验

第七节　虚拟情景互动康复训练

一、概述

虚拟现实（virtual reality，VR）是由美国人 Jaron Lanier 在 20 世纪 80 年代初提出的，也称灵境技术或人工环境。其作为一种新兴且迅速发展的技术，属于跨学科综合集成技术，涉及计算机图形学、人机交互技术、传感技术、人工智能技术等多个领域。其可使用户沉浸于虚拟环境中以获取新知识，发挥主观能动性，提高感性和理性认识，产生新想象。目前被广泛应用于娱乐、军事、工业、医学、教育等社会的各个领域。虚拟现实技术在康复医学领域的应用对康复手段的发展起到了巨大推动作用。

（一）定义

1. 虚拟现实技术　指通过计算机硬件和软件创建的交互式处理，从而向用户呈现出与真实世界相似的虚拟环境，用户借助必要的装备以自然的方式与虚拟环境中的物体进行交互作用、相互影响，从而获得身临其境的感受与体验的一种技术。其具有“3I”特征，即沉浸性（immersion）、交互性（interaction）和构想性（imagination）（图 6-41）。沉浸性是指参与者全身心地沉浸于计算机所生成的三维虚拟环境，并产

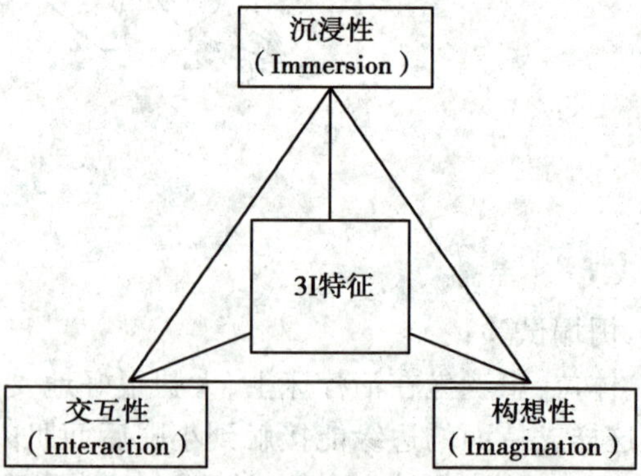

图 6-41　VR 技术的“3I”特性

生身临其境的感觉，是使人具有逼真感的根本原因；交互性是指参与者可通过三维鼠标、数据手套、跟踪球等传感设备与虚拟环境进行交互考察与操作，是达到人机和谐的关键因素；构想性是指参与者借助 VR 系统给出的逼真视、听和触觉信号而产生的对虚拟空间的想象，是辅助人类进行创造性思维的基础。

2. 虚拟情景互动康复训练技术　又称虚拟现实康复技术，是基于大规模感觉和运动训练、适应性学习，模拟丰富的训练环境来激励患者积极参与训练，通过联合视觉、听觉和触觉等反馈以调节神经功能重塑的技术。目前有多种虚拟现实系统用于运动、认知、日常生活活动能力等功能的康复评定与治疗，如 CAREN 系统、IREX 系统、Anokan-VR 系统等(图 6-42)，这些系统均具有任务导向性及丰富视觉和听觉反馈的共同特点，增加了患者参与治疗的主观能动性，进而提升了康复治疗效果。虚拟现实技术已经被广泛应用于康复治疗的各个方面。有研究显示其在注意力缺陷、空间感知障碍、记忆障碍等认知康复，焦虑、抑郁、恐怖等情绪障碍和其他精神疾患的康复，以及运动功能障碍、平衡协调性障碍和舞蹈症等运动障碍的康复等领域中均取得了很好的康复疗效，是一种安全、有效、有潜力的康复治疗手段。

（二）虚拟情景互动康复训练的作用原理

虚拟现实技术运用于康复治疗的科学原理涉及重复、反馈和动机 3 个关键性环节。虚拟情景互动康复训练提供了重复练习、成绩反馈和维持动机三个关键要素的技术手段，其中反复练习是康复治疗中学会一项技能的首要因素，且重复训练必须逐步获得成功的反馈和体验才能取得良好治疗效果。视觉和本体感觉等感觉输入所提供的反馈可以强化患者在练习中的正确行为，维持患者的训练动机水平和其参与训练的主观能动性，并使其获得愉快的成功情绪体验，促使其不间断地练习直至习得该行为。虚拟情景互动康复训练技术使患者能在虚拟环境中学会相应技能，并且能将习得的技能迁移到现实世界的真实环境中。

（三）虚拟情景互动康复训练的优势

传统的康复训练耗费人力、物力均较大，且目前治疗多在医院或康复中心等专门的机构进行，由于训练场所和日常生活场所的差异而不利于患者日常生活的康复，治疗过程也相对枯燥单一，不易引起患者兴趣，这就导致训练效果受患者依从性制约，同时训练强度和效果也不易评估。与之相比较，虚拟情景互动康复训练的优势在于：

1. 以自然方式与多种感官刺激虚拟环境中的对象进行交互，使被动治疗变为患者的主动治疗。

2. 一致性强，虚拟情景互动训练系统比治疗师更有耐心，患者可以反复观察模仿练习，且系统的操作指导较为统一，避免了不同康复治疗人员治疗效果不一的缺点。

3. 虚拟情景互动训练系统可保障患者康复运动的安全性，减少在真实环境训练中，因错误操作导致的危险性。

4. 虚拟环境沉浸感强，内容丰富，反馈形式多样，使枯燥单调的康复过程变得更轻松、更有趣和更容易。

5. 虚拟现实允许个性化设置，将运动训练、心理治疗及功能测评有机地结合起来，制订个体化康复训练计划。

6. 虚拟环境中获得技能可更好地被迁移到现实环境中。

笔记

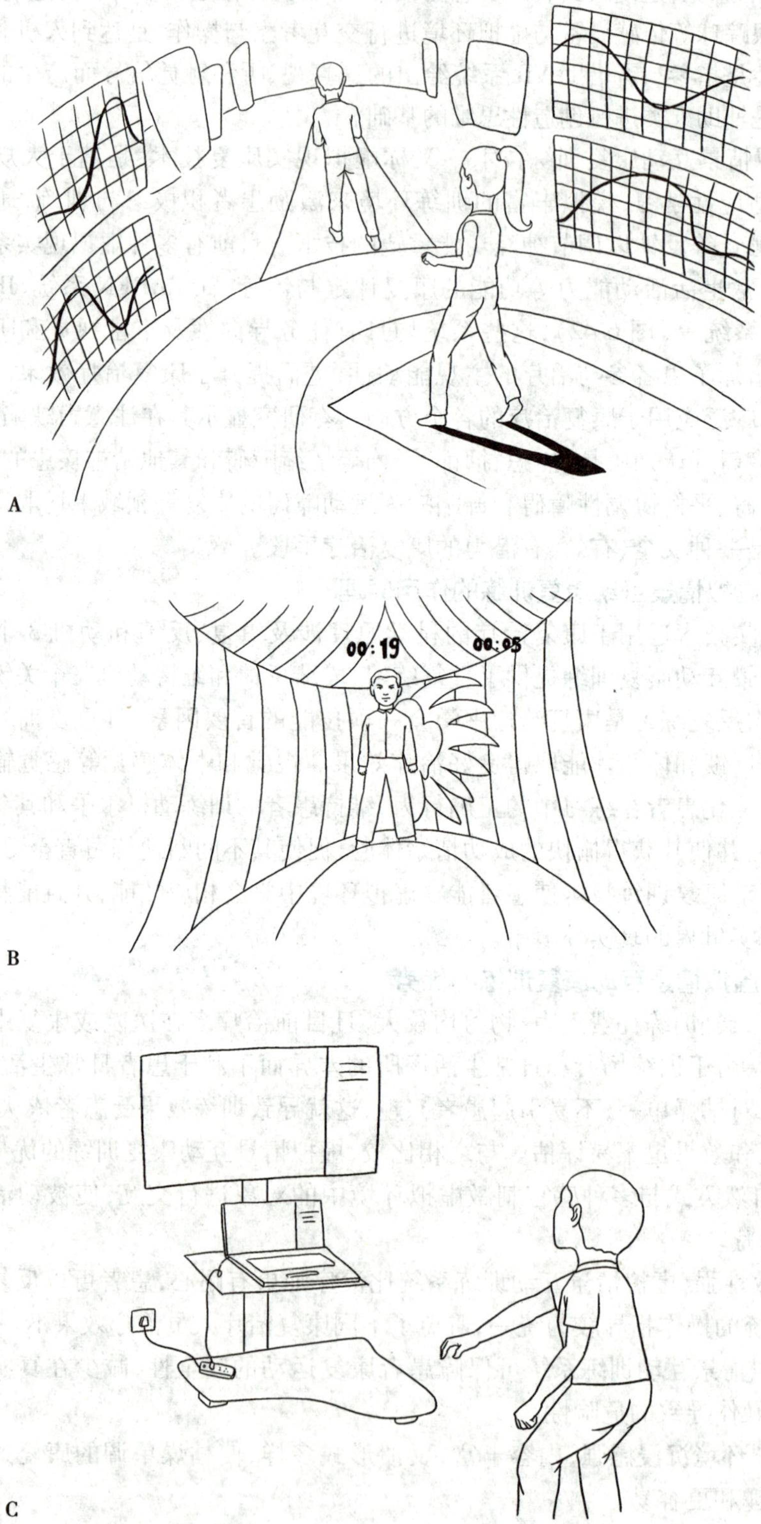

图 6-42　常见的虚拟现实训练系统

二、临床应用

(一) 仪器设备

一个虚拟现实系统由输入设备、输出设备、虚拟环境数据库、虚拟现实软件组成(图 6-43)。用户可通过输入设备为计算机提供输入信号,虚拟现实软件收到输入信号后加以解释,然后对虚拟环境数据库进行必要更新,调整当前虚拟环境视图,并将这一新视图及其他信息如声音立即传送给输出设备,以便用户及时看到效果。

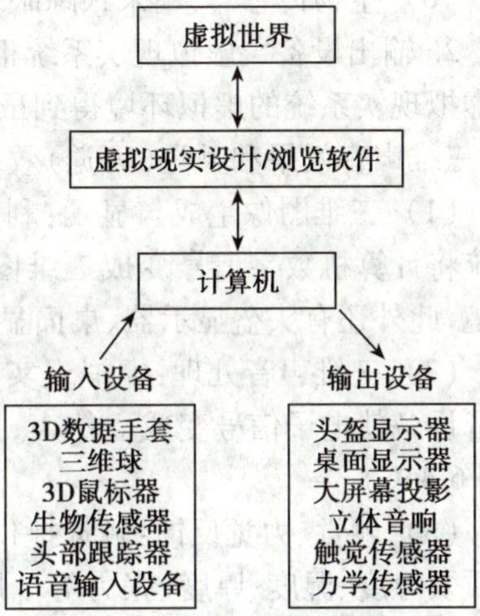

图 6-43 虚拟现实系统的组成

1. 输入设备 虚拟现实系统通过输入设备接收来自用户的信息。用户基本输入信号包括用户的头、手的位置及方向、声音等。其输入设备主要有:

(1) 3D 鼠标器:用于导航、选择及与物体交互(图 6-44A)。

(2) 3D 数据手套:用来监测手的姿态,将人手的自然动作数字化。用户手的位置与方向用来与虚拟环境进行交互。如在使用交互手套时,手势可用来启动或终止系统。类似地,手套可用来拾起虚拟物体,并将物体移到别的位置(图 6-44B)。

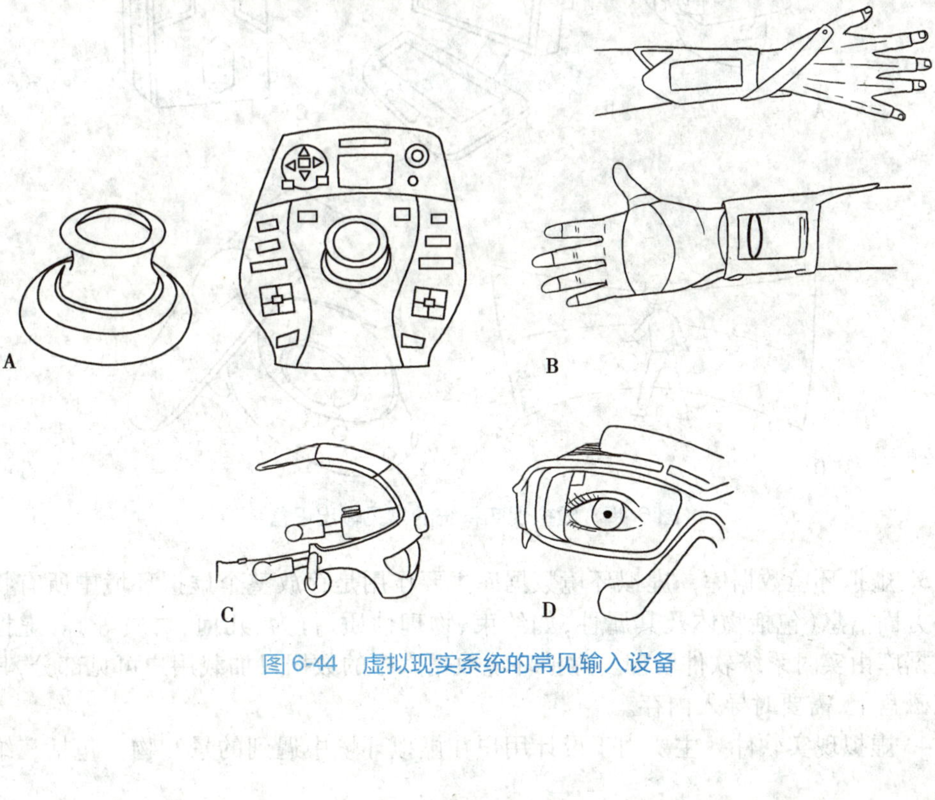

图 6-44 虚拟现实系统的常见输入设备

（3）头部跟踪器：通常装在 HMD 头盔上跟踪头部位置，以便使 HMD 显示的图像随头部运动而变化（图 6-44C）。

（4）语音输入设备：通过话筒等声音输入设备将语音信息输入，并利用语音识别系统将语音信号变成数字化信号（图 6-44C）。

（5）三维球：用于物体操作和飞行控制。

（6）生物传感器：用来跟踪眼球运动（图 6-44D）。

2. 输出设备　虚拟现实系统根据人体感觉器官的工作原理，通过输出设备，使人对虚拟现实系统的虚拟环境得到虽假犹真、身临其境的感觉。主要由三维图像视觉效果、三维声音效果和触觉（力觉）效果来实现。

（1）三维图像生成与显示：利用图形处理器、立体图像显示设备、高性能计算机系统将计算机数字信号变成三维图像。最简单的一种是计算机监视器外加一副 VR 眼镜，此外还有头盔显示器、桌面显示器、大屏幕投影等设备（图 6-45A、B、D）。

（2）三维声音处理：虚拟现实系统声音效果包括音响和语音效果。通过有关的声音设备使电子信号变成立体声，并提供识别立体声声源和判定其空间方位的功能（图 6-45C）。

（3）触觉、力觉反馈：触觉提供手握物体时获得的丰富感觉信息，包括分辨表面材质及温度、湿度、厚度、张力等。用户的手是与虚拟环境进行自然交互时的重要途径。当手与虚拟物体发生碰撞时，我们自然希望有接触感和压力感（图 6-45E）。

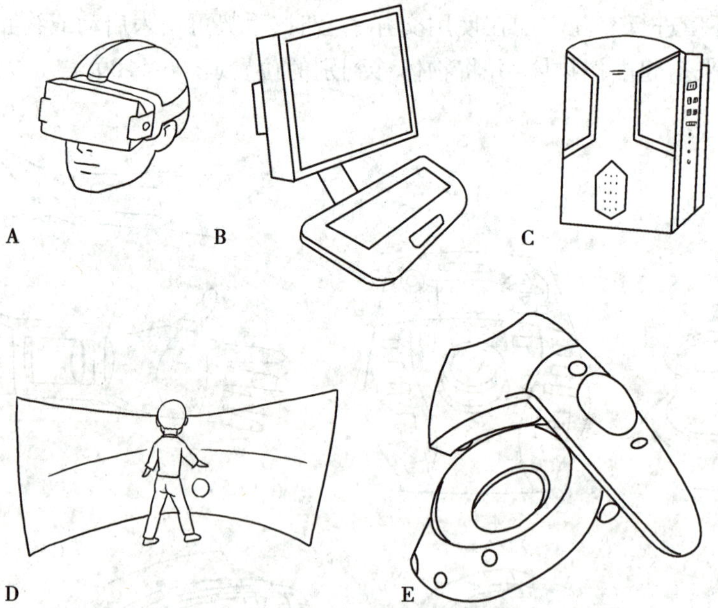

图 6-45　虚拟现实系统的常见输出设备

3. 虚拟环境数据库　虚拟环境数据库主要作用是存放整个虚拟环境中所有物体的各方面信息（包括物体及其属性，如约束、物理性质、行为、几何、材质等）。虚拟环境数据库由实时系统软件管理。虚拟环境数据库中的数据只加载用户可见部分，其余留在磁盘上，需要时导入内存。

4. 虚拟现实软件　主要用于设计用户在虚拟环境中遇到的景和物。包括三维物

笔记

体的建模软件,虚拟场景的建立及三维物体与虚拟场景的集成软件等。

（二）虚拟现实系统的分类

根据沉浸程度和组成可分为3类:

1. 桌面式　以计算机或台式机显示器的屏幕为虚拟环境的显示装置,其特点是虚拟系统视野小,沉浸感差,但成本与制作要求低,易普及和实现。

2. 大屏幕式　包括弧形宽屏幕、360°环形屏幕,甚至全封闭的半球形屏幕,此种大视野的虚拟环境可更好地把患者与现实环境隔离开来,使患者和虚拟环境完全融合,效果极佳,但实现技术非常复杂,开发和运行费用均较为昂贵,通常只为特殊用途而专门研发。

3. 头盔式　头盔式是上述两类系统的折中,将观察景物的屏幕拉近到观察者眼前以扩大观察者的视角,而头盔通常把观察者的视线完全集中到了头盔显示器上,从而达到使患者与周围现实环境隔离的目的,此外,在头盔上安装有立体声和一些控制装置,更加增强了它的沉浸感。

（三）临床应用

康复情景互动训练已经被广泛应用于康复治疗的各个方面,且均取得良好疗效,本部分介绍几种临床常用的康复虚拟情景互动训练及其疗效。

1. 平衡功能训练　目前,已开发的用于平衡和动作协调训练的虚拟现实程序,通常均具有平衡功能的评定和训练两套应用程序。评定程序类似于平衡测试仪,可以获得关于患者姿势稳定性和稳定极限的测量数据,训练程序:为患者提供训练用的VR游戏项目,并在每次训练结束后实时反馈患者的表现情况。适用于平衡训练的程序有城市驾车、迷宫圈、驾船和小径遭遇、抛接球、传送带上转移箱子、滑雪任务等。受试者可以通过在现实世界里自由地移动来操纵虚拟环境里的虚拟物体。在训练过程中根据患者受损感官的康复情况,通过程序设置虚拟环境的复杂程度、虚拟对象的数量、对象的运动速度、目的地距离等参数,可以随时调控任务难度以确保训练难度和强度的适当性。

2. 步行能力训练　虚拟情景下的步行能力训练适用于帕金森、脑卒中、脊髓损伤、小儿脑瘫等疾病患者的步态训练。帕金森病患者的运动失能主要表现为发起动作和保持动作的困难,如行走中患者很难迈出第一步,患者往往要借助外部线索才能发起步行动作。利用虚拟现实的视觉呈现技术,在行走训练的虚拟道路上提供一个视觉线索,可以有效引导患者迈出行走的第一步;在行走过程中,该线索始终位于患者脚面前方指示前进方向,有助于患者持续行走,视觉线索越真实,对患者行走能力的康复越有利。而由于脑卒中偏瘫患者常产生身体的前倾运动感,站立姿势和步态不协调,可用虚拟现实设备对此类患者进行步态训练。患者两脚分立于两块脚踏板上,脚踏板按照正常人行走的轨迹和步幅交替运动,向患者的双腿传递正常行走的本体感觉,同时用显示屏幕提供各种虚拟地形环境的视觉空间。

3. 日常生活活动能力训练　虚拟现实技术在模拟真实生活场景、提供日常生活技能训练方面具有不可比拟的优越性。在虚拟环境中跟随计算机程序学习,诸如倒茶、烹饪、打扫、购物等日常行为,可以保证训练指导跨条件的一致性,又可降低实际环境训练中的错误操作导致危险发生的可能性。

笔记

第八节　淋巴回流技术

淋巴回流技术又称徒手淋巴引流(manual lymphatic drainage,MLD),由丹麦的Emil Vodder和Estrid Vodder博士创立于1930年,最初用于治疗肿大的淋巴结、慢性鼻窦炎以及其他免疫相关疾病。Vodder在对淋巴系统进行深入的研究后,于1932年逐渐建立起一套轻柔有节律性的促进淋巴流动手法。19世纪70年代,物理治疗机构综合引进该技术,并结合其他技术用来治疗淋巴水肿和其他肢体肿胀患者。20世纪80年代,德国医生Foeldi又对此项技术增加了弹性绷带包扎、皮肤护理和功能锻炼等辅助治疗,形成了目前被广泛应用的综合消肿治疗(complete decongestive therapy,CDT)。

一、概述

1. 淋巴系统　淋巴系统由淋巴管道、淋巴组织、淋巴器官和淋巴组成。淋巴管道是起始于组织间隙,最后注入静脉的管道系。淋巴组织为含有大量淋巴细胞的网状组织,包括弥散淋巴组织、淋巴孤结和集结,被膜包裹淋巴组织即形成淋巴器官。淋巴组织(器官)可产生淋巴细胞,参与免疫活动,因而淋巴系统是机体内主要的防卫系统。

(1) 淋巴管道:淋巴管道为淋巴液通过的管道,根据汇集顺序、口径大小及管壁薄厚,可分为毛细淋巴管、淋巴管、淋巴干、淋巴导管。毛细淋巴管:是淋巴管道的起始段,以膨大的盲端起始;淋巴管:由毛细淋巴管汇合而成,管壁与静脉相似,外形呈串珠状;淋巴干:由淋巴管汇合形成,全身淋巴干共有9条,即左、右颈干,左、右锁骨下干,左、右支气管纵隔干,左、右腰干以及肠干;淋巴导管:有两条,即胸导管(左淋巴导管)和右淋巴导管。

(2) 淋巴组织:分布很广,存在形式多种多样:①弥散淋巴组织:没有特定结构,淋巴细胞分布弥散,与周围组织无明显界限,常分布于咽、消化道及呼吸道等与外界接触较频繁的部位或器官的黏膜内。②淋巴小结:为致密淋巴组织,呈球形或卵圆形,轮廓清晰。单独存在时称淋巴孤结,成群存在时称淋巴集结,如回肠黏膜内的淋巴孤结和淋巴集结。

(3) 淋巴器官:包括淋巴结、扁桃体、脾和胸腺。淋巴结是扁圆形或椭圆形小体,成群聚集,多沿血管分布,按所处动脉命名。脾是体内最大的淋巴器官,位于腹腔左季肋部,第9~11肋之间,其长轴与第10肋一致。胸腺位于胸骨柄后方,分左右两叶。

2. 影响淋巴回流的因素

(1) 淋巴不断生成的推动力:生成淋巴液的器官是毛细淋巴管。毛细淋巴管的始端为盲端,其管壁由单层内皮细胞构成。管壁外没有或仅有不连续的基膜。内皮细胞之间的连接呈叠瓦状,即一细胞边缘叠于另一个边缘,两细胞之间的间隙有些可达0.5μm以上。被重叠的细胞边缘游离内垂,形成向管腔内开放的单向活瓣。此外,内皮细胞外面还有系微丝附着。系微丝借组织间隙中的透明质酸与周围组织相连。

(2) 淋巴管外的压力改变:除毛细淋巴管有向管内开放的单向活瓣外,在淋巴管内部也有很多瓣膜。大的淋巴管中每隔数毫米就有一个瓣膜,在小的淋巴管中瓣膜更多。瓣膜指向心脏方向。当淋巴管外的压力改变时,使淋巴管内的压力相应改变,从而促使淋巴内的淋巴液向心流动。淋巴管外动脉的搏动、肌肉收缩和呼吸运动时胸腔和腹腔内压的改变等，都能改变淋巴管外的压力。在淋巴管外动脉搏动过程中，当血管扩张时，邻近于血管的淋巴管压力增大，管内压也随之增大，由此推动淋巴管内的淋巴液向心流动；当血管收缩时，施于淋巴管上的压力撤除，淋巴管上的压力减小，使此处管内压低于周围淋巴管处的管内压，从而吸引始端淋巴管内的淋巴向此处流动。这样，随着淋巴管外动脉的搏动，淋巴管中的淋巴液将节段性地向心推进。在肌肉收缩活动中，随着肌肉的收缩，可压缩淋巴管，从而推动淋巴液向心流动。在临床上，常利用改变淋巴管外的压力作为治疗疾病或预防病变的手段，如运用按摩促进淋巴回流，以加速局部水肿消退等。

(3) 淋巴管本身的收缩：除毛细淋巴管外，各级淋巴管壁中或多或少存在着平滑肌纤维，故淋巴管本身具有自主的节律性收缩作用，从而能推动淋巴液向心运行，各种外力的作用都是通过淋巴管收缩这一内在因素而实现的。此外，淋巴管瓣膜内皮细胞浆中有许多微丝，有收缩作用。这种收缩对于促进淋巴管正常运动或防止淋巴逆流也有一定意义。

3. 淋巴水肿的临床表现　淋巴水肿是组织间隙内持续堆积过多血管外液、细胞外液、蛋白质的现象。

(1) 常见部位：最常发生于肢体远端，特别是足背及手背。相对的，淋巴水肿也可出现在较中央的部位，如腋下、腹股沟或躯干。

(2) 严重度：分为三类，即滴水性水肿、凹陷性水肿、顽固性水肿。

(3) 肢体体积的增加：体积增加进一步导致皮肤的紧张度和脆弱性增加。

(4) 感觉障碍：存在感觉异常，如针刺、瘙痒、麻木或疼痛。特别是会发生在手指或脚趾，但多数患者感到沉重，会因感觉障碍而影响手指的精细动作。

(5) 组织僵硬及关节活动度受限。

(6) 抗感染性减弱：常常并发蜂窝织炎。

二、适应证和禁忌证

1. 适应证　淋巴滞留性水肿。

2. 禁忌证　①绝对禁忌证：恶性肿瘤，心功能不全，严重的感染、炎症、丹毒、血栓。②相对禁忌证：甲状腺疾病，哮喘，低血压。

三、操作程序

淋巴引流手法有几项基本技能，需按照顺序进行施术。

（一）患者体位

治疗时，患者处于一种舒适、放松、无疼痛的体位，通常为卧位或坐位，尽量暴露所治疗的部位。

（二）淋巴引流手法原则

1. 手法轻柔，轻轻落在皮肤上即可。

2. 推动皮肤，而不出现褶皱。

3. 用力方向与淋巴流动方向一致。

4. 呈圆形或螺旋形。

笔记

5. 不间断、有节律地抓握。

6. 最大面积地接触皮肤。

7. 在干燥的皮肤上实施。

（三）常用的淋巴引流手法

1. 淋巴结抽压排液法　按照施术部位，使用不同手法抽压（如压再吸上）淋巴结，使之畅通，次数依淋巴结位置而异。具体手法：指骨关节与掌指关节伸展，手腕相互支撑不动，肘部与肩部移动，带动远端的画圆动作，双手方向一致。步骤：①接触；②皮肤向手指推压的方向移动；③画圆在淋巴流动方向结束，推压力度随着动作的结束而减轻。

2. 排液法（向淋巴结方向推压）　从靠近淋巴结的部分，向淋巴结方向加压轻推的方法。基本原则为重复做三次排液法，但症状明显时，要增加操作的次数。步骤：①手摆平在背伸位置，拇指与其他四指方向相对；②手掌向腕屈曲（横向推）；③手腕下滑（纵向推）。

第九节　体外冲击波技术

20世纪60年代，德国科研人员发现飞机高速穿过云雨时产生冲击波，使飞机内部器件受损而外壳完好。1966年，研究室中的工程师在偶然机会下接触到正在工作中的冲击波靶子，接触过程中使身体产生了电击的感觉，从而意识到冲击波会对人体产生生物效应。1969年，德国开始对“冲击波与动物组织间相互关系”进行研究。到了20世纪80年代，体外冲击波技术开始成为一种非侵入性的治疗方法被应用于医学领域。经过几十年的临床研究，体外冲击波理论和技术日益完善，应用范围也逐渐扩大，由此，体外冲击波从单一的“体外冲击波碎石”演变产生出了新的治疗方法——体外冲击波技术（extracorporeal shock wave therapy，ESWT）。

一、概述

1. 定义　冲击波是一种通过振动、高速运动等形式，导致介质极度压缩而聚集产生能量的力学特性声波。冲击波利用能量转换和传递原理，造成不同密度组织之间产生能量梯度差及扭拉力，从而产生生物学效应。冲击波分为机械波和电磁波。体外冲击波技术是一种通过物理介质（空气或气体）传导的机械性脉冲压强波，通过治疗探头的定位和移动，作用于局部组织，产生生物学效应，到达治疗目的。

2. 仪器设备　主要由冲击波源、耦合装置、治疗床、控制台和定位系统组成。

3. 分类

（1）根据冲击波波源产生的不同形式，分为液电式、电磁式、压电式和气动弹道式4种。

1）液电式波源：水中放置两根电极，在高电压作用下瞬间放电，使电极附近的水迅速汽化，温度和压力急剧升高，从而释放球形高能冲击波，经聚焦后作用于人体的骨骼和肌肉组织。属于“点波源”，是最可靠的冲击波发生方法（图6-46）。

2）电磁式波源：高电压通过储存在电容器内的脉冲电路，使脉冲电场通过铜线圈产生脉冲磁场；处于磁场中的弹性铜膜产生机械振动，进而推动膜外的流体产生冲击波；经声透镜或反射体聚焦后，形成聚焦冲击波，导入需要治疗的部位。属于“面式冲击波”（图 6-47）。

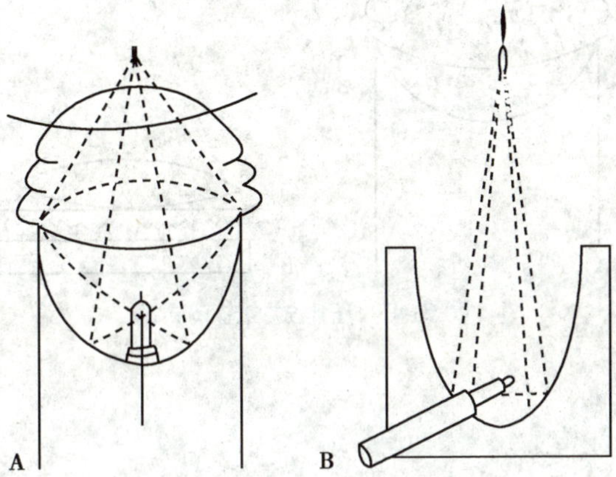

图 6-46　液电式冲击波原理

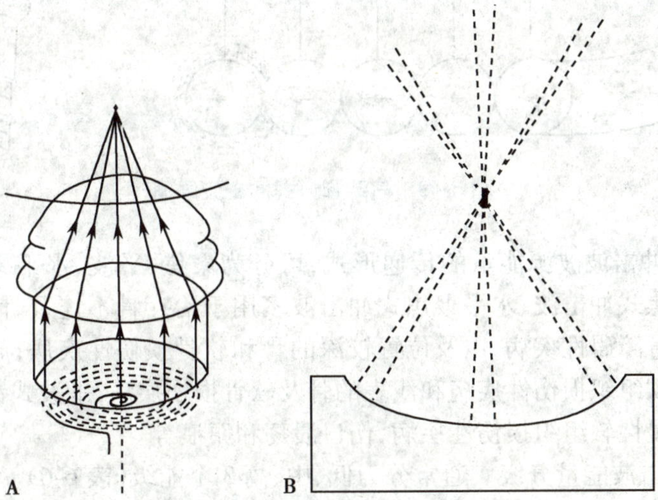

图 6-47　电磁式冲击波原理

3）压电式波源：将数以百计的压电晶体，排列在一个凹形面上；当外界电场通过压电晶体时，使晶体体积发生改变，引发出压力波。当晶体复原时，同样产生张力波。全部压电晶体共同振动，一起发出冲击波，经椭球体的收集，全部能量聚焦于治疗部位（图 6-48）。

4）气动弹道式波源：利用压缩气体产生能量驱动手柄内的子弹体，使子弹体以脉冲方式冲击治疗部位（图 6-49A，B）。

液电式、电磁式、压电式均通过反射体将能量聚焦于治疗部位，而气动弹道式则不需聚焦能量；液电式冲击波对骨病的治疗效果最好；气动弹道式冲击波对肌肉组织效果好，且治疗易于操作、安全，更适合治疗软组织损伤性疾病。

笔记

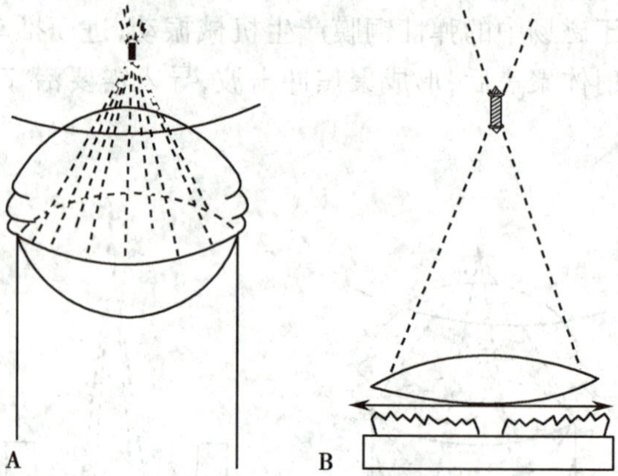

图 6-48　压电式冲击波原理

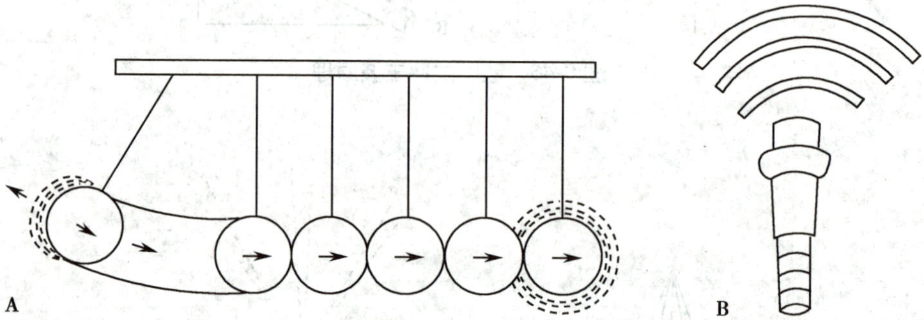

图 6-49　气动弹道式冲击波原理

（2）根据冲击波波源能量的传递形式，可分为聚焦、平波、水平聚焦、放射、智能聚焦式等。聚焦式冲击波、水平聚焦式冲击波多用于治疗骨不连及骨折延迟愈合、股骨头坏死等成骨障碍性疾病，以及位置较深的骨和软骨损伤性疾病；放射式冲击波多用于治疗慢性软组织损伤性疾病和浅表的骨及软骨损伤疾病；平波式冲击波多用于治疗位置表浅的慢性软组织损伤性疾病、伤口溃疡和瘢痕等。

4. 体外冲击波能量分级　通常分为低、中、高 3 个能级（表 6-6）。

表 6-6　体外冲击波能量分级

	国外（mJ/mm^2）	国内（mJ/mm^2）
低能量冲击波	0.08	0.06~0.11
中能量冲击波	0.28	0.12~0.24
高能量冲击波	>0.60	0.25~0.39

5. 常用的物理参数

（1）冲击波能量：是对每一个压力场特定位置内的压力/时间函数进行时间积分后，再进行体积积分后计算出的，单位为毫焦（mJ）。

笔记

（2）压力场：是环绕治疗头的对称轴区域，不同类型的冲击波治疗仪压力场也不同，液电式冲击波场呈椭圆形，电磁式冲击波场呈纺锤形，压电式冲击波场呈圆形，单位为兆帕（MPa），1MPa=10bar。

（3）能流密度：是描述冲击波能量的最常用参数，描述单位面积能量的集中度，计量单位用毫焦/平方毫米（mJ/mm^2）表示。

二、物理机制

1. 机械效应　冲击波进入人体后，由于所接触的介质不同，如脂肪、肌腱、韧带等软组织以及骨骼组织等，在不同组织的界面处可以产生不同的机械应力效应，表现为对细胞产生不同的拉应力和压应力。拉应力可以引起组织间的松解，促进微循环；另外，压应力可以使细胞弹性变形，增加细胞摄氧，从而达到治疗目的。同时，骨组织在交变应力作用下将出现轻微损伤，交变应力产生的显微裂纹是诱导骨改建的主要原因。有研究表明，骨处于生理范围内的高应力时，以骨的形成为主；而低应力时，则导致骨质疏松。

2. 空化效应　人体组织中所含的大量微小气泡在冲击波的作用下急速膨胀，当气泡在崩溃时产生高速微喷射的现象，在微喷射速率达400~800m/s时，产生撞击效应，这比气泡崩溃更具破坏性。

（1）冲击波与气泡相互作用产生气泡崩溃和微喷射现象。

（2）空化效应是冲击波引起组织损伤的主要原因。空化效应可使生物组织产生自由基而使其受损。

（3）空化效应是冲击波独有的特性，它有利于疏通闭塞的微细血管，松解关节、软组织粘连。

3. 压电效应　骨基质中的胶原和蛋白多糖等非对称性物质在压力作用下发生形变，其表面静止的正负电荷被极化，从而在物质两端形成电位差，表现为压电效应。冲击波作为一种机械力作用于骨组织后，首先增加骨组织应力，产生极化电位，引起压电效应，这种压电效应对骨组织的影响与冲击波的能量大小有关。有研究发现，高能量的冲击波可以引起骨骼骨折，低能量的冲击波可以刺激骨的生成。

4. 止痛效应　①由于冲击波对人体组织的作用力较强，其对轴突进行强刺激可以激发P物质释放，从而启动镇痛作用，可直接抑制神经末梢细胞，从而缓解疼痛；②冲击波可改变伤害感受器对疼痛的接受频率，缓解疼痛；③冲击波通过改变伤害感受器周围化学介质的组成，抑制疼痛信号的传递；④冲击波可引起局部充血，从而促进炎症消退。

5. 代谢激活　冲击波通过改变细胞膜的通透性，从而加速膜内外离子交换过程，并加快代谢分解产物的清除与吸收，促进局部血液循环，加速组织新陈代谢，促进损伤组织愈合。

6. 热效应　冲击波在生物体内传播过程中，其振动能量不断被组织吸收所产生的效应。

三、定位方法

准确的定位是体外冲击波取得良好疗效的前提，常见的定位有：

笔记

1. 体表解剖标志结合痛点定位　是根据患者痛点及局部解剖标志进行定位的方法，常用于慢性软组织损伤疾病定位，如肱骨内上髁炎、肱骨外上髁炎等。

2. X线定位　通过X线机把治疗点与聚焦式冲击波治疗机第二焦点耦合，主要用于骨组织疾病定位，如骨不连、股骨头坏死等。

3. B超定位　通过超声治疗仪确定治疗部位的定位方法，可用于骨、软组织疾病定位，如肱二头肌长头肌腱炎等。

4. 体表解剖标志结合MRI定位　是根据患者MRI影像学表现及局部解剖标志进行定位，常用于软骨、骨疾病定位，如距骨骨软骨损伤等。

定位时，治疗点应避开脑及脊髓组织、大血管及重要神经干、肺组织，同时应避免内固定物遮挡。

四、能量选择

按照体外冲击波能量划分，低能量和中能量多用于治疗软组织慢性损伤性疾病、软骨损伤性疾病及位置浅表性骨不连；高能量多用于治疗位置较深的骨不连及骨折延迟愈合和股骨头坏死等成骨障碍性疾病。

五、临床应用

（一）骨骼疾病

1. 适应证　骨折延迟愈合及骨不连、成人早期股骨头坏死、骨性关节炎、距骨坏死、月骨坏死、舟状骨坏死等。

2. 骨骼疾病治疗能量　能流密度应在0.18~0.28mJ/mm^2。

3. 体外冲击波频次选择　每次冲击1000~2000次，每次治疗间隔3~5天。

（二）软组织损伤疾病

1. 适应证　肱二头肌长头肌腱炎、钙化性冈上肌肌腱炎、肱骨外上髁炎、肱骨内上髁炎、足底筋膜炎、止点性跟腱炎、软骨损伤、腱鞘炎、肩峰下滑囊炎、髌前滑囊炎、髌腱炎、股骨大转子滑囊炎等。

2. 最佳治疗能量　肌肉、骨骼疾病能流密度应在0.08~0.28mJ/mm^2；肌筋膜炎及滑膜炎能流密度应在0.08~0.18mJ/mm^2。

3. 体外冲击波频次选择　每次冲击800~1500次，每次治疗间隔3~5天。

（三）其他疾病

骨质疏松症、脑损伤后的肢体痉挛、各种伤口、缺血性心脏病等。

六、禁忌证

1. 整体因素

（1）禁忌证：①出血性疾病：凝血功能障碍患者，出血性疾病患者均不宜；②血栓形成患者；③生长痛患儿；④严重认知障碍和精神疾病患者。

（2）相对禁忌证：以下疾病在使用电磁、压电式冲击波治疗机时为相对禁忌证，而气动弹道式冲击波治疗机不完全受以下禁忌证限制：①严重心律失常患者；②严重高血压且血压控制不佳患者；③安装有心脏起搏器患者；④恶性肿瘤已多处转移患者；⑤妊娠者；⑥感觉功能障碍患者；⑦其他。

笔记

2. 局部因素　禁忌证：①肌腱、筋膜断裂及严重损伤患者；②体外冲击波焦点位于脑及脊髓组织者，位于大血管及重要神经干走行者，位于肺组织者；③大段骨缺损、急性感染性骨不连、病理性骨不连患者；④其他。

学习小结

1. 学习内容

现代康复治疗技术

- 康复机器人技术 —— 康复机器人技术的基本概念、分类、参与和康复机制、应用展望
- 悬吊运动治疗技术 —— 悬吊运动治疗技术的概述、技术要点、适用范围
- 经颅磁刺激技术 —— 经颅磁刺激技术的概述、分类、作用机制、治疗作用、临床应用
- 基于MNS理论的康复疗法 —— MNS概念及基于MNS理论的康复疗法
- 肌内效贴布技术 —— 肌内效贴布技术的概述、治疗作用、适应证与禁忌证、操作程序、技术应用
- 神经松动技术 —— 神经松动技术的概述、操作方法
- 虚拟情境互动康复训练 —— 虚拟情境互动训练的概述、在康复领域中的应用、应用前景
- 淋巴回流技术 —— 淋巴回流技术的概述、手法原则及常用手法
- 体外冲击波技术 —— 体外冲击波技术的概述、定位方法、能量选择、临床应用

2. 学习方法　本章应结合实践操作，重点掌握康复治疗新技术的各种操作方法，熟悉其基本原理、适应证、禁忌证及注意事项。

（缪萍、廖丽贞、李明鹤、邱继文、姜贵云、陈奇刚）

复习思考题

1. 简述康复机器人技术的适应证。
2. 悬吊运动治疗技术中，弱链接评分标准的准则有哪些？
3. 在使用经颅磁刺激技术进行治疗时，有哪些禁忌证？
4. 镜像神经元和镜像神经元系统的概念是什么？
5. 简述使用肌内效贴布治疗肩关节周围炎的贴扎方法。
6. 简述坍塌试验的操作方法。

7. 虚拟情景互动训练系统的主要组成必须包括哪几部分？
8. 简述淋巴引流手法的原则。
9. 常用的淋巴引流手法有哪些？
10. 体外冲击波的物理机制是什么？

中英文名词对照索引

10RM　10-repetition maximum　70
Collis 垂直反射　Collis vertical reflex　294
Collis 水平反射　Collis horizontal reflex　294
MI 清晰度问卷　the vividness of motor imagery questionnaire, KVIQ　510
MI 问卷　movement imagery questionnaire, MIQ　510
TBS　theta burst stimulation　503

A

凹凸规则　convex-concave rule　37

B

靶反应　target response, R　431
靶心率　target heart rate　14
摆位放松术　counterstrain techniques　181
被动运动　passive movement　65
本体感觉神经肌肉促进技术　proprioceptive neuromuscular facilitation, PNF　3,235
病理终点感觉　pathological end-feel　35

C

侧卧位悬垂反射　Vojta reflex　293
超刺激电疗法　ultrastimulating electrotherapy　326
超短波疗法　ultrashort wave therapy　356
超量恢复原则　muscle supercompensation principle　67
超声波　ultrasonic waves　385
超声波疗法　ultrasonic therapy　385
成对关联刺激　paired associative TMS, paTMS　503
成对经颅磁刺激　paired pulse TMS, ppTMS　503
持续被动运动　continuous passive motion, CPM　32
重复经颅磁刺激　repetitive TMS, rTMS　503
初级运动皮质　Primary Motor Cortex, M1　505
传导热疗法　conductive heat therapy　394
粗大运动功能评估量表　gross motor function measure, GMFM　283

D

代谢当量　metabolic equivalent　14
单脉冲经颅磁刺激　single-pulse TMS, spTMS　503
倒位悬垂反射　Peier-Isbert 反射　294
等长训练　isometric exercise　65
等幅中频电疗法　undamped medium frequency electrotherapy　339
等速训练　isokinetic exercise　65
等张训练　isotonic exercise　65
低频电疗法　low frequency electrotherapy　323
低频脉冲电疗法　low frequency impulse electrotherapy　323
电离子导入疗法　iontophoresis　312
电睡眠疗法　electrosleep therapy　326
调制中频电疗法　modulated medium frequency electrotherapy　343
动态关节松动术　mobilization with movement, MWM　64
动作观察疗法　action observation therapy, AOT　509
短波疗法　short wave therapy　352
对称性紧张性颈反射　symmetric tonic neck reflex, STNR　225
多角度等长训练　multi-angle isometric exercise, MIE　71

F

反射性翻身　reflex-umdrechen, RU　291

反射性腹爬 reflex-kriechen, RK 291
反射性移动运动 reflex-locomotion, RL 291
反射性抑制模式 reflex inhibition pattern, RIP 187
反自然体位下小关节滑动技术 reverse natural apophyseal glides, RNAGS 63
非对称性紧张性颈反射 asymmetric tonic neck reflex, ATNR 225
分米波疗法 decimeter wave therapy 359
俯卧位悬垂反射 Landau reflex 293
附属运动 accessory movement 33

G

干扰电疗法 interferential electrotherapy 340
感觉辨别 sensory discrimination 299
感觉辨别障碍 sensory discrimination disorder, SDD 300
感觉调节 sensory modulation 299
感觉调节障碍 sensory modulation dysfunction, SMD 300
感觉反应低下 sensory under-responsibility, SUR 300
感觉反应过激 sensory over-responsibility, SOR 300
感觉基础性运动 sensory-based praxis 299
感觉基础性运动障碍 sensory-based dyspraxia 300
感觉统合 sensory integration, SI 299
感觉统合失调 sensory integration dysfunction, SID 299
感觉统合训练 sensory integration therapy, SIT 299
感觉统合与运用能力测验 sensory integration and praxis tests, SIPT 304
感觉寻求 sensory seeking, SS 300
感应电疗法 faradization 326, 327
高频电疗法 high frequency electrotherapy 348
高速低幅技术 high-velocity, low-amplitude technique, HVLA 182
高压低频脉冲电疗法 high voltage pulsed current stimulation, HVPC 326
工具 instrument 431
功能不良综合征 dysfunction syndrome 162
功能性电刺激疗法 functional electrical stimulation, FES 326
功能训练 functional training 2
共同运动 synergy movement, SM 226
关节松动术 joint mobilization 33
光电效应 photoelectric effect 363
光动力疗法 photodynamic therapy, PDT 382
光疗法 light therapy 362
滚动 rolling 36

H

毫米波疗法 millimeter wave therapy 361
红外线疗法 infrared radiation therapy 364
滑动 gliding 36

J

“夹状手” lumbrical grip 237
肌筋膜松解术 myofascial release techniques 180
肌力 muscle strength 65
肌肉长度-张力关系 muscle length-tension relation 65
肌肉耐力 muscle endurance 65
肌肉能量技术 muscle energy technique, MET 87
肌性限制 muscle bound 47
激光疗法 Laser therapy 378
挤压 compression 35
脊髓电刺激疗法 spinal cord stimulation, SCS 326
加压疗法 compression therapy 64
间动电疗法 diadynamic therapy 326
紧张性迷路反射 tonic labyrinthine reflex, TLR 225
紧张性腰反射 tonic lumbar reflex, TWR 225
经颅磁刺激 transcranial magnetic stimulation, TMS 502
经皮神经电刺激疗法 transcutaneous electrical nerve stimulation, TENS 326, 330
精细运动功能评估量表 fine motor function measure scale, FMFM 283
镜像神经元系统 mirror neurons system, MNS 508
镜像视觉反馈疗法 mirror visual feedback, MVF 510

K

抗阻训练 resistance exercise 66
抗阻训练原则 resistance exercise principle 67

可见光疗法 visible light therapy 368
刻板运动模式 stereotyped movement 190

L

拉起反射 traction reflex 293
冷冻疗法 cryotherapy 428
冷疗法 cold therapy 425
厘米波疗法 centimeter wave therapy 359
离心性收缩 eccentric contraction 65
立体动态干扰电疗法 stereo-dynamic interferential electrotherapy 341
联合反应 associated reaction, AR 225

M

麦肯基疗法 McKenzie therapy 162
模式化重复刺激 patterned rTMS, prTMS 503

N

脑机接口 brain-computer interface, BCI 511
泥疗法 mud therapy 402

P

平面镜疗法 mirror therapy 510

Q

牵引 traction 35, 440
强化刺激 reinforcing stimulus, S 431

R

认知行为疗法 cognitive behavioral therapy 430
日常生活活动量表 barthel index, BI 283
软组织技术 soft tissue technique 180

S

上肢 ULTT upper limb tension tests 522
神经肌肉电刺激疗法 neuromuscular electrical stimulation, NMES 326
神经生理疗法 neurophysiological therapy, NPT 3
神经松动技术 nerve mobilization technique 519
神经张力手法 neural tension technique 519
生理运动 physiological movement 33
生物反馈疗法 biofeedback therapy, BF 430
石蜡疗法 paraffinotherapy 396
手法治疗 manual therapy 2

T

坍塌试验 slump test 523
疼痛缓解现象 pain release phenomenon, PRP 64
体外冲击波技术 extracorporeal shock wave therapy, ESWT 536
体外反搏疗法 external counterpulsation, ECP 406
徒手肌力评定分级法 manual muscle test, MMT 68
徒手淋巴引流 manual lymphatic drainage, MLD 534

W

微波疗法 microwave therapy 359
维持自然体位下小关节滑动技术 sustained natural apophyseal glides, SNAGS 63
物理因子 physical agent 2
物理治疗 physical therapy, PT 1
物理治疗学 physiatrics 2

X

西方按摩术 massage 34
西方推拿术 manipulation 34
下肢 PKB passive knee bending 522
下肢 SLR straight leg raising 522
向心性收缩 concentric contraction 65
虚拟现实 virtual reality, VR 528
悬吊训练 suspension exercise 65
悬吊运动疗法 sling exercise therapy, SET 494
旋转 spinning 36

Y

压力疗法 compression therapy 405
延迟性肌肉酸痛 delayed onset muscle soreness, DOMS 73
腋窝悬垂反射 axillare reflex 293
移位综合征 derangement syndrome 162
音乐电疗法 music electrotherapy 346
引导式 conductive 281
引导式教育 conductive education 281
引导式教育体系 conductive education system 281
婴幼儿感觉统合功能测试量表 the test of sensory function in infants, TSFI 304
羽毛边缘 feather's edge 87

运动觉—视觉想象问卷　the kinesthetic and visual imagery questionnaire, KVIQ　510
运动想象　motor imagery, MI　510
运动诱发电位　Motor-evoked Potential, MEP　505
运动再学习疗法　motor relearning programme, MRP　3, 267

Z

增强型体外反搏　enhanced external counterpulsation, EECP　406
张力性姿势　tonic influenced posture, TIP　187
整骨医学　osteopathic medicine　179
正常生理终点感觉　normal physiological end-feel　35
直流电离子导入疗法　electrophoresis　320
直流电疗法　galvanization direct current therapy　312
治疗平面　treatment plane　33
中频电疗法　medium frequency electrotherapy　336
主动训练　active exercise　66
助力训练　assisted exercise　65
姿势综合征　postural syndrome　162
紫外线疗法　ultraviolet radiation therapy　370
自然体位下小关节滑动技术　natural apophyseal glides, NAGS　63
综合消肿治疗　complete decongestive therapy, CDT　534
最高心率　maximal heart rate　14

主要参考书目

1. 金荣疆,张宏. 物理治疗学[M]. 北京:人民卫生出版社,2012.
2. 燕铁斌,物理治疗学[M]. 第2版. 北京:人民卫生出版社,2013.
3. 张宏. 康复医学[M]. 北京:中国中医药出版社,2017.
4. Millicent King Channell,David C. Mason. 五分钟整骨手法医学手册[M]. 张宏,译. 上海:世界图书出版公司,2017.
5. 徐军,张继荣. 实用运动疗法技术手册[M]. 北京:人民军医出版社,2006.
6. 励建安. 康复医学[M]. 北京:科学出版社,2008.
7. 纪树荣. 运动疗法技术学[M]. 北京:华夏出版社,2004.
8. 陈秀洁. 儿童运动障碍和精神障碍的诊断与治疗[M]. 北京:人民卫生出版社,2009.
9. 南登崑. 康复医学[M]. 第4版. 北京:人民卫生出版社,2008.
10. Delisa,J. A. 康复医学——理论与实践[M]. 第3版. 南登崑,郭正成,译. 西安:世界图书出版公司,2003.
11. 乔志恒,华桂茹. 理疗学[M]. 第2版. 北京:华夏出版社,2013.
12. 卓大宏. 中国康复医学[M]. 第2版. 北京:华夏出版社,2003.
13. 吴军,张维杰. 物理因子治疗技术[M]. 第2版. 北京:人民卫生出版社,2014.
14. 励建安. 康复治疗新进展[M]. 北京:人民军医出版社,2015.
15. 朱大年. 生理学[M]. 第7版. 北京:人民卫生出版社,2008.
16. 梁繁荣. 针灸学[M]. 北京:中国中医药出版社,2016.
17. 陈立典. 传统康复方法学[M]. 北京:人民卫生出版社,2013.
18. 龙层花. 脊椎病因治疗学[M]. 广州:世界图书出版社,2012.
19. 田岳凤. 中医特色疗法[M]第2版. 北京:科学出版社,2009.
20. 窦祖林. 经颅磁刺激技术基础与临床应用[M]. 北京:人民卫生出版社,2012.
21. 王学义. 经颅磁刺激与神经精神疾病[M]. 北京:北京大学医学出版社,2014.
22. 陈文华. 软组织贴扎技术临床应用精要——肌内效贴即学即用图谱[M]. 上海:上海中医药大学出版社,2012.
23. 刑更彦. 骨肌疾病体外冲击波疗法[M]. 北京:人民军医出版社,2015.
24. Gregory Hickok. 神秘的镜像神经元[M]. 李婷燕,译. 杭州:浙江人民出版社,2016.
25. Shacklock M,Sc M A,PhysioD. Clinical Neurodynamics[M]. Oxford:Butterworth-Heinemann,2005.
26. Abernethy B,Hanrahan S,Kippers V,et al. The Biophysical Foundations oh Human Movement[M]. Cham-

paign: Human Kinetics, 2004.

27. Cailliet R. The Illustrated Guide to Functional Anatomy of the Musculoskeletal System[M]. Chicago: American Medical Association, 2003.

28. Alexander S, Evan A. Atlas of Osteopathic Techniques[M]. 3rd ed. Philadelphia: Lippincott Williams & Wilkins, 2016.

全国中医药高等教育教学辅导用书推荐书目

一、中医经典白话解系列

书名	作者
黄帝内经素问白话解（第2版）	王洪图　贺娟
黄帝内经灵枢白话解（第2版）	王洪图　贺娟
汤头歌诀白话解（第6版）	李庆业　高琳等
药性歌括四百味白话解（第7版）	高学敏等
药性赋白话解（第4版）	高学敏等
长沙方歌括白话解（第3版）	聂惠民　傅延龄等
医学三字经白话解（第4版）	高学敏等
濒湖脉学白话解（第5版）	刘文龙等
金匮方歌括白话解（第3版）	尉中民等
针灸经络腧穴歌诀白话解（第3版）	谷世喆等
温病条辨白话解	浙江中医药大学
医宗金鉴·外科心法要诀白话解	陈培丰
医宗金鉴·杂病心法要诀白话解	史亦谦
医宗金鉴·妇科心法要诀白话解	钱俊华
医宗金鉴·四诊心法要诀白话解	何任等
医宗金鉴·幼科心法要诀白话解	刘弼臣
医宗金鉴·伤寒心法要诀白话解	郝万山

二、中医基础临床学科图表解丛书

书名	作者
中医基础理论图表解（第3版）	周学胜
中医诊断学图表解（第2版）	陈家旭
中药学图表解（第2版）	钟赣生
方剂学图表解（第2版）	李庆业等
针灸学图表解（第2版）	赵吉平
伤寒论图表解（第2版）	李心机
温病学图表解（第2版）	杨进
内经选读图表解（第2版）	孙桐等
中医儿科学图表解	郁晓微
中医伤科学图表解	周临东
中医妇科学图表解	谈勇
中医内科学图表解	汪悦

三、中医名家名师讲稿系列

书名	作者
张伯讷中医学基础讲稿	李其忠
印会河中医学基础讲稿	印会河
李德新中医基础理论讲稿	李德新
程士德中医基础学讲稿	郭霞珍
刘燕池中医基础理论讲稿	刘燕池
任应秋《内经》研习拓导讲稿	任廷革
王洪图内经讲稿	王洪图
凌耀星内经讲稿	凌耀星
孟景春内经讲稿	吴颢昕
王庆其内经讲稿	王庆其
刘渡舟伤寒论讲稿	王庆国
陈亦人伤寒论讲稿	王兴华等
李培生伤寒论讲稿	李家庚
郝万山伤寒论讲稿	郝万山
张家礼金匮要略讲稿	张家礼
连建伟金匮要略方论讲稿	连建伟
李今庸金匮要略讲稿	李今庸
金寿山温病学讲稿	李其忠
孟澍江温病学讲稿	杨进
张之文温病学讲稿	张之文
王灿晖温病学讲稿	王灿晖
刘景源温病学讲稿	刘景源
颜正华中药学讲稿	颜正华　张济中
张廷模临床中药学讲稿	张廷模
常章富临床中药学讲稿	常章富
邓中甲方剂学讲稿	邓中甲
费兆馥中医诊断学讲稿	费兆馥
杨长森针灸学讲稿	杨长森
罗元恺妇科学讲稿	罗颂平
任应秋中医各家学说讲稿	任廷革

四、中医药学高级丛书

书名	作者
中医药学高级丛书——中药学（上下）（第2版）	高学敏　钟赣生
中医药学高级丛书——中医急诊学	姜良铎
中医药学高级丛书——金匮要略（第2版）	陈纪藩
中医药学高级丛书——医古文（第2版）	段逸山
中医药学高级丛书——针灸治疗学（第2版）	石学敏
中医药学高级丛书——温病学（第2版）	彭胜权等
中医药学高级丛书——中医妇产科学（上下）（第2版）	刘敏如等
中医药学高级丛书——伤寒论（第2版）	熊曼琪
中医药学高级丛书——针灸学（第2版）	孙国杰
中医药学高级丛书——中医外科学（第2版）	谭新华
中医药学高级丛书——内经（第2版）	王洪图
中医药学高级丛书——方剂学（上下）（第2版）	李飞
中医药学高级丛书——中医基础理论（第2版）	李德新　刘燕池
中医药学高级丛书——中医眼科学（第2版）	李传课
中医药学高级丛书——中医诊断学（第2版）	朱文锋等
中医药学高级丛书——中医儿科学（第2版）	汪受传
中医药学高级丛书——中药炮制学（第2版）	叶定江等
中医药学高级丛书——中药药理学（第2版）	沈映君
中医药学高级丛书——中医耳鼻咽喉口腔科学（第2版）	王永钦
中医药学高级丛书——中医内科学（第2版）	王永炎等

57检